PATHOLOGIE UND KLINIK

IN EINZELDARSTELLUNGEN

HERAUSGEGEBEN VON

R. HEGGLIN
ZÜRICH

F. LEUTHARDT
ZÜRICH

R. SCHOEN
GÖTTINGEN

H. SCHWIEGK
MÜNCHEN

H. U. ZOLLINGER
ST. GALLEN

BAND X

DIE TERMINALE STROMBAHN
CAPILLARBETT UND MIKROZIRKULATION

VON

LEONHARD ILLIG

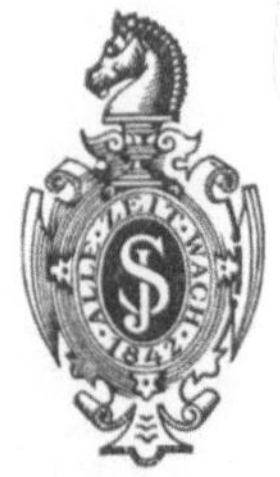

SPRINGER-VERLAG
BERLIN · GÖTTINGEN · HEIDELBERG
1961

DIE TERMINALE STROMBAHN

CAPILLARBETT UND MIKROZIRKULATION

VON

LEONHARD ILLIG

PRIVAT-DOZENT DR. MED., OBERARZT AN DER
UNIVERSITÄTS-HAUTKLINIK FREIBURG IM BREISGAU

MIT 91 ABBILDUNGEN

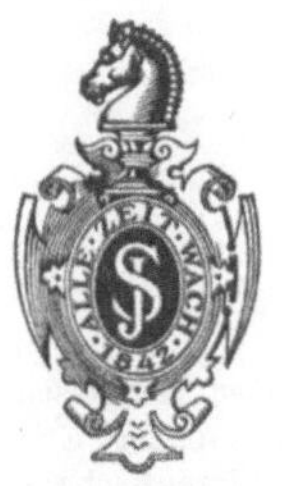

SPRINGER-VERLAG
BERLIN · GÖTTINGEN · HEIDELBERG
1961

ISBN 978-3-642-86379-0   ISBN 978-3-642-86378-3 (eBook)
DOI 10.1007/978-3-642-86378-3

softcover reprint of the hardcover 1st edition 1961

HERRN PROFESSOR K.W. KALKOFF,

DEM FÖRDERER DIESES BUCHES,
GEWIDMET

Vorwort

Der Plan zu diesem Buch entstand, als der Verfasser versuchte, sich aus dem Weltschrifttum einen systematischen Überblick über den gegenwärtigen Stand und die bisherigen Ergebnisse der direkten Lebendbeobachtung an der terminalen Strombahn zu verschaffen. Er sah sich bald einer überraschenden und kaum noch übersehbaren Fülle von Befunden gegenüber, die — weit verstreut und oftmals schwer zugänglich — sowohl für den Kliniker als auch für den Theoretiker größtenteils einen bisher ungehobenen Schatz darstellen. Obwohl die terminale Strombahn im Zusammenhang mit vielen klinischen, vor allem aber auch pathogenetischen Problemen ständig diskutiert wird, sind es in der Regel nur einige wenige, oftmals schon überholte Experimente und Theorien, die immer wieder zur Sprache gebracht werden; die Mehrzahl der neueren, in den verschiedensten medizinischen und naturwissenschaftlichen Zeitschriften publizierten Beobachtungsergebnisse bleibt dagegen meist unberücksichtigt.

Aus diesen Gründen erschienen die Sichtung und Ordnung der einschlägigen Weltliteratur sowie die kritische und systematische Darstellung ihrer Ergebnisse eine gleichermaßen reizvolle, dankbare und notwendige Aufgabe. Besonderer Wert wurde darauf gelegt, alle Begriffe so genau wie möglich zu definieren, Nomenklatur-Unterschiede zu klären und die bei der Lebendbeobachtung aufgedeckten funktionellen Vorgänge am Capillarbett mit den neueren feingeweblichen und elektronenoptischen Befunden von der Gefäßwand in Beziehung zu setzen. Die mit einer solchen Aufgabe verbundenen Schwierigkeiten der Stoffeinteilung, der Nomenklatur und der Literatur-Auswertung mögen der wichtigste Grund dafür sein, warum eine zusammenhängende Darstellung im Weltschrifttum bisher nicht vorliegt. Die methodischen Probleme der kreislaufmikroskopischen Lebendbeobachtung sind so kompliziert, daß ganze Forschergruppen sich zum Teil nur mit einer Methode und mit einem oder wenigen Versuchsobjekten befaßt haben; ihre zusammenfassenden Übersichten beschränken sich daher auch nur auf einen Ausschnitt der mikrozirkulatorischen Grundlagenforschung. Als der Verfasser sich nun zu einer synoptischen Darstellung der Topographie, Physiologie und Pathophysiologie der Endstrombahn im Spiegel der Lebendbeobachtungen entschloß, war er sich natürlich der Gefahren bewußt, die mit einem solchen Unterfangen zwangsläufig dadurch verbunden waren, daß der eigene Erfahrungskreis auf vielen Teilgebieten

überschritten werden mußte. Um trotzdem ein möglichst zutreffendes
Bild vom gegenwärtigen Stand unseres Wissens zu gewährleisten und
die Schwerpunkte richtig verteilen zu können, hat er in allen Zweifels-
fragen, vor allem auf Grenzgebieten, den Rat von besonders kompetenten
Spezialisten verschiedener Fächer herangezogen.

Die vorliegende Darstellung soll vor allem zwei Aufgaben erfüllen:
Dem allgemein interessierten Kliniker und Theoretiker soll sie einen
möglichst klaren Überblick über alle wesentlichen Ergebnisse der mikrozirkulatorischen Lebendbeobachtung und ihre Problematik verschaffen
und daneben dem spezieller Interessierten, der eventuell selbst experi-
mentieren will, die Möglichkeit geben, sich rasch auf allen Teilgebieten
über einschlägige neuere Untersuchungen zu informieren. Ist das Lite-
raturverzeichnis, das nur im Text angeführte Arbeiten enthält, auch
bei weitem nicht lückenlos (dies wäre mit einer leserlichen und zusammenhängenden Darstellung kaum vereinbar gewesen), so umfaßt es
doch alle wichtigen Arbeiten, in denen sich für spezielle Fragestellungen
weitere Literaturhinweise finden. Die Information und Quellensuche
wird durch ein ausführliches Stichwortverzeichnis, durch die Wieder-
gabe der Publikationstitel und durch die Kennzeichnung von zusammenfassenden Übersichten erleichtert.

Es bedarf wohl kaum der Betonung, daß es nicht ohne weiteres
zulässig ist, alle einzelnen Ergebnisse der an ganz verschiedenen Tierarten — Kaltblütern und Warmblütern — durchgeführten Untersuchungen zu verallgemeinern und auf den Menschen zu übertragen.
Dies verbietet allein die Tatsache, daß gleichartige Beobachtungen selbst
an verwandten Säugetierarten manchmal schon erheblich differieren.
Die Schwierigkeiten der mikrozirkulatorischen Lebendbeobachtung
zwingen in vielen Fällen dazu, die Versuchstiere bzw. die Versuchsregionen nicht nach ihrer Vergleichbarkeit mit den Verhältnissen beim
Menschen auszuwählen, sondern nach ihrer Eignung für die jeweils
beabsichtigte Versuchsanordnung oder Problemstellung. So zeigt z.B.
der Fledermausflügel erhebliche artspezifische Besonderheiten seiner
Vasomotorik; trotzdem ist er für manche Beobachtung der motorischen
Gefäßfunktionen geradezu unentbehrlich gewesen. Auch das Gewebe
der Kaninchenohrkammer bietet eine ganze Reihe von Eigenarten; es
enthält z. B. eine ganz ungewöhnlich hohe Zahl von arterio-venösen
Anastomosen, und seine Strombahn befindet sich in einem ständigen
Umbau. Dennoch ist die Kaninchenohrkammer aus der mikrozirkulatorischen Physiologie überhaupt nicht mehr wegzudenken. Wie dies in der
Grundlagenforschung oft der Fall ist, zeigen viele der in diesem Buch
zusammengefaßten Beobachtungen nicht, welche Verhältnisse an der
terminalen Strombahn speziell des Menschen im einzelnen zu erwarten
sind, sondern mit welchen Fakten und Vorgängen *grundsätzlich* gerechnet

werden muß, und auf welche Punkte sich das Interesse zukünftiger Forschung konzentrieren sollte. Darüber hinaus füllen sie große Lücken in unserer Vorstellung von der terminalen Strombahn, die zur Zeit auf keine andere Weise überbrückt werden können. In vielen Fällen stellt das Tierexperiment nur einen groben *Modell*-Versuch dar und vermag daher lediglich die *Richtung* anzugeben, in welcher sich weitere Untersuchungen auch am Menschen lohnen würden. Schließlich muß hervorgehoben werden, daß die zahllosen *indirekten* Untersuchungen der Physiologie über die periphere Durchblutung und ihre experimentelle Beeinflußbarkeit im vorliegenden Buch *un*berücksichtigt geblieben sind. Sie erstrecken sich zwar zu einem Teil sogar auf den Menschen selbst und liefern meist exakte *quantitative* Daten — z. B. über die Gesamtdurchströmung eines Organs oder Organteiles —, aber sie sind häufig mehrdeutig und beschränken sich nicht allein auf die „terminale Strombahn" im engeren Sinne; zumindest erlauben sie meist keine genauen Rückschlüsse, *welcher* Abschnitt der kleineren und kleinsten Blutgefäße im Falle einer Kreislaufänderung verantwortlich zu machen ist. Der Verzicht auf die Ergebnisse indirekter Untersuchungen wird sich in manchen Kapiteln wie z. B. denjenigen über die örtlichen Kreislaufstörungen und über die organspezifischen Besonderheiten der terminalen Strombahn kaum bemerkbar machen, während er in den Abschnitten über ihre Regulation, ihre Permeabilität und ihre Innervierung eine etwas einseitige und lückenhafte Darstellung bedingt. Hätte sich der Verfasser aber nicht konsequent auf die Ergebnisse der direkten Lebendbeobachtung beschränkt und nur in besonderen Fällen indirekte Untersuchungsergebnisse angeführt, so wäre eine vollständige und übersichtliche Bearbeitung aller mit der terminalen Strombahn zusammenhängenden Probleme nicht mehr möglich gewesen. Die Koordination der direkten Lebendbeobachtungen mit den Ergebnissen indirekter Untersuchungen wird nach und nach gebietsweise durch entsprechende Spezialisten erfolgen müssen.

Trotz dieser Vorbehalte und Einschränkungen hofft der Verfasser, daß seine vorzugsweise tierexperimentell begründete Darstellung der terminalen Strombahn die Gegebenheiten unter natürlichen Bedingungen — auch am Menschen — zumindest in allen Grundzügen widerspiegeln dürfte. Um zukünftige Untersucher anzuregen, hat er sich nicht gescheut, neben gesichert erscheinenden Befunden auch manches Problematische in die Darstellung aufzunehmen; allerdings wird auf die Vorläufigkeit solcher Ergebnisse stets eindeutig hingewiesen.

* * *

Ein herzliches Bedürfnis ist es mir, den Herren Prof. Dr. R. Gross (Medizinische Klinik der Universität Marburg), Prof. Dr. H. Hensel (Physiologisches Institut der Universität Marburg), Prof. Dr. W. Meyer

(Pathologisches Institut der Universität Marburg), Prof. Dr. H. Rollhäuser (Anatomisches Institut der Universität Gießen), Dozent Dr.
E. Stein (Medizinische Klinik der Universität Marburg), Dr. W. Vogell
(Elektronenmikroskopisches Laboratorium des Anatomischen Instituts
der Universität Marburg) für die liebenswürdige und geduldige Bera-
tung auf ihren Spezialgebieten zu danken. Darüber hinaus haben sich
die Herren Dozent Dr. F. Ehring (Heilstätte Haus Hornheide i. Westf.),
Dr. K. Golenhofen (Physiologisches Institut Marburg), Prof. Dr.
E. v. Herrath (Anatomisches Institut der freien Universität Berlin),
Dozent Dr. H. Harders (I. Medizinische Universitätsklinik Hamburg),
Prof. Dr. E. Heinz (Institut für vegetative Physiologie, Universität
Frankfurt a. M.), Prof. Dr. A. v. Kügelgen (Anatomisches Institut der
Universität Freiburg), Dozent Dr. A. Oksche (Anatomisches Institut
der Universität Marburg), Dr. Th. Peters (Anatomisches Institut
der Universität Marburg), Prof. Dr. W. Schmid (Pharmakologisches
Institut Marburg), Prof. Dr. M. Schneider (Institut für nor-
male und pathologische Physiologie der Universität Köln), Prof. Dr.
J. Staubesand (Anatomisches Institut der Universität Hamburg),
Prof. Dr. I. Stauff (Physikalisch-chemisches Institut der Universität
Frankfurt a. M.), Prof. Dr. F. Tischendorf (Anatomisches Institut der
Universität Köln), Dr. R. Willnow (Anatomisches Institut der freien
Universität Berlin) der Mühe unterzogen, einzelne Kapitel der vor-
liegenden Monographie kritisch durchzusehen; sie haben mir dabei
wertvolle Anregungen gegeben, darum gebührt ihnen mein ganz be-
sonderer Dank. Schließlich haben mir Herr Dr. R. Willnow und Frau
Dr. rer. nat. I. Willnow mit großer Geduld und Sorgfalt bei der
Korrektur des gesamten Buches geholfen, wofür ich ihnen von ganzem
Herzen Dank sagen möchte. Herrn Dr. Harders verdanke ich zahlreiche, wertvolle Literaturhinweise. Herr Dr. Ehring, Herr Dr. H. Haase
(wissenschaftliche Abteilung der Firma Madaus, Köln), Herr Dr. Harders, Herr Dr. Klein (II. Universitäts-Augenklinik, Wien), Herr Prof.
Dr. H. H. Naumann (Hals-, Nasen-, Ohrenklinik der Universität Würzburg), Herr Dr. Vogell und Herr Dr. Willnow haben mir liebenswürdigerweise Original-Vorlagen von Mikrophotogrammen überlassen.
Ohne dieses selbstlose Entgegenkommen von Vertretern der verschiedensten Fachgebiete hätte ich kaum den Mut gefunden, bestimmte Kapitel
wie z. B. diejenigen über die Regulation des Capillarkreislaufs und über
die normale und gestörte Permeabilität in Angriff zu nehmen; die Darstellung der terminalen Strombahn wäre wahrscheinlich ein Torso
geblieben.

Marburg a. d. Lahn, im Februar 1960   L. Illig

Inhaltsübersicht

Allgemeiner Teil

Spezieller Teil

A. Einleitung

Als „terminale Strombahn" oder „Endstrombahn" wird die funktionelle Einheit von kleinsten Arterien, Arteriolen, Capillaren und kleinsten (postcapillären) Venen bezeichnet. In neuerer Zeit bürgert sich hierfür immer mehr der aus dem anglo-amerikanischen Schrifttum stammende Ausdruck „Capillarbett" ein. Der Begriff umfaßt also *mehr* als die eigentlichen Capillargefäße[1]. Er stammt aus der Lebendbeobachtung und ist morphologisch schwer abzugrenzen; praktisch entspricht ihm aber in anatomischer Hinsicht der *sub*makroskopische Teil des Gefäßsystems[2]. Physiologisch gesehen beginnt das Capillarbett, je nachdem wo man seine proximale Grenze zieht, im Bereich der sog. peripheren Widerstandsgefäße oder unmittelbar distal von diesen; während die „terminale Strombahn" des deutschen Schrifttums (vor allem bei RICKER und seiner Schule) im allgemeinen die kleinsten Arterien — und damit wohl auch einen Teil der sog. Widerstandsgefäße — mit einbezieht, wird die proximale Grenze des „Capillarbettes" im anglo-amerikanischen Schrifttum häufig schon zwischen den terminalen Arteriolen und den kleinsten Arterien gezogen, so daß die Widerstandsgefäße nicht mehr hinzugehören.

Bis heute basieren unsere meisten Kenntnisse über die feinere Anordnung (die „Topographie", „the pattern"), über die Funktion und über die Störungen der terminalen Strombahn auf tierexperimentellen Lebendbeobachtungen. Die Methoden der Intravital-Mikroskopie der kleinsten Blutgefäße sind — zum Teil unabhängig voneinander — innerhalb verschiedener Fachgebiete der Medizin, vor allem von Pathologen, Physiologen und Anatomen entwickelt worden. Im anglo-amerikanischen Sprachgebrauch faßt man ihre Ergebnisse heute unter dem Begriff der „mikrozirkulatorischen Physiologie und Pathologie" zu einer Spezialwissenschaft zusammen.

Die systematische Erforschung der kleinsten Blutgefäße begann mit der Entdeckung der Capillaren an der Froschlunge durch MARCELLO MALPIGHI im Jahre 1661, an die sich bald eine große Reihe von Lebend-

---

[1] Lediglich BURRAGE, IRWIN, GALLEMOORE und WANG (1954) verstehen offenbar unter „capillary bed" in ihrer Arbeit über die terminale Strombahn der Lunge *nur* die Capillarschlingen.

[2] Etwa von einem Durchmesser von 60 μ abwärts.

untersuchungen anschloß. Bis zum Ende des 18. Jahrhunderts wurden die meisten vitalmikroskopischen Untersuchungen der terminalen Strombahn am Kaltblüter — vor allem am Frosch — durchgeführt, der gegen experimentell bedingte Milieuänderungen besonders unempfindlich ist. Erst seit der 1878 von dem Pathologen Thoma erdachten „Irrigationstechnik" (Berieselung der freigelegten Gewebe mit körperwarmer, physiologischer Flüssigkeit) konnte man zur Beobachtung am Warmblüter übergehen. In den ersten $2^{1}/_{2}$ Jahrhunderten haben zahlreiche deutsche Untersucher an der tierexperimentellen Erforschung des Capillarbettes mitgewirkt, vor allem namhafte Pathologen und Physiologen (unter anderem Wedemeyer, Koch, Schultz, Volkmann, Stricker, Samuel, Cohnheim, Thoma, v. Recklinghausen, Kühne u. Lea, Klemensiewicz, Jacobj, Ricker und seine Schüler, Groll, Hagen, Tannenberg u. Fischer-Wasels, Nordmann). In den letzten 3 Jahrzehnten übernahmen dann aber amerikanische und englische Autoren die Führung (unter anderen Sandison, Clark u. Clark, Zweifach, Chambers, Fulton u. Lutz, Nicoll u. Webb, Algire, Knisely, Copley, Grafflin u. Bargley, Peck u. Hoerr, Wakim). Erst vor wenigen Jahren hat die tierexperimentelle Kreislaufmikroskopie auch in Deutschland wieder größeres Interesse gefunden.

Alle wesentlichen Ergebnisse bis etwa zu der Zeit von Ricker und Tannenberg sind ausführlich in der Monographie von Krogh „Die Anatomie und Physiologie der Kapillaren" (1929), in dem Handbuchartikel von Tannenberg u. Fischer-Wasels „Die lokalen Kreislaufstörungen" (1927), in der Monographie von Nordmann „Kreislaufstörungen und pathologische Histologie" (1933) und in der Monographie von O. Müller „Die feinsten Blutgefäße des Menschen in gesunden und kranken Tagen" (1939) dargestellt. Seit diesen zusammenfassenden Abhandlungen ist nun eine Fülle neuer Beobachtungsergebnisse erschienen, die unsere Kenntnisse über das Capillarbett beträchtlich erweitern; mit teilweise ingeniösen Methoden hat sich die Kreislaufmikroskopie in neuerer Zeit über die leicht zugänglichen membranösen Gewebe hinaus (Schwimmhaut, Froschzunge, Mesenterium) in zunehmendem Maße innere Organe und schwer zugängliche Körperregionen erobert (Lunge, Leber, Niere, Milz, Knochenmark, Hypophyse, Zahnpulpa). Hierdurch wird zwangsläufig eine Korrektur vieler bisheriger Vorstellungen notwendig. Aus verschiedenen Gründen ist aber nur ein Bruchteil dieser neueren Beobachtungsergebnisse auf dem Gebiet der „mikrozirkulatorischen Physiologie und Pathologie" allgemeiner bekannt geworden. Im folgenden soll daher ein Bild von der „terminalen Strombahn" als Funktionseinheit der mikroskopischen Abschnitte des Blutkreislaufs entworfen werden, wie es sich aus der Zusammenschau der neueren Lebendbeobachtungen an verschiedenen Körperregionen ergibt.

Mit anatomischen Methoden gewonnene Befunde werden dabei — der gestellten Aufgabe entsprechend — nur so weit berücksichtigt, als es zum Verständnis oder zur Ergänzung der Lebendbeobachtungen erforderlich erscheint.

B. Zur Methodik

Bei der direkten Lebendbeobachtung der kleinsten Blutgefäße unter physiologischen Bedingungen ist die Verwendung von Farbstoffen nur selten möglich. Selbst die Fluorescenztechnik mit oder ohne Anwendung von Fluorochromen ist bei länger dauernder Beobachtung schon mit einer Schädigung des Präparates verbunden, die zu örtlichen Kreislaufstörungen führen kann. Die Wahrnehmung der Gefäße und ihres Inhalts beruht also in den meisten Fällen ausschließlich auf der unterschiedlichen Lichtbrechung der Gefäßwände, des Gefäßinhalts und des umgebenden Gewebes; nur bei den Erythrocyten kommt noch ihre *Eigenfarbe* hinzu. An den dünnen membranösen Geweben im *durch*fallenden Licht erscheinen die Gefäßwände ebenso wie die einzelnen Blutkörperchen außerordentlich konturenscharf, und die Brillanz des Gefäßbildes kann an ein histologisches Präparat erinnern. An kompakteren Geweben bzw. Organen dagegen sind die Unterschiede der Lichtbrechung — insbesondere im *auf*fallenden Licht — oft so gering, daß die Gefäßwände nur mit Mühe (Milz und Leber) oder überhaupt nicht (Pia mater, Conjunctiva bulbi und Haut des Menschen) wahrgenommen werden können; oder die Gefäßwandkonturen werden durch zu starke Lichteffekte verdeckt, wie z. B. an der Lungen-Oberfläche. Die Betrachtung richtet sich dann lediglich auf den Erythrocytenfaden. An den inneren Organen wird die Beobachtung schließlich noch durch eine Fortleitung der Herzaktion und der Atembewegungen sowie durch Pulsationen erschwert. Die Beurteilung der Gefäße erfordert daher bei direkter Lebendbeobachtung des Capillarbettes in jedem Fall ganz besondere Übung und Erfahrung. Angesichts dieser methodischen Schwierigkeiten ist es geradezu erstaunlich, welche Fülle von Geheimnissen Geduld und Geschicklichkeit der Lebendbeobachter dennoch den verschiedenen Organen bzw. Körperregionen abgerungen haben.

Als wichtigste Versuchsregionen für eine Beobachtung weniger spezialisierter Strombahneinheiten, ihrer Anordnung, ihrer Strömungsverhältnisse, der allgemeinen Gefäßfunktionen und der lokalen Kreislaufstörungen sind vor allem die Schwimmhaut, die Zunge und das Mesenterium des Frosches, die Mesenterien der Maus, der Ratte und des Kaninchens und die Backentasche des Goldhamsters zu nennen. Hierbei handelt es sich um sehr dünne und durchsichtige, für eine Betrachtung der Gefäße und ihres Inhaltes im durchfallenden Licht hervorragend geeignete

Gewebe. Für manche Fragestellungen hat sich auch der Fledermausflügel bewährt.

Die Präparation der *Schwimmhaut*, der *Zunge* und des *Mesenteriums am Frosch* bereitet keine großen technischen Schwierigkeiten und gehört daher zu den ältesten Methoden der Kreislaufmikroskopie.

Die Präparation des *Säugetier-Mesenteriums* erfordert dagegen, wenn es auf physiologische Verhältnisse ankommt, schon einen größeren apparativen Aufwand und eine genaue Einhaltung verschiedener Versuchsbedingungen (Vermeidung von Traumen bei der Freilegung, sorgfältige Überwachung der Narkosetiefe und der Körpertemperatur, gleichmäßige Feuchthaltung mit kolloidhaltiger Ringerlösung,

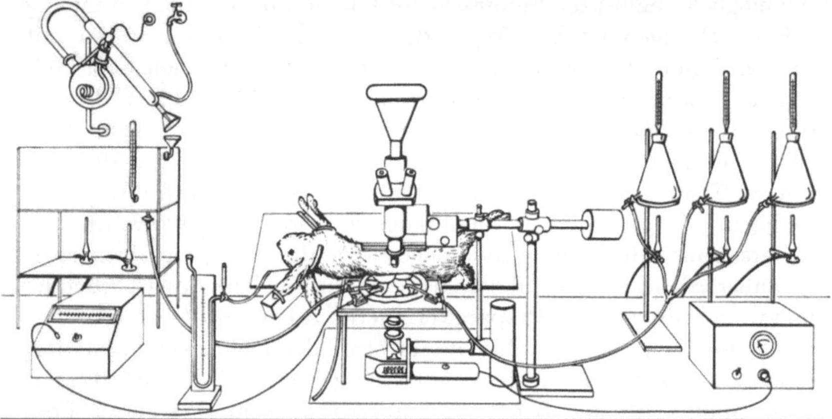

Abb. 1. Versuchsanordnung zur mikroskopischen Lebendbeobachtung des Säugetiermesenteriums nach RICKER, NORDMANN, ILLIG. Bildmitte: Operationsstativ mit Kaninchen, freigelegter Duodenalschlinge, in der man die großen Mesenterialgefäße erkennt, frei schwenkbarem Spezialmikroskop mit festgekoppeltem Beleuchtungsapparat, Elektronenblitz und Photokamera. Im Bild links Anlage zur Zubereitung der Berieselungsflüssigkeit mit Destillator, Elektrothermometer zur Kontrolle der Berieselungstemperatur und Blutdruckapparat zur Kontrolle des Blutdrucks (Intubation der Carotis). Im Bild rechts Berieselungsanlage für Versuche mit pharmakologischen Zusätzen zur Berieselungsflüssigkeit und Elektronenblitz-Aggregat

konstante Temperierung des Versuchsfeldes). Einzelheiten der Methodik und weitere Literatur finden sich bei ZWEIFACH 1940c, CHAMBERS u. ZWEIFACH 1944, ZWEIFACH 1954, ILLIG 1955b, WITTE 1957a.

Die Eignung der *Hamsterbackentasche* zur Kreislaufmikroskopie wurde erst in neuerer Zeit entdeckt; ihre Freilegung und Vorbereitung erfordert ebenfalls erhebliche Geschicklichkeit und Übung; das Schleimhaut-Präparat ähnelt der Froschzunge, seine Anwendungsmöglichkeiten sind sehr vielfältig (Methodik bei LUTZ u. FULTON 1954).

Die Beobachtung am *Fledermausflügel* ist einfach; die Schwierigkeiten liegen in der Saisonabhängigkeit und in der Haltung der empfindlichen Versuchstiere (Methodik bei WEBB u. NICOLL 1954 und bei WIEDEMANN 1954).

Für gewisse Beobachtungen, bei denen es auf sehr starke Vergrößerungen und optimale Erkennbarkeit des Gefäßinhaltes ankommt, hat MEINECKE (1959) die *Chorioallantois-Membran des Hühnerembryos* empfohlen. Die von ihm entwickelte Methode erlaubt Dauerbeobachtungen (einschließlich Mikrophotographie) für 1 bis 2 Wochen.

Größte Bedeutung hat in den letzten 3 Jahrzehnten die *Klarsicht-kammer-Methode (transparent chamber technique)* für das Studium der terminalen Strombahn erlangt, bei welcher verschiedene Gewebe, insbesondere subcutanes Bindegewebe, Granulationsgewebe, quergestreifte Muskulatur und verschiedene Organimplantate im durch- oder auffallenden Licht lebend beobachtet werden können; zu diesem Zweck wird eine durchsichtige Kammer aus Celluloid, Glimmer bzw. Plexiglas mittels eines kleinen operativen Eingriffs an leicht zugänglichen Körperteilen des Versuchstieres eingesetzt und zur Einheilung gebracht. Diese Methode hat vor allem den Vorzug, daß sie wiederholte und langdauernde Untersuchungen über Tage, Wochen und Monate erlaubt. Das Prinzip der Kammertechnik wurde von einem der berühmtesten Lebendbeobachter, von E. R. CLARK, erdacht und von SANDISON, einem Schüler CLARKs, 1924 zuerst am Kaninchenohr realisiert. Obwohl das Kaninchenohr bei den zahllosen nachfolgenden Untersuchungen mittels der Kammertechnik wegen seiner besonderen Eignung stets bevorzugt blieb, ist die Methode aber auch auf andere Körperteile übertragen worden.

Die *Kaninchenohr-Kammer* liefert optisch hervorragende Präparate; an ihr können nicht nur das präformierte oder neugebildete Capillarbett, sondern auch die Lymphbahnen, die Nerven und das umgebende Gewebe bei starken Vergrößerungen beobachtet, photographiert und gefilmt werden. Die Ohrkammer eignet sich in gleichem Maße für topographische, physiologische und klinisch-pathologische Untersuchungen. Aber sie stellt in technischer Hinsicht eine schwierige Präparation dar. Es sind verschiedene Kammertypen entwickelt worden, von denen nur die wichtigsten beiden genannt seien: die sog. ,,preformed tissue chamber" und die sog. ,,round table chamber"; in der ersten wird eine dünne Schicht des *vorhandenen* subcutanen Gewebes des Ohres in die Kammer eingeschlossen, bei der zweiten wächst neues Granulationsgewebe in den Kammerspalt von 10—75 μ Höhe und etwa 6,5 mm Durchmesser ein. Die Hauptschwierigkeiten der Methode liegen in einer Verhinderung des störenden Einwachsens von Epidermis, in der Vermeidung von Infektionen und in der Herstellung einer stabilen Verbindung zwischen Kammer und Kaninchenohr. Im Hinblick auf Stabilität, Lebensdauer und Vermeidung von Infektionen ist die sog. ,,Tantalum-Kammer" von WILLIAMS allen anderen Kammer-Konstruktionen überlegen (WILLIAMS u. ROBERTS 1950); sie hat nur den einen Nachteil, daß aus nicht geklärtem Grunde keine Nerven in sie einwachsen.

MOORE (1936) hat die Kammertechnik auf das *Hundeohr* übertragen; R. G. WILLIAMS (1934) setzte die Kammer für vergleichende Untersuchungen auch in einen gestielten *Haut*-Lappen des Kaninchens ein; ALGIRE (1943a) hat aus der Clark-Sandisonschen Methode die sog. *Mäuserücken-Kammer* entwickelt, bei welcher subcutanes Fett- und Bindegewebe und der Panniculus carnosus mitsamt der terminalen Strombahn im *auf*fallenden Licht an der weißen Maus 30—40 Tage lang sehr gut untersucht werden können. Auch diese Kammer ist sehr infektionsgefährdet. CLARK u. WENTSLER (1938) und SOHLER, LOTHROP u. FORBES (1941a), FORBES (1954) haben die Kammertechnik auf die Hirnoberfläche angewandt.

In Deutschland wurde die Kammertechnik unseres Wissens bisher nur von TANNENBERG (1934) ausgeführt, und zwar am Kaninchenohr. CURRI u. TISCHENDORF (1954) haben zwar auch eine wesentlich vereinfachte, infektions-sichere Ohrkammer aus Plexiglas konstruiert, sie wurde aber bisher nicht in Deutschland hergestellt und ist nur zur Untersuchung *präformierten* Gewebes geeignet. Eine Übersicht über Entwicklung und Anwendung der Kammer-Technik findet sich bei WILLIAMS (1954), CLARK (1954), CURRI u. TISCHENDORF (1954) und TISCHENDORF (1960).

In den letzten 3 Jahrzehnten ist es auch gelungen, die Oberflächen bzw. die dünnen Ränder verschiedener innerer Organe einer Lebendbeobachtung im durchfallenden bzw. auffallenden Licht zugänglich zu

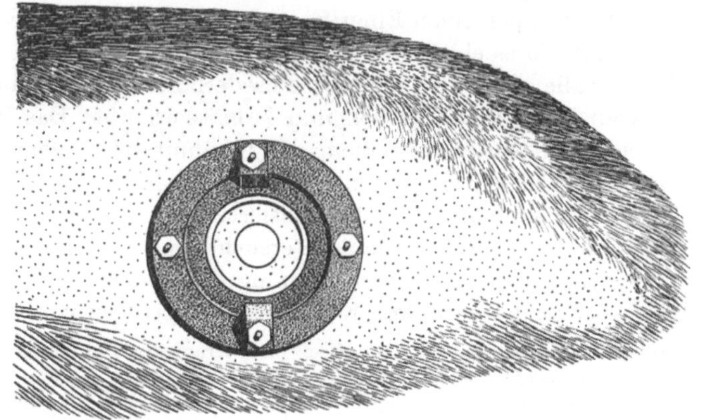

Abb. 2 a u. b. Kaninchenohr-Kammer nach WILLIAMS

Abb. 2 a. Aufsicht. Die Kammer ist mit 4 Schrauben befestigt. Das obere Glimmerplättchen wird mit 2 Federn adaptiert und kann abgehoben werden. Die innere kreisförmige Öffnung umschließt das Ohrkammergewebe, dessen Gefäße auf der Abbildung nicht zu erkennen sind. (Nach WILLIAMS u. ROBERTS 1950)

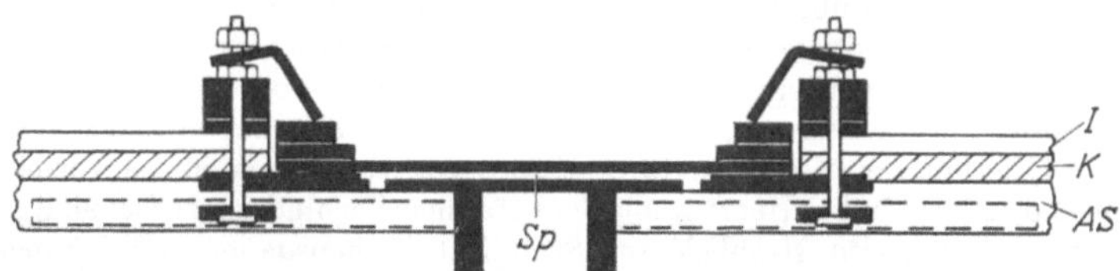

Abb. 2 b. Querschnitt. *I* Innenhaut des Ohrlöffels; *K* Knorpelschicht; *AS* Außenhaut und Subcutis; *Sp* dünner Spaltraum zwischen den beiden Glimmerplättchen, in den das neugebildete Gewebe einwächst. Man erkennt, daß die Kammer sehr breit im Gewebe eingelagert und fixiert ist. (Nach WILLIAMS 1954)

machen (Lunge, Leber, Niere, Milz, Pankreas, Hypophyse von Kaltblütern und kleinen Säugetieren); vor kurzem wurden sogar Methoden zur Freilegung solcher Körperregionen mitgeteilt, deren Strombahn man im Hinblick auf eine Lebendbeobachtung bisher für absolut unzugänglich gehalten hatte (Innenohr, Knochenmark und Zahnpulpa). Zwar sind die Übersicht über die Anordnung der terminalen Strombahn und der Einblick in feinere Gefäßvorgänge an diesen Objekten aus optischen Gründen vielfach begrenzter; dennoch haben die Beobachtungen an den genannten Organen und Geweben aber wichtige Aufschlüsse über die organgebundenen Eigentümlichkeiten des Capillarbettes hinsichtlich seines Aufbaus und seiner Funktion ergeben.

Die Untersuchung der Organoberflächen im auffallenden Licht geht vor allem auf VONWILLER u. Mitarb. (1926/27) zurück. Für die Untersuchung der durchsichtigen Organ*ränder* im durchfallenden Licht bedeutete die Konstruktion lichtführender Glas- bzw. Quarzstäbe („fused quartz rod technique") eine wesentliche Voraussetzung (BASLER 1917; KNISELY 1936a, 1938, 1950 und 1954; PECK u. HOERR 1951a u. a.). Ihre Konstruktion und Anwendung wird von TISCHENDORF (1960) eingehend besprochen.

Zur Verbesserung der Gefäßdarstellung an den inneren Organen ist die Fluorescenztechnik mit Erfolg herangezogen worden, vor allem an der Niere (ELLINGER u. HIRT 1929; HARTOCH 1931; SINGER 1933; GOTTSCHEWSKI u. HAASE 1953), an der Lunge (PFAFF u. HEROLD 1937b) und an der Leber (PETERS 1955; GEMÄHLICH 1958), aber auch am Innenohr (NAUMANN u. Mitarb. 1958). Weitere methodische Einzelheiten bezüglich der Beobachtung an den inneren Organen finden sich im speziellen Teil bzw. in den dort zitierten Arbeiten.

Bei der Erschließung der Endstrombahn des *Knochenmarkes*, der *Zahnpulpa* und des *Innenohres* bestand die Hauptschwierigkeit darin, die schützende, den Einblick verwehrende Knochenhülle so schonsam wie möglich zu beseitigen bzw. bis auf ein ganz dünnes, durchsichtiges „Fenster" abzutragen (BRÅNEMARK 1958, Knochenmark; POHTO u. SCHEININ 1958a, Zahnpulpa; WEILLE u. Mitarb. 1954, PERLMAN u. KIMURA 1955b, Innenohr).

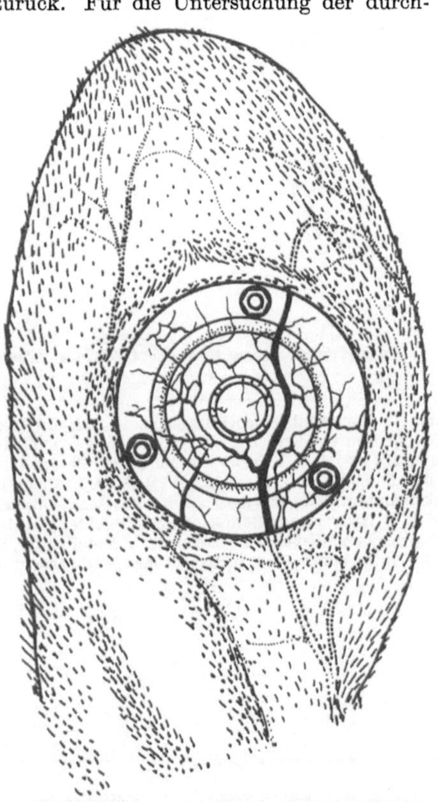

Abb. 3. Kaninchenohrkammer; Lagebeziehung zu den Ohrgefäßen. Die Kammer (round table-Typ) ist im ganzen durchsichtig gezeichnet. In Wirklichkeit ist nur der innere kreisförmige Ausschnitt transparent. Das Kammerfenster liegt dicht neben der Zentralarterie. Man erkennt, wie neugebildete Gefäße aus dem umgebenden Ohrgewebe in den durchsichtigen Teil der Kammer einsprossen. (Nach einer Zeichnung aus FLOREY 1954)[1]

Im auffallenden Licht und nach Ausschaltung der Oberflächenreflexe erlauben schließlich auch die Haut und die Schleimhäute des *Menschen* einen gewissen Einblick in die kleinen Blutgefäße und ihre Zirkulation. Hierbei können Form und Größe der Capillaren und der subpapillären Venen — am Nagelwall und an der Conjunctiva bulbi auch die Strömungsverhältnisse — recht gut beurteilt werden; an der Conjunctiva

[1] Mit freundlicher Genehmigung von LLOYD-LUKE, Medical Books Ltd, London.

sind sogar die Arteriolen direkt wahrnehmbar. Hierdurch erfährt die
im übrigen vollkommen auf das Versuchstier angewiesene Lebendbeobachtung des Capillarbettes eine wertvolle Ergänzung.

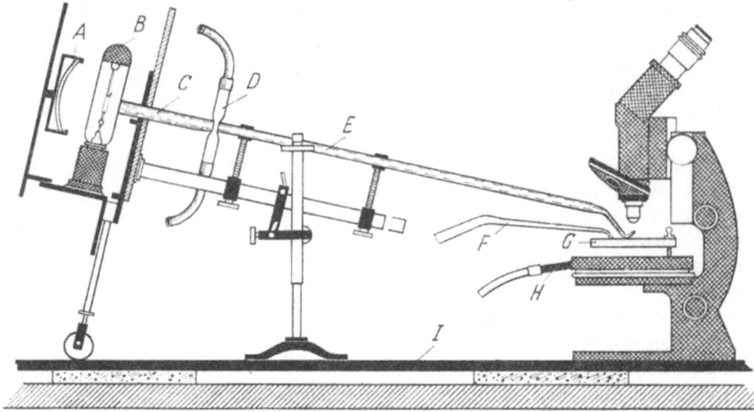

Abb. 4. Quarzstab-Beleuchtungsapparat zur Durchleuchtung schwer zugänglicher Organränder.
Modifikation der Kniselyschen Apparatur von PECK u. HOERR [AUS PECK u. HOERR: Anat. Rec.
109, 447 (1951)]. *A* Konkav-Spiegel, dessen Brennpunkt mit der Basis des Quarzstabes *C* zusammenfällt. *B* 1000 W-Projektionslampe (MAZDA T 10/20). *C* und *E* Lichtleiter (Quarzstab) mit S-förmig
gekrümmtem Ende, aus dessen Spitze das Licht auf das Objekt fällt. *D* Filter (zirkulierende Flüssigkeit). *F* Glasrohr zur Berieselung des Objektes mit Ringerlösung. *G* Spezial-Objekttisch. *H* Ablei-
tung der herabfließenden Flüssigkeit. *J* Metallplatte, auf Schaumgummi gelagert. Mit dieser Apparatur haben PECK u. HOERR ihre Milzbeobachtungen an der weißen Maus durchgeführt

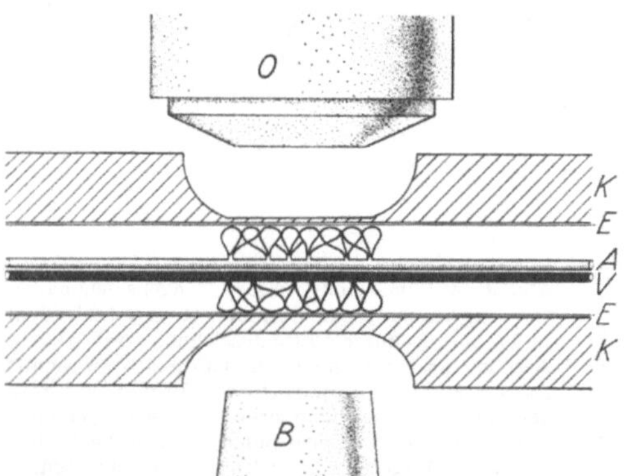

Abb. 5. Prinzip der direkten Lebendbeobachtung des
Knochenmarkes nach BRÅNEMARK. Kaninchenfibula. Auf
der Beobachtungsseite ist der Knochen bis auf ein ganz
dünnes Fenster abgetragen, durch welches die Markgefäße
betrachtet werden können. Von unten fällt das Licht
durch ein etwas stärkeres Knochenfenster ein und durch-
strahlt das ganze Mark. *K* Knochensubstanz; *E* Endost;
A Markarterie; *V* Markvene (mit Capillarschlingen);
O Mikroskopobjektiv; *B* Beleuchtungstubus

Die Methode der Haut-
Capillarmikroskopie ist seit der
Monographie von O. MÜLLER
(1939) nur noch in wenigen
Punkten verbessert worden.
HERRNRING, KÜCHMEISTER u.
PIRTKIEN (1952) benutzten erstmals den Elektronenblitz als
Lichtquelle für die Capillar-
mikrophotographie. WALLS u.
BUCHANAN (1956) erhielten
durch Verwendung eines Ka-
mera-Naheinstellobjektivs hervorragende Capillar-Photo-
gramme mit hoher Tiefen-
schärfe und großem Bildwinkel.
EHRING (1956) wendet den
Spalt-Opakilluminator nach
VONWILLER zur Beobachtung
der Nagelwallcapillaren bei
starker Vergrößerung an und
konnte damit in Einzelfällen
sogar erstmals die Capillar-

wände darstellen. Seine Habilitationsschrift enthält eine sehr ausführliche und
gewissenhafte Darstellung aller methodischen Feinheiten der Capillarmikroskopie

und -photographie. FORSLUND (1954) verbesserte und empfahl erneut die stereoskopische Capillarphotographie. DAVIS u. LORINCZ (1957) suchten die Durchsichtigkeit der Epidermis durch schonsames Abtragen der Hornschicht mittels Klebestreifen zu verbessern. Wir selbst (ILLIG 1959) bauten ein Capillar-Stereo-Mikroskop mit frei schwenkbarem optischem Aggregat. Die mikroskopische Beobachtung und Photographie der Konjunktival-Strombahn wurde in neuerer Zeit von DITZEL (mit ST. CLAIR 1954), LEE (1955a), BRUZELIS u. HOLM (1956), HARDERS (1956b mit Literaturübersicht und 1958a) und von STROHMAIER (1959, mit genauen optischen Grundlagen) dargestellt und verbessert.

Die genannten Methoden der Lebendbeobachtung des Capillarbettes erfordern größtenteils so viel technische Spezialisierung und Einarbeitung auf das jeweilige Versuchsobjekt, daß sich die meisten Forscher bzw. Forschergruppen auf eine einzige Versuchsanordnung und auf eine oder wenige Versuchsregionen beschränkt haben. Dadurch sind sie alle mehr oder weniger in Gefahr gekommen, ein einseitiges Bild von der terminalen Strombahn zu entwerfen. Um so wichtiger und notwendiger erscheint der Versuch, in der vorliegenden Darstellung die Ergebnisse aller mit verschiedenen Beobachtungsmethoden ausgeführten Untersuchungen zusammenzufassen.

C. Der allgemeine Bauplan der terminalen Strombahn

a) Der klassische Verzweigungsmodus

Seit MALPIGHI in den Capillargefäßen das fehlende Bindeglied für den von HARVEY postulierten *Kreis*lauf des Blutes entdeckte bis zu den Untersuchungen von RICKER und TANNENBERG war man davon überzeugt, daß die Capillaren die wichtigste Brücke zwischen Arterien und Venen darstellen, daß daher alles Blut praktisch durch die Capillaren fließen muß, um zum Herzen zurück zu gelangen. Nur die sog. arteriovenösen Anastomosen, deren Zahl und Bedeutung bis heute noch umstritten ist, bildeten eine Ausnahme. Bei der anatomischen Untersuchung verschiedener Organe und Gewebe sowie bei der direkten Lebendbeobachtung membranöser Häute stellte man immer wieder fest, daß sich die Arterien und Venen im großen und ganzen vorwiegend dichotom — d. h. bäumchenförmig — verzweigen, und daß das Capillarnetz dann unmittelbar zwischen ihren letzten Verästelungen eingeschaltet ist. Außerdem fand man, daß die kleinen Arterien — je nach dem Organ und seiner Funktion — stärker miteinander anastomosieren oder aber sog. „Endarterien" bilden. Abgesehen von organgebundenen Modifikationen (zu denen größtenteils auch die arterio-venösen Anastomosen gerechnet wurden) erschien das Aufbauprinzip des Capillarbettes insgesamt klar, einfach und einheitlich. Diese klassische Vorstellung wurde in neuerer Zeit durch Untersuchungen amerikanischer Autoren, und zwar durch Lebendbeobachtungen am Mesenterium und mikroangiographische Untersuchungen am Skeletmuskel, erschüttert und bedarf zweifellos einer gewissen Korrektur und Erweiterung.

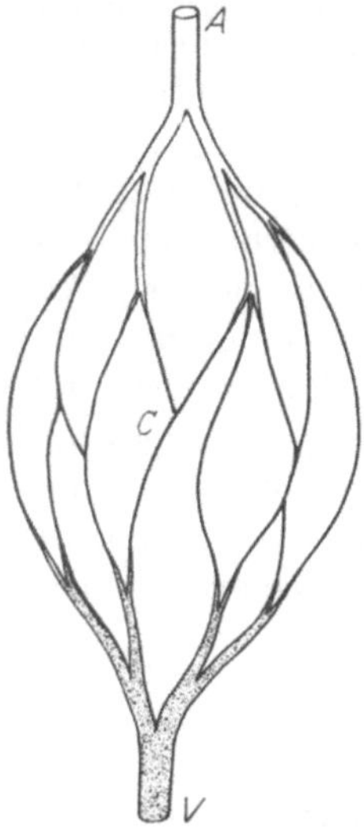

b) Der Brücken-Typ (CHAMBERS u. ZWEIFACH)

ZWEIFACH bzw. CHAMBERS u. ZWEIFACH kamen in den Jahren 1934—1947 auf Grund von Lebendbeobachtungen am Mesenterium verschiedener Säugetiere zu dem überraschenden Resultat, daß die letzten Äste des Arterien- und Venenbaumes nicht durch die eigentlichen Capillaren (die „true capillaries"), sondern durch etwas weitere, muskulöse Gefäße vom Typ einer Arteriole verbunden werden; aus diesen arteriovenösen „Brückengefäßen" („a.v.-bridges" bzw. „thoroughfare channels") sollen die Capillaren *seitlich* entspringen, so daß sie ständig bis zu einem gewissen Grade kurzgeschlossen und damit zur Aufrechterhaltung des Blutkreislaufs nicht unbedingt erforderlich sind (Abb. 7). Mit Hilfe eines weiter unten (S. 43) genauer beschriebenen Drosselmechanismus am Eingangsteil sollen die Capillaren einzeln vom Kreislauf abgeschaltet werden können, ohne daß der Blutstrom von der Arterie zur Vene hierdurch wesentlich beeinträchtigt zu werden braucht. Hiernach enthält das Capillarbett also nebeneinander einen „Ernährungskreislauf" und einen „Ruhekreislauf".

Abb. 6. Das klassische Grundschema vom Aufbau einer terminalen Strombahneinheit. Arterie (hell) und Vene (dunkel) verzweigen sich bäumchenförmig (dichotomes Verzweigungsprinzip). Zwischen ihren feinsten Ästen liegt das mehr oder weniger anastomosierende Capillarnetz (schwarze Linien)

Dieses eigenartige Aufbauprinzip des Capillarbettes beobachteten CHAMBERS u. ZWEIFACH vor allem am Appendixmesenteriolum der Ratte, später auch am Hunde- und Katzenomentum. Sie verallgemeinerten ihre Entdeckung schließlich für das gesamte Capillarbett und sahen die a.v.-bridges mit ihren seitlichen Capillarabgängen als ubiquitäre Grundbausteine der terminalen Strombahn an. Solche Verallgemeinerung ist aber, wie die nachfolgenden Untersuchungen an verschiedenen Organregionen von Kaltblütern und Warmblütern ergeben haben, nicht haltbar.

So konnten LUTZ u. Mitarb. 1950 das von CHAMBERS u. ZWEIFACH beschriebene Aufbauprinzip des Capillarbettes an der Hamsterbackentasche ebensowenig bestätigen wie GRAFFLIN u. BAGLEY 1953 an der Froschschwimmhaut, Froschharnblase sowie an der Conjunctiva bulbi des Tieres und des Menschen. Ebenso kamen LANGENDORF, HOHMANN u. ZAHN 1953 an der Froschschwimmhaut und

WEBB u. NICOLL 1954 an dem Fledermausflügel bezüglich der Zentralkanäle zu einem negativen Ergebnis. Auch die Beobachtungen von OLKON u. JOANNIDES an der Pia mater des Hundes (1930), von IRWIN, BURRAGE, AIMAR u. CHESTNUT an der Meerschweinchen- und Kaninchenlunge (1954) sowie von NAUMANN (1961) an der Nasenschleimhaut des Kaninchens lassen den von CHAMBERS u. ZWEIFACH beschriebenen Zentralkanaltyp der terminalen Strombahn vermissen.

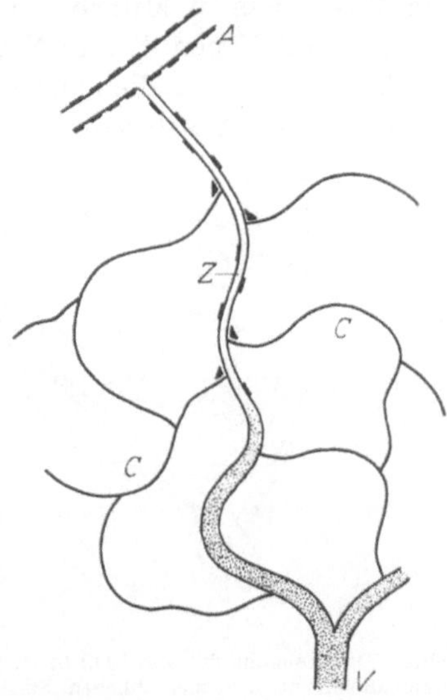

Wir selbst stellten bei einer vergleichenden Untersuchung am Mesenterium des Kaninchens, Meerschweinchens und der Ratte 1957 fest, daß die sog. Zentralkanäle, d. h. arteriovenöse Brückengefäße mit seitlich entspringenden Capillaren, am Appendixmesenteriolum der Ratte (dem klassischen Versuchsfeld von CHAMBERS u. ZWEIFACH) tatsächlich häufig, jedoch nicht ausschließlich vorkommen, während sie am Dünndarmmesenterium der Ratte wesentlich seltener und am Kaninchenmesenterium sowie am Meerschweinchenmesenterium ausgesprochen selten zu beobachten sind. Auch die capillarmikroskopische und anatomische Untersuchung der menschlichen Haut ergibt keinen Anhaltspunkt für die Existenz von Zentralkanälen. Dagegen konnte BAEZ an der Darmwand der Ratte kürzlich sowohl Metarteriolen als auch Capillar-Sphincteren nachweisen (1959).

Aus diesen Befunden muß man mit NICOLL u. WEBB, GRAFFLIN und BAGLEY u. a. den Schluß ziehen, daß die von CHAMBERS u. ZWEIFACH entdeckten Zentralkanäle eine *regionale Besonderheit* des Capillarbettes an bestimmten membranösen Geweben darstellen, nicht aber einen Grundbaustein der terminalen Strombahn schlechthin.

Abb. 7. Der Brückentyp von CHAMBERS u. ZWEIFACH. Arterien (hell) und Venen (dunkel) sind durch ein im proximalen Abschnitt muskularisiertes Brückengefäß (Zentralkanal = Z) verbunden, aus dem die Capillaren (schwarze Linien) *seitlich* wie Fischgräten hervorgehen. Die Muskulatur der Arterie und des Zentralkanals (schwarze Rechtecke) setzt sich auf den Capillareingang fort und wird dort zum Capillar-Sphincter (schwarze Dreiecke). (Nach CHAMBERS u. ZWEIFACH)

SCHROEDER (1960) hat vor kurzem die Theorie von CHAMBERS u. ZWEIFACH wieder aufgegriffen und zur Erklärung wichtiger Permeabilitäts-Phänomene herangezogen. Er hat das Capillarbett-Schema von CHAMBERS u. ZWEIFACH noch durch eine (echte) arterio-venöse Anastomose ergänzt und geht im Gegensatz zu den Urhebern dieses Schemas davon aus, daß die Zentralkanäle auch im Bereich ihres venösen Abschnittes noch Capillar-Sphincteren besitzen. Hierdurch ist ein ebenso kluges wie von den tatsächlichen und bestätigten Beobachtungen *abweichendes* Idealbild von Capillarbett entstanden; mit ihm kann man zwar vieles erklären — jedoch nicht, ohne dabei weitgehend den Boden gesicherter Tatsachen zu verlassen.

c) Das Netz-Prinzip („macromesh" und „micromesh" von SAUNDERS)

Auf Grund hervorragender makro- und mikroradiographischer Gefäßdarstellungen am Skeletmuskel des Menschen haben R. L. SAUNDERS u.

Mitarb. 1957 eine *netz*förmige Anordnung der Endstrombahn in den Vordergrund gestellt. Daß die größeren und kleineren Arterien und Venen am Muskel zur Netzbildung neigen, hatte SPALTEHOLZ 1888 schon in seiner bekannten Arbeit über die Muskel-Strombahn beschrieben. Nur kommen SAUNDERS u. Mitarb. zu dem Ergebnis, daß auch die *feinsten* Arterien und Venen diesem Netzprinzip unterworfen sind, und daß die Maschen dieses arteriellen und venösen Netzes (micromesh) zum Teil durch arterio-venöse Anastomosen von arteriolärem Charakter miteinander verbunden werden, aus denen *seitlich* die Capillarschlingen hervorgehen; bei diesen arterio-venösen Verbindungen würde es sich also praktisch um Zentralkanäle handeln (vgl. S. 10). Da die Skeletmuskulatur nun einen beträchtlichen Teil des gesamten Körpervolumens ausmacht, mißt SAUNDERS diesem Befund große kreislaufmechanische Bedeutung zu. In der ringförmigen Maschenbildung der Arterien und Venen sieht er — wie seinerzeit schon SPALTEHOLZ — ein wichtiges Prinzip zum Ausgleich des arterio-venösen Druckgefälles. Leider ist SAUNDERS aber — ähnlich wie CHAMBERS u.

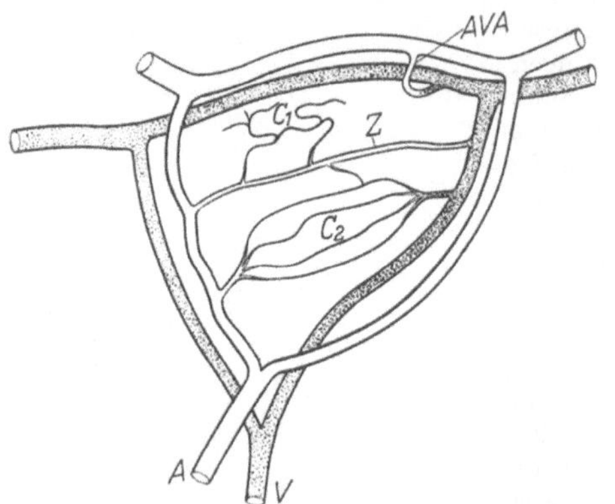

Abb. 8. Das „micromesh" von SAUNDERS. Terminale Strombahneinheit des menschlichen Skeletmuskels, schematisiert, nach einer Abbildung von SAUNDERS u. Mitarb. Man erkennt einen Arterienring (hell) und einen Venenring (dunkel). Diese beiden Ringe werden 1. durch eine kurze arterio-venöse Anastomose (AVA), 2. durch ein zentralkanalähnliches Gefäß (Z) mit seitlich abzweigenden Capillaren (C_1) und 3. durch ein klassisches Capillarnetz (C_2) miteinander verbunden. Es sind also verschiedene Aufbauprinzipien miteinander vergesellschaftet, wobei das Netzprinzip im Vordergrund steht

ZWEIFACH — nicht der Versuchung entgangen, eine in bestimmten Muskelregionen vorkommende Anordnung des Capillarbettes zu verallgemeinern. Im allgemeinen reicht die netzartige Anastomosierung der Arterien und der Venen auch am Skeletmuskel *nicht* so nahe an das Capillarbett heran bzw. ins Capillarbett hinein, wie SAUNDERS es darstellt. Dies gilt auch für andere Gewebe, an denen die Arterien und Venen zur Netzbildung neigen (Mesenterien, Haut).

Vergleicht man die Abbildungen von SPALTEHOLZ, SAUNDERS, ZWEIFACH u. METZ (1955a), ROUS, GILDING u. SMITH (1930) und SMITH u. ROUS vom Skeletmuskel verschiedener Laboratoriumstiere, so kann man sich leicht überzeugen, daß weder die von SAUNDERS verallgemeinerte Netzbildung noch das von ZWEIFACH und METZ hervorgehobene Zentralkanal-System der Muskel-Endstrombahn ausschließlich das Gepräge geben. Nach SPALTEHOLZ und nach ROUS und SMITH zeigen nur die größeren Arterien und Venen des Skeletmuskels Ringbildung, während die sog. „transversalen" (quer zur Faserrichtung verlaufenden) Arteriolen

und Venolen vorwiegend *End*ästchen bilden, zwischen denen die langgestreckten
Capillaren in klassischer Weise — mit faserparalleler Verlaufsrichtung — angeordnet sind. Daran können auch die von Zweifach u. Metz abgebildeten Gesichtsfelder nichts ändern, in denen die Arteriolen, Capillaren und Venolen tatsächlich
zum Teil vom klassischen Verzweigungsmodus abweichen. Es ist allerdings möglich,
daß die voneinander abweichenden Abbildungen der genannten Autoren zum Teil
artspezifische Unterschiede im Arrangement der Muskel-Endstrombahn repräsentieren. Saunders hebt hervor, daß die Muskelstrombahn des Menschen von derjenigen der kleinen Laboratoriumstiere erheblich im Aufbau differiere (vgl. hierzu
Abb. 74—76, S. 322 ff.).

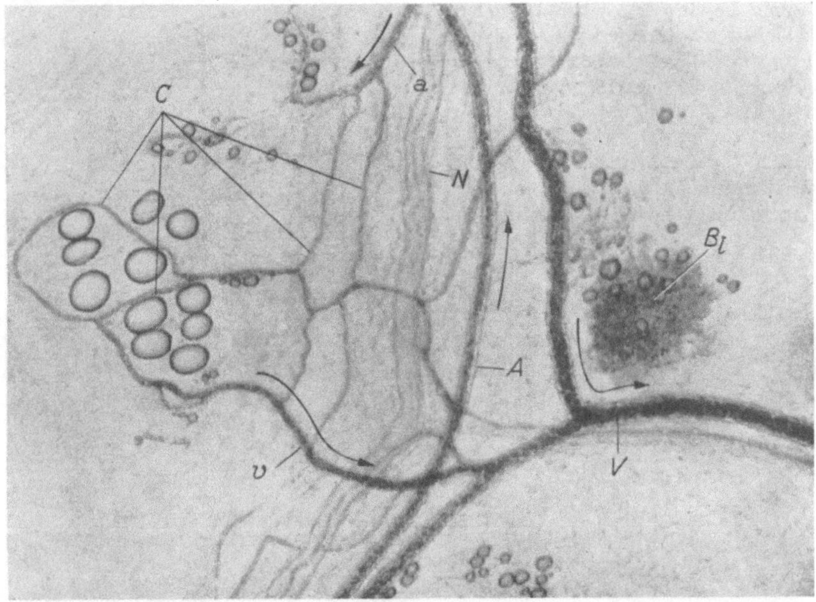

Abb. 9. Kompliziertere terminale Strombahneinheit des mesenterialen Fettgewebes (Kaninchen).
A kleine Arterie; *a* zuführende Arteriole; *C* Fettcapillaren (mit anliegenden Fettzellen); *v* abführende
Venole; *V* Sammelvene, aus 3 Venolen entstehend; *N* kleiner Nerv; *Bl* Diapedesisblutung.
Kein Zentralkanal. Es handelt sich letzten Endes um das klassische Aufbauprinzip

Auf jeden Fall zeigen die Untersuchungs-Befunde von Chambers
u. Zweifach und von Saunders u. Mitarb., daß die bisherige, klassische Vorstellung von der Anordnung des Capillarbettes einer gewissen
Korrektur und Erweiterung bedarf. Andererseits würde es aber eine
Vergewaltigung der Tatsachen bedeuten und zu neuer Einseitigkeit
führen, wollte man das klassische Schema einfach durch das Aufbauprinzip von Chambers u. Zweifach oder von Saunders ersetzen. Die
neueren Beobachtungen führen vielmehr zu der Erkenntnis, daß das
Aufbauprinzip des Capillarbettes selbst an minderdifferenzierten Geweben nicht so einfach und einheitlich beschaffen ist, wie man bisher
angenommen hat, und daß es *mehrere* Aufbauweisen gibt, welche den
besonderen Funktionen der zu versorgenden Organregionen angepaßt sind.

So stellt das Zentralkanalsystem offenbar aus noch unbekannten Gründen eine Besonderheit des Intestinums dar, während eine Netzbildung der kleinen Arterien und Venen vor allem dem Skeletmuskelgewebe eigentümlich ist. Daneben beobachtet man sie in mehr oder weniger deutlicher Ausprägung auch an manchen membranösen Geweben, z. B. an den Mesenterien und an der Pia mater (H. W. SCHMIDT 1955a u. b). Am Mesenterium ist die ringförmige Anastomosenbildung von Arterien und Venen meist auf größere Gefäßstämme beschränkt, während sich die kleinsten Arterien und Arteriolen wiederum bäumchenförmig, dichotom in die Capillargefäße aufzweigen; dabei nimmt ihr Durchmesser — wie JEFFORDS u. KNISELY kürzlich gezeigt haben — distalwärts kontinuierlich ab, ihre Form ist also nicht zylindrisch, sondern

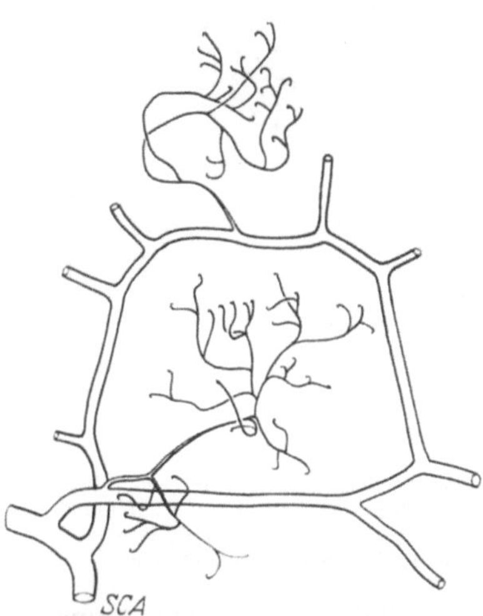

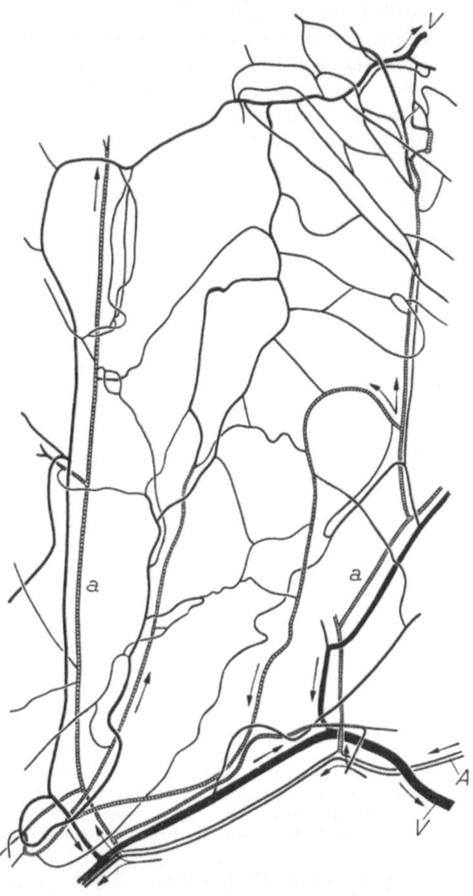

Abb. 10. Kombination des Netz-Prinzipes mit dem Prinzip der Endarterien. Subcutaner Arterienring (SCA), aus dem zwei kandelaberförmige Endarterien hervorgehen. Menschliche Haut; nach einem Injektionspräparat. (Nach PETERSEN 1953)

Abb. 11. Ausschnitt aus der terminalen Strombahn der Conjunctiva bulbi. Ein bestimmter Bauplan ist nicht erkennbar. Das Arrangement der Gefäße wirkt geradezu „planlos". Starke Netzbildung. (Nach GRAFFLIN u. CORDDRY 1953.) Arterien (*A*) und Arteriolen (*a*) hell. Capillaren und Venen dunkel

konisch zugespitzt. Wahrscheinlich beruhen diese Unterschiede im Arrangement der terminalen Strombahn nicht nur auf der unterschiedlichen Funktion der versorgten Gewebe, sondern auch auf ihrer verschiedenen räumlichen Ausdehnung (STAUBESAND), also auf topographischen Faktoren.

An der menschlichen *Haut* finden wir ebenfalls eine Kombination des Netzprinzips mit dem dichotomen Verzweigungsmodus; während die tieferen Hautgefäße zur arterio-arteriellen bzw. veno-venösen Anastomosierung neigen (subpapilläres bzw. cutanes Arterien- und Venennetz), entspringen die Epidermiscapillaren aus kleinen *End*arterien; diese liegen entweder horizontal unter der Epidermis und geben in ihrem Verlauf eine Capillare nach der anderen senkrecht nach oben ab (SPALTEHOLZ) oder sie steigen hirschgeweihähnlich gegen die Epidermis auf und münden in kleine Capillarbüschel (PETERSEN, Abb. 10).

Am Beispiel des Capillarbettes der *Leber* und der *Milz* sieht man schließlich, wieweit sich das durch den anatomischen Bau eines Organs und seine speziellen Funktionen modifizierte Arrangement der kleinsten Blutgefäße von den oben genannten Grundmustern der terminalen Strombahn entfernen kann. In diesem Fall treten die allgemeinen Regeln des Bauplanes vollkommen hinter den organspezifischen Besonderheiten zurück.

Man erkennt also, daß sich der Aufbau des Capillarbettes nicht in ein starres Schema pressen läßt, und daß verschiedene, allerdings recht gut charakterisierte Aufbauprinzipien nebeneinander bestehen können. Andererseits gibt es auch Körperregionen, wie z. B. die Conjunctiva bulbi, deren Endstrombahn sehr unregelmäßig, ja geradezu „planlos" angelegt ist (GRAFFLIN u. CORDDRY; Abb. 11), so daß leicht die Gefahr besteht, irgendein bestimmtes Aufbauschema hineinzudeuten. Die zukünftige Aufgabe wird nun darin bestehen, für jede wichtige Organregion gesondert zu untersuchen, welcher Bauplan an ihrem Capillarbett vorherrscht. Ein Vergleich mit der Funktion und mit dem anatomischen Bau der betreffenden Organe wird dann auch zu einem besseren Verständnis der verschiedenen Aufbauprinzipien des Capillarbettes führen. Schließlich sei in diesem Zusammenhang noch darauf hingewiesen, daß die Anordnung des Capillarbettes an völlig ausgereiften und ungereizten Geweben eine bemerkenswerte Konstanz aufweist. Zwar hat E.R. CLARK (mit HITSCHLER, KIRBY-SMITH, REX u. SMITH 1931) an der Kaninchenohrkammer bei fortlaufender Untersuchung über Tage und Monate einen ständigen, langsamen Umbau der terminalen Strombahn beobachtet, jedoch hat es sich hierbei praktisch in den meisten Fällen um Granulationsgewebe im Rahmen der Wundheilung gehandelt (vgl. S. 232ff.). Daß man seine Untersuchungen in diesem Punkt nicht verallgemeinern darf, zeigen entsprechende Beobachtungen am Nagelwall (WALLS u. BUCHANAN 1956; EHRING 1956) und an der Conjunctiva bulbi des Menschen (LEE 1955a), die innerhalb von Monaten und Jahren keine wesentlichen Umbauvorgänge am Capillarbett ergaben.

d) Die arterio-venösen Kurzschlüsse

Der Verfasser hat lange geschwankt, an welchen Platz er diese in mancher Hinsicht noch recht rätselhaften Abschnitte des Gefäßsystems in einer Darstellung des Capillarbettes setzen sollte. Größenordnungsmäßig gehören die arterio-venösen Anastomosen, die sich in mehrere, recht verschiedene Typen aufgliedern, meist zum Capillarbett; pharmakologisch und innervationsmäßig nehmen sie aber zum Teil eine beträchtliche Sonderstellung ein, und in hämodynamischer Hinsicht wirken sie der nutritiven Funktion des Capillarkreislaufs eher entgegen, als daß sie an ihr teilnehmen. Indirekte physiologische Untersuchungen zwingen zu der Annahme, daß die arterio-venösen Anastomosen zumindestens im Hautorgan einen wichtigen

Faktor der Thermoregulation darstellen (Bostroem u. Schoedel 1953; Piiper 1959; Staubesand 1959 [Übersicht]). Es ist aber noch keineswegs geklärt, welcher Typ der nachfolgend beschriebenen Anastomosen hierfür in Frage kommt; manches spricht dagegen, daß es die hochspezialisierten, auf ganz bestimmte Körperregionen beschränkten epitheloidzellhaltigen arterio-venösen Anastomosen im engeren Sinne sind.

Kurzschluß-Verbindungen zwischen der arteriellen und venösen Seite des Capillarbettes, durch welche die eigentlichen Capillaren umgangen werden, sind kein grundsätzlicher Baustein des Capillarbettes. Sie stellen vielmehr Sondereinrichtungen bestimmter Körperregionen bzw. Gewebe dar, deren Häufigkeit und Verteilung noch nicht endgültig geklärt ist (Clara 1956). Wir beschränken uns im nachfolgenden weitgehend auf die Ergebnisse direkter Lebendbeobachtungen, die sich naturgemäß hauptsächlich auf die Topographie und die motorische Funktion der einzelnen arterio-venösen Anastomosen erstrecken.

Zur Definition. Der Begriff der arterio-venösen Anastomosen (AVA) steht und fällt nach Clara mit der Möglichkeit ihrer morphologischen Kennzeichnung. Die Einteilung der AVA ist dementsprechend eine morphologische und bezieht sich auf ihre Form, vor allem aber auf ihren Wandbau (vgl. Staubesand 1949/59). Aus diesem Grund ist eine sichere Klassifizierung nur lebend beobachteter AVA oft nicht möglich. Arterio-venöse Anastomosen sind nach Clara ,,regelmäßig vorhandene unmittelbare Verbindungen zwischen der arteriellen Hochdruck- und der venösen Niederdruckleitung, welche durch die Verstellbarkeit ihrer Lichtung eine *zeitweilige* (Hervorhebung vom Verfasser) Umgehung des nachgeschalteten Capillarsystems ermöglichen". Sie verbinden *kleinste* Arterien und Venen (Tischendorf 1948), liegen also praktisch in der Größenordnung der terminalen Strombahn. Histologisch unterscheiden sie sich von typisch gebauten Arterien mikroskopischer Größenordnung durch weitgehende Reduktion des elastischen Wandmaterials und mitunter durch innere Längsmuskelzüge; darüber hinaus weist der geschlängelte Typ neben glatten Muskelzellen vielfach sog. Epitheloidzellen auf (v. Schumacher 1938).

1. Nicht-capilläre Verbindungen zwischen arterieller und venöser Seite des Capillarbettes, welche der Definition einer AVA nicht voll entsprechen

α) Querverbindungen zwischen Arterien und Venen

Während sichere, der obigen Definition entsprechende, aktiv verschlußfähige AVA bei der Lebendbeobachtung bisher nur an der Kaninchenohrkammer gefunden wurden, sind uncharakteristische arterio-venöse Querverbindungen und Übergänge, durch welche eine gewisse Kurzschließung der Capillaren erfolgt, an verschiedenen Versuchsfeldern, insbesondere an den Mesenterien, an der Hamsterbackentasche und an der Conjunctiva bulbi beschrieben worden.

Am Mesenterium des Kaninchens und der Ratte findet man neben den sog. ,,Zentralkanälen", die sich von den übrigen arterio-venösen Kurzschlüssen durch ihren langgestreckten Verlauf und die regelmäßige Abgabe von Capillarschlingen[1]

---

[1] Auch echte AVA geben allerdings nicht selten Capillaren ab (vgl. Staubesand 1959).

unterscheiden, leitersprossenähnliche Verbindungen zwischen benachbarten Arteriolen und Venolen bzw. Arterien und Venen; diese können im Durchmesser einer großen Capillare, einer Arteriole oder einer kleinsten Arterie entsprechen (KATZ u. STRENGE [1938], eigene Beobachtung). Sie sind immer offen und lassen oftmals eine Kontraktilität auf Adrenalin vermissen (KATZ u. STRENGE). Nach KOCH u. NORDMANN, KATZ u. STRENGE bleiben diese Gefäßstrecken beim Nachlassen der arteriellen Blutzufuhr im Rahmen allgemeiner oder örtlicher Kreislaufstörungen bis zuletzt durchströmt, selbst wenn die Capillaren nicht mehr an der Zirkulation teilnehmen (sog. derivatorische Strömung).

KATZ u. STRENGE bezeichnen solche Querverbindungen zwischen Arterien und Venen auch als „Überlaufgefäße", weil sie ihrer Meinung nach das Capillarbett im Falle einer abnormen Blutzufuhr entlasten können.

HEIMBERGER (1925b, 1930a) hat bei seinen sehr sorgfältigen capillarmikroskopischen Untersuchungen am menschlichen Nagelwall feine, ziemlich langgestreckte präcapillare Verbindungen zwischen Arteriolen und Venolen beobachtet, die seiner Ansicht nach kontraktionsfähig sind. Da solche Gefäße aber nur unter ganz besonders glücklichen Umständen bei sehr wenigen Patienten nachzuweisen waren, ist es schwer zu entscheiden, wieweit man den Befund verallgemeinern darf. Auch ist eine Klassifizierung dieser Gefäß-Strecken schwierig; um echte AVA hat es sich sicher nicht gehandelt. Die Abbildungen von HEIMBERGER lassen daran denken, daß in den von ihm beobachteten Fällen ganz allgemein eine abnorme Netzbildung der Nagelwall-Gefäße vorgelegen hat. Größenordnungsmäßig und im Hinblick auf die offenbar vorliegende Kontraktilität entsprechen die von HEIMBERGER beschriebenen präcapillären Kurzschlüsse terminalen Arteriolen[1].

β) Direkte Übergänge von Arteriolen oder kleinen Arterien in Venolen oder kleine Venen

Der Übergang von gewöhnlichen Arteriolen oder kleinen Arterien in Venolen oder kleine Venen wird am Mesenterium ebenfalls beobachtet (KATZ u. STRENGE). Nach unseren eigenen Erfahrungen ist er sogar häufiger als die leitersprossenähnliche Querverbindung.

Solche arterio-venösen Übergangsgefäße, die zum Unterschied von den Zentralkanälen meist keine Capillaren abgeben, unterscheiden sich weder morphologisch noch funktionell von den übrigen Gefäßen des Capillarbettes. Der muskularisierte Abschnitt zeigt keine stärkere motorische Aktivität als die übrigen Arteriolen und Arterien und reagiert wie sie auf Adrenalin mit einer Kontraktion. Der Übergang in den muskelzellfreien venösen Abschnitt ist durch eine leichte Zunahme des Durchmessers und durch das Auftreten von Leukocyten im Randstrom gekennzeichnet (eigene Beobachtung, vgl. ILLIG 1955b).

Am Ratten-Mesenterium sind arterio-venöse Übergänge viel häufiger als am Kaninchen-Mesenterium. Größenordnungsmäßig sind sie am häufigsten an Arteriolen und sehr kleinen Arterien zu finden. Manchmal macht ihre Abgrenzung gegen die sog. „Stromcapillaren" von JACOBJ Schwierigkeiten, bei denen es sich einfach

---

[1] Definition s. S. 29.

nur um besonders große und auf direktestem Wege von der Arteriole zur Vene
führende Capillaren handelt, die von der Strömung bevorzugt werden.

Wieweit die von LUTZ, FULTON u. AKERS (1950), LUTZ u. FULTON (1954) an
der Hamsterbackentasche beschriebenen zahlreichen Anastomosen diesen beiden
Formen arterio-venöser Verbindungen entsprechen oder aber zu den AVA im
engeren Sinne gehören, ist aus der Beschreibung der Autoren leider nicht mit Sicherheit zu ersehen.

Beide Typen arterio-venöser Verbindungsgefäße verhalten sich nach
KATZ u. STRENGE unter verschiedenen physiologischen und pathologischen Kreislaufverhältnissen *passiv*; sie sind stets offen, reagieren
nicht auf Histamin und Adrenalin und erweitern sich auf Acetylcholin
in gleicher Weise wie die kleinen Arterien. Bei Splanchnicusdurchschneidung nehmen sie nicht an der resultierenden allgemeinen Arterienkontraktion teil. Sie zeichnen sich also weder durch eine besondere Form
noch durch irgendwelche funktionelle Eigenarten aus. Ihre kreislaufmechanische Auswirkung besteht lediglich darin, daß sie dem arteriellen
Zustrom eine gewisse Umgehungsmöglichkeit der eigentlichen Capillaren
bieten, und daß sich die Strömung auf diese kurzschließenden Gefäßverbindungen zurückzieht, wenn die vollständige Durchblutung des
Capillarbettes infolge mangelnden Zustromes nicht mehr aufrechterhalten werden kann (sog. derivatorischer Kreislauf). In diesen Feststel-
lungen können wir KATZ u. STRENGE im Gegensatz zu CLARA, der am
Mesenterium von Kaninchen, Ratten und Goldhamstern keine arterio-
venösen Verbindungen gefunden hat, voll bestätigen. Nur haben wir
experimentell—mit Hilfe von Adrenalin—an den arteriellen Abschnitten
der arterio-venösen Verbindungsgefäße in den meisten Fällen doch eine
Kontraktion auslösen können; mit diesem Test gelang es uns oft überhaupt erst, die Grenze zwischen arteriellem und venösem Abschnitt
genauer festzulegen.

Was nun die Bedeutung der beiden beschriebenen Arten von arterio-
venösen Verbindungsgefäßen angeht, muß hervorgehoben werden, daß
ihr Vorkommen auch an der gleichen Mesenterialregion der gleichen
Tierart sehr launenhaft ist; sie können manchmal über große Mesenterial-
bezirke völlig fehlen. Dagegen hatten wir den Eindruck, daß sie — jedenfalls am Kaninchen-Mesenterium — bei spontanen oder experimentellen
Entzündungszuständen stark an Zahl zunehmen. Ein großer Teil dieser
Gefäßstrecken dürfte sich unseres Erachtens zwanglos im Rahmen der
allgemeinen Neigung des mesenterialen Gefäßbettes zur *Netz*bildung
erklären lassen. Stets fanden wir bei einem besonders häufigen Vorkommen von arterio-venösen Gefäßbrücken auch die arterio-arteriellen
bzw. veno-venösen Anastomosen vermehrt. Auf der einen Seite erscheint also ihre Verteilung oftmals recht zufällig, auf der anderen
Seite stellen sie eine Folge der allgemeinen Netzbildung dar und nehmen

daher auch im Rahmen einer entzündlich bedingten Gefäßvermehrung an Zahl zu.

Diese Auffassung wird durch den Umstand gestützt, daß die ausgesprochen netzartig angeordnete Strombahn der Conjunctiva bulbi besonders zahlreiche „arterio-venöse" Anastomosen unspezifischer Prägung aufzuweisen hat (GRAFFLIN u. CORDDRY).

Man sollte also die funktionelle Bedeutung dieser Gefäßabschnitte nicht überschätzen. Wir halten es für unwahrscheinlich, daß sie eine Spezialeinrichtung des Capillarbettes darstellen. Auch aus diesem Grund stimmen wir daher mit CLARA überein, wenn er sie von den eigentlichen arterio-venösen Anastomosen obiger Definition scharf abtrennt und im Gegensatz zu den AVA als „präcapilläre Kurzschlüsse" bezeichnet. Das gleiche gilt übrigens für die sog. Zentralkanäle oder a.v.-bridges von CHAMBERS u. ZWEIFACH, die von manchen Autoren mißverständlicherweise als „einfachste Form der arterio-venösen Anastomosen" bezeichnet worden sind.

Wieweit die a.v.-bridges zu den eben besprochenen, unspezifischen arterio-venösen Verbindungen zu rechnen oder aber als Sonderform kleiner Arterien bzw. der Arteriolen anzusehen sind, ist schwer zu entscheiden. Auf der einen Seite geben sie Capillarschlingen ab, stellen also wie die Arteriolen Zuleitungsgefäße dar, auf der anderen Seite besteht ihre kreislaufmechanische Wirkung unter anderem darin, daß sie die Capillaren bis zu einem gewissen Grade kurzschließen und auf diese Weise bei mangelnder Blutversorgung eine „derivatorische Strömung" ermöglichen. Wir haben sie zu den kleinen Arterien und Arteriolen gerechnet und zusammen mit diesen weiter unten besprochen; ihre Zuleitungsfunktion *zu* den Capillaren erschien uns doch wesentlicher als ihre Kurzschlußfunktion. Ihre endgültige Einordnung wird aber zukünftigen Untersuchungen überlassen bleiben müssen.

2. Arterio-venöse Anastomosen im engeren Sinne

Direkte Lebendbeobachtungen über echte arterio-venöse Anastomosen (AVA) gemäß der eingangs gegebenen Definition liegen bisher nur an der Kaninchenohrkammer vor (CLARK u. CLARK 1934a und b; CLARK 1938; CURRI, TISCHENDORF u. MAGGI 1956; TISCHENDORF u. CURRI 1956). Die Untersuchungen von CLARK u. CLARK über die Entwicklung, Form und Funktion der arterio-venösen Anastomosen gehören allerdings zu den schönsten mikroskopischen Kreislauf-Lebendbeobachtungen überhaupt. Sie enthalten eine solche Fülle wertvoller allgemeiner und spezieller Befunde über die terminale Strombahn, daß ihr Studium jedem Interessierten nur angelegentlich empfohlen werden kann. Da die Ohrkammer-Methode laufende Untersuchungen am wachen Tier über Wochen und Monate erlaubt, war es ihnen möglich, das Schicksal der Anastomosen unter den verschiedensten natürlichen und experimentellen Bedingungen über lange Zeit zu verfolgen und dabei Form- und Größenänderungen zu registrieren, die bei jeder anderen Versuchsanordnung der Beobachtung entgangen wären.

α) *Form, Größe und Lage der AVA in der Kaninchenohrkammer*

Die von CLARK u. CLARK beobachteten AVA variierten mit ihrem Innendurchmesser zwischen 5,6 und 63 μ. Am häufigsten betrug die freie Lichtung 20—35 μ (die Capillaren hatten demgegenüber ein Lumen von 8,4—12,6 μ)[1]. Ihre Zahl und Form wechselte sehr. Es wurden 25—55 AVA pro 1,6 cm² registriert. CLARK u. CLARK unterscheiden eine

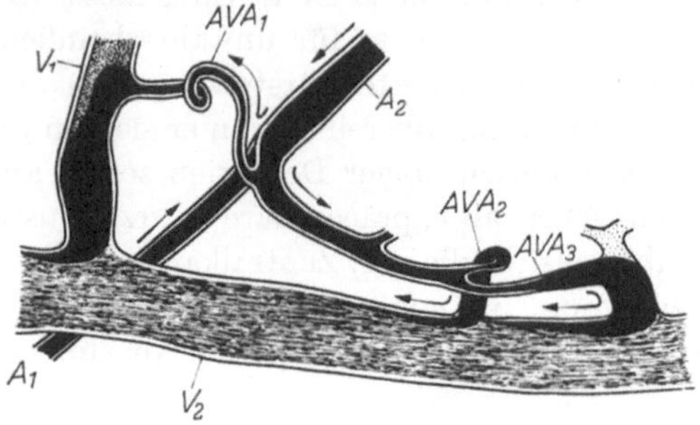

Abb. 12 a u. b.   Arterio-venöse Anastomosen der Kaninchenohrkammer

Abb.12 a. Drei Anastomosen vom Brückentyp. A_1—A_2 Zwei anastomosierende Arterien mit entgegengesetzter bzw. wechselnder Strömungsrichtung; V—V_2 kleinere und größere Vene; AVA_1 Brücken-AVA mit gewundenem Mittelstück; AVA_2 Brückenanastomose mit gewundenem Mittelstück und trichterförmiger Erweiterung des venösen Abschnitts; AVA_3 Brückenanastomose von gestrecktem Verlauf mit trichterförmiger Erweiterung des venösen Abschnitts. (Nach CLARK u. CLARK 1934a)

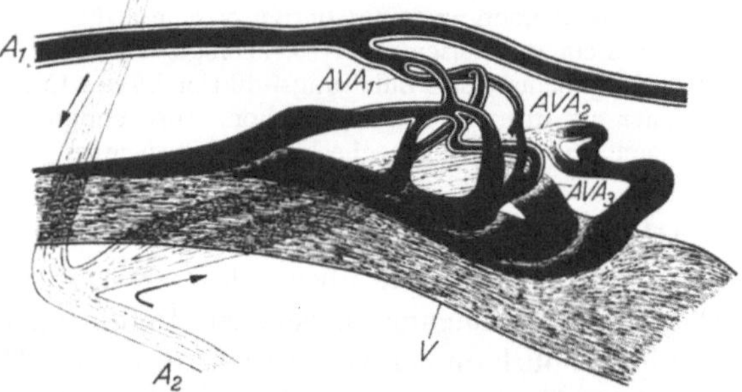

Abb. 12 b.   Drei Anastomosen von komplizierterem Bau mit Konvolut-Bildung; A_1 und A_2 zwei verschiedene Arterien; V gemeinsame Abflußvene; AVA_1 stark verästelte AVA, seitlich aus A_1 abzweigend; AVA_2 und AVA_3 zwei einfachere AVA, aus dem Ende zweier Arterienäste von A_2 entspringend. Alle AVA weisen die typische trichterförmige Erweiterung des venösen Abschnitts auf. Beachte, daß sich das Blut des AVA nicht sofort mit dem Venenblut vermischt („gebänderte Strömung"). (Nach CLARK u. CLARK 1934a)

gestreckte und eine geschlängelte Form. Die gestreckte Form ist von der Arterie bis zur Vene durchgehend muskularisiert und entspricht wahr-

---

[1] RONDELL u. Mitarb. (1955) führten am Kaninchenohr quantitative Messungen der Durchströmung mit Hilfe von Glaskügelchen verschiedener Größe durch. Dabei kamen sie zu dem Resultat, daß der vorherrschende Durchmesser der AVA am Kaninchenohr zwischen 47 und 59 μ liegt. Hier ist aber zu berücksichtigen, daß die Kügelchen-Methode unter Umständen zu hohe Werte für die Gefäßdurchmesser liefert (vgl. hierzu die Kritik von STAUBESAND u. STOECKENIUS 1957).

scheinlich den „Brücken-Anastomosen" von STAUBESAND u. GENSCHOW
(1952) bzw. dem AVA-Typ II von CLARA (1956). Die geschlängelte Form
ließ dagegen einen gewöhnlichen arteriellen Abschnitt, einen besonders
muskelstarken Mittelabschnitt mit sehr enger Lichtung und einen sich
trichterförmig erweiternden, zartwandigen, nicht muskularisierten venösen Abschnitt erkennen; sie neigte zur Konvolutbildung, d. h. oft entsprangen 3—4 solche geschlängelten AVA dicht nebeneinander und mün-
deten auch zusammen in die gleiche Vene (vgl. Abb. 12a u. b). Alle AVA
waren durch eine starke Muskelschicht und eine besonders reichliche
Nervenversorgung gekennzeichnet (Supravitalfärbung mit Methylenblau).

Nach Ansicht von STAUBESAND hat es sich bei der von CLARK u. CLARK geschil-
derten, geschlängelten Form der AVA wahrscheinlich in den meisten Fällen um
epitheloidzellige Anastomosen gehandelt.

TISCHENDORF u. CURRI, CURRI, TISCHENDORF u. MAGGI führten ihre Beobachtung vor allem an der S-förmig geschlängelten, aber nicht zur ausgesprochenen
Konvolutbildung neigenden Form der AVA durch, wie sie etwa der Abb. 12a entspricht. Dabei fanden sie an ihrem trichterförmigen venösen Abschnitt oftmals
einen oder mehrere dünnere Seitenästchen, die nicht in die gleiche Vene wie der
Hauptstamm, sondern in Nachbarvenen einmündeten; diese Verästelung des
venösen AVA-Abschnittes bezeichneten sie als „Überlauf-Ventil".

Die AVA kamen an Arterien aller Größenordnungen vor; am häu-
figsten aber entsprangen sie seitlich oder am Ende von *kleineren* Arterien.
So zählten CLARK u. CLARK z. B. in 4 Ohrkammern 163 AVA, von
denen nur 30 aus den Hauptarterien des Kammergewebes stammten,
während die übrigen — meist seitlich — aus mittelgroßen und kleineren
Arterien hervorgingen; oft waren die geschlängelten Formen dabei zu
Büscheln von 3, 4 oder mehr Ästen angeordnet. Bildete der seitliche
Abgang aus den Arterien die Regel, so kam es aber auch vor, daß der
Seitenast einer Hauptarterie sich in 3 weitere Äste teilte, die dann ausschließlich in je 10, 9 und 4 AVA endeten, ohne daneben noch Capillaren
zu speisen. Die zugehörigen Venen, in welche die AVA einmündeten,
waren immer auffallend groß und weit. Bekam eine dünne Vene Anschluß an eine oder mehrere AVA, so wurde sie danach beträchtlich
weiter (s. weiter unten).

β) Motorische Funktion der AVA in der Kaninchenohrkammer

Wurde präformiertes subcutanes Gewebe untersucht, so waren praktisch alle vorhandenen AVA motorisch aktiv. Gegenüber den Arterien
und Arteriolen zeigten sie das lebhafteste Funktionsspiel, ihre Kontraktionszeit war viel kürzer als die gleichgroßer oder kleinerer Arterien und
die Kontraktionsfolge meist viel rascher als an Arterien entsprechender
Größenordnung (8—11mal/min). Häufig bestanden die periodischen
Weitenänderungen in abruptem Verschluß und weiter Öffnung, was
CLARK u. CLARK in Analogie zur Wirkung eines Wasserhahnes als „stop-
cock-Typ" bezeichneten. Alle Anastomosen zeigten eine auffallende

Neigung zur rhythmischen Tätigkeit. *Dabei war der Rhythmus aber, wie* TISCHENDORF *u.* CURRI *bestätigen konnten, selbst bei dichtbenachbarten oder zu dem gleichen Konvolut gehörigen AVA niemals synchron.* Auch von der Vasomotorik der Mutterarterien blieb die Tätigkeit der AVA fast immer unabhängig, obwohl unter bestimmten Umständen auch gemeinsame Reaktionen auftraten. Bei Durchmusterung eines größeren Gefäßbezirkes fanden sich unter den verschiedensten äußeren Bedingungen immer nebeneinander verschlossene, offene und alternierend durchströmte AVA. Durch die Tätigkeit der AVA — insbesondere beim „stop-cock-Typ" — wurden das Volumen, die Richtung und die Geschwindigkeit der Strömung in den zugehörigen Venen entscheidend beeinflußt. Durch plötzliche Eröffnung einer oder mehrerer benachbarter AVA konnte es in der Mutterarterie zur vollkommenen Ablenkung des Erythrocytenfadens mit Leerlaufen bzw. „plasma-skimming" in den peripher gelegenen Capillargebieten kommen, in der zugehörigen Vene dagegen zur Strömungsumkehr mit paradoxem Rückstrom in den Capillarbereich. Infolgedessen wiesen Gefäßbezirke mit sehr vielen AVA außerordentliche Schwankungen der Strömung und der Strömungsrichtung auf.

TISCHENDORF u. CURRI haben sich in einer besonderen Studie am präformierten subcutanen Gefäßplexus der Ohrkammer eingehend mit dem Ablauf des Öffnungs- und Schließungsmechanismus der arteriovenösen Anastomosen befaßt.

An der geschlossenen AVA fanden sie den arteriellen Abschnitt stark verdünnt, das Mittelstück gewöhnlich leer und den venösen Trichter zu einem häkchenförmigen Gebilde zusammengesunken. Oft war die AVA dann nur noch an ihrem venösen Abschnitt erkennbar und imponierte durch ihn als „Ausstülpung" der abführenden Vene. Vor dem völligen Verschluß konnte es zu einem „plasma-skimming" kommen. Die Wiedereröffnung erfolgte von der arteriellen Seite her, indem sich der arterielle Abschnitt rascher öffnete als das Zwischenstück; in der Eröffnungsphase traten am Zwischenstück kleine intermittierende Kontraktionswellen auf. Während die ableitende Vene beim Verschluß einer AVA eine deutliche passive Verengerung durch Druckabfall aufwies, wurde sie nach Eröffnung wieder weit und stark gefüllt. Durch leichte, künstliche venöse Stauung konnte eine rückläufige Eröffnung der AVA erzwungen werden, wobei die Blutsäule dann vom venösen Ende her in das nur zögernd sich erweiternde Zwischenstück eindrang. Dann erschien die zuführende Arterie bzw. Arteriole durch den doppelten Blutzufluß prall gefüllt und erweitert. TISCHENDORF u. CURRI ergänzten ihre schönen Beobachtungen durch eine besondere mikro-oscillographische Gefäßvolumenschreibung. In einem gewissen Gegensatz zu CLARK u. CLARK fanden sie die AVA der Kaninchenohrkammer unter normalen Bedingungen nur ganz selten maximal kontrahiert oder maximal erweitert.

γ) Das Verhalten der AVA unter verschiedenen äußeren Bedingungen und Reizen

aa) Bei taktiler oder akustischer Reizung des Versuchstieres kam es zu einer allgemeinen Kontraktion der Arterien, Arteriolen *und* der meisten

AVA. Dabei maßen CLARK u. CLARK folgende Zeiten bis zum Erreichen des Kontraktionsmaximums:

Zentralarterie (Innendurchmesser   1   mm) = 6 sec
Hauptast   (Innendurchmesser   0,3   mm) = 5 sec
Arteriolen   (Innendurchmesser 0,02 —0,03 mm) = 1,5—2,5 sec
größere AVA (Innendurchmesser   0,03 mm) = 1,0—1,5 sec
kleinere AVA (Innendurchmesser 0,015—0,02 mm) = 0,5 sec

Die AVA wiesen also die kürzeste Kontraktionszeit auf. Trat nach der 10—20 sec anhaltenden allgemeinen Kontraktion eine Wiedererweiterung der Arterien und Arteriolen ein, so blieben die AVA oft noch länger kontrahiert oder rhythmisch tätig. Die gleiche Reaktion wurde beobachtet, wenn ein Tier ohne ersichtlichen Grund plötzlich zappelte.

bb) Bei Abkühlung unter 20⁰ verlängerte sich die Kontraktionsrate der Arterien und Arteriolen, die Durchblutung wurde stark eingeschränkt, in den Capillaren kam es oft zu „plasma-skimming", und die Ohren waren makroskopisch blaß. Insgesamt schien die Zahl der durchströmten AVA jetzt vermindert, aber ihre Dilatationsrate änderte sich im Einzelfall nicht so deutlich wie an den Arterien.

cc) Bei Erwärmung über 26⁰ wurden die Arterien und Arteriolen weiter, die Durchströmung des Kammergewebes nahm zu. Jetzt waren insgesamt mehr AVA zu sehen als vorher, aber wiederum war die Reaktion an den einzelnen Anastomosen nicht so eindeutig wie an den Arterien. Wurde die Temperatur auf 38⁰ gesteigert, so erlosch das motorische Funktionsspiel der Arterien und Arteriolen ganz, und nun kam es auch an den AVA zu einer eindeutigeren Reaktion: vorher verschlossene Anastomosen öffneten sich, rhythmisch tätige erweiterten sich im Dilatationsstadium stärker als gewöhnlich, und manche zeigten auch einen Stop ihres motorischen Funktionsspiels.

dd) Bei sexueller Erregung trat eine Erweiterung der Arterien *und* der meisten AVA ein.

ee) Im Schlaf (Beobachtungsdauer 10—15 min) traten eine Erweiterung der Arterien mit Erlöschen des vasomotorischen Funktionsspiels und Strömungsverlangsamung ein. Die AVA dagegen zeigten keine eindeutige Reaktionsänderung, sie verhielten sich ganz verschieden. In einer Kammer blieben z. B. von 20 Anastomosen 9 zusammen mit den Arterien offen, während sich 3 andere, die vorher offen gewesen waren, bei Eintritt des Schlafes verschlossen und wieder 2 andere ihre stopcock-Tätigkeit fortsetzten.

ff) In der Umgebung einer Entzündung (Staphylokokkeninfektion) wurde eine starke, persistierende Erweiterung der Arterien mit abgeschwächter Vasomotorik beobachtet; die Kontraktionsphasen waren verkürzt. Die AVA waren weit und zeigten überhaupt kein motorisches Funktionsspiel mehr, als seien sie geschädigt. Auf Stimulation des Versuchstieres trat allerdings eine reflektorische Kontraktion an ihnen noch ein.

Das Funktionsspiel der AVA und ihre Reaktion auf verschiedene Reize sind also durch eine weitgehende Selbständigkeit und durch eine auffallende Unberechenbarkeit ausgezeichnet, für die es nach CLARK u. CLARK keine anatomische Erklärungsmöglichkeit gibt. Angesichts der reichlichen Nervenversorgung müßte man eigentlich das Gegenteil, eine stark synchronisierte bzw. koordinierte Reaktion aller AVA, erwarten.

δ) Die Reaktion der AVA auf pharmakologische Reizung

Trotz ihrer besonders reichlichen Innervation sind die AVA auch für pharmakologische Reize sehr empfänglich. CURRI u. TISCHENDORF (1956), CURRI, TISCHENDORF u. MAGGI (1956) haben die Wirkung kreislaufaktiver Pharmaka auf die AVA der Kaninchenohrkammer untersucht. Sie konnten mit Adrenalin, Noradrenalin und Serotonin eine Kontraktion, mit Histamin und Acetylcholin eine Erweiterung der AVA erzielen. Sie bestimmten bei ihren Beobachtungen gleichzeitig die Volumenschwankungen der zuführenden Arterien, der AVA, der ableitenden Vene und des zugehörigen Capillarbettes.

Adrenalin löste in einer Dosis von 20 γ intramuskulär einen langdauernden Rückgang der oscillographischen Schwingungen an den AVA aus, bei Steigerung auf 50 γ dagegen eine Vergrößerung der Schwingungsamplituden. Subletale Dosen von 0,225—0,4 mg/kg führten zu einem plötzlichen, totalen Verschluß der AVA. Insgesamt lag die kontrahierende Schwellendosis für die AVA höher als für die terminalen Arteriolen.

Nach intravenöser Injektion von *Serotonin* kam es zu einem Verschluß der AVA mit völligem Verschwinden der oscillographischen Ausschläge für etwa 20 min.

Histamin in einer Dosis von 0,5 mg intramuskulär verursachte eine starke Erweiterung der AVA mit *Zunahme* der oscillographischen Ausschläge; bei intravenöser Injektion von 0,05 mg kam es gleichzeitig mit einer intensiven Erweiterung der AVA zu spastischen Kontraktionsringen an der zuleitenden Arterie. *Acetylcholin* 5 mg intramuskulär verursachte ebenfalls eine Erweiterung, aber mit mäßiger *Verkleinerung* der Schwingungsamplitude.

ε) Der Einfluß einer Vagotomie auf die AVA

Einige Tage nach der Nervendurchschneidung fanden CURRI, TISCHENDORF u. MAGGI sämtliche AVA des Kaninchenohres weit offen. Weder Adrenalin noch venöse Rückstauung verursachte jetzt an den Anastomosen noch eine Reaktion. Hieraus schließen sie auf eine parasympatische Innervation der AVA am Kaninchenohr.

ζ) Die Entwicklung der arterio-venösen Anastomosen
und ihre Nervenversorgung

Auch hierüber führten CLARK u. CLARK (1934b), CLARK, CLARK u. WILLIAMS (1934) bewundernswerte Lebend-Untersuchungen durch, und zwar an der sog. „round table"-Kammer, an welcher nicht das präformierte subcutane Gewebe des Ohrlöffels beobachtet wird, sondern neugebildetes, in einen dünnen Spaltraum einwachsendes Granulationsgewebe. Diese Versuche haben vor allem wichtige Hinweise auf die Bedeutung der Innervation für die motorische Funktion der muskularisierten Ohrgefäße ergeben.

Wie CLARK u. CLARK feststellten, entwickeln sich die AVA bei der Neubildung einer terminalen Strombahn immer *zuletzt*, wenn alle übrigen Gefäße schon ausdifferenziert sind. Und zwar entstehen sie — wie die Arteriolen und Arterien — durch Umwandlung einfacher Capillaren, niemals dagegen durch Sprossung. Dabei ist ihre Entstehung so weitgehend von den Zirkulationsverhältnissen abhängig, daß die Neubildung und auch die Rückbildung von AVA experimentell veranlaßt werden kann.

Die Neubildung von AVA begann meist an solchen Arterienabschnitten, die unter hohem Druck standen. *Plötzliche* und *anhaltende* Zirkulationsänderungen (von mindestens 1—2 Tagen Dauer) waren die wichtigste Ursache ihrer Entstehung und Rückbildung; z.B. eine Durchblutungssteigerung durch Wärme, ständige Unruhe des Tieres, mechanische Reize (schlechte Installation der Kammer), Infektionen und starke Lichteinwirkung bzw. eine Durchblutungsminderung durch Schutz vor äußeren Einflüssen und durch Anastomosierung mit anderen Gefäßarealen. Insgesamt befand sich der ganze Gefäßapparat der Ohrkammer in einer ständigen langsamen Umformung; im Verlaufe von Wochen und Monaten konnten sich alle Gefäß-Typen neu entwickeln oder wieder zurückbilden, offenbar in engster Anpassung an die jeweiligen Zirkulationsverhältnisse. Dies war auch bei den AVA der Fall. In diesem Zusammenhang sei erwähnt, daß ABELL u. PAGE (1942b) eine Zunahme der AVA in der Kaninchenohrkammer auch beim experimentell erzeugten Nieren-Hochdruck sahen.

CLARK u. CLARK unterscheiden an der Ohrkammer einen „transitorischen" und einen „permanenten" Typ der arterio-venösen Anastomose. Während die „transitorischen" Anastomosen nur ganz vorübergehend auftraten und im Ablauf von 8—10 Tagen wieder verschwanden, konnte die „permanente" Form über mehrere Monate beobachtet werden. Keine der neugebildeten AVA überdauerte allerdings die bis zu einem Jahr ausgedehnte Beobachtungszeit.

Die Differenzierung einer AVA aus einem einfachen Haargefäß erfolgte unter Umständen überraschend schnell.

Im Rahmen einer plötzlichen Aktivierung der Zirkulation (besonders eindrucksvoll in einem Fall nach Injektion einer hohen Dosis Methylenblau) konnten entsprechend gelegene Capillargefäße sich strecken, weit werden und innerhalb von wenigen Tagen eine Muskelschicht bekommen; die longitudinal angeordneten Adventitia-Zellen der Capillarwand wurden durch zirkulär um das Gefäßrohr gelegene glatte Muskelzellen ersetzt. Anschließend bekam die Muskelschicht einen „Tonus" und zeigte schließlich irreguläre Kontraktionsphänomene; außerdem nahm das arterio-venöse Kurzschlußgefäß allmählich die typische Form der AVA an.

Mit dem Erwerb der glatten Muskelzellen waren die AVA aber noch nicht funktionsfähig. Erst im Verlauf von Wochen oder Monaten stellte sich ein spontanes, typisches motorisches Funktionsspiel ein. Manchmal bildete sich auch eine im übrigen typische AVA zurück, ohne aktive Funktionsfähigkeit erlangt zu haben.

Dies hängt nach der Ansicht von CLARK u. CLARK mit der Innervation zusammen; mit WILLIAMS (1934) hatten sie nämlich zeigen können, daß auch die neugebildeten Arterien und Arteriolen sich erst spontan kontrahieren, wenn in ihrer Nachbarschaft Nervenfasern einwachsen; andererseits waren an motorisch *passiven* Gefäßen niemals begleitende Nervenfasern nachweisbar. Sie hatten das langsame, abschnittsweise, periphere Fortschreiten der spontanen Kontraktilität bis zur jeweiligen Höhe der neugebildeten Gefäßnervenfasern genau verfolgt (Supravitalfärbung mit Methylenblau). Setzte die spontane Motorik ein, so war die Kontraktionszeit zunächst sehr lang (5—6 sec) und erreichte erst nach einiger Zeit den für die AVA charakteristischen niedrigen Wert von $1/_2$—2 sec. Der Erwerb der Kontraktilität begann immer am Kammerrand, von den schon contractilen präformierten Gefäßabschnitten ausgehend, was ebenfalls mit dem Einwachsen von Nervenfasern verständlich wird.

Insgesamt beobachteten CLARK u. CLARK in einer Ohrkammer im Verlauf von 10 Monaten 11 „permanente" AVA, von denen 4 motorisch inaktiv blieben; die übrigen, motorisch tätigen Anastomosen entsprangen alle aus Arterien, die schon zu Versuchsbeginn ein aktives Funktionsspiel gezeigt hatten. Ebenso wie die Bildung hing auch die Rückbildung dieser AVA in 10 Fällen von den Zirkulationsverhältnissen ab (Verschiebung des Druckgefälles, Minderdurchblutung verschiedener Ursachen, z. B. infolge des Anschlusses an einen 2. Gefäßplexus); nur in einem Fall war die Ursache nicht festzustellen.

In Rückbildung begriffene AVA verloren ihr Funktionsspiel und ihre Muskelschicht und wandelten sich wieder in einfache capilläre Gefäßabschnitte zurück. Im Verlaufe ihrer Bildung und Rückbildung zeigten auch die AVA vom „permanenten" Typ häufig einen Wandel in der Form und Größe. Sie nahmen also an der langsamen, aber doch ständig nachweisbaren Umbildung des gesamten Gefäßapparates teil; alle diese Vorgänge waren immer eng mit den sich ändernden Zirkulationsverhältnissen korreliert.

Darauf, daß für die Lokalisation mancher AVA — z. B. derjenigen an den Fingerbeeren — auch *erbliche* Faktoren maßgeblich sein können, hat STAUBESAND kürzlich hingewiesen (1959). Wenn also auch für die Differenzierung des Gefäßsystems ganz allgemein hämodynamische Faktoren eine maßgebliche Rolle spielen, so gilt diese Regel doch nicht ohne Einschränkungen.

η) Der Einfluß der echten arterio-venösen Anastomosen auf den Capillarkreislauf und seine mögliche Bedeutung

Die Kaninchenohrkammer enthält sehr zahlreiche AVA und läßt deren kreislaufmechanische Wirkung daher klar erkennen. CLARK u. CLARK haben eindrucksvoll beschrieben, welche drastischen Änderungen der Zirkulation entstehen können, wenn die AVA sich öffnen oder schließen. Sehr häufig kommt es vor, daß die Eröffnung einer AVA die Strömung in der zuführenden Arterie so weitgehend ablenkt, daß „plasma skimming" eintritt und die nachgeschalteten Capillarbezirke leerlaufen. Andererseits kann die durch ihre Eröffnung verursachte Druckerhöhung in der ableitenden Vene zu einer Strömungsumkehr in Richtung auf das Capillarnetz führen. Unter solchen Umständen müßten die AVA also, wenn sie im Dienste übergeordneter Kreislaufregulationen in Aktion treten, die Ordnung des Capillarkreislaufs oftmals völlig aufheben.

Allerdings ist, wie TISCHENDORF hervorhebt, zu berücksichtigen, daß die AVA unter physiologischen Bedingungen keineswegs immer zwischen maximaler Kontraktion und maximaler Dilatation wechseln, sondern mäßigere Weitenänderungen zeigen. Außerdem wurde schon betont, daß sie sich auch unter extremen Bedingungen fast niemals alle *gleichzeitig* kontrahieren oder erweitern; vielmehr erscheint ihr Funktionsspiel ausgesprochen unkoordiniert. Schließlich muß man STAUBESAND beipflichten, wenn er Bedenken erhebt, ob die Verhältnisse der Kaninchenohrkammer mit ihren ungewöhnlich zahlreichen AVA auf andere Körperregionen übertragen werden können. In diesem Zusammenhang ist es bemerkenswert, daß MOORE mit der Ohrkammer-Methode beim *Hund* im Gegensatz zum Kaninchen überhaupt keine echten AVA nachweisen konnte; er spricht nur von AVA-ähnlichen, größeren und schnell durchströmten Capillargefäßen ohne glatte Muskelzellen. Nach TISCHENDORF (1948) enthält das Kaninchenohr auf 14 mm^2 78 AVA, das Nagelbett des Menschen dagegen auf 10 mm^2 nur 10 und die Fingerbeere sogar nur 3—4 AVA!

So geeignet die Kaninchenohrkammer für eine Beobachtung der Entwicklung, der Funktion und des Schicksals der einzelnen AVA ist, so wenig Rückschlüsse läßt sie aber — infolge ihrer besonderen Verhältnisse — auf die physiologische Bedeutung des *Systems* der arterio-venösen Anastomosen im allgemeinen zu.

Andererseits besteht nach CLARK u. CLARK auch die Möglichkeit, daß das Capillarbett durch eine Eröffnung der AVA vor einer abnormen Druckerhöhung auf der arteriellen Seite geschützt wird; umgekehrt heben CURRI, TISCHENDORF u. MAGGI (1956) hervor, daß sich die AVA bei venöser Rückstauung leicht eröffnen und damit auch bei abnormer Steigerung des Venendrucks zu einer Entlastung des Capillarnetzes beitragen könnten.

CURRI u. TISCHENDORF (1958) konnten zeigen, daß es nach Ligatur der Vena marginalis des Kaninchenohres zu einer Eröffnung der AVA mit Strömungsumkehr kommt, die in einem Teil der Anastomosen offenbar dauerhafter Natur ist.

STAUBESAND (1953) konnte in Extrakten aus dem Glomus coccygicum des Menschen einen gefäßwirksamen Stoff von acetylcholinähnlichem Charakter nachweisen und nimmt daher wie v. SCHUMACHER (1938) u. a. an, daß die Epitheloidzellen der AVA keine motorische, sondern eine sekretorische Funktion besitzen. Wie er richtig bemerkt, könnte dieses Sekret bei Eröffnung der AVA und Strömungsumkehr in der ableitenden Vene sogar rückläufig ins Capillargebiet gelangen. Allerdings muß man sich dann fragen, warum dieser Stoff so weit peripher im Gefäßsystem gebildet wird; würde er, wie STAUBESAND annimmt, auf die Capillaren selbst wirken, so müßte es sich um einen neuen, noch unbekannten Gefäßwandeffekt handeln, da die Capillaren keine motorische Funktion besitzen.

Fassen wir zusammen, so hat die Lebendbeobachtung manche topographische und viele funktionelle Details über die arterio-venösen Kurzschlüsse zutage gefördert; vor allem hat sie die funktionelle Sonderstellung der gestreckten und geschlängelten AVA im engeren Sinne klar herausgestellt. Zu dem Problem ihrer physiologischen Bedeutung konnte sie aber bisher weder im Hinblick auf den Capillarkreislauf noch im Hinblick auf die allgemeinen Kreislaufregulationen etwas Entscheidendes beitragen; es sei denn die Bestätigung, daß die AVA tatsächlich eine *regionale Sondereinrichtung* des Gefäßsystems darstellen, aber nicht etwa einen Grundbaustein der terminalen Strombahn von allgemein-physiologischer und allgemein-pathologischer Bedeutung schlechthin. Die Beobachtung ihrer motorischen Funktion und Reaktion auf verschiedene experimentelle Reize hat keinen überzeugenden Hinweis dafür ergeben, welcher Typ der AVA im Bereich der menschlichen Haut für die Thermoregulation entscheidend sein könnte. Hier müssen erneut systematische anatomische Untersuchungen einsetzen. Vielfach werden auf Grund von Lebendbeobachtungen am Capillarbett arterio-venöse Gefäßverbindungen als „arterio-venöse Anastomosen" beschrieben, bei denen es sich um mehr zufällige Kurzschlüsse im Rahmen der Netzbildung oder pathologisch bedingter Gefäßneubildung *ohne* funktionelle Sonderstellung handelt. Diese sind begrifflich von den echten AVA abzutrennen.

D. Die motorische Funktion der terminalen Strombahn

Bis zu den Untersuchungen von Ricker und von Tannenberg wurden nicht nur die vorgeschalteten Arterien und Arteriolen, sondern auch die Capillaren selbst allgemein für kontraktionsfähig gehalten. Während man sicher wußte, daß die Kontraktilität der Arterien und Arteriolen an die glatten Muskelzellen gebunden ist, bestand aber über die Ursache der Capillarkontraktilität keine Einigkeit. Da das Capillarrohr frei von typischen glatten Muskelzellen ist, wurde die Kontraktilität der Capillaren entweder in die Endothelzellen oder in die pericapillären Rouget-Zellen verlegt. Tannenberg beobachtete eine besondere Drosseleinrichtung am Capillareingang, die er „Capillarpförtner" nannte und mit den Rouget-Zellen in Verbindung brachte. Jedenfalls schien das Phänomen der aktiven Kontraktionsfähigkeit nicht unbedingt an die Existenz von glatten Muskelzellen geknüpft, und für viele Schwankungen und Störungen des Capillarkreislaufs wurde eine selbständige motorische Funktion der Capillaren zur Erklärung herangezogen. Neuere Untersuchungen haben diesen schwierigen Problemkomplex nun wesentlich erhellt. Es erscheint uns zweckmäßig, die contractile Funktion der kleinen Arterien, der Capillaren und der kleinen Venen sowie ihre Reaktion auf experimentelle Reize zunächst gesondert zu besprechen.

I. Motorische Reaktionen auf experimentelle Reize
a) Kleine Arterien und Arteriolen

Für die kleinsten Arterien und Arteriolen steht fest, daß ihre Kontraktilität einzig und allein auf ihrer glatten Muskelschicht beruht; daher reicht die Kontraktionsfähigkeit des arteriellen Gefäßbaumes capillarwärts bis zur letzten Muskelzelle (SANDISON 1932; NICOLL u. WEBB 1945/46; LUTZ, FULTON u. AKERS 1950; ILLIG 1957). Dieser Punkt entspricht histologisch der Arteriolen/Capillargrenze (ZWEIFACH 1934, 1936/37; NICOLL u. WEBB 1945/46), fällt aber (vor allem bei Lebendbeobachtung) nicht immer mit der letzten Aufsplitterung in die eigentlichen „Capillaren" zusammen; es werden daher häufig auch Gefäßstrecken als „Arteriolen" bezeichnet, die ihre Muskelschicht schon verloren haben, kreislaufmäßig aber noch als „Zuleitungsgefäße" angesprochen werden müssen. v. HAYEK nennt diese muskelfreien Endabschnitte der Arteriolen „Präcapillaren".

Während die kleineren Arterien noch eine Quer- und eine Längs-Muskulatur besitzen, findet sich an den kleinsten Arterien und Arteriolen nur eine einzige Schicht querliegender Muskelzellen; diese ist zunächst kontinuierlich und weist dann capillarwärts immer größere Lücken zwischen den einzelnen Zellen auf, die schließlich 20—30 μ betragen können (NICOLL u. WEBB).

Im Gegensatz zu den Venolen und kleinen Venen verjüngt sich das Gefäßrohr auf der arteriellen Seite der terminalen Strombahn — unabhängig von Verzweigungen — ziemlich kontinuierlich. Daher haben die Arteriolen Conusform. JEFFORDS u. KNISELY (1956) widmeten diesem Phänomen eine eigene Studie. Sie maßen z. B. am Mäusemesenterium auf einer Strecke von 600 μ eine Kaliberabnahme der Arteriolen von 32 auf 20 bzw. von 66 auf 48 μ; der größte von ihnen gemessene Conuswinkel hatte 2° 17'. In vivo sind die terminalen Arteriolen oft enger als die Capillaren (ROUS u. SMITH 1931b; CLARK u. CLARK 1940; ZWEIFACH; NICOLL u. WEBB 1955; eigene Beobachtung). Dies gilt z. B. besonders für die Hautstrombahn.

Zur Nomenklatur der feinsten Arterien-Abschnitte

Zur Unterteilung des arteriellen Gefäßbaumes im Bereich mikroskopischer Größenordnung dienen die Bezeichnungen „*kleine bzw. kleinste Arterie*", „*Arteriole*", „*Endarteriole*" bzw. „*terminale Arteriole*" und „*Präcapillare*". Diese Namen werden aber weder von den Anatomen noch von den Lebendbeobachtern ganz einheitlich gebraucht. Die Anatomen — und auch manche Lebendbeobachter — richten sich mit der Bezeichnung ausschließlich nach dem Wandaufbau: Gefäße mit zweischichtiger Muskulatur nennen sie durchweg „kleine Arterien"; Gefäße mit einer einzigen, aber kontinuierlichen Muskellage werden von den einen noch als „kleine bzw. kleinste Arterien" bezeichnet (ZWEIFACH; BENNINGHOFF; v. HAYEK), von den anderen schon als „Arteriolen" (NICOLL u. WEBB; WIEDEMANN 1954); die feinsten, nur noch mit einer lückenhaften Muskelzell-Reihe ausgerüsteten Äste der Arterien werden schließlich „terminale Arteriolen" (NICOLL u. WEBB; MOORE u. RUSKA; v. HAYEK) oder „Präcapillaren" (ZWEIFACH; CHAMBERS u. ZWEIFACH) genannt; v. HAYEK beschränkt den Ausdruck „Präcapillaren" — wie schon erwähnt — auf die muskel-*freien* Abschnitte der Arteriolen. Untersucher, die sich vorzugsweise oder ausschließlich mit der Lebendbeobachtung befassen, richten sich dagegen bei der Unterteilung meist weniger nach dem (vital-mikroskopisch oft schwer beurteilbaren) Grad der Muskularisierung als nach der Lage im Gefäßnetz und nach der Größenordnung der betreffenden Gefäße. Die letzten Arterienäste vor den eigentlichen Capillaren (d. h. den dünnwandigsten und feinsten Abschnitten des Capillar-

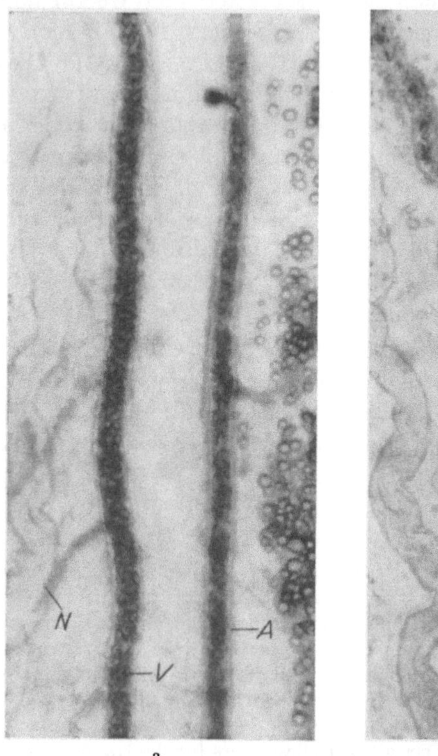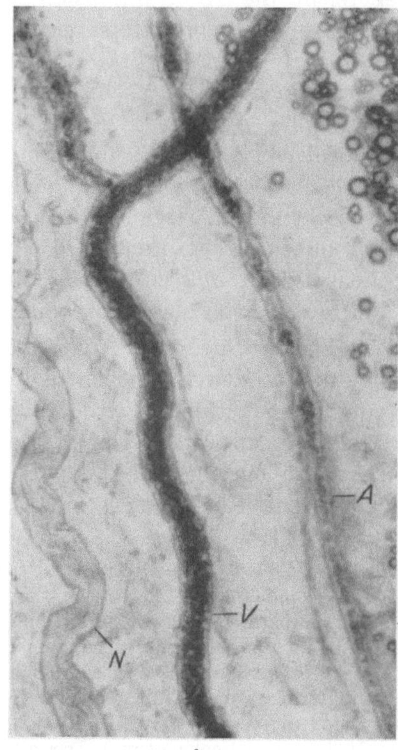

a   b

Abb. 13a—c. Kontraktion einer kleinen Arterie.
N Nerv; *V* kleine Vene; *A* kleine Arterie. a Normalzustand. b Spindelförmige (perlschnurartige) Kontraktion der Arterie; Vene unverändert

bettes) mit einem Durchmesser von etwa 15—40 μ nennen sie „terminale Arteriolen" oder „Arteriolen", die davorgeschalteten, nächsthöheren Gefäßabschnitte mit einem Durchmesser von etwa 40—80 μ „kleine bzw. kleinste Arterien" und die an die Grenze der makroskopischen Sichtbarkeit heranreichenden Arterien mit einem Durchmesser über 80 μ schließlich „kleine" bzw. „größere" Arterien (RICKER; NORDMANN; ILLIG).

Trotz dieser unterschiedlichen Gesichtspunkte und Kriterien dürfte die nach der Position, nach dem Durchmesser und eventuell auch nach der Kontraktilität orientierte Unterteilung der Lebendbeobachter im allgemeinen wenigstens ungefähr mit der histologisch begründeten Unterteilung der Anatomen übereinstimmen. Aus naheliegenden Gründen wird es in der Lebendbeobachtung nur selten möglich sein, etwa durch histologische Zusatzuntersuchungen die Termini technici mit den entsprechenden anatomischen Definitionen völlig zur Deckung zu bringen. Wenn von manchen Experimentatoren allerdings selbst Gefäße mit einem Querschnitt von 200—300 μ noch als „Arteriolen" oder „Metarteriolen" bezeichnet werden (GELIN 1956, WEISFOGH 1957 u. a.), so hat diese Nomenklatur keine Beziehung mehr zu den anatomischen Definitionen. Denn bei Gefäßen solcher Größenordnung dürfte es sich morphologisch immer um kleine Arterien handeln. Dasselbe gilt für venöse Gefäße mit einem Durchmesser von 300—500 μ, die von den gleichen Autoren noch als „Venolen" registriert werden, obwohl es in histologischer Hinsicht sicher schon muskularisierte — eventuell sogar klappenhaltige — Venen sind; eine Ausnahme machen höchstens die subpapillären Venen I. Ordnung an der menschlichen Haut, wenn sie abnorm dilatiert sind. Im Hinblick auf die letzten, muskel*freien* Abschnitte der Arteriolen bzw. terminalen Arteriolen würden wir es für zweckmäßig halten, der Nomenklatur von v. HAYEK zu folgen und von „Präcapillaren" zu sprechen; histologisch sind diese capillarähnlichen Gefäß-Strecken zwischen der letzten arteriellen Muskelzelle und den eigentlichen Capillaren durch eine zarte, aus Längsfasern bestehende Elastica interna ausgezeichnet, funktionell durch ihre Unfähigkeit zur Kontraktion. Im amerikanischen Schrifttum wird der Ausdruck „Präcapillaren" zwar auch synonym für „terminale Arteriole" gebraucht (ZWEIFACH; CHAMBERS u. ZWEIFACH; LEE u. HOLZE), jedoch wäre hier eine Einschränkung des Begriffes leicht möglich.

Die Bezeichnung „*Endarteriole*" deckt sich praktisch mit dem Ausdruck „terminale Arteriole", nur liegt bei ihr die Betonung noch mehr darauf, daß es sich um *isolierte*, nicht anastomosierende, arterielle Gefäße handelt.

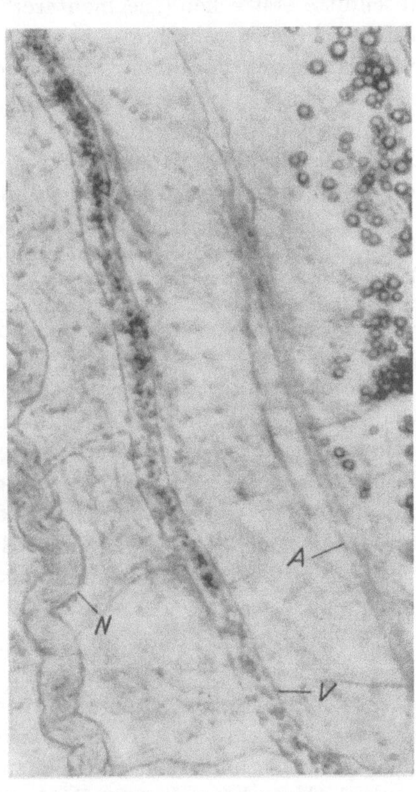

Abb. 13 c. Kontinuierliche Kontraktion der Arterie durch das ganze Gesichtsfeld. Nur im oberen Bildteil zwei kleine Aussackungen. Die Arterie ist vollkommen blutleer; die Vene enthält viel Plasma und wenig Erythrocyten (plasma-skimming); ihre Weite hat sich nicht geändert. Adrenalinreaktion, Kaninchen-Mesenterium

Der Terminus „*Metarteriole*" dagegen bezieht sich speziell auf den muskularisierten Abschnitt einer bestimmten Art arterio-venöser Übergangsgefäße, nämlich der sog. „a.v.-bridges" oder „Zentralkanäle" von CHAMBERS u. ZWEIFACH, die im folgenden Abschnitt ausführlicher besprochen werden. Er ist von allen Bezeichnungen wohl am schärfsten definiert und wird bisher nur in der Lebendbeobachtung gebraucht.

Die *sog. peripheren Widerstandsgefäße* der Physiologen, die den allgemeinen Blutdruck mitbestimmen, dürften im Bereich der kleinen und kleinsten Arterien, jedoch nicht im Bereich der terminalen Arteriolen zu suchen sein. Hierfür spricht unter anderem, daß die Pulsationen in der Regel nicht ins Capillarbett hineinreichen (Näheres unter „terminale Strombahn und peripherer Widerstand", S. 74).

Die spontanen oder experimentell ausgelösten Kontraktionen der kleinen Arterien und Arteriolen können sich kontinuierlich auf größere Gefäßabschnitte erstrecken („segmentärer" Gefäßkrampf, Abb. 13c) oder aber auf umschriebene Abschnitte beschränkt bleiben, zwischen denen normale oder gar erweiterte, oft mit Erythrocyten gefüllte Gefäßstrecken eingeschaltet sind, so daß das Bild einer Perlschnur entsteht (sog. „spindelförmige" Kontraktionen; Abb. 13b). Es kommt sogar ein peristaltik-ähnlicher Wechsel von Kontraktion und Dilatation am gleichen Gefäßabschnitt vor (NICOLL u. WEBB 1955; HORSTMANN 1955).

Wenn eine Arterie oder Arteriole sich kontrahiert, wird ihre Wand deutlich dicker. Unter günstigen Beleuchtungsbedingungen erscheinen die Außenkonturen der Gefäßwände dann nicht mehr glatt, sondern durch die kontrahierten Muskelzellwindungen rosenkranzähnlich gebuckelt. Manchmal erkennt man sogar die einzelnen, nebeneinander um das Gefäßrohr liegenden Spiralen der Muskelzellen im ganzen.

Die constrictorische Erregbarkeit der Muskelzellen nimmt an den kleinen Arterien und Arteriolen nach distal, d. h. capillarwärts *zu* (RICKER; LANGE; LEE u. HOLZE; AKERS u. LEE; ZWEIFACH; ILLIG); desgleichen ihre Empfindlichkeit gegen schädliche Reize. Die Arteriolen und die weiter unten besprochenen Capillarsphincteren reagieren daher am lebhaftesten (NICOLL u. WEBB; BOHR, WOLF u. RONDELL 1955) und verlieren ihre Kontraktilität andererseits am leichtesten (RICKER; ZWEIFACH u. KOSSMANN; CHAMBERS u. ZWEIFACH 1944)[1].

Im Experiment können die kleinen Arterien und die Arteriolen durch Reizung der Gefäßnerven sowie durch lokale Einwirkungen *physikalischer* (elektrischer, mechanischer, thermischer) oder *chemischer* Natur zur Kontraktion gebracht werden, wobei die meisten chemischen Substanzen ebenso wie die physikalischen Reizungen die Muskelzellen unmittelbar erregen. Umgekehrt beruht die durch lokale Einwirkungen hervorgerufene *Dilatation* kleiner Arterien und Arteriolen — sofern ein reflektorischer Vorgang auszuschließen ist — in den meisten Fällen auf einer Lähmung oder Schädigung der glatten Muskelzellen selbst; viel zu oft wird dann in Anlehnung an RICKER von „Reizen" bzw. von „Reizung" gesprochen, obwohl dies physiologisch gesehen meist nicht richtig ist. Da die Reaktion der terminalen Strombahn auf direkte physikalische Einwirkungen — mit Ausnahme der sog. „autonomen" bzw. „mechanogenen" Reaktion — in der Physiologie und Pathologie keine große Rolle spielt, werden im folgenden nur chemische bzw. pharmakologische

---

[1] Wobei allerdings noch die Frage offensteht, ob diese Unterschiede der „Empfindlichkeit" nicht zum Teil dadurch vorgetäuscht werden, daß die constrictorisch wirksamen Stoffe die glatten Muskelzellen im Bereich der terminalen Arteriolen leichter erreichen können als im Bereich der kleinsten und kleinen Arterien.

Effekte besprochen. Die mechanogene Reaktion wird im Rahmen der Regulation des Capillarkreislaufs (S. 68) abgehandelt und die Wirkung von Eingriffen am Nervensystem im Kapitel „terminale Strombahn und Nervensystem" (S. 251).

1. Kontrahierende Substanzen

Wir möchten vorausschicken, daß allgemeingültige Angaben über die jeweiligen Wirkungsdosen der nachfolgenden Substanzen deshalb nur schwer zu machen sind, weil die constrictorische Erregbarkeit der Gefäße nicht nur von der Art des Versuchstieres und von den Versuchsbedingungen (Narkose-Tiefe, Zustand des Versuchsfeldes!) abhängt, sondern darüber hinaus *große regionale Unterschiede* aufweist. Außerdem wird sie nach neuen Untersuchungen (ZWEIFACH u. METZ 1955/56) offenbar durch körpereigene Stoffe modifiziert. ZWEIFACH u. METZ unterscheiden daher zwischen *Reaktionen* und *Reaktivitäts*änderungen der Endstrombahn. Zum Teil wird die Reaktivität durch die gleichen Stoffe modifiziert, die uns als kontrahierend oder dilatierend bekannt sind (z. B. Pitressin und Histamin), zum Teil handelt es sich aber auch um Substanzen, die ganz speziell *nur* die Reaktivität der muskularisierten Strombahnabschnitte verändern (Näheres s. S. 56). Die bei einer Bestimmung der wirksamen Grenzkonzentrationen gewonnenen Zahlen sind daher nur für die jeweilige Versuchsanordnung verbindlich, und man kann sie nicht ohne weiteres verallgemeinern.

Der wichtigste gefäßkontrahierende und sehr häufig zur Prüfung der constrictorischen Erregbarkeit verwandte Stoff ist das *Adrenalin*[1]. Seine Wirkungsdosen liegen im Tierversuch oftmals höher als in der Humanphysiologie; das mag zum Teil daran liegen, daß es im Tierexperiment kaum unter völlig physiologischen Verhältnissen zur Anwendung kommt. Ein Vergleich seiner Schwellendosen ist auch deshalb schwierig, weil die Test-Kriterien nicht einheitlich sind. Manche Autoren haben an kleinen Arterien, andere an den terminalen Arteriolen oder an den besonders empfindlichen Capillarsphincteren getestet; die einen haben eine eben sichtbare Kontraktion mit Strömungsverlangsamung, die anderen einen kompletten Verschluß mit Strömungsstillstand als Maßstab genommen. Die nachfolgenden Zahlen dürfen aus den angeführten Gründen nur mehr als Beispiele für die ungefähren Größenordnungen, aber nicht als absolut reproduzierbare Werte angesehen werden. Das den Physiologen besonders interessierende *Noradrenalin* ist in der direkten Lebendbeobachtung eigenartigerweise nur selten verwandt und getestet worden. Nach eigenen Erfahrungen am Kaninchenmesenterium wirkt es genauso wie Adrenalin, nur schwächer und kürzer.

An der *Kaninchenohrkammer* konnten Kontraktionen der kleinen Arterien durch intravenöse Applikation von 0,0003—0,0016 mg Adrenalin ausgelöst werden (SANDISON 1932); die größeren Arterien bis zur Zentralarterie der Ohrmuschel

---

[1] Bezüglich des Effektes der als abschwellende Medikamente benützten Stoffe Privin, Tyzine und Otriven auf die kleinen Arterien der Nasenschleimhaut verweisen wir auf die Monographie von H.H. NAUMANN (1961).

herauf reagierten dagegen in Versuchen von Wilson (1936) erst auf Dosen von 0,002—1,0 mg. Am *Appendixmesenterium der Ratte* benötigten Chambers u. Zweifach (1944) in ihren Versuchen bei *lokaler* Anwendung Konzentrationen von 1:100000 bis 1:500000, Lutz, Fulton u. Akers an der *Retrolingualmembran des Frosches* und an der *Hamsterbackentasche* Konzentrationen von 1:100000 bis 1:1000000. Akers u. Zweifach (1955) verglichen die wirksamen Grenzkonzentrationen für Adrenalin an der Hamsterbackentasche und am Appendixmesenteriolum der Ratte und fanden an der Backentasche eine Grenzkonzentration von 1:100000 bis 1:500000 und am Mesenteriolum eine solche von 1:2000000 bis 1:4000000; an der Hamsterbackentasche schwankten die Werte sehr, wenn keine Berieselung mit Ringerlösung durchgeführt wurde. Zu ähnlichen Werten am Appendixmesenteriolum kamen Paterson u. Bohr (1:3000000); für Noradrenalin (1:1000000) lag der Wert niedriger; Bariumchlorid war in Konzentrationen von 1:5000 und Pitressin bei 0,05 E/cm³ wirksam; Angiotonin blieb wirkungslos(!!).

Wir selbst benötigten in Versuchen, die nicht speziell auf die wirksamen Grenzkonzentrationen gerichtet waren, am Appendixmesenteriolum der Ratte zur Auslösung kräftiger Kontraktionen an den Arteriolen und kleinen Arterien Adrenalin-Konzentrationen von 1:500000 bis 1:5000000 und am *Duodenalmesenterium des Kaninchens* je nach dem Zustand des Objektes solche von 1:100000 bis 1:3000000. (Laufende Berieselung des Mesenteriums mit Tyrodelösung unter einem Zusatz von 1% Gelatine; ohne diesen Kolloidzusatz war die Adrenalinempfindlichkeit wesentlich geringer.)

Für den *Fledermausflügel* gibt Wiedemann (1954) eine ungewöhnlich hohe Adrenalinempfindlichkeit der Arteriolen an; die constrictorische Erregbarkeit auf örtliche Adrenalingabe nach Entfernung der Epidermis(!) bewegte sich zwischen 1mal 10^{-8} g/cm³ und 5mal 10^{-15} g/cm³; durchschnittlich lag sie bei insgesamt 67 Tieren um 5mal 10^{-12} bis 10^{-14} g/cm³. Lee u. Holze (1950) fanden an der *Conjunctiva bulbi des Menschen* eine vergleichsweise geringe Adrenalinempfindlichkeit der terminalen Strombahn. Die Grenzkonzentration lag bei lokaler Applikation für die Arteriolen bei 1:20000 und für die „Präcapillar-Region" bei 1:35000. Dies Ergebnis könnte die Feststellung von Zweifach u. Metz bestätigen, daß die Haut (bzw. Schleimhaut) viel weniger adrenalinempfindlich ist als z. B. das Mesenterium. Die kleinsten Gefäße der *Nasenschleimhaut* (Kaninchen) reagieren allerdings nach Naumann (1961) schon auf Konzentrationen von 1:1000000 bis 1:10000000.

Bei der *lokalen* Adrenalin-Applikation ist allerdings noch zu berücksichtigen, daß die an der Gefäßwand wirklich ankommende Wirkungsdosis entscheidend durch die Gewebs-Barriere, welche das Adrenalin auf seinem Weg zur Gefäßwand passieren muß, mitbestimmt wird. Bohr, Wolf u. Rondell (1955) haben hierüber kürzlich am Appendixmesenteriolum sorgfältige Untersuchungen angestellt. Sie verglichen die Genauigkeit einer Bestimmung der Grenzkonzentration verschiedener vasoconstrictorischer Stoffe (vor allem Adrenalin) bei örtlicher und bei intravenöser Applikation. Dabei erwies sich die intravenöse Verabreichung trotz der Unbestimmtheit der aktuellen Wirkungsdosis und einer nicht abzuschätzenden Mitbeeinflussung des allgemeinen Kreislaufs als zuverlässiger; bei örtlicher Verabreichung wurden die Grenzkonzentrationen allein durch die unterschiedliche Gewebs-Barriere an verschiedenen Versuchsfeldern (z. B. an der Hamsterbackentasche gegenüber dem Peritoneum) um mehr als das Hundertfache variiert.

Zweifach u. Metz (1956), die über eine sehr große experimentelle Erfahrung verfügen, sind allerdings der Ansicht, daß die Bestimmung der Adrenalin-Empfindlichkeit bei örtlicher Applikation zu genaueren Resultaten führt als bei intravenöser Injektion.

Ein anderer wichtiger Stoff, der die kleinen Arterien und Arteriolen zur Kontraktion bringt, dessen Wirkungsweise aber noch manches Rätsel birgt, ist das *Histamin*. Die einen Autoren sagen ihm eine constrictorische Wirkung nach (unter anderen RICKER u. REGENDANZ 1921, ILLIG 1953/55, Kaninchenmesenterium; NELEMANS u. NAUTA 1948, Froschzunge; HORSTMANN 1955, Kaninchenohr; MACGREGOR; BURRAGE u. Mitarb., Katzen- und Kaninchenlunge; NAUMANN 1961, Nasenschleimhaut des Kaninchens); die anderen beobachteten dagegen eine dilatorische Wirkung (CHAMBERS u. ZWEIFACH, Appendixmesenteriolum, u. a.). SANDISON sah an der Kaninchenohrkammer nach intravenöser Applikation (0,004 mg) eine Dilatation, nach örtlicher Anwendung (1:1000) aber eine Kontraktion der kleinen Arterien; WILSON auf 0,5 mg intravenös eine Kontraktion auch der größeren Arterien.

Die constrictorisch wirksame Grenzkonzentration liegt bei lokaler Anwendung recht hoch, etwa bei 1:1000. LEE (1957) hat sich ganz speziell mit der Histaminwirkung auf das Capillarbett an der Haut, an der Muskulatur und am Mesenterium von Katzen, Kaninchen und Hunden befaßt. Er kam zu dem Ergebnis, daß es von der Größe der Gefäße abhängt, ob sie mit einer Kontraktion oder einer Dilatation reagieren. Bis zu einem Durchmesser von 80 μ — am Mesenterium sogar von 50 μ — herab reagierten die kleinen Arterien und Arteriolen stets mit einer *Kontraktion*, gleichgültig, ob das Histamin intravenös oder lokal zur Anwendung kam. War der Durchmesser aber kleiner als 80 (bzw. 50) μ, so erfolgte stets eine *Dilatation*. Durch Sympathicus-Reizung oder Adrenalin zur Kontraktion gebrachte Arterien reagierten in jedem Fall — unabhängig von der Größenordnung — mit einer Dilatation. Hieraus schließt LEE auf einen echten Adrenalin-Histamin-Antagonismus an der glatten Gefäßmuskulatur. Im Gegensatz zur Haut und Muskulatur reagierten am Mesenterium auch die kleinen Venen mit einer Kontraktion; LEE läßt es aber offen, ob es sich hierbei nicht um eine druckpassive Verengerung gehandelt hat. Nach den Untersuchungen von ZWEIFACH u. METZ gehört das Histamin (in die Blutbahn gebracht) in kleinen Dosen zu den die constrictorische Erregbarkeit hemmenden und in größerer Dosis zu den sie steigernden Faktoren (s. weiter unten).

Daß Histamin die größeren Arterien kontrahiert und die kleineren erweitert, fand übrigens schon GRANT (1930) am Kaninchenohr.

Wir selbst stellten am Kaninchen-Mesenterium fest, daß sich die Histaminkontraktion am gleichen Versuchsfeld im Gegensatz zur Adrenalinkontraktion nicht mehrfach nacheinander wiederholen läßt; eine Beobachtung, für die wir keine Erklärung haben. Die dilatierende Wirkung auf kontrahierte Arterien können wir bestätigen (s. weiter unten).

WILSON (1936) verglich an den größeren Arterien der Kaninchenohrkammer die constrictorische Wirkung einer intravenösen Injektion von Adrenalin, Histamin, *Ergotoxin, Pitressin* und *Ephedrin*. Dabei brauchte sie zur Nachahmung des Effektes einer bestimmten Adrenalin-Dosis 50mal soviel Histamin oder Ergotoxin, 100mal soviel Pitressin (geschätzt als Milligramm Trockensubstanz) und 200—400mal soviel Ephedrin. Der Ephedrin-Kontraktion ging eine initiale Dilatation voraus; der Ergotoxin-Effekt schwächte sich bei wiederholter Injektion erheblich ab. Nach vorhergehender Ergotoxin-Injektion war Adrenalin unwirksam.

2. Dilatierende Substanzen

Über Stoffe, welche den Tonus der kleinsten Arterien und Arteriolen aufheben bzw. kontrahierte Gefäße *erweitern*, sind uns in der neueren Literatur der direkten Lebendbeobachtung nur wenig genauere Angaben begegnet. Die Lösung einer Adrenalin-Kontraktion durch *Histamin* und seine erweiternde Wirkung auf feinste arterielle Gefäße unterhalb eines bestimmten Durchmessers wurde schon erwähnt. Ein Stoff, der sicher gefäßerweiternd wirkt, ist das *Acetylcholin*. Bei lokaler Applikation haben auch *Atropin* und verschiedene *Antihistaminica* einen kontraktionslösenden Effekt.

EBBECKE u. JÄGER (1933) und OKKELS (1933) beobachteten eine starke Erweiterung der afferenten und efferenten Arteriolen der Glomeruli bzw. der kleinen Nieren-Arterien durch *Coffein*. Dieser Effekt war von BRÜHL (1928) sogar an der künstlich durchströmten Froschniere schon festgestellt worden. FINESINGER (1932) hat die Wirkung des Coffeins auf die Arterien und Arteriolen der Pia mater sehr sorgfältig unter direkter Beobachtung untersucht[1]. Auch hier hatte das Coffein bei lokaler Anwendung einen erweiternden Effekt, und zwar noch auf die feinsten Arteriolen. Dabei dürfte es sich aber um einen *indirekten*, durch lokale Stoffwechselsteigerung bedingten Effekt gehandelt haben (vgl. S. 335).

LUTZ, FULTON u. AKERS (1950) prüften die Wirkung von *Acetylcholin* an der Retrolingualmembran des Frosches. Nachdem sie die Innervation durch 1%ige Cocainlösung aufgehoben hatten, bewirkte Acetylcholin in einer Verdünnung von 1:2000 bis 1:200000, direkt an die Arteriolenwand gebracht, eine Erweiterung für 2—3 min. Auch an einzelnen Capillarsphincteren führte die Mikroapplikation dieser Substanz zu einer isolierten Erweiterung. Die Capillaren und Venolen reagierten dagegen *nicht* mit.

Wir selbst verwandten in unseren Versuchen am Kaninchen- und Rattenmesenterium *Histamin* 1:1000, *Atropin* (1%ige Lösung) oder *Acetylcholin* (5%ige Lösung) tropfenweise lokal, wenn wir arterielle Spasmen aufheben wollten; mit den eben

Tabelle 1. *Körperfremde und körpereigene Substanzen, welche die motorische Funktion der terminalen Strombahn beeinflussen*

A. *Kontraktionsauslösende Stoffe:*
1. Adrenalin
2. Noradrenalin
3. Pitressin
4. Renin [ausschließlich der terminalen Arteriolen und Sphincteren (SHORR 1948)]
5. Histamin [ausschließlich der terminalen Arteriolen und Sphincteren (LEE 1957)]
6. Physostigmin (TANNENBERG; ILLIG)
7. Bariumchlorid (PATERSON u. BOHR)

B. *Erweiternde Stoffe:*
1. Atropin
2. Acetylcholin
3. Histamin (nur an terminalen Arteriolen und Sphincteren)
4. Antihistaminica mit Cholingruppe(?) (HALEY u. HARRIS; CONARD; ILLIG 1952/53)

---

[1] In dieser Arbeit findet sich eine ausführliche Übersicht über alle Untersuchungen, die sich mit der Gefäßwirkung des Coffeins befaßt haben.

noch wirksamen Grenzkonzentrationen haben wir uns aber nicht befaßt. In diesem Zusammenhang fiel uns eine recht beträchtliche kontraktionslösende Wirkung verschiedener Antihistaminica bei lokaler Applikation auf (20—50 mg auf 1000 cm³ Tyrodelösung; Näheres bei ILLIG 1952/53 b). Auch HALEY u. HARRIS (1949) sowie CONARD (1951) haben bei ihren Untersuchungen über die lokale Gefäßwirkung der Antihistaminica einen dilatorischen Effekt beobachtet, und zwar nur bei Antihistaminkörpern mit einer Cholingruppe; anders gebaute Antihistaminica hatten dagegen eine *constrictorische* Wirkung.

b) Zentralkanäle (a.v.-bridges, thoroughfare channels)

Im Gegensatz zu den klassischen Endarteriolen bzw. Endarterien münden die Zentralkanäle nicht unter zunehmender Verjüngung in Capillaren, sondern gehen direkt in die kleinen Venen über. Die von ihnen gespeisten Capillaren zweigen daher *seitlich*, fischgrätenartig ab (s. weiter unten).

Dieser offenbar nur an bestimmten Organregionen, in besonderer Häufung am Appendixmesenteriolum der Ratte vorkommende Gefäßtyp soll nach CHAMBERS u. ZWEIFACH in der Größenordnung und in der Art seiner Muskularisierung einer (terminalen) Arteriole entsprechen; d. h., das Kaliber soll wenig über dem der Capillaren liegen, und die Muskularisierung soll sich auf eine lockere Zellreihe am proximalen Abschnitt beschränken. Der muskularisierte Abschnitt der Zentralkanäle wird von CHAMBERS u. ZWEIFACH auch als „Metarteriole" bezeichnet. Nach ZWEIFACH (1939) weist der Querschnitt einer echten Capillare durchschnittlich 2—5 Endothelzellen auf, der eines Zentralkanals dagegen 5—7 Endothelzellen. Histologisch soll die Unterscheidung zwischen echten Capillaren und a.v.-bridges daher sehr schwierig sein.

Nach unseren eigenen Beobachtungen sind die a.v.-bridges am Rattenmesenterium aber oft größer und haben dann das Kaliber bzw. die Wandeigenschaften einer kleinen Arterie (vgl. Abb. 17b). Auch NELEMANS u. NAUTA (1948) kamen zu dem Ergebnis, daß der histologische Wandaufbau und die Innervationsverhältnisse die a.v.-bridges zu den Arteriolen und kleinen Arterien gehörig erscheinen lassen.

Nach der Ansicht von ZWEIFACH (1936/37) können die a.v.-bridges jederzeit aus einfachen Capillaren entstehen, und zwar bei Überlastung bestimmter Gefäßstrecken durch abnorm starke Strömung. 1939 untersuchte er das Zahlenverhältnis von einfachen Capillaren zu a.v.-bridges an verschiedenen Organregionen mit dem Ergebnis, daß die a.v.-bridges an der Froschhaut und am Mäuseohr überwiegen, während sie sich an der Nickhaut mit den echten Capillaren die Waage halten und schließlich am Mesenterium sowie an der Muskulatur von Frosch und Maus ganz hinter den Capillaren zurücktreten. Hier muß man sich allerdings fragen, ob als „a.v.-bridges" nicht verschiedene Arten arterio-venöser Verbindungen registriert worden sind.

Der Zentral-Kanal stellt somit ein arterio-venöses Übergangsgefäß mit den Eigenschaften einer kleinen Arterie bzw. einer Arteriole dar,

aus dem die Capillaren seitlich entspringen. Seine Länge ist unterschiedlich; seine spontane Vasomotorik und seine experimentelle Erregbarkeit
entsprechen derjenigen einer klassischen Arterie bzw. Arteriole gleicher
Größenordnung.

c) Capillaren

Als „Capillaren" werden von Anatomen solche Gefäßstrecken bezeichnet, die aus einem einfachen Endothelrohr ohne Bindegewebshülle und

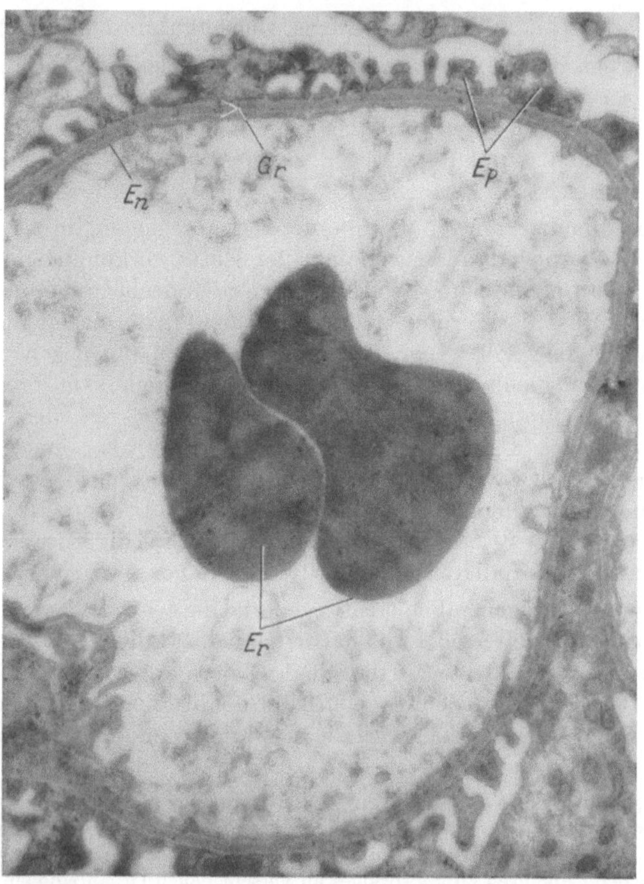

Abb. 14. Querschnitt durch eine Glomeruluscapillare. Elektronenoptische Aufnahme. Gesamtver-
größerung 15000fach. Rattenniere. *Er* Erythrocyten; *En* sehr dünne, nicht völlig geschlossene
Endothelschicht; *Gr* relativ dickes Grundhäutchen, das maßgeblich am Gesamtquerschnitt der
Capillarwand beteiligt ist; *Ep* Cytoplasma-Füßchen der pericapillären Epithelzellen

ohne glatte Muskelzellen bestehen. Die Capillarwand setzt sich also aus
der Endothelschicht, aus dem sog. „Grundhäutchen" und aus den pericapillären Zellen (= Rouget-Zellen = Adventitiazellen) zusammen (BEN-
NINGHOFF 1930; ZWEIFACH 1934 u. 1937; ZWEIFACH u. KOSSMANN 1939;

Nicoll u. Webb 1945/46; Webb u. Nicoll 1954; Bargmann 1956 u. 1959, Rollhäuser 1959 u. a.). Damit reicht der Capillarbegriff — histologisch gesehen — von der letzten glatten Muskelzelle der Arteriolen bis zu dem Anfang einer definierten Bindegewebshülle auf der venösen Seite

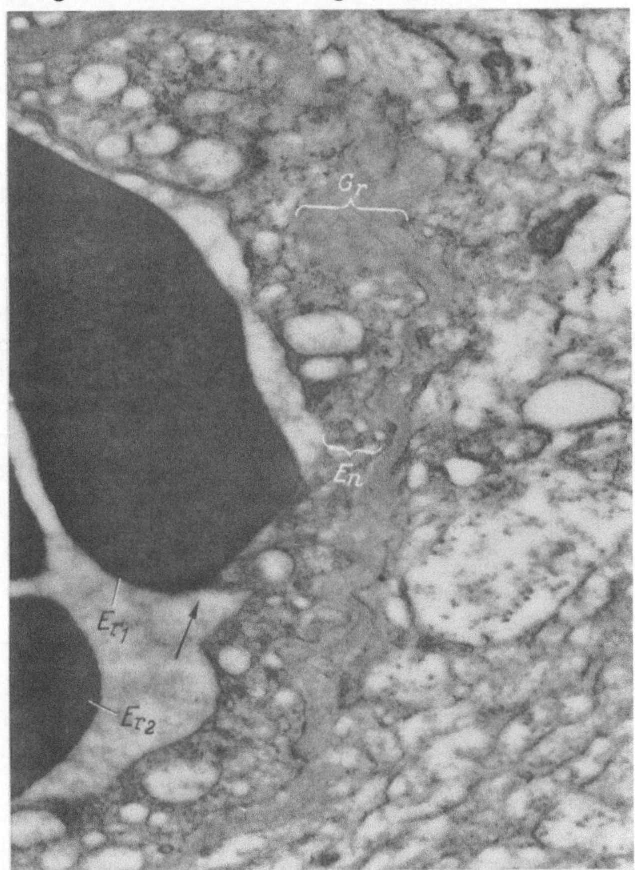

Abb. 15. Querschnitt durch eine Hirncapillare. Er_1 und Er_2 angeschnittene Erythrocyten; En hohes Endothel; Gr sehr breites, im Querschnitt als geschlängeltes Band imponierendes Grundhäutchen von unterschiedlichem Durchmesser. Man beachte die durch einen Pfeil gekennzeichnete unmittelbare Anlagerung des Erythrocyten Er_1 an die Endotheloberfläche (keine Struktur, die dem endocapillären Eiweißfilm entsprechen könnte!). Diese beiden Aufnahmen wurden liebenswürdigerweise von Herrn Dr. W. Vogell, elektronen-mikroskopisches Laboratorium des Anatomischen Institutes Marburg a.d. Lahn, zur Verfügung gestellt

des Capillarbettes. Aus naheliegenden Gründen stimmt der Capillarbegriff der tierexperimentellen Lebendbeobachtung hiermit nur ungefähr überein.

Wenn die Capillarwand bei der Lebendbeobachtung an durchsichtigen Objekten im durchfallenden Licht als stark lichtbrechende Linie wahrzunehmen ist, so handelt es sich hierbei sicher nicht immer, wie man allgemein annimmt, ausschließlich um das Endothelrohr, sondern das Grundhäutchen kann an dieser „Linie" entscheidend beteiligt sein. In besonderem Maße gilt dies für die Capillaren der Glomeruli, des Gehirns und der Lungen. SINGER (1933) konnte z. B. das Grundhäutchen der Glomeruluscapillaren am lebenden Frosch im reflektierten Weißlicht und nach Injektion von Acriflavin im UV-Licht als breite homogene Schicht deutlich wahrnehmen. Die Dicke des Grundhäutchens schwankt nach ROLLHÄUSER (1959) zwischen 100 und 300 Å [vgl. hierzu die Abbildungen von DE GRODDT u. Mitarb. (1958) von der Lunge und Abb. 14 und 15 von der Niere und vom Gehirn]. An den kleinen Venolen des Mesenteriums erscheinen Endothelbelag und Grundhäutchen nach ZWEIFACH (1955) sogar manchmal getrennt als Doppel-Linie, und die Leukocyten bleiben bei ihrer Auswanderung in dem Spaltraum zwischen diesen beiden Strukturen hängen (vgl. S. 131). Diese Beobachtung ist auf Grund elektronenoptischer Befunde durchaus vorstellbar, weil sich zwischen Endothel und Grundhäutchen stets eine Lipoidschicht findet, welche eine Loslösung des Grundhäutchens vom Endothelbelag möglich erscheinen läßt (ROLLHÄUSER).

Dem Problem der aktiven Capillarbeweglichkeit sind seit den klassischen Beobachtungen von S. STRICKER (1876) zahlreiche Untersuchungen und leidenschaftliche Diskussionen gewidmet worden, ohne daß eine endgültige Klärung gelang. Bis 1940 war die Frage der aktiven Capillarbeweglichkeit immer noch heftig umstritten. Erschwert wurde die Verständigung und Bearbeitung durch die mangelnde Übereinstimmung des Capillarbegriffes und durch die Schwierigkeit einer scharfen Abgrenzung der eigentlichen Capillargefäße im Rahmen der Lebendbeobachtung. HOERR (1947) unterscheidet z. B. 4 „Capillar"-Typen:

    1. die „echten" (muskelfreien) Capillaren,
    2. die a.v.-bridges von ZWEIFACH,
    3. die Sinusoide (Milz, Leber, Knochenmark),
    4. die „arterio-venösen Anastomosen".

Durch solche Aufstellung wird der Capillarbegriff natürlich in bedenklichem Maße erweitert und macht eine sinnvolle Definition der Capillaren eigentlich unmöglich. Beschränkt man den Capillarbegriff aber auch in der Lebendbeobachtung — gemäß der anatomischen Definition — auf die feinsten, muskel*freien* Gefäßabschnitte und läßt darüber hinaus nur noch die von CHAMBERS u. ZWEIFACH entdeckten Capillargefäße mit einem Sphinctermechanismus als „Capillaren" gelten, so kann man das Kontraktilitäts-Problem trotz der erwähnten Schwierigkeiten als nahezu gelöst ansehen. Es werden deshalb im folgenden nur „einfache" Capillaren (ohne Drosselmechanismus) und „Sphinctercapillaren" (mit Drosselmechanismus) unterschieden[1]. Über diese Abschnitte der Endstrombahn, die sich an manchen Versuchsfeldern auch bei der Lebendbeobachtung einigermaßen genau abgrenzen lassen, liegt ein ganze Reihe neuer übereinstimmender Befunde zur Kontraktilitäts-Frage vor.

---

[1] Die sog. Sinusoide werden als organspezifische Besonderheiten des Capillarbettes im speziellen Teil unter den jeweiligen Organen behandelt (Milz, Leber, Knochenmark, Hypophyse).

1. „Einfache" Capillaren

Für die bis 1940 immer wieder beobachteten und in der Literatur mitgeteilten „Kontraktions-Phänomene" an „Capillaren" wurden 3 Erklärungsmöglichkeiten herangezogen:

1. Eine Schwellung(!)[1] der Endothelzellen (Einengung der Capillarlichtung durch Quellung, *ohne* Verminderung des Außendurchmessers). 2. Eine *Kontraktion* der Endothelzellen (mit Vorstülpung der Endothelkerne ins Lumen und Verringerung des Außendurchmessers). 3. Eine Kontraktion der pericapillären Rouget-Zellen [die von BENSLEY u. VIMTRUP (1928, Krogh-Schule) sogar für primitive glatte Muskelzellen gehalten wurden; ausführliche Literaturangaben bei ILLIG 1957].

Mit wesentlich verfeinerter Untersuchungstechnik durchgeführte Lebendbeobachtungen an verschiedenen Körperregionen des Frosches und der Maus (ZWEIFACH 1934—1939), an der Froschzunge und an der Hamsterbackentasche (FULTON u. LUTZ 1940; LUTZ, FULTON u. AKERS 1950; NELEMANS u. NAUTA 1948), am Fledermausflügel (NICOLL u. WEBB), an der Kaninchenohrkammer (SANDISON 1932; CLARK u. CLARK 1943; TAYLOR 1954) und am Säugetiermesenterium (APITZ 1942, ILLIG 1957) haben aber inzwischen ergeben, daß an „echten" Capillaren unter physiologischen Bedingungen keine kreislaufmechanisch ins Gewicht fallenden Kontraktionsphänomene vorkommen.

Wohl ist es dagegen möglich, unter bestimmten *experimentellen* Bedingungen — z. B. durch direkte mechanische Reizung der Capillarwand — eine umschriebene Kontraktion auszulösen. Diese beruht aber stets auf einer Verkürzung der Endothelzellen (ZWEIFACH; ZWEIFACH u. KOSSMANN), nicht dagegen der Rouget-Zellen, die lediglich gewisse reaktive Formänderungen aufweisen können (ZWEIFACH; ZWEIFACH u. KOSSMANN; ROGERS 1932; NELEMANS u. NAUTA; LUTZ, FULTON u. AKERS). Das Capillarendothel ist also tatsächlich bis zu einem gewissen Grade kontraktionsfähig, jedoch spielt diese Eigenschaft, die viele Bindegewebszellen besitzen (vgl. hierzu K. NIESSING 1938), unter natürlichen Bedingungen keine nennenswerte Rolle. Eindeutige, *spontane* Endothelkontraktionen konnten von den genannten Untersuchern — und auch von uns selbst — niemals beobachtet werden, ebensowenig reversible bzw. reaktive „Schwellungszustände" des Endothelrohres.

Dagegen sind von verschiedenen Untersuchern *passive* Weitenänderungen recht erheblichen Ausmaßes beschrieben worden (unter anderem von OINUMA; SANDISON; ZWEIFACH u. KOSSMANN; CLARK u. CLARK; NICOLL u. WEBB; NELEMANS u. NAUTA; TAYLOR).

So konnte TAYLOR an der Kaninchenohrkammer durch graduelle Drosselung der zuführenden Arterie alle Grade eines passiven Capillarkollapses bis zum Verschluß beobachten und fotografieren. Es erscheint naheliegend, dieses Phänomen für einen Teil der in der Literatur beschriebenen Capillar-„Kontraktionen" zur Erklärung heranzuziehen.

---

[1] Im Zusammenhang mit dem Capillarrohr wird der Begriff „Kontraktion" in der Literatur nicht nur für echte Kontraktionsvorgänge gebraucht, sondern auch für andere funktionelle Wandveränderungen, welche die Lichtung einengen.

Allerdings scheint das Ausmaß solcher passiven capillären Weitenänderungen, die vom Grad der endovasculären Druckschwankungen, vom Grad der Endothel-

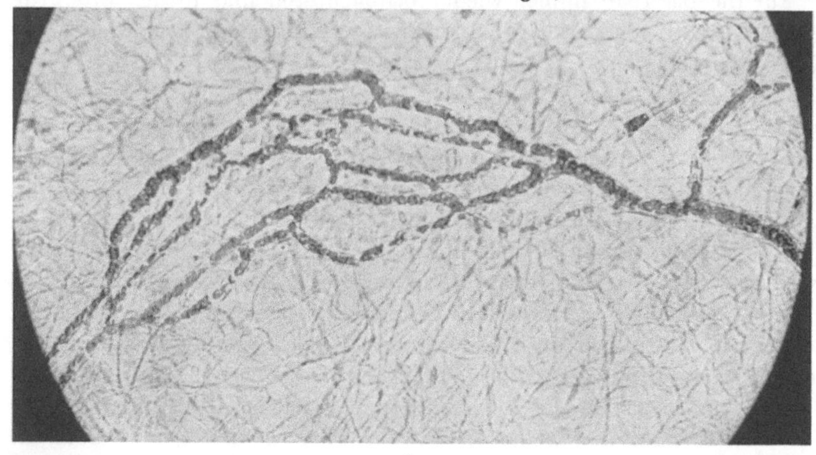

a

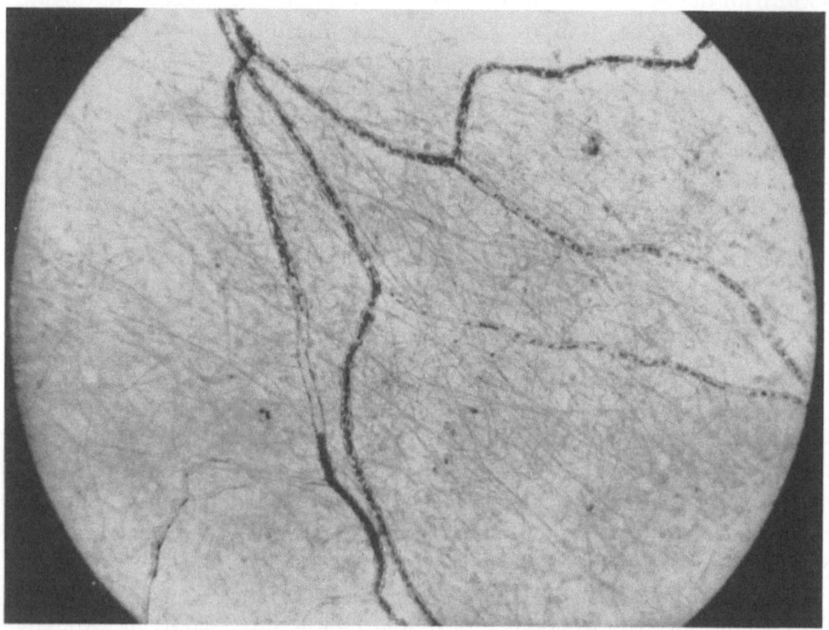

b

Abb. 16a u. b. Einfache Capillaren des Mesenteriums. a Links im Bild aus dem Ende einer (nicht mehr sichtbaren) Arteriole entspringend, rechts im Bild in eine Venole übergehend. Kein Zentralkanal, keine Capillarsphincteren. (Kaninchen.) b Links oben aus dem Ende einer Arteriole hervorgehend. Keine Capillar-Sphincteren. In einer Capillare große Plasmalücke. (Kaninchen)

elastizität und nicht zuletzt vom *Gewebsdruck* (!) abhängen dürften, an verschiedenen Organen bzw. Geweben stark zu differieren. Am Säugetiermesenterium z. B. kommen nach eigenen Beobachtungen nur geringe druckpassive Weiteränderungen vor. Für die Froschzunge sind die diesbezüglichen Angaben widersprechend (NELE- MANS u. NAUTA; LUTZ, FULTON u. AKERS); an der Froschschwimmhaut konnte OINUMA wohl eine druckpassive Engerstellung, aber keinen völligen Kollaps der Capillaren beobachten.

Auch eine Verwechslung echter Capillaren mit dünnen a.v.-bridges muß in Rechnung gestellt werden (dies gilt in besonderem Maße für das klassische Versuchsfeld, die Frosch-Nickhaut [vgl. hierzu LUTZ, FULTON u. AKERS]). Bei den von LANGENDORF, HOHMANN u. ZAHN (1953) mit einer sehr originellen und exakten Methode[1] nachgewiesenen Weiten- änderungen größerer Capillarbezirke an der Froschschwimmhaut dürfte es sich ebenfalls mit großer Wahrscheidlichkeit um *passive* Lichtungs- änderungen gehandelt haben. Eine *irreversible* Einengung der Capillar- lichtung durch „Schwellung" oder „Verklebung" des Endothelrohres konnten wir selbst im Gefolge verschiedener örtlicher Kreislaufstörungen als Ausdruck einer Gefäßschädigung öfter beobachten; sie ist leicht mit echten Kontraktionsvorgängen zu verwechseln.

Angesichts dieser weitgehend übereinstimmenden Befunde an den verschiedensten Untersuchungsregionen kann die alte Vorstellung von einer aktiven, strömungsregulierenden Tätigkeit der Capillaren nicht mehr aufrechterhalten werden.

2. Sphincter-Capillaren

Eine sehr interessante Sonderform von Capillargefäßen wurde 1937 erstmals von ZWEIFACH beschrieben und in der Folgezeit von FULTON u. LUTZ (1940), CHAMBERS u. ZWEIFACH (1944), LUTZ, FULTON u. AKERS (1950) genau untersucht. Sie stellten fest, daß die *seitlich* aus Arteriolen bzw. a.v.-bridges entspringenden Capillarschlingen durch besondere Formeigentümlichkeiten gekennzeichnet sind (Näheres bei ILLIG 1957) und einen *Drosselmechanismus* an ihrem Eingangsteil besitzen. Dieser Drosselmechanismus, den sie „precapillary sphincter" nannten, zeigt die gleiche spontane motorische Tätigkeit wie die kleinen Arterien und Arteriolen; er reagiert wie diese (aber unabhängig von ihnen) auf lokale Adrenalin-Applikation oder auf mikromanipulatorische Ner- venreizung mit einer Kontraktion bis zum Verschluß. Der Capillarsphinc- ter ist stets unmittelbar am Abgangsteil der Capillare gelegen, zeichnet sich durch eine besonders hohe constrictorische Empfindlichkeit aus und reagiert schon auf Adrenalinkonzentrationen, die an den Arterien und Arteriolen noch wirkungslos sind (ILLIG 1957); andererseits büßt er seine Kontraktilität bei der geringsten Schädigung ein (Trauma, Fortfall des Kolloidzusatzes zur Berieselungsflüssigkeit und ähnliches). Nach

---

[1] Beschreibung der Methode bei HOHMANN, ZAHN u. LANGENDORF (1953).

NICOLL u. WEBB besteht der Sphincter aus einer einzigen, nach LUTZ, FULTON u. AKERS aus einer „Gruppe" von glatten Muskelzellen.

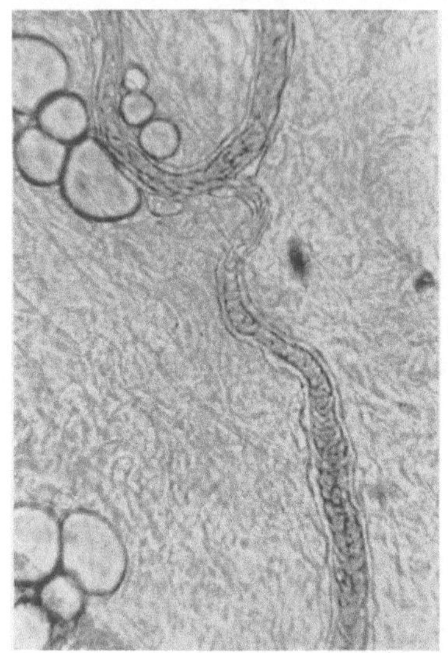

Das morphologische Substrat des Sphincter-Mechanismus ist bei der Lebendbeobachtung schwer zu beurteilen. Wir selbst hatten den Eindruck, daß eine, höchstens zwei Zellen an der Bildung eines Sphincters beteiligt sind. Wie LUTZ u. FULTON (1958) es treffend schildern, sieht man genau, daß das Capillarlumen durch eine lichtbrechende Masse von beiden Seiten her eingeengt wird, *wobei der Außendurchmesser an dieser Stelle nur wenig abnimmt.* Histologische Untersuchungen liegen noch nicht vor. Der Myofibrillennachweis wurde daher noch nicht geführt. Bisher sind lediglich Supravitalfärbungen mit Methylenblau durchgeführt worden, bei denen sich aber nach LUTZ, FULTON u. AKERS glatte Muskelzellen nicht sicher von Rouget-Zellen unterscheiden. Dennoch zweifelt kein Untersucher daran, daß es sich bei den Sphincter-Zellen tatsächlich um

a

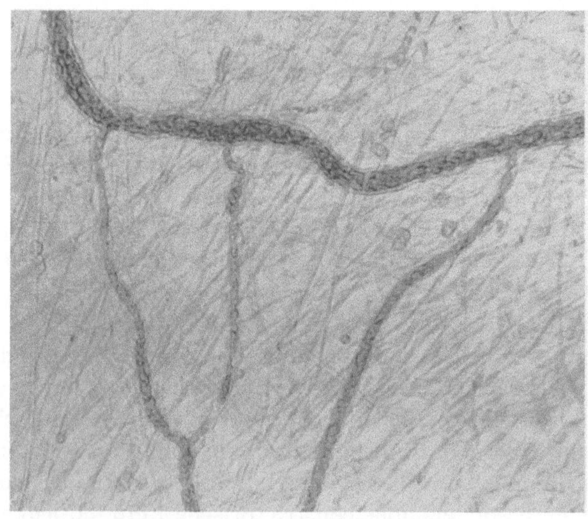

b

Abb. 17a u. b. Sphincter-Capillaren des Mesenteriums. a Typische Sphincter-Capillare, mit auffallend dünnem, stark geschlängeltem Abgangsteil, seitlich aus einer Arteriole hervorgehend. (Ratte.) (Aus ILLIG 1957.) b Zentralkanal mit drei typischen Sphincter-Capillaren, die seitlich im rechten Winkel entspringen. (Ratte)

glatte Muskelzellen handelt. Ihre den Arteriolen und Arterien entsprechende Spontan-Tätigkeit und ihre hohe Adrenalin-Empfindlichkeit stützen diese Vermutung. Auch die Beobachtung, daß die Sphincteren sich nur an solchen Capillargefäßen finden, die aus *muskularisierten* Gefäßstrecken entspringen[1], spricht in dieser Richtung; offenbar handelt es sich um eine Fortsetzung der arteriellen Muskulatur auf den Capillareingang (NICOLL u. WEBB; ILLIG).

LUTZ, FULTON u. AKERS konnten 1950 an der Froschzunge durch isolierte (elektrische) Nervenfaserreizung die motorische Innervation der Capillarsphincteren nachweisen; aus bestimmten Gründen nehmen sie eine getrennte constrictorische *und* dilatatorische Innervierung an. (Näheres s. unter „terminale Strombahn und Nervensystem".)

Die Sphincter-Tätigkeit führt meist zu einer intermittierenden Strömungsunterbrechung; diese beruht aber nicht in jedem Fall auf einem vollständigen Verschluß des Capillareingangs durch die Sphincterzellen selbst, wie es die anschauliche Bezeichnung vom „stop and start type" der Sphinctertätigkeit (LUTZ u. FULTON 1958) vermuten läßt; oft genügt schon eine leichte Kontraktion des Sphincters, um die vorübergehende Einklemmung eines Leukocyten und damit ebenfalls eine komplette Strömungsunterbrechung zu bewirken (NICOLL u. WEBB; ILLIG).

Bei einem Sphincterverschluß bleibt das übrige Capillarrohr stets unverändert offen; die Motilität der Sphincter-Capillaren ist also streng auf die Sphincter-Zellen begrenzt (CHAMBERS u. ZWEIFACH; LUTZ, FULTON u. AKERS; ILLIG u. a.). Im Gegensatz zu den Arteriolen und kleinen Arterien werden die Capillarsphincteren durch Histamin 1:1000 (lokal) nicht kontrahiert, sondern extrem erweitert.

Wie schon erwähnt, findet man einen Sphinctermechanismus nur an Capillaren, die seitlich aus muskularisierten Gefäßen entspringen[2]; ob es sich dabei um a.v.-bridges oder gewöhnliche Endarteriolen bzw. um kleine Arterien handelt, spielt keine Rolle (FULTON u. LUTZ 1940; ILLIG 1957). Wenn CHAMBERS u. ZWEIFACH aber annehmen, daß *alle* Capillargefäße mit einem Sphincter-Mechanismus ausgerüstet seien, so trifft dies sicher nicht zu[3].

Sehr sorgfältige, capillarmikroskopische Beobachtungen von BORDLEY, GROW u. SHERMAN (1938) an der Unterschenkelhaut sowie die Beobachtungen von LEE u. HOLZE (1950) an der Conjunctiva bulbi lassen daran denken, daß Capillarsphincteren zumindest vereinzelt an diesen Haut / Schleimhautregionen auch beim *Menschen* vorkommen. Da jedoch die Gefäß*wände* nicht direkt sichtbar waren und

---

[1] *Anmerkung bei der Korrektur:* H.H. NAUMANN (1961) glaubt allerdings an der Nasenschleimhaut des Kaninchens Sphincteren auch an Capillaren beobachtet zu haben, die *nicht* als Seitenäste aus muskularisierten Arterienstrecken entspringen. Diese Beobachtung, die dringend einer Nachprüfung bedürfte, steht bis jetzt allein.

[2] Mögliche Ausnahme s. Fußnote 1.

[3] Wieweit die Capillarsphincteren des Mesenteriums mit den im speziellen Anhangsteil abgehandelten „Sphincteren" der Milz-Sinus und Leber-Sinus identisch sind, ist noch nicht zu sagen. Die bisherigen Befunde berechtigen nicht zu einer Gleichsetzung.

nur die Strömungsänderungen in den Capillaren als Kriterium dienten, ist eine Kontraktion der letzten Arteriolenenden *vor* dem eigentlichen Beginn der Capillaren nicht sicher auszuschließen.

d) Venolen und kleine Venen

Die Grenzen zwischen den Capillargefäßen und den Venolen (Sammelvenen) ist nicht scharf zu ziehen. Histologisch hört die Capillarwand nach ZWEIFACH (1934) da auf, wo um das Gefäßrohr eine feine, deutlich nachweisbare Bindegewebshülle beginnt, die dann proximalwärts immer dicker wird. Das Wiederauftreten von glatten Muskelzellen auf der venösen Seite des Capillarbettes eignet sich als Kriterium für den Anfang des Venensystems nicht, weil die Muskelschicht der Venen oft erst in Höhe der ersten Klappen beginnt[1].

Im allgemeinen heißt es, daß das Kaliber der Venolen und kleinen Venen — z. B. am Mesenterium — proximalwärts sprunghaft, stufenweise zunimmt, und zwar jeweils an den Verzweigungsstellen oder auch an den Klappen. Am Innenohr scheint sich ihr Durchmesser aber, ähnlich wie dies bei den Arteriolen stets der Fall ist, kontinuierlich zu vergrößern, so daß eine leichte Conusform entsteht (WEILLE u. Mitarb. 1954).

Die Angaben über die motorische Funktion der kleinen Venen gehen sehr auseinander. Offenbar sind Muskularisierung und Motilität der Venen besonders starken regionalen Unterschieden unterworfen.

Am *Skeletmuskel* der Ratte fanden BISCHOFF und RICKER (1932) die kleinen Venen im Adrenalintest immer unverändert.

Am *Fledermausflügel* beobachteten NICOLL u. WEBB; SMITH, SVIHLA u. PATT dagegen eine deutliche rhythmische Tätigkeit der kleinen Venen. Die von NICOLL u. WEBB so bezeichnete „rhythmical active vasomotion" findet sogar nur an Arteriolen, Capillarsphincteren *und kleinen Venen* statt, und SMITH spricht geradezu von „venomotion". Schließlich scheint eine besondere Eigentümlichkeit der Venolen und kleinen Venen des Fledermausflügels in der Fähigkeit zu liegen, auf plötzliche Innendruckänderungen mit einer kompensatorischen Kontraktion der glatten Muskelzellen zu reagieren (NICOLL u. WEBB 1955; WIEDEMANN 1959, vgl. auch S. 69).

An der *Kaninchenohrkammer* wiederum sind die kleinen Venen nach CLARK u. CLARK (1934b) motorisch inaktiv, nach TAYLOR sehr träge; es wurden aber erhebliche *passive* Weitenänderungen (z. B. von 60 auf 100 μ) gemessen.

Nach WILSON beginnt die kontinuierliche Muskelschicht am Kaninchenohr erst im Bereich der großen Sammelvenen, und zwar vor allem an solchen, in die viele arterio-venöse Anastomosen einmünden. Diese größeren Venen reagieren

---

[1] Wenn daher WIEDEMANN (1954) am Fledermausflügel den Beginn der Venolen mit dem Beginn der glatten Muskelzellschicht gleichsetzt, so mag dies für den Fledermausflügel, an welchem die glatten Muskelzellen der kleinen Venen sehr weit an die Capillaren heranreichen, zutreffen. An anderen Organregionen würde man damit aber den Capillarbegriff auf der venösen Seite des Capillarbettes viel zu weit ziehen.

dann auch auf Adrenalin und zeigen hin und wieder leichte Spontankontraktionen. Die kleineren, zur eigentlichen Endstrombahn gehörigen Venen verhielten sich dagegen immer passiv.

Am *Mesenterium* der Maus sahen ZWEIFACH u. KOSSMANN spontane Kaliberänderungen der Venolen, die sie aber ebenfalls für passiv bedingt halten und zum Teil auf Elastizitätsänderungen zurückführen möchten. Am Mesenterium des nicht narkotisierten Meerschweinchens fanden LEE u. LEE (1947) die kleinen Venen dagegen ebenso kontraktionsfähig auf Adrenalingabe wie die Arteriolen. Nur blieben diese Kontraktionen im Gegensatz zu denen der Arteriolen häufig spindelförmig. Auch spontan schienen die Sammelvenen oft etwas enger gestellt. Am Mesenterium des Hundes beobachteten MARTIN, LAUFMAN u. TUELL (1949) nach Verschluß des arteriellen Hauptstammes leichte Spasmen der kleineren Venen (keine genauen Kaliberangaben! Druckpassive Weitenänderungen ?). Wir selbst konnten am Kaninchen- und Rattenmesenterium in der Regel keine aktiven Weitenänderungen der kleinen Venen feststellen, obwohl ihre glatte Muskulatur hier schon bei einem Durchmesser von 30—40 μ (M. B. ZUCKER 1947) bzw. 40—50 μ (ZWEIFACH 1957) beginnen soll; im Adrenalintest blieben sie in den meisten Fällen unverändert oder reagierten sehr träge und nur an umschriebenen Stellen. Nur in einem Fall sahen wir bei der Ratte unter Adrenalin an einer etwas größeren Mesenterialvene eine sanduhrförmige Einschnürung bis zum völligen Verschluß [Abb. 7 in ILLIG u. CONRATHS (1958)]. An der *Darmwand* besitzen auch die kleinen Sammelvenen der Submucosa schon einige Muskelzellen und zeigen träge Weitenänderungen (BAEZ 1959; Ratte).

An der *Froschzunge* und an der *Hamsterbackentasche* fanden LUTZ, FULTON u. AKERS die kleinen Venen motorisch inaktiv und pharmakologisch unbeeinflußbar. An der *Kaninchenlunge* wurden dagegen sowohl spontane Weitenänderungen der Lungenvenchen (IRWIN, BURRAGE, AIMAR u. CHESTNUT 1954) als auch experimentelle Venenkontraktionen auf Adrenalin und Histamin (BURRAGE, IRWIN, GALLEMORE u. WANG 1954) festgestellt. Die Kontraktilität der kleinen *Lebervenen* ist allgemein bekannt. Das Venennetzwerk der *Haut* und der *Harnblase* soll nach ZWEIFACH u. METZ (1955 c; 1956) eine hohe Empfindlichkeit gegen l-Arterenol, Histamin und Serotonin besitzen, also gegen ausgesprochene Constrictorenreize. LEE u. VISSCHER (1957) beobachteten Kontraktionen der kleinen Haut-Venen nach Sympathicus-Reizung an der Hinter-Extremität von Katzen und Hunden, und zwar bis zu einem Kaliber von etwa 46 μ herab. ZWEIFACH (1959) beschreibt eine hochgradige Empfindlichkeit der kleinen Venen der Rattenhaut gegen Temperatur-Reize. Bei einer Abkühlung um 1—2 % beobachtete er eine Steigerung der Adrenalinempfindlichkeit auf das 10—20fache. Er kommt daher zu der Ansicht: "The venous network in the skin represents a unique structure in this regard."

Aus dem negativen Ausfall einer Adrenalin-Reaktion darf man übrigens nach den Untersuchungen von M. B. Zucker *nicht* auf eine fehlende Muskularisierung kleiner Venen schließen. Bei kombinierter Lebendbeobachtung und histologischer Untersuchung fand er nämlich, daß sich am Mesenterium auch sicher muskularisierte Venen im Gegensatz zu den kleinen Arterien und Arteriolen auf Adrenalin *nicht* kontrahierten. Er hält den Adrenalin-Test daher für eine Prüfung der Muskularisierung kleiner Venen für unbrauchbar.

Mit dieser Auffassung steht die eigentümliche Beobachtung von Zweifach (1957), Zweifach u. Thomas (1957) in Einklang, daß die kleinen Venen und Venolen (des Mesenteriums) zwar unter physiologischen Bedingungen an der Vasomotion nicht teilnehmen und kaum auf Adrenalin reagieren, während sie aber unter bestimmten pathologischen Umständen starke Spontankontraktionen aufweisen und auf Adrenalin mit langdauernden Spasmen antworten können. Ja, in gewissen Fällen soll es sogar, wie Zweifach es ausdrückt, zu einer ,,Umkehr des normalen Reaktivitäts-Gradienten" von der Arteriole zur Venole kommen, indem die Arteriolen ihre Kontraktilität verlieren, während die Venolen und kleinen Venen in einen Dauerspasmus verfallen (Näheres s. S. 183).

Es besteht jedenfalls kein Grund, daran zu zweifeln, daß auch an den kleinsten Venen die Kontraktionsfähigkeit ausschließlich von der Existenz glatter Muskelzellen, d. h. vom Grad der Muskularisierung abhängt; durchweg scheinen sie aber unter physiologischen Verhältnissen träger zu reagieren als die kleinen Arterien.

II. Der ,,Tonus"[1] der verschiedenen Strombahnabschnitte

Die muskularisierten Abschnitte des Capillarbettes (Arterien, Arteriolen, Capillarsphincteren und größere Venen) zeigen normalerweise einen aktiven ,,Tonus", d. h. ihre glatten Muskelzellen befinden sich in einem ständigen Spannungszustand[2], aus dem heraus sie durch bestimmte physiologische oder unphysiologische Reize zur maximalen Erschlaffung gebracht werden können. Dieser Gefäßtonus beruht an nervenfreien Geweben (Placenta) ausschließlich auf einer autonomen Funktion der Muskelzellen selbst (,,Grundtonus"); an innervierten Gefäßen wird er noch durch einen zusätzlichen *neurogenen* Tonus verstärkt[3]. Das Kräfteverhältnis zwischen dem myogenen Grundtonus und dem neuro-

---

[1] Wir gehen auf die Problematik und die Definitionsschwierigkeiten des Tonus-Begriffes nicht ein, sondern verstehen unter Gefäß-,,Tonus" den normalerweise ständig vorhandenen Spannungszustand der Gefäßmuskulatur, soweit seine Ursache innerhalb der Muskelzelle oder des Gefäßnervensystems selbst gelegen ist.

[2] ,,Kontraktiler Tonus" nach Göpfert (1960).

[3] Zweifach (1957) weicht vom physiologischen Sprachgebrauch ab und bezeichnet die myogene und neurogene Komponente *zusammen* als ,,Grundtonus" der Gefäße.

genen Tonus der Gefäße ist nicht an allen Gefäßgebieten gleich. An manchen Regionen überwiegt die Muskelzell-Autonomie, an anderen die Innervierung. An der Haut z. B. erschlaffen im Durchströmungsversuch die arteriellen Gefäße nach einer Nervenunterbrechung sehr weitgehend und zeigen keine aktiven Weitenänderungen mehr; an der Muskelstrombahn dagegen bleibt auch nach Unterbrechung der Nervenleitung noch ein erheblicher (myogener) Grundtonus übrig (CELANDER u. FOLKOW 1953). Eine besonders wichtige Rolle spielt der myogene Gefäßtonus an der Hirnstrombahn (FORBES u. Mitarb.; FOG; vgl. S. 341). Für die denervierte Niere haben THURAU u. KRAMER (1959) die Existenz eines myogenen Gefäßtonus nachgewiesen; im Perfusionsversuch beobachteten sie nämlich nach plötzlichen Druckänderungen eine beträchtliche Steigerung des Strömungswiderstandes, der nur auf eine Autonomie der glatten Gefäßmuskulatur bezogen werden kann. Myogener Tonus und „autonome Reaktion" (= „mechanogene Reaktion", vgl. S. 68) beruhen auf der gleichen Eigenschaft der glatten Muskelzelle und sind insofern wesensgleich.

Der myogene Grundtonus der Gefäße ist unter konstanten Bedingungen meist relativ konstant und zeigt nur geringe Schwankungen; unter Umständen kann allerdings eine spezifische Fähigkeit der Gefäßmuskulatur zur Rhythmizität erwachen, dann kommt es zu ausgesprochen rhythmischen Kontraktionen („myogene Automatik", FOLKOW 1955). Möglicherweise ist dies auch die Erklärung für die rhythmische Sphinctertätigkeit am denervierten Fledermausflügel (NICOLL u. WEBB 1945/46) und an der denervierten Froschzunge (LUTZ, FULTON u. AKERS 1950). Der Grundtonus wird durch verschiedene pharmakologische Substanzen verändert; darauf beruht z. B. die Adrenalin-Kontraktion.

Der neurogene Tonus der Gefäße ist gegenüber dem myogenen Tonus auch bei Fernhaltung aller zusätzlichen Reize durch ausgesprochen rhythmische Änderungen gekennzeichnet. Diese Tonus-Schwankungen verlaufen im Gegensatz zur myogenen Automatik *seitengleich synchron*, werden im Schlaf abgeschwächt und fallen nach Unterbrechung der Nervenleitung aus. Der neurogene, rhythmische Gefäßtonus wird nun durch zusätzliche zentral-nervöse Impulse überlagert und variiert (z. B. im Rahmen allgemeiner Kreislaufregulationen). Darauf beruht unter anderem die Kontraktion der Kaninchenohrgefäße auf akustische Reize (Näheres s. unter „Terminale Strombahn und Nervensystem").

Auch die muskelfreien Capillaren und Venolen besitzen einen gewissen „Tonus". Dieser stellt aber ein passives Phänomen dar und beruht auf der Wandelastizität der Gefäße in Abhängigkeit vom Gewebsdruck.

Sowohl der aktive Tonus der muskularisierten Abschnitte der terminalen Strombahn als auch der passive bzw. elastische Tonus der Capillaren und Venolen können unter pathologischen Bedingungen verlorengehen; der myogene Grundtonus durch Lähmung oder Schädigung der Muskelzellen, der neurogene Tonus durch Veränderungen am Gefäßnervensystem und der elastische Tonus durch eine physikalische Zustandsänderung, d.h. eine Schädigung der Gefäßwand im ganzen.

So führt nach Beobachtungen von CHAMBERS u. ZWEIFACH (1947a) eine doppelseitige Nebennieren-Exstirpation bei der Ratte zu einer erheblichen Verminderung des (aktiven) Gefäßtonus und der spontanen Weitenänderungen im Bereich der terminalen Strombahn. Über das Zustandekommen dieser Tonus-Einbuße ist allerdings noch nichts Näheres bekannt.

Umgekehrt werden pathologisch erschlaffte Arterien und Arteriolen durch Cortisonbehandlung wieder „tonisiert" (EBERT u. WISSLER 1951b).

Damit beruht der aktive Tonus der arteriellen Blutgefäße einschließlich der Capillarsphincteren also normalerweise auf der Kombination einer myogenen und einer neurogenen Komponente, von denen an verschiedenen Gefäßgebieten die eine oder die andere im Vordergrund steht. Durch eine eventuell vorhandene myogene Automatik, durch die rhythmischen Schwankungen des neurogenen Tonus und durch die Überlagerung lokal-chemischer Einwirkungen bzw. zentral-nervöser Impulse kommt das zustande, was wir an der terminalen Strombahn als spontanes „motorisches Funktionsspiel", „Vasomotorik", „Vasomotion" beobachten und im übernächsten Kapitel näher beschreiben wollen.

Der „mittlere Kontraktionszustand" der Arterien und Arteriolen, um welchen sich das vasomotorische Funktionsspiel bewegt, ist also praktisch mit dem „Tonus" der Gefäße gleichzusetzen; der aktive Tonus ist auch der Hauptgrund, warum die Arterien an parallel verlaufenden Gefäßpaaren bei der Lebendbeobachtung immer enger erscheinen als die zugehörigen Venen. Am Mesenterium beträgt das Verhältnis Arterie:Vene normalerweise 2:3 (NORDMANN; eigene Beobachtung) bzw. 1:3 (ZWEIFACH u. METZ); an der Conjunctiva bulbi wird das Verhältnis ähnlich, nämlich mit 1:2 bzw. 1:3, angegeben (LEE u. HOLZE). Unter pathologischen Bedingungen, wenn das Capillarbett hyperämisch wird und der Tonus absinkt, gleicht sich dieser Kaliberunterschied der Gefäßpaare aus; Arterien bzw. Arteriolen und Venen bzw. Venolen erscheinen dann gleich weit.

III. Die Empfindlichkeit der terminalen Strombahn für motorische Reize (Reaktionslage)

Wirkt ein constrictorischer Reiz auf das Capillarbett ein, so hängt seine Beantwortung in quantitativer Hinsicht vom physikalischen und chemischen Zustand der Funktionseinheit Nervenendigung/glatte Muskelzelle ab. Durch bestimmte Änderungen des physiko-chemischen Normalzustandes dieser Funktionseinheit kann ihre Empfindlichkeit gegen motorische Reize gesenkt oder erhöht werden. So setzt z. B. eine Entfernung der Nebennieren die Empfindlichkeit des Capillarbettes für Adrenalin herab (FRITZ u. LEVIN 1951; LUTZ u. FULTON 1958), während Cortison-Behandlung (EBERT u. WISSLER 1951b; SHULMAN, WYMAN u. FULTON 1954; ZWEIFACH u. METZ 1955b u. c), chronische Unterernährung (BALDOURAS 1951) und Denervierung (NICOLL u. WEBB 1955) sie erheblich steigert. Auch eine Entzündung vermindert die constrictorische Erregbarkeit der Arteriolen, und Cortison-Gabe stellt sie wieder her (EBERT u. WISSLER). Nach ZWEIFACH u. METZ (1956) gehen auch Änderungen des allgemeinen Kreislaufs häufig mit einer Änderung der Adrenalinempfindlichkeit der Endstrombahn einher; selbst bei konstanten Versuchsbedingungen kann die Empfindlichkeit an 10 Präcapillaren des gleichen Mesenteriums — gemessen an der eben noch constrictorisch wirksamen Adrenalinkonzentration (lokal) — zwischen 1:2000000 und 1:10000000 variieren[1]. Allerdings ist es in vielen Fällen unmöglich, etwas darüber auszusagen, an welchem Punkt des Systems Nervenendigung/Muskelzelle die empfindlichkeitsändernden Substanzen bzw. Eingriffe zur Wirkung kommen (Endplatte; Chemismus der Überträgerstoffe; Receptoren; Zellmembran oder Zellinneres, z. B. Stoffwechsel der Muskelzelle). Selbst für das meist zur Testung der Empfindlichkeit verwandte Adrenalin ist der Angriffspunkt nicht genau bekannt.

Daß auch verschiedene Organregionen schon normalerweise im Bereich ihrer Endstrombahn eine sehr unterschiedliche Adrenalin-Ansprechbarkeit aufweisen, ist allgemeiner bekannt (vgl. Tabelle 3, S. 57). Versucht man nun, die Adrenalin-Empfindlichkeit durch bestimmte Maßnahmen experimentell zu modifizieren, so ändert sie sich nicht an allen Organen gleichsinnig und in gleichem Maße. Alle bisherigen Beobachtungen über Empfindlichkeitsänderungen am Capillarbett beziehen sich auf constrictorische Reize. Über eine Modifikation der Empfindlichkeit gegen dilatierende Reize ist bisher noch nichts bekannt geworden.

Im deutschen Schrifttum taucht der Begriff der motorischen Reizempfindlichkeit hauptsächlich in den Arbeiten von RICKER und seinen Schülern auf, und zwar meist unter der Bezeichnung „Erregbarkeit" oder „constrictorische Erregbarkeit" der terminalen Strombahn. Da die Ricker-Schule von der Annahme ausging, daß nicht nur die physiologischen Reaktionen der Endstrombahn, sondern auch ihre Störungen ausschließlich von einer Erregung oder Lähmung der Gefäßnerven mit entsprechenden Weitenänderungen abhängen, spielt in ihren Experimenten der Adrenalin-Test zur Prüfung der „Reaktionslage" eine große Rolle. Mit ihm glaubte man die Erregbarkeit der constrictorischen Gefäßnerven zu bestimmen. So wurde eine Änderung der „constrictorischen Erregbarkeit" nicht nur in den verschiedenen Stadien der prästatischen Strömungsverlangsamung gefunden, sondern auch nach Serum-Behandlung (HOMUTH 1930; NORDMANN u. SPECKMANN 1932), nach Vaccine-Behandlung (DIETRICH u. NORDMANN 1928/29) und im Hungerzustand (RICKER 1924; LÖFFLER u. NORDMANN 1925). In vielen Fällen hat es sich bei diesen Beobachtungen allerdings nicht um echte Empfindlichkeitsänderungen im Sinne der weiter unten angegebenen Definition gehandelt, sondern um eine veränderte Ausgangslage mit definitiver Weitenänderung der Strombahn, meist infolge grober Gefäßschädigung; so wurde z.B. auch dann noch eine „Erregbarkeitsänderung" angenommen, wenn Adrenalin anstatt Kontraktionen *Stase* auslöste. Außerdem bestimmten RICKER und seine Schüler nicht mit verschieden verdünnten Adrenalin-Lösungen die eben noch constrictorisch wirksame „Schwellenkonzentration", sondern beurteilten den Grad der „constrictorischen Erregbarkeit" nach der Stärke und Dauer des lokalen Effektes unphysiologisch hoher Adrenalinkonzentrationen (1:1000 bis 1:50000); dabei wurde das Mesenterium größtenteils mit einfacher kolloidfreier Kochsalzlösung berieselt. Immerhin haben die genannten Autoren

---

[1] Bezüglich der Signifikanz solcher quantitativen Bestimmungen an der Mesenterialstrombahn s. weiter unten.

aber trotz dieser methodisch sehr unzulänglichen Voraussetzungen herausgefunden, daß die Adrenalinempfindlichkeit der terminalen Strombahn im Anschluß an umschriebene oder ausgedehnte Störungen noch herabgesetzt sein kann, wenn Blutdruck, Gefäßweite und Strömung schon wieder normalisiert sind (vgl. hierzu NORDMANN 1933). HOMUTH betont daher, daß man zwischen dem „Erregungszustand" (aktueller Tonus bzw. Kontraktionszustand) und der „Erregbarkeit" der Endstrombahn (Adrenalin-Empfindlichkeit) unterscheiden müsse. Nur bezieht er — wie RICKER — den „Erregungszustand" und die „Erregbarkeit" irrtümlicherweise auf das Gefäßnervensystem und nicht auf die glatten Muskelzellen selbst.

Auch TANNENBERG u. FISCHER-WASELS (1927) weisen in der Einleitung ihres Handbuch-Kapitels darauf hin, daß es Stoffwechselprodukte gibt, welche die Wirkung gefäß-spezifischer Stoffe potenzieren oder abschwächen.

Im anglo-amerikanischen Schrifttum haben sich kürzlich ZWEIFACH u. METZ (1955/56) ganz besonders mit dem Phänomen der motorischen Empfindlichkeitsänderung am Capillarbett befaßt; sie sprechen dabei von der „reactivity" der kleinen Blutgefäße (andere Autoren benützen den Terminus „sensitivity") und heben nachdrücklich hervor, daß die jeweilige Ansprechbarkeit der terminalen Strombahn ein wichtiges und unentbehrliches Kriterium für die Beurteilung ihrer Reaktionslage darstelle. Mit Rücksicht auf das Phänomen der Empfindlichkeitsänderung unterscheiden diese Autoren unter den gefäßwirksamen Stoffen solche, die eine aktuelle kontrahierende oder dilatierende Eigenwirkung auf das Capillarbett haben, und solche, die lediglich seine *Ansprechbarkeit* für motorische Reize verändern. Daneben soll eine Reihe von kontrahierenden und dilatierenden Substanzen *gleichzeitig* auch empfindlichkeitsändernd wirken, wobei die Richtung der Empfindlichkeitsänderung (Steigerung oder Hemmung) offenbar nicht von dem motorischen Effekt (Kontraktion oder Dilatation) abhängt. Die nachfolgenden Untersuchungsergebnisse der Arbeitskreise um SHORR und ZWEIFACH gehen zur Hauptsache auf Rattenversuche mit gleichzeitiger Beobachtung der Mesenterialstrombahn (sog. „Mesoappendix-Test") zurück und beziehen sich vorwiegend auf die Ansprechbarkeit des Capillarbettes für *Adrenalin*. Daher sprechen ZWEIFACH u. METZ bei den von ihnen geprüften empfindlichkeitsändernden Substanzen auch von „epinephrine inhibitory principle" (eI-Prinzip) und „epinephrine potentiating principle" (eP-Prinzip).

Die Methode des „Mesoappendix-Test" wurde von CHAMBERS u. ZWEIFACH (1944) entwickelt und von ZWEIFACH u. METZ (1956) in ihren Anwendungsmöglichkeiten und Grenzen sehr ausführlich dargestellt. Bei ihr wird vor und nach Einwirkung bestimmter Substanzen oder unter verschiedenen Versuchsbedingungen diejenige Konzentration örtlich applizierten Adrenalins bestimmt, die eben noch eine Kontraktion der terminalen Arteriolen und Capillarsphincteren bis zur Strömungsunterbrechung bewirkt (sog. „Adrenalin-Schwelle"). Dieser Test erfreut sich großer Beliebtheit und ist seit 1944 von verschiedenen Untersuchern zur Prüfung pharmakologischer Gefäßeffekte herangezogen worden, obwohl seine Brauchbarkeit für quantitative Bestimmungen von mancher Seite mit wichtigen Argumenten bezweifelt wird (WIEDEMAN u. NICOLL 1953; BADEN 1954). Zumin-

dest zeigen die sehr kritischen und objektiven Nachuntersuchungen von WIEDE-
MAN u. NICOLL, daß die sog. „Adrenalin-Schwelle" auch unter günstigsten Versuchsbedingungen schlecht reproduzierbar ist; daher besagen einzelne Testresultate
wenig. Es ist notwendig, die Versuche so häufig zu wiederholen, daß eine statistische
Sicherung möglich wird.

Bei experimentellen Untersuchungen über den hämorrhagischen
Schock und den renalen Hypertonus an Ratten, Kaninchen und Hunden
entdeckten SHORR, ZWEIFACH u. Mitarb. (1945—1951) 2 humorale Faktoren im strömenden Blut, welche die Adrenalinempfindlichkeit der
Endstrombahn im Mesoappendix-Test eindeutig steigern bzw. hemmen.
Sie bezeichneten diese beiden Faktoren etwas mißverständlich als
„vasoexcitator material" (VEM) und „vasodepressor material" (VDM).
Diese Bezeichnungsweise, die im Schrifttum inzwischen übernommen
wurde, hat mit einer Blutdruckwirkung nichts zu tun, sondern bezieht
sich ausschließlich auf die constrictorische Empfindlichkeit der Metarteriolen und Capillarsphincteren, *nicht* der sog. Widerstandsgefäße
(CHAMBERS u. ZWEIFACH 1947b; SHORR 1948; SHORR u. BAEZ 1953). Das
empfindlichkeitssteigernde VEM konnte aus Nierengewebe gewonnen,
aber chemisch noch nicht identifiziert werden; von Renin ist es nach
ZWEIFACH, SHORR u. BAEZ (1947), SHORR u. BAEZ pharmakologisch
sicher zu unterscheiden. Das empfindlichkeitsmindernde VDM wurde
bisher aus Leber, Milz und Muskelgewebe dargestellt. Nach MAZUR
u. SHORR (1948) ist es mit dem Ferritin identisch. CRISMON u. DRYER
(1956) haben die Gefäßwirkung von VDM bzw. Ferritin kürzlich genau
untersucht und gefunden, daß sie ausschließlich auf dem Eisengehalt
des Ferritin beruht.

SHORR maß dem VEM und dem VDM ursprünglich eine chronisch-regulative
Bedeutung für den Capillarkreislauf unter physiologischen und pathologischen
Bedingungen zu, und zwar sollten die beiden Substanzen normalerweise eine Fein-
Anpassung der Blutverteilung an die Bedürfnisse des Gewebes besorgen und bei
der renalen Hochdruckkrankheit für die zugehörigen Störungen des Capillarkreislaufs von großer Wichtigkeit sein (ZWEIFACH, SHORR u. BAEZ 1947; ZWEI-
FACH, BAEZ u. SHORR 1947; SHORR 1948; ZWEIFACH u. SHORR 1949). Dabei vermutete SHORR (Übersicht hierüber 1950) den wichtigsten Ursprungsort für die beiden
Substanzen in der Niere bzw. in der Leber („hepato-renale" Theorie der „Homeostasis"). ZWEIFACH, der einen großen Teil der Untersuchungen mit SHORR zusammen durchgeführt hatte, hob dagegen die nützliche Rolle des VEM und die
verhängnisvolle Rolle des VDM beim Schockgeschehen hervor (ZWEIFACH, CHAM-
BERS, LEE u. HYMAN 1948; SHORR, ZWEIFACH u. FURCHGOTT 1948—1951; ZWEIFACH
1952). SHORR u. ZWEIFACH stützten ihre Ansicht über die Bedeutung des VEM
und VDM beim Hypertonus und beim Schockgeschehen vor allem auf den Nachweis
eines erhöhten bzw. erniedrigten VEM/VDM-Spiegels im strömenden Blut während
verschiedener Phasen des Hochdrucks und des Schocks, getestet am Appendixmesenteriolum der Ratte, sowie auf die Beobachtung einer „Hyperreaktivität"
oder „Hyporeaktivität" des mesenterialen Capillarbettes der Hypertonustiere
bzw. Schocktiere selbst (vgl. hierzu auch CHAMBERS, ZWEIFACH u. LOWENSTEIN
1944).

VEM und VDM wurden also zunächst als Komponenten der *Fern-*
steuerung des Capillarbettes im Rahmen allgemeiner Kreislaufregulationen angesehen. Eine Nachprüfung der „hepatorenalen" Schock-
theorie im Tierexperiment (FRANK u. Mitarb. 1952) und in der Klinik
führte aber zu einem völlig negativen Resultat; VEM und VDM erwiesen
sich bei Schock- und Hypertonus-Zuständen als wirkungslos (Literatur
bei PAGE 1954 und ZWEIFACH u. METZ 1955), und es erhoben sich daher
Zweifel an ihrer allgemeinen regulativen Bedeutung. ZWEIFACH hat
dann 1955/56 auf Grund neuer tierexperimenteller Untersuchungen zusammen mit METZ die von SHORR inaugurierte Theorie gänzlich verlassen.

Er führte seine Versuche unter gleichzeitiger Beobachtung des Appendix-
mesenteriolums an Ratten durch, und zwar mit kristallinischem Ferritin (VDM)
aus der Pferdemilz und mit VEM aus der Rattenniere. Dabei stellte sich heraus,
daß eine Dauerinfusion von VEM und VDM keinen Einfluß auf den Blutdruck
hat. Bei Patienten mit verschiedenen Erkrankungen einschließlich Hypertonus
zeigte der VEM/VDM-Spiegel im Blut keine Beziehung zu den jeweils vorliegenden
Blutdruckwerten. Beim hämorrhagischen Schock der Ratte war es weder möglich,
die erste, reversible Phase durch Infusion von VDM zu verschlechtern noch die letzte,
irreversible Phase durch Infusion von VEM zu verbessern. Zudem konnte der ungünstige, von SHORR bisher auf die Aktion von VDM aus der Leber zurückgeführte
Verlauf des Schockzustandes durch chirurgische Ausschaltung der Leber nicht
beeinflußt werden, obwohl nun kein VDM mehr im Blut nachweisbar war. Umgekehrt war der Blutdruckeffekt verschiedener gefäßwirksamer Pharmaka von ihrer
jeweiligen Beeinflussung der Reaktivität des Capillarbettes *un*abhängig. Schließlich konnten ZWEIFACH u. METZ zeigen, daß die Identifizierung von VEM und VDM
im biologischen Test schwieriger ist, als SHORR u. Mitarb. es ursprünglich angenommen hatten. Eine VEM- oder VDM-artige Wirkung von Blutproben kann nicht
ohne weiteres auf die Anwesenheit von VEM bzw. VDM bezogen werden, da auch
andere Substanzen den gleichen Effekt zeigen können. Andererseits ist die bisher
als Beweis angesehene Neutralisierung des VEM durch Nierengewebe in vitro nicht
schlüssig, weil mit der gleichen Methode auch die Wirkung anderer Substanzen,
z. B. 1-Arterenol, Angiotonin und Histamin, neutralisiert wird. Als letztes wichtiges Argument gegen die *allgemeine* kreislaufregulierende Bedeutung führen
ZWEIFACH u. METZ (1956) an, daß der *reaktivitätssteigende Effekt des VEM nur
am Mesenterium reproduzierbar ist,* während VDM am Darm zwar stark, an der
Harnblase aber nur schwach und an Haut und Skeletmuskel (Ratte) gar nicht
wirksam ist.

Alle diese Beobachtungsergebnisse führten ZWEIFACH zu dem Schluß,
daß dem VEM und VDM nur eine *lokale* Bedeutung bei der Steuerung
des Capillarkreislaufs zukomme, wahrscheinlich beschränkt auf den Ort
ihrer Entstehung ("still problematical is the extent to which vasoactive metabolites serve a function other than of local hormones in their
particular organ of genesis" [ZWEIFACH u. METZ 1956]). Soweit sie bei
verschiedenen Krankheitszuständen im strömenden Blut nachgewiesen
wurden, hält er dies für ein unspezifisches Phänomen sekundärer Natur
ohne pathogenetische Bedeutung. Damit sind diese beiden viel untersuchten und viel umstrittenen Substanzen wohl endgültig in die Reihe

derjenigen Gewebsprodukte einzuordnen, welche die *örtliche* Steuerung des Capillarkreislaufs besorgen. Nur unterscheiden sie sich von den bisher bekannten bzw. vermuteten Stoffwechselprodukten dieser Art dadurch, daß sie nicht unmittelbar kontrahierend oder dilatierend wirken, sondern ausschließlich die Ansprechbarkeit der glatten Gefäßmuskulatur verändern.

Neben dem VEM und VDM gibt es, wie ZWEIFACH u. METZ (1956) gezeigt haben, noch eine ganze Reihe anderer Substanzen, welche die Adrenalinempfindlichkeit der Endstrombahn steigern oder hemmen. Die meisten davon sind auf Grund ihrer kontrahierenden oder dilatierenden Wirkung schon allgemein bekannt. Die interessantesten „eP-Faktoren" (fördernd) sind das l-Arterenol, das Histamin, das Pitressin und das Cortison. AKERS, HERSHEY u. ZWEIFACH (1954) beschrieben schließlich noch ein bisher unbekanntes eP-Prinzip, das nach Reizung des Splanchnicus im Blut auftreten und die Reaktivität der Endstrombahn auf das 3—9fache erhöhen soll; eine Entfernung der Milz, der Nieren und der Nebennieren hatte keinen Einfluß auf seine Wirkung. Unter den „eI-Faktoren" (hemmend) finden sich das Glutathion, das Cystein, das Methylcholin und auch Eisensulfat. Wie die Aufstellung nach ZWEIFACH u. METZ zeigt, kann also der gleiche Stoff sowohl direkt kontrahierend oder dilatierend wirken als auch einen eI- oder eP-Effekt haben. Wo dies der Fall ist, wie beim Arterenol oder beim Histamin, soll die Richtung der Empfindlichkeitsänderung des Capillarbettes (eI oder eP), wie eingangs schon erwähnt, nicht von dem direkten Gefäßeffekt abhängig sein; kontrahierende oder blutdrucksteigernde Stoffe können die Reaktivität hemmen und umgekehrt dilatierende oder blutdrucksenkende sie steigern.

So hatten z. B. im Rattentest isopressorische Dosen von Renin (1 Pressor-E), Angiotonin (1,5 Pressor-E) und l-Arterenol (2,5 γ) mit einem Blutdruckeffekt von 40—50 mm Hg eine eP-Wirkung von 4—6fach. Pitressin und Adenosin steigerten dagegen die Adrenalin-Ansprechbarkeit schon in blutdruckunwirksamen Dosen. Serotonin (0,1—0,2 γ) erhöhte den Blutdruck, senkte aber die Adrenalinempfindlichkeit der Endstrombahn.

Andererseits senkte Histamin (0,25 mg intravenös) den Blutdruck, steigerte aber die Adrenalinempfindlichkeit des Capillarbettes, während Acetylcholin (2 γ Mecholyl) beides senkte. VDM dagegen erniedrigte die Ansprechbarkeit des Capillarbettes, beeinflußte jedoch den Blutdruck nicht.

Bariumchlorid und 2 Adrenalin-Abkömmlinge („Neosynephrin" und „Paredrin") erhöhten den Blutdruck um etwa 40—50 mm Hg, ließen aber die Adrenalinempfindlichkeit der Endstrombahn unverändert.

Bei Dauerinfusion von l-Arterenol (10 γ/cm³, 0,03 cm³/min) schließlich kam es zur Kontraktion der Arteriolen und Sphincteren bei gleichzeitig *verminderter* Ansprechbarkeit für Adrenalin. Glutathion und Mecholyl dagegen führten zur Vasodilatation und außerdem zur Senkung der Reaktivität.

ACTH und Cortison erhöhten die constrictorische Erregbarkeit der Arteriolen und Sphincteren im Adrenalintest, angeblich ohne die Gefäßweite zu beeinflussen.

Hier befinden sich allerdings ZWEIFACH u. METZ im Widerspruch zu EBERT u. WISSLER (1951 b), die bei der Tuberkuloseinfektion der Kaninchenohrkammer eine deutliche *Kontraktion* der Arteriolen nach Cortisonbehandlung feststellten und photographisch dokumentierten.

Nach einem Blutverlust oder beim akuten Hypertonus (auf Noradrenalin) kam es zu einer Reaktivitätssteigerung *mit* Kontraktion der arteriellen Endgefäße. Umgekehrt war beim Hungerzustand, nach Denervierung oder nach Adrenektomie die Erregbarkeitssteigerung mit einer Vaso*dilatation* verbunden.

Bei manchen empfindlichkeitsändernden Substanzen, z. B. VDM, Histamin und Pitressin, fanden ZWEIFACH u. METZ, daß die Richtung ihres Effektes von der Dosierung abhängt.

Nach intravenöser Injektion von 0,005—0,0005 γ VDM kam es z. B. bei der Ratte am Mesenterium zu einer Reaktivitätshemmung; wurde die Dosis aber auf 0,005—0,5 γ erhöht, so resultierte eine Reaktivitäts*steigerung*. Dosen von 1—50 γ dagegen reagierten „neutral“, d. h. sie hatten keine Wirkung auf die Reaktivität mehr.

Histamin, intravenös injiziert, hatte in Dosen von 0,001—0,020 mg eine hemmende und in Dosen von 0,030—0,25 mg eine steigernde Wirkung auf die Adrenalin-empfindlichkeit der Mesenterialstrombahn.

Pitressin senkte die Reaktivität in Dosen von 0,001 bis etwa 0,004 Pressor-einheiten, steigerte sie dagegen in solchen von 0,008—0,2 PE (vgl. Tabelle 2).

Tabelle 2

Substanz	Dosis/0,1 kg	Blutdruckeffekt (mm Hg)
A. *Substanzen, welche die constrictorische Empfindlichkeit der Endstrombahn steigern (Potentiatoren, „epinephrine potentiating principles“). (Nach ZWEIFACH u. METZ)*		
1. VEM (Niere)		0
2. Indol (Natriumsalz, p_H 7,0) . . .	15 —35 mg	0
3. l-Arterenol	1,0 — 2,5 mg	+45
4. Angiotonin	1 — 2 Katzen-E	+50
5. Renin (Schwein)	1 E	+45
6. Pitressin	0,008 — 0,2 P.E.	+10
7. Histamin (phosphate)	0,10 — 1 mg	—40
B. *Substanzen, welche die constrictorische Empfindlichkeit der Endstrombahn herab-setzen (Inhibitoren, „epinephrine inhibitory principles“). (Nach ZWEIFACH u. METZ)*		
1. VDM (Leber, Muskel)		0
2. Eisen	0,5 — 1 γ	0
3. Ferritin (Ratte, Hund)	0,0005— 0,003 γ (Stickstoff/cm³)	0
4. Glutathion	0,001 — 1 γ	0
5. Cystein	0,01 — 5 mg	0
6. Pitressin	0,001 — 0,004 P.E.	0
7. Histamin (phosphat)	0,001 — 0,05 mg	0

Übrigens war es zum Teil möglich, die Wirkung eines eI-Faktors durch die Zugabe eines eP-Faktors zu neutralisieren; z. B. konnten ZWEIFACH u. METZ die Senkung der Adrenalin-Ansprechbarkeit durch intravenös injiziertes VDM mit einer lokalen Applikation von VEM am Mesenterium aufheben. In den meisten der angeführten Versuche wurde die Ansprechbarkeit des Capillarbettes, wie eingangs schon hervorgehoben, mit Hilfe des lokalen Adrenalin-Testes bestimmt. Es bezogen sich aber die hierbei gefundenen Änderungen der Ansprechbarkeit keineswegs immer auch auf andere Constrictorenreize.

Die Empfindlichkeit gegen mechanische und elektrische Reize war z. B. nur durch einige der angeführten eI- und eP-Substanzen zu beeinflussen, die Empfindlichkeit gegen thermische Reize blieb sogar immer unverändert.

Außerdem ergaben vergleichende Untersuchungen an verschiedenen Körperregionen (Unterhaut, Skeletmuskel, Harnblase und Mesenterium) recht beträchtliche regionale Unterschiede sowohl der spontanen Ansprechbarkeit als auch der Empfindlichkeitsänderungen unter der Einwirkung verschiedener eP- oder eI-Substanzen (vgl. Tabelle 3). Es ist also nicht zulässig, den Grad der Adrenalinempfindlichkeit einer bestimmten Gefäßregion ohne weiteres für andere Constrictorenreize oder für andere Gefäßbezirke zu verallgemeinern, obwohl dies bei den meisten Lebendbeobachtungen des Capillarbettes geschieht.

Tabelle 3. *Regionale Unterschiede der Adrenalinempfindlichkeit (Ratte)*
(Grenzkonzentrationen nach ZWEIFACH u. METZ 1956.)

Haut	$1:1\times10^8$	Mesorchium .	$1:6\times10^6$
Skeletmuskel .	$1:5\times10^7$	Mesosalpinx .	$1:4\times10^6$
Harnblase . .	$1:2\times10^7$	Omentum . .	$1:6\times10^6$
Mesenterium .	$1:4\times10^6$	Uteruswand .	$1:1\times10^6$

Schließlich weisen ZWEIFACH u. METZ (1956) in ihrer viele Irrtumsmöglichkeiten berücksichtigenden Studie darauf hin, daß die Bestimmung des „Reaktivitäts"-*Grades* zur Kennzeichnung der Reaktionslage des Capillarbettes allein eigentlich nicht ausreicht. Oft ist eine Empfindlichkeitssteigerung mit einer rascheren *Erschöpfbarkeit* der Reaktion verbunden; es muß daher die Reaktions*dauer* mit in Rechnung gestellt werden. Es genügt ihrer Ansicht nach nicht, wie allgemein üblich, nur die eben noch wirksame Grenzkonzentration von Adrenalin zu bestimmen.

Die *Ausschaltung des Nervensystems* kann übrigens, wie die Untersuchungen von WIEDEMAN (1954), AKERS u. Mitarb. (1954), ARMIN u. Mitarb. (1953) ergaben, ebenfalls zu einer Änderung der Adrenalinempfindlichkeit der kleineren und kleinsten Blutgefäße führen.

WIEDEMAN beobachtete am Fledermausflügel nach Nervendurchschneidung eine Steigerung der Adrenalinempfindlichkeit, führt diese aber nicht auf eine Veränderung der glatten Muskelzellen, sondern auf verschiedene *extra*vasale Faktoren zurück.

AKERS, HERSHEY u. ZWEIFACH beobachteten nach Splanchnicusdurchschneidung am Rattenmesenterium eine starke Steigerung der constrictorischen Erregbarkeit des Capillarbettes. Diese war aber offenbar mit der Freisetzung eines humoralen Faktors verbunden, denn sie konnte mit dem Blut auf Normaltiere übertragen werden.

ARMIN u. Mitarb. wiesen in der Zentralarterie des Kaninchenohres mit der Warburg-Methode Acetylcholin nach. Im Anschluß an eine Durchschneidung der zuführenden Nerven verschwand das Acetylcholin aus der Arterienwand, und gleichzeitig konnte am durchströmten Ohr eine Erregbarkeitssteigerung der Zentralarterie auf constrictorische Reize festgestellt werden. ARMIN nimmt daher an, daß die physiologische Regulierung der Arterienweite mit Hilfe von Acetylcholin erfolgt, dessen Ausfall die veränderte Adrenalinempfindlichkeit bedingt. Dieser Mechanismus dürfte aber wohl kaum zu verallgemeinern sein.

Auch die *Narkose* hat, wie ZWEIFACH u. Mitarb. (1945), ZWEIFACH u. METZ (1956) gezeigt haben, einen erheblichen Einfluß auf die „Reaktivität" des Capillarbettes, gemessen an der Adrenalinempfindlichkeit. Es fragt sich allerdings, ob dieser Effekt nicht letzten Endes auf einer Modifikation des neurogenen Gefäßtonus beruht. Eine Tonusänderung muß unseres Erachtens zwangsläufig mit einer Empfindlichkeitsänderung der glatten Muskelzellen verbunden sein. Wie die Tabelle 4 zeigt, wird die Adrenalinempfindlichkeit der Mesanterialstrombahn durch Äthernarkose und Barbitursäurederivate gesenkt; der gleiche Effekt des Urethans kann durch Chloralose-Zugabe aufgehoben werden, es kommt dann eher zu einer leichten Erhöhung der Ansprechbarkeit.

Tabelle 4. *Der Einfluß verschiedener Narkosemittel auf die Adrenalinempfindlichkeit des mesenterialen Capillarbettes der Ratte*
(In Anlehnung an ZWEIFACH u. METZ 1956.)

Narkosemittel (Dosis/0,1 kg)	Adrenalinschwelle
Äther-Sauerstoff-Inhalation (3 Tropfen/min)	1:6—1: 8 Mill.
Chloralose (6 mg intraperitoneal)	1:4—1: 6 Mill.
Urethan (150 mg intraperitoneal)	1:1—1: 2 Mill.
1% Chloralose + 2,5% Urethan (0,7 cm³ intraperitoneal)	1:8—1:10 Mill.
Pentotal (0,4 mg/30 min intravenös)	1:1—1: 2 Mill.
Seconal (3,5 mg intramuskulär)	1:5—1: 6 Mill.
Pentobarbital (3,5 mg intramuskulär)	1:2—1: 4 Mill.

Fassen wir zusammen, so kommt ZWEIFACH u. METZ zweifellos das Verdienst zu, den Begriff der „reactivity", d. h. der motorischen Empfindlichkeit bzw. Ansprechbarkeit in die Physiologie des Capillarbettes eingeführt zu haben; einen Begriff, dessen Beachtung in der allgemeinen Muskel-Physiologie längst üblich ist. Allerdings beschränken sie sich auf eine reine Beschreibung hierzu gerechneter Phänomene. Auf den Mechanismus der von ihnen gefundenen „Empfindlichkeitsänderungen" gehen sie aber auch in Fällen, wo dies zweifellos möglich wäre, nicht ein. Nicht zuletzt aus diesem Grund erheben sich gegen ihre sehr einseitige Methodik und gegen ihre Interpretationen grundsätzliche Bedenken.

Obwohl ZWEIFACH u. METZ die Möglichkeiten und Grenzen des sog. Mesoappendix-Testes einer ausführlichen kritischen Betrachtung unterzogen haben, überschätzen sie zweifellos seine Eignung für *quantitative* Bestimmungen (vgl. auch PAGE 1954). Dies gilt nicht nur im Hinblick auf die eingangs schon diskutierte Reproduzierbarkeit der sog. „Adrenalinschwelle"; so ist z. B. die Frage, wieweit die beobachteten Änderungen der Adrenalinempfindlichkeit lediglich auf einer *veränderten Ausgangslage* der glatten Muskelzellen beruhten, von den Autoren überhaupt nicht angeschnitten worden. Sie geben immer wieder an, die Empfindlichkeitsänderungen des Capillarbettes seien von der eventuell vorhandenen kontrahierenden bzw. dilatierenden Eigenwirkung der untersuchten eI- und eP-Substanzen *unabhängig* gewesen. Diese Feststellung setzt aber voraus, daß jeweils eine Änderung der Ausgangslage, d. h. ein einfacher Additions- bzw. Summationseffekt tatsächlich ausgeschlossen wurde.

Andernfalls könnte die von ZWEIFACH u. METZ beschriebene „Empfindlichkeitssteigerung" der Arteriolen durch Adrenalin, Arterenol oder Pitressin auch auf einem einfachen Additionseffekt beruhen, *selbst dann, wenn sog. „unterschwellige" Dosen zur Präparierung angewandt wurden.* Das gleiche gilt sinngemäß für diejenigen Fälle, in denen sich nach Gabe eines *dilatierenden* Stoffes die Adrenalinschwelle (d. h. die eben wirksame Grenzkonzentration Adrenalin) *erhöhte.* ZWEIFACH u. METZ sprechen zwar im Hinblick auf die „reactivity" ausdrücklich von „inhibierenden" und „*potenzierenden*" Faktoren. Ein echter Potenzierungseffekt setzt jedoch voraus, daß die Gefäßweite, d. h. die Ausgangslage der glatten Muskelzellen, während eines solchen Versuches unverändert bleibt — wie es ZWEIFACH u. METZ verschiedentlich behaupten, aber nicht beweisen.

Es ist zwar aus ihren Ausführungen nicht sicher zu entnehmen, ob sie mit dem Terminus „potentiating" tatsächlich eine „Potenzierung" im Sinne des Sprachgebrauchs europäischer Pharmakologen meinen. Sollte der Ausdruck „potentiating" aber nur ganz allgemein „verstärkend" im Gegensatz zu „inhibitory" = „hemmend" bedeuten, so wäre ihr Begriff der „reactivity" reichlich unspezifisch; man dürfte dann natürlich auch banale Summationseffekte mit Veränderung der Ausgangslage als „Empfindlichkeitsänderungen" bezeichnen, und dies könnte zu bedenklichen Mißverständnissen führen[1].

So hervorragend die Mesenterial-Beobachtung nun geeignet ist, pharmakologische Effekte an der Endstrombahn zu *lokalisieren* und ihre *Qualität* zu prüfen, so ungünstig dürfte diese Methode für eine Kontrolle der konstanten Ausgangslage sein. Eine sichere Erfassung feinerer Weitenänderungen an *einzelnen* (!) Arteriolen oder Capillarsphincteren möchten wir auf Grund eigener Erfahrungen für unmöglich halten. Es ist daher zu vermuten, daß der „eP-Effekt" von Adrenalin, Arterenol und Pitressin tatsächlich auf einer einfachen Additionswirkung beruht, ebenso wie der „eI-Effekt" des schwach konzentrierten Histamins (das an den terminalen Arteriolen und Sphincteren *dilatierend* wirkt !), des Glutathions und des Mecholyls. Eine Kontrolle der Ausgangslage wäre nur entbehrlich, wo kontrahierende Substanzen gleichzeitig die Empfindlichkeit senken und dilatierende sie steigern (z. B. Histamin in stärkeren Konzentrationen, falls diese Beobachtung wirklich zutrifft).

---

[1] Tatsächlich wird der Begriff der „reactivity" im anglo-amerikanischen Schrifttum von manchen Autoren in so allgemeinem Sinne gebraucht. So stellt z. B. FINESINGER (1932) fest, daß die „Reaktivität" der Pia-Gefäße auf Coffein von ihrem jeweiligen Kontraktionszustand abhänge.

Zum Ausschluß einer Additionswirkung durch Veränderung der Ausgangs-
lage wäre es also in vielen Fällen notwendig, den für quantitative Be-
stimmungen ungleich empfindlicheren Durchströmungsversuch heran-
zuziehen.

Schließlich wäre es sehr wünschenswert, im Falle einer Empfindlichkeitsänderung des Capillarbettes den zugrundeliegenden Mechanismus näher zu charakterisieren. Wenn man für empfindlichkeits*steigernde*
Faktoren zur Zeit auch noch keine sicheren Angaben über ihren Angriffspunkt innerhalb der Funktionseinheit Nervenendigung/Muskelzelle
machen kann, so ist dies aber für empfindlichkeits*senkende* Faktoren
doch oftmals möglich.

ZWEIFACH u. METZ begnügen sich offenbar in allen Fällen mit der Annahme
einer biologischen (strukturellen ?) Änderung der glatten Muskelzelle, wahrscheinlich im Sinne einer primären Funktionsänderung der contractilen Elemente, d. h.
der Myofibrillen selbst, wenn sie von ,,reactivity" sprechen. Jedenfalls deuten sie
nicht an, daß sich hinter diesem Phänomen ganz verschiedene Vorgänge verbergen
können. Es ist aber wahrscheinlich, daß die meisten von ihnen beschriebenen
eI-Effekte (sofern es sich nicht um Summationswirkungen gehandelt hat) auf einer
chemischen Verdrängungsreaktion bzw. auf einem Blocker-Effekt beruhen. Sicher
dürfte dies für die Senkung der Adrenalinempfindlichkeit durch Dibenamin und
Dibenzylen gelten, wahrscheinlich auch für die Wirkung des VDM. Grundsätzlich
können sich, wie eingangs schon erwähnt, die Blocker-Effekte bzw. Verdrängungs-
reaktionen an der Nervenendigung, an den Adrenalin-Receptoren der glatten Muskelzelle, an ihrer Membran und innerhalb ihres Stoffwechsels, d. h. im Bereiche der
Ernährung der Myofibrillen abspielen.

Dabei ist zu berücksichtigen, daß die Empfindlichkeitsänderungen der terminalen Strombahn in vielen Fällen doch mit einer — wenn auch geringfügigen —
Änderung der Ausgangslage, d. h. mit einer geringen Weitenänderung der muskularisierten Gefäßabschnitte verbunden sein müssen. Denn alle empfindlichkeitsändernden Eingriffe, die an der Nervenendigung, an den Adrenalin- bzw. Über-
trägerstoff-Receptoren und an der Zellmembran der Muskelzelle zur Wirkung
kommen, müssen zugleich den neurogenen Gefäßtonus herabsetzen oder steigern.
Der Grad der hiermit verbundenen Änderung der Ausgangslage wird davon abhängen, wie stark der Einfluß des neurogenen Tonus am jeweils untersuchten
Gewebe ist (vgl. S. 48ff.). Bei der praktischen Anwendung des ,,Empfindlichkeits-
begriffes" darf dieser Umstand aber unseres Erachtens vernachlässigt werden.

Um aber den Angriffspunkt empfindlichkeitsverändernder Faktoren
näher zu analysieren, wäre es notwendig, ein geeignetes elektrophysio-
logisches Versuchsmodell der glatten Muskulatur heranzuziehen, wie
z. B. die Versuchsanordnung von BÜLBERING u. Mitarb. (1954—1957;
HOLMAN 1958), bei welcher das Membran-Potential sowie die elektrische
und mechanische Aktivität der glatten Muskelzelle unter verschiedenen
Versuchsbedingungen gemessen werden. *Soll also der empfindlichkeits-*
ändernde Effekt einer gefäßaktiven Substanz sichergestellt und näher
charakterisiert werden, so genügt hierzu die direkte Beobachtung des Ca-
pillarbettes allein nicht, diese muß vielmehr zur Registrierung der Aus-
gangslage mit dem Durchströmungsversuch und zur näheren Bestimmung

des zugrunde liegenden Mechanismus mit einer geeigneten elektrophysiologischen Untersuchungsmethode an glatter Muskulatur kombiniert werden.

Trotz aller Einwände und methodischen Schwierigkeiten ist der von ZWEIFACH u. METZ hervorgehobene Begriff der „Empfindlichkeit" (reactivity, sensitivity) für die Physiologie des Capillarbettes sicher von theoretischer und praktischer Bedeutung. Er stellt ein wichtiges Kriterium für die sog. „Reaktionslage" der Endstrombahn dar. Grundsätzlich sollte man ihn rein beschreibend, d. h. unabhängig von dem zugrunde liegenden Mechanismus anwenden und dabei nur — im Gegensatz zu ZWEIFACH u. METZ — einfache Summationseffekte ausklammern. Sofern aber im Einzelfall die Möglichkeit besteht, sollte der zugrunde liegende Mechanismus näher charakterisiert werden.

IV. Das spontane motorische Funktionsspiel der terminalen Strombahn („Vasomotorik", „Vasomotion")

Nach dem Vorausgegangenen braucht nicht mehr hervorgehoben zu werden, daß wir es bei dem motorischen Funktionsspiel des Capillarbettes mit einem sehr komplexen Phänomen zu tun haben, dessen verschiedene Komponenten nur unter bestimmten Versuchsbedingungen isoliert dargestellt werden können. Es beruht nicht, wie es der ursprünglichen Bedeutung des Wortes „Vasomotorik" entsprechen würde, ausschließlich auf der Tätigkeit der Gefäßnerven, sondern kommt durch das Zusammenwirken von myogenem und neurogenem Gefäßtonus, lokal-chemischen und humoralen Faktoren sowie zentral-nervösen Impulsen zustande (vgl. GREEN, LEWIS, NICKERSON u. HELLER 1944). Angriffspunkt aller dieser Faktoren ist die glatte Muskelzelle; Voraussetzung für ein normales motorisches Funktionsspiel sind unter anderem eine intakte Nebennierenrinde sowie eine annähernd normale Sauerstoffspannung des Blutes (NICOLL u. WEBB 1955). Die Vasomotorik des Capillarbettes stellt also unter natürlichen Bedingungen immer die Resultante aus den Effekten mehrerer Faktoren dar und ist an die Existenz einer Gefäßmuskulatur gebunden. Sie äußert sich in spontanen Verengungen und Erweiterungen der kleinen Arterien und Arteriolen — wo vorhanden auch der Capillarsphincteren — und an manchen Gefäßbezirken sogar der kleinen Venen. Diese aktiven Weitenänderungen pflegen distalwärts am lebhaftesten zu sein und weisen im Hinblick auf ihr Ausmaß und ihre Rhythmik enge Beziehungen zum Funktionszustand des jeweiligen Organs bzw. Gewebes auf.

Die einzelnen Kontraktionsphasen und Dilatationsphasen haben gewöhnlich eine Dauer von einigen Sekunden bis zu wenigen Minuten, und der Wechsel benötigt nur wenige Sekunden. Insgesamt sollen die Kontraktionsphasen am Mesenterium physiologischerweise die Dila-

tationsphasen überwiegen, was einer relativen Ischämie des Capillarbettes entsprechen würde; bei einer Schädigung treten dagegen
die Dilatationsphasen in den Vordergrund (CHAMBERS u. ZWEIFACH
1944; LEE u. LEE 1947). Allerdings ist es, gerade im Hinblick auf das
„normale" motorische Funktionsspiel des Capillarbettes, sehr schwierig,
allgemeingültige quantitative Anhaltspunkte zu gewinnen; nicht nur
wegen der starken regionalen Unterschiede im Ausmaß der Vasomotorik,
sondern vor allem deshalb, weil es kaum eine Versuchsanordnung gibt,
bei welcher die spontane Vasomotorik nicht durch irgendwelche experimentellen Faktoren (Narkose, operative Präparation, unnatürliche Haltung und Lagerung des Versuchstieres usw.) in unberechenbarer Weise
modifiziert wird; die Bedeutung der Narkosetiefe wird besonders von
ZWEIFACH u. METZ (1956), WEBB u. NICOLL hervorgehoben (vgl. S. 58).
Deshalb sind die nachfolgenden Angaben mit einem gewissen Vorbehalt
zu werten.

An den größeren Arterien der Kaninchenohrkammer (subcutanes Gefäßnetz)
fand WILSON (1936) spontane rhythmische Kontraktionen mit einer Frequenz
von 1—6/min (durchschnittlich 3/min). Die Häufigkeit dieser Kontraktionen, die
beim Vergleich beider Ohren oftmals synchron abliefen, nahm mit abnehmendem
Gefäßkaliber zu. Während einer Lokalanaesthesie erlosch das rhythmische Gefäßspiel, in Narkose war es vermindert. Durch intravenöse Injektion von Ergotoxin,
Histamin und Pitressin wurde die spontane Motorik stark gehemmt, durch Adrenalin dagegen gesteigert bzw. nach vorausgehender Schädigung sogar erneut
angeregt.

Am Mesenterium der narkotisierten Ratte maßen CHAMBERS u. ZWEIFACH
(1944) für die Kontraktionsphasen einer Metarteriole eine Dauer von 10—120 sec,
für die Dilatationsphasen eine Dauer von 30—260 sec, wobei sie aus dem Überwiegen der Dilatation auf eine geringe Schädigung des Untersuchungsfeldes schließen; insgesamt war die Metarteriole 23 min erweitert und 5 min kontrahiert. Der
Wechsel von der Kontraktionsphase in die Dilatationsphase und umgekehrt
beanspruchte 2—5 sec.

Die unregelmäßig wechselnden Kontraktionen und Dilatationen der Capillarsphincteren sind an allen darauf untersuchten Geweben von der Motorik der vorgeschalteten Arteriolen und Arterien *un*abhängig; die Dauer der Kontraktionsphasen, die meist mit kompletter Strömungsunterbrechung verbunden sind,
schwankt zwischen einigen Sekunden und wenigen Minuten (CHAMBERS u. ZWEI-
FACH; ILLIG 1957, Rattenmesenterium; NICOLL u. WEBB; WEBB u. NICOLL, Fledermausflügel; LUTZ, FULTON u. AKERS 1950, Retrolingualmembran des Frosches und
Hamsterbackentasche). Obwohl die Sphincteren innerviert sind und an reflektorischen Gefäßreaktionen teilnehmen können (LUTZ, FULTON u. AKERS; LEE u.
LEE 1947; LEE 1949), erlischt ihre Aktion nach chemischer Unterbrechung der
Nervenleitung nicht; es bleiben *rhythmische* Tonusänderungen zurück, die wahrscheinlich auf einer autonomen Funktion der Muskelzellen beruhen (Näheres S. 49
und unter „Terminale Strombahn und Nervensystem").

An der Ohrkammer des nicht narkotisierten Kaninchens maßen CLARK u.
CLARK (1934a und b) die motorischen Funktionsänderungen der Gefäße. Die
Zentralarterie zeigte Kontraktionen von 2—20 sec Dauer (durchschnittlich 10 sec)
und Dilatationen von 4—55 sec (durchschnittlich 12 sec). Bei völliger Ruhe des
Tieres verkürzten sich die Kontraktionen auf durchschnittlich 6 sec Dauer, und die

Dilatationen verlängerten sich auf durchschnittlich 30 sec Dauer. Eine kleine Arterie des Ohrkammergewebes zeigte in Ruhe Kontraktionen von 2—60 sec Dauer und Dilatationen von 6—120 sec Dauer; bei Aufregung betrug die Dauer der Kontraktionen 10—60 sec und der Dilatationen nur 5—23 sec. Die Zahl der Weitenänderungen pro Minute wurde größer. Bei Temperaturerhöhung über 26° überwog die Erweiterung der kleinen Arterien, bei Abkühlung unter 20° C verlängerten sich die Kontraktionsphasen.

An der Conjunctiva bulbi des Menschen beobachteten LEE u. HOLZE (1950) periodische Verschlüsse der „Präcapillar-Region" (terminale Arteriolen, eventuell auch Capillarsphincteren) im Abstand von 1—5 min; die Dauer der Verschlüsse betrug bis zu 3 min.

Die spontane motorische Tätigkeit des Capillarbettes, insbesondere der terminalen Arteriolen und Sphincteren, ist gegen Milieuänderungen äußerst empfindlich (NICOLL u. WEBB 1945/46; ZWEIFACH u. KOSSMANN; CHAMBERS u. ZWEIFACH 1944; ILLIG 1957) und wird z. B. bei Mesenterial-beobachtungen schon durch die Zusammensetzung der Berieselungs-flüssigkeit maßgeblich beeinflußt.

Wird das untersuchte Gewebe mit einfacher NaCl-Lösung feucht gehalten, so verläuft das vasomotorische Funktionsspiel träge und erlischt sehr bald. ZWEI-FACH u. KOSSMANN fanden am Mäusemesenterium unter einfacher Kochsalzlösung lebhafte Spontankontraktionen nur in den ersten 20 min; nach 2—3 Std war das Gefäßspiel ganz aufgehoben. Wird der Berieselungsflüssigkeit dagegen ein Kolloid, z. B. Gelatine, zugesetzt, so bleibt die Spontantätigkeit wesentlich lebhafter und länger erhalten (CHAMBERS u. ZWEIFACH 1944; ILLIG 1957).

Bis vor nicht allzu langer Zeit war man der Ansicht, daß das motorische Funktionsspiel des Capillarbettes ganz überwiegend vom Gefäß-nervensystem gelenkt wird. Zahlreiche neuere Untersuchungen haben aber ergeben, daß die spontane Motorik bzw. „Vasomotion"[1] der kleinsten Blutgefäße das Resultat eines komplizierten Wechselspiels zwischen myogenen, neurogenen und humoralen Faktoren darstellt, wobei über die Bedeutung und die Natur der humoralen Faktoren noch manche Unklarheit besteht.

NICOLL u. WEBB (1945/46) unterscheiden am Capillarbett des Fledermaus-flügels zwischen einer „tonic active vasomotion" (entspricht dem neurogenen, von der Innervation abhängigen Gefäßtonus), einer „irregular active vasomotion" (Superposition nervöser Impulse) und einer „rhythmical active vasomotion", die nur an den Arteriolen (Präcapillaren), Sphincteren und kleinen Venen vorkom-men soll. Die „rhythmische aktive Vasomotion" dürfte Ausdruck einer myogenen Automatik sein, da sie von der Innervation unabhängig sein soll, während die „irreguläre Vasomotion", die durch Superposition zusätzlicher Nervenimpulse zustande kommt, wahrscheinlich der „Vasomotion" von CHAMBERS u. ZWEIFACH

---

[1] Ursprünglich wurde die Bezeichnung „vasomotion" von CHAMBERS u. ZWEI-FACH (1947a) nur für „the spontaneously occuring periodic relaxation and constric-tion of the thoroughfare channel and of its precapillaries" geprägt. Später ist die Bezeichnung von anderen Autoren aber allgemeiner und praktisch gleichbedeutend mit „Vasomotorik" gebraucht worden.

sowie dem deutschen Begriff des „vasomotorischen Funktionsspiels" alter Auffassung entspricht.

Auch LUTZ, FULTON u. AKERS fanden an der Retrolingualmembran des Frosches eine vom Nervensystem *unabhängige* rhythmische Aktion der Arteriolen und Sphincteren und denken an eine autonome Funktion der glatten Muskelzellen.

Den Einfluß von superponierten Nervenimpulsen auf das motorische Funktionsspiel der terminalen Strombahn konnten LEE (1949) und LEE u. LEE (1947) besonders eindrucksvoll am Mesenterium nicht-narkotisierter Meerschweinchen illustrieren. Auf Schreckreize und akustische Reize kam es zu einer starken Kontraktion der Arteriolen und Capillarsphincteren bis zum Verschluß.

Die gleiche Beobachtung hatten CLARK u. CLARK (1934a) schon an der Kaninchenohrkammer gemacht, wenn sie das Versuchstier durch Berührung oder Geräusche reizten. Schlief das Tier dagegen ein, so fielen die superponierten Nervenimpulse aus, und das arterielle Funktionsspiel erlosch weitgehend.

Mit dem Einfluß körpereigener kontrahierender und dilatierender Substanzen auf das Funktionsspiel der terminalen Strombahn haben sich SHORR, ZWEIFACH u. Mitarb. in einer großen Untersuchungsreihe an Hunden und Ratten befaßt; ihre zahlreichen diesbezüglichen Mitteilungen sind jeweils unter dem Haupt-Titel „hepato-renal factors in circulatory homeostasis" in verschiedenen Zeitschriften erschienen (Übersicht bei SHORR 1948 und 1950). Sie stellten bei verschiedenen experimentellen Kreislaufstörungen (vor allem beim hämorrhagischen Schock und beim Hypertonus) vasoaktive Organextrakte her, gewannen die gleichen Substanzen auch aus dem strömenden Blut und testeten ihre Wirkung am Appendixmesenteriolum der Ratte; außerdem beobachteten sie das Verhalten der mesenterialen Endstrombahn während der allgemeinen Kreislaufstörungen. Dabei kamen sie zu dem Resultat, daß in der Niere ein die constrictorische Erregbarkeit der Endstrombahn steigernder, in der Leber und im Muskelgewebe dagegen ein die constrictorische Erregbarkeit herabsetzender Stoff gebildet würde (Näheres im vorausgehenden Kapitel).

Das spontane vasomotorische Funktionsspiel der terminalen Strombahn ist also ein sichtbarer Ausdruck der durch nervöse Impulse und humorale Faktoren erfolgenden Regulation des Capillarkreislaufs, die nun im Zusammenhang dargestellt werden soll.

E. Die Regulation des Capillarkreislaufs

Die vornehmste Aufgabe der terminalen Strombahn besteht in ihrer nutritiven Funktion, d. h. darin, das Blut in möglichst zweckmäßiger und dem jeweiligen Bedarf angepaßter Weise an das Gewebe heranzuführen, um in den Capillaren und Venolen dann die Voraussetzungen für den Stoffaustausch zu liefern. Da an hochentwickelten, stoffwechselaktiven Geweben häufig Phasen relativer Ruhe mit Phasen erhöhter Tätigkeit wechseln, bedarf es hierzu einer *örtlichen* Regelung der Blutverteilung. Daneben nimmt die terminale Strombahn aber auch an den *allgemeinen* Gefäßregulationen, vor allem an der Thermoregulation teil; darum unterliegt sie außerdem einer auf dem Blut- und Nervenwege erfolgenden, koordinierenden *Fern*steuerung. Schließlich erfüllt sie an manchen Organen über die Ernährung des Gewebes hinaus noch verschiedene Spezialfunktionen, denen sie sich durch morphologische und funktionelle Sondereinrichtungen angepaßt hat (Niere, Leber, Milz); diese werden im speziellen Teil bei den jeweiligen Organen besprochen.

Wieweit die terminale Strombahn sich an der Regulation des peripheren Widerstandes, d. h. an der Blutdruckregulierung beteiligt, ist noch nicht vollkommen geklärt. Naturgemäß hängt die exakte Beantwortung dieser Frage vor allem davon ab, wo man die proximale Grenze des „Capillarbettes" zieht, und wo man den regelbaren Hauptwiderstand anatomisch lokalisiert. Nach allgemeiner Lehrmeinung liegt der periphere Widerstand vor allem in den „Arteriolen". Jedoch bestehen hier noch einige Unklarheiten; darum haben wir diesem Problem am Schluß des vorliegenden Kapitels einen eigenen Abschnitt gewidmet.

Unabhängig davon, wieweit die sog. „peripheren Widerstandsgefäße" in das „Capillarbett" hineinreichen, dürfte aber wohl als gesichert anzusehen sein, daß die *letzten* Ausläufer des Arteriensystems auf örtliche Faktoren des umgebenden Gewebes viel stärker reagieren als auf zentralnervöse Impulse; ja, man kann sogar sagen, daß das Capillarbett in seiner Hauptaufgabe — der Ernährung des Gewebes — durch nervöse (und humorale) *Fern*reize unter Umständen *gestört* wird. Das dürfte auch der Grund dafür sein, warum die Endstrombahn an lebenswichtigen, gegen Sauerstoffmangel besonders empfindlichen Organen, wie z. B. am Gehirn, dem Einfluß der Vasomotoren unter physiologischen Bedingungen weitgehend entzogen ist (SCHNEIDER 1953; LASSEN 1959) und nur ein relativ schwaches motorisches Funktionsspiel aufweist (vgl. S. 328).

Umgekehrt greift die lokal-chemische Regelung der Durchblutung zwar, wie weiter unten ausgeführt, in vielen Fällen auf die peripheren Widerstandsgefäße und damit auf die allgemeine Kreislaufregulation über; aber es ist anzunehmen, daß sich geringere örtliche Durchblutungsschwankungen infolge lokal-chemischer Faktoren oftmals auf die für den peripheren Widerstand weniger wichtigen terminalen Arteriolen beschränken und somit völlig lokalisiert bleiben. *Deshalb dürfte eine gewisse funktionelle Selbständigkeit der „terminalen Strombahn" auch dann anzunehmen sein, wenn sich ihr arterieller Schenkel weitgehend mit den sog. „Widerstandsgefäßen" decken sollte.*

Wenn das komplizierte und vielschichtige Problem der Regulation des Capillarkreislaufs auch noch nicht annähernd geklärt ist, so lassen neuere Beobachtungen doch immer deutlicher erkennen, daß wir grundsätzlich mit 3 Faktoren zu rechnen haben: 1. mit der vasomotorischen Nervenkontrolle (Fern-Steuerung); 2. mit körpereigenen, gefäßaktiven Substanzen, die entweder auf dem Blutwege zur Wirkung gelangen (Fernsteuerung) oder lokal im Gewebe frei gesetzt werden (örtliche Regulierung); 3. mit einer autonomen („mechanogenen") Reaktion der kleinen Arterien und Arteriolen auf Druck- und Dehnungsreize (örtliche Regulierung). Der Einfluß dieser 3 Faktoren ist nicht an allen Organen gleich; je nach den speziellen Erfordernissen steht der eine oder der andere stärker im Vordergrund. Es erscheint uns zweckmäßig, die an der Regulation des Capillarkreislaufs beteiligten Faktoren danach einzuteilen, ob sie der örtlichen Regulierung der Blutverteilung oder der Fernsteuerung des Capillarkreislaufs im Rahmen allgemeiner Kreislaufregulationen dienen.

a) Die örtliche Regulierung des Capillarkreislaufs

Grundsätzlich erfolgt die örtliche Regulierung des Capillarkreislaufs ebenso wie seine Fernsteuerung durch nervöse Impulse und durch lokalchemische Faktoren; dazu kommt — zumindest an bestimmten Organen (vor allem Gehirn, Lunge und Skeletmuskel) — noch eine autonome Reaktion der glatten Gefäß-Muskulatur auf Dehnungsreize („mechanogene Reaktion"; „Bayliss-Effekt"). Während aber bei der Fernsteuerung das Gefäßnervensystem an manchen Organregionen dominiert, tritt es bei der örtlichen Regulierung stark an Bedeutung zurück.

1. Die lokal-chemische Regulierung und die Rolle der Gefäßnerven

Der Einfluß des Gefäßnervensystems ist nämlich nur an den kleinen und kleinsten Arterien von größerer Bedeutung, während an den letzten Ausläufern des Arteriensystems (terminale Arteriolen und Capillarsphincteren) der Effekt lokal-chemischer, direkt aus dem versorgten Gewebe stammender Faktoren ganz und gar vorherrscht. An den terminalen Arteriolen ist der Wirkungsgrad der Innervierung besonders im Hinblick auf die Durchschlagskraft superponierter (zentral-nervöser) Impulse stark vermindert (ZWEIFACH 1952—1957; NICOLL u. WEBB 1955); die Aufgabe der Gefäßnerven beschränkt sich hier zur Hauptsache auf die Unterhaltung bzw. Verstärkung des (aktiven) Gefäß-*Tonus*, der dann durch die örtlich entstehenden Gewebs-Produkte ständig modifiziert wird. An manchen Organen beruht selbst der Tonus vorwiegend auf einer autonomen Funktion der Muskelzellen (NICOLL u. WEBB; WEBB u. NICOLL; AKERS u. LEE 1953; vgl. S. 48). *Ein wichtiges Prinzip der örtlichen Regulation des Capillarkreislaufs beruht also offensichtlich auf dem Gegenspiel zwischen dem — mehr neurogenen oder mehr myogenen — Tonus der Gefäßmuskulatur[1] und den verschiedenen Gewebshormonen bzw. Stoffwechselprodukten.* Leider wissen wir über die Natur dieser meist dilatierend wirkenden Stoffe noch wenig; möglicherweise, ja wahrscheinlich, sind sie von Organ zu Organ verschieden. Wie im vorausgehenden Kapitel dargelegt, muß man zwischen solchen Substanzen unterscheiden, welche eine aktuelle motorische Gefäßreaktion auslösen, und solchen, welche nur die *Ansprechbarkeit* der Gefäßmuskulatur modifizieren. Daneben gibt es wiederum Stoffe,

---

[1] An dessen Aufrechterhaltung möglicherweise noch die sog. „Hypertensine" beteiligt sind.

die sowohl eine direkte motorische Gefäßwirkung als auch einen Einfluß auf die Ansprechbarkeit der Gefäßmuskulatur haben.

Als dilatierender Gegenspieler der constrictorischen Gefäßnerven bzw. des autonomen (myogenen) Gefäßtonus ist in erster Linie die *Kohlensäure* zu nennen; auch eine Erhöhung der Wasserstoffionen-Konzentration im Blut führt ganz allgemein zur Vasodilatation (SCHNEIDER 1960). Daneben kommen noch Produkte des Sauerstoffmangels, *Histamin* (bzw. sog. H-Stoffe) und nach neueren Untersuchungen — z.B. am Skeletmuskel — auch die *Milchsäure* in Frage (unter anderen MERCKER u. SCHOEDEL 1948). Allerdings ist die zunächst angenommene dominierende Rolle der Milchsäure für die lokal-chemische Dilatation der Muskelstrombahn inzwischen wieder bezweifelt worden. Hochdosierte Milchsäure-Infusion führt am Menschen zu keiner nachweisbaren Erweiterung der Muskelgefäße. Dafür liegen Hinweise vor, daß die *Adenosintriphosphorsäure* möglicherweise einen lokal-chemischen Regulationsfaktor der Muskeldurchblutung darstellt. (Näheres s. bei GOLENHOFEN 1959.)

Vielleicht spielt auch das *Serotonin* (5-Hydroxytryptamin) als erweiternder lokal-chemischer Faktor eine Rolle. Allerdings scheint es nach ROWLEY u. BENDITT (1956) vor allem bei einer *Schädigung* des Gewebes aufzutreten und dann weniger zur Gefäßerweiterung, sondern zur Permeabilitätssteigerung zu führen.

Eine örtliche Modifikation speziell der Adrenalin-Empfindlichkeit der Endstrombahn kann — wie schon im vorletzten Kapitel angeführt — durch das „vaso exitator material" (VEM) und „vaso depressor material" (VDM) von SHORR und ZWEIFACH erfolgen, wobei das VEM die Empfindlichkeit steigert, während VDM sie herabsetzt. Die Potenzierung der kontrahierenden Wirkung von Adrenalin, Nor-Adrenalin und Pitressin durch VEM wurde übrigens von PATERSON u. BOHR (1952) am Rattenmesenterium bestätigt. Während SHORR (1950) lange Zeit angenommen hatte, daß VEM und VDM auf dem Blutwege zur Wirkung gelangen und damit in die *Fern*steuerung des Capillarbettes eingeschaltet sind, kam ZWEIFACH mit METZ (1955/56) später zu dem Resultat, daß die beiden Stoffe nur eine *örtlich*-regulierende Bedeutung haben. Unklar ist allerdings noch, ob sie physiologische Gewebshormone darstellen oder aus *geschädigtem* Gewebe, also nur unter pathologischen Bedingungen, frei werden.

An Körperregionen, an denen der steuernde Einfluß der Gefäßnerven relativ groß ist, kann es zu einem Konflikt der zentral-nervösen Regulation des Capillarkreislaufs mit der örtlichen Regulierung kommen. Wenn das nur selten zu ernsthafteren Folgen führt, so wahrscheinlich darum, weil die sich ansammelnden lokalen Stoffwechselprodukte schließlich doch immer die Oberhand gewinnen. Andererseits kann der Blutbedarf eines tätigen Organs so groß werden, daß die Erweiterung der terminalen Arteriolen nicht mehr ausreicht, um den Bedarf zu decken. Dann greifen die lokal-chemischen Faktoren auf noch nicht ganz geklärtem Wege auf die kleinsten und kleinen Arterien und damit auf die peripheren

Widerstandsgefäße über („Nutritionsreflex" von HESS, vgl. S. 78).
Dies ist z. B. am Skeletmuskel der Fall; da dieser aber einen großen
Teil des gesamten Strombettes enthält, muß mit einer starken nutritiven
Durchblutungssteigerung der Muskulatur zwangsläufig der periphere
Widerstand sinken. Wenn dabei der allgemeine Blutdruck nicht un-
bedingt erniedrigt wird, so liegt das an einer kompensatorischen Stei-
gerung des Herz-Minutenvolumens.

2. Die „mechanogene" Reaktion

Neben der Freisetzung chemischer Faktoren aus dem Gewebe scheint
noch ein ganz anderes, bisher zu wenig beachtetes Prinzip für die lokale
Steuerung des Capillarbettes von allgemeinerer Bedeutung zu sein, bei
welchem mechanische *Druck- und Dehnungsreize* wirksam werden.
Dieses Prinzip wurde schon von BAYLISS als „myogene Reaktion",
später von WEZLER u. SCHÖNBACH[1] als „barynogene Kontraktion", von
SCHROEDER u. PETERMANN[1] als „antibarische Reaktion" und von GOLEN-
HOFEN kürzlich als „mechanogene Reaktion" beschrieben, und zwar auf
Grund indirekter Untersuchungen. Zuerst, am eindeutigsten — und vor
allem durch *direkte* Beobachtung — wurde der regulative Effekt von
Druck-Reizen an der *Hirn*strombahn nachgewiesen, und zwar an den
kleinen Arterien und Arteriolen der Pia mater; hier kommt es nämlich
zu einer sehr prompten kompensatorischen Reaktion auf allgemeine
und lokale Schwankungen des Blutdrucks (FORBES u. Mitarb.; FOG).
Die Hirndurchblutung wird also durch einen autonomen Regelvorgang
vor den Rückwirkungen allgemeiner Kreislaufstörungen geschützt.
Dieses Phänomen war den Lebendbeobachtern der Hirnoberfläche schon
seit etwa 1938 bekannt; seine Zugehörigkeit zum Begriff der „myogenen
Reaktion" von BAYLISS wurde zuerst von FOG (1938) und später von
MEYER u. DENNY-BROWN (1959) klar herausgestellt und von den letzteren
auch durch die Bezeichnung „Bayliss-Effekt" zum Ausdruck gebracht.
GOLENHOFEN (1960), der das gleiche Phänomen an der Skeletmuskulatur des Menschen nachwies, wählte die Bezeichnung „mechanogene
Reaktion", weil der zugrunde liegende Mechanismus noch nicht völlig
geklärt und möglicherweise uneinheitlicher Natur ist. Wir möchten seine
Bezeichnung, die nur die maßgebliche Reiz-Qualität zum Ausdruck
bringt, aber noch keinen bestimmten Überträger-Mechanismus prä-
judiziert, zunächst übernehmen[2]. Sollte sich später allerdings heraus-
stellen, daß alle bekannten Reaktionen der kleinen Arterien, Arteriolen
(und kleinen Venen) auf Druck- bzw. Dehnungsreize identisch sind und
der myogenen Reaktion von BAYLISS entsprechen, so könnte man die

---

[1] Zitiert bei GOLENHOFEN 1960.

[2] In der Arbeit von GOLENHOFEN (1960) findet sich eine zusammenfassende
Darstellung der hierhergehörigen Beobachtungen aus der Physiologie.

von MEYER u. DENNY-BROWN für die Hirnstrombahn vorgeschlagene Bezeichnung „Bayliss-Effekt" allgemein übernehmen und damit die wichtige Entdeckung von BAYLISS im Jahre 1902 ehren.

An den kleinen Gefäßen der Hirnoberfläche beobachtet man bei einem Blutdruckanstieg eine Vasoconstriction und bei einem Blutdruckabfall eine Vasodilatation (FORBES u. COBB 1938a u. b; FORBES, NASON, COBB u. WORTMAN; FOG 1937—1939; MEYER u. DENNY-BROWN 1957). Das Ausmaß dieser „paradoxen" Reaktion hängt einerseits vom Ausmaß der Blutdruckänderung und andererseits von der Höhe des Ausgangs-Druckes ab. MEYER u. DENNY-BROWN konnten nachweisen, daß auch *örtliche* Änderungen des endovasculären Druckes die gleichen reaktiven Weitenänderungen hervorrufen. Wie schon FORBES u. COBB und FOG richtig erkannt hatten, handelt es sich bei diesen reaktiven Weitenänderungen der Hirngefäße um einen wichtigen Regulationsmechanismus, durch welchen die Hirndurchblutung von allgemeinen Blutdruckschwankungen weitgehend unabhängig gemacht wird. Da die „autonome" Reaktion der Pia-Gefäße bzw. der sog. „Bayliss-Effekt" im speziellen Teil (S. 341) ausführlich behandelt wird, beschränken wir uns hier auf den Hinweis, daß die kurze Latenzzeit dieses Phänomens einen chemischen Zwischenmechanismus unwahrscheinlich macht (MEYER u. DENNY-BROWN) und tatsächlich für eine „myogene Reaktion" im Sinne von BAYLISS spricht.

An der Frosch-Schwimmhaut beobachteten LANGENDORF, SCHÖNBACH u. ZAHN (1955) ebenfalls eine „paradoxe" Weitenänderung der kleinen Blutgefäße, und zwar auf Änderungen des *Außen*-Druckes. Bei mäßiger Erhöhung des Außendruckes kam es zu einer deutlichen Gefäßerweiterung mit Strömungs*zunahme*, bei *herab*gesetztem Außendruck dagegen zu einer Gefäßverengerung mit Strömungsabnahme. Diese Weitenänderungen, die nicht druckpassiv bedingt sein können, beziehen die Autoren auf eine *reaktive* Dilatation bzw. Kontraktion der (vorgeschalteten) Arteriolen.

Bis zu einem Außendruck von 10—15 cm Wasser sahen LANGENDORF u. Mitarb. eine erhebliche Strömungsbeschleunigung. Die Arteriolen, Capillaren und Venolen wurden weiter, die Capillarbreite (gemessen mit einer sehr genauen, originellen Methode) nahm etwa um 24% zu. Dabei bewegten sich alle unter verschiedenem Außendruck festgestellten Weitenänderungen innerhalb der auch spontan vorkommenden Kaliberschwankungen. *Oberhalb* eines Außendruckes von 15 cm Wasser nahmen Strömungsgeschwindigkeit und Gefäßweite dagegen wieder laufend ab. Wurde der Außendruck bis zum Strömungsstillstand erhöht (30—35 cm Wasser) und dann eine langsame Druckentlastung herbeigeführt, so kam es ebenfalls zu einer reaktiven Mehrdurchblutung. Hieraus schließen LANGENDORF, SCHÖNBACH u. ZAHN, daß den glatten Muskelzellen die Fähigkeit innewohnt, vorübergehende Änderungen des Außendruckes (oder des Gefäßinnendruckes) durch Kontraktion bzw. Dilatation zu kompensieren. Während YAMADA, YAMADA u. BURTON (1954), die auf Grund von finger-plethysmographischen Untersuchungen zu ganz ähnlichen Resultaten gekommen waren, den Ausgangspunkt dieses Kompensationsmechanismus in der *Venen*wand sehen (daher „veni-vasaler Reflex"), verlegen LANGENDORF u. Mitarb. den Vorgang in die *Arteriolen*wand und vergleichen ihn mit einem „Regelkreis".

Ganz ähnliche reaktive Weitenänderungen der Arteriolen und Venolen bzw. kleinen Venen auf Schwankungen des *Innen*druckes beobachteten NICOLL u. WEBB (1955) am Fledermausflügel.

Auf langsamere und geringere Druckänderungen (intraarterielle oder intravenöse NaCl-Injektionen) kam es zu graduellen Tonusänderungen, auf plötzliche Druckschwankungen zu starken Kontraktionen, manchmal bis zum Verschluß und zu peristaltischen Kontraktionswellen. Wurde eine Hauptarterie denerviert, so hatte ihre Erweiterung und die hierdurch bedingte Druckerhöhung in der Peripherie eine Tonus*steigerung* der abhängigen Arteriolen zur Folge. Während diese Reaktion auf der arteriellen Seite eine Tendenz zur diffusen Ausbreitung zeigte, war sie auf der venösen Seite jeweils auf die Gefäß-Segmente zwischen 2 Klappen begrenzt. NICOLL u. WEBB nehmen an, daß die Vasomotion der kleinen Venen („Venimotion") überhaupt vorwiegend durch Druckänderungen gesteuert wird, eine Annahme, die durch die Beobachtungen von WIEDEMAN (1955) am gleichen Objekt noch gestützt wird. Es ist aber zu berücksichtigen, daß die sehr speziell gelagerten Verhältnisse des Fledermausflügels im Hinblick auf solche motorischen Gefäß-Phänomene nicht ohne weiteres verallgemeinert und auf andere Species bzw. Organregionen übertragen werden können.

Im Durchströmungsversuch ist eine Reaktion der glatten Gefäßmuskulatur auf Dehnungsreize auch an der Extremität des Hundes (RENKIN u. STAINSBY 1956) und an der Niere des Hundes (THURAU u. KRAMER 1959) beschrieben worden. GOLENHOFEN (1960) beobachtete am menschlichen Unterschenkel nach Senkung des Umgebungsdruckes (= Erhöhung des effektiven Gefäß-Innendruckes) eine *Abnahme* der Muskel-Durchblutung; die passive Druckeinwirkung wurde also mit einer aktiven Gefäßreaktion beantwortet. Er kommt auf Grund derartiger Beobachtungen zu dem Schluß, daß die mechanogene Reaktion am Skeletmuskel von ähnlicher Bedeutung für die lokale Regulation der Durchblutung sein müsse wie die Freisetzung chemischer Substanzen aus dem Gewebe.

Auf welchem Wege die mechanogene Gefäß-Reaktion zustande kommt, ist noch nicht geklärt. BAYLISS nahm an, daß die Beantwortung von Dehnungsreizen mit einer Kontraktion eine Grundeigenschaft der glatten Muskelzelle darstellt. YAMADA, YAMADA u. BURTON (1954) dachten an einen Reflexmechanismus, bei welchem Dehnungsreize im Bereich der *Venen* auf die Arteriolen übertragen werden (sog. „veni-vasaler Reflex"). Jedoch konnte WIEDEMAN (1959) kürzlich am Fledermausflügel durch direkte Beobachtung zeigen, daß eine Drucksteigerung auf der venösen Seite der terminalen Strombahn lediglich zu einer unmittelbaren mechanischen Fortleitung der Druckerhöhung auf die arterielle Seite führt, jedoch *nicht* zu einer reaktiven Kontraktion der Arteriolen. Dagegen beobachtete die Autorin unter Steigerung des venösen Druckes — ähnlich wie NICOLL u. WEBB — eine Zunahme der *Veno*motion, die sie als „myogene Reaktion" im Sinne von BAYLISS auffaßt. Die Lebendbeobachter der Hirnoberfläche nehmen, wie eingangs schon erwähnt, in Anlehnung an BAYLISS eine unmittelbare Reaktion der Arterienmuskulatur auf endovasculäre Druckänderungen, d. h. auf Dehnungsreize an. Diese Auffassung wird in neuerer Zeit auch von Physiologen

geteilt[1]. Sie führt zu der Folgerung, daß die autonome bzw. mechanogene
Reaktion auf der gleichen Eigenschaft der glatten Muskelzelle beruht
wie der myogene Tonus bzw. Grundtonus der Gefäße; daher spielt sie
auch — wie dieser — an denjenigen Organen die größte Rolle, die dem
Einfluß des Gefäßnervensystems am meisten entzogen sind.

b) Die Fernsteuerung des Capillarkreislaufs

Sie erfolgt im Gegensatz zur lokalen Regulierung vor allem auf
dem Nervenwege; daneben aber auch durch humorale, über die Blutbahn an den Wirkungsort gelangende Faktoren, und zwar im Rahmen
allgemeiner Kreislaufregulationen. Zu den nervalen Regulations-Effekten
gehören z. B. die von CLARK u. CLARK (1934a und b), CLARK, CLARK
u. WILLIAMS (1934) an der Kaninchenohrkammer beobachteten Gefäßreaktionen (Dilatation oder Kontraktion) auf Temperaturänderungen,
akustische oder taktile Reizung und bei sexueller Erregung des Versuchstieres; sie fehlen an neugebildeten, noch nervenfreien Arterien
bzw. Arteriolen und dürften auf zentral-nervösen Impulsen beruhen.
Auch die von LEE u. LEE (1947) am Mesenterium nicht-narkotisierter
Meerschweinchen beobachteten Gefäßkontraktionen auf Schreckreize
und bei Fluchtreaktionen müssen in diesem Zusammenhang erwähnt
werden (vgl. S. 181).

Die *humorale* Fernsteuerung des Capillarkreislaufs wird vor allem
durch Adrenalin und Noradrenalin, eventuell auch durch das gefäß-
aktive Hypophysenhormon Vasopressin besorgt. Falls man die kleinsten
Arterien noch mit zum Capillarbett rechnet, gehört schließlich das
Angiotonin bzw. Hypertensin hierher, das durch Zusammenwirken
einer renalen Komponente mit einem Serumfaktor entsteht. Da die
Beziehungen zwischen terminaler Strombahn und peripherem Widerstand bzw. allgemeinem Blutdruck anschließend in einem gesonderten
Kapitel abgehandelt werden, soll an dieser Stelle auf die Wirkung des
Angiotonins nicht näher eingegangen werden. Es sei nur erwähnt, daß
Angiotonin dadurch den Blutdruck steigert, daß es eine zwar geringe,
aber sehr ausgedehnte Kontraktion der Widerstandsgefäße hervorruft,
während Adrenalin — wenn es in unphysiologischen Dosen im Experiment den Blutdruck erhöht — nur ganz bestimmte Gefäßbezirke zu
starker Kontraktion bringt.

Das VEM (vaso excitator material) und das VDM (vaso depressor
material), denen SHORR zunächst — soweit sie in der Niere bzw. in der
Leber gebildet werden — eine Rolle in der *Fern*steuerung des Capillarkreislaufs beigemessen hatte, scheinen nach den neueren Untersuchungen
von ZWEIFACH u. METZ (1955/56) nur als *lokale* Regulationsfaktoren in
Betracht zu kommen. Dennoch gibt es aber möglicherweise andere

---

[1] SCHNEIDER, M.: Mündliche Mitteilung.

Substanzen, welche — wie man es anfangs von VEM und VDM angenommen hatte — in die Fernsteuerung des Capillarkreislaufs eingreifen, indem sie auf dem Blutwege eine *allgemeine* Änderung der Empfindlichkeit bewirken.

Zu solchen Stoffen darf man vielleicht die Nebennierenrindenhormone rechnen, welche nach den bisher vorliegenden Lebendbeobachtungen die Reaktionsempfindlichkeit erhöhen und hierdurch den Gefäß*tonus* aufrechterhalten.

So setzt eine doppelseitige Entfernung der Nebennieren nach FRITZ u. LEVINE (1951), AKERS, HERSHEY u. ZWEIFACH (1954) die Empfindlichkeit der terminalen Strombahn beträchtlich herab, die spontane Vasomotion kann erlöschen, und der Tonus der glatten Muskulatur erlahmt. Umgekehrt werden Tonus (und Empfindlichkeit?) bei der experimentellen Tuberkuloseinfektion der Kaninchenohrkammer durch Cortisonbehandlung normalisiert (EBERT 1951; EBERT u. WISSLER 1951b; EBERT u. BARCLAY 1952).

Bei Kaliummangel wird die Adrenalinansprechbarkeit des Rattenmesenteriums nach FREED u. ROSENMAN (1956) durch Cortisonbehandlung sogar über die Norm hinaus gesteigert; allerdings bereitete es in den letztgenannten Untersuchungen offenbar Schwierigkeiten, zwischen Änderungen des Tonus und der Empfindlichkeit zu unterscheiden. Möglicherweise sind diese beiden Begriffe von vielen anderen Autoren überhaupt nicht getrennt worden.

Enthält die terminale Strombahn arterio-venöse Anastomosen, so scheinen diese mehr im Dienste allgemeiner Kreislaufregulationen (Thermoregulation) zu stehen, als der örtlichen Regulierung zu nützen (Schutz der Capillaren vor abnormen Druckzuständen? CURRI, TISCHENDORF u. MAGGI 1954; CLARA 1956; vgl. S. 26ff.). Dafür spricht unter anderem, daß sie eine besonders reiche Nervenversorgung besitzen und nicht konform mit den benachbarten Arteriolen bzw. kleinen Arterien reagieren. Sie geben allerdings in dieser Hinsicht noch große Rätsel auf. Die von STAUBESAND (1953) nachgewiesene sekretorische Funktion der epitheloidzellhaltigen AVA könnte sowohl im Sinne einer örtlichen Regulierung als auch einer humoralen Fernsteuerung gedeutet werden. Die sog. Metarteriolen von CHAMBERS u. ZWEIFACH, denen verschiedene Autoren eine entscheidende Bedeutung für die Regulation des Capillarkreislaufs zumessen, sind sicher kein grundsätzlicher Bestandteil des Capillarbettes, sondern kommen — ähnlich wie die AVA — nur an ganz bestimmten Organ-Regionen vor. Wieweit sie wirklich eine regulative Sondereinrichtung des Gefäß-Systems darstellen, ist noch weitgehend unklar.

Fassen wir zusammen, so ist die Regulation des Capillarkreislaufs an die glatte Gefäßmuskulatur, d. h. an die motorische Funktion der Gefäße gebunden; die Capillaren selbst sind daher unbeteiligt. Das entscheidende Erfolgsorgan für die *lokale* Regulierung sind vor allem die terminalen Arteriolen, für die *Fern*steuerung im Rahmen allgemeiner Kreislaufregulationen vorzugsweise die kleinsten und kleinen Arterien.

Die Beteiligung der kleinen Venen hängt von dem Grad ihrer Muskularisierung ab und dürfte regional recht verschieden ausfallen. Im allgemeinen scheinen die Venen erst *außerhalb* des Capillarbettes wieder eine regelrechte Muskelschicht zu besitzen: außerdem ist ihre Reaktion unter physiologischen Bedingungen relativ träge.

Ein wichtiges *örtliches* Regulationsprinzip besteht in dem Wechselspiel bzw. Antagonismus zwischen (myogenem oder neurogenem) Gefäß-Tonus und verschiedenen, zum Teil noch unbekannten dilatierenden

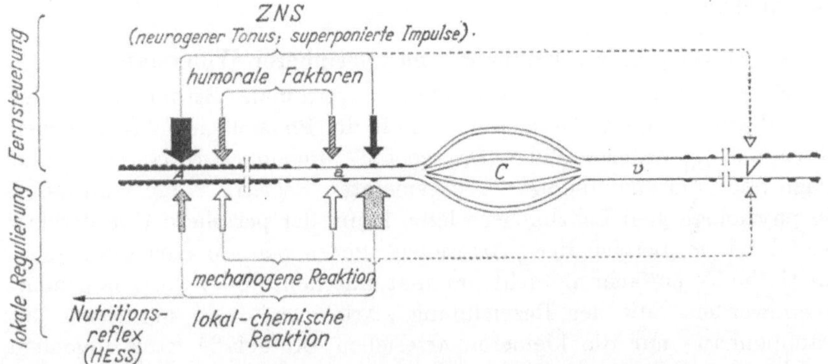

Abb. 18. Schema zur Regulation des Capillar-Kreislaufs. *A* kleine und kleinste Arterien; *a* terminale Arteriolen; *C* Capillaren; *v* Venolen; *V* (muskularisierte) kleinste und kleine Venen. Die glatten Muskelzellen sind durch schwarze Punkte symbolisiert. Da die kleinsten und kleinen Arterien sowie die kleinsten und kleinen Venen ungleich längere Abschnitte der Blutbahn darstellen als die relativ kurzen terminalen Arteriolen, Capillaren und Venolen, sind sie unterbrochen gezeichnet. Die obere Hälfte des Schemas zeigt die Faktoren der Fernsteuerung, die untere Hälfte die Faktoren der lokalen Regulierung (einschließlich des sog. Nutritions-Reflexes von HESS). Die verschieden breiten Pfeile deuten nur die unterschiedliche Wirksamkeit bestimmter Faktoren an den distalen und proximalen Abschnitten der arteriellen Strecke an, jedoch nicht ihre Wertigkeit im Rahmen der Regulation des Capillarkreislaufs. Über den Einfluß der regulierenden Faktoren auf die venöse Seite des Capillarbettes ist noch relativ wenig bekannt. Der Nutritionsreflex kann auch auf große Gefäß-Stämme übergreifen

Substanzen aus dem Gewebe, insbesondere der Kohlensäure. Außerdem wohnt der glatten Muskulatur der kleinen Arterien und Arteriolen die Fähigkeit inne, vorübergehende Dehnungsreize — z. B. bei plötzlichen Änderungen des Innen- oder Außendruckes — mit einer reaktiven Kontraktion bzw. Dilatation zu beantworten. Dieser Regelvorgang beruht auf der gleichen autonomen Funktion der glatten Muskulatur wie der myogene Tonus (bzw. „Grundtonus") und fällt daher an solchen Organen am stärksten aus, an denen die vasomotorische Innervation schwach ist. Er wurde vor allem am Gehirn und am Skeletmuskel nachgewiesen. Durch den Übergriff zentral-nervöser Impulse kann die Blutversorgung des Gewebes gestört werden; daher nimmt der Einfluß des Gefäßnervensystems an den Arteriolen erheblich ab; an lebenswichtigen, empfindlichen Organen ist er besonders gering. Die Metarteriolen und Capillarsphincteren von CHAMBERS u. ZWEIFACH treten bei der lokalen

Regulierung des Capillarkreislaufs an Bedeutung zurück, weil sie nicht ubiquitär vorhanden sind.

Die *Fern*regulierung des Capillarbettes im Rahmen allgemeiner Kreislaufreaktionen erfolgt in erster Linie über das Gefäßnervensystem, daneben aber auch durch humorale Faktoren aus der Blutbahn. Soweit arterio-venöse Anastomosen vorhanden sind, scheinen sie weniger im Dienste der örtlichen Regulation zu stehen (Schutz der Capillaren vor abnormen Druckänderungen ?), als an allgemeinen Kreislaufregulationen teilzunehmen.

c) Terminale Strombahn und „peripherer Widerstand"

Ebenso wie bei der Bezeichnung „terminale Strombahn" oder „Capillarbett" handelt es sich bei dem in der Physiologie gebräuchlichen Terminus „periphere Widerstandsgefäße" um einen *funktionellen* und dazu noch um einen summarisch gemeinten Begriff. Wenn man daher in physiologischen Lehrbüchern lesen kann, der periphere Hauptwiderstand sei im Bereich der „Arteriolen" zu suchen, so darf diese schematische Vereinfachung nicht (im anatomischen Sinne) wörtlich genommen werden. Mit der Bezeichnung „Arteriolen" sind in diesem Zusammenhang nur die kleineren arteriellen Blutgefäße ganz allgemein gemeint, ohne Zugrundelegung eines bestimmten Wandbaues und einer bestimmten Größenordnung.

Der Anatom BENNINGHOFF (1930) sieht die hauptsächlichsten Widerstandsregler des Kreislaufs in den „kleinsten Arterien", d. h. in den letzten, noch mit einer Elastica interna und einer *kontinuierlichen* Muskelschicht ausgerüsteten Ausläufern des Arteriensystems *vor* den eigentlichen Arteriolen morphologischer Definition. Er weist aber an anderer Stelle darauf hin, daß — offenbar selbst von Anatomen — diese kleinsten Arterien vielfach noch als „Arteriolen" bezeichnet werden. ZWEIFACH unterteilt in einer Übersicht (1957) über die Regulation des Capillarkreislaufs die peripheren Blutgefäße in 3 Kategorien: 1. die Arterien und Arteriolen für die Erhaltung des Blutdruckes, 2. die terminalen Arteriolen, Sphincteren und Capillaren für die lokale Stromregulierung und 3. die Venolen und Venen für die Rückleitung des Blutes zum Herzen. Dabei betont er, daß die terminale Strombahn unabhängig vom übrigen Kreislauf reguliert werde.

Es ist jedenfalls nicht von vornherein selbstverständlich, daß der arterielle Schenkel der terminalen Strombahn völlig in den „peripheren Widerstands-Gefäßen" aufgeht. Andererseits ist die Frage, wieweit die örtlichen Durchblutungsregler mit den peripheren Widerstandsgefäßen identisch sind, für die Beurteilung der funktionellen Selbständigkeit der terminalen Strombahn von Interesse. Eine definitive Lösung des Problems wäre wohl nur durch kombinierte Lebendbeobachtung und histologische Untersuchung (zur Klassifizierung der untersuchten Gefäßstrecken) möglich, wobei der Blutdruck experimentell variiert werden müßte, *ohne* daß sich dabei das Herz-Minuten-Volumen wesentlich ändert. Die bisher vorliegenden Lebendbeobachtungen zu dem aufgeworfenen Problem erfüllen diese Bedingungen nicht. Sie lassen aber trotzdem daran denken, daß die lokal-chemische Steuerung des Capillarkreislaufs und die periphere Widerstandsregulierung nicht nur funktionell, sondern auch anatomisch-lokalisatorisch zumindest bis zu einem gewissen Grade voneinander unabhängig sind, d. h. an *verschiedenen* Gefäßabschnitten angreifen.

Der Ricker-Schüler NORDMANN untersuchte zusammen mit KOCH (1928/29) die Beziehungen zwischen allgemeinem Blutdruck und terminaler Strombahn am Kaninchen unter direkter Beobachtung des mesenterialen Capillarbettes. Er kam zu dem Resultat, daß die Strömung im Capillarbett zwar zu einem gewissen Grade von der Höhe des allgemeinen Blutdruckes abhänge (vgl. S. 177), während dieser aber umgekehrt vom Verhalten der terminalen Strombahn *un*abhängig sei; dagegen wurde eine enge Parallelität zwischen den Blutdruckänderungen und dem Kontraktionszustand der *nächsthöheren* kleinen Arterien gefunden.

NORDMANN definiert „terminale Strombahn" in diesen Arbeiten als „kleinste Arterien, Capillaren und kleinste Venen"; die Arteriolen müssen also von ihm als „kleinste Arterien" erfaßt worden sein. Unklar bleibt nur, ob er den Ausdruck „kleinste Arterien" ausschließlich für Arteriolen brauchte, oder ob er auch noch kleinste Arterien anatomischer Definition mit einschloß. Jedenfalls hebt er nachdrücklich hervor, daß der allgemeine Blutdruck nicht von der „terminalen Strombahn", sondern vom Kontraktionszustand der ihr „näher oder ferner" *vorgeschalteten* Arterien abhängig gewesen sei. In seiner Monographie (1933) heißt es an einer Stelle: „Bei verhältnismäßig sehr hohen Drucken (Blutdruck) kommt es in der Regel zu einer Verschiedenheit im Verhalten der vorgeschalteten Arterien einerseits und der terminalen Strombahn andererseits; die vorgeschalteten Arterien sind *stark* verengt, die terminale Strombahn erweitert ..."

DIETRICH u. NORDMANN (1928/29) fanden bei der experimentellen Coli-Peritonitis des Kaninchens eine Erweiterung der gesamten terminalen Strombahn bei erhaltener Kontraktion der vorgeschalteten Arterien, welche daher für die Aufrechterhaltung des Blutdruckes verantwortlich gemacht werden. Aus diesem Grund bezeichnen DIETRICH u. NORDMANN den von ihnen angewandten intravenösen Adrenalin-Test, bei welchem die Reaktion am Blutdruck abgelesen wird, auch als „Funktionsprüfung der Arterien", da die terminale Strombahn für die Aufrechterhaltung des Blutdruckes nicht in Frage komme.

Gegen diese Untersuchungen, die an sich für eine weitgehende funktionelle Selbständigkeit der terminalen Strombahn gegenüber der Blutdruckregulierung sprechen könnten, läßt sich allerdings einwenden, daß sich die Versuchstiere während der Beobachtung in einem sehr unphysiologischen Kreislauf-Zustand befanden; möglicherweise lag ein sog. Spannungskollaps vor. Es ist daher schwierig, aus ihnen verbindliche Rückschlüsse auf die Lokalisation der Widerstandsregler zu ziehen.

ABELL u. PAGE untersuchten Angriffspunkt und Wirkungsweise des Angiotonins (Hypertensin) an der Kaninchenohrkammer (1942a u. b) und am Kaninchenmesenterium[1] (1946). Und zwar verglichen sie in

---

[1] Kammer-Technik, daher waren auch chronische Versuche möglich.

diesen Versuchen die Wirkung eines experimentellen Nierenhochdrucks und den Effekt des Angiotonins auf die kleinen Arterien und
Arteriolen.

Sie fanden beim renalen Hochdruck eine allgemeine, mäßige Kontraktion der
kleinen Arterien und Arteriolen des Ohrkammergewebes mit Zunahme der Spontankontraktionen *ohne* wesentliche Strömungsverlangsamung. Der gleiche Zustand
konnte an den *gleichen* Gefäßen *vor* Erzeugung des Hypertonus mit *Angiotonin*
(0,2—2 cm³ intravenös) hervorgerufen werden. Die Strombahn des Mesenteriums
verhielt sich auf Angiotonininjektionen nicht anders; auch hier fiel eine *allgemeine mäßige Kontraktion ohne Strömungsverlangsamung* auf. Niemals kam
es zu einem spastischen Verschluß; im Gegensatz zum Adrenalineffekt auch nicht
bei Steigerung der Dosis. Die Arteriolen reagierten eher stärker als die kleinen
Arterien, und die Venolen bzw. kleinen Venen beteiligten sich nur schwach. Durchschnittlich kontrahierten sich die Arteriolen um 30—50% ihres Ausgangsdurchmessers, die Venen um 10—30%. Renin hatte die gleiche Wirkung wie Angiotonin. Ein Gleichbleiben der linearen Strömungsgeschwindigkeit trotz der von
ABELL u. PAGE beobachteten und photographisch festgehaltenen arteriellen Kontraktionen setzt allerdings voraus, daß sich auch die Arterien bzw. Arteriolen anderer
Körperregionen in etwa dem gleichen Maße kontrahierten, was ABELL u. PAGE
zwar annehmen, jedoch nicht direkt untersucht haben. Andernfalls hätten die
von ihnen abgebildeten Spasmen unseres Erachtens unbedingt zu einer sichtbaren
Strömungsverlangsamung in den nachgeschalteten Capillaren führen müssen.

ABELL u. PAGE kommen zu dem Schluß, daß Angiotonin und Renin
im Gegensatz zu Adrenalin dadurch blutdrucksteigernd wirken, daß *alle*
Arteriolen bzw. kleinen Arterien gleichmäßig in so geringem Maße verengt werden, daß keine wesentliche Strömungsverlangsamung resultiert;
nur so sei eine langfristige Blutdruckerhöhung ohne erkennbare Durchblutungsstörungen erklärlich. GREISMAN (1956), der die Nagelwallcapillaren bei Blutdrucksteigerungen durch Noradrenalin- und Angiotonin-Infusion am Menschen untersuchte, kam praktisch zu dem gleichen Resultat. Hiernach würden die (terminalen) Arteriolen also an
peripheren Widerstandsänderungen ebenso beteiligt sein wie die vorgeschalteten kleinen Arterien; die örtliche, nutritive Durchblutungsregulierung und die Regulierung des peripheren Widerstandes würden
sich an den *gleichen* Abschnitten des Arteriensystems abspielen. Gegenseitige Störungen würden nur dadurch vermieden, daß die peripheren
Widerstandsänderungen sich ganz gleichmäßig auf *ausgedehnte* Gefäßgebiete des Organismus verteilen und daher an den einzelnen Arteriolen
nur sehr geringe Weitenänderungen bewirken, während die örtliche
Durchblutungsregulierung durch starke Weitenänderungen in *umschriebenen* Gefäßbezirken vor sich geht, welche im allgemeinen keine
Rückwirkung auf den peripheren Widerstand haben.

Demgegenüber stellten PATERSON u. BOHR (1952) am Appendixmesenteriolum der Ratte fest, daß die „Arteriolen" nur auf Adrenalin,
Noradrenalin und Pitressin reagieren, sich aber auf Angiotonin *nicht*
kontrahieren. Sie kommen daher im Gegensatz zu ABELL u. PAGE

zu der Schlußfolgerung, daß die Grenze des („regelbaren") peripheren Widerstandes *vor* dem eigentlichen Capillarbett gelegen sei.

In diesem Fall wurden die geprüften Substanzen *örtlich* appliziert, und zwar das Angiotonin in einer Lösung mit 10/E/cm³. Dabei beschränkte sich der Test nur auf das Verhalten der sog. „Metarteriolen", d. h. der Zentralkanäle von CHAMBERS u. ZWEIFACH.

Bei dieser Differenz in den Beobachtungen von ABELL u. PAGE und von PATERSON u. BOHR könnte es sich um einen nur scheinbaren Widerspruch handeln. Sieht man einmal von der etwas fragwürdigen Vergleichbarkeit der übrigen Versuchsbedingungen ab (Versuchsfeld, Applikationsform und Dosierung des Angiotonins), so haben ABELL u. PAGE sehr wahrscheinlich größere Gefäße getestet als PATERSON u. BOHR. Sie geben nämlich an, daß die untersuchten Gefäße in einer Größenordnung von 28—84 μ gelegen hätten; kein Gefäß hatte nach ihren Angaben einen Durchmesser unter 20 μ; in den Versuchsbeispielen werden nur 2 „Arteriolen" von 20 und 21 μ angeführt. Wir möchten daher annehmen, daß es sich bei den meisten Gefäßen nicht um (terminale) Arteriolen, sondern um kleinste und kleine Arterien gehandelt hat. Andererseits ist anzunehmen, daß PATERSON u. BOHR tatsächlich vorwiegend echte Arteriolen mit einem Querschnitt von 20—25 μ und darunter vor sich hatten, wenn sie ihre Beobachtung auf die vielfach den „terminalen Arteriolen" gleichzusetzenden „Metarteriolen" von CHAMBERS u. ZWEIFACH beschränkten. Somit wird ihre Schlußfolgerung, daß die Grenze des peripheren Widerstandes vor den Metarteriolen und damit *vor* dem eigentlichen „Capillarbett" gelegen sei, durch die Beobachtung von ABELL u. PAGE nicht unbedingt in Frage gestellt; um so weniger, als der unterschiedliche Angriffspunkt von Adrenalin, Noradrenalin und Pitressin einerseits und von Angiotonin andererseits in gutem Einklang mit der verschiedenen Blutdruckwirkung dieser Substanzen (BLACKET, PICKERING u. WILSON 1950) stehen würde, worauf PATERSON u. BOHR besonders hinweisen. Berücksichtigt man weiterhin, daß die Metarteriolen (bzw. „terminalen Arteriolen") und Capillarsphincteren nach ZWEIFACH (1957) 5—10mal empfindlicher gegen chemische Reize sind als die *vor*geschalteten „größeren Arteriolen" (kleinste Arterien?), und daß Adrenalin/Noradrenalin in der irreversiblen Schockphase wirkungslos werden können, während Angiotonin und Pitressin noch wirksam sind, so liegt die Vermutung einer gewissen physiologischen bzw. pharmakologischen „Grenze" zwischen kleinsten Arterien einerseits und den sog. terminalen Arteriolen (oder Metarteriolen) andererseits nahe. Diese Grenze würde durch eine entsprechende Abnahme der Innervation (vgl. S. 256) noch unterstrichen. ZWEIFACH, der das Capillarbett erst mit den Metarteriolen beginnen läßt, steht daher auf dem Standpunkt, daß der periphere Hauptwiderstand *proximal* vom Capillarbett lokalisiert ist. Diese Ansicht wird aus verschiedenen Gründen von anderen Autoren ebenfalls vertreten und als wichtigstes Argument für die relative Selbständigkeit des Capillarbettes angeführt. Auch FREED u. ROSEMAN (1956), die gleichzeitig den allgemeinen Blutdruck und die Reaktivität der terminalen Arteriolen (Mesoappendix-Test) an der Ratte beobachteten, kamen zu dem Ergebnis, daß unter verschiedenen Versuchsbedingungen keine Korrelation zwischen den Empfindlichkeitsänderungen dieser Gefäße und der Blutdrucklage besteht. Für ein unterschiedliches pharmakologisches Verhalten der terminalen Arteriolen und der kleinsten Arterien könnte schließlich auch die Tatsache sprechen, daß VEM und VDM ausschließlich auf die Arteriolen, nicht aber auf die kleinsten Arterien wirken (SHORR, ZWEIFACH, FURCHGOTT u. BAEZ 1951), während Pitressin seinen Hauptangriffspunkt an den kleinsten Arterien hat; der Adrenalineffekt wiederum nimmt von proximal nach distal, wie schon an anderer Stelle erwähnt, kontinuierlich *zu* (AKERS u. LEE 1953).

Auf Grund dieser Beobachtungen halten wir es für möglich und wahrscheinlich, daß die Gefäß-Strecken für die Widerstandsregulierung und für die Steuerung der örtlichen Durchblutung *nicht* vollkommen identisch sind, wie ABELL u. PAGE es auf Grund ihrer schönen Ohrkammer-Beobachtungen annehmen, und wie es der landläufigen Ansicht der Physiologen entspricht. Es ist damit zu rechnen, daß die nur noch lückenhaft muskularisierten „terminalen" Arteriolen den peripheren Widerstand nur unmaßgeblich beeinflussen und damit auf Grund ihrer besonderen Ansprechbarkeit ganz vorzugsweise der *örtlichen* Blutverteilung dienen, während der periphere Hauptwiderstand weiter proximal, im Bereich der kontinuierlich muskularisierten kleinsten und kleinen Arterien zu suchen wäre. Das würde aber bedeuten, daß die terminalen Arteriolen zusammen mit den Capillaren, Venolen und kleinsten Venen tatsächlich einen relativ selbständig regulierbaren Abschnitt des Gefäß-Systems darstellen, und daß die alte, auf verschiedenen physiologischen, pathologischen und klinischen Beobachtungen basierende Vorstellung von der funktionellen Sonderstellung der „terminalen Strombahn" wirklich zu Recht besteht.

Das schließt natürlich nicht aus, daß zentral-nervöse Impulse bis in das Capillarbett „durchschlagen" und die nutritive Regulation unter Umständen stören können, und daß andererseits die lokal-chemische Steuerung des Capillarkreislaufs häufig auf die peripheren Widerstandsgefäße, ja sogar größere Arterien übergreift, z. B. bei der Arbeitshyperämie des Skeletmuskels. Dies geschieht dann allerdings nicht nur durch Diffusion der erweiternden Stoffwechselprodukte, deren Reichweite ja begrenzt ist, sondern unter Einschaltung des sog. „Nutritions-Reflexes"; wahrscheinlich erfolgt die Erweiterung entfernterer Arterien hierbei durch Erregung chemosensibler Receptoren und über einen Axonreflex (REIN 1955).

Angesichts dieser Umstände wäre es vielleicht zweckmäßig, die proximale Grenze für das „Capillarbett" schon mit den terminalen Arteriolen zu ziehen und die „kleinsten Arterien" anatomischer Definition (kontinuierliche Muskelschicht, Elastica interna) nicht mehr zur terminalen Strombahn im engeren Sinne zu rechenen. Das würde dem Vorgehen anglo-amerikanischer Autoren (insbesondere CHAMBERS u. ZWEIFACH; SHORR; PATERSON u. BOHR) entsprechen. Weitere Untersuchungen über die Innervation, die pharmakologische Ansprechbarkeit und das Verhalten der zur Frage stehenden präcapillären Gefäß-Strecken müssen zeigen, wieweit diese Unterscheidung zwischen peripheren Widerstandsreglern und örtlichen Durchblutungsreglern gerechtfertigt ist.

F. Die Strömung innerhalb des Capillarbettes

Die Geschwindigkeit des Blutes variiert innerhalb des Capillarbettes außerordentlich und stellt die Resultante von zahlreichen, in komplizierter Weise zusammenwirkenden Faktoren dar. Sie kann einerseits so gering sein, daß das Blut sich nur langsam, „körnig" und ungeordnet durch die Gefäßlichtung bewegt, wobei die einzelnen Erythrocyten deutlich wahrnehmbar sind, und andererseits so schnell, „bandförmig" oder „gestrichelt", daß weder die Zellelemente noch die Strömungsrichtung einwandfrei erkennbar sind. Für die Strömungsgeschwindigkeit in den *Capillaren* dürften vor allem Querschnitt und Länge der zuführenden Arterien sowie der Capillaren selbst, die Art der Anastomosierung (Verzweigungswinkel der einzelnen Gefäßstrecken) und der Querschnitt der Abflußvenen maßgebend sein.

Die mittlere Strömungsgeschwindigkeit kleiner Arterien von 800—30 μ Durchmesser hat WIDMER (1957) kürzlich mit Hilfe der Hochfrequenzkinematographie[1] am Kaninchenohr bestimmt. Die Werte lagen in der Systole zwischen 25 und 12 cm je sec^{-1} und in der Diastole zwischen 6 und 3 cm/sec^{-1}.

In den Capillaren der Conjunctiva bulbi des Menschen beträgt die Strömungsgeschwindigkeit nach Messungen von LEE u. HOLZE (1950) durchschnittlich 0,026 mm/sec; infolge des vasomotorischen Funktionsspiels variiert sie zwischen 0,009 und 0,04 mm je sec. An der Kaninchen-Conjunctiva maß LAZT (1949) mit einer kinematographischen Methode wesentlich höhere Werte, und zwar kam er bei einem Capillardurchmesser von 7,5—8,5 μ auf eine mittlere Strömungsgeschwindigkeit von 2,0—3,0 mm/sec.

Abgesehen von gröberen Schwankungen des allgemeinen Blutdrucks wird die Strömung in den Capillaren vor allem durch das ständig wechselnde motorische Funktionsspiel der unmittelbar vorgeschalteten kleinen Arterien, Arteriolen — und eventuell der Sphincteren — verändert. In netzförmig anastomosierenden Gefäßbezirken kann es streckenweise zu einem häufigeren Wechsel der Strömungsrichtung kommen. In diesem Zusammenhang sei erwähnt, daß eine experimentell verursachte, dauerhafte Strömungsumkehr in den Capillaren offenbar keine nachweisbaren

---

[1] 600 Bilder/sec, die am Einzelbildprojektor ausgewertet werden.

Ernährungsstörungen nach sich zieht (HEIMBECKER, THOMAS u. BLALOCK 1951).

An parenchymatösen Organen können mit der Organtätigkeit verbundene Volumenschwankungen des Gewebes zu einer periodischen Kompression der Capillaren mit entsprechender Strömungsänderung führen (z. B. an der Ratten-Leber, TH. PETERS, 1956, und an der Katzen-Milz, MACKENZIE u. Mitarb. 1941). Daneben gibt es aber offenbar auch eine mit dem Funktionszustand eines Organs wechselnde *aktive* Tonusänderung der muskularisierten Abschnitte des Capillarbettes, wie z. B. am Pankreas, dessen Durchblutungsgrad mit der Sekretionsphase wechselt, oder an der Lunge, an der zeitweise nur ein Teil der vorhandenen Alveolarcapillaren durchblutet wird (WEARN, ERNSTENE usw. 1934). Oft ist es nicht möglich, diese beiden Vorgänge klar voneinander abzutrennen.

Während sich die vorwiegend der Ernährung dienenden Capillaren ganz allgemein durch eine sog. „intermittierende" Strömung auszeichnen, d. h. einen periodischen Wechsel der Strömungsgeschwindigkeit mit nur kurzdauernden Stillständen, gibt es an den inneren Organen auch capilläre Spezialeinrichtungen, z. B. in Form der Milz- und Leber-Sinus, in denen die Strömung physiologischerweise stundenlang sistieren kann (Speicherfunktion, s. Spezieller Teil).

Im allgemeinen nimmt die lineare Strömungsgeschwindigkeit von den kleinsten Arterien zu den kleinen Venen hin laufend ab, wobei aber die Capillaren unter Umständen *langsamer* durchströmt sein können als die sich anschließenden Venolen. Hierfür sind der Wechsel des Gesamtquerschnittes der Strombahn auf dem Wege von den Arterien zu den Venen sowie die Art der Anastomosierung verantwortlich.

In diesem Zusammenhang darf nicht außer acht gelassen werden, daß die bei der capillarmikroskopischen Beobachtung registrierbaren Änderungen der linearen Strömungsgeschwindigkeit keinen zuverlässigen Rückschluß auf entsprechende Änderungen des Strömungs*volumens* zulassen (BURTON 1958).

Fließen zwei oder mehrere Venen zusammen, so bleiben die Blutfäden oftmals noch eine Weile getrennt, so daß die Strömung in dem gemeinsamen Gefäß-Stamm ein streifenförmiges Aussehen zeigt (sog. „gebänderte" bzw. „getrennte" bzw. „lamelläre" Strömung). Besonders eindrucksvoll ist dieses Phänomen, wenn die zusammenmündenden Blutfäden ein sehr verschiedenes Erythrocyten-Plasma-Verhältnis aufweisen; z. B. am Mesenterium, wenn normale und prästatische Strömung zusammentreffen (eigene Beobachtung), an der Milz, wenn Speicherblut und plasmareiches Filterblut zusammentreffen (KNISELY) oder an der Conjunctiva bulbi, wenn eine Kammerwasser-Vene sich mit einer Blut-Vene vereinigt (WEGNER u. INTLEKOFER). Durch eine Strömungsverlangsamung wird die streifenförmige Strömung begünstigt.

Unterhalb eines Gefäßdurchmessers von 350 μ bis herab zu einem Durchmesser von etwa 10 μ (und damit auch im Bereich der „terminalen Strombahn") ist der Blutfaden in den corpusculären Axialstrom und den Plasmarandstrom getrennt (FÅHRAEUS 1948). Der Axialstrom enthält kaum Plasma und der Plasmarandsaum praktisch keine Zellen. Auf der venösen Seite des Capillarbettes erscheint der Plasmarandsaum besonders breit — sein Querschnitt kann nach FÅHRAEUS bis 10 μ betragen, häufig entspricht er dem Durchmesser eines Leukocyten —, während er in den Capillaren nur sehr schmal bleibt und in besonders dünnen Capillaren gänzlich fehlt. Bei Abnahme der Strömungsgeschwindigkeit wird der Plasmarandstrom schmäler (WEIS-FOGH; COPLEY 1952—1958b).

Wegen seiner hämodynamischen Besonderheiten hat FÅHRAEUS diesen Abschnitt des Gefäß-Systems von 350—10 μ unter der Bezeichnung „Paracapilläre Gefäße" besonders herausgestellt. Er enthält nach seiner Schätzung etwa 50% des gesamten Blutvolumens. Das relative Erythrocytenvolumen nimmt unterhalb eines Lichtungsdurchmessers von 350 μ nach distal merklich ab; das ist ein wichtiger Grund, warum das Poiseuillesche Gesetz auf den Bereich der terminalen Strombahn nicht angewandt werden kann.

Stellt man sich den strömenden Blutfaden im Querschnitt vor, so besteht er in den größeren „paracapillären" Gefäßen aus mehreren, konzentrisch gelagerten Schichten mit verschiedener Strömungs-Geschwindigkeit. Am schnellsten bewegt sich nach FÅHRAEUS der Kern des corpusculären Axialfadens, welcher die weißen Blutkörperchen enthält; darum herum bewegt sich etwas langsamer ein Erythrocyten-Mantel, in dem sich auch die Thrombocyten befinden (im Plasmasaum sind normalerweise auch auf Mikrophotogrammen keine Thrombocyten festzustellen [WITTE u. SCHRICKER 1958a; eigene Erfahrung]). Noch langsamer wiederum bewegt sich der den corpusculären Axialfaden umgebende Plasmarandstrom; auch seine Geschwindigkeit soll von innen nach außen abnehmen, so daß schließlich eine schmale *bewegungslose* Schicht (sog. endocapilläre plasmatische Grenzschicht) an die Gefäß-innenwand grenzt, in der sich wahrscheinlich wichtige Vorgänge der Blutgerinnung abspielen (COPLEY 1957/58b; WITTE 1960a). Ab und zu taucht ein Leukocyt flüchtig im Plasmarandstrom auf. Die im Axial-strom befindlichen weißen Blutkörperchen sind ebenso wie die Thrombocyten bei der Lebendbeobachtung nicht wahrzunehmen; man sieht praktisch nur die Erythrocyten; diese lassen im Bereich der Arteriolen und Venolen auf Elektronenblitzaufnahmen keine bestimmte Orientierung erkennen (WEIS-FOGH 1957; eigene Erfahrungen). Die terminalen Arteriolen und die Capillaren sind oft so eng, daß die Trennung des Blutfadens in Blutkörperchen und Plasmasaum aufgehoben wird; das Plasma befindet sich dann in Form der sog. „Plasmalücken" *zwischen* den weißen und roten Blutkörperchen, die die Gefäßlichtung einzeln nacheinander passieren müssen. Die Thrombocyten schwimmen nun innerhalb der Plasmalücken und sind daher bei verlangsamter Strömung direkt zu beobachten, bei rascher Strömung auf Elektronenblitzaufnahmen deutlich zu erkennen; sie imponieren als ovale, komma-, spindel- oder nadelförmige, glatte Scheibchen (WITTE u. SCHRICKER; eigene Erfahrung). Die Erythrocyten bilden bei der Capillarpassage charakteristische „Strömungsfiguren", an denen man auch auf Elektronenblitzaufnahmen noch erkennen kann, ob der Blutfaden zur Zeit der Aufnahme in Bewegung war. Manche Capillaren sind — besonders am Eingang — so eng, daß die roten Blutkörperchen nur unter stärkerer Deformierung und die weißen Blutkörperchen sehr schwer oder überhaupt nicht passieren können; manchmal kommt es zur passageren Verstopfung des Capillareingangs durch einen Leukocyten (SANDISON 1931; NICOLL u. WEBB 1945/46; ILLIG 1957).

Ob sich die Erythrocyten innerhalb der Gefäßlichtung normalerweise gegenseitig abstoßen, wie es allgemein angenommen wird (KNISELY; SAWYER u. ROBERTS 1954; RITTER 1955, NAUMANN 1961 u. a.) oder ob sie sich bei verlangsamter Strömung trotz ungestörter Suspensionsstabilität des Blutes zu lockeren Geldrollen zusammenlagern können (WEIS-FOGH 1957), ist noch nicht endgültig geklärt. Wahrscheinlich beruht die sog. „körnige" Strömung, wie man sie in den Capillaren ganz gesunder Menschen beobachten kann, auf solcher physiologischen Geldrollenbildung (vgl. S. 197). Die Thrombocyten bleiben unter normalen Verhältnissen selbst bei länger sistierender Strömung unverändert und zeigen *keine* Tendenz zur gegenseitigen Anlagerung (WITTE u. SCHRICKER; bis zu 60 min beobachtet).

Die eigenartige Ordnung der weißen und roten Blutkörperchen innerhalb der Gefäßlichtung wird nicht, wie man früher glaubte, durch ihr unterschiedliches spezifisches Gewicht bestimmt, sondern durch ihre verschiedene Größe; die größten Zellen haben den größten Abstand von der Gefäßwand. Daher bewegen sich die Leukocyten beim Frosch im Gegensatz zum Säugetier physiologischerweise im Plasmarandstrom; sie sind bekanntlich kleiner als die Erythrocyten und werden daher von diesen aus dem Axialfaden verdrängt (FÅHRAEUS). Beim Warmblüter erscheinen die Leukocyten dagegen nur unter pathologischen Bedingungen im Randstrom, z. B. dann, wenn die Erythrocyten zur Aggregatbildung neigen und die sich bildenden Aggregate die Leukocyten an Größe übertreffen (FÅHRAEUS).

Durch eine stärkere Strömungsverlangsamung oder durch eine pathologische Aggregation der Erythrocyten (Verminderung der Suspensionsstabilität des Blutes) wird die Schichtung des strömenden Blutes in den „paracapillären Gefäßen" aufgehoben (vgl. hierzu die örtlichen und allgemeinen Störungen des Capillarkreislaufs S. 115).

Leichtere Grade einer Erythrocyten-Aggregation sollen nach FÅHRAEUS (1958) zu einer Verdichtung des axialen Erythrocytenfadens mit *Erhöhung* seiner Strömungsgeschwindigkeit führen; erst wenn die Erythrocyten-Aggregate eine gewisse Teilchengröße überschreiten, kommt es zur Verdrängung der Leukocyten aus dem

Axialfaden in den Plasmarandstrom und durch erhöhte Reibung zur allgemeinen Strömungs*verlangsamung*.

Die zahlreichen, in komplizierter Weise zusammenwirkenden physiko-chemischen Faktoren, welche die Strömung des Blutes in den kleinen Gefäßen bestimmen, sind inzwischen Gegenstand einer Spezialwissenschaft, der „Rheologie" geworden; als den Urheber dieser Forschungsrichtung darf man FÅHRAEUS bezeichnen. In jüngster Zeit ist A. L. COPLEY durch zahlreiche rheologische Untersuchungen, vor allem über den Plasmarandstrom, hervorgetreten. Die „Rheologica Acta" von STEINKOPF stellt ein Publikationsorgan dieser Arbeitsrichtung dar[1].

Zusammenfassend darf man sagen, daß die Strömung im Bereich des arteriellen und venösen Schenkels der terminalen Strombahn unter physiologischen Verhältnissen eine bestimmte Ordnung, d. h. eine Schichtung in einen corpusculären Axialfaden und einen zellfreien Plasmarandsaum aufweist, die nur kurzfristig durch das vasomotorische Funktionsspiel unterbrochen wird. In Gefäßen, deren Durchmesser nicht viel größer als ein Erythrocyten-Durchmesser ist, befindet sich das Plasma *zwischen* den Blutkörperchen. Die roten Blutkörperchen lassen, abgesehen von einer möglichen lockeren Geldrollenbildung bei verlangsamter Strömung (sog. „körnige Strömung"), keine Aggregationstendenz erkennen; die Leukocyten tauchen nur vereinzelt und flüchtig im Plasmarandstrom auf, ohne an der Gefäßwand haftenzubleiben (vgl. hierzu CLARK u. CLARK 1935; KNISELY 1954 und BLOCH 1956). Auch die Thrombocyten bewegen sich im corpusculären Axialfaden und sind nur in den Plasmalücken der Capillaren wahrzunehmen. Sie zeigen selbst bei Strömungsverlangsamung oder Strömungsstillstand keine Tendenz zur Zusammenlagerung.

G. Die Permeabilität der terminalen Strombahn

Unter „Gefäß-Permeabilität" versteht man die Durchlässigkeit geschlossener Gefäßwände für Wasser und klein-molekulare Stoffe. Diese bildet eine wesentliche Voraussetzung für den lebenswichtigen Flüssigkeits- und Stoffaustausch zwischen Blut und Gewebe. Die Permeabilität erstreckt sich vor allem auf die Capillaren und stellt eines der schwierigsten und vielschichtigsten Probleme des Blutkreislaufs dar, dessen Bearbeitung vorzugsweise dem Physiologen und physiologischen Chemiker obliegt. Sie umfaßt zwei gegensätzliche Phänomene: die hohe Durchlässigkeit der Capillarwand für wasserlösliche (lipoidlösliche oder lipoidunlösliche) Moleküle einerseits und ihre *relative* Dichtigkeit für Flüssigkeit und größere Moleküle (Plasma-Eiweiß) andererseits.

RENKIN u. PAPPENHEIMER (1957) haben kürzlich den Problemkomplex der Capillar-Permeabilität in klarer und übersichtlicher Form umrissen. Man unterscheidet eine *inter*-celluläre und eine *trans*-celluläre

---

[1] Vgl. z. B. COPLEY u. SCOTT BLAIR 1958.

Permeabilität, je nachdem ob der Austausch durch die Endothel*spalten* oder durch die Endothel*zellen* selbst vor sich geht. Der Austausch von Wasser und von kleinen lipoidunlöslichen Molekülen (z. B. Elektrolyten) erfolgt mit großer Wahrscheinlichkeit zur Hauptsache *inter*-cellulär (Chambers u. Zweifach 1940 u. 1947a), jedoch herrscht hierüber noch keineswegs Einmütigkeit. Pappenheimer hat 1953 rechnerisch bestätigt, daß der Anteil der Endothelspalten an der Gesamtoberfläche der Capillarmembran tatsächlich ausreichen würde, um den gesamten Flüssigkeitswechsel zu ermöglichen. Während das Wasser die Blutbahn hauptsächlich in Form einer hydrodynamischen Strömung (bulk flow) verläßt, erfolgt der rasche Austausch kleiner Moleküle zwischen Blutplasma und interstitieller Flüssigkeit vor allem auf dem Wege der Diffusion[1]. Dies setzt allerdings voraus, daß das Grundhäutchen Poren („aqueous channels"; Pappenheimer) mit einem Radius von etwa 30—45 Å enthält. Hierfür steht der morphologische Beweis zwar noch aus, aber es ist zu bedenken, daß solche ultramikroskopischen „Poren" (nicht zu verwechseln mit den „Stomata" der klassischen Anatomie) an der Grenze selbst des elektronenoptischen Auflösungsvermögens liegen. Wahrscheinlich sind die „Poren" des Grundhäutchens in den Lücken des Filzwerkes seiner Proteinfibrillen (Bargmann 1958) oder seiner Lipoid-Lamellen (Niessing u. Rollhäuser 1954) gegeben. Wie Bargmann mit Recht hervorhebt, muß das eigentliche Ultrafilter der Capillarwand, durch welches die Blut-Eiweißkörper am Austritt verhindert werden, in der Struktur des Grundhäutchens gesucht werden; denn das Endothel weist an manchen Körperregionen (Glomerulus-Capillaren) sehr große Lücken auf und kommt daher als Ultrafilter nicht überall in Frage. Der Austausch von lipoid-löslichen Molekülen geht durch die Endothelmembran hindurch, d. h. *trans*-cellulär, vonstatten.

Einen Sonderfall der trans-cellulären Permeabilität stellt die sog. Membran-Vesikulation oder „*Cytopempsis*" (Moore u. Ruska) dar. Bei diesem Vorgang, der aus elektronenoptischen Befunden erschlossen worden ist, soll in Analogie zur Pinocytose ein aktiver, *selektiver* Transport von Flüssigkeit und Aufbaustoffen durch das Zellinnere mit Hilfe von bläschenartigen Einstülpungen und Abschnürungen der Zellmembran erfolgen (Palade 1953; Benett 1956; Moore u. Ruska 1957; de Groddt, Lagasse u. Sebruyns 1958; Buck 1958). Indem sich dieser Prozeß an der Außenseite der Endothelzellen wieder umkehrt, soll es möglich sein, daß Nährstoffe durch die Endothelzellen hindurch zu den angrenzenden glatten Muskelzellen gelangen, ohne daß sie mit dem Cytoplasma des Endothels in Berührung kommen (Buck). Der Durchmesser der genannten Einstülpungen der Zellmembran (caveolae intracellulares) beträgt nach Buck 50—57 mμ, nach Robertson (1959) 30—50 mμ; sie verjüngen sich nach Robertson in der Regel auf 30 mμ. Der Vorgang der „Cytopempsis" würde sich also in submikroskopischer Größenordnung abspielen.

---

[1] Nur der 5.—20. Teil des peripheren Bedarfs an Glucose gelangt z. B. beim Menschen mit der filtrierten Flüssigkeit ins Gewebe, alles übrige durch Diffusion (Netter 1959).

Die Eignung der interendothelialen Spalträume für den Durchtritt von Wasser, Ionen und lipoidlöslichen Molekülen ist vor kurzem von BARGMANN (1958) auf Grund elektronenoptischer Befunde wieder in Zweifel gezogen worden; und zwar

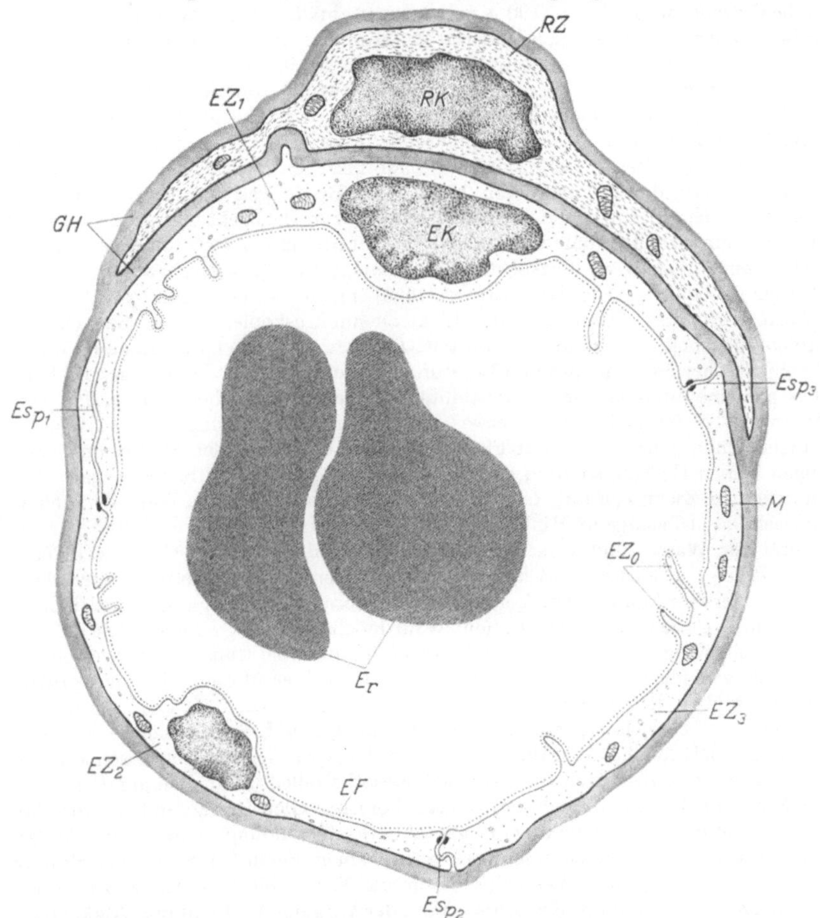

Abb. 19. Halbschematischer Querschnitt durch eine Blut-Capillare zur Darstellung der für die Permeabilität entscheidenden Strukturen. Die Proportionen sind aus Gründen der Übersichtlichkeit nicht vollkommen maßstabgetreu. *GH* Grundhäutchen. Einzige lückenlose Schicht der Capillarwand. Durchmesser 300—1000 Å; *RZ* Rouget-Zelle (Pericyt) mit Kern (*RK*); nicht an allen Capillaren vorhanden, wird meist vom Grundhäutchen eingeschlossen; EZ_{1-3} Endothelzellen, davon zwei mit angeschnittenem Kern (*EK*). Cytoplasmadurchmesser: an den dünnsten Stellen 100 Å; *M* Mitochondrien; *EZo* zottenförmige Ausstülpungen des Cytoplasmas der Endothelzellen ins Capillar-Lumen; Esp_{1-3} interendotheliale Spalträume mit verschiedenem Verlauf: *1.* starke Überlappung der beiden benachbarten Endothelzellen; *2.* stärkere Verzahnung bzw. Verfalzung der Zellgrenzen; *3.* kurze, radiär gestellte Endothelspalte ohne Verzahnung. Spaltbreite: 100—200 Å. Beachte, daß die Spaltbreite weder durch den Grad der Überlappung noch durch die sog. Schlußleisten (schwarz) beeinflußt wird. *EF* hypothetischer „endocapillärer Film", der die gesamte Innenfläche des Endothelrohres überzieht; Größenordnung: submikroskopisch(?); *Eᵣ* zwei Erythrocyten im Capillar-Lumen

mit der Begründung, daß die Zellgrenzen Orte besonderer Cytoplasma-Dicke mit „Schlußleisten" seien. BARGMANN hält es daher für wahrscheinlicher, daß auch die Filtrationsvorgänge und die Diffusion nicht-lipoidlöslicher Moleküle *trans*-cellulär, etwa nach Art der eben erwähnten Cytopempsis vor sich gehen, und zwar an den dünnsten, zwischen Zellkern und Zellgrenzen gelegenen Cytoplasmabereichen, wo die Cytoplasma-Dicke auf 100 Å und weniger abfällt. Wenn das Permeabilitäts-Problem auch sicher — nicht zuletzt im Hinblick auf die intercelluläre Stoff-passage — noch viele Rätsel aufgibt, so können wir ihm hierin aber nicht folgen. Es ist nicht einzusehen, warum die „Schlußleisten“, durch welche die inter-cellulären Spalträume niemals eingeengt werden, oder die größere Zelldicke im Bereich der Zellgrenzen eine intercelluläre Filtration und Diffusion behindern oder gar verhindern sollten[1]. Daran, daß die Endothelzellen nicht lückenlos aneinander liegen, sondern durch Fugen von 100—200 Å Breite getrennt sind, kann man nach dem bislang vorliegenden elektronenoptischen Beobachtungsmaterial kaum zweifeln; nur enthalten diese Fugen nicht, wie CHAMBERS u. ZWEIFACH angenommen hatten, eine besondere „Kittsubstanz“, einen „Zement“, sondern wahrscheinlich Flüssigkeit oder — wie ROBERTSON (1959) meint — ein hoch-hydratisiertes Polysaccharid-Gel. Damit hat die Elektronenmikroskopie also im Bereich des Capillarendothels eine Struktur ermittelt, die den von PAPPENHEIMER auf Grund physiologischer Experimente und Berechnungen aufgestellten Forderungen im Hin-blick auf eine inter-celluläre Permeabilität durchaus entsprechen könnte. Die von BARGMANN in ihrer Bedeutung etwas überschätzte Verzahnung bzw. Verfalzung mancher endothelialer Kontakt-Flächen hat auf die *Breite* der Spalträume bzw. Fugen keinen Einfluß, sondern höchstens auf die Länge des Diffusionsweges. Wie CHAMBERS u. ZWEIFACH mit Recht hervorheben, ist außerdem die Vorstellung einer *trans*cellulären Passage im Hinblick auf die weitgehend unselektive Capillar-Perme-abilität für Wasser und verschiedenste nicht lipoid-lösliche Moleküle (z. B. eine ganze Reihe von Farbstoffen) kaum mit dem Leben der Endothelzellen vereinbar. Ob aber der sehr komplizierte Vorgang der Membran-Vesikulation quantitativ aus-reicht, um — wie es BARGMANN offenbar für möglich hält — in kurzer Zeit größere Flüssigkeitsmengen durch die Endothelzellen hindurch zu transportieren, erscheint mehr als zweifelhaft; von ROBERTSON (1959) wird er übrigens in einer großen Übersicht über die Ultra-Struktur der Zellmembranen noch als eine „anregende Konzeption“ bezeichnet, die „fast ganz und gar auf Spekulationen basiert“. STAUBESAND (1960) hat allerdings inzwischen tierexperimentell nachweisen können, daß bestimmte Substanzen (z. B. Goldsol) Mesothelzellen tatsächlich auf dem Wege der Membran-Vesikulation durchwandern können. Gleichzeitig fand er aber, daß andere Stoffe den Zell-Leib auch frei — ohne Vesikelbildung — passieren. Außer-dem lassen seine Versuchsergebnisse noch keinen Schluß auf die quantitative Bedeutung der Membran-Vesikulation für die Permeabilitätsvorgänge zu. Nach dem derzeitigen Stand der Kenntnisse kann der Vorgang der Membran-Vesikulation jedenfalls nur für ganz begrenzte Austauschvorgänge, vor allem innerhalb und im Dienste der Gefäßwand selbst (z. B. Ernährung glatter Muskelzellen an Arterien ohne vasa vasorum; MOORE u. RUSKA) in Anspruch genommen werden[2]. Die Elektronenmikroskopie der Capillarwand steht zwar noch in ihrem Beginn, und es ist damit zu rechnen, daß sich die morphologischen Perspektiven des Permeabilitäts-Problems durch weitere Untersuchungen beträchtlich verschieben werden. Gegen-wärtig besteht aber kein Grund, die Permeabilitäts-Theorie von PAPPENHEIMER auf Grund elektronenoptischer Befunde über die Feinstruktur der Capillarwand anzuzweifeln.

---

[1] Auch BENNETT, LUFT u. HAMPTON (1959) halten die Endothel-Fugen für absolut undurchlässig, ohne hierfür aber eine einleuchtende Begründung anzugeben.

[2] Vgl. hierzu auch die kritischen Ausführungen von FAWCETT (1959).

Die Intravital-Mikroskopie richtet sich nun auf den Austritt von Flüssigkeit, Farbstoffen verschiedener Teilchengröße und Plasma-Proteinen aus der Endstrombahn. Sie dürfte es daher vor allem mit *inter*cellulären Permeabilitäts-Phänomenen zu tun haben, die von physikalisch-chemischen Kräften gesteuert werden. Naturgemäß kann sie mit ihren groben Methoden nur solche Austausch-Vorgänge erfassen, bei denen sich *größere* Substanzmengen in *kurzer* Zeit durch die Gefäßwand bewegen.

In diesem Zusammenhang muß betont werden, daß die Durchlässigkeit der Gefäßwand für rote und weiße Blutkörperchen — wie auch SPAET (1952b) und COPLEY (1957a) hervorheben — *nicht* als „Permeabilität" bezeichnet werden sollte, obwohl dies in der Literatur vereinzelt vorkommt (z. B. bei CHAMBERS u. ZWEIFACH 1947a); denn es handelt sich hierbei um grundsätzlich andersartige Vorgänge. Sowohl bei der Diapedesisblutung als auch bei der Leukocyten-Emigration liegt wahrscheinlich eine spezielle *strukturelle* Veränderung der Gefäßwand vor. Außerdem stellt die Leukocyten-Auswanderung auch noch eine aktive Leistung der weißen Blutzellen dar; für sie ist die Wandschädigung also nur *eine* Voraussetzung unter anderen. Die Durchlässigkeit der Capillarwand für Erythrocyten wird am besten — wie in der Klinik schon allgemein üblich — als Blutungsneigung, Resistenz oder Fragilität[1] bezeichnet.

Die wichtigsten und ausführlichsten Intravital-Beobachtungen über die Permeabilität der terminalen Strombahn stammen von LANDIS (1925—1927), von ROUS und SMITH (1930/31), von CHAMBERS u. ZWEIFACH (1940 u. 1947a) und von WITTE u. Mitarb. (1957—1960). Während LANDIS vor allem die Bedeutung der *Filtration*[2] und ihre Vorbedingungen untersucht hat, richteten sich die Studien von ROUS und SMITH hauptsächlich auf die *Diffusions*-Vorgänge. CHAMBERS u. ZWEIFACH befaßten sich dagegen mit dem Einfluß der Zusammensetzung der Durchströmungsflüssigkeit auf die Gefäß-Durchlässigkeit und mit der *Bedeutung der Aufbauelemente der Gefäßwand* für die Permeabilität und ihre Störungen. WITTEs Untersuchungen haben schließlich die *Beziehungen zwischen dem Gerinnungssystem des Blutes und der Permeabilität der Gefäßwände* zum Gegenstand.

a) Beobachtungen, die sich vorwiegend auf Filtrations-Vorgänge beziehen

LANDIS führte seine Untersuchungen mit einer raffinierten Versuchsanordnung am Froschmesenterium durch; er maß mit Hilfe von Mikropipetten in einzelnen Capillaren vor und nach vorsichtiger venöser

---

[1] Auch der Terminus „Fragilität" stellt allerdings keine besonders glückliche Bezeichnung dar. Wie FULTON (1957) richtig bemerkt, paßt dieser Ausdruck eigentlich nur für die Neigung der Gefäße zur *Rhexis*-Blutung, nicht aber für die Diapedesisblutung. Als allgemeineren Ausdruck schlägt er daher die Bezeichnung „Petechien-Neigung bzw. -Empfänglichkeit" vor (susceptibility).

[2] Wobei unter „Filtrat" in diesem Zusammenhang das verstanden wird, was durch den Filter hindurchtritt, nicht das, was von ihm zurückgehalten wird.

Abklemmung den hydrostatischen Druck und registrierte gleichzeitig — als Maßstab für einen Flüssigkeitsstrom nach außen (oder innen) — Dauer, Geschwindigkeit und Richtung der nach der Strömungsunterbrechung noch erfolgenden Flüssigkeitsbewegung in der Gefäßlichtung; als Indicator diente ihm hierbei die Erythrocyten-Verschiebung, manchmal zusätzlich auch der Austritt von Farbstoffen. Durch Vergleich des intracapillären Druckes und des kolloid-osmotischen Druckes war es ihm möglich, Rückschlüsse auf den Austritt von Proteinen zu ziehen; und zwar nahm er einen Austritt von Plasma-Eiweiß dann an, wenn die Erythrocytenbewegung in der gestauten Capillare einen Flüssigkeitsaustritt anzeigte, obwohl der Capillardruck *unter* dem normalen kolloidosmotischen Druck lag; letzterer wurde nach WHITE (1924) als konstante Größe von 10—12 cm Wasser angenommen. LANDIS kam nun zu folgenden grundlegenden Resultaten:

1. Normalerweise beträgt der intracapilläre Druck am arteriellen Ende durchschnittlich 14,5 cm H_2O und am venösen Ende 10,0 cm H_2O; damit liegt er am arteriellen Ende über und am venösen Ende unter dem kolloid-osmotischen Druck des Plasmas.

2. Die Austrittsrate für Flüssigkeit und für kolloidale Farbstoffe durch die Capillarwand hängt nun weniger vom Durchmesser bzw. von der Weite der Capillaren ab als von ihrem hydrostatischen Druck. Erweiterte Capillaren sind — entgegen der Ansicht von KROGH — nicht wesentlich durchlässiger als enge[1].

Die Flüssigkeitsrate, welche die Capillarwand passierte, erwies sich als direkt proportional zu der Differenz hydrostatischer Druck/kolloid-osmotischer Druck der Plasma-Proteine; bei einer Differenz von 5 cm H_2O („Filtrations-Druck") betrug sie etwa 0,03 mm³/micron²/sec.

Die Austrittszeit des Farbstoffes Toluidinblau (Zeit bis zum ersten Sichtbarwerden außerhalb der Blutbahn) variierte in enger Abhängigkeit von der Höhe des jeweiligen Capillardruckes zwischen 0,1 und 5 min, zeigte aber keine Beziehungen zum Capillar-Durchmesser. Verschiedene Farbstoffe (Toluidinblau, Trypanrot, Trypanblau und Brillant-Vital-Rot in 0,005 molarer Lösung) benötigten bei gleichem Capillardruck zwar unterschiedliche Durchtrittszeiten, passierten aber alle bei höchstem Capillardruck die Capillarwand jeweils am schnellsten. Trypanrot konnte die Gefäßwand am leichtesten durchdringen und war dabei als einziger der geprüften Farbstoffe vom Capillardruck relativ *unabhängig*. Während Brillant-

---

[1] LANDIS spricht von „kontrahierten" Capillaren. Im Zusammenhang mit seinen Abbildungen läßt dies daran zweifeln, ob er tatsächlich immer echte, muskelfreie Capillaren untersucht hat, was aber an seinen grundsätzlichen Schlußfolgerungen nichts ändert.

KROGH, der 1924 noch die Ansicht vertrat, daß der hydrostatische Capillardruck durchweg niedriger als der kolloid-osmotische Druck läge, und daß die Permeabilität daher weitgehend eine Funktion der Gefäß*weite* sei, hat sich in der 2. Auflage seines Buches (1929) weitgehend der Auffassung von LANDIS angeschlossen. Allerdings betont er immer noch, daß er eine beträchtliche Gefäßerweiterung *ohne* gleichzeitige Permeabilitätserhöhung nie gesehen habe.

Vital-Rot nur oberhalb eines hydrostatischen Druckes von 14—15 cm H_2O und Trypanblau oberhalb eines Druckes von 12—13 cm H_2O die Blutbahn verließen, trat Trypanrot schon unterhalb eines Capillardruckes von 9 cm H_2O aus.

Im Reagensglas zeigten die Lösungen von Toluidinblau, Trypanblau und Brillant-Vital-Rot ein positives Tyndall-Phänomen, Trypanrot dagegen nicht. Hieraus folgerte LANDIS, daß sich die drei erstgenannten Farbstoffe wie Kolloide verhalten, während Trypanrot keine kolloidalen Eigenschaften besitzt, sondern in echter Lösung vorliegt. Hierin bestärkte ihn noch die Beobachtung, daß Trypanrot — *zusammen* mit Toluidenblau in äquimolarer Lösung infundiert — erst bei einem Capillardruck von 12 cm Wasser gleichzeitig mit dem Toluidinblau ins Gewebe austrat; in diesem Fall nahm er an, daß das Trypanrot durch den mit der Toluidinblau-infusion erhöhten kolloidosmotischen Druck in der Capillare zurückgehalten wurde.

Wurde das Trypanrot in gesättigter Lösung in die Blutbahn injiziert, so war sein Austritt aus den Capillaren allerdings nicht völlig unabhängig vom hydrostatischen Druck; nur wenn der Capillardruck 14 cm Wasser oder mehr betrug, erfolgte die Diffusion rasch; unterhalb eines Druckes von 11 cm Wasser dagegen blieb sie oft völlig aus (in den ersten 5 min). Wieder waren die *arteriellen* Capillarabschnitte vom Austritt bevorzugt. Hierin sieht LANDIS eigenartigerweise eine Bestätigung für die Druck-Abhängigkeit des *Flüssigkeits*-Austrittes; obwohl er vorher zu der Feststellung gekommen war, daß Trypanrot die Blutbahn durch *Diffusion* verläßt, zieht er es hier also als Indicator für eine *Flüssigkeits*passage, und zwar eine *Filtration* heran. An diesen Versuchen haben SMITH u. ROUS aus verschiedenen Gründen berechtigte Kritik geübt (s. weiter unten).

3. Nicht nur das Ausmaß, sondern auch die Richtung des Flüssigkeitswechsels durch die Gefäßwand wird vom Capillardruck bestimmt. Bei einem hydrostatischen Druck von 25 cm H_2O betrug die Filtrationsrate 0,045—0,068 $mm^3/micron^2/sec$, bei einem Druck von 15 cm H_2O nur noch 0,012—0,018 mm^3 und bei einem Druck von 5 cm H_2O kehrte sich die Richtung der Flüssigkeitsbewegung um; nun wurde eine *Resorption* von 0,02—0,05 $mm^3/micron^2/sec$ beobachtet. *Bei einem Capillardruck von 9,5—12,5 cm H_2O schließlich fand überhaupt keine Flüssigkeitsbewegung statt.* Hieraus folgerte LANDIS, daß eine gradlinige Abhängigkeit der Filtration und Rückresorption vom Capillardruck besteht, und daß bei einem Druck von 11,5 cm H_2O kein Flüssigkeitswechsel mehr stattfindet, weil dieser hydrostatische Druck genau dem osmotischen Druck der Plasma-Proteine gegen die Capillarwand entspricht. Wird dieser Wert vom hydrostatischen Druck überschritten, so tritt Flüssigkeit aus, wird er unterschritten, so wird Flüssigkeit in die Blutbahn resorbiert. Plasma-Eiweiß tritt dagegen selbst bei längerer Steigerung des Capillardruckes auf 25—30 cm H_2O *nicht* aus, sofern die Gefäßwand ungeschädigt ist. Damit lieferte LANDIS eine experimentelle Grundlage für die Filtrations- und Resorptions-Theorie von STARLING.

Die quantitative Bestimmung der Flüssigkeitsbewegung durch die Capillarwand erfolgte in den letztgenannten Versuchen durch eine Geschwindigkeitsmessung der Erythrocytenbewegung innerhalb der Capillar-Lichtung. Da diese Bewegung — gleich in welcher Richtung — jeweils rasch begann und dann langsam abklang, nimmt LANDIS an, daß der Ausgleich des kolloidosmotischen Druckes nach jeder Änderung des Capillardruckes allmählich erfolgt.

4. Eine Anhäufung von CO_2 im Blut oder eine p_H-Verschiebung innerhalb physiologischer Grenzen hatte keinen nennenswerten Effekt auf die Permeabilität. Eine Unterbrechung der Zirkulation für 1—2 min ließ dagegen eine deutliche, aber reversible Steigerung des Flüssigkeits-Austrittes erkennen; bei einer Dauer von 5—10 min trat auch Eiweiß aus, und der Flüssigkeitsverlust gipfelte unter Umständen in Stase. Es trat also eine Gefäßwand-*Schädigung* ein. Versuche, eine rein osmotisch bedingte Flüssigkeitsbewegung durch die Capillarwand hervorzurufen, scheiterten daran, daß es immer zu einer Endothelschädigung kam.

Zweifellos handelte es sich bei der von LANDIS angegebenen Methodik zum Studium der Permeabilität unter physiologischen (und pathologischen) Bedingungen um eine ingeniöse Versuchsanordnung, die der Urheber mit außerordentlichem Geschick zur Lösung verschiedener grundlegender Fragen anwandte. Wer allerdings die Empfindlichkeit der Mesenterial-Strombahn aus eigener Anschauung kennt, wird, wenn er der Darstellung von LANDIS genau folgt und seine Abbildungen betrachtet, doch gewisse Zweifel bekommen, ob die venöse Stauung und Mikropunktur einer einzelnen Capillare wirklich unter völlig physiologischen Bedingungen möglich ist. LANDIS hebt zwar hervor, daß er eine eventuell eintretende Capillar-Schädigung immer an einem plötzlichen und raschen, vom Capillardruck *un*abhängigen Austritt der (kolloidalen) Farbstoffe erkannt habe, aber die Nachuntersuchungen von ROUS u. SMITH (1931) zu dieser Frage haben zu einem anderen Resultat geführt; wie weiter unten ausführlicher dargelegt, stellten sie am gleichen Objekt und mit gleichem Farbstoff (Trypanrot) fest, daß unter den Versuchsbedingungen von LANDIS mit großer Wahrscheinlichkeit ein Teil der beobachteten Capillaren *geschädigt* war. Mit Recht kritisieren sie, daß LANDIS die Berieselung des Mesenteriums (oft 1—2 Std lang *vor* Beginn der eigentlichen Farbstoff-Versuche) und die Infusion einzelner Capillaren mit kolloid-*freier* Ringerlösung vornahm, was erfahrungsgemäß zu einer stark erhöhten Permeabilität mit Ödembildung führt (vgl. hierzu die Versuche von CHAMBERS u. ZWEIFACH 1940 u. 1947a, S. 106). Damit ist der verhältnismäßig rasche Farbstoff-Austritt in den Beobachtungen von LANDIS erklärlich.

BROWN u. LANDIS (1947) prüften mit gleicher Methode und am gleichen Objekt die Beziehungen zwischen Temperatur, Capillardruck, Gefäßweite und Permeabilität. Sie kamen zu dem Resultat, daß starke Abkühlung auf etwa 0^0 C die Permeabilität um 75% einschränkt, ohne daß die Capillarweite sich dabei wesentlich ändert, und trotz hohen Capillardruckes. Während bei Raumtemperatur eine signifikante Korrelation zwischen Capillardruck und Flüssigkeitsaustritt nachweisbar war, nahm die Filtrationsrate nach Unterkühlung auf -2 bis $+2^0$ C trotz unverändertem Capillardruck ab. Nach ZWEIFACH (1957) ist für dieses Phänomen eine physikalische Zustandsänderung der Gefäßwand verantwortlich zu machen.

b) Beobachtungen, die sich vorwiegend auf Diffusions-Vorgänge beziehen

ROUS, GILDING u. SMITH, SMITH und ROUS untersuchten die Farbstoff-Durchlässigkeit der verschiedenen Abschnitte des Capillarbettes, und zwar am Skeletmuskel mehrerer Tierarten und an der Bauchhaut des Frosches. Dazu injizierten sie verschieden leicht diffundierende Farbstoffe intravenös und verfolgten die Lokalisation und den Zeitablauf ihres Austrittes ins Gewebe durch unmittelbare Lebendbetrachtung und an Injektionspräparaten. Damit prüften sie also vor allem die intercelluläre Permeabilität der Gefäßwand für kleine, diffusionsfähige Moleküle. Im Gegensatz zu den Beobachtungen von LANDIS erstreckten sich ihre Untersuchungen nicht nur auf einzelne Capillaren, sondern auf größere Abschnitte des Capillarbettes. Sie kamen zu dem wichtigen Resultat, daß die Permeabilität nicht auf die eigentlichen Capillaren beschränkt ist, und daß die Durchlässigkeit der Capillarwand nicht an allen Stellen gleich ist. Vielmehr fanden sie *entlang den (recht langen) Capillaren eine kontinuierliche Zunahme der Permeabilität mit einem Maximum an den Übergängen zwischen Capillaren und Venolen.* An den Venolen nahm die Permeabilität dann proximalwärts — ebenso wie an den Arteriolen — langsam wieder ab. Diese Permeabilitätsunterschiede mit Schwerpunkt am venösen Capillarende wurden für *alle* Farbstoffe — auch das von LANDIS benutzte Trypanrot — gefunden. Auf Grund dieser Beobachtungen sprechen ROUS und SMITH von einem Permeabilitäts-„Gradienten", der an der Frosch-Haut noch ausgeprägter festzustellen ist als an den verschiedenen Skeletmuskeln des Kaltblüters und Warmblüters; an manchen Organregionen, z. B. der Harnblasenschleimhaut, soll er dagegen fehlen. Diese Zunahme der Permeabilität vom arteriellen zum venösen Capillarende erwies sich als unabhängig von der Muskeltätigkeit, von der Temperatur, von der Gefäßweite, von der Innervation und von allgemeinen Blutdruckänderungen (Hypotonus oder Hypertonus). Hieraus ziehen ROUS und SMITH den Schluß, daß für die Permeabilitätsunterschiede entlang der Capillaren weniger die Verschiebung der Differenz von hydrostatischem Druck und osmotischem Druck entscheidend sei (LANDIS), sondern Struktur und Eigenschaften der Capillarwand und des perivasculären Gewebes. Tatsächlich läßt sich zugunsten dieser zunächst überraschenden Feststellung anführen, daß auch bei lokalen Kreislaufstörungen der Übergang von den Capillaren zu den Venolen einen besonders „schwachen" Punkt darstellt, was ebenfalls an eine Inkontinuität der Feinstruktur der Gefäßwände denken läßt (besondere Anfälligkeit dieses Strombahnabschnittes für Diapedesisblutung, Rhexisblutung, Stase, Thrombose; vgl. S. 128ff.).

Im Gegensatz zu LANDIS fanden ROUS u. SMITH an der Frosch-Haut übrigens, daß enge Capillaren bei gleichstarker Durchströmung weniger durchlässig waren als weite. *Besonders die schlechter diffundierenden Farbstoffe zeigten eine deutliche Abhängigkeit ihrer Diffusionsrate von der Gefäßweite.*

Diese durch histologische Untersuchungen und Injektionstechnik ergänzten Lebendbeobachtungen wurden an verschiedenen Muskeln von Mäusen, Meerschweinchen, jungen Kaninchen und Katzen (ROUS, GILDING u. SMITH), am

Kaninchen-Diaphragma, an Muskeln junger Hühnchen, am Froschbein (Smith u. Rous) sowie an der Bauchhaut verschiedener Froscharten (Rous u. Smith) durchgeführt. Zur Bestimmung des Permeabilitätsgrades benutzten die genannten Autoren Farbstoffe verschiedener Diffusionsfähigkeit (Chicago blue, patent blue V, Brom phenol blue, Trypanrot, Kongorot und Phenolrot). Als wichtigstes Beobachtungskriterium dienten ihnen die Geschwindigkeit des Farbstoffaustrittes ins Gewebe sowie Ausmaß und Intensität seiner extravasculären Anhäufung. Leider war infolge der intravenösen Applikationsform die effektive Farbstoff-Konzentration in den Capillaren nicht bekannt.

Die wesentlichsten Beobachtungs-Tatsachen aus den 3 Arbeiten von Rous und Smith seien im folgenden etwas genauer angeführt:

1. Ganz allgemein traten die Farbstoffe nicht an den *arteriellen* Capillarabschnitten am leichtesten aus, wo ihre Konzentration — und zugleich auch der Capillardruck — am höchsten waren, sondern am Übergang der Capillaren in die Venolen; dort also, wo die Farbstoff-Konzentration bei der Lebendbeobachtung geringer schien, und wo auch der Capillardruck niedriger anzunehmen war. Mit anderen Worten, bei allen Farbstoffen nahm die Diffusionsrate von den Arteriolen zu den Venolen kontinuierlich *zu*. Es bestand keine Korrelation zwischen der (direkt sichtbaren) Konzentration der Farbstoffe im Blut und ihrer Austrittsrate.

2. An der Endstrombahn des *Skeletmuskels* traten leicht diffundierende Farbstoffe (patent blue V) schon aus dem arteriellen Capillarschenkel aus, ehe sie in sichtbarer Menge in die venösen Capillarabschnitte gelangt waren; daher entstand zunächst eine Diffusionswolke um die transversalen *Arteriolen*. Erst später erfolgte ein Austritt auch an den Venolen (vgl. Abb. 20). Schwer diffundierende Farbstoffe (Trypanrot) dagegen verließen die *venösen* Capillarenden zuerst, so daß eine Diffusionswolke um die *Venolen* entstand. Auch anschließend zeigten die Arteriolen und größeren Venen oft gar keinen sichtbaren Farbstoffaustritt (vgl. Abb. 21). Mittelschwer diffundierende Farbstoffe (Brom phenol blue) traten zunächst aus den venösen Capillarschenkeln aus und dann bald proximalwärts entlang der ganzen Capillarlänge. Bei sehr leicht und rasch diffundierenden Farbstoffen wurde der Permeabilitäts-Gradient infolge der schnellen perivasalen Ausbreitung manchmal verschleiert. Die Farbstoffwolken um die transversalen Venolen oder Arteriolen blieben jeweils ziemlich lange bestehen. Der Austrittsmodus der verschiedenen Farbstoffe zeigte bei den verschiedenen Tierarten keine Abweichungen. Konvulsionen, Denervierung, traumatischer Schock mit Blutdruckabfall auf 30 mm Hg, Hypertonus durch Adrenalininfusion hatten auf die Permeabilitätsverteilung keinen wesentlichen Einfluß.

3. An der *Bauchhaut des Frosches* fand sich der gleiche Permeabilitäts-Gradient wie am Skeletmuskel, nur noch viel ausgeprägter. Hierbei machte auch das Trypanrot, das nach Landis die Capillaren besonders

leicht und am *arteriellen* Ende verlassen soll, *keine* Ausnahme. Während
Landis den Farbstoffaustritt immer nur an einzelnen Capillaren verfolgt
hatte, konnten Rous u. Smith stets eine große Zahl von Capillaren
mitsamt ihrem Übergang in die Venolen überblicken. Dabei fanden sie,
daß auch das Trypanrot bei seinem Austritt den Übergangsteil zwischen
Capillaren und Venolen bevorzugt, *wobei die oberflächlichen Venolen*

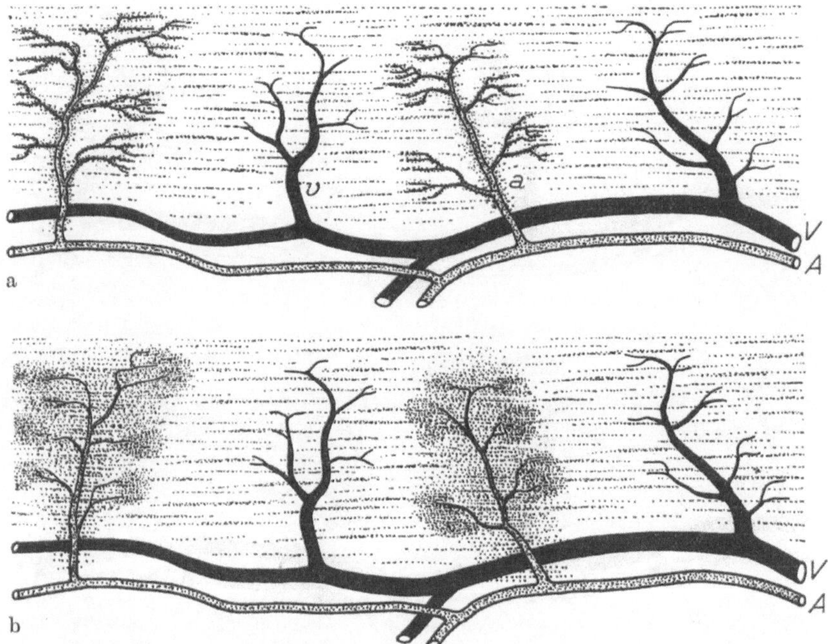

Abb. 20a u. b. Der Austritts-Modus eines leicht diffundierenden Farbstoffes aus der Endstrombahn
des Skeletmuskels (Patent blue V). Horizontale Streifung = Muskelfasern. *A* kleine Arterie;
V kleine Vene; *a* transversale Arteriolen; *v* transversale Venolen. Die Strömung in den Capillaren ist
langsam. a Der Farbstoff hat die Capillaren erreicht und beginnt sofort an ihren proximalen Abschnitten und um die Arteriolen auszutreten. b Eine breite Farbstoffwolke umgibt die Arteriolen
und arteriellen Capillarabschnitte, ehe der Farbstoff auch auf der venösen Seite auszutreten beginnt.
(Nach einer schematischen Zeichnung von Rous, Gilding u. Smith)

den Capillaren kaum an Durchlässigkeit nachstanden. Kam es aber zu
einem primären Farbstoff-Austritt am *arteriellen* Capillarende, so hatte
dies immer seine Ursache in einer Schädigung des Capillarbettes oder
in der besonders leichten Diffusionsfähigkeit des benutzten Farbstoffes.
Abkühlung des Frosches auf 16⁰ C mit Engstellung der gesamten
Hautstrombahn hatte keine Modifikation des Permeabilitäts-Gradienten
zur Folge; daher konnte er nicht auf einer Zunahme der Gefäßoberfläche
im Verlaufe der Capillaren beruhen.

4. Wegen dieser Differenz zwischen den eigenen Untersuchungen
und den Beobachtungen von Landis wiederholten Rous u. Smith die

Trypanrot-Versuche von Landis nach seinen Angaben am *Mesenterium des Frosches* (Rana pipiens). Nur beugten sie noch sorgfältiger einer Schädigung des Capillarbettes vor, indem sie eine blutisotonische Farbstofflösung verwandten, auf eine Ringer-Perfusion einzelner Capillaren verzichteten, die Farbstoffinjektion in die Blutbahn sofort nach vorsichtiger Freilegung des Mesenteriums begannen und jede Venenkom-

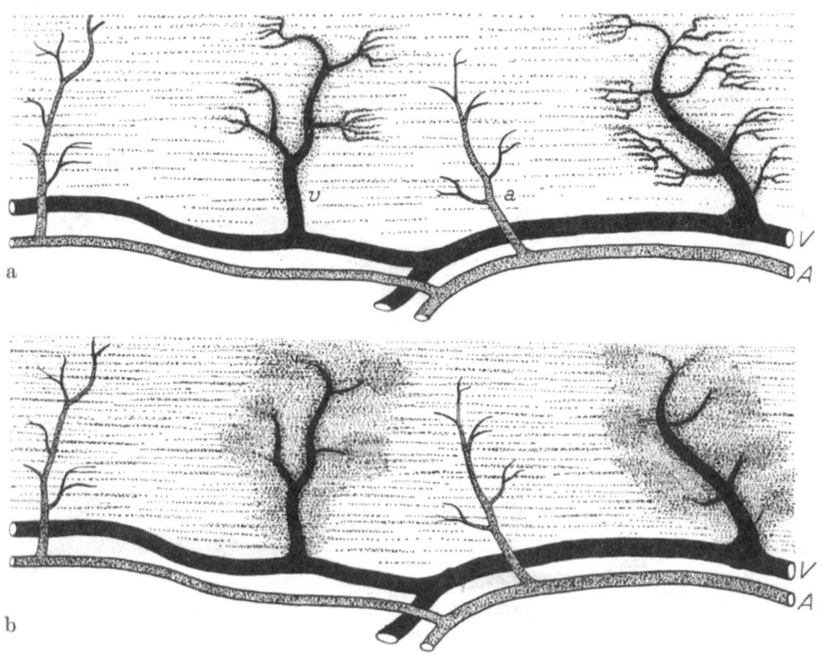

Abb. 21a u. b. Der Austritts-Modus eines schwer diffundierenden Farbstoffes. Horizontale Streifung = Muskelfasern. *A* Kleine Arterie; *V* kleine Vene; *a* transversale Arteriolen; *v* transversale Venolen. a Der Farbstoff passiert das gesamte Capillarbett, *ohne* auf der arteriellen Seite auszutreten. Dann beginnt er um die venösen Capillarenden und Venolen zu penetrieren. b In kurzer Zeit bildet sich eine diffuse Farbstoffwolke um die Venolen, während die Arteriolen und die proximalen Capillarabschnitte gänzlich frei bleiben. (Nach einer schematischen Zeichnung von Rous, Gilding u. Smith)

pression vermieden. Im Gegensatz zur Darstellung von Landis traten auch jetzt nicht nur Brom phenol blue, Trypanblau und Chicago blue 6 B, sondern auch Trypanrot regelmäßig an den *venösen* Capillarenden bevorzugt aus. Nur wenn das Mesenterium — wie in den Originalversuchen von Landis — vor der Injektion 1 Std lang frei lag, kam es häufig zu einem raschen und unregelmäßigen Farbstoffaustritt an den *arteriellen* Capillarabschnitten, woraus Rous u. Smith auf eine *Schädigung* des Capillarbettes schließen; dann war ein Permeabilitäts-Gradient nicht mehr nachweisbar. Außerdem stellten die Autoren fest, daß die Anordnung des mesenterialen Capillarbettes im Gegensatz zur Endstrombahn des Skeletmuskels und der Haut so unregelmäßig beschaffen ist, daß hierdurch eine statistische Beurteilung der Beziehungen Farbstoff-Diffusion/Capillarbettabschnitt außerordentlich erschwert wird.

5. Im Gegensatz zu den Beobachtungen von LANDIS war die Diffusionsrate vor allem der schlechter diffundierenden Farbstoffe an der Bauchhaut des Frosches deutlich abhängig von der Capillarweite. Enge Capillaren waren weniger durchlässig als weite. Außerdem hing die Diffusionsgeschwindigkeit der verschiedenen Farbstoffe auch von der Strömungsgeschwindigkeit in den Capillaren, d. h. von der Geschwindigkeit ihrer Zufuhr ab.

6. Die umgekehrte Sauerstoff-Kohlensäure-Verteilung im Capillarbett der Frosch-*Haut* gegenüber dem der Muskulatur hatte bemerkenswerterweise keinen Einfluß auf den Permeabilitäts-Gradienten. Auch hierin sahen ROUS und SMITH eine Bestätigung dafür, daß der Gradient auf Struktur-Differenzen der Gefäßwand beruhen müsse und nicht etwa auf Milieu-Unterschieden (p_H-Wert!).

Nach sorgfältiger Abwägung anderer Erklärungsmöglichkeiten und unter genauer Berücksichtigung der strukturellen und vasculären Besonderheiten der untersuchten Gewebe kommen ROUS und SMITH dann zu dem Schluß, daß diese von ihnen beobachteten Permeabilitäts-Phänomene nur mit einer graduellen Zunahme der Wand-Durchlässigkeit von der Arteriole zur Venole erklärt werden, können.

Die Bedeutung des Permeabilitäts-„Gradienten" sehen sie in einem Ausgleich der Beziehungen zwischen Capillarlänge und Stoffaustausch. Wäre der Stoffaustausch nur vom hydrostatischen Druck, von der Osmose und von der Diffusion abhängig, so müßte es bei etwas längeren Capillaren im Bereich der arteriellen und venösen Capillarabschnitte zu einer ganz ungleichen Gewebsversorgung kommen. Dies gilt besonders für die von sehr langgestreckten Capillaren versorgten Muskelfasern. Durch die graduelle Zunahme der Wanddurchlässigkeit soll nun die Länge der Capillaren mit ihrer Rückwirkung auf den Stoffaustausch kompensiert werden. Auf Grund der unterschiedlichen Capillar-Dichte in der Nachbarschaft der Arteriolen und der Venolen nehmen ROUS, GILDING u. SMITH an, daß auch die Arteriolen mit ihrer recht erheblichen Wanddurchlässigkeit am nutritiven Stoffaustausch teilnehmen.

Auch andere Autoren wie z.B. KAWANO (1951)[1], fanden die Permeabilität an den Venolen übrigens größer als an den arteriellen Capillarabschnitten.

NORDMANN u. LENZ (1934) untersuchten den Austritt von Trypaflavin aus dem mesenterialen Capillarbett am Kaninchen. Unter normalen Bedingungen färbten sich die Gefäßlichtungen bei kleinen Farbstoffdosen nur bis zu den arteriellen Capillarschenkeln, wo der Farbstoff dann büschelförmig die Strombahn verließ. Unter pathologischen Bedingungen (örtliche Schädigung) dagegen verlagerte sich der Schwerpunkt des Austrittes auf den Übergang zwischen Capillaren und Venolen.

---

[1] Japanisch; zit. nach NICOLL u. WEBB 1955.

Da diese Autoren aber nur einen einzigen, rasch diffundierenden Farbstoff prüften, mußte ihnen ein Permeabilitäts-Gradient entgehen. Der bevorzugte Austritt an den venösen Capillarabschnitten war in diesem Fall vermutlich durch eine Gefäßwandschädigung bedingt.

PFAFF u. HEROLD (1937) haben in Anlehnung an NORDMANN u. LENZ ebenfalls sehr schöne Permeabilitäts-Beobachtungen mit Fluorescenzfarbstoffen an der Mesenterialstrombahn des Kaninchens angestellt. Da diese Untersuchungen an schwer vermutbarer Stelle und in völlig anderem Zusammenhang veröffentlicht worden sind, haben wir sie bisher nirgends zitiert gefunden. PFAFF u. HEROLD benutzten vor allem zwei fluorescierende Farbstoffe: das *Äsculin* (ein Cumarin-Derivat) und das *Uranin* (Natriumsalz des Fluoresceins). Ebenso wie ROUS und SMITH injizierten sie diese Farbstoffe intravenös (1—2 cm³). Da Äsculin nicht wasserlöslich ist, stellten sie hiervon eine 1—2%ige Lösung in gesättigter Carbonatlösung her. Sie fanden für diese beiden Farbstoffe nun einen ganz verschiedenen Austritts-Modus. Äsculin verließ die Strombahn *rasch*, sobald es die Capillaren erreicht hatte, und trat bevorzugt an den Capillar-Abgängen aus der Arterie, entlang den arteriellen Capillarschenkeln oder auch um capilläre Verzweigungsstellen aus; oft, aber nicht immer, wurde sein Austritt dann kurze Zeit später auch an den Venen beobachtet. Uranin dagegen passierte erst die Capillaren und permeierte dann *zögernd* im Bereich der venösen Capillarschenkel, der Venolen oder der kleinen Venen. Dabei umhüllte es die kleinen Venen oft über große Strecken streifen- bzw. manschettenförmig, während das Äsculin sich meist zu rundlichen Wolken ausbreitete. Ebenso wie das Äsculin bevorzugte es stark gekrümmte Gefäßabschnitte und Verzweigungsstellen; eine Beobachtung, die in gleicher Weise von WITTE (1957) für andere Fluorescenzfarbstoffe beschrieben worden ist.

Verließ das Uranin — entgegen dieser Regel — in manchen Versuchen die Strombahn schon im Bereich der Capillaren oder sogar an den kleinsten Arterien, so waren meist gleichzeitig Zirkulationsstörungen vorhanden (Strömungsverlangsamung, Stillstände, Leukocyten-Auswanderung), so daß PFAFF u. HEROLD in diesem Fall eine Gefäßwand-Schädigung annehmen.

Die Fluorescenz des umgebenden Gewebes begann nach 15—30 min wieder nachzulassen, und dafür fingen die im Mesenterium gut zu beobachtenden Lymphbahnen stark zu leuchten an. Hieraus schließen PFAFF u. HEROLD auf eine lymphogene Resorption der Farbstoffe. Allerdings konnten sie eine Rückresorption auf dem Blutwege ebenfalls nachweisen, wenn sie einen Tropfen der Farbstofflösung örtlich auf die Mesenterialgefäße aufbrachten; der Farbstoff drang dann in die venösen Gefäße ein und färbte ihren Inhalt.

Um ganz sicher zu gehen, daß der unterschiedliche Austritts-Modus des Äsculins und des Uranins nicht an einer unterschiedlichen Beschaffenheit des Versuchsfeldes lag, injizierten sie die beiden Farbstoffe zum Teil kurz hintereinander oder mit einer Misch-Spritze gleichzeitig. Auch dann bevorzugte das Äsculin den arteriellen Abschnitt des Capillarbettes, das Uranin dagegen den venösen. In einigen Versuchen kam es vor, daß das Äsculin — mehrfach nacheinander injiziert — zunächst *nur* an den Capillaren permeierte und erst nach längerer Zeit auch im Bereich der Venen austrat oder daß es die Venen überhaupt nicht verließ. Nach längerdauernder Strömungsunterbrechung, z. B. durch Stase, war regelmäßig ein Durchlässigwerden der *Arterien* zu beobachten. Bei einem „Entzündungsversuch", bei welchem durch Coli-Toxin-Berieselung starke Leukocyten-Emigration, Blutungen und Thrombosen hervorgerufen worden waren, blieb die Bevorzugung der Capillaren durch das Äsculin und der Venen durch einen dem Uranin entsprechenden Farbstoff (LE 71, I.G.-Farben) aber merkwürdigerweise unverändert. Wenn man die instruktiven Abbildungen von PFAFF u. HEROLD betrachtet, fällt vor allem auf,

wie weit der Farbstoffaustritt auch unter „normalen" Bedingungen auf der venösen
Seite des Capillarbettes und unter pathologischen Verhältnissen auf der arteriellen
Seite über die eigentlichen Capillaren hinausreichen kann.

PFAFF u. HEROLD nehmen nun an, daß der rasche Austritt des Äsculins an den
Capillaren im Rahmen einer hydrodynamischen Strömung und nicht per diffusionem
erfolgt. In dieser Annahme sahen sie sich noch durch den Eindruck bestärkt, daß
die Äsculin-Wolken nach dem Austritt aus den Capillaren eine Bewegung in Richtung auf die Sammelvenen zeigten. Den bevorzugten Austritt des Uranins und des
LE 71 an den Venolen und kleinen Venen erklären sie dagegen mit der in vitro
nachgewiesenen Eiweiß-Bindung dieser Farbstoffe (an Serum-Albumin); ließen
sie Uranin in Gelatine diffundieren, so zeigte es bei Zugabe von Serum im
Gegensatz zu Äsculin keine freie Wanderung mehr, sofern die Bindungs-Kapazität
des Serums nicht überschritten wurde. PFAFF u. HEROLD glauben nun, daß die
Venolen und kleinen Venen als empfindlichste Abschnitte der Endstrombahn in
ihren Versuchen doch leicht geschädigt und daher für Eiweiß und das hieran gebundene Uranin besonders durchlässig gewesen seien. („Lockerung der Blut-
Gewebsschranke durch Entzündung.") Eine verschiedene Teilchengröße als Ursache des unterschiedlichen Austrittsmodus der Farbstoffe halten sie für unwahrscheinlich, weil Uranin in Gelatine fast ebenso schnell diffundierte wie Äsculin.
Zwar erwähnen sie, daß die Teilchengröße nicht unbedingt der Molekülgröße eines
Farbstoffes entsprechen müsse, diskutieren aber nicht die Möglichkeit einer unterschiedlichen Molekül-Aggregation nach intravenöser Injektion. Eine *Diffusion*
der Farbstoffe halten sie nicht für das Entscheidende, obwohl der langsame Austritt bei selbst völlig stillstehender Strömung „bis zu einem gewissen Grad auch
mit Diffusionsvorgängen rechnen lasse".

In Analogie zu den Beobachtungen von ROUS und SMITH, die PFAFF u. HEROLD
nicht bekannt waren, liegt es natürlich nahe, doch eine verschiedene Diffusionsfähigkeit der beiden Fluorescenzstoffe Äsculin und Uranin als Hauptursache ihres
unterschiedlichen Austrittsortes und ihrer unterschiedlichen Austritts-Geschwindig-
keit anzusehen. Es bleibt allerdings eigenartig, daß das Äsculin in manchen Versuchen *nur* aus den Capillaren austrat und selbst nach einiger Zeit nicht aus den
Venen. Andererseits könnte die Eiweißbindung des Uranins zwar die Verzögerung
seines Austrittes erklären, nicht aber seine Bevorzugung der venösen Seite des
Capillarbettes. Es erscheint auf den ersten Blick recht fraglich, ob wirklich in
nahezu allen Versuchen von PFAFF u. HEROLD eine Schädigung der Venenwände
mit Durchlässigkeit für Eiweiß vorgelegen hat; um so mehr, als das Mesenterium
mit Tyrodelösung berieselt wurde und keine Hämokonzentration oder Stase ins
Auge fielen. Andererseits ist allerdings zu bedenken, daß die Autoren ihre jeweils
über $1/_2$ Std und länger ausgedehnten Beobachtungen mit der Bogenlampe durch-
führten, so daß eine Schädigung der Mesenterialstrombahn durch die UV-Strahlen
möglich war, insbesondere bei gleichzeitiger Applikation von Fluorescenzfarbstoffen. Wir wissen aus eigener Erfahrung, wie empfindlich das Mesenterium
gegen eine Fluorescenzbeobachtung ist. Daß das Uranin bei einer Schädigung des
Capillarbettes auch die Capillaren und die Arteriolen verlassen konnte, ist durchaus
verständlich; dagegen nicht das *Fehlen* einer Ausdehnung des Äsculin-Austrittes
auf die venöse Seite des Capillarbettes im „Entzündungsversuch".

Somit muß man wohl offen lassen, wieweit es sich in den Beobachtungen von
PFAFF u. HEROLD tatsächlich um normale Diffusionsvorgänge an intakter Gefäß-
wand gehandelt hat. Wahrscheinlich sind die von ihnen berichteten Permeabilitäts-
Phänomene durch eine unberechenbare UV-Schädigung des Mesenteriums kom-
pliziert gewesen. Dies würde auch die Unregelmäßigkeiten im Verhalten der beiden
Fluorescenzfarbstoffe Äsculin und Uranin erklären können.

Diskussion der Beobachtungsergebnisse von LANDIS und von ROUS und SMITH unter Berücksichtigung moderner Erkenntnisse über die Chemie der Kolloide und über die Feinstruktur der Gefäßwand

Betrachten wir nun die ingeniösen Experimente von LANDIS und die gewissenhaften, vielfältigen Studien von ROUS und SMITH unter dem Gesichtswinkel neuerer physikalisch-chemischer Erkenntnisse zum Permeabilitäts-Problem und elektronenoptischer Befunde von der Gefäßwand, so müssen die wesentlichsten aus ihnen abgeleiteten Schlußfolgerungen — mit einigen Einschränkungen — auch heute noch als zutreffend angesehen werden. Daß der Austritt von Flüssigkeit tatsächlich vorwiegend durch die Differenz des hydrostatischen und des kolloid-osmotischen Druckes bestimmt wird — d. h. daß Flüssigkeit hauptsächlich vom mechanischen Druck ausgepreßt und durch den osmotischen Druck der Plasma-Proteine wieder in die Blutbahn zurückgesogen wird, haben PAPPENHEIMER u. SOTO-RIVERA mit indirekter Methode (Durchströmungsversuch) erneut bestätigt. Auch die Annahme von LANDIS, daß die von ihm benutzten Farbstoffe unter den von ihm geschaffenen Versuchsbedingungen zur Hauptsache oder zu einem großen Teil auf Grund ihrer kolloidalen Eigenschaften mit dem Strom filtrierter Flüssigkeit (hydrodynamische Strömung, „bulk flow") die Blutbahn verließen, ist gerechtfertigt. Er durfte ihren Austritt daher unter den gegebenen Bedingungen als einen Indicator für eine Flüssigkeitsverschiebung ansehen. Es ist bekannt, daß Farbstoffe wie Toluidinblau, Trypanblau und Vitalrot eine starke Neigung zur Molekül-Aggregation besitzen, und daher auch wahrscheinlich, daß sie unter bestimmten Umständen wegen ihrer Teilchengröße mehr mit dem Flüssigkeitsstrom durch den Filtrationsdruck ausgepreßt werden, als die Gefäßwand durch Diffusion passieren.

LANDIS' Feststellung, daß die von ihm benutzten kolloidalen Farbstoffe nur oberhalb eines jeweils verschiedenen hydrostatischen Druckes aus den Capillaren austraten, wäre allein mit ihrer unterschiedlichen Teilchengröße erklärlich; die von LANDIS gegebene Erklärung, daß diese Farbstoffe auf Grund ihrer kolloidalen Eigenschaften jeweils den osmotischen Druck des Gefäßinhaltes um einen bestimmten Wert vermehrten, ist nicht unbedingt erforderlich; um so weniger, als diese Druckerhöhung bei Verwendung von 0,005 molaren Lösungen recht gering veranschlagt werden muß.

Wenn LANDIS allerdings aus seinen Beobachtungen dann den Schluß zieht, daß die von ihm benützten Farbstoffe außer Trypanrot praktisch *nur* mit der filtrierten Flüssigkeit die Blutbahn verlassen können, so erscheint diese Folgerung angesichts der Versuche von ROUS u. SMITH nicht mehr haltbar. Unglücklicherweise wird ein Vergleich der Beobachtungen von LANDIS mit den Versuchen von ROUS u. SMITH dadurch sehr erschwert, daß nicht die gleichen Farbstoffe zur Anwendung kamen. Nur das Trypanrot wurde in beiden Fällen herangezogen; ausgerechnet hierbei handelte es sich aber um einen Stoff, von dem auch Landis angibt, daß er die Blutbahn vorwiegend auf dem Wege einer *Diffusion* verlasse. Die Diskrepanzen, die sich dennoch in den Trypanrot-Versuchen von Landis und von Rous u. Smith ergeben haben, beziehen sich nicht auf den Austritts-Mechanismus, sondern nur auf den vorzugsweisen Austritts*ort* und auf die Frage, ob Landis wirklich unter völlig physiologischen Bedingungen beobachtet hat. Auf jeden Fall haben Rous u. Smith aber gezeigt, daß verschiedene kolloidale Farbstoffe die terminale Strombahn innerhalb kurzer Zeit durch *Diffusion* verlassen können, und zwar nicht nur am arteriellen Capillarschenkel, wo die Filtration von Flüssigkeit im Vordergrund steht und an dem Farbstofftransport beteiligt sein könnte, sondern vor allem an den *venösen* Capillarschenkeln und Venolen, wo mit einem Überwiegen des kolloidosmotischen Druckes und daher mit einer *Resorption* von Flüssigkeit zu rechnen ist. An den Venolen konnten auch Farbstoffe mit höherer Teilchengröße noch austreten, welche die Wand der arteriellen Capillarenden nicht mehr zu passieren vermochten (jedenfalls nicht durch Diffusion). Es ist daher sehr wahrscheinlich, daß Landis — da er an einzelnen Capillaren arbeitete und an ihrem Übergang in die Venolen in der Regel eine Kompression anlegte — von der Diffusions-Fähigkeit seiner Farbstoffe ein falsches Bild bekommen hat und ihrem Transport mit filtrierter Flüssigkeit zu große Bedeutung zumaß. Erschwert wurde die Trennung von Diffusions- und Filtrationsvorgängen für ihn vielleicht noch durch die Tatsache, daß er oft an vorgeschädigten Capillaren beobachtete. Dafür, daß Landis die Diffusionsfähigkeit seiner Farbstoffe durch die Capillarwand unrichtig eingeschätzt hat, spricht weiterhin, daß er im Gegensatz zu Rous u. Smith keine Übereinstimmung zwischen der Diffusionsfähigkeit der Farbstoffe in vivo und in vitro fand; obwohl man natürlich einwenden könnte, daß die Diffusionsfähigkeit eines Farbstoffes in vivo durch unberechenbare Molekül-Aggregation unter Umständen erheblich modifiziert wird; auch ist daran zu denken, daß die Diffusionsgeschwindigkeit eines Farbstoffes durch eine Bindung an Plasmaeiweiß beeinträchtigt werden kann. Um so mehr muß aber hervorgehoben werden, daß Rous u. Smith eine beträchtliche Diffusion verschiedener, auch sicher kolloidaler Farbstoffe beobachteten, obwohl bei ihrer Versuchsanordnung noch eher mit einer Molekül-Aggregation (durch den Farbstoff-Kontakt mit Serumprotein) sowie mit einer Eiweißbindung zu rechnen war als in den Perfusionsversuchen von Landis.

Änderungen des p_H-Wertes in der Durchströmungsflüssigkeit haben nach den Untersuchungen von Chambers u. Zweifach (vgl. den folgenden Abschnitt) allerdings einen stärkeren Einfluß auf die Permeabilität, als es die Beobachtungen von Landis ergaben. Schon eine Verschiebung des p_H-Wertes auf 7—6,8 führt nach diesen Untersuchern zu einer deutlichen Permeabilitätssteigerung.

Bei einer Anwendung der Landis'schen Untersuchungsergebnisse über die Filtration und Resorption von Flüssigkeit auf den Menschen ist, wie Krogh (1929) mit Recht betont, zu berücksichtigen, daß das Druckgefälle und die Differenz hydrostatischer/kolloidosmotischer Druck in verschiedenen Capillarbetten ganz verschieden sein können. Der Druck-Gradient in den Capillaren hängt z. B. nach Krogh u. a. davon ab, wie stark der Gefäß-Durchmesser beim Übergang der Arteriolen in die Capillaren zunimmt. Am Froschmesenterium soll die Weiten-Differenz zwischen Arteriolen und Capillaren gering sein und das Druckgefälle in den Capillaren daher relativ stark. An der menschlichen Haut hingegen münden die sehr engen Arteriolen in ziemlich weite Capillaren ein, und es wäre hiernach mit einem geringeren capillären Druckgefälle zu rechnen. Gegen diese Vermutung sprechen aber die von Landis tatsächlich am Menschen gemessenen Capillardruck-Werte (vgl. S. 373). Krogh meint außerdem, unter Zugrundelegung der Filtrationstheorie von Landis müsse man an der menschlichen Extremität viel häufiger ein Filtrationsödem beobachten. Er berücksichtigt dabei aber nicht den entgegenwirkenden Faktor des Gewebs-Druckes, der beim Menschen offenbar höher als bei manchen Tieren liegt, und auf den Pappenheimer besonders aufmerksam macht.

Die schönen Untersuchungen von Rous und Smith haben vor allem zu 2 Erkenntnissen geführt: 1. Daß selbst kolloidale Substanzen im Bereich der venösen Capillarschenkel und Venolen in größerer Menge ziemlich rasch diffundieren können, und 2. daß die Gefäßwände zwischen den Enden der Arteriolen und dem Beginn der Venolen nicht gleichermaßen durchlässig sind. Ihre Farbstoffversuche können auch heute nur durch eine Zunahme der Wand-Durchlässigkeit entlang der Capillaren erklärt werden, vorausgesetzt, daß tatsächlich — wie Rous u. Smith es auf Grund sorgfältiger Überlegungen annehmen — keine wesentlichen Milieu-Differenzen innerhalb des Capillarbettes vorgelegen haben. Gegen diese Möglichkeit spricht vor allem die Tatsache, daß der von ihnen gefundene Permeabilitäts-Gradient an der Froschhaut mit ihrer abweichenden Sauerstoff/Kohlensäure-Verteilung in der Endstrombahn nicht anders ausfiel als am Skeletmuskel. Ihre Beobachtungen zeigen, daß für die Permeabilität der terminalen Strombahn nicht nur die Filtration, die Diffusion und osmotische Faktoren bestimmend sind, sondern daß auch feine strukturelle Unterschiede der Gefäßwand, eventuell sogar des perivasculären Gewebes eine wichtige Rolle spielen. Man könnte z. B. daran denken, daß die Porenweite entlang der Capillaren zunimmt, oder daß der Wanddurchmesser und mit ihm der Diffusionsweg abnimmt. Wenn Rous und Smith keine Capillardruckmessungen durchgeführt haben, so ändert das an der Deutung ihrer Befunde nichts, weil sie die Farbstoffaustritte vorwiegend auf der *venösen* Seite des Capillarbettes beobachteten, wo der kolloidal-osmotische Druck durchweg den hydrostatischen Druck überwiegen dürfte, so daß eine Filtration nicht mehr in Frage kommt. Es wäre hiernach jedenfalls falsch, aus den Beobachtungen von Landis den Schluß zu ziehen, der *Austritts*-Ort für den Stoff-Austausch sei nur am *arteriellen* Capillarschenkel gelegen, und der venöse Capillarabschnitt bzw. die Venolen kämen lediglich für eine *Rück*resorption in die Blutbahn in Frage. Dies gilt nur für Flüssigkeit, nicht aber für *diffundierende* Substanzen; die letzteren können die Blutbahn vielmehr an venösen Capillarenden besonders leicht verlassen, und zwar *unabhängig vom hydrostatischen Druck und vom Flüssigkeitsstrom durch die Gefäßwand.* Ganz allgemein weisen die Beobachtungen von Rous und Smith darauf hin, daß die *Diffusion* im Rahmen der Permeabilitäts-Phänomene (ganz besonders beim Austritt von Farbstoffen) eine größere Rolle spielt als man ihr oft einräumt. Zu einem ähnlichen Ergebnis sind Renkin u. Pappenheimer kürzlich auf ganz anderem Wege gelangt.

Die erheblichen Differenzen in den Untersuchungsergebnissen von Landis und von Rous u. Smith im Hinblick auf den Austritts-Modus des Trypanrotes, im Hinblick auf den physiologischen Charakter der Landisschen Versuchsanordnung und im Hinblick auf die Bedeutung der Gefäß-Weite für die Permeabilität bedürfen einer ausführlicheren Erörterung.

Die Tatsache, daß der Farbstoff Trypanrot in den Versuchen von Landis im Gegensatz zu den übrigen von ihm benutzten Farbstoffen sehr leicht und unabhängig vom Capillardruck diffundierte, ist angesichts seiner wenig abweichenden Strukturformel etwas überraschend. Dennoch muß die gegenteilige Beobachtung von Rous u. Smith, daß Trypanrot die Strombahn unter normalen Bedingungen nur schwer und verzögert verließ, nicht unbedingt gegen die Richtigkeit einer der beiden Versuchsergebnisse sprechen. Denn Landis benutzte genau definierte Farbstoff-Konzentrationen in *Ringer*-Lösung, mit denen er einzelne Capillaren infundierte; Rous u. Smith gaben ihre Farbstoffe dagegen in die *Blut*bahn und brachten sie damit in innigen Kontakt mit Plasma-Protein. Hierdurch könnte die Teilchengröße der Farben, wie schon erwähnt, in nicht berechenbarer Weise modifiziert worden sein[1]. In diesem Sinne könnte man auch den Umstand deuten, daß Landis nach Einbringung des Trypanrotes *in die Blutbahn* doch eine gewisse Druck-Abhängigkeit seines Austrittes aus den Capillaren beobachtete,

---

[1] Außerdem muß an eine Bindung des Trypanrotes an die Bluteiweißkörper in den Versuchen von Rous u. Smith gedacht werden.

die mit einer erhöhten Teilchengröße durchaus erklärbar wäre. Andererseits bleibt aber ganz unverständlich, warum das Trypanrot in den Versuchen von LANDIS — auch nach Einbringung in die Blutbahn — stets am *arteriellen* Capillarschenkel austrat, während ROUS u. SMITH auch bei Nachuntersuchungen am Froschmesenterium unter normalen Bedingungen einen vorzugsweisen Austritt am Übergang zwischen Capillaren und Venolen feststellten. Nur wenn das Mesenterium — wie in den Originalversuchen von LANDIS — vorher 1—2 Std unter Ringerlösung stand, sahen sie den Farbstoff, ebenso wie LANDIS, häufig sehr rasch aus den *arteriellen* Capillarschenkeln austreten. Da die Wiederholung der Landis'schen Trypanrot-Versuche durch ROUS u. SMITH überzeugende Hinweise dafür ergeben hat, daß LANDIS tatsächlich unter *un*physiologischen Bedingungen beobachtete, möchten wir uns den Zweifeln von SMITH u. ROUS anschließen und annehmen, daß die Differenzen bezüglich des Austritts-Modus des Trypanrotes methodisch bedingt waren; und zwar durch eine *Schädigung* des Froschmesenteriums in den Versuchen von LANDIS infolge zu langer Vorbeobachtung unter Berieselung mit kolloidfreier Ringerlösung und infolge der kolloidfreien Infusion einzelner Capillaren bei gleichzeitiger venöser Kompression. CHAMBERS u. ZWEIFACH (1940) haben gezeigt, wie empfindlich die Mesenterialstrombahn gerade im Hinblick auf ihre Permeabilität gegen Berieselung oder Perfusion mit kolloidfreier Ringerlösung ist, und wir selbst konnten diese Feststellung bestätigen (ILLIG 1957). Es ist daher ganz unwahrscheinlich, daß nach 1stündiger Berieselung des Froschmesenteriums mit einfacher Ringerlösung noch ungestörte Permeabilitätsverhältnisse vorliegen.

Auch die unterschiedliche Beurteilung der Bedeutung der Gefäßweite für die Durchlässigkeit des Capillarbettes durch LANDIS und ROUS u. SMITH hängt wahrscheinlich mit methodischen Unzulänglichkeiten zusammen. Zweifellos erscheint die Feststellung von LANDIS, daß die Gefäßweite keinen wesentlichen Einfluß auf die Permeabilität ausübe, etwas überraschend. Es ist auf den ersten Blick schwer einzusehen, warum Weitenänderungen der Capillaren ohne Rückwirkung auf ihre Durchlässigkeit bleiben sollen.

Hier ist nun zunächst zu berücksichtigen, daß weder LANDIS noch ROUS u. SMITH ihre diesbezüglichen Beobachtungen an ein und derselben Capillare anstellen konnten. Sie haben daher die Durchlässigkeit *verschiedener* — enger und weiter — Capillaren verglichen. Es geht aber weder aus der Darstellung von LANDIS noch aus der Beschreibung von ROUS u. SMITH klar hervor, ob sich ihr Vergleich auf Capillaren verschiedener anatomischer Größe oder auf Capillaren mit verschiedenem *funktionellem* Weitenzustand bezieht. LANDIS hebt zwar hervor, es könne sich in seinen Untersuchungen nicht um anatomisch bedingte

Größenunterschiede gehandelt haben, weil im Versuchsbeginn durchweg
alle Capillaren sehr eng (einreihig durchströmt), nach Ablauf von
10 min dagegen erheblich dilatiert gewesen seien; im Verlaufe der
folgenden beiden Stunden habe dann die Zahl *kontrahierter* Capillaren
wieder zugenommen. Aber diese Angabe erweckt nur den Verdacht,
daß er nicht ausschließlich an echten Capillaren beobachtet hat, und daß
mit seiner Versuchsanordnung eine erhebliche Schädigung der Mesenterialstrombahn verbunden war. Es dürfte in der Lebendbeobachtung bei
einem Vergleich verschiedener Capillaren kaum möglich sein, zwischen
anatomisch bedingten Kaliberdifferenzen und funktionellen Weitenunterschieden zu trennen. Bedenkt man ferner, daß der Durchmesser
der von Landis als „Capillaren" angesprochenen Gefäße zwischen 11
und 37 μ (!!) variierte, so zwingt dieser Umstand zu der Annahme, daß
er auch *Arteriolen* als „Capillaren" angesehen hat. Hiermit wäre
erklärlich, warum er an Capillaren „Kontraktionen" beobachtete. Da
er andererseits von der Annahme einer Kontraktilität auch der echten
(muskelzell-freien) Capillaren ausging, mußte für ihn eine Abgrenzung
zwischen Arteriolen und Capillaren besonders schwierig sein. Rous
u. Smith verglichen die Durchlässigkeit weiter und enger Bezirke innerhalb des Capillarnetzes der Frosch-Haut. Hier könnte es sich durchaus
um funktionelle Weitenunterschiede gehandelt haben. Ihre Bemerkung
"There existed, of course, more surface to excape through, while further-
more dilatation is known to render capillaries especially permeable"
mit dem Hinweis auf die von Landis widerlegten Stase-Versuche von
Krogh u. Harrop (1921) läßt jedoch vermuten, daß sie selbst die von
ihnen beobachteten Weitenunterschiede als anatomisch bedingt ansahen.

Fassen wir nun diejenigen strukturellen Eigenarten der Capillarwand näher ins Auge, auf die es bei der *inter*-cellulären Permeabilität
ankommt, so sind dies die inter-cellulären Spalträume, die mutmaß-
lichen „Poren" im Grundhäutchen und der von der Wandstärke abhängige Diffusions-*Weg*. Selbst wenn man annimmt, Landis und Rous
u. Smith hätten vorwiegend *anatomisch* enge und weite Capillaren miteinander verglichen, so ist — zumindest theoretisch — ein Unterschied ihrer Durchlässigkeit zu erwarten, auch bei gleicher Wandstärke.
Denn an weiten Capillaren muß — wie Rous u. Smith ebenfalls hervorheben — die *Fläche* der inter-cellulären Spalträume größer sein als an
engen Capillaren; dieser Faktor würde sich sowohl auf die Filtration
von Flüssigkeit als auch auf die Diffusion von kleinen Molekülen auswirken. Außerdem ist, wenn verschieden weite Capillaren aus der gleichen Arteriole gespeist werden, mit einem verschieden hohen hydrostatischen Druck in ihnen zu rechnen; dieser Faktor würde die Filtration
beeinflussen. Offen bleiben muß natürlich, ob die hierdurch bedingten
Durchlässigkeits-Unterschiede anatomisch enger und weiter Capillaren

groß genug sind, um in den Beobachtungen von LANDIS, ROUS u. SMITH in Erscheinung zu treten. Nimmt man aber an, daß sie Capillaren mit *funktionell* bedingten Weitenunterschieden beobachteten, so wäre es sicher zu einfach, die Capillarwand im Hinblick auf den Effekt einer Dehnung etwa mit einem porösen Gas-Schlauch zu vergleichen. So ist z. B. nach polarisationsoptischen Untersuchungen an den Hirncapillaren (NIESSING u. ROLLHÄUSER 1954) nicht unbedingt zu erwarten, daß sich die „Poren" des Grundhäutchens bei einer Dehnung der Capillarwand *erweitern*; vielmehr wäre, da im Grundhäutchen eine Faser-Struktur[1] vorliegt, die bei mechanischer Beanspruchung möglicherweise eine Deformation (durch „Orientierung"; NIESSING u. ROLLHÄUSER) erleidet, das Umgekehrte ebenfalls denkbar. Auch ist es unwahrscheinlich, daß die Breite der inter-cellulären Spalten im Falle einer Dehnung zunimmt; eher würde es zu einem Einriß des Capillar-Endothels kommen. Wohl muß aber eine Vergrößerung der *Fläche* der inter-cellulären Spalträume (bzw. der Permeabilitäts-Fläche) eintreten. Außerdem nimmt die Dicke der Capillarwand mit zunehmender Dehnung ab; damit wird der Diffusionsweg kürzer. Es ist also damit zu rechnen, daß im Falle einer Capillar-Erweiterung zwar die Poren des Grundhäutchens gleichbleiben oder sogar kleiner werden können, und daß auch die *Weite* der inter-cellulären Spalten sich nicht ändert; aber die *Fläche* der Spalten nimmt sicher zu, und gleichzeitig wird der Diffusionsweg verkürzt. Hinzu kommt noch, daß die Capillaren in funktioneller Hinsicht nur druck-*passive* Weitenänderungen erleiden; das bedeutet, daß eng-gestellte Capillaren praktisch immer mit niedrigem hydrostatischem Druck verbunden sein werden, erweiterte dagegen, wie LANDIS mit Recht hervorhebt, mit erhöhtem. Das Zusammentreffen einer Flächenvergrößerung der Endothelspalten, einer Verkürzung des Diffusionsweges und eines relativ hohen hydrostatischen Druckes im Falle einer Capillar-Erweiterung müßte daher vom morphologischen Standpunkt aus unbedingt zu einer Erhöhung der Permeabilität führen — sowohl im Hinblick auf die Filtration als auch im Hinblick auf die Diffusion. Damit wäre in morphologischer Hinsicht die Feststellung von ROUS u. SMITH, daß enge Capillaren weniger durchlässig sind als weite, eher verständlich als die gegenteilige Behauptung von LANDIS. Aber auch anatomischen Weitenunterschieden der Gefäße kann ein Einfluß auf ihre Durchlässigkeit nicht grundsätzlich abgesprochen werden. Die Feststellung von ROUS u. SMITH gewinnt nun noch dadurch an Wahrscheinlichkeit, daß sich die Weitenunterschiede der Capillaren auf schlecht diffundierende Farbstoffe stärker auswirkten als auf leicht diffundierende (Verkleinerung

---

[1] Hier sind nicht die lichtmikroskopisch durch Versilberung darstellbaren Fasern gemeint, sondern eine sub-mikroskopische, durch fadenförmige Moleküle bedingte Struktur.

der wirksamen Poren-Weite ?). Andererseits kann man *Druck*-Differenzen als Ursache der unterschiedlichen Durchlässigkeit enggestellter und erweiterter Capillaren in diesem Falle deshalb ausschließen, weil sich die Gefäßweite in den Beobachtungen von Rous u. Smith auf reine *Diffusions*vorgänge auswirkte. Der Einwand von Landis, die unterschiedliche Durchlässigkeit enger und weiter Capillaren sei lediglich durch einen unterschiedlichen hydrostatischen Druck bedingt, käme jedoch nur für *Filtrations*prozesse in Frage. Zugunsten der Ansicht von Rous u. Smith muß schließlich angeführt werden, daß Landis wenigstens zum Teil an leicht *geschädigten* Capillaren beobachtet hat, an denen die durch den Gefäßdurchmesser bedingten Durchlässigkeitsunterschiede vielleicht *aufgehoben* waren. Hinzu kommt noch der schon erwähnte Umstand, daß Landis immer nur *einzelne* Capillaren untersuchte und dadurch im Gegensatz zu Rous u. Smith kaum imstande war, sich einen größeren Überblick über das durchschnittliche Verhalten zahlreicher Capillaren zu verschaffen.

Damit gelangen wir also zu dem Schluß, daß im Hinblick auf den Zusammenhang Gefäßweite/Permeabilität dem Untersuchungsergebnis von Rous u. Smith der Vorzug zu geben ist. Allerdings läßt sich nicht entscheiden, ob die von ihnen beobachteten Durchlässigkeitsunterschiede auf anatomischen Kaliber-Differenzen oder auf funktionellen Weitenunterschieden der Capillaren beruhten. Wahrscheinlich ist die direkte Beobachtung an einzelnen Capillaren bzw. Capillargruppen für diese Fragestellung nicht so geeignet wie eine empfindlichere, *quantitative* Untersuchungsmethode, z. B. der Perfusionsversuch. Denn an *einzelnen* Gefäßen mag der Einfluß von Weitenänderungen auf die Permeabilität gering sein; aber es kommt ja vor allem auf ihren *summarischen* Effekt an größeren Gefäß-Provinzen an.

c) Beobachtungen über den Einfluß der Durchströmungsflüssigkeit auf die Durchlässigkeit der Gefäße und über die Bedeutung der verschiedenen Gefäßwand-Strukturen für die Permeabilität („endocapillärer Eiweißfilm")

Chambers u. Zweifach untersuchten den *Einfluß verschieden zusammengesetzter Durchströmungsflüssigkeiten auf die Beschaffenheit und Durchlässigkeit der Gefäßwände* am Capillarbett der Zunge und des Mesenteriums vom Frosch. Als Indicator für einen abnormen Flüssigkeitsaustritt diente ihnen das Phänomen der „Hämokonzentration" (Eindickung des Blutfadens in den Capillaren und kleinen Venen mit Engerrücken der Erythrocyten und Schwund des Plasmarandstromes, vgl. S. 149) und das Auftreten einer perivasculären Flüssigkeitsansammlung (Trübung und Schwellung des Gewebes durch Ödem). Als Maßstab für den Grad der Permeabilität zogen sie das Verhalten mit Mikropipetten in die Blutbahn injizierter Stoffe verschiedener Teilchengröße (Tusche, Kohle, Graphit) in Beziehung zur Gefäßinnenwand heran. Sie durchströmten das Capillarbett mit erythrocytenfreiem Plasma und mit einer Blutersatzflüssigkeit, an welcher der Calciumgehalt, der Kolloidgehalt und der Gehalt an corpusculären Elementen (Erythrocyten, Kohlepartikeln) sowie der p_H-Wert variiert wurden. Dabei unterschieden sie zwischen einer Permeabilitätssteigerung für Flüssigkeit und einer Permeabilitätssteigerung für Erythrocyten[1]. Auf Grund ihrer originellen Versuche kommen sie — ähnlich wie K. TEICHMANN — zu der Ansicht, daß für die Permeabilitätsstörungen nicht die (trans-)celluläre, sondern die sehr unselektive und weitgehend von physiko-chemischen Kräften gesteuerte *inter*celluläre Permeabilität entscheidend sei. Und zwar soll diese weniger an die Beschaffenheit der Endothelzellen selbst gebunden sein, als 1. an den von CHAMBERS u. ZWEIFACH erstmals in den Vordergrund gerückten „endocapillären Eiweißfilm", 2. an eine intercelluläre „Kittsubstanz" („cement") und 3. an das Grundhäutchen („pericapillary sheath"). Während der dem Endothelrohr innen aufliegende Eiweißfilm und die „Kittsubstanz" für die Durchlässigkeit von Flüssigkeit und gelösten Stoffen verantwortlich gemacht werden, soll das Grundhäutchen dagegen für den Durchlaß von roten Blutkörperchen maßgeblich sein.

Diese Auffassung gründet sich vor allem auf folgende Beobachtungen: Normalerweise blieben in das Capillarbett eingebrachte Kohlepartikeln zum Teil an den Grenzlinien der Endothelzellen haften. Wurde nun an der Durchströmungsflüssigkeit der Calciumgehalt herabgesetzt oder der p_H-Wert zum Sauren hin verschoben, so wurden die an den Endothelgrenzen haftenden Kohlepartikeln abgeschwemmt, und es kam zum Flüssigkeitsdurchtritt mit Ödem des perivasculären Gewebes[2]. Umgekehrt konnten Flüssigkeitsaustritt und Ödem durch Steigerung des Calciumgehaltes oder Alkalisierung der Durchströmungsflüssigkeit verhindert werden, wobei die Kohlepartikeln eine vermehrte Adhärenz an den Grenzlinien der Endothelzellen zeigten. Dies Verhalten der Kohle wird als Ausdruck einer „Auflösung" bzw. „vermehrten Bildung" von Kittsubstanz gedeutet.

War die Durchströmungsflüssigkeit dagegen kolloidfrei, so löste sich der (mit Evans-Blue markierte) endocapilläre „Eiweißfilm" auf, und es kam ebenfalls zum Ödem; außerdem wurde die Kittsubstanz (beurteilt nach der Adhärenz der Kohlepartikeln) „poröser". Zugabe eines Kolloides zur Durchströmungsflüssigkeit bewirkte die „Neubildung" eines Eiweißfilmes, wobei es nicht so sehr auf die Natur des Kolloides ankam. Die Durchlässigkeitssteigerung der Gefäßwand wurde auch dadurch angezeigt, daß feinste Tuschepartikel, die normalerweise vom Plasmastrom fortgetragen wurden, mit dem nach auswärts gerichteten Flüssigkeitsstrom gegen die Gefäßwand geschwemmt wurden; hierbei kam es zu einer gewissen Abdichtung des Endothelrohres durch die Tuschepartikel, eine Beobachtung, die HERZOG schon 1925 bei seinen Staseversuchen an der Froschzunge gemacht hatte.

---

[1] Vgl. hierzu die Definition des Permeabilitätsbegriffes S. 87.

[2] Dabei trat im Gegensatz zu den diesbezüglichen Versuchen von LANDIS (vgl. S. 125) schon nach Verschiebung des p_H-Wertes auf 7 oder niedrigere Werte eine deutliche Steigerung der Permeabilität auf.

Wurde Hyaluronidase mit einer Mikropipette von außen an die Capillarwand gebracht, so „erweichte" das Grundhäutchen, und es kam zum Durchtritt von Erythrocyten. Andererseits war das Grundhäutchen normalerweise so stabil, daß auswandernde Leukocyten auf ihrem Weg eine Weile zwischen Endothelschicht und Grundhäutchen „hängenblieben".

Der „endocapilläre Film" besteht nach der Ansicht von CHAMBERS u. ZWEIFACH aus Plasma-Proteinen und bildet eine empfindliche, das Capillarrohr von innen „abdichtende" Schicht, welche durch Kontakt mit kolloidfreiem Gefäßinhalt oder mit oberflächenaktiven Stoffen zerstört wird. Die intercelluläre Kittsubstanz soll dagegen vom Gefäß-endothel ständig „produziert" werden und ein komplexes Protein — wahrscheinlich ein Calcium-Salz — darstellen, dessen Qualität und Bestand von der Elektrolyt-Konzentration im Blut abhängt. Das Grundhäutchen soll dem Capillarrohr seine mechanische Stabilität ver-leihen und den Durchtritt von roten Blutkörperchen verhindern; wird es durch Hyaluronidase oder Bakterientoxine geschädigt, so können Erythrocyten austreten.

Die Beobachtungen von CHAMBERS u. ZWEIFACH warten noch auf eine Bestätigung, und ihre Schlußfolgerungen lassen zweifellos manche Einwände zu. Dennoch eröffnen sie aber verschiedene neue Aspekte, deren weitere Verfolgung mit ähnlichen Methoden sehr lohnend erscheint. Daran, daß die intercellulären Fugen für den Flüssigkeitsdurchtritt von entscheidender Bedeutung sind, wird heute meist nicht mehr gezweifelt; nur enthalten sie keine eigentliche „Kittsubstanz" („cement"), durch welche die Endothelzellen miteinander verklebt werden. Wahrscheinlich sind sie — wie eingangs schon erwähnt — mit Flüssigkeit oder mit einem Polysaccharid-Gel gefüllt. Nun lassen sich die meisten Kohle-bzw. Tuscheversuche von CHAMBERS u. ZWEIFACH aber auch ohne die Annahme einer besonderen Kittsubstanz deuten; es ist z. B. gut denk-bar, daß die Tuschepartikel normalerweise an den wallartig aufgewor-fenen Rändern der Endothelzellen und unter bestimmten unphysiologi-schen Bedingungen zusätzlich an erweiterten Endothelspalten hängen-bleiben. Außerdem ist es möglich, daß die Kohärenz der Endothelzellen bzw. die Beschaffenheit des intercellulären Gels — und damit die Permeabilität für Flüssigkeit — durch den Calciumgehalt, den Kolloid-gehalt und die Wasserstoffionenkonzentration der Durchströmungs-flüssigkeit modifiziert werden.

Daß CHAMBERS u. ZWEIFACH bei ihren Lebendbeobachtungen tat-sächlich das Grundhäutchen gesehen haben, erscheint nach elektronen-optischen Befunden vom Aufbau der Capillarwand durchaus möglich und wahrscheinlich. Wie schon an anderer Stelle erwähnt (S. 39), ist die Basalmembran der Capillaren an manchen Organen im Verhältnis zur Endothelschicht so stark, daß sie die intravitale Sichtbarkeit der Capillarwand sogar entscheidend mitbestimmen dürfte.

Übrigens führen LEE u. LEE (1947) und EDGERLEY (1953) die Blutungen und das Ödem bei Vitamin C-Mangel und nach Röntgen-Bestrahlung ebenfalls auf eine Schädigung der Grundsubstanz zurück.

Ihre Angaben über die Beobachtung eines „endocapillären Films" müssen allerdings auf Grund elektronenmikroskopischer Befunde in Zweifel gezogen werden, obwohl diese umstrittene Grenzschicht zwischen Capillarwand und strömendem Blut durch verschiedene physiologische und rheologische Beobachtungen wahrscheinlich gemacht worden ist.

Elektronenoptisch liegen die Erythrocyten dem Capillarendothel nämlich häufig so dicht an, daß eine dazwischen befindliche Eiweißschicht sicher auszuschließen ist (ROLLHÄUSER 1959). Dies spricht zumindest dagegen, daß der „endocapilläre Film" — wie COPLEY auf Grund rheologischer Untersuchungen annimmt — aus einem *Fibrin*niederschlag besteht, und daß dieser Niederschlag lichtmikroskopisch sichtbar ist.

Nun muß es sich bei dem fraglichen endocapillären Film von CHAMBERS u. ZWEIFACH allerdings nicht unbedingt um einen massiven lichtoptisch nachweisbaren Eiweißniederschlag handeln; auch muß das Material nicht unbedingt aus einem großmolekularen Eiweißkörper bestehen. Vielleicht stellt der endocapilläre Film nur eine „hauchdünne Politur" der Endotheloberfläche bzw. eine feine „Gleitschicht" dar, die selbst elektronenoptisch an der unteren Grenze der Wahrnehmbarkeit gelegen ist oder aber bei der Präparation zerstört wird.

In diesem Zusammenhang sei erwähnt, daß auch DANIELLI (1940) auf Grund seiner Perfusionsversuche zu der Vorstellung von einem „Protein-Film" auf der Gefäßinnenwand als wichtigem Abdichtungsfaktor kam. Er beobachtete nämlich, daß die Ödemrate bei Perfusion des Froschbeines mit Hühnereiweiß oder Gummi arabicum praktisch vom kolloidosmotischen Druck der jeweiligen Perfusionslösung abhing, während die Durchströmung mit *Serum* eine geringere Durchlässigkeit der Gefäßwände ergab, als nach dem kolloidosmotischen Druck zu erwarten gewesen wäre. Er stellt sich nun vor, daß Serumproteine an die „Porenwände" der Capillarwand adsorbiert werden und hierdurch zu einer Abdichtung führen. Wird das Serumprotein durch Zugabe eines oberflächenreaktiven Polypeptids, z. B. „Clumpein", wieder verdrängt, so nimmt die Porenweite und damit die Durchlässigkeit der Capillarwände zu.

Schließlich legen die nachfolgenden Beobachtungen von WITTE den Gedanken nahe, daß der endocapilläre Film von CHAMBERS u. ZWEIFACH keinen Proteinniederschlag darstellt, sondern der „endocapillären plasmatischen Grenzschicht" entspricht, in welcher sich nach COPLEY ständig latente Gerinnungsvorgänge abspielen, und in die WITTE die Beziehungen zwischen Blutgerinnung und Permeabilität lokalisiert. Diese Schicht wäre natürlich mit morphologischen Methoden nicht faßbar.

Auf jeden Fall ergibt sich aus den Versuchen von CHAMBERS u. ZWEIFACH trotz aller offenen Fragen eine wichtige Arbeits-Hypothese für zukünftige Untersuchungen über die Durchlässigkeit der Gefäßwand: Die normale Abdichtung der Capillaren für Flüssigkeit hängt maßgeblich von der Kohärenz der Endothelzellen (Spaltweite) und von der

Unversehrtheit einer noch nicht genau definierbaren „Grenzschicht" zwischen Blut und Gefäßwand ab; die mechanische Resistenz des Gefäßrohres und damit seine „Fragilität", d. h. seine Durchlässigkeit für rote Blutkörperchen, wird dagegen vor allem durch die Beschaffenheit des Grundhäutchens bestimmt. Der pathologische Flüssigkeitsaustritt im Rahmen lokaler oder generalisierter Störungen des Capillarkreislaufs erfolgt durch die Endothelspalten, also *inter*cellulär.

Allerdings darf man die Bedeutung des Grundhäutchens auch für die Abdichtung der Gefäße gegen Flüssigkeitsdurchtritt nicht ganz vernachlässigen. Zumindest spielt es hierbei insofern eine wichtige Rolle, als es normalerweise den Austritt von Proteinen verhindert und damit zugleich einen unphysiologischen Flüssigkeitsverlust. Wie BARGMANN (1958) mit Recht hervorhebt, ist das eigentliche Ultrafilter der Capillarwand nicht in dem an manchen Organen lückenhaften Endothel, sondern im Grundhäutchen zu suchen, und zwar entweder in dem Filzwerk seiner Proteinfibrillen oder in seinen Lipoidlamellen. Das dürfte auch der Grund sein, warum das Grundhäutchen an den Leber-Capillaren, wo physiologischerweise ein Eiweiß-Austritt stattfindet, fehlt bzw. nur sehr zart ausgebildet ist, während es an den Hirncapillaren, wo der Flüssigkeitsaustausch gering ist, sehr stark ausfällt.

Den pericapillären Rouget-Zellen, die man meist nur im Zusammenhang mit dem Problem der Capillarkontraktilität diskutiert, dürfte nach ROLLHÄUSER ebenfalls eine Schrankenfunktion zukommen; an den meisten Kapillaren werden sie von dem sich um sie herum teilenden Grundhäutchen eingeschlossen, stellen also einen echten Bestandteil der Gefäßwand dar.

d) Beobachtungen über die Beziehungen zwischen dem Gerinnungs-System des Blutes und der Permeabilität der Gefäßwand

WITTE (1957c, 1958a), WITTE u. SCHRICKER (1957, 1958b) untersuchten — ebenfalls am Rattenmesenterium — mit verbesserter Fluorescenztechnik (vgl. S. 126) den *Einfluß von Gerinnungsstörungen auf die Permeabilität der Gefäßwand.* Ihre Beobachtungen führten zu dem wichtigen Resultat, daß Störungen der Blutgerinnung offenbar in vielen Fällen mit einer Störung der Permeabilität verbunden sind, wobei Permeabilität und Fragilität der Gefäßwand nicht immer gleichzeitig und in gleichem Maße verändert sein müssen. Experimentell erzeugte (meist kombinierte) plasmatische Gerinnungsstörungen gingen in etwa $^2/_3$ der Fälle mit einer Störung der Permeabilität einher. Dabei entsprach das Ausmaß der Permeabilitätsstörung etwa der Schwere der Gerinnungsstörung. WITTE gibt an, daß bei einer Gerinnungsstörung immer mit einer Permeabilitätsstörung zu rechnen sei, wenn die verschiedenen Gerinnungsfaktoren 10% ihres Normalwertes unterschreiten; je leichter eine Koagulopathie sei, desto mehr Zeit verstreiche bis zum Eintritt einer nachweisbaren Permeabilitätsstörung. Ob auch eine reine Thrombocytopenie zu gesteigerter Durchlässigkeit der Gefäßwand führen kann, geht aus den Untersuchungen von WITTE nicht ganz eindeutig hervor. Seine Befunde stellen aber eine wichtige experimentelle Stütze für die seit langem vermuteten Beziehungen zwischen Gerinnungssystem und Gefäßwand dar.

WITTE führte seine Beobachtungen am Mesenterium der Ratte durch, und zwar an einer durchströmten Cellophankammer. Als Indicator für eine erhöhte Permeabilität des Capillarbettes benutzte er erstmalig den Farbstoff *Brillant-sulfoflavin*, der an Plasma-Proteine gebunden wird und die Strombahn unter physiologischen Bedingungen in den ersten 5—10 min nicht verläßt; damit beziehen sich seine Permeabilitätsuntersuchungen also vorzugsweise auf die Durchlässigkeit der Gefäßwand für Plasma-Proteine.

Er prüfte nun das Verhalten der Gefäß-Permeabilität nach Anwendung von Anti-Plättchen-Serum und Anti-Endothel-Serum, nach intravenöser Injektion von Trypsin, nach Thrombin-Infusion und nach Antikoagulantienbehandlung (Thrombodym, Heparin und Marcumar). Bei jedem Versuch wurde die Art der erzeugten Gerinnungsstörung genau analysiert. Dabei machte er folgende Beobachtungen:

1. Eine *kurzzeitige* Thrombocytopenie (30—60 min), z. B. während *langsamer Thrombininfusion*, änderte die Permeabilität nicht. Nach *Injektion von Anti-Plättchen-Serum* kam es dagegen sofort zu einem Thrombocytensturz mit direkt sichtbarer Agglutination der Plättchen und bei 7 von 9 Tieren nach Ablauf von 30 min zu einer deutlichen Permeabilitätsstörung (kugelförmiger Austritt des Fluorescenzstoffes). Erschienen Diapedesisblutungen, so waren diese nicht selten an den gleichen Punkten lokalisiert wie der abnorme Austritt des Fluorescenzfarbstoffes. Nach 2—4 Tagen normalisierte sich die Permeabilitätsstörung *trotz* weiterbestehender Thrombocytopenie.

2. *Injektion von Anti-Endothel-Serum* (mit Hilfe von Ratten-Aorta gewonnen) führte zu einem vorübergehenden Thrombocytensturz, zu Blutungen im Bereich des Darmes und bei 5 von 10 Tieren zu einer mäßigen Permeabilitätssteigerung.

3. *Intravenöse Trypsininjektion* verursachte eine schwere komplexe Gerinnungsstörung (mit Thrombocytopenie) und in fast allen Fällen eine starke Permeabilitätsstörung (wolkenförmiger bzw. diffuser Austritt des Fluorescenzfarbstoffes).

4. Langsame *Thrombininfusion* bewirkte einen initialen Plättchensturz und eine zunehmende humorale Gerinnungsstörung. Bei 10 von 15 Tieren entwickelte sich auf dem Höhepunkt der Koagulopathie eine Permeabilitätsstörung, die bei wiederholter Thrombinapplikation zunahm; bei 5 Tieren entstanden außerdem Blutungen der Darmwand. 3—4 Std nach der Infusion war die Blutgerinnung teilweise wieder hergestellt, die Permeabilität normalisiert.

5. *Thrombodym-Injektion* war von einer schweren humoralen Gerinnungsstörung mit völligem Verlust des Prothrombins gefolgt; bei 6 von 11 Tieren kam es zu Spontanblutungen und bei den übrigen 5 zu einer schweren Permeabilitätsstörung. Die Gefäßdurchlässigkeit war für alle Blutbestandteile erhöht. Nach 24 Std war die Gerinnungsstörung weitgehend gebessert und die Permeabilität wieder normal.

6. *Heparin* führte in kleinen Dosen (400—800 IE/100 g) nur zu kompletter Gerinnungshemmung und Blutungen, in großen Dosen (1600—3200 IE/100 g) dagegen in 6 von 7 Fällen gleichzeitig zu einer starken Permeabilitätsstörung mit diffusem Farbstoff-Austritt.

7. *Marcumar* bewirkte nach einmaliger Injektion von 0,1—0,2 mg/100 g intramuskulär innerhalb von 24—48 Std — gleichzeitig mit einer Gerinnungsverzögerung — bei den meisten Versuchstieren eine deutlich nachweisbare Permeabilitätssteigerung. Das Ausmaß der Durchlässigkeitsänderung entsprach etwa der Verlängerung der Prothombinzeit. Eine *direkte, toxische* Gefäßwandschädigung konnte

nur nach intravenöser Injektion *letaler* Marcumardosen (3—10 mg/100 g) in einigen Fällen nachgewiesen werden, und zwar *vor* Einsetzen der Gerinnungshemmung.

Auf Grund dieser Beobachtungen kommt WITTE zu der Überzeugung, daß die physiologische Permeabilität der Gefäßwand ein ungestörtes Gerinnungs-System voraussetzt; die Beziehungen zwischen Gerinnungssystem und Permeabilität verlegt er — ähnlich wie COPLEY und LÜSCHER (1956) — in die *endocapilläre plasmatische Grenzschicht*. Unter normalen Bedingungen soll im Kreislauf ständig ein physiologischer, „latenter" Gerinnungsvorgang ablaufen, bei welchem sich ein proteolytisch verändertes Intermediärprodukt des Fibrinogens als dünner Film auf der Gefäßinnenwand niederschlägt. Das hierbei benötigte Thrombin soll in kleinen Mengen ständig durch Zerfall von Prothrombin in Thrombin und Faktor VII frei werden.

Als Hinweis auf solche latenten, intravasalen Gerinnungsvorgänge führt WITTE vor allem die hohe Umsatzgeschwindigkeit der Gerinnungsfaktoren im Blut an; das Fibrinogen hat z.B. eine Halbwertzeit von nur 24 Std. Außerdem soll die Prothrombinzeit des Blutes nach ANDRUS u. Mitarb. (1940)[1] und nach GAGLIO (1954)[1] im Anschluß an die Passage größerer Capillarbezirke eine deutlich verlängerte Prothrombinzeit aufweisen, was ebenfalls für den Verbrauch von Gerinnungsfaktoren unter physiologischen Bedingungen sprechen würde.

Verminderte Gerinnbarkeit des Blutes wäre hiernach gleichbedeutend mit erhöhter Gefäßdurchlässigkeit für Flüssigkeit und Eiweiß. Diese Theorie könnte vielleicht einen Teil der Permeabilitäts-Beobachtungen von CHAMBERS u. ZWEIFACH erklären — vorausgesetzt natürlich, daß der angenommene Protein-Niederschlag auf der Gefäßinnenwand entweder äußerst labiler Natur oder aber von sub-elektronenoptischer Größenordnung ist; auf jeden Fall läßt sie die Idee von einem „endocapillären Schutzfilm" als Voraussetzung für die normale Gefäßabdichtung in neuem Licht erscheinen.

Wenn WITTE allerdings — ähnlich wie LÜSCHER — auch den *Thrombocyten* eine wichtige Bedeutung für die Permeabilität der Gefäßwand zuschreibt, so erscheinen uns seine eigenen Beobachtungen in dieser Hinsicht nicht schlüssig. Die durch Thrombininfusion ausgelöste Thrombocytopenie veränderte die Durchlässigkeit der Gefäßwand für Plasmaprotein *nicht*, was WITTE auf ihre kurze Dauer zurückführt (30—60 min). Im ersten Stadium des Thrombocytenzerfalles sollen die von Plättchen produzierten Schutzstoffe für die Gefäßwand nämlich vermehrt frei werden und eine Permeabilitätsstörung verhindern; erst bei *länger* anhaltender Thrombocytopenie ist daher nach Ansicht von WITTE eine Permeabilitätsstörung infolge eines Mangels an Plättchen-Schutzstoffen zu erwarten.

WITTE denkt dabei vor allem an das aus den Thrombocyten frei werdende *Serotonin* und an das von LÜSCHER (1955/56) in den Vordergrund gerückte

---

[1] Zit. nach WITTE.

„*Protein S*", welches im Perfusionsversuch das Dextranödem der Ratte unterdrückt und Beziehungen zum endocapillären Film und zum interendothelialen „Zement" (Kittsubstanz) haben soll. Beide Substanzen sollen das Capillarrohr normalerweise „abdichten". Es ist aber keineswegs gesichert, daß Serotonin in jedem Fall die Gefäße kontrahiert und damit — wie WITTE vermutet — die Permeabilität herabsetzt. Ganz abgesehen davon, daß sich der kontrahierende Effekt nur an muskularisierten Gefäß-Strecken auswirken könnte, scheint das Serotonin nach den Untersuchungen von ROWLEY u. BENDITT (1956) die Permeabilität zu steigern; außerdem wird es im Rahmen der lokal-chemischen Steuerung des Capillarbettes als *dilatierender* Faktor diskutiert (vgl. S. 67).

DANIELLI (1940) hatte bei seinen Perfusionsversuchen am Froschbein beobachtet, daß die Ödembildung bei Durchströmung mit künstlichen kolloidalen Flüssigkeiten (Ei-Albumin, Hämoglobin, Gummi arabicum) vorwiegend vom kolloidosmotischen Druck des Perfusates abhing, während Serum oder Zusatz von *Plättchen-Material* die Ödemrate stärker reduzierten, als es dem kolloidosmotischen Druck dieser Lösungen entsprach. Serumalbumin konnte die Blutbahn nur bei Abwesenheit von Thrombocyten verlassen. DANIELLI vermutet daher einen engen Zusammenhang zwischen Thrombocyten und Gefäßabdichtung und stellt sich vor, daß die Plättchen selbst möglicherweise eine mechanische Abdichtung der Gefäßwand-„Poren" (Endothelspalten?) herbeiführen.

LÜSCHER (1956) konnte zwar im Perfusionspräparat nach PAPPENHEIMER eine Permeabilitätssteigerung, die er durch „Wegwaschen des Intercellularzementes[1]" hervorgerufen hatte, durch Zusatz von Protein, *Thrombocyten* und Calcium zur Perfusionsflüssigkeit wieder beheben. Gegen die gefäßdichtende Funktion der Thrombocyten spricht aber wiederum, wie er selbst betont, das Fehlen von Ödemen bei Thrombocytopathien.

Auch die klinische Beobachtung, daß nephrotische Ödeme durch Infusion lyophilisierter Thrombocyten *nicht* beeinflußt werden (R. GROSS[2]), läßt an der Abhängigkeit der Gefäß-Permeabilität von den Thrombocyten zweifeln.

Auf keinen Fall kann der permeabilitätssteigernde Effekt eines heterologen Anti-Plättchen-Serums, auf den die Überlegungen von WITTE sich hauptsächlich stützen, ohne weiteres auf die immunbiologische Thrombocytopenie zurückgeführt werden. Wie WITTE an anderer Stelle selbst bemerkt (1957c), dürften die Anti-Plättchen-Seren infolge der nahen immunologischen Verwandtschaft zwischen Thrombocyten und Gefäßendothel nicht nur auf die Plättchen, sondern auch auf die Gefäßwand *direkt* wirken. Berücksichtigt man noch, daß die zur Frage stehende Permeabilitätsstörung sich nach WITTE (1958a) trotz fortbestehender Thrombocytopenie innerhalb von 1—3 Tagen normalisierte, so wird eine unmittelbare Gefäßwandschädigung durch das Anti-Plättchen-Serum als Ursache der Permeabilitätsstörung sehr wahrscheinlich. Ähnliche Überlegungen sind auch notwendig, ehe man mit WITTE annimmt, daß die Thrombocyten für die Capillar-*Resistenz* von wichtiger Bedeutung sind. Die von WITTE gezogenen Schlußfolgerungen sind natürlich nur zwingend, *wenn eine unmittelbare Gefäßschädigung durch*

---

[1] Vermutlich Durchströmung mit unphysiologisch zusammengesetzter Flüssigkeit.

[2] Noch nicht veröffentlich. Mündliche Mitteilung.

die verwandten Pharmaka sicher auszuschließen ist. Man kann daher zunächst ganz allgemein gegen die Versuche von WITTE, WITTE u. SCHRICKER einwenden, daß die Mittel, mit denen sie die Gerinnungsstörungen experimentell erzeugten, gleichzeitig zu einer Läsion der Gefäßwand geführt haben könnten. Dieser Gedanke liegt nicht nur im Hinblick auf die Antiplättchen-Seren, sondern auch im Hinblick auf die Trypsin-Versuche und auf die Heparin-Wirkung nahe.

Heparin führte nur in sehr hoher Dosierung zu einer Permeabilitätssteigerung, obwohl viel kleinere Dosen schon zu einer Aufhebung der Blutgerinnung und zur Auslösung von Blutungen ausreichten. Diese Blutaustritte waren allerdings hauptsächlich im Bereich der Darmwand lokalisiert und werden von WITTE auf „Mikrotraumen" bei gleichzeitiger Störung der Blutstillung bezogen[1]. Obwohl die Hilfs-Hypothese vom „Mikrotrauma" zur Erklärung von Spontanblutungen ohne nachweisbaren Gefäßwand-Defekt im allgemeinen verlassen worden ist, wäre es in dem vorliegenden speziellen Fall tatsächlich möglich, daß „Mikroläsionen" der Gefäßwände als Ursache der Darmwand-Blutungen vorgelegen haben; denn es dürfte gerade bei der Methode von WITTE schwer sein, Darm und Mesenterium zur Beobachtung vorzulagern, ohne die Blutgefäße des Darmes — der dem Präparationstrauma besonders ausgesetzt wird (Einführen eines gebogenen Nylonstabes) — zumindest „latent" zu schädigen. Andererseits bestand in den übrigen Versuchen von WITTE eine recht auffallende Parallelität zwischen Gerinnungsstörung und Permeabilitätsstörung; nach Thrombin-Infusion normalisierte sich die Permeabilitätsstörung *gleichzeitig* mit der Gerinnungsstörung.

Dafür, daß die von WITTE fast bei allen schweren Gerinnungsstörungen gleichzeitig beobachteten[2] Blutaustritte auf einer Vorschädigung der vorgelagerten Darmschlinge durch das Operationstrauma und nicht auf einer Gefäßwandschädigung durch die verwandten Antikoagulantien beruhten, könnte noch die Tatsache sprechen, daß die Fragilität und die Permeabilität in den meisten Versuchen einen getrennten Gang zeigten; vor allem waren erhöhte Fragilität und erhöhte Permeabilität häufig (aber nicht immer!) verschieden *lokalisiert.*

Die von WITTE bei seinen Permeabilitäts-Versuchen beobachteten Blutaustritte müssen also nicht unbedingt als Zeichen einer direkten Schädigung der Gefäßwände durch die benutzten Antikoagulantien angesehen werden; andererseits scheint uns diese Möglichkeit aber bisher auch nicht völlig ausgeschlossen zu sein[3]. Man kann seinen Schlußfolgerungen im Hinblick auf den Zusammenhang zwischen Blutgerinnung und Gefäßpermeabilität daher nur mit Vorbehalten zustimmen. Die Art dieses Zusammenhanges muß noch als weitgehend unklar bezeichnet werden.

Betrachten wir die Versuchsergebnisse von CHAMBERS u. ZWEIFACH und von WITTE u. SCHRICKER im Zusammenhang, so beziehen sie sich in beiden Fällen auf die Abhängigkeit der Schrankenfunktion der Gefäß-

---

[1] Persönliche Mitteilung.

[2] — bzw. aus dem gesteigerten Erythrocytenabtransport in den mesenterialen Lymphbahnen erschlossenen. —

[3] Auch COPLEY (1951) vertritt übrigens die Ansicht, daß bestimmte Antikoagulantien, wie z.B. Dicumarol und Heparin, die Capillarwand schädigen.

wand von der Beschaffenheit des Gefäß*inhaltes*. Die normale Schranken-funktion setzt eine physiologische Beschaffenheit der Strömungsflüssig-keit voraus. Ändert sich die Zusammensetzung des Gefäßinhaltes, so ändern sich nicht nur die für den Flüssigkeits- und Stoffaustausch unmittelbar verantwortlichen physikalisch-chemischen Kräfte, sondern auch die Integrität und damit die Schrankenfunktion der Gefäßwand; es kommt zu eindeutig nachweisbaren Permeabilitätsstörungen. CHAM-BERS u. ZWEIFACH konnten dies für die Elektrolytkonzentration, die Wasserstoffionenkonzentration und den Kolloidgehalt an künstlichen Durchströmungsflüssigkeiten zeigen. WITTE hat es für die plasmatischen Gerinnungsfaktoren des Blutes wahrscheinlich gemacht. Ist es den beiden Autorengruppen auch nicht gelungen, die für diesen Zusammen-hang zwischen Gefäßinhalt und Gefäßwand entscheidenden Strukturen ausfindig zu machen, so darf man auf Grund ihrer Beobachtungen aber sagen, daß die endothelialen Spalträume und die plasmatische „Grenzschicht" zwischen Blut und Gefäßwand besondere Aufmerksam-keit verdienen. Für die weitere Bearbeitung der Permeabilitätsstörungen dürfte daher die Kombination ähnlicher Lebendbeobachtungen mit elektronenoptischen Untersuchungen erfolgversprechend sein.

Fassen wir zusammen, so haben die wenigen, bisher vorliegenden Lebendbeobachtungen über Permeabilitätsphänomene zu einigen grund-legenden Erkenntnissen geführt. Die Permeabilität der Gefäßwand erstreckt sich nicht nur auf die Capillaren, sondern praktisch auf das gesamte Capillarbett von den terminalen Arteriolen bis zu den Venolen. An den eigentlichen Capillaren ist sie aber weitaus am größten, und ihr Maximum erreicht sie am Übergang der Capillaren in die Venolen; also an einem Punkt, der für verschiedene örtliche Kreislaufstörungen beson-ders anfällig ist. Dies beruht wahrscheinlich auf Unterschieden in der Feinstruktur der Gefäßwand. Grad und Richtung des *Flüssigkeits*-wechsels hängen vor allem vom Capillardruck — genauer von der Diffe-renz hydrostatischer Druck/kolloid-osmotischer Druck ab. Das gleiche gilt für kolloidale Substanzen, die nur oder vorzugsweise zusammen mit einer hydrodynamischen Strömung durch die Gefäßwand gepreßt werden; ihre Durchtritts-Fähigkeit wird aber außerdem noch von ihrer Molekül- bzw. Teilchengröße bestimmt. Plasma-Proteine können die Blutbahn normalerweise wegen ihrer Molekülgröße innerhalb kürzerer Zeit nicht verlassen[1]. Klein-molekulare Stoffe passieren die Gefäßwand vor allem durch *Diffusion*; ihr Austausch hängt daher vorwiegend von

---

[1] *Ausnahmen:* Capillaren des Darmes und der Leber (BARGMANN 1958). Inner-halb längerer Zeiträume konnte in jüngster Zeit mit Hilfe von radioaktiv markiertem Serumalbumin aber doch eine Passage von Plasma-Protein auch an anderen Orga-nen nachgewiesen werden; die Austrittsgeschwindigkeit ist von Organ zu Organ sehr verschieden (OEFF u. KÖNIG 1956).

ihrem Konzentrationsgefälle ab. Am leichtesten können sie die Gefäßwand am Übergang der Capillaren in die Venolen durchdringen. Ihr Durchtritt ist von dem hydrostatischen Druck und von der Richtung einer eventuell vorhandenen hydrodynamischen Strömung *unabhängig* und stellt daher auch keinen geeigneten Indicator für einen Flüssigkeitswechsel dar. Hinsichtlich der Rückwirkung von Gefäßweitenänderungen auf die Permeabilität weichen die vorliegenden Lebendbeobachtungen auseinander; es ist aber sehr wahrscheinlich, daß sowohl Filtrationsvorgänge als auch Diffusionsvorgänge an der gedehnten Gefäßwand leichter ablaufen als an der ungedehnten. Die normale Abdichtung der Gefäßwand beruht vor allem auf der Kohärenz der Endothelzellen, vielleicht auch noch auf der Integrität eines labilen Proteinfilms auf der Innenfläche der Capillaren; dieser „Film" ist möglicherweise gleichbedeutend mit der sog. endocapillären plastischen Grenzschicht, in der sich wichtige Gerinnungsvorgänge abspielen sollen. Jedenfalls hat die normale Gefäßabdichtung offenbar eine ungestörte Blutgerinnung zur Voraussetzung. Hieraus folgt, daß Störungen der Permeabilität nicht nur durch eine unmittelbare Schädigung der Gefäßwand zustande kommen können, sondern auch durch Änderungen der Elektrolytkonzentration, der Wasserstoffionenkonzentration und des Kolloidgehaltes des Blutes sowie (sehr wahrscheinlich) durch schwere plasmatische Gerinnungsstörungen. Die Beschaffenheit des strömenden Blutes scheint also in vieler Hinsicht von grundlegender Bedeutung für die Schrankenfunktion der Gefäßwand zu sein.

H. Die Störungen des Capillarkreislaufs

Unter den Störungen des Capillarkreislaufs haben von jeher die lokalisierten, durch *örtlich* einwirkende Noxen hervorgerufenen Formen im Vordergrund des Interesses gestanden; allein das Entzündungsproblem gab den Anstoß zu einer großen Reihe tierexperimenteller Lebendbeobachtungen. Seit den Versuchen von THOMA und von RICKER u. Mitarb. werden diese Störungen häufig unter der Bezeichnung „lokale Kreislaufstörungen" zusammengefaßt. Daher ist der Ausdruck „lokale Kreislaufstörung" in vielen Publikationen gleichbedeutend mit „umschriebene Störung der terminalen Strombahn". Diese Bezeichnungsweise ist aber nicht allgemein üblich und kann zu Mißverständnissen führen. In manchen Pathologie-Büchern werden die umschriebenen Störungen des Capillarkreislaufs je nach der ihnen beigemessenen allgemeinpathologischen *Bedeutung* unter verschiedenen Titeln aufgeführt. Außerdem verstehen viele Pathologen unter „lokalen Kreislaufstörungen" auch lokalisierte Prozesse an großen Gefäßen, z. B. Thrombose und Embolie.

THOMA (1894) bespricht in seinem Lehrbuch der allgemeinen pathologischen Anatomie unter der Bezeichnung „lokale Kreislaufstörungen" *alle* damals bekannten Störungen des Capillarkreislaufs im Zusammenhang; zwar werden die Thrombose und Embolie großer Gefäße mit eingeschlossen, aber das Schwergewicht der Darstellung liegt — da THOMA selbst ein bedeutender Forscher auf dem Gebiet der Mikrozirkulation war — ganz auf der terminalen Strombahn.

RICKER (1924) stellte das terminale Stromgebiet bei der Besprechung der lokalisierten Störungen des Blutkreislaufs deshalb so sehr in den Vordergrund, weil sich vor allem hier — wie er meinte — „die Schwankungen der Weite und der Geschwindigkeit abspielen, wo die Erregung der Strombahnnerven nachweislich die stärkste Wirkung ausübt ...". In seinem Buch „Pathologie als Naturwissenschaft" behandelt er daher praktisch nur örtliche Kreislaufstörungen *mikroskopischer* Größenordnung. Seine Schüler verfuhren ähnlich, und so geht NORDMANN (1933) in seiner Monographie über „Kreislaufstörungen und pathologische Histologie" in dem Kapitel „Allgemeine Pathologie der lokalen Kreislaufstörungen" ebenfalls nur auf Störungen der *terminalen* Strombahn ein. Auch DIETRICH (1927—1948) behandelt in seinem Lehrbuch unter der Bezeichnung „Örtliche Kreislaufstörungen durch Gefäßnerveneinfluß" nur Störungen des Capillarbettes. Seither werden in der deutschsprachigen Literatur unter dem Begriff der „lokalen Kreislaufstörungen" häufig Störungen der kleinsten Blutgefäße schlechthin verstanden.

Demgegenüber findet man in dem Handbuch von v. RECKLINGHAUSEN (1883) in dem Kapitel „Störungen des Kreislaufs" mikroskopische *und* makroskopische Kreislaufstörungen zusammen besprochen, und zwar ohne Unterscheidung umschriebener und ausgedehnter Formen. MARCHAND (1924) handelt die motorischen Funktionsstörungen des Capillarbettes, Stase und Diapedesisblutung unter dem Titel „Die Störungen der Blutverteilung" ab, die Leukocyten-Emigration dagegen in dem Kapitel über „Die örtlichen reaktiven Vorgänge" (Entzündung). TANNENBERG u. FISCHER-WASELS (1927) nehmen in ihrem Handbuch-Kapitel über die „Lokalen Kreislaufstörungen" neben den Störungen der terminalen Strombahn, welche allerdings den größten Raum einnehmen, auch umschriebene Affektionen größerer und großer Gefäße auf (Luft-, Fett-, Gas-Embolie; Thrombose und ähnliches). ASCHOFF (1936) gibt in seinem Lehrbuch der pathologischen Anatomie zwar die genaueste Einteilung der Kreislaufstörungen in „Allgemeine Störungen des Blutkreislaufs", „Örtliche Störungen des Blutkreislaufs", „Örtliche Störungen im terminalen Kreislaufgebiet" und „Örtliche Kreislaufstörungen durch Versagen der Hilfskräfte"; der pathologische Flüssigkeitsaustritt, die Erythrocytendiapedese und die Leukocytenauswanderung erscheinen aber erst in dem Kapitel „Die örtlichen defensiven Reaktionen" (Entzündung im engeren Sinne). HUECK (1937) behandelt in seiner „Morphologischen Pathologie" unter dem Begriff der „Örtlichen Kreislaufstörungen" alle umschriebenen Störungen mikroskopischer *und* makroskopischer Größenordnung; ebenso verfährt HAMPERL (1960), der die „Örtlichen Störungen des Kreislaufs" in seinem Lehrbuch lediglich als „in einzelnen Organen oder Organteilen ablaufende Vorgänge" definiert, jedoch die Leukocytenemigration — ähnlich wie MARCHAND — erst im Zusammenhang mit der Entzündung bespricht. BÜCHNER (1956) wiederum ordnet — ähnlich wie ältere Pathologen — einen Teil der umschriebenen Störungen des Capillarkreislaufs als „entzündliche Durchblutungsstörungen" ein, obwohl der Terminus „Durchblutungsstörung" ein sehr allgemeiner Ausdruck aus der Sprache des Klinikers ist, der sich meist auf größere Gefäße bezieht.

Von den angeführten Pathologen verstehen also nur THOMA, RICKER, DIETRICH und NORDMANN unter dem Begriff der „lokalen Kreislaufstörung" lokalisierte Störungen speziell des *Capillar*kreislaufs bzw. der terminalen Strombahn.

In der vorliegenden Darstellung sollen nun *alle* Störungen des Capillarkreislaufs[1] — unabhängig von ihrer pathogenetischen Bedeutung — im Zusammenhang behandelt werden. Trotz der angeführten Nomenklatur-Abweichungen hätte es nahegelegen, die von RICKER und seinen Schülern inaugurierte Bezeichnung „lokale Kreislaufstörungen" als übergeordneten Begriff zu übernehmen und ihren Sinn auf die Gefäßstörungen *mikroskopischer* Größenordnung einzuschränken. Dies wäre um so berechtigter gewesen, als bei Einwirkung umschriebener Noxen physikalischer oder chemischer Natur tatsächlich vor allem die *kleinsten* Blutgefäße in Mitleidenschaft gezogen werden. Da aber die wichtigsten Störungen des Capillarkreislaufs (erhöhter Flüssigkeitsaustritt mit Ödem, Leukocyten-Emigration, Diapedesisblutung und weiße Thrombose) — obwohl sie meist durch lokale Einwirkungen zustande kommen — auch einmal von der Blutbahn her ausgelöst werden und dann ihren örtlichen Charakter verlieren können, wäre die Sammelbezeichnung „lokale Kreislaufstörungen" dennoch unbefriedigend; man müßte nämlich „umschriebene bzw. lokalisierte lokale Kreislaufstörungen" und „ausgedehnte bzw. allgemeine lokale Kreislaufstörungen" unterscheiden. Um nun solche unglücklichen und mißverständlichen Bezeichnungen zu umgehen, haben wir den Ausdruck „lokale Kreislaufstörungen" zugunsten der unmißverständlichen Bezeichnung „Störungen des *Capillar*kreislaufs"[2] aufgegeben und unterscheiden hierbei umschriebene und ausgedehnte Formen.

Bis zu den berühmten und umstrittenen Untersuchungen von G. RICKER und seinen Schülern in den Jahren 1910—1933[3] haben sich vorwiegend deutsche Autoren mit der Beobachtung umschriebener Störungen des Capillarkreislaufs befaßt; seit 1940 wurde dies Thema dann fast ausschließlich von anglo-amerikanischer Seite bearbeitet. Erst in den letzten Jahren haben auch deutsche Untersucher das Problem der örtlichen Störungen des Capillarkreislaufs wieder in Angriff genommen und tierexperimentell erforscht.

Ausgedehnte Störungen des Capillarkreislaufs sind erst in den letzten 15 Jahren häufiger Gegenstand direkter Lebendbeobachtungen gewesen. Das größte Interesse haben dabei diejenigen Zirkulationsänderungen gefunden, welche durch eine Blutkörperchen-Aggregation im strömenden Blut hervorgerufen werden, enge Beziehungen zu bestimmten Krankheitsbildern aufweisen und auch beim *Menschen* nachweisbar sind („blood sludge-Phänomen").

In der nachfolgenden Darstellung werden die umschriebenen und ausgedehnten Störungen des Capillarkreislaufs danach eingeteilt, ob bei ihrer Entstehung eine motorische Funktionsstörung, eine Alteration

---

[1] Ausgenommen die nur histologisch nachweisbaren Störungen durch morphologische Veränderungen der Gefäßwand.

[2] Dabei bedarf es wohl kaum des Hinweises, daß in dem Ausdruck „Capillarkreislauf" die zuführenden Arteriolen und die abführenden Venolen einbegriffen sind (= Kreislauf des „*Capillarbettes*").

[3] Übersicht bei G. RICKER 1924 und bei M. NORDMANN 1933.

der Gefäßwand oder eine unabhängige Veränderung des strömenden Blutes selbst im Vordergrund steht. Traditionsgemäß wird dabei auch der pathologische Austritt von Flüssigkeit, weißen oder roten Blutkörperchen ins Gewebe zu den „Kreislaufstörungen" gerechnet.

I. Umschriebene Störungen des Capillarkreislaufs (die sog. „lokalen Kreislaufstörungen")

a) Zirkulationsänderungen durch Störungen der motorischen Gefäßfunktion

Rein motorische Funktionsstörungen der kleinen Arterien, Arteriolen, Capillarsphincteren und kleinen Venen können sowohl auf dem Nervenwege als auch durch direkte Einwirkung von chemischen Substanzen auf die glatten Muskelzellen ausgelöst werden; dabei ist mit einer regional sehr unterschiedlichen Bedeutung des Nervensystems zu rechnen, weil der Einfluß der vasomotorischen Innervation keineswegs an allen Organen gleich groß ist (vgl. S. 256ff.). Die motorischen Funktionsstörungen gehen lediglich mit Strömungsänderungen einher — wobei sich das Erythrocyten-Plasma-Verhältnis verschieben kann —, führen aber mit einer weiter unten erwähnten Ausnahme niemals zum Austritt von Leukocyten bzw. von Erythrocyten (WEBER 1954; ILLIG) oder zu *qualitativen* Veränderungen des Blutfadens (etwa zur Stase); wieweit sie einen pathologischen Flüssigkeitsaustritt und damit auch ein Ödem verursachen können, ist noch nicht abgeklärt; zumindest auf dem Umweg über eine hypoxämische Schädigung der Gefäßwand scheint dies bei stärkerer und länger anhaltender Strömungsverlangsamung möglich zu sein (LANDIS, vgl. S. 125). Ob ein reines Filtrations-Ödem durch Capillardruck-Steigerung infolge vasomotorischer Störungen unter natürlichen Verhältnissen vorkommt (CHAMBERS u. ZWEIFACH 1940; LEE u. VISSCHER 1957), bedarf noch eingehender Prüfung.

Die strömungsmechanischen Folgen der verschiedenen motorischen Funktionsstörungen, wie sie im geeigneten Tierexperiment direkt nachgeprüft werden können, sind leicht ableitbar:

Eine *Kontraktion der kleinen Arterien, Arteriolen oder Sphincteren* führt in den abhängigen Gefäßgebieten zu einer entsprechenden Strömungsverlangsamung. Wird die Verengerung der Gefäßlichtung so stark, daß die Erythrocyten sie nicht mehr passieren können, so kommt es in den nachgeschalteten Gefäßen unter Umständen zu einer reinen Plasmaströmung („vasa serosa" der älteren Literatur; „Anämie"; „plasma skimming"; sog. „Leerlaufen"). Dieser Zustand ist aber meist nur kurzdauernd; oft geht er schließlich in einen kompletten spastischen Arterienverschluß mit völliger Strömungsunterbrechung über; das Capillarbett erscheint dann in weiten Bezirken vollkommen blutleer.

Tritt der Verschluß dagegen momentan ein, so bleibt das Erythrocyten-Plasma-Verhältnis unverändert.

Eine abnorme *Dilatation der kleinen Arterien oder Arteriolen* führt zu einer Strömungsbeschleunigung mit vermehrter Blutzufuhr in die Capillaren und kleinen Venen; hierbei kommt es zu einer mehr oder weniger starken passiven Dehnung der vermehrt durchströmten und gefüllten Capillaren und Venen („kongestive Hyperämie", „aktive Hyperämie").

Kontrahieren sich die kleinen Venen isoliert (was selten vorkommt), so entsteht ebenfalls eine Strömungsverlangsamung; hierbei erscheint das Blut in den Capillaren aber eher plasma*arm* als plasmareich. Ein kompletter spastischer Venenverschluß ohne gleichzeitige Arterien-kontraktion wird im Tierexperiment selten beobachtet. Nur in diesem einzigen Fall ist damit zu rechnen, daß es — bei mangelndem Kolla-teral-Kreislauf — unter Umständen nicht nur nicht zur Strömungsunter-brechung, sondern gleichzeitig durch den starken Druckanstieg in den Capillaren zum Flüssigkeitsaustritt mit „Haemokon Zentration" kommt.

Von LEE u. VISSCHER (1957) liegen Beobachtungen über die Kontraktion kleiner Haut-Venen mit starker Druckerhöhung vor, die eine venospastische Ödem-Ent-stehung möglich erscheinen lassen. An der Hinterextremität von Katzen und Hunden beobachteten sie die operativ freigelegten cutanen „Venolen" und „kleinen Venen" (Durchmesser von 46—2000 μ!) und maßen den Druck in ihnen mit der blutigen Direkt-Methode von LANDIS. Nach elektrischer Reizung des lumbalen Grenzstranges kam es nun trotz Kontraktion der vorgeschalteten Arteriolen zu einer beträchtlichen venösen Druckerhöhung; gleichzeitig wurden auch die Venolen bzw. kleinen Venen *enger* statt weiter, woraus LEE u. VISSCHER auf eine aktive Kontraktion schließen. Nach Beendigung der Reizung erweiterten sich die kleinen Venen zeitlich *vor* den Arteriolen; trotzdem blieb der Druck in ihnen noch eine Weile hoch, was die Untersucher als Zeichen einer Kontraktion stromabwärts gelegener größerer Venen auffassen. Die beobachteten Druck-Änderungen erreich-ten bis zu 25 mm Hg; dabei betrug der höchste gemessene Venendruck 36 mm Hg. LEE u. VISSCHER kommen zu dem Resultat, daß selbst bei hochgradiger Arteriolen-Kontraktion eine Blutstauung in den kleinen Venen möglich sei, und äußern die Vermutung, daß auf diese Weise ein (Filtrations-)Ödem auf dem Nervenwege entstehen könne.

Eine starke pathologische Spasmenbildung speziell der kleinen Venen konnten ZWEIFACH u. THOMAS (1957) am Appendixmesenteriolum endotoxin-vergifteter Ratten beobachten. Wurde während des Endotoxinschocks noch kontinuierlich Adrenalin appliziert, so kam es sogar zu heftigen Dauerspasmen *bei maximal erweiterten Arteriolen.* Damit lag also tatsächlich eine „venospastische Strömungs-verlangsamung" vor. Auch Histamin und Serotonin, die wohl meistens unter pathologischen Bedingungen frei werden, sollen nach ZWEIFACH (1957) bevorzugt zur Kontraktion der kleinen Venen führen. Das gleiche gilt für eine Antigen-Antikörperreaktion.

MARTIN, LAUFMAN u. TUELL (1949) beobachteten am Mesenterium leichtere Spasmen der kleinen Venen als Reaktion auf Verschluß der Hauptarterie; eine druckpassive Weitenänderung erscheint uns in diesem Fall aber nicht ganz aus-geschlossen.

Eine abnorme *Dilatation der kleinen Venen* (sog. venocapilläre Hyperämie von MOON), die ebenfalls selten beobachtet wird, kann zu einer gewissen Strömungsverlangsamung auf der venösen Seite des Capillarbettes führen.

Wieweit eine isolierte *Funktionsstörung der Capillarsphincteren* im Rahmen örtlicher Kreislaufstörungen vorkommt (Übererregbarkeit? Lähmung?) ist noch nicht bekannt. Im Rahmen generalisierter Kreislaufstörungen des Capillarbettes ist ein Funktions*ausfall* der Sphincteren beschrieben worden (vgl. S. 176 u. 181).

Treten die vorgenannten motorisch bedingten Kreislaufänderungen in Kombination mit einer Gefäßwandschädigung auf, so können sie die durch diese hervorgerufenen Störungen des Capillarkreislaufs begünstigen oder hemmen — je nachdem, ob hierzu eine Strömungsbeschleunigung oder -verlangsamung erforderlich ist (s. weiter unten).

Arterielle Funktionsstörungen können nach den schönen Modellversuchen von S. TITTEL (1944) und von W. HORSTMANN (1955) am Kaninchenohr mit thermischen und chemischen Reizen sowohl direkt als auch auf dem Nervenwege ausgelöst werden. Beide Autoren fanden nach umschriebener Gefrierung des Gewebes am Ort der Einwirkung eine Kontraktion der größeren Arterien durch Schädigung der glatten Muskelzellen („primärer Spasmus") und in der Umgebung der Kälteeinwirkung eine offenbar auf dem Nervenwege ausgelöste, lang anhaltende Spasmenneigung („sekundärer Spasmus"). Außerdem konnte HORSTMANN durch nervöse „Fernreize" (vom Peritoneum aus) arterielle Kontraktionen am Kaninchenohr auslösen bzw. die primären und sekundären Spasmen nach lokaler Schädigung *verstärken*. Auch SULLIVAN u. TOWLE (1957) beobachteten arterioläre Spasmen nach lokaler Kälteeinwirkung, und zwar an der Hamsterbackentasche.

ALGIRE u. SCHLEGEL (1950) lösten an der Mäuserückenkammer hochgradige, weitläufige Spasmen kleiner Arterien aus, indem sie das Versuchsfeld mit UV-Licht bestrahlten und dann den Fluorescenz-Farbstoff Thioflavin S intravenös injizierten. Nur die Kombination von Bestrahlung und Injektion des Fluorescenz-Farbstoffes führte zu der als photodynamische Reaktion aufgefaßten Kontraktion. In einigen Fällen traten Dauerspasmen mit morphologisch faßbarer (anoxämischer) Gewebsschädigung auf.

Bei der experimentellen Tuberkulose-Infektion des Ohrkammer-Gewebes beobachteten EBERT, AHERN u. BLOCH (1948) als Teilsymptom einer entzündlichen Kreislaufstörung einen völligen Tonusverlust der kleinen Arterien und Arteriolen; dieser konnte durch Cortison-Behandlung weitgehend verhindert werden (EBERT u. BARCLAY 1952).

Große Bedeutung wurde der Kontraktilität der kleinsten Blutgefäße bis vor kurzem für die normale Blutstillung zugeschrieben, insbesondere der *Capillar*-Kontraktilität (MAGNUS, STEGEMANN, MACFARLANE u. a.). Dementsprechend hat man auch versucht, eine Störung der Kontraktionsfähigkeit bei bestimmten Blutungsübeln als Erklärung für die verlängerte Blutungszeit heranzuziehen. Da sich die Capillaren aber (abgesehen von den Sphincteren) inzwischen als motorisch inaktiv erwiesen haben, dürften sie in diesem Zusammenhang keine Rolle mehr spielen. Im übrigen hat es sich bei den als „Kontraktion" beschriebenen Capillarverschlüssen nach *Schnittverletzungen* meist um eine Endothel-*Verklebung* gehandelt (APITZ 1942, ROSKAM u. a.). Aber auch die Kontraktion der kleinen Arterien und Arteriolen spielt nach neueren Erkenntnissen bei der Blutstillung nur eine so beiläufige Rolle (s. S. 165 ff), daß man einen arteriellen Tonusverlust nicht zur Erklärung einer mangelhaften „capillären" Blutstillung heranziehen kann [bezüglich der Rolle der glatten Muskulatur bei der Blutstillung nach Verletzung *größerer* Arterien sei auf die sehr interessanten Untersuchungen von STAUBESAND verwiesen (1957b; 1959)].

Tabelle 5. *Die motorischen Funktionsstörungen am Capillarbett*
(Erregung oder Lähmung der glatten Muskelzellen.)

Form	Strömung in den Capillaren	Zusammensetzung des Blutfadens
1. Kontraktion der Arteriolen oder kleinsten Arterien	verlangsamt	plasmareich, eventuell „plasma skimming"
2. Verschluß der Arteriolen oder kleinsten Arterien	unterbrochen	plasmareich, eventuell nur Plasma
3. Erweiterung der Arteriolen und kleinsten Arterien	beschleunigt	normales Erythrocyten-Plasma-Verhältnis
4. Vermehrte oder verminderte „Aktivität" der Capillar-Sphincteren	Zunahme bzw. Abnahme des intermittierenden Strömungscharakters	normal bzw. plasmareich
5. Isolierte Kontraktion der kleinen Venen (selten)	verlangsamt	plasma-arm
6. Isolierter Verschluß der kleinen Venen (selten)	unterbrochen	plasma-arm, eventuell Hämokonzentration (erhöhter Filtrationsdruck)
7. Erweiterung der kleinen Venen (selten)	verlangsamt	normales Erythrocyten-Plasma-Verhältnis

b) Kreislaufstörungen durch Alteration der Gefäßwand

Bis zu den Untersuchungen der Ricker-Schule hatte man immer klarer zwischen solchen lokalen Kreislaufstörungen unterschieden, die auf einer motorischen bzw. vasomotorischen Fehlregulation beruhen, und solchen, die auf eine besondere, meist mit Permeabilitätserhöhung verbundene Veränderung der Gefäßwand zurückgeführt werden müssen. Die Rolle der Gefäßwand in der Entstehung örtlicher Kreislaufstörungen war vor allem von SAMUEL, COHNHEIM, THOMA und von v. RECKLINGHAUSEN hervorgehoben worden. RICKER stellte dieser Anschauung die geistreiche, aber einseitige Theorie von der vasomotorischen Entstehung *aller* Formen örtlicher Kreislaufstörungen (einschließlich Blutung, Eiterung und Stase) entgegen und brachte damit die Vorstellung vor allem der Kliniker, aber auch mancher Pathologen, in beträchtliche Verwirrung. Daran konnten selbst die unmittelbar nachfolgenden Untersuchungen GROLLs (1922) und TANNENBERGs (1925/26), welche die Rickersche Theorie in wesentlichen Punkten widerlegten, nichts mehr ändern. Neue, in den letzten Jahren durchgeführte tierexperimentelle Beobachtungen zu diesem Problem haben aber ebenfalls eindeutig ergeben, daß für einen großen Teil der sog. örtlichen Kreislaufstörungen eine Alteration der Gefäßwand tatsächlich unabdingbare Voraussetzung ist, und daß dem Gefäß-Nervensystem bei der Entstehung lokaler Kreislaufstörungen demgegenüber nur eine bescheidene Rolle zufällt, die sich ausschließlich auf muskuläre Funktionsstörungen beschränkt (SAATHOFF u. WEBER; WEBER; ILLIG; ULLERICH u. PODESTA; Näheres s. weiter unten). Außerdem sind unsere Kenntnisse über den Feinbau der Gefäßwand durch die Elektronenmikroskopie erheblich erweitert worden, und wir verfügen zumindest über gewisse Anhaltspunkte, an welchen ihrer Bestandteile sich die zu den verschiedenen Kreislaufstörungen führenden Schädigungen abspielen könnten.

Eine Unterscheidung zwischen (vaso-) motorisch bedingten und auf einer Gefäßwandalteration beruhenden lokalen Kreislaufstörungen ist daher nicht nur berechtigt, sondern unbedingt erforderlich. Die Hauptschwierigkeit einer weiteren experimentellen Klärung ihrer Entstehung liegt darin, daß unsere klassischen histologischen Untersuchungsmethoden für den exakten Nachweis struktureller Gefäßwandveränderungen im Bereich des Capillarbettes nicht ausreichen. Die morphologischen Ausdrucksmöglichkeiten der feinen Gefäßwände sind begrenzt, und es fehlt an geeigneten Kriterien für die unmittelbare Feststellung ihrer Schädigung. Wahrscheinlich wird in Zukunft die Elektronenmikroskopie in diesem Punkt weiterführen.

Auch über die Natur der die Gefäßwand alterierenden Noxen sind unsere Kenntnisse noch gering. Im Experiment kommen meist Chemikalien und physikalische Reize zur Anwendung, die im natürlichen Krankheitsgeschehen keine Rolle spielen bzw. gar nicht vorkommen (Erhitzung, Gefrierung, Aufbringen von Säuren, Laugen oder von anderen gewebsfeindlichen Substanzen). Erst aus neueren Untersuchungen diesbezüglicher Art scheint hervorzugehen, daß — neben dem Histamin und seinen Verwandten — Bakterientoxine (THOMAS 1956) und Serotonin (ROWLEY u. BENDITT 1956) in der Lage sind, verschiedene örtliche Kreislaufstörungen über eine Alteration der Gefäßwand hervorzurufen. Dabei soll das Serotonin (5-Hydroxytryptamin) speziell zum Austritt eines eiweißreichen Ödems führen. Hier liegt für zukünftige Untersuchungen noch ein weites, fast unbearbeitetes Feld.

1. Der pathologische Austritt von Flüssigkeit und Eiweiß mit oder ohne Ödembildung

Wenn im folgenden von „Ödem" die Rede ist, so handelt es sich dabei nur um solche — meist umschriebene — Flüssigkeitsansammlungen im Gewebe, die auf eine Alteration der Gefäßwand mit Steigerung ihrer Durchlässigkeit (d. h. auf einer Änderung des Austausch-*Widerstandes* [WILBRANDT]) oder auf einer Veränderung des hydrostatischen Druckgefälles innerhalb des Capillarbettes beruhen. Früher wurden von vielen Untersuchern — insbesondere von KROGH und von RICKER —

Strömungs- und Weitenänderungen der kleinsten Blutgefäße als entscheidende Ursache eines pathologischen Flüssigkeitsaustrittes angesehen.

Tatsächlich scheint eine beträchtliche Steigerung des Flüssigkeitsaustrittes allein auf dem Boden einer Capillardrucksteigerung, einer Strömungsverlangsamung (mit *sekundärer* Ernährungsstörung der Gefäßwand; LANDIS 1927a und b) oder einer gestörten Vasomotion mit Erhöhung des Filtrationsdruckes (CHAMBERS u. ZWEIFACH 1940; CHAMBERS 1948) möglich zu sein. Auch WIND (1937) kommt mit der Methode von LANDIS zu dem Ergebnis, daß schon relativ geringe Änderungen der Zirkulation größere Änderungen der Filtrationsrate nach sich ziehen.

Ob die Steigerung des Flüssigkeitsaustrittes in solchen Fällen allerdings immer zur Verursachung eines makroskopisch nachweisbaren Ödems ausreicht, ist freilich zweifelhaft. Immerhin macht KROGH (1929) darauf aufmerksam, daß bei ganz gesunden Menschen eine leichtere Schwellung des hängenden Fußes oder — nach längerem Marschieren — der Hände beobachtet wurde, die man als ,,Filtrations-Ödem'' auffassen muß. PAPPENHEIMER u. SOTO-RIVERA (1948) beobachteten am durchströmten Hinterbein des Hundes sogar ein massives Filtrations-Ödem mit Gewichtszunahme von 270 auf 441 g, wenn der hydrostatische Capillardruck weit über den kolloidosmotischen Druck gesteigert wurde (hydrostatischer Druck 55 mm Hg, kolloidosmotischer Druck 9—13 mm Hg), und zwar schon nach Ablauf von 20—40 min. Daß solch ein Ödem am Unterarm des Menschen nicht reproduziert werden kann, führen sie auf den in diesem Fall größeren *Gewebs*druck zurück, welcher der Entwicklung eines Ödems entgegenwirkt.

Nach neueren Untersuchungen kommt aber zumindest für die umschriebene Ödembildung einer *primären Schädigung der Gefäßwände* die größere Bedeutung zu: diese ist gleichzeitig meist mit einer erhöhten Durchlässigkeit für Eiweißkörper verbunden, wodurch die Rückresorption der ausgetretenen Flüssigkeit erschwert wird. Prototyp einer Permeabilitäts-Störung durch Gefäßwandschädigung ist das sog. entzündliche Ödem.

Flüssigkeitsaustritt (,,Liquor-Diapedese''; ,,Serum-Diapedese'') und Ödem sind bei direkter Lebendbeobachtung schwer wahrzunehmen. Weder eine (selbst größere) Flüssigkeitsbewegung durch die Gefäßwand noch die Ansammlung von Flüssigkeit außerhalb der Gefäße hebt sich an den dünnen, durchsichtigen Objekten der Lebendbeobachtung genügend deutlich ab. Auch einer Markierung mit Farbstoffen stehen große Schwierigkeiten im Wege. Gewöhnliche Farbstoffe können meist nicht in so hoher Konzentration in die Blutbahn gebracht werden, daß das Blutserum bei mikroskopischer Vergrößerung noch ausreichend gefärbt erscheint. Selbst Fluorescenzfarbstoffe haben bis vor kurzem wenig zur Lösung des Problems beigetragen, weil sie (in genügender Konzentration injiziert) die Blutbahn so rasch verlassen, daß Untersuchungen über die näheren Bedingungen und Umstände des Flüssigkeitsaustrittes vereitelt werden. Außerdem treten die meisten in Frage kommenden Farbstoffe hauptsächlich auf dem Wege der *Diffusion*, also *un*abhängig von einer hydrodynamischen Flüssigkeitsbewegung durch die Gefäßwände. Sie erlauben daher nur Rückschlüsse auf den Grad der Permeabilität, aber nicht auf das Ausmaß einer Flüssigkeitsbewegung (vgl. S. 98). Aus diesem Grund sind oft indirekte Kriterien zur Beurteilung des Flüssigkeitsaustrittes herangezogen worden, die naturgemäß nur eine grobe Schätzung erlauben (Bewegung der Erythrocyten im Gefäßlumen nach Strömungsunterbrechung; Eindickung des Blutfadens; Trübung des perivasculären Gewebes).

NORDMANN u. LENZ (1934) konnten zwar am Kaninchenmesenterium den Austritt intravenös injizierten Trypaflavins aus den arteriellen Capillarschenkeln und seine Rückresorption über die Lymphbahnen und kleinen Venen beobachten; auch gelang es ihnen nachzuweisen, daß der Farbstoffaustritt bei experimentellem Hochdruck zeitlich verzögert wird, und daß der Austrittsort sich bei schweren Kreislaufstörungen zum venösen Abschnitt des Capillarbettes hin verlagert; aber schon normalerweise verließ der Farbstoff nach 7—8 sec die Strombahn, und nach 35 sec begann die Rückresorption; länger dauernde Beobachtungen waren also unmöglich.

TEICHMANN (1942) stellte bei Untersuchungen mit Fluorescein-Natrium ebenfalls einen so raschen Austritt des Farbstoffes fest, daß selbst eine Lokalisierung des Austrittsortes schwierig war.

Auch für das Thioflavin S fand SCHLEGEL (1949) trotz seiner Bindung an die Bluteiweißkörper eine Verweildauer innerhalb der Blutbahn von höchstens 3 min.

WITTE (1957a) hat allerdings kürzlich nach systematischem Suchen einen Fluorescenz-Farbstoff entdeckt, der nach seinen Angaben im Gegensatz zu allen anderen — auch wenn eine ausreichende Dosis intravenös injiziert wird — die Strombahn normalerweise innerhalb von 5—10 min *nicht* verläßt. Mit seiner Hilfe ist es ihm gelungen, wichtige Beziehungen zwischen Blutgerinnung und Permeabilität bzw. zwischen Gerinnungsstörungen und Permeabilitätsstörungen aufzudecken (s. weiter unten). Mit diesem Farbstoff müßte es eigentlich auch möglich sein, die Bedingungen des Flüssigkeitsaustrittes im Rahmen lokaler Kreislaufstörungen genauer zu untersuchen. Bis jetzt liegen aber aus den genannten Gründen nur wenige direkte Lebendbeobachtungen über umschriebene Ödembildung vor[1].

HERZOG (1925) beschrieb einen pathologischen Flüssigkeitsaustritt bei der Stasebildung, den er durch Anfärbung mit Chicago-Blau direkt darstellte und auf eine schwere Endothelschädigung der „klebrig" gewordenen Gefäßwand bezog. Injizierte er gleichzeitig chinesische Tusche, so konnte diese wegen ihrer Teilchengröße die geschädigte, Gefäßwand nicht verlassen, sondern blieb am Endothel haften und schien dabei seine Durchlässigkeit wieder herabzusetzen, eine Beobachtung, die an die später beschriebenen Tusche-Versuche von CHAMBERS u. ZWEIFACH erinnert.

---

[1] *Allgemeine* Steigerungen der Permeabilität werden auch dann, wenn sie mit Ödem verbunden sind, unter „Permeabilität der terminalen Strombahn" S. 105ff. abgehandelt.

LANDIS (1927a—c) stellte in seinen berühmt gewordenen Versuchen am Froschmesenterium[1] fest, daß ein erhöhter Flüssigkeitsaustritt grundsätzlich durch eine Steigerung des hydrostatischen Druckes, durch osmotisch bedingte Flüssigkeitsbewegungen oder durch eine Schädigung des Endothels zustande kommen könne.

Capillardrucksteigerung auf etwa 25 cm H_2O durch Abklemmen einer direkt aus einer größeren Arteriole gespeisten Capillare führte z. B. zu vermehrtem Flüssigkeitsaustritt ins Gewebe, erkennbar an einer deutlichen Eindickung des Erythrocytenfadens (Hämokonzentration) in der Gefäßlichtung.

Wurde das Mesenterium dagegen mit 5%iger *Urethan*-Lösung, mit *Quecksilber-chlorid*-Lösung 1:10000 oder mit 10%iger *Alkohol*-Ringerlösung vorbehandelt, so kam es nach einigen Minuten — *un*abhängig vom Capillardruck, selbst wenn dieser nur 4—5 cm H_2O betrug — zu einem rapiden Austritt von Flüssigkeit *und* von Plasma-Eiweiß; die Permeabilität war auf das 7fache gesteigert, der Blutfaden dickte zu schlammigen Aggregaten bzw. Stasesäulen ein. Toluidinblau, ein Farbstoff, der normalerweise erst nach einigen Minuten die Capillaren verläßt, trat unabhängig vom Capillardruck innerhalb von Sekunden ins Gewebe aus. Diese Erscheinungen deutet LANDIS mit Recht als Ausdruck einer chemischen Gefäßwand-*Schädigung*.

Eine *Traumatisierung des Endothels* durch Berührung mit der Pipettenspitze (ohne Rupturierung!) hatte eine ganz ähnliche Wirkung wie die Behandlung mit Urethan, Quecksilberchlorid und Alkohol. Toluidinblau trat jetzt innerhalb von Sekunden aus, während indische Tusche wegen ihrer Teilchengröße in der Capillarlichtung verblieb und zusammen mit den Erythrocyten eingedickt wurde.

Unter Sauerstoffmangel (Bedeckung des Mesenteriums mit sauerstoff-freier Ringerlösung) wurde die Gefäßwand auch für grob kolloidale Farbstoffe durchlässig.

Zirkulationsunterbrechung (für 5—10 min) hatte Flüssigkeitsaustritt, Proteinaustritt und Stase zur Folge.

Verschiebung des p_H-Wertes (durch Zusatz von Salzsäure zur Spülflüssigkeit) ergab erst bei einem p_H-Wert von 4 einen erhöhten Flüssigkeitsaustritt, bei p_H 3,5 einen gesteigerten Austritt von Flüssigkeit *und* Eiweiß, bei p_H 3 dann auch eine Schädigung der Erythrocyten. In allen diesen Fällen dürfte eine Endothelschädigung die Ursache der Permeabilitätsstörung gewesen sein.

Ob in diesen Versuchen von LANDIS auch die *Stase* lediglich als Ausdruck einer Bluteindickung durch Flüssigkeitsverlust infolge erhöhter Filtration angesehen werden kann, ist allerdings zweifelhaft. Wir selbst konnten Stase im Gegensatz zu den Angaben von LANDIS auch nach Eintritt des Herzstillstandes, d. h. praktisch bei aufgehobenem Filtrationsdruck, noch auslösen (vgl. S. 152); es müßte dann also schon ein reiner, abnormer *Diffusions*-Vorgang zugrunde liegen. Richtig ist es jedoch, wenn LANDIS hervorhebt, daß einer *Dilatation* der betroffenen Gefäße im Hinblick auf die Permeabilitäts-Steigerung keine entscheidende Bedeutung zukommt, wie KROGH (1924) es auf Grund falsch gedeuteter Versuche (unter anderem mit Urethan) angenommen hatte; dies gilt aber nur für pathologische Verhältnisse, nicht für die physiologischen Schwankungen der Permeabilität (vgl. S. 102 ff.).

---

[1] Methode s. S. 87.

CLARK u. CLARK (1935) beobachteten an der Kaninchenohrkammer praktisch nach allen mechanischen, thermischen oder chemischen Noxen, die zur Leukocytenauswanderung führten, auch ein Ödem, das sie als Folge einer Endothelschädigung ansehen.

Auch BIGELOW, HEIMBECKER u. HARRISON (1949) sahen im Zusammenhang mit schweren Kreislaufstörungen vor — allem nach embolischer Verstopfung der kleinsten Blutgefäße mit „blood sludge"-Aggregaten — ein Ödem, das sie wie HERZOG und CLARK u. CLARK mit einer Wandveränderung erklären.

PFAFF u. HEROLD (1937) experimentierten mit den Fluorescenz-Farbstoffen Äsculin und Uranin (Natrium-Salz des Fluorescein) am Kaninchenmesenterium (vgl. hierzu S. 96). Lagen schwere Kreislaufstörungen mit Strömungsverlangsamung, Blutstillstand, Leukocytenaustritt und Stasen vor, so beobachteten sie eine starke Verbreiterung des Farbstoffaustrittes sowohl auf der arteriellen als auch auf der venösen Seite der Strombahn. Die Farbstoffe konnten dann sogar kleine Arterien und kleine Venen auf längere Strecken verlassen. Außerdem stellten sie — ebenso wie WITTE — eine Bevorzugung der Capillarverzweigungen und Gefäßkrümmungen fest.

KAROLINE TEICHMANN (1942) untersuchte an Kaulquappen und Fröschen den Austritt von Fluorescein-Natrium vor und nach Histamineinwirkung. Dabei kam sie zu dem Resultat, daß der Farbstoff-Austritt, ähnlich wie der Austritt von roten und weißen Blutkörperchen, an ganz umschriebenen, wenige μ großen Stellen erfolgt, nicht an größeren Gefäßflächen. Diese Austrittsstellen sollen den intercellulären Spalträumen entsprechen. Dadurch, daß der Farbstoff die Gefäße so rasch verläßt und sofort wolkenartig einhüllt, soll ein breitflächiger, transendothelialer Austritt *vorgetäuscht* werden. Zu einer ähnlichen Auffassung gelangten CHAMBERS u. ZWEIFACH bei ihren Permeabilitäts-Versuchen später auch.

WITTE (1957 b) beobachtete am Rattenmesenterium nach Injektion des Fluorescenzfarbstoffes Brillant-Sulfoflavin eine Permeabilitäts-Steigerung, wenn er die Versuchstiere mit Gasbrand-Toxin vergiftete. Der Farbstoffaustritt spielte sich an den Arteriolen, Capillaren und Venolen ab und bevorzugte die Verzweigungsstellen und Gefäßkrümmungen.

WITTE unterscheidet 2 Arten der Farbstoffausbreitung nach Verlassen der Gefäßbahn: eine freie, diffus-wolkige und eine an die Bindegewebsfasern gebundene, bei der es zu ausgeprägter Faserfärbung kommt. Wahrscheinlich ist der Austritt des Brillant-Sulfoflavins an den Austritt von Albumin und β-Globulin gebunden.

Schließlich sei noch erwähnt, daß eine Lähmung der Vasomotorik nach CHAMBERS u. ZWEIFACH (1947a) ebenfalls zu Ödem führt (Überwiegen der Exsudation über die Resorption; Steigerung des Filtrationsdruckes)

Auch eine Nebennierenexstirpation (Ratte) führte zu Ödem, jedoch vermochten CHAMBERS u. ZWEIFACH nicht zu entscheiden, wieweit dies durch den gleichzeitigen Ausfall der Vasomotion oder aber durch eine direkte Gefäßwandwirkung bedingt war. Sie heben hervor, daß es bei der Lebendbeobachtung schwierig sei, im Falle einer Ödementstehung zwischen den Rückwirkungen der Hämodynamik, funktionellen Permeabilitätsänderungen und einer Schädigung der Gefäßwand zu unterscheiden.

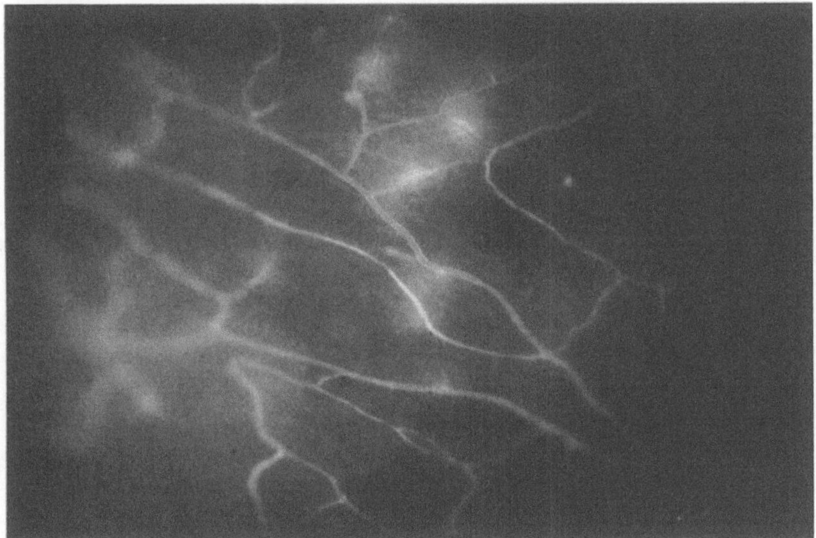

Abb. 22. Umschriebener, wolkenförmiger Austritt eines Fluorochroms aus geschädigten Mesenterial-Capillaren. Capillarnetz des Ratten-Mesenteriums, nach intravenöser Injektion von Brillantsulfo-flavin. Normalerweise verläßt der Farbstoff die Blutbahn erst nach 10—15 min in diffuser Form. Bei Schädigung der Capillaren tritt er rasch und wolkenförmig an bestimmten Punkten aus. (Aus WITTE 1960a, mit freundlicher Genehmigung der Firma C. H. Boehringer)

Fassen wir zusammen, so hat die direkte Lebendbeobachtung des Capillarbettes auch auf dem methodisch sehr schwierigen Gebiet des krankhaften Flüssigkeits-Austritts zu einigen wichtigen Resultaten geführt, die Ausgangspunkte weiterer Versuche ähnlicher Art sein sollten. Unter pathologischen Bedingungen ist der Permeabilitätsbereich noch weniger auf die eigentlichen Capillaren begrenzt als unter normalen Bedingungen; er erstreckt sich selbst für Kolloide von den Arteriolen bis zu den Venolen; der Schwerpunkt des Austrittes scheint allerdings auch dann an den *Venolen* zu liegen, also *nicht* am Ort des höchsten Filtrationsdruckes. Das bedeutet, daß Gefäßwandfaktoren maßgeblicher sein müssen, als man früher angenommen hat, und daß die *Venolen* nicht nur für die Bildung von Stase und Thrombose sowie für den Austritt von Erythrocyten besonders disponiert sind, sondern auch für den Durchtritt von Flüssigkeit und Eiweißkörpern. Die häufigste und wichtigste Ursache eines pathologischen Austrittes von Flüssigkeit und Eiweiß mit Ödembildung ist die Gefäßwand*schädigung*. Daneben kommt für den reinen Flüssigkeitsaustritt *ohne* wesentliche Eiweißbeteiligung auch eine intracapilläre Drucksteigerung in Frage. Eine Dilatation der kleinsten Blutgefäße für sich allein scheint dagegen keine bedeutende Rolle zu spielen. Eine wichtige Ursache leichterer, reversibler Formen der Permeabilitäts-Steigerung ist offenbar die Zirkulationsunterbrechung.

2. Die Leukocytenauswanderung („Leuko-Diapedese")

Der aktive Austritt von weißen Blutkörperchen aus der Gefäßlichtung ins Gewebe ist ein besonders wichtiger und dankbarer Gegenstand der direkten mikroskopischen Lebendbeobachtung.

Alle neueren Untersucher stimmen darin überein, daß sich der Vorgang der Leukocytenauswanderung auf die *venöse* Seite des Capillarbettes, d. h. auf die venösen Capillarschenkel, die Venolen und die kleinen Venen beschränkt. Nur bei ganz schweren Einwirkungen kann es einmal zum Haftenbleiben der Leukocyten auch in den kleinen Arteriolen kommen, jedoch folgt dem nach EBERT u. WISSLER (1951a u. b) nie eine Auswanderung; TANNENBERG glaubt allerdings auch eine solche bei schweren Kreislaufstörungen am Kaninchenmesenterium gesehen zu haben. Im allgemeinen ist aber — jedenfalls am Mesenterium — das Freibleiben der Arterien, Arteriolen und Capillargefäße von randständigen Leukocyten so charakteristisch, daß man diesen Umstand zur Unterscheidung von Arterien und Venen bzw. zur Bestimmung der Capillar-Venen-Grenze heranziehen kann (ILLIG 1955b).

Seit der klassischen Beschreibung der Leukocyten-Diapedese durch COHNHEIM (1867a) bis zu den ausgedehnten Untersuchungen von CLARK u. CLARK (1935/36) an der Kaninchenohrkammer bestanden erhebliche Meinungsverschiedenheiten darüber, welche Bedeutung bei diesem eigenartigen Vorgang den Strömungsverhältnissen (THOMA 1894; NORDMANN u. RÜTHER 1930), den Leukocyten selbst (amöboide Beweglichkeit, „Klebrigwerden", TANNENBERG u. FISCHER-WASELS 1927) und der Gefäßwand (Endothelschädigung, SAMUEL; COHNHEIM; THOMA; SANDISON 1932) zukommt. TANNENBERG hielt eine Veränderung der Leukocyten (Quellung, Klebrigwerden) und des Blutplasmas (Viscositätserhöhung) durch pathologische Stoffwechselprodukte für das Entscheidende, NORDMANN u. RÜTHER in Anlehnung an RICKER (1924) eine Strömungsverlangsamung bestimmten Grades. Seit den Untersuchungen von CLARK u. CLARK wurde aber von nachfolgenden Beobachtern immer wieder bestätigt, daß die wichtigste Vorbedingung für die Leukocytenauswanderung tatsächlich, wie die älteren Pathologen schon angenommen hatten, in einer Schädigung der Gefäßwand gelegen ist; hierbei wird die Innenfläche der Gefäße „klebriger", „weicher in der Konsistenz", und dies ist die Ursache der Anreicherung der Leukocyten im Plasmarandstrom und ihres Haftenbleibens am Endothelrohr [= „stik-king" im anglo-amerikanischen Sprachgebrauch (CLARK u. CLARK)]. Das Randständigwerden und Haftenbleiben der Leukocyten am alterierten Endothel wird allerdings durch eine Strömungsverlangsamung erheblich begünstigt, während eine Strömungsbeschleunigung über die Norm ihm entgegenwirkt (TANNENBERG; NORDMANN u. RÜTHER; CLARK u. CLARK; ILLIG). Andererseits geht die grundsätzliche Unabhängigkeit des Vorgangs von den Strömungsverhältnissen aus der Beobachtung von TANNENBERG hervor, daß das Capillarbett unter Adrenalineinwirkung alle Stadien der Strömungsverlangsamung durchläuft, *ohne* daß sich die Leukocyten im Randstrom anreichern; umgekehrt kann die Anreicherung und Auswanderung bei völlig normaler Strömung beginnen. Erlischt die Strömung dagegen völlig, so wird die Leukocytendiapedese meist unterbrochen. Dies können wir aus eigener Erfahrung bestätigen. Allerdings glaubt TANNENBERG gesehen zu haben, daß die Auswanderung an leukocytengefüllten Venen (weiße Stase) auch nach Unterbrechung der Zirkulation manchmal noch fortbesteht. Die Hem-

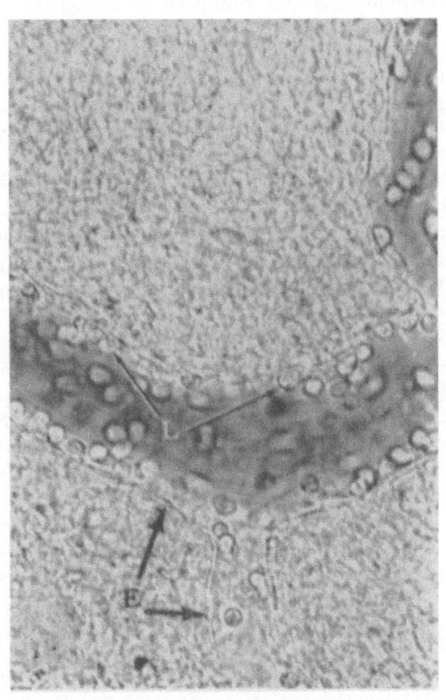

Abb. 23. Anreicherung und „sticking" der Leukocyten im Venenrandstrom. Aus R. H. EBERT, Amer. Rev. Tuberc. **65**, 64 (1952)

mung der Leukocyten-Anreicherung und damit auch ihrer Auswanderung durch abnorme Strömungs*beschleunigung* haben NORDMANN u. RÜTHER eindrucksvoll am Kaninchenmesenterium mittels experimenteller Blutdrucksteigerung nachgewiesen.

Die zur Leukocyten-Diapedese führende Wandschädigung betrifft offenbar das Endothel und wird aus einer Schwellung sowie aus einer eigenartigen „Klebrigkeit" der Endotheloberfläche geschlossen. Während nämlich normalerweise die wenigen im Plasmarandstrom befindlichen Leukocyten ungehindert am glatten Endothel entlangrollen, bleiben sie im Bereich geschädigter Gefäßabschnitte an diesem haften. Daß die „Klebrigkeit" nicht die Leukocyten selbst betrifft, wie TANNENBERG annahm, sondern tatsächlich das Endothel, geht daraus hervor, daß sich das Haftenbleiben der Leukocyten nur auf bestimmte Gefäßabschnitte beschränkt. Außerdem konnten SANDERS, FLOREY u. WELLS (1951) nachweisen, daß auch indische Tusche und andere feine Partikel an solchen Gefäß-Strecken haftenbleiben, welche ein Leukocyten-sticking zeigen. CLARK u. CLARK sehen schließlich in einer gleichzeitig mit der Leukocytenauswanderung beobachteten Permeabilitätssteigerung für Flüssigkeit einen wichtigen Hinweis auf eine *Schädigung* des Endothelrohres. Sie unterscheiden 6 Grade der Endothelschädigung, von denen der 4. Grad dem Stadium der Leukocytenauswanderung entspricht. Das Haftenbleiben am Endothel (sticking) ist nach ihrer Ansicht nicht zwangsläufig von einem Austritt der Leukocyten gefolgt, sondern stellt nur eine Vorbedingung hierfür dar. Die Reversibilität der mit Leukocytenauswanderung verbundenen Endothelveränderung scheint daraus hervorzugehen, daß es CLARK u. CLARK gelang, den Vorgang des „sticking" durch intravenöse Injektion von leblosen Krankheitskeimen schlagartig zu unterbrechen. Eine ähnliche Beobachtung haben wir selbst nach intravenöser Injektion von Coli-Toxin gemacht (nicht veröffentlicht); die im Randstrom angereicherten Leukocyten verschwanden *bei unveränderter Strömungsgeschwindigkeit des Blutes,* und es erfolgte keine neue Anreicherung, obwohl der lokale Reiz zur Diapedese (Trauma) weiterbestand.

Nach BIGELOW, HEIMBECKER u. HARRISON; EBERT u. Mitarb.; KNISELY, BLOCH, ELIOT u. WARNER (1947) sowie nach eigenen Erfahrungen kann *jede* Art der Gefäßschädigung durch lokal oder allgemein einwirkende Noxen zum Leukocytenhaften führen. EBERT sah das Phänomen — ebenso wie ABEL u. SCHENCK — nach intravenöser Fremdserum-Injektion, während des Ablaufs einer Serumkrankheit sowie im Rahmen einer experimentellen Tuberkuloseinfektion an der Kaninchenohrkammer. Nach seiner Ansicht stellt es das „früheste Zeichen einer Entzündung" dar. SANDISON (1931) konnte eine starke Leukocytenauswanderung an der Kaninchenohrkammer schon durch langdauernde und gleichmäßige Erwärmung auf 37⁰ auslösen.

Ob allerdings wirklich nur das Endothel verändert ist, wenn die Leukocyten sich im Randstrom anreichern *und auswandern,* oder aber doch die Gefäßwand im ganzen, muß wohl zur Zeit noch dahingestellt bleiben.

Neben dem eben dargestellten Vorstadium der Leukocytenauswanderung, bei welchem die Ursache des „sticking" in der Gefäßwand selbst zu suchen ist, gibt es offenbar auch eine Leukocytenanreicherung in den kleinen Venen, der eine primäre Veränderung der *Leukocyten* zugrundeliegt und die offenbar *nicht* zur Auswanderung führt. In diesem Fall bleiben die Leukocyten nicht nur an der Gefäßwand, sondern auch untereinander haften und bilden regelrechte „Thromben" (vgl. S. 170).

ESSEX u. GRANA beobachteten nämlich 1949 an der Kaninchenohrkammer eine Form des Leukocytenhaftens, die im Gegensatz zu der bisher besprochenen wirklich auf einer Veränderung und Klebrigkeit der Leukocyten selbst zu beruhen scheint. 60—90 sec nach intravenöser Injektion bestimmter Substanzen (z. B. parasitäre Toxine, Dextran) sahen sie ein ausgedehntes Haftenbleiben sehr zahlreicher Leukocyten an den Gefäßwänden *und aneinander,* so daß strömungsbehindernde „Leukocytenthromben" entstanden. Hierdurch wurden die zirkulierenden Leukocyten so rarifiziert, daß eine Pseudo-Leukopenie resultierte. Der ganze Vorgang war völlig reversibel und dauerte 10—90 min. Anschließend wurde eine reaktive (echte) Leukocytose beobachtet. Merkwürdigerweise konnte dieser Vorgang der Leukocytenballung nicht mehrfach hintereinander mit der gleichen Substanz ausgelöst werden. Leider erwähnen die Autoren nicht, ob auch eine *Auswanderung* der Leukocyten erfolgte. Ihr Hinweis, daß die Menkinschen Leukotaxine über den gleichen Mechanismus zum „sticking“ führen könnten, läßt nur vermuten, daß sie ihre Beobachtung mit dem eben beschriebenen Vorstadium der Leukocytenauswanderung identifizieren möchten.

Übrigens haben HUMES u. AKERS (1952) im Rahmen ihrer schönen Beobachtungen an der Hamsterbackentasche über die Gefäßkorb-Bildung um Trichinenlarven einen ganz ähnlichen Vorgang beschrieben. In den ersten 36 Tagen nach der Trichineninfektion der Versuchstiere sahen auch sie ein ausgedehntes Leukocytenhaften in den kleinen Venen *mit gleichzeitiger Bildung von Leukocyten-„Thromben“*. Wie bei ESSEX u. GRANA war das Phänomen reversibel; leider wird ebenfalls nicht angegeben, ob es zum *Austritt* von Leukocyten kam.

SAVITSKY (1955) stellte im Blut von Ganzkörper-röntgenbestrahlten Hunden und Meerschweinchen eine Substanz fest, die in vitro normale Leukocyten klebriger macht. Diesen Effekt konnte er durch einen wasserlöslichen, hitzebeständigen und dialysierbaren Stoff aus der Rindermilz aufheben, und zwar in vitro und in vivo; die Leukopenie trat aber trotzdem auf, konnte also *nicht* durch das „sticking“ bedingt sein.

Sobald die Leukocyten sich im Randstrom angereichert haben und am Endothel festkleben, hängt ihr weiteres Schicksal von ihrer amöboiden Beweglichkeit ab, mit der sie die Gefäßwand aktiv durchdringen müssen. Außerdem unterliegen sie jetzt dem Einfluß eventuell vorhandener chemotaktischer Reize. Liegt ein solcher Reiz vor, so bewegen sich die Leukocyten nach ihrer Auswanderung auf ihn zu, fehlt er dagegen, so ist ihre Wanderung im Gewebe planlos (CLARK, CLARK u. REX). Nach SANDISON (1931) erfolgt ihre Wanderung bevorzugt entlang den Bindegewebsfasern. Der Durchtritt durch die Gefäßwand, bei welchem die Leukocyten wahrscheinlich die interendothelialen Spalten benutzen, benötigt an der Kaninchenohrkammer 3—9 min (CLARK u. CLARK), am Kaninchenmesenterium 5—30 min (TANNENBERG), am Froschmesenterium 25—60 min (WESTPHAL 1924); nach TANNENBERG erfolgt er stets *gegen* die Strömungsrichtung. Dabei erleiden die Leukocyten die bekannten, häufig beschriebenen und abgebildeten Formänderungen, weil sie sich mit ihrem Zell-Leib durch sehr enge Öffnungen zwängen müssen (s. Abb. 24). Während des Durchtritts sind sie oft sanduhrförmig eingeschnürt, wobei sich ein Teil ihres Cytoplasmas innerhalb und ein anderer außerhalb der Blutbahn befindet; allmählich wird der innerhalb der Gefäßlichtung befindliche Teil dann immer kleiner, während der außen befindliche, pseudopodienartige Fortsatz sich vergrößert, bis die ganze Zelle durchgeschlüpft ist (COHNHEIM; THOMA; TANNENBERG; PFAFF u. HEROLD u. a.). Manchmal bleiben die auswandernden Leukocyten zwischen der Endothelaußenseite und dem Grundhäutchen noch eine Weile hängen oder bewegen sich auch ein Stück in dem Raum zwischen Endothel und Grundhäutchen, ehe sie endgültig nach außen dringen (ZWEIFACH 1955). Wie sie dann durch das Grundhäutchen hindurch gelangen, ist noch nicht bekannt. Man nimmt an, daß sie sich die Öffnung selbst schaffen müssen (fermentativer

Vorgang ?). Die Vorstellung, daß sie die Endothelspalten passieren, macht dagegen keine Schwierigkeiten, um so mehr, als sich die Endothelzellen nach elektronenoptischen Befunden *nicht* überall dachziegelartig überlappen, wie es ZWEIFACH noch angenommen hatte. In diesem Sinne darf auch die Beobachtung von SANDISON (1931) bewertet werden, daß die Leukocyten bei stärkerer Diapedese immer wieder an den *gleichen* Punkten das Gefäß-Rohr verlassen.

Wenn KISCH (1957) anhand seiner elektronenoptischen Untersuchungen der Capillarwand von einer „Überlappung" der Endothelzellen spricht, so ist hiermit, wie seine eigenen Abbildungen und die anderer Autoren zeigen, in den meisten

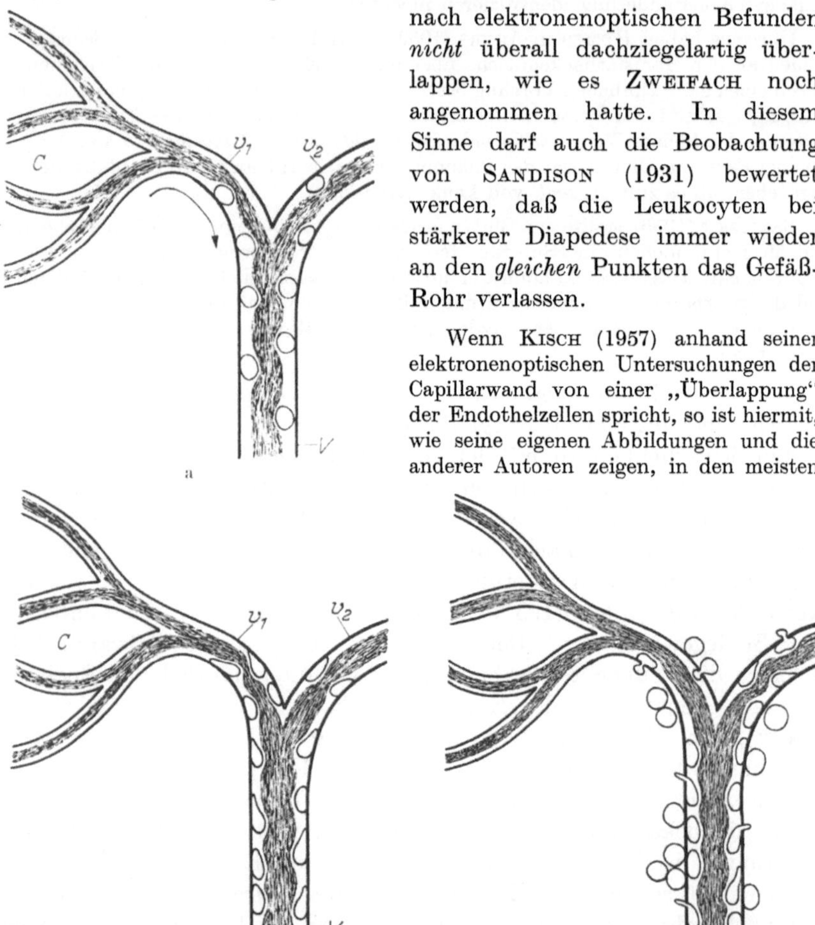

Abb. 24a—c. Die Leukocytenauswanderung (halbschematisch). a Anreicherung der Leukocyten im Plasmarandstrom einer kleinen Vene. Die Zellen sind noch rund und beweglich, allerdings stark verlangsamt. Der Erythrocytenfaden ist durch sie etwas eingedellt. b Leukocyten-„sticking". Jetzt bleiben die Leukocyten breitbasig am klebrig gewordenen Endothel haften, durch die vorbeiziehende Strömung werden sie in die Länge gezogen und bekommen dadurch die charakteristische Form eines hängenden Tropfens. c Die Auswanderung. Nach CLARK u. CLARK preßt sich unter starker sanduhrförmiger Einschnürung des Leukocytenleibes ein kleiner knopfförmiger Zellteil durch die enge Öffnung der Gefäßwand und vergrößert sich dann laufend, während der im Gefäß verbliebene Abschnitt immer kleiner wird (obere Bildhälfte). Nach TANNENBERG erfolgt der Austritt immer gegen die Strömungsrichtung, mit dem dünn ausgezogenen Schwanzteil der Leukocyten zuerst (untere Bildhälfte)

Fällen eine im Verhältnis zur Größe der Endothelzellen und zum Durchmesser des Gefäßrohres geringfügige tangentiale Schrägstellung oder Verzahnung der

Endothel-Grenzlinien gemeint; eine besonders starke Haftung der Endothelzellen untereinander oder eine Erschwerung der Zellpassage ist hierdurch nicht zu erwarten. Im übrigen verlaufen die Endothelspalten sehr häufig nahezu geradlinig radiär. Das gleiche gilt für die von BARGMANN (1958) publizierten Abbildungen. Auch sie zeigen, daß die von ihm in den Vordergrund gerückte Verzahnung bzw. Verfalzung nur an *einigen*, aber keineswegs an allen endothelialen Kontaktflächen stärkere Ausmaße annimmt. Die stärksten Formen der Überlappung bzw. Verzahnung der Endothelgrenzen fanden wir auf den Abbildungen von SCHULZ (1959) von Lungencapillaren. Grundsätzlich kann der Grad der Überlappung natürlich nur an wirklichen Capillar-*Quer*schnitten exakt beurteilt werden; diese Vorbedingung wird nicht von allen bisher veröffentlichten elektronenoptischen Aufnahmen erfüllt. Eine räumliche und *quantitative* Vorstellung vom Ausmaß der Endothelüberlappung

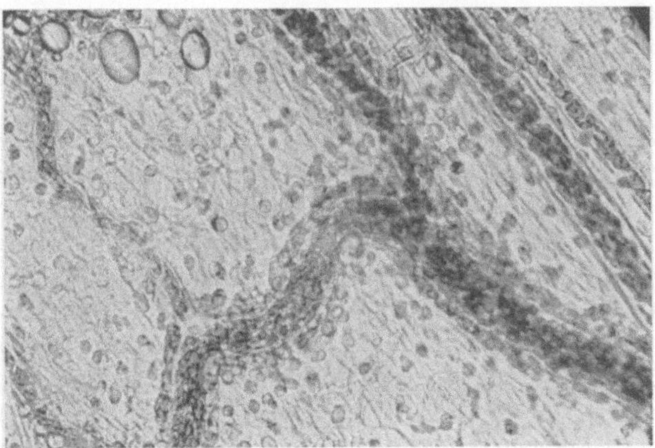

Abb. 25. Massive Leukocytenauswanderung aus einer kleinen Mesenterialvene (Kaninchen). Die Venengabel in der Bildmitte ist von einem regelrechten Leukocyten-Mantel umgeben. Ein Teil der Blutzellen liegt dem Gefäß noch dicht an, ein anderer hat sich schon weiter ins Gewebe entfernt. Rechts oben eine kleine gestreckte Arterie *ohne* Zeichen des Leukocytenaustritts

bzw. vom Flächenanteil der Überlappung am Gefäßrohr wäre jedoch nur durch Auswertung von *Serien*schnitten zu erlangen, die bisher noch gänzlich aussteht. Selbst so eindrucksvolle Abbildungen wie die von SCHULZ schließen daher nicht aus, daß die Endothelzellen an vielen anderen Stellen des Gefäßrohres *ohne* wesentliche Überlappung und Verzahnung aneinanderstoßen und den Durchtritt von Leukocyten ohne weiteres ermöglichen.

Während sich das *Vor*stadium der Leukocytenauswanderung, das „sticking“, gleichmäßig auf *alle* Arten von weißen Blutkörperchen erstreckt, betrifft der eigentliche Austritt aus der Blutbahn vor allem die Granulocyten; sie treten am leichtesten und am schnellsten aus (CLARK, CLARK u. REX; FLOREY 1954). Grundsätzlich können allerdings neben den Granulocyten auch Lymphocyten und Monocyten die Blutbahn verlassen; nach EBERT, SANDERS u. FLOREY (1940) sind die kleinen Lymphocyten im Gewebe sehr beweglich. Ihre Fortbewegung ist so charakteristisch, daß man sie schon hieran erkennen kann; meist bewegt sich der

Kern voran und zieht einen dünnen Cytoplasma-Schwanz hinter sich her (FLOREY 1954). Eine monocytäre „Sekundär-Emigration" konnten CLARK u. Mitarb. an der Kaninchenohrkammer nicht beobachten. Die Chemotaxis bezieht sich nach ihren Untersuchungen vorzugsweise auf die Granulocyten, zum Teil auch auf die Monocyten, jedoch nicht auf die Lymphocyten.

Als wirksame chemotaktische Reize bewährten sich am Kaulquappenschwanz mechanische Traumen, Eier-Albumin, Stärkekörnchen, Crotonöl, abgetötete Staphylokokken-Kulturen[1]. Die Zahl der chemotaktisch angelockten Leukocyten schwankte je nach der Menge und Art des chemotaktischen Reizes zwischen 5 und 400 Zellen. Gleichzeitig wurden von vielen Reizen auch die Makrophagen angelockt (CLARK, CLARK u. REX).

Der Austritt von *Monocyten* wird nach den Beobachtungen von EBERT u. FLOREY (1939) besonders durch traumatische Reize und durch Blutgerinnsel angeregt.

Daß bei der Entzündung tatsächlich der größte Teil der im Gewebe nachweisbaren Leukocyten aus der Blutbahn stammt, konnte WESTPHAL (1924) an benzolvergifteten Kaninchen zeigen. Hier blieben die Anreicherung im Randstrom und die Emigration nämlich minimal und dementsprechend war auch das Entzündungsbild vollkommen verändert; es fanden sich kaum Polymorphkernige im Gewebe. Dies hatte seine Ursache übrigens weniger in einer Verminderung der zirkulierenden Leukocytenzahl als in einer Beeinträchtigung ihrer aktiven Emigrationsfähigkeit. Kurz zuvor hatte sich CUNNINGHAM (1922) am Peritoneum von Katzen und Kaninchen durch gewissenhafte Lebendbeobachtungen und Vitalfärbungen mit nachfolgender histologischer Untersuchung ebenfalls davon überzeugt, daß die Granulocyten der Entzündung hauptsächlich aus der Blutbahn stammen. Er schreibt daher: "The conclusion has therefore been reached both from my own experiments and from analysis of the literature that all the polymorphonuclear neutrophiles, part of the eosinophiles and part of the monocytes, appearing in the exsudate during the early stages of inflammation are derived by emigration from the blood-stream, while part of the monocytes and perhaps some of the eosinophiles are derived autochthonously."

Ob schon *normalerweise* einzelne Leukocyten die Blutbahn verlassen können, ohne daß eine Endothelschädigung vorausging, ist noch nicht sicher erwiesen. THOMA, CLARK u. CLARK nehmen dies an. Auch WESTPHAL weist darauf hin, daß bei Winterfröschen eine physiologische Leukocyten-Emigration vorkomme. Nach FLOREY gibt es eine „physiologische" Emigration an jungen Capillarsprossen (1954). Man muß aber bedenken, daß es im Tierexperiment sehr schwierig ist, einen vollkommen physiologischen Ausgangszustand des Capillarbettes darzustellen und zu beweisen. Das Leukocyten-sticking stellt einen sehr empfindlichen

---

[1] Nach FLOREY (1954) auch Adenosin, jedoch *nicht* Histamin oder Gewebs-Abbauprodukte.

Gefäßvorgang dar. In diesem Zusammenhang erscheint der Hinweis wichtig, daß das Leukotaxin von MENKIN (1947) nach SOKOLOFF, REDD u. DUTCHER (1950) unter anderem eine Gefäßwandveränderung mit Permeabilitätssteigerung verursacht. Allerdings haben diese Autoren sehr hohe Dosen injiziert.

CLARK u. CLARK sind der Ansicht, daß mit jedem Leukocyten- (bzw. Erythrocyten-) Austritt zugleich auch ein Flüssigkeitsaustritt erfolgt. Bei unseren eigenen Beobachtungen waren wir allerdings immer wieder erstaunt, wie isoliert und unabhängig voneinander Leukocyten-Auswanderung und Erythrocytenaustritt ablaufen können. Niemals sahen wir, daß andere morphologische Blutbestandteile (z. B. Thrombocyten) in größerer Menge mit „ausgeschwemmt“ wurden. Wir hatten stets den Eindruck, daß die Gefäßwand sich erst unmittelbar vor dem Durchtritt der Blutkörperchen öffnet, um sich gleich danach hermetisch wieder zu verschließen. Keine Plasma-Bewegung innerhalb der Gefäßlichtung deutet auf eine gleichzeitige Verschiebung erheblicherer Flüssigkeitsmengen durch das „Leck“ in der Gefäßwand hin. Bei der Auswanderung von Leukocyten ist dies auch darum schon unwahrscheinlich, weil die weißen Blutzellen sich bekanntlich durch die von ihnen hervorgerufenen Öffnungen in der Gefäßwand sehr mühsam hindurchzwängen müssen, diese also während des gesamten Durchtrittes wie ein Pfropf verschließen.

Die ausgetretenen Leukocyten können — ebenso wie ausgetretene Erythrocyten — in die Lymphbahnen aufgenommen werden, was wir auch selbst beobachtet haben. Gelegentlich sahen CLARK u. CLARK, PFAFF u. HEROLD eine Rückwanderung von Leukocyten in die Blutbahn.

Nach EBERT (1951), EBERT u. Mitarb. (1951 b) werden Leukocyten-Anreicherung im Randstrom, „sticking“ und Auswanderung sowohl bei der Serumkrankheit als auch bei der Tuberkulose-Infektion durch *Cortisonbehandlung* stark gehemmt; dieser Effekt beruht möglicherweise auf einer Endothel-„Schutzwirkung“ des Cortisons.

Das Schicksal der ausgewanderten Leukocyten

In langwierigen Beobachtungen (bis zu 40 Std ununterbrochen) verfolgten CLARK, CLARK u. REX das Schicksal der Granulocyten nach ihrer Auswanderung aus der Blutbahn. Sie gelangten zu dem Ergebnis, daß die polymorphkernigen Leukocyten sich außerhalb der Blutbahn in unbewegliche, monocyten- oder lymphocyten-ähnliche Degenerationsformen umwandeln; hierbei soll es aber niemals zu einer echten Transformation in andere Zelltypen kommen. Die lymphoiden Degenerationsformen entstanden auch dann, wenn Leukocyten aus dem Gewebe in blind endigende Lymphgänge einwanderten und dort in Gruppen liegenblieben; sie waren schließlich von Lymphocyten nicht mehr zu unterscheiden.

Die Ähnlichkeit dieser Degenerationsformen ausgewanderter Granulocyten mit Lymphocyten war so groß, daß CLARK u. CLARK daran dachten, ob nicht die entzündlichen Rundzell-Infiltrate, wie sie der Histologe bei vielen pathologischen Gewebsprozessen sieht, in Wirklichkeit aus degenerierten Granulocyten bestünden. Diese Vermutung hat sich aber später nicht bestätigt.

Die kleinen Lymphocyten bilden im Gewebe keine anderen Zelltypen. Die Monocyten werden dagegen nach ihrer Auswanderung zu Makrophagen, wobei ihr Durchmesser von 10 μ auf etwa 30 μ zunimmt (CLARK u. CLARK 1930b, 1948; EBERT u. FLOREY 1939; WILLIAMS 1954). Ihre Lebensdauer beträgt nach FLOREY (1954) mindestens 75 Tage. Die Makrophagen wiederum wandeln sich nach einiger Zeit in Histiocyten um, die nicht von den sog. ruhenden Wanderzellen zu unterscheiden sind (EBERT u. FLOREY). EBERT u. FLOREY haben dem Schicksal der Makrophagen im Gewebe der Kaninchenohrkammer eine ausführliche experimentelle Studie mit zahlreichen hervorragenden Mikrophotogrammen gewidmet.

Nach den Beobachtungen von SANDISON (1931) erscheinen die Makrophagen schon 24 Std nach der Installation einer Ohrkammer. Sie ändern oft ihre Form und senden Fortsätze aus; ihr Ortswechsel ist aber langsam und begrenzt; ihre Bewegungen sind nur bei minutenlanger ununterbrochener Betrachtung feststellbar (EBERT, SANDERS u. FLOREY; EBERT u. FLOREY).

Die Abstammung der Makrophagen aus Blutmonocyten ist auch bei direkter Lebendbeobachtung schwer unter Beweis zu stellen, weil hierzu ein und dieselben Zellen über Stunden und Tage ununterbrochen verfolgt werden müssen. Daß die aus der Blutbahn ausgetretenen Monocyten im Gewebe tatsächlich zu Makrophagen werden, konnten EBERT u. FLOREY in einigen Fällen sicherstellen. Daß jedoch *alle* Makrophagen von Blut-Monocyten abstammen und nicht etwa zum Teil aus präexistenten Histiocyten hervorgehen, schlossen sie nur indirekt aus der Tatsache, daß durch solche traumatischen Reize, welche zur Ansammlung und Vermehrung von Makrophagen führten, niemals Gewebs-Histiocyten angelockt wurden. Wurden die Histiocyten vorher vitalgefärbt, so kam es nur ganz selten vor, daß eine der angefärbten Zellen z. B. in ein Blutgerinnsel eindrang; andererseits waren die neu erscheinenden Makrophagen immer farbstoff-frei!

Unschwer gelang es EBERT u. FLOREY dagegen, die *Umwandlung der Makrophagen in Histiocyten* zu verfolgen. Auch dabei benutzten sie zur Differenzierung der Zellen Vital-Farbstoffe. Wenn sich die runden Makrophagen zu Histiocyten umwandelten, wurden sie länglich und kleiner und legten sich zum Teil achsenparallel an die Blutgefäße an; von den Adventitia-Zellen waren sie dann durch die Aufnahme von Vitalfarbstoffen noch zu unterscheiden.

Die Makrophagen beteiligen sich in erheblichem Maße an der *Beseitigung von Erythrocyten-Extravasaten*. Dieser Vorgang kann an der Kaninchenohrkammer in allen Stadien sehr gut beobachtet werden. EBERT u. FLOREY erzeugten künstlich kleine Blutaustritte und fanden, daß diese durch Makrophagen bzw. Histiocyten innerhalb von 2 Std eliminiert werden konnten; dabei erfolgte kein neuer Austritt von Monocyten aus der Blutbahn (vgl. Abb. 27). Ein Makrophage kann nach CLARK u. CLARK bis zu 20 Erythrocyten phagocytieren.

Fassen wir zusammen, so sind für die krankhafte Leukocytenauswanderung nach unseren heutigen Kenntnissen 2 Faktoren unbedingte Voraussetzung: 1. eine Veränderung des Endothels, 2. die aktive amöboide Eigenbeweglichkeit der weißen Blutzellen. Der Faktor Strömungsverlangsamung ist dagegen nicht obligat; er kann aber bei der Anreicherung im Plasmarandstrom und beim Haftenbleiben der Leukocyten eine recht erhebliche, unterstützende Rolle spielen. Umgekehrt wirkt eine stärkere Strömungsbeschleunigung der Leukocytenanreicherung entgegen, während völlige Strömungsunterbrechung sie unterbricht. Die Durchwanderung der Gefäßwand ist eine aktive Leistung der Leukocyten selbst. Die Auswanderung erstreckt sich auf Granulocyten, Lymphocyten und Monocyten; die Granulocyten können die Gefäßwand aber am leichtesten und schnellsten passieren. Nach Verlassen der Blutbahn folgen die Granulocyten eventuell vorhandenen chemotaktischen Reizen; *innerhalb* der Blutbahn kann die Chemotaxis nur bei gleichzeitiger Endothelschädigung wirksam werden. Die Lymphocyten sind an der Emigration weniger beteiligt und reagieren auf chemotaktische Reize nicht. Die Monocyten werden außerhalb der Blutbahn zu Makrophagen, welche z. B. die Beseitigung von Erythrocyten-Extravasaten besorgen.

3. Die Erythrocyten-Diapedese

Wie SPAET, WITTE (1958) u. a. mit Recht hervorheben, ist es unbedingt notwendig, zwischen den Begriffen „*Permeabilität*" (z. B. für Flüssigkeit und gelöste Stoffe) und „*Fragilität*" (Blutungsneigung)[1] der Gefäße klar zu unterscheiden. Die eben besprochene Leukocytenauswanderung läßt sich keinem der beiden Begriffe recht unterordnen, obwohl auch sie eine Veränderung der Gefäßwand zur Voraussetzung hat; denn nicht nur die Fortbewegung der Leukocyten, sondern auch die Penetration der allerdings geschädigten Gefäßwand stellt in diesem Falle eine aktive Leistung der austretenden Zellen dar.

Im Gegensatz zu dem langsam und stets einzeln erfolgenden Leukocytenaustritt geht die Diapedesisblutung beim Säugetier fast immer plötzlich, sehr rasch und im Schwall vor sich (THOMA 1894; DIETRICH u. NORDMANN; TANNENBERG; PFAFF u. HEROLD; HUMBLE; ARENDT, SHULMAN, FULTON u. LUTZ; ILLIG u. a.); gewöhnlich vermag das Auge dem Vorgang kaum zu folgen. Nur beim Frosch scheinen die Erythrocyten die Gefäßwand langsam, einzeln und unter starker Deformierung zu durchdringen, was vielleicht mit ihrem relativ größeren Durchmesser zusammenhängt (THOMA; TANNENBERG).

---

[1] Der etwas unglückliche Terminus „Fragilität" (=„Brüchigkeit") bezieht sich nicht etwa nur auf die Rhexis-Blutungen; er bezeichnet einen klinischen Begriff und setzt keinen bestimmten Austrittsmodus der Erythrocyten voraus. Wahrscheinlich löst man mit den sog. „Fragilitäts-Testen" sowohl Diapedesis-Blutungen als auch Rhexis-Blutungen aus. Im deutschen Schrifttum wird oft der Begriff der Capillar-„Resistenz" benutzt. WITTE definiert ihn (1960) sehr präzise als „Unvermögen der feinsten Blutgefäße, die Erythrocyten des Blutes bei mechanischen Belastungen der Capillarwand (durch Unter- bzw. Überdruck) am Passieren der Gefäßwand zu hindern"; aber auch dieser Begriff umfaßt Diapedesis- *und* Rhexisblutungen. Um Mißverständnissen vorzubeugen, schlägt FULTON (1957) die Bezeichnung „Petechien-Neigung" bzw. -„Empfänglichkeit" (susceptibility) vor.

Der Erythrocytenaustritt erfolgt hauptsächlich an den Capillaren, Venolen und kleinsten Venen, wobei manche Autoren eine Bevor-

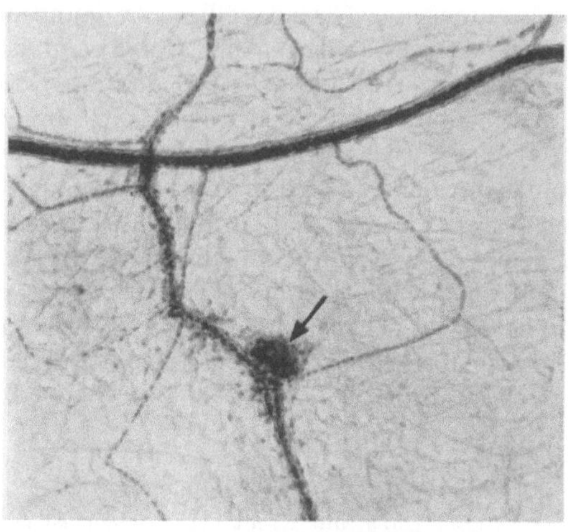

a

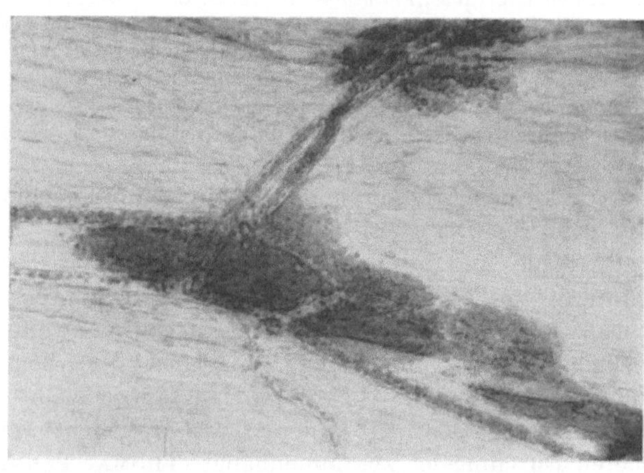

b

Abb. 26a u. b. Diapedesisblutungen am Kaninchenmesenterium. a Am Übergang einer Capillare in eine Venole; typisches kugel- bzw. wolkenförmiges, kompaktes Erythrocyten-Extravasat (Pfeil). Die Strömung ist in den betroffenen Gefäßabschnitten unverändert. Durch die obere Bildhälfte zieht sich von links nach rechts — leicht bogenförmig — eine kleine Arterie [aus ILLIG, Z. f. exper. Med. **326**, 501 (1955)]. b Aus den anastomosierenden Begleitgefäßen (Venolen und Capillaren) eines Lymphgefäßes. In der Bildmitte eine große, kompakte Blutung, welche die Gefäße teilweise einhüllt; am oberen Bildrand ein kleineres Extravasat. Auch hier war die Strömung während des Blutaustrittes erhalten

zugung der Verzweigungsstellen bemerkt haben [unter anderen PFAFF u. HEROLD (a); ARENDT, SHULMAN, FULTON u. LUTZ; SPAET (b); BURRAGE u. Mitarb. 1954]. In den Untersuchungen von LEE u. LEE

(1947) am Mesenterium skorbutkranker Meerschweinchen fanden sich die petechialen Blutungen zu 85% an den Sammelvenen. Nur SPAET sah die kleinsten Arterien ebenso häufig wie die kleinsten Venen bluten; diese Beobachtung können wir selbst aber weder aus dem Tierversuch noch aus der klinischen Capillarmikroskopie der Haut bestätigen. Am Kaninchenmesenterium beobachteten wir die Diapedesisblutung bevorzugt an Capillaren, Venolen und Venen und nur seltener an Arteriolen (Abb. 26a u. b). An der menschlichen Haut kennen wir Purpuraformen mit überwiegender Lokalisation der Blutungen an den Capillaren und solche mit überwiegender Lokalisation an den subpapillären Venen (GROSS, ILLIG, MACHER 1958), während sich hingegen für arterielle Diapedesisblutungen bisher nie ein sicherer Hinweis ergab. Bei den Blutungen des Nagelwalls sah EHRING (1956) selbst an den Capillaren den arteriellen Schenkel viel seltener als den venösen bluten.

Wie WITTE besonders hervorhebt, und wie wir selbst häufig beobachtet haben, gibt es neben der Blutung im Schwall („Kugelblutung" nach WITTE) noch eine weniger ins Auge fallende, vielleicht auch etwas langsamer vor sich gehende Form der Erythrocytendiapedese, bei welcher die Blutkörperchen in dünner Schicht unmittelbar außerhalb der Gefäße liegenbleiben und diese manschettenartig umsäumen. Im Gegensatz zur wolkenförmigen Blutung im Schwall erfolgt der Durchtritt hier offenbar nicht an einem bestimmten Punkt, sondern flächenhaft. Möglicherweise tritt diese Form der Blutung bevorzugt bei Störungen der Blutgerinnung auf. Auch nach Traumen kann man sie öfter sehen.

Eine *Schädigung der Gefäßwand* dürfte, wie schon TANNENBERG hervorgehoben hat, auch für die Erythrocyten-Diapedese eine notwendige Voraussetzung darstellen. Weder mit rein vasomotorisch wirksamen Reizen (TANNENBERG; ILLIG) noch mit gerinnungshemmenden Mitteln allein (DIETRICH u. NORDMANN 1930; COPLEY u. CHAMBERS 1953) gelingt es im Tierversuch, regelmäßig Diapedesisblutungen hervorzurufen; es muß noch eine lokale Gefäßwandveränderung hinzukommen[1]. Auch Blutungen auf dem Boden einer Anaphylaxie oder eines Shwartzman-Phänomens setzen eine solche voraus (APITZ 1933).

WITTE (1958a) hat zwar auf Grund experimenteller Untersuchungen über die Wirkung von Gerinnungsstörungen auf die Durchlässigkeit der Gefäßwand erneut die Frage aufgeworfen, ob Störungen des Gerinnungs-Systems für sich allein — ohne zusätzliche Schädigung der Gefäßwand — zu Diapedesisblutungen führen können; manche Beobachtungen sprechen nämlich dafür, daß das Gerinnungssystem normalerweise einen „Schutz-Faktor" für die Gefäßwand liefert, dessen

---

[1] DIETRICH u. NORDMANN definierten den Gefäßfaktor in ihren Beobachtungen allerdings irrtümlicherweise als „Dysergie", d. h. als vasomotorische Funktionsstörung; nach ihren Befunden hat aber eine prästatische Strömungsverlangsamung infolge Gefäßwandschädigung vorgelegen.

Fortfall bei Gerinnungsstörungen zur Erklärung einer erhöhten Durchlässigkeit der Gefäße herangezogen werden könnte. Gerade im Hinblick auf die Blutungsneigung ist diese Ansicht aber noch nicht gesichert; in den Versuchen von WITTE kann eine unmittelbare Schädigung der Gefäßwand durch die von ihm angewandten Pharmaka nicht völlig ausgeschlossen werden.

Andererseits beobachtet man Diapedesisblutungen regelmäßig nach lokalen Einwirkungen aller Art, sofern diese am Capillarbett auch Leukocyten-sticking, Prästase und Stase, d. h. offensichtlich Folgen einer Gefäßwandschädigung hervorrufen (TANNENBERG; KROGH u. HARROP; ARENDT, SHULMAN, FULTON u. LUTZ; ILLIG)[1]. Weil die Diapedesisblutung so häufig mit gefäßwandabhängigen Kreislaufstörungen zusammen auftritt, hat man sie ebenfalls den lokalen Kreislaufstörungen zugeordnet.

WITTE (1960b) kommt auf Grund experimenteller Beobachtungen und klinischer Überlegungen zu dem Schluß, daß der „Gefäßfaktor" bei den verschiedenen klinischen Formen des Erythrocytenaustrittes kein einheitliches pathophysiologisches Prinzip darstellt. Bei Koagulopathien sieht er die entscheidende Ursache der Blutaustritte in der mangelhaften Abdichtung physiologischer Mikroläsionen der Gefäßwand; normalerweise soll die Blutgerinnung dafür sorgen, daß „Mikrotraumen" der Gefäßwand sofort abgedichtet werden, ehe es zu einem Blutaustritt kommen kann. Bei den sog. „vasculären" Blutungsübeln kann der Gefäßfaktor dagegen in einer entzündlichen Schädigung, in einer hereditären Fehlentwicklung (Morbus Osler), in einem „biochemischen Defekt" (Skorbut, Purpura senilis), in einer Antigen-Antikörper-Reaktion (Sedormit-Purpura) oder in pathologischen Einlagerungen (Paraproteinämien) der Gefäßwand bestehen.

LUTZ, FULTON u. Mitarb. (1953) erzeugten petechiale Diapedesisblutungen an der Hamsterbackentasche mit örtlicher Anwendung von Streptokokken-Filtraten, Staphylokokken-Kulturen, Formaldehyd, Terpentin, Crotonöl, verschiedenen Antikoagulantien und Röntgenstrahlen. Die Blutungsneigung im Unterdrucktest wurde durch Ganzkörperbestrahlungen, Colchicininjektionen und Nebennieren-Entfernung gesteigert, durch Cortisonbehandlung dagegen herabgesetzt.

Einige Autoren haben der manchmal gleichzeitig zu beobachtenden *Gefäßerweiterung* entscheidende ursächliche Bedeutung für die Erythrocytendiapedese zugemessen (z. B. MAYER-LIST 1929). Jedoch erhöht eine Gefäßerweiterung allein, sofern nicht gleichzeitig eine venöse Stauung mit Erhöhung des intravasculären Drucks vorliegt, die Blutungsneigung im allgemeinen nicht (Capillarmikroskopische Beobachtungen am Menschen; GROSS, ILLIG u. MACHER 1958); vielmehr scheint die Dilatation in solchen Fällen vielfach ein weiterer Ausdruck der vorliegenden Gefäßwandschädigung zu sein. Nur im Falle der venösen Stauung dürfte sie umgekehrt mit zur Alteration der Gefäßwand beitragen (z. B. beim Rumpel-Leede-Versuch oder beim Saugglockentest).

---

[1] HEIMBERGER (1926d) rief Diapedesisblutungen an den Nagelwallcapillaren durch direkte mechanische Reizung hervor; wurden die Gefäße vorher eine Zeitlang gestaut, so war die Reizung noch stärker wirksam. Auch diese Beobachtung spricht für eine Wandschädigung.

Ebenso wie die Leukocytenauswanderung setzt auch der Erythrocytenaustritt keine bestimmte Strömungsform voraus. Eine *Strömungsverlangsamung* — oftmals als wichtige Vorbedingung angesehen (RICKER, TANNENBERG) — wird zwar häufig beim Eintritt einer Blutung beobachtet (ARENDT, SHULMAN, FULTON u. LUTZ; ILLIG 1955), kann aber — wie auch WITTE (1960) kürzlich festgestellt hat — völlig fehlen; wahrscheinlich handelt es sich bei ihr, ähnlich wie im Falle der fakultativen Dilatation, um ein weiteres Symptom der zugrunde liegenden Gefäßwandschädigung (etwa in Form einer „prästatischen Strömungsverlangsamung" oder einer „hemoconcentration"). Wichtig ist dagegen als treibende Kraft für die Beförderung der Erythrocyten durch die Gefäßwand der *Gefäßinnendruck* (COHNHEIM, TANNENBERG u. a.); daher fanden die obengenannten Autoren die Schnelligkeit des Erythrocytenaustrittes abhängig von der Höhe des (lokalen) Blutdrucks. Umgekehrt stellt eine arterio-spastisch bedingte Strömungsverlangsamung bzw. -unterbrechung infolge der mangelnden vis a tergo eine ungünstige Ausgangslage für die Diapedesisblutung dar.

Überraschenderweise kommt es allerdings auch aus stagnierenden Gefäßen manchmal zu Blutaustritten, z. B. bei venöser Stauung oder bei der „Stase", aber offenbar nur dann, wenn das stagnierende Blut unter hohem Druck steht. Auf diesem Prinzip beruhen die bekannten klinischen Methoden zur Prüfung der Blutungsneigung (Rumpel-Leede und Saugglockentest), bei denen die meisten Blutungen aus *stagnierenden,* aber unter starkem Druck stehenden Gefäßen erfolgen (capillarmikroskopisch beobachtet, GROSS, ILLIG, MACHER). Schwierig ist die Erklärung der sog. „Staseblutung" (THOMA; RICKER; ILLIG); auch hier muß wohl ein erhöhter intravasculärer Druck infolge der Rückstauung durch die Verstopfung der Gefäßlichtung angenommen werden. Wahrscheinlich treten in solchem Fall nur diejenigen Erythrocyten aus, die (z. B. am Anfang der Stasesäulen) noch von der Druckerhöhung erfaßt werden. Ganz gelöst ist diese Frage aber nicht.

Wenn auch, wie THOMA schon richtig geschlossen hat, der Austritt eines Erythrocytenschwalles und seine oft zu beobachtende Distanzierung vom Gefäßrohr nur unter gleichzeitigem Ausfluß einer kleinen Flüssigkeitsmenge denkbar ist, so bleibt die Flüchtigkeit der Gefäßöffnung doch immer wieder überraschend. Niemals sahen wir andere morphologische Blutelemente mit austreten; allerdings ist dies bei größeren Blutaustritten in der Lebendbeobachtung auch schwer zu beurteilen. Nie bleibt, wie ARENDT, SHULMAN, FULTON u. LUTZ hervorheben, eine nachweisbare Öffnung auch nur vorübergehend zurück. Dabei kann die Öffnung der Gefäßwand während der Blutung gar nicht so klein sein, denn die Erythrocyten werden meist regelrecht „herausgeschleudert".

Die von Ehring (1956) sehr sorgfältig beobachteten Spontan-Blutungen der Nagelwallcapillaren des Menschen sind allerdings häufig mit einem deutlich nachweisbaren Flüssigkeitsaustritt kombiniert. Die Extravasate können, wie wir selbst bestätigen müssen, gleichzeitig aus Plasma und Erythrocyten oder aber alternierend aus Plasma *oder* Erythrocyten bestehen. (Näheres s. S. 391.)

Die Lokalisation der Gefäßwand-Alteration bei der Diapedesisblutung

Ist nun nach allen neueren Untersuchungen mit Sicherheit anzunehmen, daß der Diapedesis-Blutung in den meisten Fällen eine strukturelle Veränderung der Gefäßwand zugrunde liegt, so ist die Art und Lokalisation dieser Veränderung innerhalb der verschiedenen Gefäßwandbestandteile noch unklar. Da die Diapedesis-Blutung nur an kleinsten Blutgefäßen, d. h. an Capillaren, Venolen und kleinen Venen, seltener an Arteriolen beobachtet wird, kommen theoretisch eine Schädigung des endocapillären Eiweißfilms, eine gröbere „Undichtigkeit" des Endothelrohres oder eine Veränderung des Grundhäutchens als Ursache in Betracht.

Die Tatsache, daß bei einer reinen Gerinnungsstörung im Tierexperiment häufig manifeste Blutungen fehlen, und die klinische Erfahrung, daß bei den hämorrhagischen Diathesen oft ein Mißverhältnis zwischen der Schwere der Gerinnungsstörung und dem Grad der Blutungsneigung besteht, haben zu der Forderung geführt, daß auch bei reinen Koagulopathien und Thrombocytopathien eine Gefäßwandalteration für das Auftreten von Blutungen Voraussetzung sein muß. Die engen Beziehungen zwischen Gerinnungsfaktoren, Thrombocyten und Gefäßwand lassen vermuten, daß das Gerinnungssystem einen „Schutzfaktor" für die Gefäßwand produziert, dessen Ausfall schon die Vorbedingung für einen Erythrocytenaustritt schafft (Spaet 1952b, Lüscher 1955, Copley 1957, Witte 1960). Dieser „Schutzfaktor" ist nach Copley in dem viel diskutierten *„endogenen Eiweißfilm"* zu sehen, der nach seiner Ansicht engste Beziehungen zum Gerinnungssystem hat. Die wichtigste Stütze seiner Theorie sieht er in der Beobachtung, daß mit Hilfe eines Antifibrinserums eine Purpura vascularis ausgelöst werden kann (Copley 1954; Copley u. Gelot 1956). Er nimmt an, daß es hierbei zu einer Schädigung des endocapillären Schutzfilmes kommt, und daß auch die durch Anti-Endothel-Serum verursachte Purpura in Wirklichkeit auf einer gleichzeitigen Anti-*Fibrin*-Komponente des Serums beruhen könnte.

Die Existenz eines solchen „Schutzfilmes" ist, wie schon ausgeführt, trotz der bisher negativen elektronenoptischen Befunde recht wahrscheinlich. Daß er eine die Endothelspalten für Flüssigkeit abdichtende Funktion ausübt, wäre ebenfalls gut denkbar; in dieser Richtung sprechen u. a. Untersuchungen von Witte (1958), nach denen die normale Permeabilität der Gefäßwand ein ungestörtes Gerinnungssystem voraussetzt (vgl. S. 109). Schlecht kann man sich aber vorstellen, daß diese zarteste und labilste Schicht der Capillarwand auch den Durchtritt der Erythrocyten verhindern soll, der oft erst unter höherem Druck erfolgt.

Clark u. Jacobs (1950), Witte u. Wilmes (1952) u. a. konnten Diapedesisblutungen durch Injektion eines Anti-Endothelserums erzeugen. Hieraus wurde naheliegenderweise der Schluß gezogen, daß die Ursache der Blutungen in einer Schädigung des *Endothels* gelegen sei.

Demgegenüber messen Chambers u. Zweifach dem *Grundhäutchen* entscheidende Bedeutung beim Zustandekommen von Diapedesisblutungen zu, weil es in ihren Versuchen zu plötzlichen Blutaustritten per diapedesin kam, wenn sie mit einer Mikropipette Hyaluronidase von außen an die Capillarwand heranbrachten; sie erklären dieses Phänomen mit einer „Erweichung" des Grundhäutchens, das nach ihrer Ansicht normalerweise dem Capillarrohr seine mechanische Stabilität verleiht. Ihre Versuchsergebnisse stehen allerdings im Widerspruch zu der Tatsache, daß man beim Menschen große Dosen Hyaluronidase subcutan und auch intravenös injizieren kann, *ohne* daß es dabei zu Blutungen kommt; man muß daher in Betracht ziehen, daß die von CHAMBERS u. ZWEIFACH verwandten Hyaluronidase-Präparate vielleicht gefäßwandschädigende Verunreinigungen enthalten haben. Die Blutungen bei Vitamin-C-Mangel und nach Röntgenbestrahlung führen LEE u. LEE (1947) und EDGERLEY (1953) ebenfalls auf eine Veränderung der Grundsubstanz zurück.

Wie es in den Begriffen der „verminderten Capillar-*Resistenz*" bzw. der „erhöhten Capillar-*Fragilität*" zum Ausdruck kommt, ist die Diapedesisblutung in den meisten Fällen mit einer Herabsetzung der *mechanischen Stabilität* des Capillar-Rohres verbunden. Diese Stabilität dürfte aber tatsächlich weniger an die Endothelzellen als vor allem an das *Grundhäutchen* gebunden sein, und zwar an seine von NIESSING u. ROLLHÄUSER (1954) nachgewiesene ultramikroskopische Fibrillen-Struktur[1]. Nur das Grundhäutchen stellt nämlich ein völlig *geschlossenes*, lückenloses Rohr dar. Zwar bilden die dem Grundhäutchen aufsitzenden Endothel-Zellen einen recht dichten Belag; dieser Belag weist aber an einigen Organen [z. B. an der Niere und an bestimmten endokrinen Drüsen (BARGMANN)] Lücken von erheblicher Größe auf (daher auch die Bezeichnung „Poren-Endothel"), und die Endothelzellen sind — wie schon mehrfach hervorgehoben — nicht durch eine besondere Kittsubstanz miteinander verklebt. Ihre Grenzmembranen werden also an den Kontaktstellen vermutlich im wesentlichen durch intermolekulare Kräfte zusammengehalten. Die interendothelialen Spalten haben eine Breite von 100 bis 200 Å; diese kann bei einer leichten aktiven Formänderung der Endothelzellen sogar auf $^1/_2 \mu$ und mehr zunehmen, wobei die intermolekularen Kräfte, welche die Kontaktzonen zusammenhalten, mit wachsender Spaltbreite sehr rasch abnehmen dürften. *Es ist daher nicht anzunehmen, daß die Endothelspalten für sich allein — insbesondere bei einer Erhöhung des Capillar-Druckes — den Erythrocyten ein wesentliches Austrittshindernis bieten.* Das Endothel dürfte — ebenso wie der endocapilläre Film — eher für die Abdichtung des Gefäßrohres gegen Flüssigkeitsdurchtritt entscheidend sein als für seine mechanische Schrankenfunktion gegenüber dem Austritt von Blutkörperchen[2].

Alle diese Überlegungen sprechen also zugunsten einer überragenden Bedeutung des Grundhäutchens beim Zustandekommen der Diapedesisblutung. Sie werden noch gestützt durch die Beobachtung von CHAMBERS u. CAMERON (1943), daß Vitamin-C-Mangel zwar zu Diapedesisblutungen (Skorbut) führt, aber in der Gewebekultur die Kohärenz

---

[1] An solchen Gefäßgebieten, an denen zahlreiche Rouget-Zellen vorkommen, dürften auch diese für die mechanische Stabilität und die Undurchlässigkeit des Gefäßrohres gegenüber corpusculären Blutbestandteilen von Bedeutung sein. Zudem dichten sie — im Gegensatz zum Grundhäutchen — das Capillarrohr auch gegen den Durchtritt von Flüssigkeit ab (z. B. an den Hirncapillaren).

[2] Auch BURTON (1954) weist in einer sehr lesenswerten Studie über die Biophysik der Gefäßwände auf die außerordentliche Labilität des Endothelzellverbandes hin.

der Endothelzellen nicht herabsetzt. SPAET (1952a) ist auf Grund ähnlicher Überlegungen übrigens zu dem gleichen Schluß gelangt.

Zu dieser Vorstellung würde es auch passen, daß aus den erweiterten Milz-Sinus in der „Speicherphase" zwar Plasma in größeren Mengen austritt, aber keine Erythrocyten; die Endothelspalten sind durch die Dehnung der Sinuswand in ihrer Oberfläche vergrößert, aber die Erythrocyten können das lückenlose, semipermeable Grundhäutchen nicht durchdringen. Andererseits ist das Grundhäutchen der Milz-Sinus besonders zart, und die geringsten experimentellen Einwirkungen führen daher schon zu Erythrocytenaustritten (KNISELY 1936). Auch die

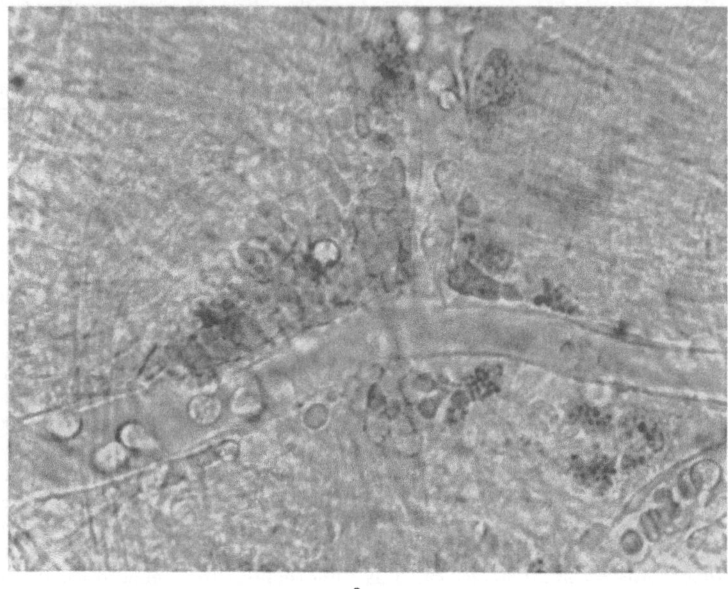

a

Abb. 27a—c. Die Beseitigung ausgetretener Erythrocyten durch phagocytierende Histiocyten (Kaninchenohr-Kammer). a 3 Std nach einem experimentellen Trauma. Die Gefäßgabel ist erweitert und von ausgetretenen Erythrocyten umgeben. Im gleichen Bereich liegen mehrere Histiocyten, die mit Hilfe von indischer Tusche markiert sind

Leber-Sinus, die keine Basalmembran besitzen, bluten bei der leichtesten Berührung des Organs (TH. PETERS, mündliche Mitteilung; Näheres s. im speziellen Teil).

Die Beobachtungen von WITTE u. WILMES bleiben unter solchen Voraussetzungen allerdings schwer deutbar; man müßte schon annehmen, daß die Schädigung der Gefäßwand durch das Anti-Endothelserum sich nicht ausschließlich auf die Endothelzellen beschränkt hat. Wenn ältere Untersucher (vor allem auch CLARK u. CLARK) stets eine Schädigung des *Endothels* in den Vordergrund der Betrachtung gestellt haben, so muß man berücksichtigen, daß die mechanische Bedeutung des Grundhäutchens vor der elektronenmikroskopischen Aera unterschätzt und die Kontinuität des Endothel-„Rohres" unter der Annahme einer besonderen „Kittsubstanz" oft überschätzt wurde. Unklar bleiben jedoch weiterhin die Beziehungen zwischen dem Gerinnungssystem und der Gefäßwand, die man sich in bezug auf den endocapillären Eiweißfilm eher vorstellen kann als in bezug auf das Grundhäutchen.

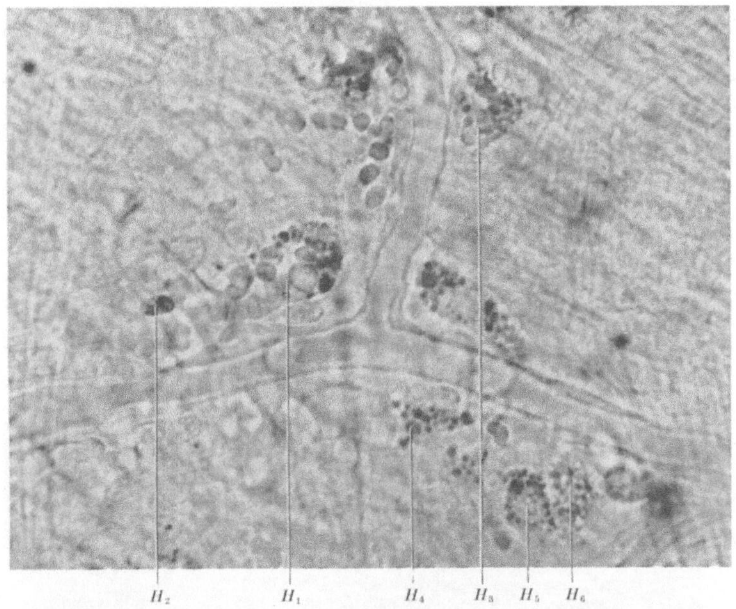

Abb. 27 b. Nach 20 Std. Man erkennt jetzt deutlich 6 Histiocyten (H_1—H_6), von denen 2 (H_1 und H_3) zahlreiche Erythrocyten phagocytiert haben. Ein großer Teil der extravasalen Erythrocyten ist eliminiert

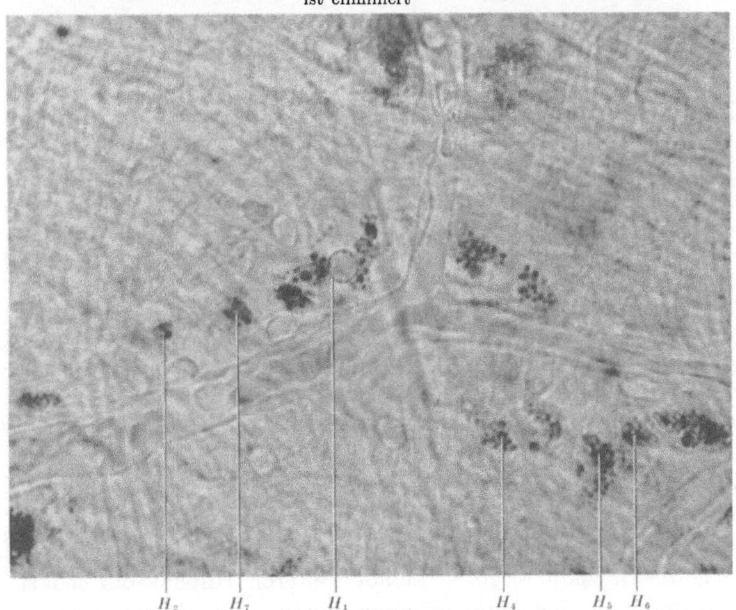

Abb. 27 c. Nach 68 Std. Das Extravasat ist verschwunden. Ein siebenter Histiocyt (H_7) ist in den traumatisierten Gewebsbereich eingewandert, zeigt aber keine Erythrocyten-Phagocytose.
[Aus EBERT u. FLOREY: Brit. J. exp. Path. **20**, 342 (1939)]

Entgegen allen anderen tierexperimentellen Mitteilungen, die uns bekannt geworden sind, beobachteten LEE, GOEBEL und FULTON (1955) beim Skorbut am Meerschweinchenmesenterium häufig Blutaustritte *per rhexin*. Jedenfalls geben sie an, daß in den meisten Fällen an der Venolenwand eine dreieckige Öffnung („tricornered tear") wahrzunehmen gewesen sei, aus denen die Erythrocyten ausströmten. Sie lösten diese Blutaustritte durch Bestreichen des Mesenteriums mit einem Kamelhaarpinsel aus und konnten Blutaustritte vom gleichen Typ auch am Hamster durch kochsalzreiche Diät und an Ratten durch cholinfreie Diät hervorrufen. Wie bei den vorher beschriebenen Diapedesisblutungen waren die Verzweigungsstellen der Venolen und kleinsten Venen bevorzugt. Als Ursache

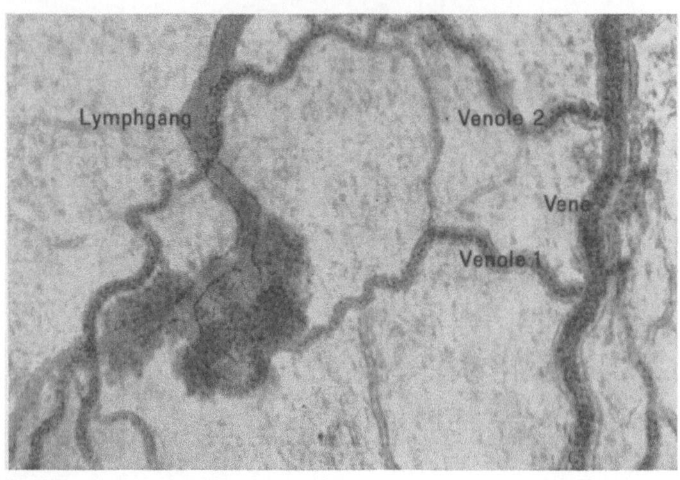

Abb. 28. Die Beseitigung ausgetretener Erythrocyten auf dem Lymphwege (Kaninchenmesenterium). Kleine Mesenterial-Vene, zwei Venolen und kleiner Lymphgang, der von den beiden Venolen gekreuzt wird. Im Bereich der Venole 1 ist es zu einer Diapedesis-Blutung gekommen. Der benachbarte Lymphgang ist vollgestopft mit aggregierten und daher als homogene Masse imponierenden Erythrocyten. (Schwarzweiß-Reproduktion eines farbigen Mikrophotogrammes aus ILLIG u. CONRATHS 1957, mit freundlicher Genehmigung der Firma C.H. Boehringer, Ingelheim)

der „Rupturblutungen" nehmen sie einen Wanddefekt der kleinen Venen an. Dieser Widerspruch im Hinblick auf den Blutungsmechanismus ist unseres Erachtens durch die auslösenden Noxen allein nicht erklärlich und bedarf zu einer Klärung einer systematischen experimentellen Nachuntersuchung.

Übrigens erwähnt schon CLARK (1936b) in seiner Beschreibung der Entwicklung von Blut- und Lymphcapillaren, daß es bei der dichten Nachbarschaft zwischen Venolen und Lymphbahnen *häufig zur Rhexis mit Blutung in die Lymphbahn* komme. Er geht aber nicht näher auf dieses Problem ein.

Zusammenfassend kann man jedenfalls feststellen, daß die im Rahmen lokaler Kreislaufstörungen auftretende Diapedesisblutung auf einer Schädigung der Gefäßwand beruht und grundsätzlich — außer einer gewissen vis a tergo — keines weiteren Hilfsfaktors bedarf. Ob eine Aufhebung der Blutgerinnung allein zum Erythrocytenaustritt führen kann, ist noch nicht geklärt; offenbar muß auch in diesem Fall noch ein besonderer Gefäßwand-Faktor hinzukommen. Es wird allerdings diskutiert, daß die erforderliche Alteration der Gefäßwand unter bestimmten Umständen durch eine Gerinnungsstörung selbst bedingt bzw. mitbedingt werden kann. Es ist jedenfalls anzunehmen, daß auch die Thrombocytopathien und Koagulopathien des Menschen — wie man schon lange vermutet — nur dann zu manifesten Diapedesisblutungen führen, wenn die Gefäßwand selbst verändert ist.

Ob sich die Schädigung der Gefäßwand bevorzugt am Grundhäutchen, am Endothelbelag oder an einem hypothetischen endocapillären Eiweißfilm abspielt, ist ebenfalls noch nicht geklärt. Vieles spricht aber für eine entscheidende Bedeutung des Grundhäutchens.

Über das *Schicksal der Erythrocyten-Extravasate* ist aus der direkten Lebendbeobachtung nicht viel bekannt. Am Mesenterium sahen wir — ebenso wie NORDMANN, LÖBLICH u. KOCH (1953) und WITTE (1960a) — nach traumatisch bedingten Diapedesisblutungen die Lymphbahnen dicht angefüllt mit Erythrocyten (Abb. 28). Dies schien uns die allgemeine Ansicht zu stützen, daß die ausgetretenen Erythrocyten über die Lymphbahn aus dem Gewebe eliminiert werden. CLARK (1936b) geht anläßlich seiner Beobachtungen über die Entwicklung des Lymphsystems ebenfalls auf dieses Problem ein, bringt aber zum Ausdruck, daß die Lymphbahnen nach seinen Erfahrungen *keine* signifikante Rolle bei der Eliminierung größerer Erythrocytenmassen spielen. EBERT u. FLOREY (1939) haben anhand brillanter

Tabelle 6. *Der pathologische Austritt von Blutbestandteilen aus der Strombahn*

Art	Ursache	Vermutlicher Sitz der Wandveränderung	Prädilektions-Ort	Eigenarten	Auswirkung
1. Flüssigkeits-Austritt	a) erhöhter Filtrationsdruck b) Gefäßwandschädigung	intercelluläre Spalträume, endocapillärer Eiweißfilm	Arteriolen, Capillaren und Venolen	von der Gefäßweite ziemlich unabhängig, u. U. sehr rasch	Ödem
2. Leukocyten-Auswanderung	Gefäßwandschädigung, chemotaktische Reize	Endothel (Gefäßwand im Ganzen ?)	Venolen und kleine Venen	langsam, Zelle für Zelle, unter typischer Deformierung	Eiterung
3. Erythrocyten-Diapedese	Gefäßwandschädigung	Grundhäutchen	Capillaren und Venolen, besonders Verzweigungsstellen	meist im Schwall, plötzlich und kurzdauernd. Keine Deformierung der Zellen beim Durchtritt	Blutung

Mikrophotogramme von der Kaninchenohrkammer überzeugend dargetan, daß die *Makrophagen* bei der Eliminierung von Erythrocyten-Extravasaten eine ganz entscheidende Rolle spielen (Abb. 27a—c).

Anhang:

Die Rhexis-Blutung im Bereich der Endstrombahn

Absolut sichere Rhexis-Blutungen, d. h. Erythrocytenaustritte infolge einer Ruptur der Gefäßwand, sind — mit einer besonders gelagerten Ausnahme — weder im Tierexperiment noch am Menschen kreislaufmikroskopisch nachgewiesen worden. In der überwiegenden Mehrzahl von Blutungen nach verschiedenen physikalischen oder chemischen Einwirkungen auf das Capillarbett konnte eine totale Kontinuitätstrennung der Gefäßwand *nicht* gefunden werden; dies gilt übrigens auch für die meisten diesbezüglichen histologischen Untersuchungen. Nur LEE, GOEBEL u. FULTON (1955) beobachteten, wie im vorangehenden Kapitel schon erwähnt, am Meerschweinchenmesenterium beim Skorbut offenbar Blutaustritte per *rhexin*. Ähnlich wie die Diapedesisblutungen waren diese „Ruptur"-Blutungen ebenfalls vorzugsweise am Übergang zwischen Capillaren und Venolen lokalisiert. Als Ursache der Ruptur nehmen die Autoren einen Defekt der Gefäßwand an. In der Tat sollte man theoretisch erwarten, daß Rhexis-Blutungen vorwiegend oder ausschließlich bei organischen, d. h. grob-strukturellen Veränderungen der Gefäßwand vorkommen; da nun in den meisten Tierexperimenten solche Veränderungen fehlen, wäre damit das Überwiegen der Diapedesisblutung in der Lebendbeobachtung schon weitgehend erklärt. Andererseits sind vielleicht beim Skorbut tatsächlich so erhebliche strukturelle Veränderungen der Gefäße möglich, daß es in diesem Fall zu Rupturen kommen kann. Weitere Untersuchungen hierüber wären aber dringend erforderlich. Auch COPLEY (1957a) betont übrigens, daß Rhexis-Blutungen eine vorveränderte Gefäßwand infolge früherer Erkrankungen voraussetze. Er unterscheidet demzufolge vier pathogenetisch verschiedene Formen von Blutaustritten:

1. Diaresis (Blutung durch Quetschung oder Schnittverletzung des Endothels bei Traumen).

2. Diapedesis (Blutung durch die Endothel-Spalten hindurch).

3. Rhexis (Ruptur infolge früherer Erkrankungen und Veränderung der Gefäßwand).

4. Diabrosis (Eröffnung der Gefäßwand durch Korrosionsprozesse in der Nähe der Gefäßwand [z.B. bei Ulcerationen])

Auf das Problem der Passage des Grundhäutchens geht er dabei allerdings nicht ein. Selbst bei der sog. Diapedesisblutung muß man heute annehmen, daß *ein* Bestandteil der Gefäßwand, nämlich das

Grundhäutchen, doch „erweicht“ und „rupturiert“ wird. Allerdings scheint es sich hierbei immer um sehr kleine und rasch sich schließende Öffnungen zu handeln, die man nicht mit einer Ruptur der (krankhaft veränderten) Gefäßwand im Ganzen gleichsetzen darf. Es ist daher zweifelhaft, ob die von COPLEY als Rhexis-Blutungen beschriebenen Erythrocytenaustritte nach Einwirkung verschiedener chemischer Substanzen auf das Capillarbett (Heparin, Fibrolysin, Crotonöl, Schlangengift, Methiolat) wirklich Rhexis-Blutungen im üblichen Sinne darstellen.

Uns ist aus der Lebendbeobachtung nur ein Beispiel sicherer Rhexis-Blutung bekannt. Nämlich ein von EHRING (1956) erstmals beschriebener Blutungstyp am Nagelwall des Menschen; bei diesem erfolgt der Blutaustritt aus den *offenen* Stümpfen einzelner Nagelwall-Capillaren, nachdem sich der distale Schlingenanteil — offenbar nach vorausgehender Stase oder Thrombose — wie ein Sequester abgelöst hat. Die Ursache des seltenen Phänomens, das wir selbst auch an der übrigen Haut, z. B. am Unterschenkel junger Mädchen, beobachten konnten, ist noch nicht geklärt. Allgemeine organische Veränderungen der Gefäßwände liegen bei den betroffenen Personen sicher nicht vor.

4. Die Hämokonzentration („hemoconcentration“)

Dieser Begriff stammt aus dem anglo-amerikanischen Sprachgebrauch und bezeichnet eine Kreislaufstörung, die im Gefolge eines pathologischen Flüssigkeitsaustrittes auftritt und daher in engem Zusammenhang mit dem Permeabilitätsproblem steht. „Hämokonzentration“ bedeutet „Bluteindickung“ in den Capillaren, verursacht durch einen Flüssigkeitsaustritt ins Gewebe und gekennzeichnet durch eine Plasmaverarmung des Blutfadens, ein dichteres Zusammenrücken der Erythrocyten und eine Strömungsverlangsamung des in solcher Weise veränderten Blutes. Am genauesten wurde dieses Phänomen von E. LANDIS (1927a) am Froschmesenterium untersucht. Nach LANDIS kann die Hämokonzentration entweder durch eine Erhöhung des Capillardrucks (z. B. infolge einer Erweiterung der zuführenden Arteriolen bei gleichzeitiger Blockierung der Abflußvenen) oder durch eine Schädigung des Gefäßendothels zustande kommen. Während im ersten Falle die abnorme Steigerung des Filtrationsdruckes das Entscheidende ist, kommt es bei der Endothelschädigung auf die Höhe des Capillardruckes und damit des Filtrationsdruckes nicht so sehr an, weil Plasmaeiweiß durch die geschädigte Wand austritt und Flüssigkeit mitreißt. Auch bei der sog. „arteriellen Hyperämie“ mit weiten Arterien und druckpassiv erweiterten Capillaren hält LANDIS eher die Drucksteigerung als die oft diskutierte, mit der Vasodilatation angeblich verbundene Gefäßwandalteration für die Ursache des erhöhten Flüssigkeitsaustrittes.

Die Bezeichnung „hemoconcentration" — im deutschen Schrifttum praktisch nie benützt — kehrt in neueren anglo-amerikanischen Arbeiten verschiedentlich wieder, allerdings meist im Zusammenhang mit einer Gefäßwandschädigung bzw. schweren örtlichen Kreislaufstörungen (KNISELY, ELIOT u. BLOCH 1945; BIGELOW, HEIMBECKER u. HARRISON 1949; LUTZ, FULTON u. AKERS 1951 u. a.). BIGELOW u. Mitarb. und SULLIVAN u. Mitarb. (1957) erwähnen sie sogar als Vorstadium der *Stase*. Lediglich die von CHAMBERS u. ZWEIFACH im Rahmen des Kreislaufschocks mit Ausfall der Vasomotion beschriebene „hemoconcentration" sowie die gleichartige Beobachtung von SHULMAN, WYMAN u. FULTON (1954) nach Adrenektomie dürften auf einem erhöhten Filtrationsdruck und nicht auf einer Endothelschädigung beruht haben.

Da im Falle einer Endothelschädigung nach KROGH u. HARROP, HERZOG und LANDIS neben der vermehrten Flüssigkeitspassage auch ein Haftenbleiben der Erythrocyten an der klebrig erscheinenden Gefäßwand beobachtet wird, und da BIGELOW und SULLIVAN eine „hemoconcentration" sogar als Vorstufe der Stase erwähnen, ist es sehr wahrscheinlich, daß die „hemoconcentration" auf dem Boden einer Endothelschädigung mit dem deutschen Begriff der „Prästase" bzw. der „prästatischen Strömungsverlangsamung" gleichbedeutend ist. Jedenfalls ist sie der Beschreibung nach von dieser im folgenden Abschnitt ausführlicher behandelten Kreislaufstörung nicht zu unterscheiden. Andererseits soll die auf erhöhtem Filtrationsdruck beruhende Hämokonzentration im Gegensatz zur prästatischen Strömungsverlangsamung — wie LANDIS ausdrücklich vermerkt — *nicht* zur Stase führen. Das Wesentliche der prästatischen Strömungsverlangsamung liegt nicht nur in der Bluteindickung durch Flüssigkeitsverlust, sondern zugleich in der gesteigerten Affinität der Erythrocyten zueinander und zur veränderten Gefäßinnenwand; hierdurch wird erst die vollkommene Blockierung der Gefäßlichtung, die sog. Stase, möglich. Aus diesem Grund wäre es angebracht, die Bezeichnung „Hämokonzentration" auf eine Bluteindickung *ohne* Endothelschädigung zu beschränken und für die Bluteindickung auf dem Boden einer Gefäßwandschädigung mit Entwicklungsmöglichkeit zur Stase die althergebrachte Bezeichnung „Prästase" oder „prästatische Strömungsverlangsamung" zu verwenden bzw. beizubehalten.

Nach den Beobachtungen von CHAMBERS u. ZWEIFACH (1947a) kommt eine Hämokonzentration unter anderem durch Zerstörung des endocapillären Eiweißfilms zustande; möglicherweise entspricht aber auch dieser Vorgang schon der „prästatischen Strömungsverlangsamung".

5. Die prästatische Strömungsverlangsamung
(Prästase, „peristatische Hyperämie") und die Stase

Diese eigenartige Form örtlicher Kreislaufstörung beginnt damit, daß das Blut in den Capillaren und kleinen Venen plötzlich sein Plasma verliert, daß die roten Blutkörperchen dichter zusammenrücken, zu

einer optisch homogenen, leuchtend roten Paste verschmelzen, und daß
der in zunehmendem Maße zähflüssiger werdende Blutfaden sich immer
langsamer bewegt, ohne daß ein vor- oder nachgeschaltetes mechanisches
Hindernis vorliegt. Dabei zeigen die Erythrocyten zueinander und zur
Gefäßwand eine deutliche Adhäsionsneigung, während sie sich normalerweise gegenseitig abstoßen. Dieser Vorgang wird durch verschiedene
örtliche Einwirkungen mechanischer, thermischer oder chemischer Natur
auf das Capillarbett hervorgerufen und kann sich auf ganz scharf
begrenzte Gefäßabschnitte beschränken. Er wird im deutschen Schrifttum als „Prästase", „prästatische Strömungsverlangsamung" oder

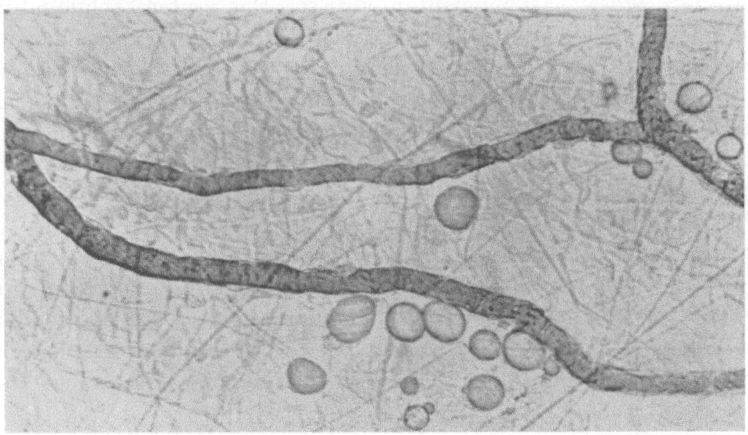

Abb. 29. Stase. Kleine Gefäße des Mesenterialfettes. Die Gefäßlichtung ist kontinuierlich mit einer
optisch homogenen Erythrocytenmasse ausgefüllt. Kein Plasma-Randsaum

„peristatische Hyperämie" (RICKER) bezeichnet. Die prästatische Strömungsverlangsamung ist von Änderungen der Gefäß*weite* grundsätzlich
unabhängig[1] und in jedem Stadium rückbildungsfähig. Nur wenn sie
sich bis zur kompletten Verstopfung der Gefäßlichtung mit leuchtend
roten, homogenen Erythrocytenzylindern, der sog. *Stase* steigert, tritt
eine Rückbildung nicht in jedem Falle mehr ein (Abb. 29).

Der sprachlich ungenaue Terminus „Stase" für diese komplizierte örtliche
Kreislaufstörung ist von alters her in der Pathologie gebräuchlich und hat sich
allmählich im Schrifttum durchgesetzt. Es ist daher nicht mehr zulässig, ihn als
Synonym für einen „Stillstand" des Blutes schlechthin zu benutzen, wie es im
deutschen Schrifttum manchmal noch geschieht, oder ihn mit der „Thrombose"
gleichzusetzen, wie es im anglo-amerikanischen Schrifttum vorkommt (z. B. bei
KNISELY u. Mitarb.). WEBER hat kürzlich (1955) anstelle der mißverständlichen
Bezeichnung „Stase" den Namen „Konglomeration" vorgeschlagen, der allerdings
die Aggregationstendenz der Erythrocyten ganz in den Vordergrund stellt (vgl.
ILLIG u. WEBER 1958).

---

[1] NAUMANN konnte kürzlich (1961) Stasebildung sogar in *eng*gestellten Gefäßen
beobachten.

Aus der großen Reihe von Noxen, mit welchen prästatische Strömungsverlangsamung und Stase hervorgerufen werden können, seien hier nur die Erhitzung (RICKER u. REGENDANZ; SAATHOFF u. WEBER; ILLIG), die Gefrierung (BROWN u. LANDIS; QUINTANILLA, KRUSEN u. ESSEX) und die UV-Bestrahlung (GIERSBERG u. HANKE; BÜCKER u. HANKE) hervorgehoben. Unter den chemischen Stase-Ursachen dürfte vor allem die Kombination von bakteriellen Endotoxinen mit Adrenalin (ZWEIFACH u. THOMAS 1957) interessieren[1].

Bei stark und rasch wirkenden Noxen kann das Stadium der prästatischen Strömungsverlangsamung praktisch übersprungen werden, so daß die „Stase" fast momentan eintritt. Das weitere Schicksal der betroffenen Gefäße hängt dann von der Ausdehnung der Stase und von der vis a tergo (Höhe des Blutdrucks) in den vorgeschalteten Arteriolen ab. Ist die Stase auf kleinere Gefäßareale beschränkt, so können die aggregierten Erythrocytenzylinder bei ausreichendem arteriellem Druck nach einiger Zeit wieder durchgestoßen werden und sich in einzelne, morphologisch offenbar intakte Erythrocyten auflösen; andernfalls gehen die betroffenen Gefäße zugrunde. Hierdurch unterscheidet sich die Stase grundsätzlich von der roten Thrombose, bei welcher es immer zur Fibrinabscheidung und damit zu einer irreversiblen Verklebung der Erythrocyten kommt; Gerinnungsphänomene sind an der Stasebildung nicht beteiligt (WEBER 1955). Es ist allerdings damit zu rechnen, daß eine länger bestehende Stase schließlich in eine echte Thrombose übergehen kann (vgl. S. 159).

Hat die Stasebildung einmal in einem bestimmten Gefäßabschnitt begonnen, so können sich die Stasesäulen — besonders am arteriellen Ende — durch Apposition nachrückender Erythrocyten vergrößern, „wachsen". Dabei bewegen sich die Erythrocyten aus der vorgeschalteten Arteriole trotz der Blockierung der Gefäßlichtung mit jeder Systole auf die Stasesäule zu, was LANDIS, ILLIG u. a. auf einen Plasmaaustritt durch die geschädigte Gefäßwand kurz vor der Stasesäule zurückführen. Daß hierbei nicht allein der Blutdruck bzw. der Filtrationsdruck das Entscheidende sein kann, wie LANDIS annimmt, geht aus der eigenen Beobachtung hervor, daß das Nachrücken der Erythrocyten und ihr Verschmelzen mit der Stasesäule auch am Kreislauf des *getöteten* Versuchstieres stattfindet, obgleich hier jede vis a tergo von seiten des Blutdruckes fehlt. Allerdings kommt es am lebenden Kreislauf, d. h. bei vorhandener vis a tergo, *leichter* zur Stasebildung als am toten Versuchstier (ILLIG 1953, 1955).

Durch eine allgemeine Strömungsverlangsamung (z. B. infolge arterieller Spasmen) wird der Vorgang der Stasebildung begünstigt,

---

[1] Einzelheiten über die Auslösung von Stase mit anorganischen Chemikalien bei ILLIG (1955a).

jedoch niemals allein hervorgebracht. Umgekehrt wirkt eine Strömungs-*beschleunigung* übergeordneter Ursache ihm bis zu einem gewissen Grade entgegen. Ist die auslösende Noxe allerdings stark genug, so entsteht die Stase ganz unabhängig von den jeweils vorliegenden Strömungs-verhältnissen, z. B. im Anschluß an eine Gefrierung des Gewebes.

Die Stase beruht also auf einer umschriebenen Viscositätszunahme des strömenden Blutes durch Plasmaverlust und Störung der Suspensionsstabilität der Erythrocyten, die sich bis zur Verstopfung der Gefäßlichtung steigert. Die scheinbare Verschmelzung der Erythrocyten zu optisch homogenen Säulen beruht nach KROGH darauf, daß die Blutkörperchen so eng aneinanderrücken, daß das durchfallende Licht nicht mehr an den Oberflächen der einzelnen Blutkörperchen gebrochen wird. Daher wird der Blutfaden auch durchscheinend, während er normalerweise als deckfarben imponiert. Da diese Durchsichtigkeit bei einem Hämatokrit-Röhrchen als Zeichen vollkommener Trennung von Plasma und Erythrocyten angesehen wird, schließt KROGH mit Recht, daß in den Stase-Säulen praktisch kein Plasma mehr vorhanden ist. Ein so weitgehender Flüssigkeitsverlust ist aber wohl nur denkbar, wenn bei der Stase nicht nur Flüssigkeit, sondern auch Eiweiß die Gefäßlichtung verläßt. Dies wiederum setzt eine *Schädigung* der Gefäßwand voraus.

Die Ansichten über den *Mechanismus der Stasebildung und ihre pathogenetische Bedeutung* haben seit ihrer ersten Beschreibung durch HASTINGS (1820) sehr gewechselt. Die Pathologen SAMUEL, COHNHEIM (1867b) und v. RECKLINGHAUSEN nahmen — ebenso wie später der Physiologe LANDIS (1927a) — eine Schädigung der Gefäßwand als Ursache an; THOMA hielt den Flüssigkeitsverlust des Blutes für das Entscheidende und Primäre (Stase = Flüssigkeitsentzug); die Ricker-Schule setzte diesen Auffassungen die Theorie von der Vasomotoren-Störung (Stufengesetz!) entgegen; KROGH u. HARROP (1921) nahmen eine maximale Gefäßerweiterung mit Permeabilitätssteigerung als Ursache an; TANNENBERG — und in jüngster Zeit auch H.W. WEBER (1955) — hielten die Stase dagegen für eine primäre Veränderung des strömenden Blutes mit Verlust der Suspensionsstabilität der Erythrocyten, hervorgerufen durch pathologische Stoffwechselprodukte des mitgeschädigten umgebenden Gewebes.

Wir selbst sind auf Grund ausgedehnter tierexperimenteller Beobachtungen am Kaninchenmesenterium zu dem Schluß gelangt, daß das Entscheidende bei der Stasebildung doch eine Schädigung der Gefäßwand sein muß, wie es schon von SAMUEL, COHNHEIM, v. RECKLINGHAUSEN, HERZOG (1925), LANDIS, CLARK u. CLARK, BROWN u. LANDIS (1947), QUINTANILLA u. Mitarb. (1947) u. a. angenommen worden ist (ILLIG 1953, 1955). Die wichtigsten Hinweise auf die ursächliche Bedeutung einer Gefäßwandveränderung sehen wir 1. in der häufigen Beschränkung der prästatischen Blutveränderungen auf ganz umschriebene Gefäßabschnitte, 2. in dem hochgradigen Flüssigkeitsverlust des Blutfadens, der eine erhebliche Permeabilitätsstörung anzeigt, 3. in der häufigen Kombination der Stase mit anderen gefäßwandabhängigen Kreislaufstörungen (Leukocytenhaften und -auswanderung, Erythrocytendiapedese, weiße Abscheidungsthrombose), 4. in der Tatsache, daß die Stase nur durch örtliche Einwirkung sicher gewebsschädigender Noxen auslösbar ist, und 5. in der Beobachtung, daß die Stase auch am getöteten Tier bei stillstehendem Kreislauf hervorgerufen werden kann (bestätigt durch WEBER 1955).

Allerdings läßt sich noch gar nicht angeben, welcher Teil der Gefäßwand in Mitleidenschaft gezogen ist. Möglicherweise handelt es sich, da die Stase nur mit gewebsfeindlichen Mitteln *lokal* auslösbar ist, um eine Schädigung der Gefäßwand im Ganzen. Für eine Beteiligung des Grundhäutchens könnte das häufige gleichzeitige Vorkommen ausgedehnter Diapedesisblutungen sprechen.

Eine feingewebliche Untersuchung der bei der Stase zu erwartenden Gefäßwandveränderungen ist bislang daran gescheitert, daß die Stase

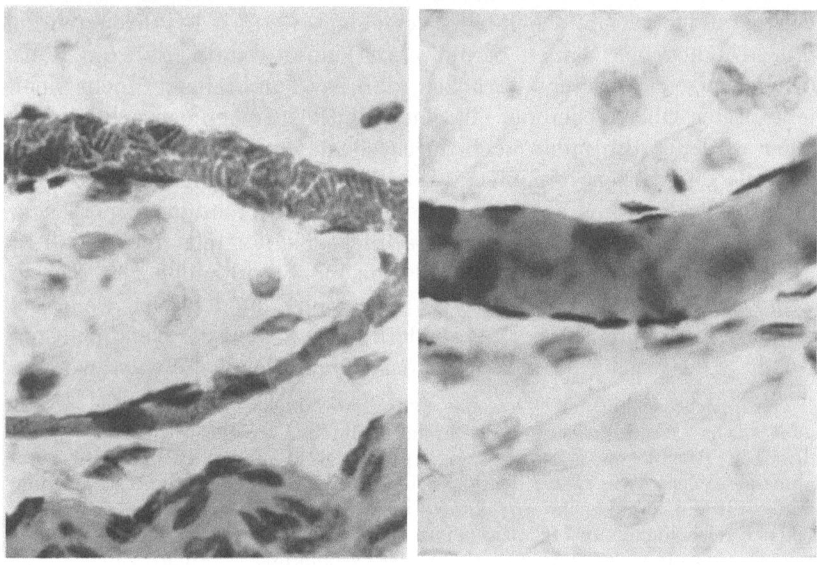

Abb. 30a u. b. Histologischer Nachweis der Stase mittels Gefriertrocken-Fixierung. a Kleiner Venole. Einfacher Blutstillstand (intravital kontrolliert). Die Erythrocyten liegen dicht, aber deutlich getrennt nebeneinander. b Kleine Venole in Stase (intravital kontrolliert). Auch im histologischen Präparat typische optische Verschmelzung der Erythrocyten zu einer scheinbar strukturlosen Masse. (Kaninchenmesenterium. Aus MACHER u. KAMPKE 1957)

mit den normalen histologischen Methoden nicht darstellbar ist (BIGELOW, HEIMBECKER u. HARRISON, eigene Beobachtung), sondern nur durch Lebendbeobachtung des Capillarbettes im durchfallenden Licht. Zwar ist es kürzlich MACHER u. KAMPKE (1958) gelungen, mit Hilfe der Gefriertrocknung die Stase auch im histologischen Häutchenpräparat nachzuweisen (Abb. 30), jedoch haften der komplizierten Methode noch so viel technische Schwierigkeiten an, daß eine Klärung der Wandveränderungen auch auf diesem Wege bisher nicht möglich war. Hierin liegt zugleich der Hauptgrund, warum wir über die pathogenetische Bedeutung der Stase im menschlichen Krankheitsgeschehen so wenig wissen. Zwar haben fast alle Pathologen der Stase eine wichtige Rolle im Entzündungsgeschehen zugeschrieben, jedoch beruhen alle Erfahrungen über die Staseentstehung bisher auf dem Tierexperiment, in welchem sie fast ausschließlich durch *lokale* Einwirkungen hervorgerufen wurde.

Nur ALGIRE, LEGALLAIS u. PARK (1947) beschreiben an der Mäuserückenkammer auch eine auf dem Blutwege, und zwar durch intraperitoneale Injektion eines Bakterien-Polysaccharids, hervorgerufene „Stase"-Bildung. Diese erreichte nach 3—4 Std ihre größte Ausdehnung und war am präformierten Kammergewebe (Muskelgewebe) mit einem ausgeprägten Ödem verbunden, während sie an transplantiertem Sarkomgewebe sogar zu petechialen Blutungen und zur zentralen Nekrose führte; die betroffenen Gefäße gingen also offenbar zugrunde, und erst nach 3—4 Tagen setzte wieder eine Blutversorgung des Tumorgewebes vom Rande her durch Capillar-Neusprossung ein. Leider geht aus der Schilderung dieser schweren Kreislaufstörungen mit Untergang der betroffenen Gefäße und zum Teil auch des versorgten Gewebes nicht hervor, ob es sich wirklich um „Stase" oder aber um eine echte Thrombosierung gehandelt hat. Denkbar wäre es, daß zunächst tatsächlich Stase vorgelegen hat, die dann im weiteren Verlauf in eine rote Thrombose überging; hierüber haben die Autoren aber keine speziellen Untersuchungen angestellt.

Auch ZWEIFACH u. THOMAS (1957) konnten kürzlich ausgedehnte Capillar-Stasen am Rattenmesenterium beobachten, wenn sie mit bakteriellen Endotoxinen (B. Coli) einen Schockzustand der Versuchstiere erzeugten und dann nach Eintritt der hyporeaktiven Phase lokal Adrenalin applizierten. Da Adrenalin für sich allein nicht zur Gefäßwandschädigung und Stase führt, muß man annehmen, daß eine latente Vorschädigung der Gefäßwand durch das Endotoxin stattgefunden hatte, wobei allerdings unklar bleibt, auf welche Art das Adrenalin zur Manifestation der Stase führte; denn eine Vasoconstriction mit stasebegünstigender Strömungs-verlangsamung trat *nicht* ein. Ähnliche Beobachtungen wurden von den gleichen Autoren auch in der hyporeaktiven Phase des hämorrhagischen Schocks gemacht, hier ist die Ursache der Gefäßwandschädigung ganz rätselhaft.

Wieweit die Vorbedingungen für die prästatische Strömungsverlang-samung und die Stase auch unter natürlichen Krankheitsbedingungen beim Menschen gegeben sind, entzieht sich daher weitgehend unserer Kenntnis (Näheres s. bei ILLIG 1955a).

Während die Definition der prästatischen Strömungsverlangsamung und der Stase im deutschsprachigen Schrifttum bis in die jüngste Zeit unverändert geblieben ist, wird der Stasebegriff im anglo-amerikanischen Schrifttum nicht ganz einheitlich und meist vom deutschen Schrifttum abweichend definiert. Nachdem LANDIS die prästatische Strömungs-verlangsamung (Permeabilitätssteigerung *mit* Endothelschädigung) zu-nächst noch von der Hämokonzentration (Permeabilitätssteigerung *ohne* Endothelschädigung) unterschied, wurden diese beiden Begriffe später nicht mehr scharf auseinandergehalten.

Es ist zwar richtig, daß eine Differenzierung zwischen „Hämokonzentration" und „prästatischer Strömungsverlangsamung" im Einzelfall oftmals Schwierig-keiten bereitet; auch die Abgrenzung des „blood sludge"-Phänomens (intravasale Erythrocyten-Aggregation) ist nicht immer einfach. Dies gilt aber nur für Experi-mente mit *örtlichen* Einwirkungen, bei denen oft die Gefäßwände *und* das strömende Blut geschädigt werden, so daß dann alle 3 Störungen gleichzeitig resultieren und eine sichere Abgrenzung tatsächlich unmöglich wird. So konnten wir nach örtlicher Einwirkung mechanischer, thermischer oder chemischer Reize nie sicher eine reine „hemoconcentration" beobachten. Verlangsamte sich die Strömung infolge einer Bluteindickung, so handelte es sich praktisch immer um eine prästatische Kreislaufstörung. Richtet sich die Beobachtung dagegen auf traumaferne, ungeschädigte Gefäßgebiete, so kommen hier als Ursache einer Strömungsverlangsamung durch Viscositätserhöhung nur noch die Hämokonzentration und das blood sludge-Phänomen in Frage, und diese sind an Hand des Plasmagehaltes des Blutfadens voneinander zu unterscheiden. Tritt sogar eine Verstopfung ein, so dürfte es sich — falls die Gefäßwand wirklich nicht geschädigt ist — stets um eine blood sludge-Embolie handeln.

Während sie „Hämokonzentration" und „Prästase" ebenfalls nicht klar unterscheiden, haben sich BIGELOW, HEIMBECKER u. HARRISON aber um eine schärfere Präzisierung des im amerikanischen Schrifttum recht nachlässig gehandhabten Stasebegriffes bemüht und vor allem gegen die Identifizierung der Stase mit einer Thrombose Stellung genommen. Ihre Definition weicht von dem deutschen Stasebegriff nur insofern ab, als sie das Schwergewicht auf die *Verstopfung* der Gefäße mit (aggregierten oder *nicht*aggregierten!) Erythrocyten legen, unabhängig von dem Vorliegen einer Gefäßwandalteration und eines Flüssigkeitsaustrittes. Die embolische Gefäßverstopfung durch blood sludge-Aggregate bezeichnen sie daher auch als „Stase".

Unseres Erachtens ist eine klare Trennung der erwähnten Begriffe — trotz der manchmal vorhandenen Differenzierungsschwierigkeiten im Experiment — unbedingt erforderlich, weil der *Ausgangspunkt* der Störung jeweils ein verschiedener ist: Die Hämokonzentration kommt schon durch eine Änderung des Filtrationsdruckes, also unabhängig von einer Gefäßwandveränderung zustande, Prästase und Stase hängen von einer Gefäßwandschädigung ab, und das blood sludge-Phänomen beruht schließlich auf einer primären Alteration des strömenden Blutes.

6. Die Thrombose der kleinsten Blutgefäße
(einschließlich des Vorgangs der Blutstillung)

Am Capillarbett beginnt die Problematik der Thrombose bereits mit ihrer Definition. Es ist nicht möglich, eine klare Einteilung der hierhergehörigen Beobachtungen aus der tierexperimentellen Lebendbeobachtung vorzunehmen, ohne den Begriff „Thrombose" genau festzulegen.

Ursprünglich bedeutet das Wort „Thrombose" seiner sprachlichen Wurzel gemäß „Blutgerinnung", und zwar beschränkt sich seine Anwendung auf die intravasculäre Gerinnung in *vivo*. Der Terminus „Thrombus" benennt dagegen das Resultat des Thrombosevorgangs, das „Gerinnsel". Noch VIRCHOW bezeichnete alle Thromben als „Gerinnsel" (zit. nach BENEKE 1913). Als dann ZAHN (1875) und MANTEGAZZA (1869) fibrin*freie* Thromben aus Leukocyten und „körnigem Material" (das sich aus Thrombocyten bestehend herausstellte) direkt beobachtet hatten, unterschied man „weiße Thromben" und „rote Thromben". Man erkannte, daß sich ein „Thrombus" nicht aus allen Blutbestandteilen zusammensetzen muß, sondern durch Absonderung bestimmter Blutbestandteile von den anderen und ihre Vereinigung zu festen Konglomeraten entstehen kann, wobei die Fibrinabscheidung keine conditio sine qua non darstellt (BENEKE). BENEKE unterschied in seinem Thrombose-Kapitel des Handbuches von KREHL-MARCHAND (1913) daher „Agglutinationsthromben" (*ohne* Fibrinabscheidung) und „Gerinnungspfröpfe" des Blutes (*mit* Fibrinabscheidung). Die ersten beruhten auf der Zusammenballung corpusculärer Blutelemente, die zweiten auf einem echten Gerinnungsvorgang. Eine noch weitere Ausdehnung des Thrombosebegriffes auf die intravasculäre Anhäufung nicht zum Blut gehöriger Zellen oder von Bakterien hielt BENEKE allerdings für unzweckmäßig.

In der Folgezeit ist der Thrombose-Begriff dann von den einen Autoren recht großzügig behandelt worden (z. B. ASCHOFF 1936), während andere an der klassischen Definition ziemlich unverändert festgehalten haben (HAMPERL 1957 und BÜCHNER 1958). Auch die Bedeutung des auslösenden Gefäßwandfaktors wurde recht verschieden eingeschätzt.

LUTZ schrieb 1951 ein sehr instruktives, kritisches Übersichtsreferat über die „intravascular agglutination of the formed elements of blood", in welchem er auch die Lebendbeobachtungen über rote und weiße Thrombose *am Capillarbett* behandelt. Eine genaue Definition des Thrombosebegriffes gibt er nicht, aber das Schwergewicht liegt bei seiner Darstellung ganz offensichtlich auf der *Verstopfung* der Gefäßlichtung, unabhängig von dem Aufbaumaterial der „Thromben" und zum Teil sogar unabhängig von einem Gefäßwandfaktor. Nur das von ihm angezweifelte „blood sludge-Phänomen" (KNISELY) wird von der Thrombose abgetrennt. Sein Referat repräsentiert die Neigung angloamerikanischer Autoren, zumindest im Hinblick auf die Mikrozirkulation von der klassischen Thrombose-Definition abzuweichen und die Grenzen viel großzügiger abzustecken.

Daß im amerikanischen Schrifttum häufig kein Unterschied zwischen „Stase" und roter „Thrombose" gemacht wird (vgl. KNISELY u. Mitarb.), wurde schon bei der Besprechung der Stase erwähnt. POHTO u. SCHEININ (1958 b) sprechen bei der Beschreibung der lokalen Kreislaufstörungen der lebenden Zahnpulpa von einer „thrombosis of the circulation" (und *nicht* „of the blood" oder „of the blood vessels", der Verf.); sie meinen damit offensichtlich die *Verstopfung* der Gefäße mit nachfolgender irreversibler Strömungsunterbrechung, *unabhängig* von der Art der zugrunde liegenden Blutveränderung. Denn nach ihrer Darstellung hat es sich sehr wahrscheinlich um Stase gehandelt, und es ist kaum anzunehmen, daß sie bei ihrer Versuchsanordnung in der Lage waren, zwischen Stase und echter Thrombose zu unterscheiden. Hierdurch erklärt es sich auch, warum sie fast immer von „Stase *und* Thrombose" sprechen, ohne irgendeinen Unterschied zwischen diesen beiden Phänomenen anzugeben; mit dem zweiten Ausdruck wollten sie offenbar nur die irreversible Verstopfung der Gefäße durch die Stase zum Ausdruck bringen.

COPLEY, der sich zusammen mit seinen Mitarbeitern in zahlreichen experimentellen Arbeiten mit dem Problem der Blutgerinnung und der Thrombose befaßt hat (Übersichten 1957), unterscheidet eine Plasma-Gerinnung (Fibrinniederschlag und Gelbildung) und eine „celluläre Agglutination" (Plättchen, Leukocyten oder Erythrocyten); zur letzteren rechnet er auch die immun-biologische Erythrocyten-Agglutination, die in unserer Darstellung als „intravasculäre Erythrocytenaggregation" bzw. „blood sludge" abgehandelt wird, und die immun-biologische Leukocyten-Agglutination (ohne Plättchenagglutination oder Fibrinniederschlag!). Alle diese Vorgänge einschließlich der klassischen Blutgerinnung werden von COPLEY unter dem Begriff „blood clotting" zusammengefaßt. Diese neue Bezeichnung bedeutet zwar wörtlich übersetzt „Blut-Gerinnung", soll aber doch in diesem Zusammenhang wohl eine *Erweiterung* der klassischen Gerinnungstheorie zum Ausdruck bringen, denn sie schließt Phänomene ein, die mit dem Gerinnungs-System nicht unmittelbar zu tun haben. Aus dieser neuen Theorie leitet COPLEY dann folgerichtig eine Unterscheidung von „Gerinnungs-Thrombose" und „Agglutinations-Thrombose" ab. Zweifellos müßte man nach dieser Thrombose-Definition auch zahlreiche Phänomene des „sludging" sowie die Stase und Ballungsphänomene der Leukocyten als „Thrombose" (Agglutinations-Thrombose) bezeichnen, wenn sie zur Strömungsbehinderung oder Gefäßverstopfung führen.

Wollte man sich einer solchen Erweiterung des Thrombosebegriffes anschließen und anerkennen, daß die „Thrombose" nicht unbedingt eine Beteiligung des Gerinnungssystems (d. h. eine Abscheidung von Fibrin oder von Thrombocyten an der Gefäßwand) und einen lokalisierenden bzw. auslösenden Gefäßfaktor voraussetzt, so ergäbe sich die Frage, wie man sie dann überhaupt noch abgrenzen soll. Würde man mit LUTZ und anderen amerikanischen Autoren am Capillarbett jede Verstopfung der Gefäßlichtung mit aggregierten Blutbestandteilen als „Thrombose" bezeichnen, so fielen auch die Stase und die blood sludge-Verstopfung hierunter; der Thrombosebegriff würde zu einem vagen Allgemeinplatz, und Mißverständnisse wären die unvermeidliche Folge.

Aus diesem Grund halten wir es für notwendig, den Begriff der „Thrombose" auch am Capillarbett auf „*ortsständige*" Abscheidungs-bzw. Agglutinations-Prozesse in der Gefäßlichtung zu beschränken, an denen mindestens *ein* Faktor der Blutgerinnung entscheidend beteiligt ist. Wir rechnen also nur solche Verstopfungen des Capillarbettes zur Thrombose, die auf einer Abscheidung von Fibrin oder von Thrombocyten beruhen und durch einen lokalen Gefäßfaktor (Wandschädigung oder umschriebene Strömungsverlangsamung) ausgelöst und *lokalisiert* werden[1]. Liegt dagegen eine von lokalen Gefäßfaktoren *un*abhängige, allgemeine Plättchenagglutination im strömenden Blut vor, die anschließend zur Gefäßverstopfung führt, so sprechen wir analog zur blood sludge-Embolie von einer Plättchen-*Embolie*, falls Leukocyten das Aufbaumaterial der Agglutinate liefern, von einer Leukocyten-*Embolie*.

Dies setzt natürlich voraus, daß sich die betreffenden Plättchen- oder Leukocyten-Aggregate schon im großen Kreislauf und nicht erst an Ort und Stelle innerhalb des Capillarbettes bilden. Der Terminus „Embolus" bzw. „Embolie" be-

---

[1] Dies entspricht übrigens auch der Thrombose-Definition von JÜRGENS (1952) in einem Vortrag über die Bedeutung der Blutplättchen für Blutungsneigung und Thrombusbildung: „Unter ‚Thrombose' versteht man eine während des Lebens erfolgte Blutpfropfbildung innerhalb alterierter(!) Gefäße, die durch Agglutination der Thrombozyten im strömenden Blut und Haftung der Plättchen an der Gefäßwand eingeleitet wird ..." In der Thrombose-Monographie von A. RITTER (1955) wird die Thrombose ebenfalls als ein Vorgang dargestellt, an dem *immer* das Gerinnungssystem und fast ausnahmslos die Gefäßwand beteiligt sind.

schränkt sich genau auf das, was zum Ausdruck kommen soll, nämlich die Tatsache einer Gefäßverstopfung durch *Einschleppung* nicht-flüssigen Materials, unabhängig von Gerinnungsfaktoren und unabhängig von einer Gefäßwandveränderung oder lokalen Zirkulationsstörung.

α) Die rote (Gerinnungs-) Thrombose

Bei der roten Thrombose gerinnt das Blut innerhalb der Gefäßlichtung; der Thrombus hat daher praktisch die gleiche Zusammensetzung wie der strömende Blutfaden. Histologisch ist er durch das *Fibrin-Gerüst* gekennzeichnet und daher sicher von der Stase zu unterscheiden.

Bei der tierexperimentellen Lebendbeobachtung wird eine rote Thrombose nur selten festgestellt. Wahrscheinlich ist sie ohne histologische Zusatz-Untersuchung (Fibrin-Nachweis!) schwer von der Stase und von einer blood sludge-Verstopfung abgrenzbar. Wenn in entsprechenden anglo-amerikanischen Arbeiten von (roter) „Thrombose" die Rede ist, so handelt es sich, wie schon hervorgehoben, in Wirklichkeit meistens um eine Stase [z. B. in den Arbeiten von KNISELY u. Mitarb., LAUFMAN u. Mitarb. (1948)]. Nur BERMAN, LUTZ u. FULTON (1954/55) scheinen nach örtlicher Applikation von Thrombin an der Hamsterbackentasche neben Stase und weißer Thrombose auch eine echte rote Thrombose gesehen zu haben. Sie prüften jeweils die Konsistenz des stagnierenden Blutes mit einem Mikrostab und schlossen aus ihrer starken Erhöhung auf einen Übergang der Stase in Gerinnung.

Eine Lösung von 1000 NIH u/cm³ führte — mit der Mikropipette an die Gefäße gebracht — immer zu Stasebildung und Thrombose. Die wirksame Grenzkonzentration lag normalerweise bei 25—50 NIH u/cm³. Arterielle Gefäße wurden nur bei hohen Thrombin-Konzentrationen betroffen. Cortison erhöhte die Thrombenbildung, Heparin und eine Thrombocytopenie durch Röntgenbestrahlung setzten sie herab. BERMAN, LUTZ u. FULTON sahen in der lokalen Thrombin-Applikation einen geeigneten Test zur Prüfung der Thromboseneigung kleiner Blutgefäße.

Die rote Thrombose war in diesen Versuchen stets schwerer zu erzeugen als die weiße Thrombose. Andererseits schien die weiße Thrombose (Abscheidungsthrombose durch Plättchenagglutination) zur roten Thrombose zu disponieren. Schon 1951 hatte LUTZ hervorgehoben, daß eine Gefäßverstopfung mit Plättchenthromben durch Zerfall der Plättchen eine Stase-Säule in echte Gerinnungsthrombose überführen könne; eine völlige Stagnation des Blutes sei aber keine unbedingte Voraussetzung für die Gerinnungsthrombose, es genüge schon eine *hochgradige Strömungsverlangsamung.*

Diese Beobachtungen stützen die Ansicht, daß die rote Gerinnungsthrombose ihre Wurzel meistens in einer vorausgehenden Endothelschädigung mit weißer Abscheidungsthrombose hat, also einen Sekundärvorgang darstellt (vgl. A. RITTER 1955) und ergeben einen wichtigen Hinweis auf die Möglichkeit eines Überganges der Stase in echte Thrombose.

β) Die weiße („Abscheidungs"-) Thrombose

Die Abscheidung weißer, granulierter Massen mit Einschluß von Leukocyten und einzelnen Erythrocyten an der Innenwand geschädigter

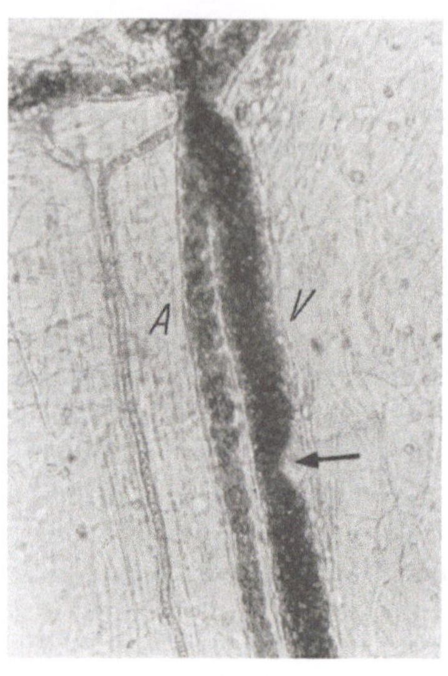

a

Abb. 31a—c. Weiße Abscheidungsthrombose. a Kleiner „Pyramiden"-Thrombus in einer kleinen Mesenterialvene („Thrombenhügel", TANNENBERG). (Nach ILLIG 1955)

kleiner Venen kann man bei der experimentellen Auslösung lokaler Kreislaufstörungen sehr häufig beobachten. Sie ist schon in der Anfangszeit der tierexperimentellen Kreislaufmikroskopie von zahlreichen Untersuchern beschrieben worden.

Nicht selten beobachtet man die Abscheidungsthrombose zusammen mit der Stase. Nach Einwirkung einer gewebs- bzw. gefäßschädigenden Noxe kommt es oft schon innerhalb weniger Minuten an einzelnen oder multiplen umschriebenen Abschnitten der kleinen Venen zum plötzlichen Haftenbleiben von stark lichtbrechenden, weißlichen, bei stärkerer Vergrößerung deutlich „granulierten" Massen, in die auch Leukocyten eingeschlossen werden können. Sind nur ganz kurze Gefäßstrecken befallen, so hat der breitbasig auf der Gefäßwand sitzende und mit der Spitze in die Gefäßlichtung ragende Thrombus oft Pyramidenform (Abb. 31a), was TANNENBERG recht anschaulich als

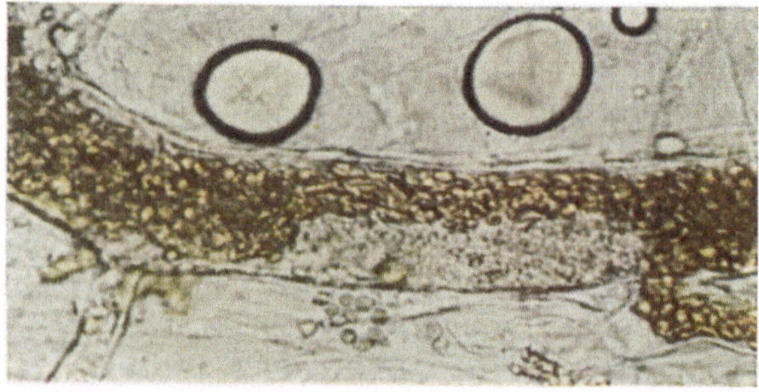

Abb. 31b. Breitaufsitzender Thrombus in kleiner Mesenterial-Vene bei starker Vergrößerung. Man erkennt deutlich die „Granulierung" der Thrombusmasse. Die Gefäßlichtung ist um 50% eingeengt. In der oberen Bildhälfte 2 Fett-Tropfen. [Aus CONRATHS u. ILLIG: Agfa-Mitt. **4**, H. 1 (1955)]

„Thrombenhügel" bezeichnet; er kann rasch wachsen und zur Gefäßverstopfung führen. Der Abscheidungsvorgang kann sich aber auch flächenhaft über große Gefäßstrecken hinziehen („coating", LUTZ,

FULTON u. AKERS 1951), wobei es oftmals nur zu einer konzentrischen Einengung der Gefäßlichtung ohne völlige Verstopfung kommt (Abb. 31 c). Nicht selten werden die thrombotischen Wandauflagerungen wiederholt von der Strömung fortgerissen, ehe eine endgültige Blockierung der Gefäßlichtung eintritt (Abb. 32). Die losgerissenen Thromben werden im deutschen Schrifttum zum Teil als „weiße Klümpchen", im anglo-amerikanischen Schrifttum oft als „weiße Emboli" bezeichnet.

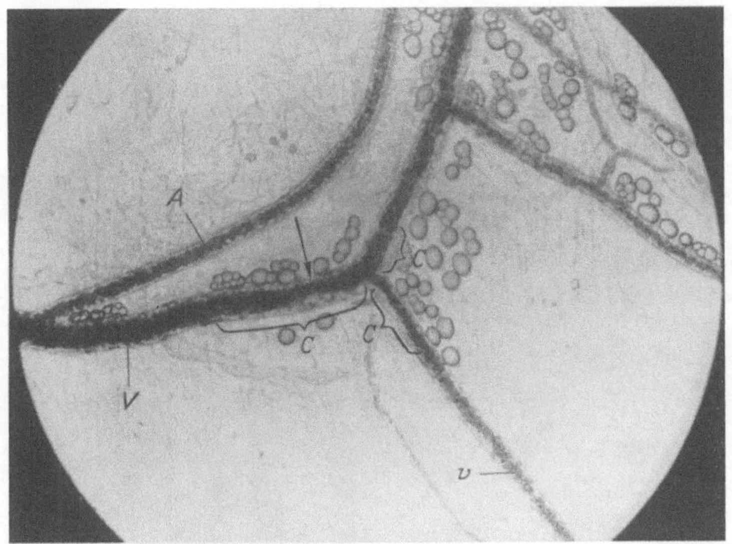

Abb. 31 c. Großflächige thrombotische Abscheidung. *A* kleine Arterie; *V* kleine Vene; *v* Venole. In der Venole, kurz vor ihrer Einmündung in die Vene und in der Vene zu beiden Seiten der Einmündungsstelle ist es zu flächenhaften thrombotischen Wandauflagerungen („coating" = C) gekommen, durch die der Blutfaden an einer Stelle erheblich eingeengt wird (Pfeil). Meerschweinchen-Mesenterium

Über *die Veränderungen der Thrombocyten im Beginn der weißen Abscheidungs-thrombose* hat WITTE (mit SCHRICKER 1958a) sehr genaue Lebendbeobachtungen bei starker Vergrößerung am Rattenmesenterium angestellt. Normalerweise zeigen die Thrombocyten auch in stagnierenden Gefäßen keinerlei Tendenz zur Agglomeration; bei einer künstlichen Beschleunigung der Gerinnung (z. B. durch langsame Thrombin-Infusion) oder bei lokaler Gewebsschädigung erleiden sie dagegen sehr charakteristische Veränderungen, die unter dem Begriff der *„viscösen Meta-morphose"* zusammengefaßt werden. Sie quellen auf, werden voluminöser, „bläschenartig", bilden Pseudopodien, werden „klebrig" und zeigen nun eine Tendenz zur Agglomeration sowie eine Affinität zur Gefäßwand. Vor allem bei *örtlicher* Thrombin-Applikation steigert sich dieser Vorgang, der an sich in jedem Stadium zum Stillstand kommen kann, bis zur Thrombusbildung. Die Thrombocyten variieren ihre individuelle Gestalt und verschmelzen zu einer feinkörnigen weißen Masse; dann scheiden sich immer neue Plättchen auf dem Thrombus ab, und es bleiben auch Leukocyten haften und werden unter Umständen im Thrombus eingeschlossen. Agglomeration und Adhäsion an der Gefäßwand sind nach WITTE voneinander *un*abhängig.

Ebenso wie die Stase kann die weiße Abscheidungsthrombose praktisch durch alle mechanischen, thermischen oder chemischen Schädigungen des Capillarbettes hervorgerufen werden. Ihre gesetzmäßige Auslösung durch örtliche Thrombin-Applikation läßt allerdings daran denken, daß auch bei allen anderen auslösenden Ursachen eine örtliche Freisetzung von Thrombin der entscheidende und gemeinsame Faktor ist (WITTE; MOOLTEN u. Mitarb., s. weiter unten).

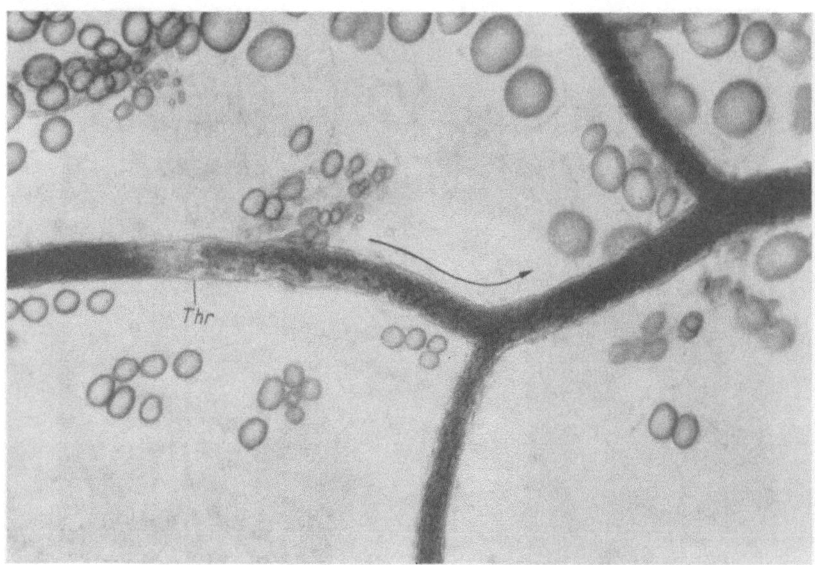

Abb. 32. Weißer Embolus. Größere Venengabel des Mesenteriums. Ein weißer Thrombus (*Thr*) hat sich von der Wand losgerissen und wird nun mit dem Blutstrom fortgetragen. Hinter dem Thrombo-Embolus (im Bild links) ist der Blutfaden dunkler und homogen, weil die Gefäßverstopfung sekundär zur Stase geführt hatte, die sich nun wieder auflöst. Man erkennt innerhalb der granulierten Thrombusmassen eine Beimischung von Blutkörperchen

Am Kaninchenmesenterium tritt sie unter anderem nach Aufträufeln einer 5—10%igen Atropinlösung auf, und zwar oft *aus normaler Strömung heraus* (TANNENBERG 1925a; eigene Beobachtung). Eine Strömungsverlangsamung ist also, wie TANNENBERG unter Bezugnahme auf diesen Atropinversuch mit Recht hervorhebt, für das Zustandekommen der Abscheidungsthrombose im Gegensatz zur roten Thrombose nicht unbedingt erforderlich; nur wirkt sie — wie bei der Stase — auf den Vorgang begünstigend. Zu dem gleichen Resultat sind auch WITTE u. SCHRICKER gekommen.

Im Gegensatz zu den meisten anderen Autoren der damaligen Zeit war TANNENBERG der Ansicht, daß nicht eine Schädigung der Gefäßwand, sondern eine Alteration der Thrombocyten selbst die entscheidende Voraussetzung für die Abscheidungsthrombose darstellt. Hierin kann man ihm aber nicht folgen. Schon BIZZOZERO hatte gezeigt, daß die Plättchenagglutination bei der Abscheidungsthrombose eine Endothelschädigung voraussetzt, und FONIO u. VANOTTI (1934), FERRERO u. MAIRANO (1955) sowie WITTE (1960) haben dies später tierexperimentell bestätigt;

nur in Kombination mit einer Endothelläsion führte eine Strömungsverlangsamung zur Thrombose.

Außer WITTE haben in neuerer Zeit auch BERMAN bzw. FULTON bzw. LUTZ u. Mitarb. (1951—1955) sowie HUGUES u. LECOMTE (1954) die Entstehungsbedingungen der Abscheidungsthrombose durch direkte Lebendbeobachtung des Capillarbettes untersucht. LUTZ, FULTON u. AKERS lösten sie an der Hamsterbackentasche, am Mesenterium und an der Zunge des Frosches aus, und zwar durch örtliche Strömungsunterbrechung, bakterielle Infektion, Tumor-Transplantation oder Antikoagulantienbehandlung; BERMAN, FULTON, LUTZ u. PIERCE und HUGUES u. LECOMTE an der Hamsterbackentasche bzw. am Mesenterium durch lokale Thrombin-Applikation.

Im Gefolge einer Zirkulationsunterbrechung von 20—45 min oder 1—5 Tage nach intraperitonealer Staphylokokken-Infektion kam es in den Versuchen von LUTZ, FULTON u. AKERS zu einer starken thrombotischen Auskleidung der kleinen Venen, wobei die Verzweigungsstellen bevorzugt wurden. Die Thrombocyten zeigten eine deutliche Adhäsionsneigung untereinander und an die Gefäßwand. Losgerissene Thromben konnten teilweise als „Emboli" in den kleinen Arteriolen der kontralateralen, unbehandelten Backentasche wiedergefunden werden; sie mußten also Herz und Lunge passiert haben. Während die weiße Abscheidungsthrombose sich im allgemeinen auf die kleinen Venen beschänkte, wurde sie in der Nachbarschaft implantierter Sarkome (in geringerem Maße) auch an den Capillaren und Arteriolen beobachtet.

Eine histologische Untersuchung (Brillant-Kresyl-Blaufärbung) ergab überraschenderweise als *Aufbaumaterial der weißen Thromben hauptsächlich Thrombocyten und in keinem Fall Fibrin*; nur die durch Staphylokokken-Infektion ausgelösten Thromben erhielten neben den Blutplättchen sehr reichlich Leukocyten.

Wie schon TANNENBERG (1927[1]) festgestellt hat, handelt es sich demnach bei den tierexperimentell auslösbaren weißen Thromben in den meisten Fällen um reine Plättchenthromben, wie sie beim Menschen nur selten gefunden werden. Dies ist nach den Untersuchungen von LUTZ, FULTON u. AKERS auch dann der Fall, wenn die Thromben bei der Lebendbeobachtung selbst unter stärkster Vergrößerung „acellulär" aussehen, d. h. eine eindeutige Zellstruktur vermissen lassen.

MOOLTEN, VROMAN, VROMAN u. GOODMAN (1949) haben in einer ausgezeichneten Übersicht über sämtliche Entstehungsbedingungen der Thrombose[2] auch zu dem Problem der Endothelschädigung und zur Bedeutung der Plättchen*qualität* für die Thromboseentstehung Stellung genommen. Sie heben hervor, daß zwar eine Vermehrung und vor allem eine gesteigerte Agglutinations-, Haftungs- und Auflösungstendenz der Thrombocyten wichtige prädisponierende Faktoren für die weiße Thrombose darstellen, daß aber die Manifestation und Lokalisation

---

[1] In: TANNENBERG u. FISCHER-WASELS 1927, S. 1727 ff.

[2] in der sie, wie wir hervorheben müssen, auch die deutschsprachige Literatur ausgiebig berücksichtigen.

einer Abscheidungsthrombose auf jeden Fall von der Gefäßwand ausgeht. Dazu ist eine histologisch nachweisbare Veränderung der Endothelstruktur nicht erforderlich. Entscheidend ist nach ihrer Ansicht, daß die Endothel*oberfläche* ihre normale Schlüpfrigkeit, ihre ,,Unbenetzbarkeit'' für Blutkörperchen verliert. Für einen wichtigen Faktor, der die Plättchen an der geschädigten Endotheloberfläche zum Haften bringt, hält MOOLTEN das aus der alterierten Gefäßwand frei werdende Thrombin. In vitro genügen nämlich zur Auslösung einer Plättchenagglutination schon geringste Dosen, die noch keine Umwandlung von Fibrinogen in Fibrin bewirken.

Eine Zunahme der ,,Benetzbarkeit'', der Adhäsionsfähigkeit des Endothels kann, wie schon bei der Leukocyten-Diapedese hervorgehoben, durch die verschiedensten Einwirkungen hervorgerufen werden, ohne daß hierbei ein histologisch greifbarer Befund resultieren muß. MOOLTEN demonstrierte die *postmortale* Zunahme der Benetzbarkeit des Venenendothels sehr anschaulich dadurch, daß er Luftbläschen in kleine Mesenterialvenen einblies. Sofort nach dem Tode hatten die Bläschen die geringste Berührungsfläche mit dem Endothel; nach einiger Zeit wurden sie dann immer länger, und ihre Berührungsfläche mit dem Endothel vergrößerte sich in dem Maße, in welchem die Nicht-Benetzbarkeit des Endothels verlorenging. MOOLTEN kommt daher zu dem Schluß: "the relative nonwettability of healthy endothelium, which is important in maintaining a frictionless inner lining of blood vessels as well as a fluid condition of the blood itself, may therefore be postulated as an actively vital property of endothelial cells in general..." und an anderer Stelle: "the alteration of endothelial lining, even when not demonstrable histologically, may render it more wettable and initiate there by the local production of thrombin". Alle tierexperimentellen Lebendbeobachtungen sprechen für die Richtigkeit dieser Ansicht (vgl. auch FERRERO u. MAIRANO 1955).

BERMAN u. Mitarb. (1955) prüften die Thrombosedisposition (weiße Thrombose!) an der Hamsterbackentasche im ,,Thrombintest'' und fanden sie unter Cortisonbehandlung erhöht, nach Ganzkörperbestrahlung mit Röntgenstrahlen und nach Heparinbehandlung dagegen erniedrigt. Voraussetzung für die Plättchen-Thrombusbildung war eine Plättchen-Mindestzahl von 100000/cm³.

Die Wirkung gerinnungshemmender Mittel auf die Abscheidungsthrombose. *Dicumarol* beugt zwar der weißen Thrombenbildung und der Embolie durch Plättchen-Agglutinate vor, veranlaßt aber seinerseits die Bildung von Leukocyten-Aggregaten, welche sogar kleine Gefäße verstopfen können (LUTZ, FULTON u. AKERS 1951). *Heparin* hemmt ebenfalls die Plättchen-Abscheidung, verursacht aber Plättchen-Agglutinate im strömenden Blut (COPLEY u. HOULIHAN 1945; LUTZ, FULTON u. AKERS; BERMAN, FULTON, LUTZ u. PIERCE 1955).

Fassen wir zusammen, so ist die weiße Abscheidungsthrombose im Bereich des Capillarbettes an das Vorhandensein einer genügenden Zahl funktionstüchtiger Thrombocyten sowie an das Vorliegen einer (wenn auch nur schwer faßbaren) Endothel-Läsion gebunden. Sie wird durch die verschiedensten physikalischen und chemischen Traumen ausgelöst, wobei ein entscheidender gemeinsamer Faktor in allen Fällen die Aktivierung von Thrombin zu sein scheint. Eine Strömungsverlangsamung kann die Abscheidungsthrombose in ihrer Entstehung begünstigen, stellt aber keine notwendige Voraussetzung dar. Im Vorstadium der weißen Thrombusbildung zeigen die Thrombocyten charakteristische morphologische und funktionelle Veränderungen, die als „viscöse Metamorphose" zusammengefaßt werden. Im Tierexperiment bestehen die weißen Thromben eigenartigerweise nur aus Plättchen — eventuell mit Einschluß von Leukocyten —, enthalten aber kein Fibrin. Dicumarol und Heparin hemmen die Abscheidungs-Thrombose.

γ) Die „hyaline" Thrombose

Über diese Form der Thrombose, die wahrscheinlich den gemeinsamen histologischen Endzustand nach Thrombosierung der Gefäßlichtung mit *verschiedenartigem* Material darstellt, existieren unseres Wissens keine direkten Lebendbeobachtungen.

TANNENBERG[1] hält es für möglich, daß der sog. hyaline Thrombus aus einer Dauerstase oder aus einer Plättchenthrombose hervorgeht. ZUCKER (1947) konnte einen intravital sicher als Plättchenthrombus erkannten Pfropf histologisch untersuchen und fand nach der Aufarbeitung das Bild der hyalinen Thrombose. Andererseits konnten CRAIG u. GITLIN (1957) kürzlich mit Hilfe von Fibrin-Antikörpern nachweisen, daß die „hyalinen Thromben" bei der thrombotischen thrombocytopenischen Purpura des Menschen aus einem Derivat des Fibrinogens oder Fibrins bestehen müssen; während sie die Standard-Färbungen nicht annahmen, zeigten sie eine spezifische Reaktion mit dem an Kaninchen gewonnenen Fibrin-Antikörper.

Hiernach dürften die sog. „hyalinen" Thromben häufig ein Produkt darstellen, welches das ursprüngliche Aufbaumaterial der Thrombose nicht mehr erkennen läßt.

δ) Die spontane Blutstillung

Da nach Verletzung kleiner Arterien bis zu einem Durchmesser von mindestens $210\,\mu$ und kleiner Venen bis zu einem Durchmesser von mindestens $310\,\mu$ die Bildung eines weißen Thrombus für die Blutstillung entscheidend ist (ZUCKER), wird der Vorgang der Blutstillung am Capillarbett im Rahmen der Thrombose abgehandelt. Über Schnittverletzungen der Capillaren, kleinen Arterien und kleinen Venen liegt eine Reihe von Mesenterialbeobachtungen an Katzen, Kaninchen, Ratten und Mäusen vor, die ein sehr anschauliches Bild vom Ablauf der Blutstillung ergeben (unter anderen von TANNENBERG u. HERRMANN 1927, APITZ 1942, M. B. ZUCKER 1947, H. D. ZUCKER 1949, HUGUES 1953, WITTE 1960).

Während TANNENBERG auf Grund weniger ausgedehnter Untersuchungen noch zu der Ansicht gelangt war, daß die Blutstillung nach Schnittverletzung der kleinen Arterien und Venen vor allem durch eine

---

[1] In: TANNENBERG u. FISCHER-WASELS 1927, S. 1727 ff.

Gefäß*kontraktion* und erst in zweiter Linie durch die Bildung eines Gerinnungspfropfes erfolge, haben Apitz, M. B. Zucker, Spaet (1952a) und Hugues ebenso wie später Witte (1960) übereinstimmend festgestellt, daß die nach einer Schnittverletzung auftretenden Gefäßkontraktionen nur in ganz seltenen Fällen zu einer endgültigen Blutstillung führen können. Außerdem stellte M. B. Zucker durch histologische Untersuchungen fest, daß die Kontraktionen stets auf *muskularisierte* Gefäße beschränkt bleiben, d. h. auf Arteriolen, kleine Arterien und Venen; und zwar beginnt die Muskelschicht der kleinen Venen am Rattenmesenterium bei einem Durchmesser von etwa 30—40 μ. Die muskel*freien* Venolen und Capillaren kontrahierten sich dagegen nie.

Apitz fand außerdem, daß die Kontraktionen oftmals zeitlich unabhängig von der Blutstillung einsetzen. Wenn er im Ganzen seltener Kontraktionsvorgänge an der Verletzungsstelle der Arterien und Venen sah als Tannenberg und M. B. Zucker, so mag das vor allem daran liegen, daß er im Gegensatz zu diesen Autoren das Mesenterium mit einfacher physiologischer Kochsalzlösung feucht hielt, was die Reaktivität der glatten Gefäßmuskulatur herabsetzt (vgl. S. 34); hinzukommt, daß Tannenberg bei seinen Versuchen die *größeren* Mesenterialarterien bevorzugte.

Über das Zustandekommen der Kontraktionsringe nach Schnittverletzung kleiner Blutgefäße gehen die Ansichten auseinander. Zucker nimmt eine unmittelbare Reaktion der Gefäßmuskulatur auf das Trauma an; durch Denervierung konnte er die Kontraktion nicht aufheben. Copley u. Stefko (1954) stellten fest, daß eine aktive Gefäßkontraktion durch eine Retraktion des blutstillenden Plättchen-Agglutinates vorgetäuscht werden kann, sofern dieses — bei nicht durchtrenntem Gefäß — innerhalb der Lichtung steckt. Dabei ist seine Adhäsion an der Endothelfläche normalerweise so stark, daß eine *passive* Zusammenziehung des Gefäßrohres resultiert. Auf die geringe Bedeutung echter, aktiver Kontraktionen schließen sie aus der Tatsache, daß die — üblicherweise auf einen Kontraktionsvorgang bezogene — Blutungszeit durch Sympathektomie und Nebennierenentfernung *nicht* verlängert wird. Witte (1960) hebt hervor, daß sich die Kontraktionsringe bei der Blutstillung nicht immer auf das verletzte Gefäß beschränken, und schließt hieraus auf die Diffusion eines kontrahierenden Stoffes von der Verletzungsstelle aus. Jedoch glaubt er nicht, daß es sich dabei um das *Serotonin* der Thrombocyten handelt (Witte u. Mitarb. 1959). Copley hält die Freisetzung einer gefäßwirksamen Substanz für unwahrscheinlich. Schließlich weist Witte noch darauf hin, daß eine Kontraktion auch durch den Gefäß-Kollaps infolge des plötzlichen Ausströmens größerer Blutmengen *vorgetäuscht* werden kann.

Die capilläre Blutstillung erfolgt im Gegensatz zu der Blutstillung an kleinen Arterien und Venen *nicht* durch die Abscheidung eines Plättchenthrombus. Ihre Untersuchung ist dadurch erschwert, daß es bei der Durchschneidung einer Capillare sehr häufig zu einer Endothelverklebung kommt, durch welche ein Blutaustritt von vornherein verhindert wird.

Bei dieser Verklebung der Capillarstümpfe, die nach Apitz nicht in größerer Fläche, sondern durch Aneinanderlegen der Endothelränder erfolgt, handelt es sich nicht etwa um eine Endothel*funktion*, sondern um einen passiven Kompressionseffekt durch das schneidende Instrument, der häufig mit einer Kontraktion verwechselt worden ist. Er tritt um so häufiger auf, je stumpfer das Instrument ist, und wird um so seltener gesehen, je schärfer das Instrument und je größer das angeschnittene Gefäße ist (vgl. hierzu die Abbildungen von WITTE 1960a). Auch NAUMANN (1961) hat kürzlich auf Grund von Beobachtungen an der Nasenschleimhaut hervorgehoben, wie leicht es an den Capillaren bei mechanischer Reizung zu Endothelverklebungen kommt.

Tritt aber doch eine Capillar-Blutung auf, so wird sie entweder durch eine innerhalb weniger Sekunden einsetzende Stase (TANNENBERG), durch einen extravasculär gelegenen fibrinhaltigen „Blutschorf" oder an parenchymatösen Organen auch durch eine Verklebung der Wundflächen mit Fibrin zum Stehen gebracht (APITZ, histologische Untersuchungen am Mäuse-Mesenterium und an der Leber). Nur ganz ausnahmsweise wird die capilläre Blutstillung (am Mesenterium) durch einen Plättchen-Thrombus bewirkt.

An den *Arteriolen*, kleinen *Arterien* und kleinen *Venen* erfolgt die Blutstillung dagegen — falls nicht eine Endothelverklebung jeden Blutaustritt verhindert — stets durch die Bildung eines Plättchen-Thrombus. Dieser ist *vor* der Gefäßöffnung gelegen und ragt nur selten etwas in die Gefäßlichtung hinein (APITZ; M.B. ZUCKER; HUGUES). Er haftet vielmehr außerordentlich fest an den freien Gefäßlippen und verschließt die Öffnung nicht wie ein Flaschenkork, sondern wie ein Deckel (APITZ). Wird er künstlich entfernt, so wiederholt sich die Blutung, bis sich ein neuer Pfropf gebildet hat. Auch spontan kann die Blutung am Anfang rückfällig werden. Die Thrombusbildung beginnt nach 20—30 sec (APITZ; M.B. ZUCKER), verschließt die Gefäßöffnung aber nicht sofort völlig. Der Thrombus muß erst eine gewisse Größe und Konsistenz erreicht haben. Bis dahin strömt das Blut in zunehmend schwächerem Maße zwischen ihm und der Gefäßwand oder durch kleine Kanäle innerhalb des Thrombus weiter aus (APITZ). Der endgültige Blutungsstillstand tritt an den Arteriolen nach etwa 1 min, an den größeren Gefäßen innerhalb von 10—20 min ein. Bis dahin können häufige Blutungsrückfälle vorkommen. Zwischen Arterien und Venen besteht nach APITZ kein Unterschied in der Blutungszeit.

Während der Lebendbeobachtung besteht der zur Blutstillung führende Thrombus nach M.B. ZUCKER auch bei starker Vergrößerung aus einer granulierten Masse, die keine einzelnen Zellen erkennen läßt. Er unterscheidet sich durch nichts von der spontanen Abscheidungs-Thrombose. *Histologisch* waren Plättchen nur nachweisbar, wenn die Fixation kurz nach Einsetzen der Blutstillung erfolgte; wurde dagegen $^1/_2$ Std abgewartet, so zeigten die Präparate lediglich eine homogene, eosinophile Masse, die wie coaguliertes Protein aussah. Fibrin konnte ZUCKER ebenso wie HUGUES niemals nachweisen. Es handelte sich um reine Plättchen-Thromben.

APITZ, der ebenfalls histologische Untersuchungen — aber zu späteren Zeitpunkten und getrennt von der Lebendbeobachtung — durchführte, fand die Thrombocyten in eine fädig-netzige Struktur verwandelt und führt dies auf eine Verschmelzung des Hyaloplasmas bei der Agglutination in vivo zurück. Außerdem beobachtete er, im Gegensatz zu ZUCKER und HUGUES, Fibrineinlagen, welche den

Thrombus an der Stelle der letzten Blutdurchbrüche wie ein Fachwerk durchzogen. Oft wurde der Thrombus noch gegen die Gefäßlichtung von einer fibrinösen Membran abgegrenzt.

Dieser Widerspruch bezüglich der Fibrinbeteiligung am Blutpfropf dürfte wahrscheinlich mit unterschiedlichen Versuchsbedingungen zusammenhängen.

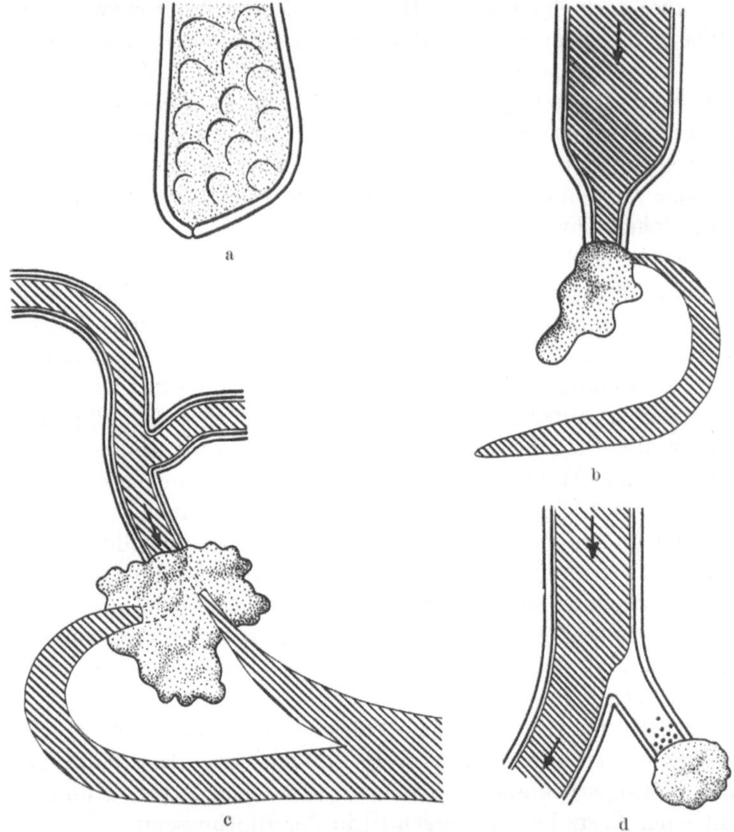

Abb. 33 a—d. Die Blutstillung im Bereich der Endstrombahn (nach APITZ 1942). a Durch den Druck des schneidenden Messers ist es zur Gefäßwandverklebung gekommen. Die freien Gefäßlippen legen sich genau aneinander. Ein Blutaustritt ist also von vornherein verhütet worden. b Diesmal ist keine Wandverklebung eingetreten. Durch das verletzende Instrument ist es zu einer Deformierung des freien Gefäßendes gekommen (Pseudo-Kontraktion). Es hat sich ein weißer Thrombus gebildet, der aber noch nicht fest genug ist, um den weiteren Blutaustritt völlig zu unterbinden. c Angeschnittene größere Arterie. Der weiße Thrombus hatte die Öffnung schon verschlossen, wurde aber vom Blutstrom noch einmal rekanalisiert. Daher Blutungsrezidiv. d Endgültige Blutstillung an einer kleinen Arterie durch weißen Thrombus, der die Gefäßöffnung wie ein Deckel verschließt. Der blind endigende Stumpf enthält Plasma und einige stillstehende Erythrocyten

Während ZUCKER und HUGUES zur besseren Beobachtung der Blutstillung das Mesenterium in *fließender* Ringerlösung untersuchten, ließ APITZ die Flüssigkeit auf dem Mesenterium *stillstehen*. Außerdem führte er die histologischen Untersuchungen offenbar an Mesenterien aus, die nicht berieselt worden waren. Möglicherweise wirkte der Flüssigkeitsstrom in den Versuchen von ZUCKER und HUGUES der Abscheidung von Fibrin aus dem ausströmenden Blut entgegen, was ZUCKER selbst in Rechnung stellt. COPLEY (1957) vertritt allerdings ebenfalls die Ansicht, daß das Fibrin bei der *capillären* Blutstillung — im Gegensatz zur Blutstillung an größeren Gefäßen — keine Rolle spielt. Dafür mißt er der Adhäsionskraft und Stabilität des Plättchen-Thrombus ganz besondere Bedeutung zu. So sieht er in einer Verminderung der „clot resistance" die wichtigste Ursache der verlängerten Blutungszeit bei bestimmten hämorrhagischen Diathesen (mangelndes Haften des Plättchen-Agglutinates am verletzten Gefäßendothel).

APITZ, ZUCKER und HUGUES untersuchten den Einfluß von *Heparin* und ZUCKER auch den Einfluß von *Dicumarol* auf die spontane Blutstillung; außerdem prüfte ZUCKER den Einfluß einer Thrombocytopenie.

Niedrige Heparin-Dosen führten zur Bildung von Plättchen-Agglutinaten im strömenden Blut, während die blutstillende Wirkung des Plättchenthrombus am Ort der Gefäßverletzung unzureichend wurde; hohe Heparindosen (2250 E/kg Ratte) hoben in den Versuchen von ZUCKER die Bildung von Plättchen-Agglutinaten und von blutstillenden Pfröpfen gänzlich auf. Es kam zu unstillbaren Blutungen. Während APITZ diesen Heparin-Effekt auf eine Störung der Fibrinabscheidung bezieht, erklären ZUCKER und HUGUES ihn mit einer Aufhebung der Agglutinationsfähigkeit der Plättchen. Nach HUGUES wird die anti-koagulatorische Wirkung des Heparins in vivo durch seinen anti-agglutinatorischen Effekt überwogen. Histologisch war an den funktionstüchtigen und an den durch Heparin in ihrer Stabilität und Haftfähigkeit beeinträchtigten Thromben kein Unterschied feststellbar (M. B. ZUCKER).

Auch bei einer Senkung des Prothrombinspiegels (mit Dicumarol) unter 20% verloren die Blutplättchen in den Versuchen von ZUCKER ihre Haftfähigkeit. Bei einer durch Anti-Plättchenserum ausgelösten Thrombopenie bildeten sich überhaupt keine Plättchen-Agglutinate mehr, obwohl noch Plättchen im strömenden Blut nachweisbar waren.

Nach diesen Lebendbeobachtungen beruht die Blutstillung der kleinen Arterien und Venen im Tierversuch also nicht auf irgendeiner Gefäß-„Funktion", sondern auf einer extravasculären Abscheidungs-Thrombose. Die Bedeutung einer Fibrinbeteiligung am Thrombusaufbau ist noch nicht völlig geklärt. Auf jeden Fall dürfte aber unter natürlichen Bedingungen noch eine Gerinnung des Extravasates den Vorgang der Blutstillung unterstützen und verkürzen. Der entscheidende Vorgang bei der Blutstillung scheint jedoch in der Verklebung der Thrombocyten zu liegen, während das Fibrin nurmehr den Wundverschluß verstärkt (LÜSCHER 1956). Kontraktionsvorgänge spielen bis zu einem Gefäßdurchmesser von 310 μ keine maßgebliche Rolle.

7. Anhang: Nicht zur eigentlichen Thrombose gehörige gefäßblockierende Prozesse

α) Allgemeine Thrombocyten-Aggregation mit Plättchenembolie
(sog. „zirkulierende Plättchen-Thromben")

Nach DAMESHEK u. MILLER (1946) können Plättchen-„Thromben" als Begleitsymptom einer extremen Thrombocytopenie *ohne* Endothelschädignng oder bakterielle Infektionen durch Injektion verschiedener

kolloidaler Substanzen in die Blutbahn hervorgerufen werden. HOULI-
HAN u. COPLEY (1946) beobachteten eine starke Verklumpung der
Thrombocyten in vitro(!) nach Vermischung von Kaninchenblut mit
Staphylokokken oder anderen Bakterien; COPLEY (1948) fand bei
Kaninchen und Hamstern frei zirkulierende Plättchen-,,Thromben"
von etwa Leukocytengröße nach Heparin-Behandlung; ALGIRE u.
SCHLEGEL (1950) beschrieben zirkulierende weiße Thromben im Rahmen
einer photodynamischen Reaktion nach Thioflavin-S-Injektion an der
Mäuserückenkammer, die LUTZ für Plättchen-Thromben hält. WITTE
u. SCHRICKER (1957) beobachteten zirkulierende Plättchen-Agglutinate
nach Injektion von Anti-Plättchenserum (immunologische Agglutination
der Thrombocyten).

Alle diese Plättchen-Aggregate beruhen offenbar auf einer erhöhten
allgemeinen Agglutinationstendenz der Thrombocyten; falls es sich also
nicht um wandständig entstandene und dann losgerissene und in den
Kreislauf verschleppte echte Thrombose-Fragmente (,,Thrombo-Em-
bolie") handelt, dürfte man diesen Vorgang nicht zur Thrombose
rechnen. Im zirkulierenden Blut infolge einer Thrombocytenverände-
rung entstehende Plättchen-Aggregate sind ebensowenig ,,Thromben"
wie die in gleicher Weise entstehenden Erythrocyten-Aggregate beim
blood sludge-Phänomen. Mag die zugrunde liegende allgemeine Steigerung der Agglutinationsfähigkeit der Thrombocyten auch einen wichtigen Faktor in der Thromboseentstehung darstellen, von einer manifesten Thrombose sollte man erst sprechen, wenn die Aggregation als
Abscheidungs-Vorgang an umschriebenen Gefäßbezirken stattfindet.
Selbst MOOLTEN u. Mitarb. (1949), die sonst der erhöhten Plättchen-
Agglutination eine große Bedeutung für die Thromboseentstehung
beimessen, betonen, daß ein Thrombus nur durch irgendeine Endothelschädigung wandständig und fixiert werden kann.

Die vorgetragene Auffassung wird zum mindesten für die *immunologische*
Thrombocyten-Agglutination durch die Lebendbeobachtungen von WITTE u.
SCHRICKER (1958a) bestätigt. Diese Autoren stellten am Rattenmesenterium fest,
daß die immunologischen, frei zirkulierenden Plättchen-Agglutinate im Gegensatz
zur Abscheidungsthrombose *keine* Affinität zur Gefäßwand zeigen, und daß die
Zellindividuen auch viel später verschmelzen als bei der echten Thrombose. Die
Agglutinate bleiben offenbar beweglich, weil *keine* Gerinnungsreaktion stattfindet.
Beim Menschen wurden solche frei zirkulierenden Thrombocyten-Agglutinate nach
WITTE während einer Arzneimittel-Purpura beobachtet.

β) Die Leukocyten-,,Embolie" und die ,,weiße Stase"
(sog. Leukocyten-Thrombose)

CAMPBELL u. HILL (1924) beobachteten am Mäusemesenterium
nach Hämatoporphyrin-Sensibilisierung und Lichtexposition, ABELL u.
SCHENCK (1938) nach lokaler Fremdserum-Applikation an sensibilisierten

Kaninchen, Essex u. Grana (1949) nach intravenöser Injektion von Ascaridentoxin, Pepton und Heparin wandständige Leukocyten-Aggregate, die zum Teil zur Verstopfung der kleinen Venen führten. Nach Lutz, Fulton u. Akers (1951) bilden sich unter Dicumarol-Behandlung teils wandständige, teils frei zirkulierende reine Leukocyten-Aggregate, die oft ein Strömungshindernis darstellen. Diese Leukocyten-Aggregate werden sowohl von einigen vorgenannten Untersuchern als auch von Lutz (1951) als „Thromben" bezeichnet, und der ganze Vorgang als „Leukocyten-Thrombose". Dabei war — wie Lutz ausdrücklich hervorhebt — keine Fibrinabscheidung und keine Mischung mit Plättchen-Aggregaten zu beobachten. Außerdem besteht kein Zweifel, daß es sich in vielen dieser Beobachtungen um das Vorstadium einer Leukocyten-Auswanderung, das „sticking", gehandelt hat; nur war die Anreicherung der Leukocyten infolge ihrer gesteigerten Haftungstendenz besonders massiv. Auch hier wird der Begriff der Thrombose unseres Erachtens zu weit gezogen.

Daß die Ansammlung der Leukocyten im Venenrandstrom vor ihrem Austritt in schweren Fällen zu einer Strömungsbehinderung führen kann, ist lange bekannt; es fragt sich nur, ob man dies als „Thrombose" bezeichnen sollte, wenn der Vorgang sich einmal infolge einer erhöhten Haftungstendenz der Leukocyten selbst bis zur Gefäß-Verstopfung steigert. Man würde ja auch eine reine Erythrocyten-Aggregation *ohne* Fibrinabscheidung nicht als „Erythrocyten-Thrombose" oder „rote Thrombose" bezeichnen, nur weil sie die Gefäßlichtung blockiert.

Bilden sich die Leukocyten-Aggregate im frei strömenden Blut, so könnte man sie dagegen dem blood-sludge-Begriff unterordnen und bei Blockierung der Arteriolen und Capillaren von „Leukocyten-Embolie" sprechen; entstehen sie jedoch im Rahmen des „sticking" auf der venösen Seite des Capillarbettes, so kann man dies mit Ricker und Tannenberg zum Unterschied von der weißen Abscheidungs-Thrombose als „weiße Stase" bezeichnen. Eine echte Leukocyten-Thrombose würde nur vorliegen, wenn zahlreiche Leukocyten in ein wandständiges Fibrin-Netz oder einen Plättchen-Thrombus eingeschlossen sind.

Damit möchten wir also die „zirkulierenden Plättchen-Thromben" und die sog. „Leukocyten-Thrombose" aus dem Thrombose-Begriff herausnehmen. Dies erscheint uns um so notwendiger, als der Sektionsbefund beim *Menschen* im Gegensatz zu allen tierexperimentellen Lebendbeobachtungen sehr *selten* eine Plättchen-Thrombose *ohne* Fibrinabscheidung und *ohne* nachweisbare Gefäßwandläsion ergibt. Im Gegenteil kommen hier sogar reine *Fibrin*-Thromben vor (Siegmund 1933). Lediglich der rote Gerinnungs-Thrombus kann im Rahmen einer „Fern"-Thrombose *ohne* Wandveränderung zustande kommen, setzt dann aber eine lokale Zirkulationsänderung voraus und ist durch das Fibrinnetz sicher gekennzeichnet; meist nimmt die rote Thrombose aber — wie schon weiter oben betont — ihren Ausgangspunkt von einem Abscheidungsthrombus.

Nicht auf die Aggregation von corpusculären Blutelementen und auf die Verstopfung der Gefäßlichtung kommt es so sehr an; diese Phänomene findet man bei anderen Kreislaufstörungen auch (blood sludge und Stase); sondern die *wandständige Bildung* der Thrombusmassen (*Abscheidungs*-Thrombose!) und die Beteiligung von Fibrin oder Thrombocyten am Aufbaumaterial ist das Charakteristische des Thrombose-Vorgangs.

Wieweit die Differenzen zwischen den Beobachtungen am Capillarbett des Versuchstieres und den Befunden aus der menschlichen Pathologie auf der unterschiedlichen Größenordnung der betroffenen Gefäße oder aber auf den unterschiedlichen Bedingungen (Experiment — natürliches Krankheitsgeschehen) beruhen, muß dahingestellt bleiben. Wahrscheinlich umfassen die tierexperimentellen Thrombosebeobachtungen im Bereich der Endstrombahn manche Vorgänge, die mit der Thrombose des Menschen nichts gemein haben.

Fassen wir zusammen, so ist an der Endstrombahn der reine Plättchen-Thrombus ohne Fibrinabscheidung die häufigste Form der experimentell auslösbaren Thrombose. Sie setzt keine Strömungsverlangsamung, wohl aber eine Endothel-Läsion voraus; durch eine Steigerung der Agglutinationstendenz der Blutplättchen wird sie begünstigt. Die rote Gerinnungsthrombose ist demgegenüber viel seltener und scheint — meist in Verbindung mit einem Plättchen-Thrombus — nur nur starker Strömungsverlangsamung, Strömungs-Stillstand oder Stase hervorzugehen. Fibrinhaltige Plättchen-Thromben wurden nur im Rahmen der spontanen Blutstillung beobachtet. Unter dem Begriff der „weißen Thrombose" (white thrombo-embolism) werden in der Literatur auch zirkulierende Thrombocyten-Aggregate sowie die Verstopfung kleiner Venen mit zusammengeballten Leukocyten (meist im Rahmen eines „sticking") beschrieben; diese beiden Vorgänge sollten aus dem Thrombosebegriff ausgeklammert werden, weil im ersten Fall die Beziehung zur Gefäßwand und im zweiten Fall die Beteiligung von Fibrin oder Blutplättchen fehlt.

c) Kreislaufstörungen durch primäre Veränderungen des strömenden Blutes (intravasculäre Erythrocyten-Aggregation, blood sludge)

Neben der Stase, der roten und der weißen Thrombose kommt im Rahmen örtlicher Kreislaufstörungen auch eine selbständige Aggregationstendenz der Erythrocyten vor, die mit der Gefäßwand und mit der Blutgerinnung nichts zu tun hat. Sie kann im Bereich der terminalen Strombahn ebenfalls zur Strömungsbehinderung und zur Verstopfung der Gefäßlichtung führen. Im Gegensatz zur Stase beruht der Vorgang aber auf einer primären Veränderung des strömenden Blutes selbst [=„blodd sludge" (Knisely); „clumping" (Copley); „primäre Erythrocytenaggregation" (Illig)].

Von dem meist zu langen Säulen bzw. Zylindern zusammengesinterten Staseblut unterscheidet sich der „blood sludge" durch die größere Stabilität der Aggregate; daher kann es beim „sludging", im Gegensatz zur Stasebildung, auch zu einer embolischen Verschleppung der Erythrocytenklümpchen kommen. Während man die Stase nur in den Capillaren und Venolen beobachtet, kommen sludge-Aggregate auch in den Arteriolen vor. Außerdem fehlt im Falle einer Gefäßverstopfung mit blood sludge der für die Stase typische Verlust des Plasmarandsaumes. Am Einwirkungsort gewebsschädigender Mittel kann es allerdings, wie schon erwähnt wurde, schwierig, wenn nicht unmöglich sein, zwischen „Hämokonzentration", „prästatischer Strömungsverlangsamung" und „sludging" zu unterscheiden, und die diesbezüglichen Beobachtungen von Knisely (nach mechanischen Traumen), Laufmann u. Mitarb. (1948; nach Venenabklemmung), Finney (1950; nach örtlicher Hitzeeinwirkung) lassen Zweifel an der Richtigkeit ihrer Deutung zu. So entspricht z. B. die Abbildung des „sludging" von Knisely, Eliot u. Bloch 1945, S. 227, vollkommen dem, was wir selbst als „prästatische Strömungsverlangsamung" bei gleichzeitiger weißer Wandthrombose bezeichnen würden. Auch bei dem „thick sludge" von Finney dürfte es sich um „Prästase" gehandelt haben. Andererseits ist es sicher sehr einseitig und übertrieben, wenn Lutz, Fulton u. Akers (1951) auf Grund ihrer tierexperimentellen Nachuntersuchungen an der Hamsterbackentasche das blood sludge-Phänomen, d. h. eine selbständige, von der Stase und von der roten Thrombose unterscheidbare Aggregatbildung der Erythrocyten, gänzlich leugnen.

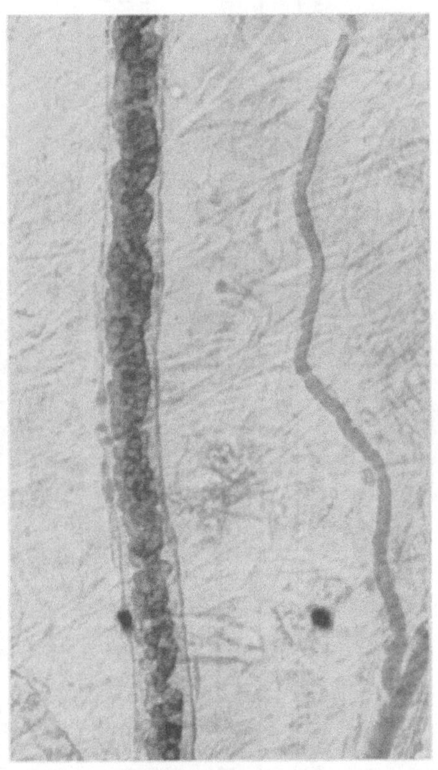

Abb. 34. Intravasculäre Erythrocyten-Aggregation (blood sludge) im Tierexperiment. Kleine Mesenterialvene. Die Erythrocyten sind zu einem unregelmäßig geballten, rigiden, wurmförmigen Gebilde aggregiert. Der Plasmasaum ist voll erhalten. Die Erythrocyten-Aggregate haben keine Berührung zur Gefäßwand. Rechts im Bild eine Capillare, die in Stase geraten ist

Da die primäre Erythrocytenaggregation im Rahmen der *lokalen* Kreislaufstörungen keine wesentliche Rolle spielt, sondern erst Bedeutung erlangt, wenn sie durch eine *allgemeine* Veränderung der Blutzusammensetzung ausgelöst wird und zu ausgedehnteren Zirkulations-

Tabelle 7. *Die mit Strömungsbehinderung oder Verstopfung verbundenen Störungen des Capillarkreislaufs*

Form	Ursache	Gefäßwand	Gefäßinhalt	Auswirkung
1. Hämokonzentration	Erhöhung des Filtrationsdruckes	unverändert	Plasma-Austritt; Schwund des Plasmarandsaumes; Viscositäts-Erhöhung	Strömungsverlangsamung (reversibel)
2. Prästase und Stase	Schädigung der Gefäßwand	verändert	Plasmaaustritt; Schwund des Plasmarandsaumes; Aggregation der Erythrocyten mit Adhäsionsneigung an der Gefäßwand. Viscositätserhöhung; kein Gerinnungsvorgang	Strömungsverlangsamung oder Verstopfung (bedingt reversibel). Keine Verschleppung von Erythrocyten-Aggregaten
3. Blood sludge	Aggregation der Erythrocyten im strömenden Blut	unverändert	Bildung fester Erythrocyten-Aggregate. Kein Gerinnungsvorgang; Plasmarandsaum erhalten	Gefäßverstopfung; Mikroembolien (teilweise reversibel)
4a. Weiße Thrombose	Schädigung der Gefäßwand (eventuell zusätzlich Steigerung der Thrombocyten-Agglutination)	verändert	Abscheidung von Plättchen am alterierten Gefäßendothel. Eventuell Einschluß von Leukocyten; Fibrinausfällung nicht erforderlich	Strömungsbehinderung bis zur Verstopfung (bedingt reversibel)
4b. Rote Thrombose	meist im Anschluß an weiße Thrombose	meist verändert	Bildung eines Gerinnungsthrombus durch Fibrin-Ausfällung	Verstopfung der Gefäßlichtung (irreversibel)

störungen führt, erfolgt die weitere Darstellung des „blood sludge"-
Phänomens in dem nachfolgenden Kapitel über „generalisierte Störungen des Capillarkreislaufs".

Schlußbetrachtung über die umschriebenen Störungen des Capillarkreislaufs

Unter natürlichen Krankheitsbedingungen dürften die Verhältnisse
der lokalen Kreislaufstörungen meist wesentlich komplizierter liegen als
im Experiment. Alle im vorhergehenden getrennt dargestellten Formen
der Gefäßstörung treten sicher häufig *kombiniert* auf. So ist z. B. damit
zu rechnen, daß die den Pathologen besonders interessierende entzündliche Kreislaufstörung in vielen Fällen gleichzeitig eine vasomotorische
Komponente (z. B. arterielle Erweiterung durch Tonusverlust mit Erhöhung des Blutzuflusses), einen Gefäßfaktor (Permeabilitäts-Steigerung mit Austritt von Flüssigkeit und Eiweiß, Leukocytenauswanderung, Prästase, Diapedesisblutung, Abscheidungsthrombose) und eine
primäre Blutveränderung (Erythrocytenaggregation) umfaßt[1]. Dabei
können sich die motorisch bedingten und die auf einer Gefäßwandveränderung beruhenden Störungen unter Umständen gegenseitig fördern
oder hemmen. Für die zukünftige Forschung erscheint es uns jedoch
von größtem Wert, alle experimentell analysierbaren pathologischen
Phänomene des Capillarkreislaufs möglichst scharf voneinander zu trennen, selbst auf die Gefahr hin, dabei etwas zu schematisieren.

Schließlich darf ein anderer, wichtiger Gesichtspunkt bei den lokalen
Kreislaufstörungen nicht außer acht gelassen werden: bei chronischen
Entzündungsprozessen haben wir es häufig nicht allein mit voll ausdifferenzierten Gefäßen zu tun, sondern mit *neu*gebildeten, noch nicht
ausgereiften terminalen Strombahnabschnitten. Diese sind, worauf
CLARK (1936 b) und WILLIAMS (1954) besonders hingewiesen haben, viel
dünnwandiger, fragiler und gegen schädliche Noxen empfindlicher als
ausdifferenzierte Gefäße. Die glatte Muskelschicht der Arteriolen kann
noch fehlen bzw. noch funktionsuntüchtig sein; das Einwachsen der
Gefäßnerven erfolgt immer erst ganz zuletzt (CLARK u. CLARK 1934 b)
und kann völlig ausbleiben; schließlich befindet sich eine neugebildete
Strombahn noch lange in ständiger Umwandlung. An solchen — z. B.
im Rahmen eines Granulationsgewebes entstandenen — Strombahnen

---

[1] NAUMANN (1961) beobachtete z. B. kürzlich an der Nasenschleimhaut des
Kaninchens nach Crotonöl- oder Senföl-Reizung zunächst eine maximale Dilatation
des gesamten Capillarbettes und anschließend eine allmählich zunehmende Strömungsverlangsamung mit Erythrocyten-Aggregation; außerdem kam es zur Leukocyten-Diapedese, zu Flüssigkeitsaustritt, zu Blutungen, zu Stase und zu Abschei-
dungsthromben. Ganz ähnlich waren auch die Folgen einer *lokalen Anaphylaxie*,
ausgelöst durch Pferdeserum oder durch Pollen!

ist also mit einer geringen Bedeutung motorischer Funktionsstörungen und einem besonders geringen Einfluß des Gefäßnervensystems zu rechnen, während der Effekt mechanischer und humoraler Einwirkungen auf die Gefäßwände besonders intensiv ausfallen dürfte. Möglicherweise spielt die *Stase* an neugebildeten Capillaren eine größere Rolle als an präformierten Gefäßen. Davon, daß im Rahmen chronischer Entzündungszustände neugebildete Capillaren besonders leicht bluten und sehr stase-„anfällig" sind, haben wir uns am Mesenterium kranker Versuchstiere selbst überzeugen können. ABELL (1946) beobachtete an der Kaninchenohrkammer, daß neugebildete Capillaren bzw. Capillarsprossen viel durchlässiger sind als ausgereifte Capillaren.

II. Ausgedehnte Störungen des Capillarkreislaufs

a) Infolge motorischer Funktionsstörungen

1. Beim hämorrhagischen und traumatischen Schock

Nach CHAMBERS u. ZWEIFACH (1947b; mit LOEWENSTEIN 1944), ZWEIFACH, CHAMBERS, LEE u. HYMAN (1948), SHORR, ZWEIFACH u. FURCHGOTT (1948), ZWEIFACH u. SHORR (1950), SHORR, ZWEIFACH, FURCHGOTT u. BAEZ (1951), ZWEIFACH (1952) spielt die terminale Strombahn im Schockgeschehen eine wichtige Rolle. Beim hämorrhagischen und traumatischen Schock des Hundes und der Ratte beobachteten diese Autoren am Omentum und am Mesenterium zwei verschiedene Funktionszustände der Endstrombahn, die sie als „Kompensationsstadium" und „Dekompensationsstadium" bezeichnen.

Kam es beim Hund nach einem größeren Blutverlust zu einem mäßigen Blutdruckabfall (70—50 mm Hg), so wurde ein Verschluß der Capillarsphincteren und eine starke Kontraktion der Zentralkanäle beobachtet, d. h. eine Reduktion des durchströmten Gefäßbettes; die terminale Strombahn zeigte eine erhöhte Adrenalinansprechbarkeit. Blieb der Schockzustand aber länger bestehen und wurde er irreversibel (Blutdruckabfall auf 45—35 mm Hg), so erweiterten sich die Capillarsphincteren und die Zentralkanäle, das Capillarbett wurde gleichmäßig hyperämisch, die Strömung verlangsamte sich zunehmend und blieb oft gänzlich stehen. Jetzt war die constrictorische Erregbarkeit der terminalen Strombahn vermindert oder aufgehoben. Die dem Capillarbett vorgeschalteten kleinsten bzw. kleinen Arterien blieben dagegen auch in der 2. Schockphase angeblich unverändert kontrahiert.

Diese Beobachtungen wurden dahingehend gedeutet, daß das Capillarbett in der reversiblen Schockphase seine Kapazität verkleinert, um die Verminderung des zirkulierenden Blutvolumens zu kompensieren. Nach länger bestehendem Schockzustand setzt dann eine allgemeine Dilatation der Endstrombahn, d.h. eine „Dekompensation" ein, und damit kommt es zum Übergang in die irreversible Schockphase, die auch durch Transfusionen nicht mehr behoben werden kann. ZWEIFACH und SHORR heben hervor, daß dieser Dekompensations- und Kompensationsmechanismus des Capillarbettes beim Schockgeschehen von der speziellen Genese des Schockzustandes *unab*hängig sei. Hier scheint uns aber zumindest eine Einschränkung notwendig zu sein:

Die von SHORR und von ZWEIFACH angenommene Verkleinerung des Capillarbettes *ohne Reduzierung des venösen Rückstromes* setzt als *allgemeines* Aufbauprinzip des Capillarbettes das Zentralkanalsystem voraus. Nur bei dieser Anordnung könnten die Capillaren aus der Zirkulation ausgeschaltet werden, ohne daß der Rückstrom in die Venen hierdurch wesentlich vermindert wird. Wie wir gezeigt haben, handelt es sich bei den Zentralkanälen aber um Sondereinrichtungen der Endstrombahn, die bisher nur an ganz bestimmten Geweben in größerer Zahl gefunden worden sind. Auch ist keineswegs jede Capillare mit einem Drosselmechanismus versehen. Es fragt sich also, ob die Zentralkanäle und die Capillarsphincteren wenigstens in dem hier vor allem interessierenden Splanchnicus-Gebiet so zahlreich sind, daß ihre Kontraktion zu einer wirksamen kompensatorischen Einengung des Capillarkreislaufs ausreicht.

Schließlich käme die besprochene Notfallreaktion der terminalen Strombahn nur bei solchen Schockzuständen in Frage, die auf einer Verkleinerung des zirkulierenden Blutvolumens beruhen. Bei Blutdrucksenkungen infolge einer Erweiterung der Widerstandsgefäße oder infolge eines Herzversagens wäre solch ein Mechanismus dagegen wirkungslos. Daher kann er praktisch nur im Zusammenhang mit dem Schock nach größeren Blutverlusten diskutiert werden. Das gleiche gilt sinngemäß für die Annahme einer „Dekompensation" des Capillarbettes (nicht der „Widerstandsgefäße"!!).

2. Beim Hypertonus

Beim Hypertonus des Tieres und des Menschen ist von verschiedenen Autoren eine Verstärkung des vasomotorischen Funktionsspiels der Endstrombahn mit Steigerung der Adrenalinempfindlichkeit und erhöhter Kontraktionsneigung beschrieben worden. Diese Beobachtungen können aber im Hinblick auf ihre *ursächliche* Bedeutung für den Hypertonus nur insoweit diskutiert werden, als sie sich auch auf die kleinsten und kleinen Arterien, d.h. auf die sog. „Widerstandsgefäße" erstrecken. (Vgl. „Terminale Strombahn und peripherer Widerstand" S. 74.)

KOCH u. NORDMANN (1928) fanden beim Kaninchen nach Ausschaltung der Blutdruckzügler zunächst eine Verengerung der dem eigentlichen Capillarbett (des Mesenteriums) vorgeschalteten nächsthöheren Arterien mit Strömungsbeschleunigung; erreichte der Hypertonus aber Werte über 160 mm Hg, so trat infolge einer zu heftigen Kontraktion dieser Arterien eine *Verlangsamung* der Strömung im Bereich der terminalen Strombahn ein. Dabei waren die *kleinsten* Arterien und die Arteriolen *erweitert*. Beim Kussmaul-Tennerschen Versuch (Abklemmung der Hirnarterien) und gleichzeitiger Ausschaltung der Blutdruckzügler trat sogar unter steilem Blutdruckanstieg ein Verschluß der vorgeschalteten Arterien und Strömungsstillstand im Capillarbett ein. Der Blutdruck schien also, wie auch SHORR und PATERSON u. BOHR hervorheben, nicht von der terminalen Strombahn, sondern von den nächsthöheren, vorgeschalteten Arterien abzuhängen. Auf Grund der starken Ischämie entspricht diese Hypertonusform dem gleich erwähnten Adrenalintyp.

ABELL u. PAGE (1942b) sahen erhebliche Spasmen der „Arteriolen" (kleinste Arterien?) an der Kaninchenohrkammer nach Erzeugung eines experimentellen

Nierenhochdrucks (Goldblatt-Technik). Das Gefäßkaliber war oft bis 50% verengt, jedoch kam es nie zur kompletten Strömungsunterbrechung. Vielmehr blieb die Strömung in den Capillaren und Venolen angeblich trotz der Spasmen praktisch unverändert. Der Effekt entsprach etwa der Wirkung einer Angiotonininjektion von 0,2—2,0 cm³ intravenös.

GREISMAN (1952/1956) beobachtete die Nagelwallcapillaren bei Hypertonikern und bei Normotonikern unter Noradrenalin- und Angiotonin-Infusion. Unter der Adrenalininfusion kam es schon *vor* Anstieg des diastolischen Blutdruckes zu einer starken Ischämie des Capillarbettes mit Verschwinden zahlreicher Capillaren und Strömungsstillstand; unter Angiotonininfusion sowie beim essentiellen Hypertonus dagegen blieb die Strömung unverändert, obwohl die Capillaren enger erschienen und die Adrenalinreaktivität der Arteriolen deutlich erhöht war. Selbst bei Anstieg des diastolischen Blutdrucks von 60 auf 90 mm Hg trat keine nachweisbare Durchblutungsstörung ein; daher fehlte auch die nach Adrenalininfusion übliche reaktive Hyperämie des Capillarbettes. Die Befunde nach Angiotoninbehandlung und bei essentieller Hypertonie waren nicht zu unterscheiden.

LANDAU u. DAVIS (1957), DAVIS u. LANDAU (1958) geben an, daß sie bei essentiellen Hypertonikern am Nagelwall und an der Conjunctiva bulbi häufig eine auffallende Verdünnung der Capillaren mit gleichzeitig erhöhtem Innendruck festgestellt haben. Sie lassen allerdings offen, ob es sich hierbei um ein rein funktionelles Phänomen handelt (vgl. hierzu das Problem der Capillarkontraktilität S. 40ff. und die Deutungsschwierigkeiten solcher Befunde beim Menschen S. 373ff.).

IIJIMA (1958) untersuchte die *größeren* Ohrgefäße des Kaninchens bei der Masugi-Nephritis und beim experimentellen renalen Hypertonus. Nach wiederholter intravenöser Nephrotoxin-Injektion kam es zu einer zunehmenden Dauer-Kontraktion der Ohrarterien mit Einschränkung ihres spontanen motorischen Funktionsspieles und Verkürzung der Acetylcholin-Dilatation. Nach Abklemmung einer Niere beobachtete IIJIMA zunächst eine labile, später eine fixierte Engstellung der Arterien. In beiden Fällen reagierten die Arterien auf lokale Reize mit einer verlängerten Kontraktion. Die (constrictorische) Histamin-Empfindlichkeit war dagegen nur bei der Masugi-Nephritis gesteigert. Im Endstadium des renalen Hypertonus konnte der anhaltende Kontraktionszustand der Arterien schließlich zu einer weitgehenden Blutleere des Ohres führen, womit sich ein gewisser Gegensatz zu den Beobachtungen von ABELL u. PAGE ergibt. Ob die allgemeine Engstellung der Arterien die *Ursache* des Hypertonus oder seine Folge darstellt, läßt IIJIMA offen. Er konnte nämlich manchmal nach 3—4 Monaten trotz gleichbleibendem Hochdruck eine Wiedererweiterung der Ohrarterien beobachten.

b) Infolge motorischer Funktionsstörungen und gleichzeitiger Alteration der Gefäßwand
1. Beim Histaminschock

Der Histaminschock führt am Capillarbett nicht nur zu schweren motorischen Funktionsstörungen, sondern auch zu *nicht*motorisch bedingten, auf eine Schädigung der Gefäßwand hinweisenden Störungen des Capillarkreislaufs.

IRWIN, WEILLE u. BURRAGE (1955) beobachteten das Capillarbett der Lunge (Kaninchen), der Leber und des Innenohres (Meerschweinchen) nach intravenöser Injektion von 8 mg Histaminphosphat/kg. An der Lunge und am Innenohr kam es zur Kontraktion der Arteriolen, arterio-venösen Anastomosen und Venolen, an der Leber dagegen zu einer Dilatation aller Gefäße mit anfänglicher Strömungszunahme. An allen 3 Organen waren die Capillaren weit und zahlenmäßig vermehrt. Die Strömung verlangsamte sich endlich unter Auftreten von Erythrocytenaggregaten, kleinen Embolien, Thrombenbildung und Blutungen. Nach etwa 10 sec trat der Tod ein. Insgesamt ähnelten die Vorgänge an der Endstrombahn weitgehend den Veränderungen beim anaphylaktischen Schock (s. weiter unten).

2. Beim Hypertonus

Neben funktionellen Störungen sind bei bestimmten Hypertonusformen auch morphologische Veränderungen des Capillarbettes beschrieben worden.

ZWEIFACH u. SHORR (1950) stellten beim künstlichen renalen Hochdruck der Ratte außer einer gesteigerten Adrenalinempfindlichkeit der terminalen Arteriolen und Capillarsphincteren eine *Hyperplasie* des mesenterialen Capillarbettes *mit Neubildung und vermehrter Schlängelung der Gefäße* fest. Diese morphologischen Veränderungen fehlten, wenn der Hypertonus durch DOCA und hohe Kochsalzzufuhr erzeugt wurde.

Ganz ähnliche Befunde erhoben LEE (1955b), LEE u. HOLZE (1951) — angeregt durch die Untersuchungen von ZWEIFACH u. SHORR — an der Conjunctiva bulbi des Menschen. Neben einer „allgemeinen Vasoconstriction" (infolge verstärkter Vasomotion mit verlängerten Kontraktionsphasen) und einer erhöhten Adrenalinempfindlichkeit fanden sie beim essentiellen Hypertonus eine vermehrte Schlängelung der Arteriolen, Capillaren und Venolen. Diese morphologischen Gefäßveränderungen wurden auch beim Cushing-Hochdruck nachgewiesen, *fehlten aber beim Phäochromocytom* trotz persistierenden Hochdrucks.

Auch LACK u. Mitarb. (1949) stellten bei Hypertonus-Patienten eine Verengerung, Wandverdickung und vermehrte Schlängelung der Capillaren an der Conjunctiva bulbi fest; außerdem war eine intravasculäre Erythrocytenaggregation in mehr oder minder starkem Maße vorhanden.

Alle diese Veränderungen — soweit sie sich auf den *Menschen* beziehen — waren nicht in jedem Einzelfall überzeugend nachweisbar und fanden sich seltener auch bei Normalpersonen bzw. bei normotonen Patienten; sie zeigten aber eine statistisch signifikante Korrelation zum Hypertonus[1]. Sowohl ZWEIFACH u. SHORR als auch LEE u. HOLZE kommen zu dem Schluß, daß die Veränderungen des Capillarbettes *keine ursächliche Bedeutung* für den Hypertonus haben, sondern sekundäre Erscheinungen darstellen. Außerdem folgern sie aus ihren Beobachtungen, daß der renale und der essentielle Hypertonus einen anderen Mechanismus haben müßten als der nebennierenbedingte Hypertonus.

3. Bei der Anaphylaxie

ABELL u. SCHENCK (1938) und EBERT u. WISSLER (1951a und b) beobachteten bei der Serumkrankheit (Sensibilisierung mit Pferdeserum) an der Kaninchenohrkammer einen pathologischen Tonusverlust der Arteriolen mit Endothelschwellung, Haftenbleiben der Leukocyten und

---

[1] Ausführlichere Darstellung dieser Befunde im speziellen Teil, S. 401.

Bildung von Plättchen- und Leukocyten-,,Thromben" als Zeichen einer Wandschädigung. Aus den kleinen Venen kam es zu verstärkter Leukocytendiapedese[1].

Durch Cortison konnten der arterioläre Tonusverlust sowie die Thrombenbildung verhindert und die Endothelschwellung weitgehend vermindert werden; die Leukocyten blieben nur noch an den kleinen Venen haften, ihr Austritt wurde stark gehemmt. Der Cortisoneffekt, der mit schönen Mikrophotogrammen belegt ist, wird von EBERT u. WISSLER (b) als ,,Schutzwirkung" auf die Gefäßwand angesehen.

IRWIN, WEILLE u. Mitarb. (1955/59) berichten über ähnliche Beobachtungen am Capillarbett des Innenohres (Stria vascularis des Meerschweinchens), der Leber (Kaninchen, Meerschweinchen) und der Lunge (Meerschweinchen) beim anaphylaktischen Schock. In den ersten 2 min wurden am Ligamentum spirale nur vasomotorische Phänomene beobachtet, und zwar Kontraktionen an den Arteriolen, arterio-venösen Anastomosen und kleinen Venen; anschließend kam es dann rasch zu einer Dilatation der Venen. Verlief der anaphylaktische Schock verzögert, und trat der Exitus erst nach 5—10 min ein, so kamen eine Anreicherung der Leukocyten im Randstrom mit ,,sticking", eine intravasculäre Erythrocytenaggregation und die Bildung kleiner weißer Thromben hinzu. Die Arteriolen wurden durch kleine ,,Emboli" (wahrscheinlich blood sludge-Aggregate!) verstopft. An der Leber wurde bei raschem Schocktod ein Verschluß der abführenden Sinus-Sphincteren mit Dehnung der Sinus beobachtet; *die ganze Leber war stark blutgefüllt.* Trat nicht sofort der Tod ein, so kam es zur Thrombenbildung, zu kleinen Embolien und zu Blutungen. An der Lunge dagegen stand im Beginn des anaphylaktischen Schockes eine hochgradige Kontraktion der Arteriolen und Venolen im Vordergrund; die Gefäße wurden oft unsichtbar, *die Lunge erschien makroskopisch blaß und blutleer.* Im übrigen kam es bei längerem Verlauf zu den gleichen Störungen wie an der Stria vascularis und an der Leber. Überstanden die Versuchstiere den Schock, so bildeten sich die motorischen Gefäßstörungen nach 10—15 min und die übrigen Veränderungen innerhalb 1 Std wieder zurück. Nur die embolischen und thrombotischen Gefäßverstopfungen blieben bestehen.

NAUMANN (1961) beobachtete kürzlich das Capillarbett der Nasenschleimhaut des Kaninchens während des anaphylaktischen Schocks (Pferdeserum). Nach vorübergehender allgemeiner Vasoconstriction kam es zu einer Erweiterung der Strombahn mit langdauernder Strömungsbeschleunigung. Außerdem wurden — wie in den Versuchen von ABELL u. SCHENCK, IRWIN u. Mitarb. — erhöhte Aggregationstendenz der Erythrocyten, Leukocyten-Auswanderung und Bildung weißer Emboli festgestellt.

---

[1] Eine ähnliche Beobachtung machten LECOMTE u. HUGUES (1952) am Kaninchen-*Mesenterium* nach Sensibilisierung gegen Pferde-Serum.

Von IIJIMA (1957a) liegen sehr sorgfältige Lebendbeobachtungen an den größeren Arterien des Kaninchenohres während einer lokalen und allgemeinen Anaphylyxie vor. Sowohl beim anaphylaktischen Schock als auch beim Arthus-Phänomen kam es zu einer hochgradigen spastischen Blutleere des Kaninchenohres mit nachfolgender vorübergehender Steigerung der Vasomotion. Der Autor kommt daher zu dem Schluß, daß die Anaphylaxie ganz allgemein zu einer erhöhten Kontraktionsneigung der Arterien führe. Dies gilt aber offenbar nur für größere, außerhalb der eigentlichen terminalen Strombahn gelegene Gefäße. Die erhöhte motorische Erregbarkeit der Arterien erstreckte sich in seinen Beobachtungen nicht nur auf das Antigen, sondern auch auf unspezifische Reize, insbesondere auf Histamin (1957b).

Nach diesen Beobachtungen scheinen die vasomotorischen Funktionsstörungen beim anaphylaktischen Schock nicht an allen Körperregionen gleichsinnig abzulaufen. Dagegen kommt es offenbar in jedem Fall bei längerem Bestand der Anaphylaxie zu Veränderungen der Gefäßwand (Leukocyten-sticking, Thrombenbildung, Blutungen) und des strömenden Blutes (Erythrocytenaggregation); diese sind aber grundsätzlich *reversibler* Natur.

4. Bei Vitamin C-Mangel (Skorbut)

Beim experimentellen Skorbut des Meerschweinchens beobachteten LEE u. LEE (1947) eine erhebliche Verminderung der spontanen Vasomotorik und der Adrenalinansprechbarkeit der mesenterialen Endstrombahn. Die Capillarsphincteren waren ständig weit offen, die Strömung allgemein verlangsamt und gleichmäßig. Der intermittierende Strömungscharakter war aufgehoben. Auch die kleinen Venen schienen weiter als normal. Die sonst bei Zappeln der Tiere einsetzende Vasoconstriction blieb aus. Bestreichen des Mesenteriums mit einem feinen Haar führte viel leichter als bei Kontrolltieren zu Blutaustritten, die LEE u. LEE als Rhexis-Blutungen ansehen; sie waren vorwiegend auf der venösen Seite des Capillarbettes lokalisiert, wo auch Erweiterung und Strömungsverlangsamung am deutlichsten ausgeprägt erschienen.

Als Ursache dieses abnormen funktionellen Verhaltens der terminalen Strombahn bei Vitamin C-Mangel diskutieren LEE u. LEE in Anlehnung an Beobachtungen von ZWEIFACH, SHORR u. FURCHGOTT eine Störung der Nebennierenrinden-Funktion, die normalerweise von maßgeblichem Einfluß auf den Tonus speziell der terminalen Arterien und Arteriolen sein soll.

5. Nach Nebennieren-Entfernung

Die intakte Nebennierenrinde stellt offenbar eine ganz wesentliche Voraussetzung für das normale vasomotorische Funktionsspiel der Endstrombahn und ihre Regulation dar.

SHULMAN, WYMAN u. FULTON (1954) stellten fest, daß es an der Hamsterbackentasche nach Nebennierenexstirpation zu einer Abnahme der Adrenalinansprechbarkeit der Arterien (allerdings ohne Tonusverlust), zu einer Strömungsverlangsamung in den Capillaren durch Hämokonzentration und zur Blutungsneigung kam; wurde nun Cortison gegeben, so besserte sich die Blutungsneigung, die Adrenalinansprechbarkeit nahm zu, und es traten arterioläre Kontraktionen auf. Auch CHAMBERS u. ZWEIFACH sahen nach Adrenektomie am Rattenmesenterium eine Hämokonzentration; außerdem waren — in Übereinstimmung mit den Beobachtungen von EBERT u. WISSLER, aber im Gegensatz zu den Befunden von SHULMAN, WYMAN u. FULTON — arterieller Tonus und Vasomotion aufgehoben. AKERS, HERSHEY u. ZWEIFACH sahen ebenfalls nach Adrenektomie eine Herabsetzung der Reaktivität des Capillarbettes. Daß Cortison einerseits die Permeabilität der Gefäßwand herabsetzt und andererseits die constrictorische Erregbarkeit der kleinen Arterien und Arteriolen steigert, wurde auch von anderer Seite beobachtet (ASHTON u. COOK; SHULMAN, WYMAN u. FULTON). Es scheint sich hier um zwei unabhängige Wirkungen zu handeln, deren eine sich auf die Reaktivität der glatten Muskulatur, deren andere sich auf die Gefäßwand selbst bezieht. Vielleicht liegt hier der Schlüssel zum Verständnis mancher therapeutischer Cortisonwirkungen in der Klinik.

6. Nach Röntgen-Totalbestrahlung[1]

FULTON, LUTZ, JOFTES u. MAYNARD (1952) beobachteten allgemeine Störungen des Capillarkreislaufs nach *Ganzkörper-Röntgenbestrahlung* an den Backentaschen des Hamsters. Und zwar kam es bei einer LD_{50} (1200 r) zur weißen Thrombose in den kleinen Venen mit Embolusbildung, zur Anreicherung und zum Haftenbleiben der Leukocyten an den Gefäßwänden (ohne Korrelation zur Leukocytenzahl im peripheren Blutausstrich!) und zu petechialen Blutungen. 12 Std vor dem Tode wurden Erythrocytenaggregationen festgestellt, die aber so locker blieben, daß sie sich an Verzweigungsstellen auflösten und nicht zur Verstopfung der Gefäßlichtung führten. Am Fledermausflügel beobachteten SMITH, SUIHLA u. PATT (1949) nach Totalbestrahlung des Tieres mit 10000—60000 r lediglich ein mehrere Tage anhaltendes Leukocyten-„sticking". Nach 36 Std bis zum Eintritt des Todes war die Viscosität des Blutes erhöht (wahrscheinlich intravasculäre Erythrocyten-Aggregation).

7. Nach Einwirkung von Bakterien-Endotoxinen

Nach parenteraler Verabreichung von Bakterienstoffen sind sowohl motorische Funktionsstörungen (vor allem Änderungen der „Reaktivität") als auch Zeichen einer Gefäßwandschädigung als Fernsymptome beschrieben worden.

So beobachtete ALGIRE schon 1946 das Auftreten von Ödem, Erythrocytenaggregation und Verstopfung der kleinsten Blutgefäße im Bereich des Muskelgewebes der Mäuserückenkammer nach intraperitonealer Verabreichung von Polysacchariden des Bacterium prodigiosum. Später sah er, zusammen mit LEGALLAIS u. ANDERSON (1952), am gleichen Objekt auch einen Verlust des vasomotorischen Funktionsspiels, Hämokonzentration und „Stasen" (Verstopfung mit

---

[1] Die örtliche Wirkung von Röntgenstrahlen auf das Capillarbett von Tumoren wird auf S. 246 besprochen.

Ery-Aggregaten ?); die Strömung in den Capillaren war oft ausgesprochen „schlammig". Schwere Zirkulationsstörungen mit Blutungen und Nekrosen traten im Bereich transplantierter Sarkome auf; ALGIRE bezieht diese aber nicht auf die Endotoxinwirkung selbst, sondern auf die durch diese induzierte Hypotonie (vgl. hierzu S. 243ff.).

ZWEIFACH, NAGLER u. THOMAS (1956), THOMAS, ZWEIFACH u. BENACERRAF (1957) haben sich besonders intensiv mit der Wirkung der Bakterien-Endotoxine auf das Capillarbett befaßt. 30 min nach intravenöser Injektion einer subletalen Endotoxindosis beobachteten sie am Mesenterium der Ratte eine gesteigerte und verlängerte Adrenalinkontraktion. Diese Hyperreaktivität dauerte 6 Std. Bei letalen Endotoxindosen war die Phase der gesteigerten Reaktivität nur kurz und wurde von einer zunehmenden Reaktionslosigkeit des Capillarbettes gefolgt. Nur die größeren Arterien und Venen behielten ihre Reaktivität; ja, die Venen zeigten sogar manchmal eine isolierte constrictorische Erregbarkeitssteigerung. Besonders eigenartig ist die Beobachtung von THOMAS, ZWEIFACH u. BENACERRAF, daß die gleichzeitige Verabreichung von Endotoxin und Adrenalin sowohl am Rattenmesenterium als auch an der Kaninchenhaut (histologische Untersuchung) Capillarstasen, petechiale Blutungen und Nekrosen hervorruft. Auf welche Weise das Adrenalin in Gegenwart von Bakterien-Endotoxin die Gefäßwand schädigen soll, obwohl Spasmen hierbei *nicht* auftreten, bleibt unklar. Auf Grund der ähnlichen Kombinationswirkung von Serotonin und Adrenalin nehmen die Autoren an, daß der Endotoxineffekt wahrscheinlich auf einer Freisetzung von Serotonin beruht.

Fassen wir zusammen, so sind die hier angeführten allgemeinen Störungen des Capillarkreislaufs unter verschiedenen pathologischen Bedingungen meist komplexer Natur und daher zum Teil sehr ähnlich. Fast immer kommt es gleichzeitig zu einer Änderung der constrictorischen „Empfindlichkeit", zu Störungen des motorischen Funktionsspiels und zu einer Wandschädigung mit den entsprechenden Zirkulationsstörungen.

c) Infolge einer Veränderung des strömenden Blutes (blood sludge-Phänomen)

Unter den generalisierten Störungen des Capillarkreislaufs hat die intravasculäre Aggregation der Erythrocyten mit den durch sie bedingten Zirkulationsänderungen bei weitem die stärkste Beachtung gefunden; nach HARDING u. KNISELY (1958) sind hierüber seit 1947 über 500 Mitteilungen (darunter mehrere monographische Abhandlungen) erschienen. Die krankhafte Zusammenballung der roten Blutkörperchen innerhalb der Gefäßlichtung beruht auf einem Verlust der Suspensionsstabilität des Blutes und wird im neueren Schrifttum meist als „blood sludge" oder „sludging" (KNISELY) bezeichnet. Eine Trennung des Blutes in Erythrocyten-Klümpchen und reines Plasma kann bei Überschreitung eines bestimmten Ausmaßes durch Steigerung der „Viscosität" zur Strömungsverlangsamung und bei Überschreitung einer bestimmten Aggregat-Größe zur Verstopfung der kleinsten Blutgefäße führen.

Das ungewöhnlich große Interesse an diesem Vorgang erklärt sich vor allem aus der Tatsache, daß das blood sludge-Phänomen im Gegensatz zu manchen anderen Störungen des Capillarkreislaufs auch am *Menschen* (an der Conjunctiva bulbi) ohne größeren technischen Aufwand beobachtet werden kann und bei verschiedenen Krankheiten häufig festgestellt wird.

Grundsätzlich war die Möglichkeit einer intravitalen Zusammenballung der Erythrocyten schon lange bekannt. 1920 hat z. B. der Schwede PLOMAN auf Anregung von FÅHRAEUS an den Augenhintergrundgefäßen Erythrocyten-Aggregate beobachtet und ihre Beziehung zur Blutkörperchensenkung in vitro erkannt.

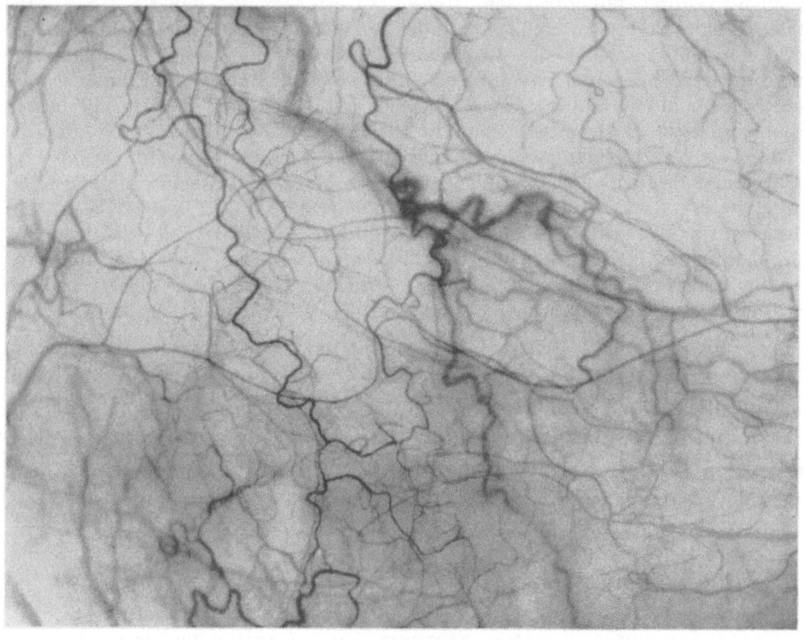

a

Abb. 35 a u. b.   Intravasculäre Erythrocyten-Aggregation beim Menschen. Conjunctiva bulbi.
a Normalbefund. Nahezu alle Gefäße sind von einem homogenen Blutfaden durchströmt.
Keine Aggregatbildung

1922 machte der Gynäkologe LINZENMAIER auf Zirkulationsänderungen an den Nagelwallcapillaren von Schwangeren infolge einer Zusammenballung der Erythrocyten aufmerksam und beobachtete ebenfalls einen Zusammenhang des Phänomens mit der Blutsenkung. 1938 beschrieb VELJENS, ein Mitarbeiter von FÅHRAEUS, eine starke Körnelung des Blutes in den Nagelwallcapillaren bei erhöhter Senkungsgeschwindigkeit. Allgemeine Beachtung hat das den meisten Klinikern nur als „Geldrollenbildung" oder „körnige Strömung" bekannte und häufig als ausschließlich physiologisch angesehene Phänomen der intravasculären Erythrocyten-Aggregation aber erst seit den systematischen Untersuchungen von KNISELY und seinen Mitarbeitern (ab 1940) gefunden.

KNISELY beobachtete eine Neigung der Erythrocyten zur Aggregatbildung mit Viscositätserhöhung des strömenden Blutes und Verstopfung kleinster Blutgefäße zuerst bei der Malaria des Affen (1940, mit STRATMAN-THOMAS u. ELIOT).

Später löste er die gleichen Veränderungen des Blutes auch durch lokale Traumen aus (mit ELIOT u. BLOCH 1945); dabei fand er die Aggregat-Bildung nach ausgedehnteren Traumen auch *weit entfernt vom Ort der experimentellen Einwirkungen,* z. B. in den Gefäßen der Conjunctiva bulbi. Er stellte daher die Theorie auf, daß das blood sludge-Phänomen auf der Wirkung eines speziellen Stoffes beruht, der aus geschädigtem oder traumatisiertem Gewebe freigesetzt wird, in die Blutbahn gelangt und nun auch in entfernten Gefäßbezirken eine Aggregation der Erythro-

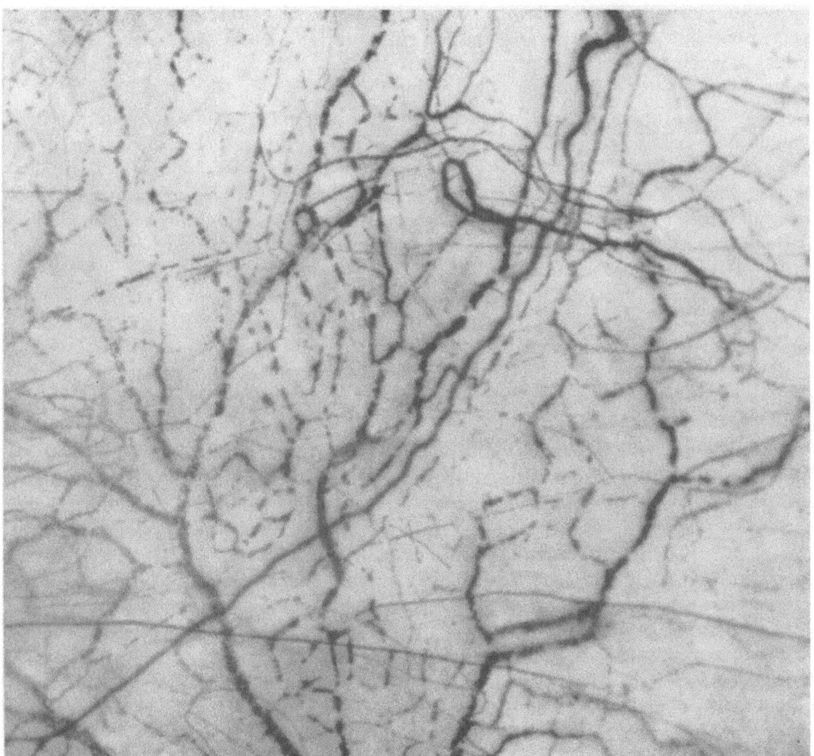

Abb. 35 b. Hochgradiges „sludging". Starke Verklumpung der Erythrocyten in Arteriolen, Capillaren und Venolen. (Diese beiden Aufnahmen wurden mir freundlicherweise von Herrn Dozent Dr. H. HARDERS, I. Medizinische Klinik Hamburg-Eppendorf, überlassen)

cyten hervorruft. Die unmittelbare Ursache der sludge-Bildung sah er auf Grund von Dunkelfelduntersuchungen an Blutproben von malariakranken Affen in einem glasigen, rigiden Präcipitat-Film auf der Erythrocytenoberfläche, der die roten Blutkörperchen zu kleineren und größeren Aggregaten verbindet. Nach ihrer Form, Festigkeit, Größe und nach ihrem Verhalten in der Blutbahn unterschied er (1947, zusammen mit BLOCH, ELIOT u. WARNER) verschiedene Arten von Aggregaten, und zwar „basic masses", „charge aggregates" und „mixed sludge". Als „basic masses" oder abgekürzt „basics" werden von ihm die kleinsten Aggregate bezeichnet, die bei der Passage enger Arteriolen oder an Verzweigungsstellen von Capillaren nicht in kleinere Teile zerfallen und gegebenenfalls den Baustein für größere Erythrocytenverklumpungen darstellen. Die „charge aggregates" setzen sich aus mehreren „basic masses" zusammen, zerbröckeln an den Aufzweigungen der Arteriolen oft in kleinere Teilstücke, um sich auf der venösen Seite des Capillarbettes wieder zu größeren Partikeln zu vereinigen; dabei sollen sie sich wie elektrisch geladene Teilchen oder Magnetkugeln gegenseitig anziehen, was zu ihrem Namen *charge* aggregates Anlaß gegeben hat (BLOCH 1956).

In der Folgezeit wurde das sludge-Phänomen von KNISELY und seinem Mitarbeiterkreis sowie von einer Reihe anderer Autoren praktisch bei allen schwereren Erkrankungen des Menschen (an der Conjunctiva bulbi) und nach mannigfachen experimentellen Eingriffen (am Mesenterium und an der Conjunctiva bulbi des Tieres) nachgewiesen (KNISELY u. BLOCH 1942, 1945). Eine Übersicht hierüber findet sich in der Monographie von BLOCH 1956.

Besonders starkes Ausmaß zeigt das sludge-Phänomen beim post-traumatischen Schock und beim Verbrennungsschock des Tieres und des Menschen. So beobachteten BIGELOW, HEIMBECKER u. HARRISON im Tierversuch nach Traumatisierung der unteren Extremitäten im Verlaufe der folgenden Stunden eine Strömungsbehinderung und Verstopfung der Konjunktival-Gefäße durch blood sludge-Aggregate; diese erreichte nach 12—24 Std ihren Höhepunkt, um sich innerhalb von 5—10 Tagen wieder zurückzubilden. Im Gefolge der Gefäßverschlüsse wurde oft eine Permeabilitätssteigerung mit Ödem festgestellt, die BIGELOW als Ausdruck einer „hypoxämischen" Gefäßwandschädigung ansieht. BURRAGE u. IRWIN (1953a) beschrieben eine intravasculäre Erythrocyten-Aggregation in den Lungencapillaren des Kaninchens beim anaphylaktischen Schock. SWANK u. CULLEN (1953) stellten entsprechende Veränderungen des strömenden Blutes an der Hamsterbackentasche nach Fettfütterung fest.

Die *gradmäßige Einteilung des „sludging"* erfolgte zunächst oft nach der Aggregat-Größe (unter anderem ODELL, ARAGON u. POTTINGER 1947, HIRSCHBOECK u. WOO 1950), später — als sich dieses System aus verschiedenen Gründen nicht bewährte — danach, ob die Aggregate nur in den Venolen, auch in den Capillaren oder sogar in den terminalen Arteriolen nachweisbar sind (DITZEL 1955, WEIS-FOGH 1957). COPLEY (1958a) unterschied schließlich zwischen reversiblen „Aggregaten" und irreversiblen „Agglutinaten" immunbiologischer und nicht-immunbiologischer Natur.

SAUNDERS u. KNISELY (1954) untersuchten *die Größenordnung der mit sludge-Aggregaten embolisch verstopften Gefäße* und kamen zu dem Resultat, daß bei verschiedenen Versuchstieren hauptsächlich Gefäße von 8—20 μ Durchmesser verstopft werden, wobei der embolische Vorgang mit einer Dehnung der Gefäßlichtung um mehrere μ verbunden sein kann. Die sludge-Embolie beschränkt sich also auf Gefäße *mikroskopischer* Größenordnung, und zwar vorwiegend auf terminale Arteriolen und Capillaren. Beim Menschen können die Aggregate nach BLOCH (1956) im Extremfall in den kleinen Venen einen Durchmesser von 80 μ und eine Länge von 225 μ erreichen; im Durchschnitt sind sie aber viel kleiner; nach physikalischen Traumen (Verletzungen, Verbrennungen) soll eine Teilchengröße von 20—40 μ und bei der Tuberkuloseinfektion eine solche von 10—13 μ überwiegen.

Die wichtigsten *Auswirkungen des blood sludge* sahen KNISELY u. Mitarb. in einer Viscositätserhöhung des Blutes mit Verlangsamung der Strömung, in einer intravasculären Sedimentierung der aggregierten Erythrocyten („settling", KNISELY u. WARNER 1954; HARDING u. KNISELY 1958) sowie in einer embolischen Verstopfung der Endstrombahn mit nachfolgender Sauerstoffmangelschädigung der Gefäßwände und des Gewebes. Sind mehr als 50% aller Erythrocyten aggregiert, so kommt es nach BLOCH (1956) zu einer Permeabilitätssteigerung und zur vermehrten Schlängelung der Gefäße.

Über die *klinische Bedeutung* der intravasculären Erythrocyten-Aggregation gehen die Ansichten bis in die jüngste Zeit außerordentlich auseinander. Während z. B. FÅHRAEUS (1948) annimmt, daß zwischen der Geldrollenbildung der Erythrocyten und dem „sludging" nur graduelle Unterschiede bestehen, und daß es sich bei der intravasculären Erythrocyten-Aggregation meist um ein physiologisches Phänomen handelt, beharren KNISELY und seine Mitarbeiter, vor allem BLOCH, trotz aller Anfechtungen auf dem Standpunkt, daß das von ihnen als „blood sludge" bezeichnete Ballungsphänomen von der Geldrollenbildung grundsätzlich verschieden sei und in jedem Fall ein Krankheitszeichen darstelle; normalerweise stoßen sich die Erythrocyten nach KNISELY innerhalb der Blutbahn gegenseitig ab und werden erst durch einen pathologischen Eiweißniederschlag in Form eines klebrigen Oberflächenfilms zu sludge-Aggregaten verbunden. HARDERS schließlich, der sich in einer sehr ausführlichen und kritischen Studie mit dem Problem des blood sludge auseinandergesetzt hat (1955), kommt zu dem Schluß, daß auch die intravasculäre „Geldrollenbildung" schon ein pathologisches Strömungsphänomen sei und auf dem Zusammentreffen einer leichten Minderung der Suspensionsstabilität des Blutes mit einer Strömungsverlangsamung beruhe. Die pathogenetische Bedeutung des blood sludge-Phänomens wurde in den meisten Fällen aus seinem zeitlichen Zusammentreffen mit lokalen oder allgemeinen Zirkulationsstörungen (insbesondere beim traumatischen Schock und bei Verbrennungen) und aus der Parallelität zwischen dem Ausmaß der Aggregatbildung, der Senkungsbeschleunigung und den jeweils vorliegenden Krankheitszeichen abgeleitet. Leider wurden dabei aber häufig konkrete Beobachtungstatsachen und Spekulationen unlösbar miteinander verquickt. Es meldeten sich bald Kliniker zu Wort, die sich nicht in jedem Fall von einer engen Korrelation zwischen blood sludge, Senkungsgeschwindigkeit und Schwere des Krankheitsbildes überzeugen konnten, und die „sludging" sogar bei ganz gesunden Personen beobachteten (LAUFMAN u. Mitarb. 1950/51; ROBERTSON, WOLF u. WOLFF 1950; HIRSCHBOECK u. WOO 1950; BALLY 1951; WEIS-FOGH 1957; SNOW 1957 u. a.). LAUFMAN (1951) unterzog die zum Teil unhaltbaren Hypothesen über die pathophysiologische Bedeutung des sludging einer strengen methodologischen Kritik, die allerdings ihrerseits in manchen Punkten wiederum über das Ziel hinausschoß. Auf jeden Fall wurde man in der Folgezeit mit der klinischen Bewertung des blood sludge-Phänomens wieder zurückhaltender.

Während sich viele Untersucher, vor allem KNISELY u. Mitarb., im wesentlichen auf eine direkte Lebendbeobachtung des sludging und seiner kreislaufmechanischen Folgen am Tier und Menschen beschränkten, sind seit 1950 darüber hinaus von verschiedener Seite umfangreiche Laboratoriumsuntersuchungen und in vitro-Teste an Blutproben von blood sludge-Patienten durchgeführt worden (THORSÉN u. HINT 1950; DITZEL 1955 u. 1959; GELIN 1956; WEIS-FOGH 1957 u. a.). Diese auf breitere Basis gestellten Versuche vermochten die Entstehungsbedingungen der intravasculären Aggregation ganz wesentlich zu erhellen und haben vor allem zu dem wichtigen Resultat geführt, daß sich hinter dem Erscheinungsbild des „sludging" ganz verschiedenartige Vorgänge unterschiedlicher Bedeutung verbergen können; hieraus erklären sich viele der bis heute noch herrschenden Meinungsverschiedenheiten über die Beziehung des „sludging" zur Geldrollenbildung und zur Blutsenkung sowie über seine pathogenetische Bedeutung.

1. Die Entstehungsbedingungen
der intravasculären Erythrocyten-Aggregation

α) Die Bedeutung der Plasmaproteine

Das blood sludge-Phänomen zeigt, wie nahezu alle Untersucher, besonders ODELL, ARAGON u. POTTINGER (1947), THORSÉN u. HINT (1950), DITZEL (1955), HARDERS (1955), WEIS-FOGH (1957) und MADOW (1960), nachweisen konnten, eine *enge Beziehung zur Senkungsgeschwindigkeit* der roten Blutkörperchen. FÅHRAEUS hatte 1921 in seiner klassischen Monographie über die Suspensionsstabilität des Blutes gezeigt, daß die Senkungsbeschleunigung auf einer Erythrocytenaggregation in vitro und diese wieder auf einer Störung der Suspensionsstabilität des Blutes beruht. An diese Untersuchungen knüpften THORSÉN u. HINT 1950 mit einer grundlegenden und gewissenhaften Studie über das blood sludge-Phänomen an.

Sie hoben bei der Ratte die Suspensionsstabilität des Blutes durch intravenöse Injektion von hochmolekularem Dextran, von Fibrinogen und Thrombin auf und beobachteten dabei gleichzeitig den Kreislauf des Omentums. Erreichten die injizierten großmolekularen Kolloide eine bestimmte Konzentration im Blut, so kam es zu einer starken Erythrocyten-Aggregation. THORSÉN u. HINT konnten nun zeigen, daß für die Bildung solcher Aggregate die Zahl, das Gewicht und die Asymmetrie der zugeführten Kolloid-Moleküle entscheidend sind. Jedes Kolloid hat seine für die Auslösung des Ballungsphänomens kritische Molekülgröße und Konzentration. Durch Injektion *nieder*-molekularer Dextranlösung war es ihnen dagegen möglich, die Aggregationstendenz der Erythrocyten wesentlich herabzusetzen.

GELIN (mit LÖFSTRÖM 1954, 1956) und DITZEL (1955, 1959) bestätigten diese Beobachtungen und ergänzten sie dahingehend, daß auch die *spontane* blood sludge-Bildung bei verschiedenen Krankheitszuständen (z.B. beim Diabetes mellitus) durch eine Verschiebung der Plasma-Proteine zugunsten der großmolekularen Globuline ausgelöst wird, ganz ähnlich, wie dies FÅHRAEUS für die Senkungsbeschleunigung nachgewiesen hatte. Damit war eine Erklärung für die Beziehungen zwischen der Senkungsgeschwindigkeit und dem sludging gefunden.

GELIN (1956) untersuchte die Beziehungen der intravasculären Erythrocyten-Aggregation zur Relation der Plasma-Proteine am Kaninchen und am Menschen nach Frakturen. Dabei stellte er fest, daß die (an der Conjunctiva bulbi beobachtete) Aggregatbildung immer mit einer charakteristischen Verschiebung der Bluteiweißkörper verbunden war, und zwar im Sinne eines Abfalls des Albumins bei gleichzeitigem Anstieg der Globuline, speziell des α_2-Globulins und des Fibrinogens. Das sludging war meist eng mit der Senkungsgeschwindigkeit korreliert. Ebenso wie THORSÉN u. HINT konnte er eine intravasculäre Aggregation sowie eine Senkungsbeschleunigung durch intravenöse Injektion von hochmolekularer Dextranlösung auslösen und durch niedermolekulare Dextranlösung zum Rückgang bringen. Schon 1954 hatte er mit LÖFSTRÖM gezeigt, daß die Erythrocytenaggregation bei der künstlichen Hypothermie (s. auch weiter unten) ebenfalls durch Infusion niedermolekularen Dextrans abgeschwächt werden kann.

DITZEL (1959 a) beobachtete am Menschen und im Tierversuch bei Vorliegen von blood sludge ebenfalls ein Absinken der Albumin-Globulin-Relation; und zwar begann die Aggregation, wenn sich das Albumin/Globulin-Verhältnis von 1,36 auf 0,95 verschob. Entscheidend war dabei ein Anstieg von α_1-, α_2- und β-Globulin. Zum γ-Globulin konnte er dagegen keine Beziehung nachweisen. Eine Gesamt-Eiweißerhöhung im Blut war zur Auslösung des blood sludge-Phänomens nicht erforderlich (zu dem gleichen Resultat war FÅHRAEUS 1921 für die Senkungsbeschleunigung gekommen).

Darüber hinaus konnten SWANK u. CULLEN (1953) tierexperimentell, HARDERS (1956a) und DITZEL (1959a) klinisch eine Beziehung des sludging zu den Lipoproteinen, zur Lipämie nachweisen. SWANK u. CULLEN lösten eine beträchtliche Aggregationstendenz am Goldhamster, HARDERS an gesunden Versuchspersonen durch Fettfütterung aus (s. weiter unten). DITZEL stellte bei Patienten mit Diabetes und Nephropathie eine Korrelation zwischen Lipoproteinspiegel (vor allem α- und β-Fraktion) und sludging fest (1955).

Schließlich läßt sich, wie LAUFMAN u. Mitarb. 1950 festgestellt haben, das blood sludge-Phänomen zusammen mit einer Senkungsbeschleunigung nicht nur durch intravenöse Injektion von Fibrinogen und Gelatine, sondern auch durch Hyaluronsäure und Desoxyribonucleinsäure hervorrufen.

Damit dürfte wohl als bewiesen gelten, daß Veränderungen und Verschiebungen der Plasma-Proteine bei der spontanen blood sludge-Entstehung am Menschen eine entscheidende Rolle spielen, und daß das sludging häufig auf den gleichen Ursachen beruht wie die Senkungsbeschleunigung.

β) Veränderungen der Erythrocytenoberfläche (Niederschlag von Protein)

Darüber, auf welche Weise eine quantitative oder qualitative Veränderung der Plasma-Proteine die Aggregation der Erythrocyten bewirkt, und welche Kräfte die Aggregate zusammenhalten, herrscht noch Unklarheit. Die einen Autoren denken an eine physikalische Modifizierung der Erythrocytenoberfläche mit Änderung ihrer elektrischen Ladung durch die adsorbierten Proteine, die anderen glauben, daß die quantitativ vermehrten oder qualitativ abweichenden Plasma-Eiweißkörper sich als filmartiger, klebriger Überzug (coating, Hüllsubstanz) auf den Erythrocyten niederschlagen und sie auf diese Weise miteinander verkleben.

KNISELY u. Mitarb. waren auf Grund ihrer eingangs schon erwähnten Dunkelfelduntersuchungen an Blutproben von malariakranken Affen als erste zu der Ansicht gelangt, daß eine rigide, klebrige Substanz die Erythrocyten-Aggregate verbindet und zusammenhält. Dies ist auch der Grund, warum KNISELY so beharrlich an seinem Standpunkt festhält, daß die intravasculäre Erythrocyten-Aggregation im Gegensatz zur Geldrollenbildung in vitro stets ein *pathologisches* Phänomen sei.

KNISELY glaubte ursprünglich, daß ein ganz bestimmter spezifischer Stoff aus geschädigtem Gewebe in die Blutbahn freigesetzt würde und zu dem sludge-bildenden Niederschlag auf den Erythrocyten führe. Dies ist aber angesichts der sehr verschiedenartigen Grundkrankheiten, die mit sludging einhergehen, ganz unwahrscheinlich geworden (WEIS-FOGH 1957). Dagegen wurde die Theorie von KNISELY durch THORSÉN u. HINT und durch DITZEL in der Folgezeit insofern neu belebt, als diese Untersucher auf Grund direkter und indirekter Beobachtungen zu der Vermutung kamen, daß sich die beim sludging jeweils im Plasma vermehrten Proteine auf den Erythrocyten niederschlagen und damit tatsächlich einen feinen, die unmittelbare Ursache der Aggregation darstellenden klebrigen Überzug bilden.

So bemerkten THORSÉN u. HINT bei ihren Dextran-Versuchen manchmal dünne, viscöse Fäden zwischen den aggregierten Erythrocyten und nahmen an, daß es sich dabei um einen Kolloid-Niederschlag handelt.

DITZEL (1955) untersuchte Blutproben von Diabetikern mit Nephropathie und konnte in der Spülflüssigkeit aggregierter Erythrocyten auf elektrophoretischem Wege Eiweiß nachweisen. Er glaubt, daß diese Proteine von der Erythrocytenoberfläche stammen und für die Aggregation verantwortlich seien (es handelte sich dabei vor allem um Fibrinogen und α_2-Globuline). Da die Erythrocyten ihre Aggregationstendenz durch den Waschvorgang aber nicht verloren, erscheint es zum mindesten fraglich, ob das von DITZEL in der Spülflüssigkeit nachgewiesene Protein tatsächlich die unmittelbare *Ursache* des sludging darstellte.

Allerdings betont DITZEL gleichzeitig, daß es — im Gegensatz zu den Angaben von BLOCH (1956) — zum mindesten an der Conjunctiva bulbi *nicht* möglich sei, einen Eiweißniederschlag auf den aggregierten Erythrocyten *direkt* wahrzunehmen. Auch LAUFMAN u. Mitarb. (1948) und WEIS-FOGH (1957) konnten selbst im Tierversuch bei starker Vergrößerung keinen Eiweißfilm auf der Erythrocytenoberfläche feststellen; WEIS-FOGH untersuchte unter anderem immunbiologisch bedingte Erythrocytenagglutinate im Dunkelfeld und mit dem Phasenkontrastverfahren.

Gegen die Annahme, daß es sich bei dem vermuteten Eiweißfilm um Fibrin oder Fibrinogen handelt, spricht die Tatsache, daß die sludge-Aggregate — mit der w. u. erwähnten Ausnahme der ersten post-traumatischen sludge-Phase — durch Antikoagulantien nicht beeinflußt werden (LAUFMAN, MARTIN u. TANTURI 1948; BALLY 1951; MARTIN, LAUFMAN u. TUELL 1949 u. a.). Lediglich die Haftungstendenz an der Gefäßinnenwand wird durch Heparin und Dicumarol offenbar in manchen Fällen herabgesetzt. Möglicherweise kommen ganz verschiedenartige Substanzen als Ursache des gleichen Phänomens in Frage. MADOW (1960) konnte übrigens kürzlich das sludging bei verschiedenen Krankheitszuständen des Menschen mit dem Antimalaricum Plaquenil (Hydroxychloroquin) erheblich bessern und glaubt daher, daß dieser Effekt auf einer Lösbarkeits- bzw. Dispersitätsänderung der Phosphorlipide der Erythrocyten beruht, hervorgerufen durch das von der Erythrocytenoberfläche adsorbierte Antimalaricum.

Ob die pathologische intravasculäre Aggregation also tatsächlich durch einen Protein-Niederschlag auf der Erythrocytenoberfläche und seine physikalischen Eigenschaften zustande kommt oder nicht, bleibt damit bislang noch ungeklärt. Am ehesten ist dies noch bei Krankheiten mit positivem Coombs-Test, d.h. in Fällen echter Erythrocytenagglutination zu erwarten; hier scheint die Umhüllung der Erythrocyten mit den agglutinierenden Antikörpern experimentell weitgehend gesichert zu sein, ohne daß der Oberflächenfilm allerdings direkt beobachtet werden konnte (WASASTJERNA u. Mitarb. 1954). Lichtmikroskopisch ist das Problem offenbar nicht zu lösen. Die Dunkelfelduntersuchungen KNISELYs an Malariablut sind allerdings noch nicht nachgeprüft worden. Selbst elektronenoptische Untersuchungen ergaben aber bisher keinen eindeutigen Hinweis.

Zwar haben BLOCH u. Mitarb. (1952, 1956) elektronenmikroskopische Befunde beschrieben, die nach ihrer Ansicht zugunsten eines Eiweißfilmes auf aggregierten

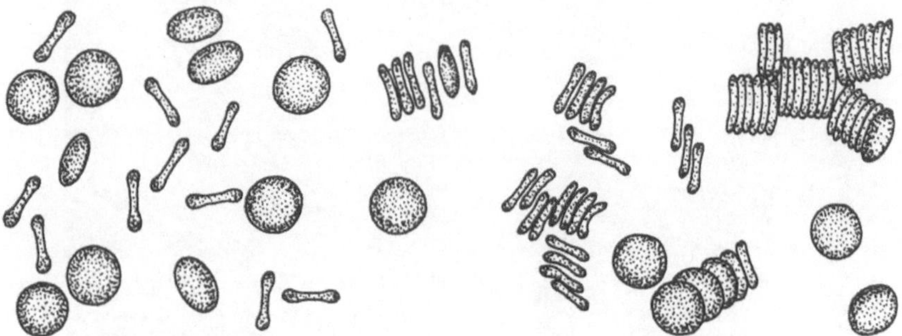

Abb. 36. Verschiedene Stadien der Erythrocyten-Aggregation. Beachte die Zunahme der Kontaktflächen an den Erythrocytenhäufchen von links nach rechts. (Nach THORSÉN u. HINT)

Erythrocyten sprechen, aber ihre Beobachtungen lassen an Artefakte denken. Sie untersuchten die Erythrocyten von normalen, sludge-freien Blutproben und von sludge-blood. Dabei fanden sie die normalen Erythrocyten (Silhouettenbild, keine Schnitt-Technik) nach verschiedener Vorbehandlung immer scharf konturiert; beim Vorliegen von sludge-blood erschienen die Zellgrenzen dagegen auffallend unscharf, verschleiert, was als Eiweißniederschlag gedeutet wird.

Demgegenüber konnte BUCHER-ZIMMERMANN (1954) in einer sehr gewissenhaften Studie an kälteagglutinierten Erythrocyten mit der Hämolysetechnik und einem Oberflächen-Abdruckverfahren keine antikörper-bedingten Veränderungen der Oberflächenfeinstruktur nachweisen.

Abgesehen von dem umstrittenen Eiweißniederschlag sollen sich die blood sludge-Aggregate nach KNISELY auch rein morphologisch von der einfachen Geldrollenbildung grundsätzlich unterscheiden. FÅHRAEUS dagegen sieht in der pathologischen intravasculären Erythrocyten-Aggregation nur eine quantitative Steigerung des Vorgangs der Geldrollenbildung. Die Beobachtungen von THORSÉN u. HINT, WEIS-FOGH und DITZEL (1959) haben eindeutig ergeben, daß es tatsächlich zwischen der einfachen, reversiblen Geldrollenbildung und der Bildung fester, unregelmäßig geformter sludge-Aggregate alle Übergänge gibt.

THORSÉN u. HINT beobachteten das Verhalten der Erythrocyten an Objekt-
träger-Präparaten und am Rattenomentum bei allmählichem Zusatz von hochmolekularer Dextranlösung. Zuerst kam es nur zu einer lockeren Zusammenlagerung der Erythrocyten, dann zu einer Verkleinerung der Zwischenräume, schließlich zur dichteren Anlagerung mit Vergrößerung der Zelldurchmesser und damit
zur Bildung von Geldrollen und von unregelmäßigen Aggregaten (vgl. Abb. 36).

Ebenso fand WEIS-FOGH am Rattenmesenterium keinen prinzipiellen Unterschied zwischen Geldrollenbildung und Aggregation. Vor allem kommt er im
Gegensatz zu KNISELY zu dem Resultat, daß die Erythrocyten sich innerhalb der
Gefäßlichtung nicht gegenseitig abstoßen, sondern normalerweise schon zur Geldrollenbildung neigen.

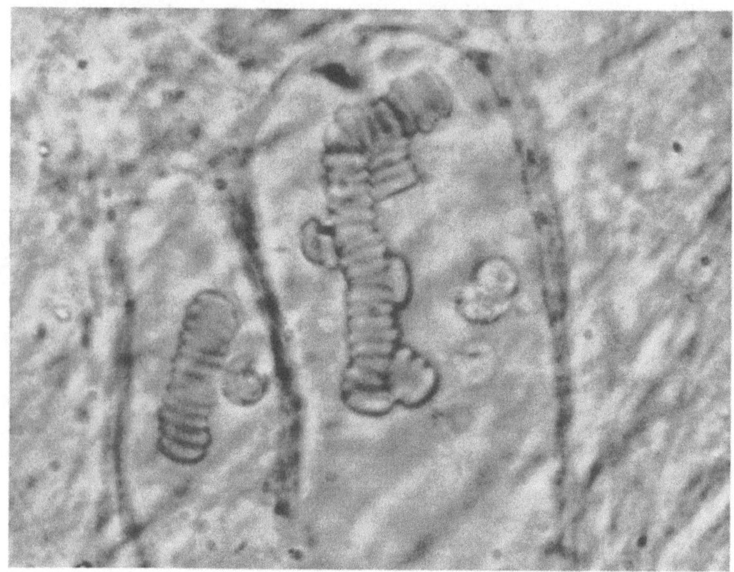

Abb. 37. Intravasculäre Geldrollenbildung. Junge Capillarsprosse der Kaninchenohrkammer. Die
Erythrocyten haben sich infolge stagnierender Strömung zu langen Ketten aneinandergelegt. Leich-
testes Stadium einer intravasculären Erythrocyten-Aggregation. (Aus H. FLOREY: Lectures on
general pathology. Philadelphia: W. B. Saunders Company 1954). Abb. 37 mit freundlicher
Genehmigung von Lloyd-Luke (Medical books) Ltd. London

DITZEL (1959a) untersuchte die Aggregation an der Hamsterbackentasche bei
starker Vergrößerung und nach Röntgen-Totalbestrahlung. Je nach dem Grad
der Plasmaeiweiß-Verschiebung kam es zunächst nur zur Geldrollenbildung, dann
zur Konglomeration der Geldrollen und schließlich zu unregelmäßig geformten
Aggregaten, an denen keine Geldrollenbildung mehr wahrzunehmen war.

Damit sind die Gegensätze in den Auffassungen von KNISELY und
FAHRAEUS geklärt; um so mehr, als auch FÅHRAEUS (1958) eine „leichte"
(physiologische) und eine „starke" (pathologische) Geldrollenbildung
unterscheidet. Ob es allerdings innerhalb der Blutbahn eine wirklich
physiologische Geldrollenbildung *ohne* Veränderung der Suspensionsstabilität gibt, wie FÅHRAEUS es meint, ist eine noch umstrittene, weiter
unten näher behandelte Frage.

Übrigens ist die oft vertretene Ansicht, FÅHRAEUS habe unter „Geldrollen-bildung" lediglich eine *physiologische* Zusammenlagerung der Erythrocyten ver-standen, nicht ganz richtig. Schon in seiner Monographie „The suspension stability of the blood" (1921) beschrieb er eine pathologische Steigerung der Geldrollen-bildung mit sehr *stabiler* Kohäsion der Erythrocyten bei Patienten mit hoher Senkung und maß diesem Phänomen Bedeutung für die Thromboseentstehung bei. Die von ihm abgebildeten (pathologischen) Aggregate lassen zwar immer noch die geldrollenähnliche Lagerung der Erythrocyten erkennen, aber sie zeigen eine deut-liche Konglomeration mehrerer Geldrollen untereinander, entsprechen also einem Übergangsstadium zwischen einfacher Geldrollenbildung und stärkstem „sludging". Damit wäre es also gezwungen, aus morphologischen Gründen zwischen der Erythro-cyten-Aggregation von FÅHRAEUS und dem blood sludge von KNISELY einen grund-sätzlichen Unterschied zu machen.

γ) Die Bedeutung der Gewebs-Thrombokinase

Wie GELIN (1956, 1959) zeigen konnte, tritt die intravasculäre Ery-throcyten-Aggregation nach Traumen auch schon *vor* der Senkungs-beschleunigung auf und muß in diesem Zeitabschnitt eine von den Plasmaproteinen unabhängige Ursache haben. Das blood sludge-Phä-nomen entspricht also nicht immer — wie FÅHRAEUS meint — einer „Senkungsreaktion in vivo". Vielmehr weisen die wichtigen Beob-achtungen von GELIN darauf hin, daß das sludging unter bestimmten Umständen auch durch Gewebs-Thrombokinase hervorgerufen werden kann, wenn diese in den Blut-Kreislauf gelangt und einen Fibrin-Nieder-schlag auf den Erythrocyten bewirkt.

GELIN prüfte die zeitlichen Beziehungen zwischen intravasculärer Erythrocyten-Aggregation, Blutkörperchensenkung und Plasmaeiweiß-Verschiebungen nach Frakturen und schweren Verbrennungen am Menschen und am Versuchstier (Kaninchen). Dabei stellte sich eigentümlicherweise heraus, daß *das sludge-Phänomen der Senkungsbeschleunigung und der Albumin-Globulin-Verschiebung zeit-lich weit vorausging.* Während die Erythrocyten-Aggregation schon einige Stunden nach dem Trauma einsetzte, traten Senkungsbeschleunigung und Eiweißverschie-bung erst nach 1—2 Tagen auf; dabei wurde ein Anstieg speziell des Fibrinogen-spiegels beobachtet. Im weiteren Verlauf zeigten dann allerdings alle drei unter-suchten Größen weitgehende Parallelität. Hieraus schloß GELIN mit Recht, daß die der Senkungsbeschleunigung so lange vorausgehende Aggregationstendenz der Erythrocyten noch eine andere Ursache haben muß als die Senkungsbeschleunigung, und daß sie nicht auf die erst später einsetzende Albumin-Globulin-Verschiebung im Plasma bezogen werden kann. Untersuchungen am Kaninchen nach mechani-schem Trauma (mit BORGSTRÖM 1957[1]) ergaben enge Beziehungen des *vor* der Plasmaeiweiß-Verschiebung und der Senkungsbeschleunigung einsetzenden sludg-ing zur *Thrombose.* In späteren Versuchen stellte er dann fest, daß das bald nach einem Trauma einsetzende sludging im Gegensatz zu der im weiteren Verlauf zu beobachtenden Aggregatbildung *durch Heparin aufgehoben bzw. stark vermindert* werden kann (persönliche Mitteilung, die Publikation befindet sich in Vorberei-tung). GELIN nimmt daher an, daß die Erythrocyten-Aggregation in den ersten Stunden nach dem Trauma durch Thrombokinase hervorgerufen wird, die aus dem

---

[1] Schwedisch; zitiert bei GELIN 1956.

geschädigten Gewebe stammt und in die Blutbahn gelangt. Damit würde es sich bei dem blood sludge nach Frakturen und Verbrennungen zunächst um ein thromboseähnliches Phänomen mit Fibrin-Niederschlag auf den Erythrocyten handeln, das durch Antikoagulantien beeinflußt werden kann. Erst wenn die Blutkörperchensenkung zunimmt, wird die ·intravasculäre Erythrocyten-Aggregation durch die gleichen Ursachen unterhalten wie die erhöhte Blutsenkung, nämlich durch Veränderungen der Plasma-Proteine. Dann wird das Ballungsphänomen gegen Antikoagulantien refraktär. Nach intravenöser Thrombin-Injektion (100—200 E) kam es beim Kaninchen ebenfalls sofort zu stärkster Aggregation bei *un*veränderter Senkungsgeschwindigkeit.

HARDERS hatte übrigens schon (1955) bei seinen Lipämie-Versuchen beobachtet, daß auch die lipämisch bedingte Erythrocyten-Aggregation nicht mit einer Senkungsbeschleunigung einhergeht.

δ) *Die ursächliche Bedeutung von Zirkulationsänderungen*

Über die Beziehungen zwischen Erythrocyten-Aggregation und Plasma-Kolloiden sowie die sich hieraus ergebenden Probleme und über die Frage der *durch* die Aggregate hervorgerufenen Kreislaufstörungen haben viele Autoren die *ursächliche* Bedeutung von Zirkulationsänderungen *für* die Aggregation ganz vernachlässigt. Nur GELIN und WEIS-·FOGH sind dem Zusammenhang zwischen Strömungsverlangsamung und Aggregatbildung genauer nachgegangen.

GELIN konnte an der Conjunctiva bulbi des Kaninchens bei normaler Suspensionsstabilität des Blutes im Gegensatz zu LEE (1955a) keine Aggregation hervorrufen, wenn er mit gefäßaktiven Pharmaka eine Strömungsverlangsamung auslöste. WEIS-FOGH beobachtete dagegen am Mesenterium der Ratte eine starke Geldrollenbildung, wenn er vermittels eines allgemeinen Blutdruckabfalls eine Strömungsverlangsamung im Capillarbett hervorrief.

Er führte seine Untersuchungen zu dieser Frage unter optimalen optischen Voraussetzungen durch. Da eine genauere Analyse der Erythrocyten-Aggregate bei stärkerer Strömungsgeschwindigkeit schwierig ist, wurden alle Befunde durch photographische Aufnahmen mit kurzer Belichtungszeit (Elektronenblitz) registriert. Der Blutdruckabfall wurde durch Überdosierung des Narkosemittels erzeugt.

Bei sinkendem Druck kam es nun zur Strömungsverlangsamung in der Mesenterialstrombahn und im Gefolge davon zu einem starken „sludging", das sich auf den Elektronenblitzaufnahmen als reine Geldrollenbildung entpuppte. Auch bei Kompression der Abflußvenen mit Strömungsbehinderung bis zum Stillstand trat starke Geldrollenbildung *ohne* solidere und unregelmäßig geformte Aggregatbildung auf. Wurde das Gesichtsfeld aber bei schwächeren Vergrößerungen betrachtet, wie sie an der Conjunctiva bulbi des Menschen üblich sind, so war diese lockere, leicht reversible Geldrollenbildung von einem pathologischen sludging nicht mehr zu unterscheiden.

WEIS-FOGH kommt zu dem Schluß, daß diese Geldrollenbildung *normaler* Erythrocyten bei Strömungsverlangsamung die häufigste, hämodynamisch bedeutungslose Form der intravasculären Aggregation darstellt. Erst wenn die Blutsenkung wesentlich erhöht sei, und wenn die Haftungstendenz der Erythrocyten erheblich zunähme, würden sich die Geldrollen zu stabileren, nunmehr pathologischen Aggregaten vereinigen. Auch FÅHRAEUS (1958) hebt neben der gestörten Suspensionsstabilität des Blutes eine Strömungsverlangsamung als wichtige Teilursache intravasculärer Aggregatbildung hervor.

Es muß allerdings nochmals darauf hingewiesen werden, daß GELIN an der Konjunktivalstrombahn — ebenso wie übrigens auch DITZEL (1959a) an der Hamsterbackentasche — lediglich durch Erzeugung einer Strömungsverlangsamung *keine* Geldrollenbildung hervorrufen konnte. Auch uns selbst ist in zahlreichen Adrenalinversuchen, die aus anderen Gründen am Kaninchenmesenterium durchgeführt wurden, eine Geldrollenbildung durch Strömungsverlangsamung zum mindesten nicht ins Auge gefallen. Wir waren deshalb wie viele andere Autoren, insbesondere KNISELY u. Mitarb. und HARDERS (1955), bisher der Ansicht, daß sich die Erythrocyten in der Blutbahn tatsächlich gegenseitig abstoßen. Es erscheint nicht vollkommen ausgeschlossen, daß in den Versuchen von WEIS-FOGH am Mesenterium narkotisierter Ratten doch eine leichte Störung der Suspensionsstabilität des Blutes (infolge der Versuchsbedingungen wie Narkose, operative Freilegung des Versuchsfeldes usw.) vorgelegen hat, die erst bei gleichzeitiger Strömungsverlangsamung zur manifesten Aggregation führte. Den gleichen Standpunkt vertritt HARDERS (1955) für die klinische Beobachtung von Geldrollenbildung an der Conjunctiva bulbi „gesunder" Versuchspersonen. Er meint, es müsse in solchen Fällen doch eine leichte Störung der Suspensionsstabilität vorgelegen haben, entweder durch latente Infekte, durch diätische Faktoren oder durch die technischen Versuchsbedingungen (Wärme der Lichtquelle). Außerdem muß natürlich an die Möglichkeit einer artspezifischen Tendenz der Ratten-Erythrocyten zur Geldrollenbildung gedacht werden, worauf WEIS-FOGH selbst hinweist. Weitere Beobachtungen zu dieser Frage wären wünschenswert.

Aus der Möglichkeit einer solchen harmlosen, rein hämodynamisch bedingten Erythrocytenballung ergibt sich die Notwendigkeit und Schwierigkeit, zwischen einer physiologischen und einer pathologischen Form der intravasculären Aggregation zu unterscheiden und ihre ursächlichen Beziehungen zu gleichzeitig vorhandenen Zirkulationsstörungen richtig zu deuten. An Hand einer morphologischen Analyse der Aggregate (Geldrollen oder größere, unregelmäßig geformte Verklumpungen) ist dies, wie WEIS-FOGH und DITZEL gezeigt haben, beim *Menschen* aus methodischen Gründen nicht möglich.

DITZEL führte vergleichende Beobachtungen an der Conjunctiva bulbi des Menschen und an der Hamsterbackentasche durch. Dabei stellte er fest, daß eine genaue morphologische Beurteilung der Aggregate im strömenden Blut (d. h. also auch die Unterscheidung einer einfachen Geldrollenbildung von unregelmäßig geformten Aggregaten) erst bei einer Vergrößerung von mindestens 500fach gelingt. Da die Beobachtung an der Conjunctiva bulbi aus optischen Gründen bei viel schwächeren Vergrößerungen stattfinden muß, bleibt hier eine Formanalyse der intravasalen Aggregate ganz illusorisch. Zu einem ähnlichen Ergebnis gelangte WEIS-FOGH beim Vergleich der Conjunctiva bulbi mit dem Ratten-Mesenterium.

Das bedeutet aber für die Untersuchung des sludge-Phänomens beim Menschen, daß sich hinter dem gleichen Erscheinungsbild des

„sludging" ganz verschiedenwertige Vorgänge verbergen können. Ob eine lockere, hämodynamisch bedingte Geldrollenbildung vorliegt oder eine pathologische Verklumpung der Erythrocyten infolge gestörter Suspensionsstabilität des Blutes, kann durch die mikroskopische Beobachtung der Konjunktivalgefäße nur dann entschieden werden, wenn eindeutige Zeichen einer Strömungsbehinderung durch die Aggregate vorliegen (s. weiter unten). Ob der gestörten Suspensionsstabilität eine Verschiebung der Plasma-Proteine oder eine Freisetzung von Thrombokinase zugrunde liegt, ist nur durch zusätzliche Laboratoriumsuntersuchungen zu klären (BSG, Serumelektrophorese usw.).

Mit dieser Erkenntnis klären sich die meisten Meinungsverschiedenheiten über die physiologische oder pathologische Natur des „sludging" auf, und man wird KNISELY nicht mehr in der starren Auffassung folgen können, daß das „blood sludge"-Phänomen beim Menschen in jedem Fall ein pathologischer Vorgang sei.

HARDERS (1955), GELIN (1956) und COPLEY (1957a) heben hervor, daß eine intravasculäre Erythrocytenaggregation grundsätzlich sowohl durch immunbiologische Vorgänge (*echte* Agglutination) als auch *ohne* Antigen-Antikörperreaktion (Pseudo-Agglutination) zustande kommen kann, wobei eine klare Trennung dieser beiden Mechanismen nicht immer möglich ist.

So konnten WASASTJERNA u. Mitarb. (1954a) beim Hamster mit Anti-Erythrocytenserum eine hämolytische Anämie erzeugen, die stets mit einem erheblichen blood sludge-Phänomen einherging. Die Beobachtung erfolgte hierbei an der Hamsterbackentasche. Im Gegensatz zu den Angaben für andere Krankheitsbilder sah WASASTJERNA die Aggregatbildung ganz vorzugsweise auf der *venösen* Seite des Capillarbettes, die Arteriolen und Capillaren waren nur selten betroffen, und die Strömungsbehinderung durch die Aggregate blieb gering. Die Aggregate hatten eine Größe von 10—50 μ, in Ausnahmefällen bildeten sie regelrechte Zylinder von 200—300 μ Länge. Sie zerbröckelten aber leicht. Ganz entsprechende Befunde wurden dann auch bei Patienten mit erworbener hämolytischer Anämie an der Conjunctiva bulbi erhoben (1954b).

Aus dem Vorangegangenen geht aber klar hervor, daß das blood sludge-Phänomen in den meisten Fällen eine Pseudo-Agglutination *ohne* Antigen-Antikörperreaktion vorstellt. Bezüglich der verschiedenen Möglichkeiten einer immunbiologischen Auslösung sei auf die ausführliche Darstellung von HARDERS (1955) verwiesen; der gleiche Autor erwähnt auch toxische Ursachen (Bakterien-Polysaccharide, Phytoagglutinine und Virus-Produkte als auslösende Faktoren; selbst Sauerstoffmangel führt nach seinen Angaben — z. B. bei der Sichelzell-Krankheit — zu schwerer intravasculärer Aggregation).

Schließlich wäre eine Darstellung der Entstehungsbedingungen intravasculärer Erythrocyten-Aggregate unvollständig ohne den Hinweis, daß die Aggregationstendenz der roten Blutkörperchen bei verschiedenen Laboratoriumstieren beträchtliche artgebundene Unterschiede aufweist. Und zwar geht die Neigung zur Erythrocyten-Aggregation nicht mit der Höhe der normalen Senkungsgeschwindigkeit parallel. Bei einem bestimmten Mäusestamm konnte WEIS-FOGH überhaupt kein blood sludge auslösen. Unter den möglichen Ursachen für diese artgebundenen Unterschiede werden Größe und Formeigentümlichkeiten der Erythrocyten diskutiert.

2. Die kreislaufmechanische Bedeutung des blood sludge-Phänomens

Die im Vorausgegangenen angeführten neueren Erkenntnisse über Entstehungsbedingungen und Wesen der intravasculären Erythrocyten-Aggregation stellen eine wichtige Voraussetzung für die richtige Bewertung ihrer hämodynamischen Bedeutung dar. Darum erfolgt die Besprechung der durch blood sludge hervorgerufenen Zirkulationsstörungen erst an dieser Stelle.

Da eine stabilere Aggregation im Bereich des Capillarbettes sicher zur Strömungsbehinderung führt[1], andererseits eine Strömungsverlangsamung aber auch die *Ursache* einer lockeren Geldrollenbildung sein kann, und da die Aggregate in beiden Fällen — wenigstens an der Conjunctiva des Menschen — nicht zu unterscheiden sind, ist bei der Deutung der Befunde stets Vorsicht geboten. Das gleichzeitige Vorkommen von Aggregation und Strömungsverlangsamung berechtigt noch nicht unbedingt zu der Annahme, daß eine *pathologische* Verklumpung vorliegt und daß diese die *Ursache* der Strömungsverlangsamung ist. Diese Annahme ist erst berechtigt, wenn die Gefäßwände durch die Aggregate vorgewölbt werden oder wenn es zu eindeutigen Verstopfungen kommt. Die strömungs*abhängige* Geldrollenbildung ohne eigene kreislaufmechanische Bedeutung stellt nach WEIS-FOGH eine sehr häufige Form der intravasculären Erythrocytenballung dar. Mit ihr dürfte die von vielen, insbesondere deutschen Autoren beschriebene „körnige Strömung" in langsam durchflossenen Gefäßen identisch sein, die unter völlig normalen Bedingungen vorkommt. Hierher gehört sehr wahrscheinlich auch das „sludging", das LAUFMAN, ROBERTSON, WOLF u. WOLFF, HIRSCHBOECK u. WOO, BALLY, SNOW u. a. an der Conjunctiva *gesunder* Personen beobachtet haben. Von der Blutkörperchensenkung und ihren auslösenden Faktoren ist diese leichteste Form der Erythrocyten-Zusammenlagerung unabhängig.

Im Gegensatz zur einfachen Geldrollenbildung können festere und größere Aggregate pathologischer Natur grundsätzlich 1. zur Strömungsverlangsamung (durch Erhöhung der Blutviscosität), 2. zur intravasculären Sedimentation (in langsam durchströmten, horizontal verlaufenden

---

[1] Nur in den größeren sog. „paracapillären" Gefäßen könnte eine Aggregation der Erythrocyten nach Ansicht von FÅHRAEUS (1960a) unter Umständen zu einer *Erleichterung* der Zirkulation führen.

Gefäßstrecken) und 3. zur Strömungsunterbrechung (durch embolische Verstopfung der Gefäßlichtung) führen. Wenn zwischen der Geldrollenformation und der Bildung unregelmäßiger, stabiler Aggregate auch fließende Übergänge bestehen, so ist daher eine Unterscheidung zwischen physiologischer und pathologischer Aggregation doch unbedingt notwendig.

Obwohl alle 3 Formen der Zirkulationsstörung durch blood sludge — zum mindesten an der Konjunktivalstrombahn — von verschiedenen Untersuchern genau beschrieben worden sind, besteht über das Ausmaß, über die Dauer und über die unmittelbaren Folgen dieser Störungen noch größte Unklarheit.

Auf eine allgemeine Strömungsverlangsamung im Bereich des Capillarbettes durch intravasculäre Erythrocytenaggregation beziehen sich Untersuchungen von GELIN (1959) an der Katze. Er maß die Durchströmung der Hinterpfote, der Leber und der Niere nach Infusion von hochmolekularer und niedermolekularer Dextranlösung. Die hochmolekulare Dextranlösung führte trotz Blutdrucksteigerung und Erhöhung des Blutvolumens zu einer herabgesetzten Durchströmung der Pfote, der Leber und der Niere. Hieraus schließt GELIN, daß der periphere Widerstand nach Infusion hochmolekularen Dextrans infolge einer Verstopfung bzw. Anschoppung der Venolen mit blood sludge-Aggregaten erhöht wird, und daß sich nach Infusion niedermolekularen Dextrans infolge einer Aufhebung der Aggregationstendenz der umgekehrte Vorgang abspielt.

BLOCH (1956) gibt an, daß es bei länger anhaltendem sludging, sofern mindestens 50% der Erythrocyten aggregiert sind, an der Conjunctiva bulbi nach $^{1}/_{2}$ Std zur Permeabilitäts-Steigerung der Gefäßwände mit sichtbarer Hämokonzentration durch Flüssigkeitsaustritt, nach mehreren Stunden zu einem Ödem des umgebenden Gewebes und nach einer bis mehreren Wochen zur Erweiterung und vermehrten Schlängelung der Venolen kommt. Auch BIGELOW, HEIMBECKER und HARRISON haben in unmittelbarer Umgebung von blood sludge-Embolien ein Ödem beschrieben. Dennoch erheben sich einige Zweifel. Auf Grund unserer tierexperimentellen Erfahrungen halten wir es für unwahrscheinlich, daß an der Konjunktivalstrombahn eine sichere Unterscheidung zwischen „sludging" und „Hämokonzentration" möglich sein soll; denn die Gefäßwände sind unsichtbar, und der Plasmarandstrom hebt sich nicht von der Umgebung ab. Schließlich betont WEIS-FOGH in seiner sehr kritischen Studie, daß es ihm an der Conjunctiva aus optischen Gründen *nicht* gelungen sei, das Fehlen oder Vorhandensein eines Ödems sicher zu eruieren.

Selbst über die Auswirkung embolischer Verstopfungen der Gefäßlichtung mit sludge-Aggregaten liegen keine eindeutigen Beobachtungen vor, obwohl solche Embolien häufig und über Stunden und Tage beobachtet worden sind. Grundsätzlich müßten sie bei entsprechender Dauer die gleichen Folgen für das Gewebe haben wie Stase und Thrombose. Allerdings beschränken sie sich, wie eingangs schon erwähnt, auf Gefäße niedrigster Größenordnung, d. h. auf Capillaren und terminale Arteriolen. SAUNDERS u. KNISELY (1954) maßen den Innendurchmesser sludge-embolisierter Mesenterialgefäße an verschiedenen Laboratoriumstieren. Dabei fanden sie, daß der Durchmesser der embolisierten Gefäße beim Frosch durchschnittlich 20 μ betrug, beim Hamster 9 μ, bei der Maus 9 μ, bei Ratten und Kaninchen 8 μ, beim Hund 10 und bei der Katze 11 μ. Wurden die gleichen Gefäße vor und nach der Verstopfung mit Erythrocytenaggregaten gemessen, so wurde jedesmal eine Dehnung von einigen μ festgestellt. Möglicherweise bleiben Embolien dieser Größenordnung an der Conjunctiva bulbi ohne nachweisbare gewebliche Folgen, weil die Konjunktivalstrombahn sehr zahlreiche arterio-venöse Querverbindungen enthält.

Der intravasculären Sedimentation (settling) sagt man ganz allgemein nach, daß sie zur Thrombose disponiere. Die sandbankähnlichen Niederschläge von Erythrocytenaggregaten in langsam durchströmten Gefäßen sollen den Boden für eine Thrombenbildung abgeben. Auch hierbei handelt es sich aber lediglich um eine berechtigte Vermutung, ohne direkte Beobachtungsgrundlagen. Lediglich die Tatsache des „settling‟-Phänomens und gewisse Rückwirkungen auf die Erythrocyten- und Plasmaverteilung im Bereich der Endstrombahn wurden bisher unter Beweis gestellt (HARDING u. KNISELY 1958). Im Gegensatz zu den übrigen Folgen des blood sludge soll sich das „settling‟ nach HARDING u. KNISELY übrigens auch in Gefäßen makroskopischer Größenordnung abspielen können.

3. Die pathogenetische Bedeutung des blood sludge-Phänomens

Ein absolut schlüssiger Beweis für die pathogenetische Bedeutung der intravasculären Erythrocyten-Aggregation ist bisher nur bei ganz wenigen Krankheitszuständen geglückt. Sicher muß man COPLEY zustimmen, daß dem blood sludge nur dann pathogenetische Bedeutung zugemessen werden kann, wenn das Phänomen an vielen Körperregionen gleichzeitig und mit den gleichen Folgen auftritt. Aber schon in diesem Punkt weichen die Ansichten und die tierexperimentellen Beobachtungen auseinander. Am Menschen wurde das blood sludge-Phänomen praktisch nur an der Conjunctiva bulbi untersucht. Auch im Tierexperiment bezieht sich der Nachweis sludge-bedingter Zirkulationsstörungen vornehmlich auf die Konjunktivalstrombahn. KNISELY u. Mitarb. halten nun die Conjunctiva bulbi im Hinblick auf das sludge-Phänomen und seine Folgen für repräsentativ [“Thus, the blood which flow through the arterioles of the bulbar conjunctiva (or through any of the other arterioles on the surface of the body) represents a statistically valid sample of the mechanical composition of the blood in all of the arterioles in the body” (BLOCH 1956)]; BLOCH hat diese Überzeugung ausführlich begründet, aber seine Argumente sind nicht in allen Punkten zwingend. Demgegenüber ist von verschiedener Seite darauf hingewiesen worden, daß das sludge-Phänomen *nicht* an allen Organregionen in gleichem Maße zu beobachten ist. Vielmehr erscheint die Konjunktivalstrombahn als besonders disponiert (LAUFMAN 1951; HEIMBECKER u. BIGELOW 1950). Leider liegen nur wenige tierexperimentelle Untersuchungen vor, die in dieser wichtigen, ja entscheidenden Frage ohne Bedenken herangezogen werden können. Vor allem wurde das blood sludge-Phänomen nur selten *gleichzeitig* an der Conjunctiva bulbi und an anderen Organregionen beobachtet. Die Mesenterial-Versuche von KNISELY, ELIOT u. BLOCH (1945), FINNEY (1950) und WEIS-FOGH (1957) sind deshalb schwer zu verwerten, weil sie vorwiegend mit *örtlichen* experimentellen

Einwirkungen durchgeführt wurden. Dabei ist das blood sludge-Phänomen wahrscheinlich in vielen Fällen mit der prästatischen Strömungsverlangsamung verwechselt worden; zum mindesten läßt die Darstellung der Befunde nicht erkennen, daß eine Differenzierung zwischen Prästase und sludging versucht wurde.

KNISELY u. Mitarb. haben z. B. Abbildungen vom sludging publiziert, die wir als prästatische Strömungsverlangsamung deuten würden, und WEIS-FOGH scheint den (klassischen) Stase-Begriff gar nicht zu kennen. Wie wir weiter oben (S. 155) ausgeführt haben, ist es am Mesenterium nach *lokalen* Einwirkungen sehr schwierig, wenn nicht gar unmöglich, zwischen Prästase und sludging zu unterscheiden. Wenn KNISELY, BLOCH, ELIOT u. WARNER (1947) betonen, daß schon die operative Freilegung des Froschmesenteriums genüge, um sludging auszulösen, so erhebt sich der Verdacht, daß es sich auch hier in Wirklichkeit um prästatische Strömungsverlangsamung gehandelt hat. Auch SAUNDERS u. KNISELY (1954) haben das sludging am Mesenterium verschiedener Laboratoriumstiere, soweit dies aus ihrer Darstellung zu entnehmen ist, durch „crush" *und* durch *lokale* Traumatisierung des Versuchsfeldes ausgelöst.

Lediglich HEIMBECKER u. BIGELOW (1950), THORSÉN u. HINT (1950) und DITZEL (1959a) haben das sludge-Phänomen am Mesenterium bezw. an der Hamsterbackentasche, *ohne* örtliche Einwirkungen beobachtet und hiervon nur HEIMBECKER u. BIGELOW *gleichzeitig* an der Conjunctiva bulbi. Es liegen also nur wenige Untersuchungen vor, die alle Voraussetzungen zur Beurteilung der Frage erfüllen, ob die an der Conjunctiva bulbi nachgewiesenen sludge-Phänomene in gleicher Weise auch an anderen Körperregionen vorkommen und als „repräsentativ" angesehen werden dürfen.

HEIMBECKER u. BIGELOW lösten das sludge-Phänomen an Kaninchen und Hunden durch Traumatisation oder Verbrennung der Hinterbeine aus und verfolgten die intravasculäre Aggregation dann gleichzeitig an der Conjunctiva bulbi, an der Nickhaut, am Mesenterium und am Omentum. Dabei kamen sie zu dem bemerkenswerten und überraschenden Ergebnis, daß eine Aggregation an allen 4 Versuchsfeldern nachzuweisen war; zu Zirkulationsstörungen mit embolischer Gefäßverstopfung kam es dagegen nur an der Conjunctiva bulbi. Nur nach sehr schweren Traumen bei tiefstem Schockzustand traten auch am Mesenterium Zirkulationsstörungen auf, die mit dem sludging in Zusammenhang gebracht werden konnten. Sie nehmen daher an, daß die „cutanen" Gefäße (Conjunctiva) viel eher und stärker von einer Aggregatbildung betroffen werden als die visceralen Gefäßgebiete, wobei ihren Ausführungen nicht zu entnehmen ist, ob dieser Unterschied auf einer verschieden starken Aggregationstendenz oder auf einer regional verschiedenen kreislaufmechanischen Auswirkung des sludging beruhen soll.

Demgegenüber konnten THORSÉN u. HINT aber am Rattenomentum durch Infusion hochmolekularer Dextranlösung eine Erythrocyten-Aggregation *mit* Strömungsverlangsamung und Gefäßverstopfung hervorrufen, und ihre Schilderung ergibt keinen Hinweis dafür, daß sie etwas anderes als ein echtes „sludging" gesehen haben.

DITZEL (1959) untersuchte die intravasculäre Erythrocyten-Aggregation an der Hamsterbackentasche, und zwar unter anderem nach Röntgen-Totalbestrahlung. Kurz vor dem Tode der Tiere beobachtete er zwar zirkulierende Aggregate in den kleinsten Blutgefäßen, aber keine embolischen Verstopfungen der Arteriolen. Nur in den größeren Venen wurde die Strömung durch die Aggregate hin und wieder völlig unterbrochen. An der Backentasche des Hamsters zeigten die Arteriolen überhaupt viel seltener eine Aggregation als an der Conjunctiva bulbi des Menschen. DITZEL führt diesen Unterschied auf eine unterschiedliche Aggregationstendenz der Erythrocyten beim Hamster und beim Menschen zurück; natürlich könnte es sich hierbei aber ebensogut um einen *regionalen* Unterschied gehandelt haben. Obwohl mit der Erythrocyten-Aggregation in diesen Versuchen ein starkes Leukocyten-sticking in den Venolen verbunden war, möchten wir annehmen, daß es sich tatsächlich um blood sludge und nicht etwa um prästatische Strömung gehandelt hat; denn nach Röntgentotalbestrahlung kann es zum Haftenbleiben der Leukocyten *ohne* Gefäßwandschädigung kommen (vgl. S. 182).

Diese Untersuchungen von HEIMBECKER u. BIGELOW, THORSÉN u. HINT und von DITZEL reichen unseres Erachtens nicht aus, um die wichtige Frage, ob das blood sludge-Phänomen die an der Conjunctiva bulbi beobachteten Zirkulationsstörungen in gleichem Maße auch an anderen Körperregionen auszulösen vermag, definitiv zu entscheiden. Die Beobachtungsresultate stimmen nicht völlig überein und lassen vermuten, daß zum mindesten der *Grad* der sludge-bedingten Zirkulationsstörungen starke regionale Unterschiede aufweist, wobei die Conjunctiva bulbi offenbar besonders bevorzugt wird. Demnach wäre also eine Verallgemeinerung der an der Konjunktivalstrombahn erhobenen Befunde *nicht* ohne weiteres zulässig. Zukünftige Untersuchungen müssen klären, wieweit diese Unterschiede auf regionalen Eigenarten der Strömungsverhältnisse oder auf einer unterschiedlichen Relation zwischen Aggregatgröße und durchschnittlichem Durchmesser der Arteriolen und Capillaren beruhen; daß sie ihre Ursache in regionalen Schwankungen der Aggregationstendenz selbst haben, ist wohl kaum anzunehmen, obwohl die Zahl und Größe der Aggregate sicher durch die jeweiligen Strömungsverhältnisse mit bestimmt wird.

Die nachfolgenden tierexperimentellen und *klinischen* Beobachtungen zur pathogenetischen Bedeutung des blood sludge sind allerdings nur unter der Voraussetzung diskutabel, daß man der Konjunktivalstrombahn im Hinblick auf die Feststellung einer intravasculären Erythrocytenaggregation und ihrer hämodynamischen Folgen doch eine gewisse Allgemeingültigkeit zuerkennt; beim Menschen ist der Nachweis des blood sludge — wie schon erwähnt — überhaupt nur an der Conjunctiva bulbi möglich. Eine ganze Reihe von Autoren hat sich mit der Klinik des blood sludge-Phänomens befaßt, eine ausgedehnte intravasale Aggregation in der Konjunktivalstrombahn bei den verschiedensten Allgemeinkrankheiten des Menschen festgestellt und sie für verschiedene kreislaufgebundene Symptome verantwortlich gemacht [Wundschock, letale Kreislaufstörung bei künstlicher Hypothermie (GELIN 1956), Thrombosen, Anämie (GELIN 1956), Nekrosen und Punktblutungen an inneren Organen (GELIN 1956; mit FAJERS 1959), psychiatrische

Störungen (Knisely), bestimmte Formen von Muskelschmerzen und von Albuminurie (Bloch 1956) und andere mehr]; tatsächlich konnte auch in vielen Fällen eine deutliche, sogar enge Korrelation zwischen der Schwere der Krankheitserscheinungen und dem Grad des sludging gefunden werden. Ob die Erythrocyten-Aggregation aber in diesen Fällen in Analogie zur Senkungsbeschleunigung nur eine zeitlich koordinierte Begleiterscheinung oder aber wirklich einen selbständigen pathogenetischen Faktor darstellt, wurde nur selten überzeugend nachgewiesen. Manche Untersucher haben sich allein mit dem Nachweis der zeitlichen und gradmäßigen Korrelation begnügt und keinen Versuch unternommen, darüber hinaus weitere Beweise für den *ursächlichen* Zusammenhang zwischen sludging und bestimmten Krankheitszeichen zu gewinnen. Laufman hebt aber in seiner Kritik mit Recht hervor, daß bei schweren Krankheitszuständen die zeitliche Koinzidenz von sludging und allgemeinen Kreislaufstörungen noch nicht zur Annahme eines Zusammenhanges im Sinne von Ursache und Wirkung berechtigt. Auch Harders (1957c), der in seiner Studie wirklich stichhaltige Hinweise und Befunde für die klinische Bedeutung des blood sludge kritisch zusammengestellt hat, rät im Hinblick auf die pathogenetische Deutung des blood sludge-Phänomens zur Reserve. Aus diesem Grund ist gegenüber den oftmals kühnen Spekulationen mancher Autoren — dies gilt auch für manche Vorstellungen von Knisely u. Mitarb. — Skepsis am Platze.

So haben z. B. Heimbecker u. Bigelow den vieldiskutierten Zusammenhang zwischen traumatischem Schock und blood sludge tierexperimentell untersucht. Da bei schweren Schockzuständen oft besonders schwere Grade von sludging beobachtet werden, neigten einige Untersucher zu der Ansicht, der Schock sei in solchem Fall die unmittelbare *Folge* des sludging. Heimbecker u. Bigelow konnten aber eindeutig nachweisen, daß die allgemeinen Kreislaufstörungen nach Verbrennungen und ausgedehnten Traumen keineswegs allein auf die gleichzeitig zu beobachtende intravasale Aggregation bezogen werden können, wie Brooks, Dragstedt, Warner u. Knisely (1950) es versucht haben. Sie registrierten an Hunden und Kaninchen gleichzeitig die intravasculäre Aggregation an der Conjunctiva bulbi, den Blutdruck, den Hämatokritwert und vasomotorische Reaktionen. Das blood sludge-Phänomen fiel zwar in diesen Experimenten zeitlich mit dem Schockgeschehen zusammen; wurden aber Blutdruck, Hämatokritwert und motorische Gefäßreaktionen durch eine Plasma-Transfusion „normalisiert", so blieben nur noch relativ geringe örtliche Zirkulationsstörungen an der Conjunctiva bulbi zurück, die nun in der Tat auf die intravasculäre Aggregatbildung, d. h. auf eine Viscositätserhöhung des Blutes und auf embolische Gefäßverstopfungen zurückgeführt werden mußten. Wenn man auch — wie die Autoren selbst erwähnen — die Möglichkeit einer Aggregationshemmung durch die Plasma-Transfusion in Rechnung stellen muß, so dürfte aus ihren Beobachtungen doch hervorgehen, daß z. B. der Blutdruckabfall im Schock nicht die Folge des sludging darstellt, sondern offenbar umgekehrt den Grad der Aggregation verstärkt. Im Hinblick auf das Capillarbett tragen die Erythrocyten-Klümpchen beim Schock zwar zur Entstehung von *lokalen* Zirkulationsstörungen bei, stellen aber nicht die einzige Ursache hierfür dar.

Dennoch muß man aber bei sorgfältiger Abwägung allen Für und Widers zugeben, daß eine Reihe anderer Beobachtungen das generalisierte Vorkommen von sludging und seine krankmachende Wirkung in bestimmten Fällen sehr wahrscheinlich macht, ja nahezu beweist.

LAUFMAN, MARTIN u. TANTURI (1948), MARTIN, LAUFMAN u. TUELL (1949) führten experimentelle Untersuchungen über die *Thromboseentstehung* am Hunde-Mesenterium durch. Nach Abklemmung der Hauptabflußvene beobachteten sie eine ziemlich rasch einsetzende intravasculäre Aggregation der Erythrocyten, die den Boden für die nachfolgenden Thrombosen im Bereich der kleinen Blutgefäße abzugeben schien. Einerseits zeigten die Aggregate oftmals eine deutliche Haftungstendenz an der Gefäßwand, und andererseits blieben andere Blutzellen an ihnen kleben, wodurch der Thrombusbildung zum mindesten Vorschub geleistet wurde. Heparin und Dicumarol hemmten die thrombotische Gefäßverstopfung, ohne aber auf die Erythrocyten-Aggregation selbst einen Einfluß auszuüben; nur erschienen die Aggregate lockerer, leichter zerbrechlich, hafteten vor allem nicht mehr so leicht an der Gefäßwand und führten erst viel später zur Verstopfung der Gefäßlichtung.

Ob es sich in diesem Fall nur um eine durch die künstliche Strömungsverlangsamung induzierte einfache Geldrollenbildung gehandelt hat, also um ein bedeutungsloses Ballungsphänomen im Sinne von WEIS-FOGH, möchten wir bezweifeln. Nach der Darstellung der Autoren dürften doch stabilere, pathologische Aggregate vorgelegen haben.

Für die zur Thrombose disponierende Rolle des blood sludge ist wahrscheinlich auch die Eigenart der Erythrocyten-Aggregate von Wichtigkeit, nicht nur in vitro, sondern unter bestimmten Bedingungen auch in vivo zu sedimentieren. Wie KNISELY u. WARNER (1954), HARDING u. KNISELY (1958) am Tier und Menschen dokumentiert haben, können die sludge-Aggregate in horizontalen Gefäßstrecken bei verlangsamter Strömung zu sandbankähnlichen Ablagerungen niedersinken und damit zu einer weitgehenden Trennung zwischen Erythrocyten und Plasma führen. Sie beobachteten diesen intravasculären Sedimentierungsvorgang (= „settling" of blood) am hängenden Froschmesenterium, vor allem auf der venösen Seite der peripheren Strombahn, in Gefäßen mit einem Durchmesser von 400—35 μ; außerdem konnten sie ihn bei Hunden, Kaninchen und Ratten auch in der Vena inferior nachweisen.

In ähnliche Richtung weisen klinisch-experimentelle Untersuchungen von HARDERS (1956a) über die sludge-Bildung nach fettreicher Probekost. Bei *gesunden* Probanden konnte er nach einmaliger Aufnahme von 100—170 g Butter an der Conjunctiva bulbi eine recht starke Erythrocyten-Aggregation nachweisen, und in einigen Fällen kam es gleichzeitig zu Oppressionsgefühl und leichten EKG-Veränderungen. Der Durchmesser der sludge-Aggregate betrug bei diesen Beobachtungen in den Arteriolen 20 μ und in den Venolen etwa 30 μ. HARDERS sieht hierin eine Erklärung für die zu Herzinfarkten und Thrombosen disponierende Rolle großer Fettmahlzeiten. Diese Befunde stimmen völlig mit dem Ergebnis gleichartiger, unabhängiger Untersuchungen von HIGGIN-BOTHAM, WILLIAMS u. KNISELY (1955) überein.

SWANK u. CULLEN hatten übrigens 1953/60 im Tierversuch (Hamster-backentasche) bei künstlicher Lipämie durch Fettfütterung ebenfalls sludged blood sowie Veränderungen im EKG und EEG beobachtet; dabei war Schlagsahne stärker wirksam als z.B. Olivenöl (10 g/kg).

Es sieht also so aus, als ob das blood sludge-Phänomen die Thrombose insofern begünstigt, als die einzelnen oder in größeren Mengen sedimentierten Aggregate infolge ihrer „Klebrigkeit" Kristallisationszentren bzw. den „Mutterboden" für eine Thrombenbildung abgeben können. Außerdem dürfte, wie FÅHRAEUS schon 1921 betont hat, die erhöhte Kohäsionskraft der Erythrocyten bei gestörter Suspensionsstabilität des Blutes das Weiterwachsen und die Stabilität von Thromben erheblich unterstützen. Aus diesem Grunde wird die thrombosefördernde Rolle des sludging von verschiedenen Autoren anerkannt, die sich speziell mit der Thrombose befaßt haben (ZILLIACUS 1951a, SAWYER u. ROBERTS 1954, RITTER 1955 u. a.). Andererseits darf die Thrombosedisposition durch blood sludge aber auch nicht überschätzt werden. LAUFMAN (u. Mitarb. 1948) weist auf Grund seiner Versuche darauf hin, daß auch die übrigen Voraussetzungen für eine Thrombose gegeben sein müssen, und HARDERS betont in einer speziell dieser Frage gewidmeten Studie (1957b), daß „sludged blood" nicht etwa mit „Thrombose" gleichbedeutend sei und auch nicht unbedingt zur Thrombose führen müsse; das blood sludge-Phänomen stelle nur *einen* wichtigen Faktor unter den zur Thrombose disponierenden Blutveränderungen dar. BLOCH (1956) konnte bei chirurgischen Patienten übrigens keine rechte Korrelation zwischen der intravasculären Erythrocyten-Aggregation und der Thromboembolie nachweisen.

Besonders eindrucksvoll tritt das blood sludge-Phänomen bei *qualitativen Veränderungen der Bluteiweißkörper* in Erscheinung. Die größte Bedeutung kommt hierbei den „kälteaktiven Bluteiweißkörpern", d. h. den „Kryoproteinen" zu; und zwar kann es sich um Makroglobuline (bei Kälte präcipitierend oder nicht präzipitierend), um Kryoglobuline (bei Kälte stets präcipitierend) oder um kälteaktive Fibrinogene handeln (HARDERS 1957a). Diese „kälteaktiven" Paraproteine des Blutes führen — manchmal schon bei Normaltemperatur, auf jeden Fall aber bei Abkühlung — zu einer schweren intravasculären Erythrocytenaggregation (Agglutination oder „Pseudo-Agglutination") mit nachfolgenden mikrozirkulatorischen Störungen, die wiederum zu verschiedenen klinischen Symptomen Anlaß geben können.

Ein Musterbeispiel für die pathogenetischen Auswirkungen eines durch Anwesenheit kälteaktiver Proteine ausgelösten blood sludge-Phänomens stellt, wie HARDERS (1957 a, d u. e) gezeigt hat, die Makroglobulinaemia Waldenström dar.

Schon unter normalen Temperaturverhältnissen findet sich bei diesem Krankheitsbild eine abnorme Aggregationstendenz der Erythrocyten mit einem „völligen Zerfall des Blutes in Erythrocytenklumpen und Plasmasäulen", der bei Abkühlung extreme Grade erreicht und zu einer ausgedehnten Verstopfung der Arteriolen und Capillaren führt. Dies kann, wie HARDERS ebenfalls eindrucksvoll mitgeteilt hat (1958 b), durch den sog. Kälte-Konjunktivaltest an der Conjunctiva bulbi des Menschen direkt nachgewiesen werden. Offenbar als Folge der kälteabhängigen mikrozirkulatorischen Störungen kommt es nun klinisch zu Cutis marmorata, Acrocyanose, Raynaud-artigen Durchblutungsstörungen, Ulcera cruris, Gangrän der Acren, Purpura, Kälte-Dyspnoe, Thromboembolien und Magenschleimhautveränderungen (im Anschluß an kalte Mahlzeit). Diese Symptome verstärken sich, wie HARDERS beobachten konnte, im Winter und bessern sich bzw. verschwinden im Sommer oder bei Wärmebehandlung in der Klimakammer; häufig fällt der tödliche Ausgang der Erkrankung in die Winterszeit. Vor allem die Kombination von Thrombosen mit einer hämorrhagischen Diathese findet in dem Kälte-sludging ihre Erklärung. Alle diese kälteabhängigen mikrozirkulatorisch bedingten Symptome sind nicht allein für die Makroglobulinaemia Waldenström charakteristisch, sondern finden sich bei allen auf der Anwesenheit von kälte-aktiven Serum-Proteinen beruhenden „Kältekrankheiten".

In diesem Zusammenhang sei erwähnt, daß unter den Bedingungen des künstlichen Winterschlafes auch bei normalen Bluteiweißverhältnissen eine starke Erythrocyten-Aggregation im strömenden Blut beobachtet werden kann. Während die Aggregation bei Kaninchen, Ratten und Hunden offenbar erst nach Unterschreitung einer Rectaltemperatur von 29^0 C beginnt (BIGELOW, LINDSAY u. GREENWOOD 1950; GELIN u. LÖFSTRÖM 1954; GELIN 1956), wurde beim Menschen schon nach Abkühlung auf 34—33⁰ C ein sludging mit Gefäßverstopfung gesehen (KONRAD u. ZINDLER 1958); mit sinkender Temperatur nahmen Zahl und Größe der Aggregate zu. Bei Wiedererwärmung über 34^0 C war das Phänomen allerdings vollkommen reversibel. Zweifellos stellt in solchem Fall das Vorliegen kälteaktiver Serum-Proteine eine gefährliche Komplikation dar; zu ihrem Ausschluß vor Durchführung einer künstlichen Hypothermie hat der Konjunktival-Kältetest daher praktische Bedeutung erlangt (HARDERS 1959, mündliche Mitteilung).

Wird beim Kaninchen eine Körpertemperatur von 25^0 C unterschritten, so sistiert die Strömung im Capillarbett (der Conjunctiva bulbi) infolge sludging völlig. Dieser Effekt kann durch Aderlaß und nachfolgende Infusion von niederviscösem Dextran weitgehend hintangehalten werden; so war es GELIN u. LÖFSTRÖM (1954) möglich, bei ausgiebigem Austausch von Blut gegen niederviscöse Dextranlösung die Körpertemperatur auf 12—9⁰ C zu senken, *ohne* daß es zum stärksten Grad des sludging mit völliger Strömungsunterbrechung kam. Hieraus schließen sie, daß die reversible Aggregationstendenz bei Abkühlung der Körpertemperatur auf einer Viscositätserhöhung des Blutes beruht.

Wenn auch die häufigste Ursache des sludging in *quantitativen* Verschiebungen der Serumproteine durch entzündliche Grundkrankheiten gelegen sein dürfte, so verdient die seltenere, durch *qualitativ* abweichende Eiweißkörper, z. B. durch Kälte-Agglutinine, Kryo- und Makroglobuline hervorgerufene Aggregationstendenz der Erythrocyten doch besondere Aufmerksamkeit, um so mehr, als ihre pathogenetische Bedeutung in diesem Fall als sicher erwiesen gelten kann.

„Ein Musterbeispiel für die krankmachende Wirkung intravasaler Erythrocytenballung" ist nach HARDERS (1955, 1957a) übrigens auch die Sichelzell-Krankheit, bei der das blood sludge-Phänomen auf ganz andere Weise zustande kommt, und zwar durch den *Sauerstoffmangel*.

Abgesehen von den rein zirkulatorischen Folgen wird der intravasculären Erythrocytenaggregation von manchen Autoren — z. B. von KNISELY, HARDERS, WALDENSTRÖM (1943), WASASTJERNA u. Mitarb. (1954) und GELIN (1956) — auch ein anämisierender Effekt zugeschrieben, weil die aggregierten Erythrocyten leichter verletzlich und daher in erhöhtem Maße phagocytose-gefährdet sein sollen[1].

WASASTJERNA u. Mitarb. beobachteten eine starke Erythrocytenaggregation bei der erworbenen, coombs-positiven hämolytischen Anämie des Tieres und des Menschen. Sie halten es für wahrscheinlich, daß die agglutinierten und von Antikörpern eingehüllten Erythrocyten leichter zerstört bzw. phagocytiert werden, so daß die sludge-Bildung in diesen Fällen eine Teilursache der Anämie darstellen könnte. Allerdings handelte es sich in ihren Beobachtungen, wie sie betonen, immer um *echte* Agglutinationsphänomene, nicht — wie in den meisten Beobachtungen von KNISELY u. Mitarb. — um eine *Pseudo*-Agglutination. Ob auch in diesen Fällen eine Phagocytose der aggregierten Erythrocyten stattfindet, halten sie für zweifelhaft.

GELIN führt die posttraumatische Anämie auf Grund klinischer und experimenteller Beobachtungen bei Frakturen und Verbrennungen auf die intravasculäre Erythrocyten-Aggregation und nicht auf innere oder äußere Blutverluste oder auf eine Hemmung der Hämopoese bzw. der Hämoglobinsynthese zurück. Durch die sludge-Aggregate, welche das Capillarbett zum Teil embolisieren, sollen dem zirkulierenden Blutvolumen erhebliche Mengen von roten Blutkörperchen entzogen werden.

Kürzlich haben FAJERS u. GELIN (1959) tierexperimentelle Untersuchungen über morphologische Organveränderungen durch blood sludge-Bildung durchgeführt.

Sie erzeugten bei Kaninchen eine Erythrocyten-Aggregation durch Infusion hochviscösen Dextrans oder durch Kontusion eines Beines mit 200 Hammerschlägen. Am 3. Tag wurden die Tiere dann getötet und pathologisch-anatomisch untersucht. In allen Fällen war an der Conjunctiva bulbi starke sludge-Bildung mit lokalen Kreislaufstörungen zu beobachten, und ein großer Teil der Tiere zeigte umschriebene Lebernekrosen, punktförmige Myokardnekrosen und degenerative Tubulusveränderungen der Nieren. Die Lebernekrosen waren meist um die Zentral-

---

[1] Vgl. KNISELY, BLOCH u. WARNER (1948a).

venen lokalisiert; die Tubulusveränderungen entsprachen dem akuten anurischen Nierensyndrom; ganz ähnliche Veränderungen hatte FAJERS schon nach künstlicher Anämie der Nieren für die Dauer von 10 min festgestellt. Es bestand in allen Versuchen eine klare Korrelation zwischen dem Grad der Erythrocyten-Aggregation, der capillaren Strömungsbehinderung im Bereich der Conjunctiva bulbi und den morphologischen Veränderungen an Leber, Nieren und Myokard. Wurden die Kontusions-Tiere dagegen mit *nieder*molekularer Dextranlösung vor- und nachbehandelt, so blieb das sludge-Phänomen sehr schwach, die Nierenveränderungen fehlten ganz und nur bei einigen Tieren kam es zu vereinzelten Leber- und Myokardnekrosen. Aus diesen Beobachtungen zieht GELIN den Schluß, daß die herdförmigen Organnekrosen bzw. die Tubulusveränderungen auf sludge-bedingten örtlichen Kreislaufstörungen beruhen. Er hebt hervor, daß das „sludging" an der Conjunctiva bulbi als Zeichen einer allgemeinen Erythrocyten-Aggregation anzusehen sei.

Zweifellos enthalten diese Beobachtungsergebnisse einen bemerkenswerten Hinweis auf die Möglichkeit, daß eine allgemeine Aggregationstendenz der Erythrocyten nach schweren und ausgedehnten Traumen unter Umständen zu örtlichen Kreislaufstörungen mit anatomisch faßbaren Organveränderungen führt. Die Untersuchungen von FAJERS u. GELIN zeigen, daß es Wege gibt, um die pathogenetische Bedeutung des blood sludge-Phänomens einer weiteren Klärung zuzuführen und sie verdienten, bald nachgeprüft und fortgesetzt zu werden.

Die therapeutische Beeinflußbarkeit des blood sludge-Phänomens

Abgesehen von der schon besprochenen günstigen Wirkung niedermolekularer Dextran-Infusionen (GELIN, siehe oben) sind die meisten Therapieversuche bisher fehlgeschlagen. Antikoagulantien dürften nur bei schweren Traumen in der ersten Phase von Wert sein, wenn die Erythrocyten-Aggregation — wahrscheinlich — noch durch in den Kreislauf gelangte Gewebs-Thrombokinase bedingt wird (vgl. S. 193). MADOW (1960) hat allerdings kürzlich mitgeteilt, daß es ihm bei verschiedenen Krankheitszuständen des Menschen (insbesondere bei Coronarerkrankungen) gelungen sei, das sludging durch Langzeit-Behandlung mit dem Antimalaricum Plaquenil (Hydroxychloroquin) günstig zu beeinflussen und gleichzeitig auch eine bemerkenswerte klinische Besserung zu erzielen.

Fassen wir zusammen, so stellt das „blood sludge"-Phänomen (KNISELY) eine *pathologische* Form intravasculärer Erythrocyten-Aggregation infolge einer Störung der Suspensionsstabilität des Blutes dar. Daneben gibt es aber auch eine Erythrocyten-Zusammenlagerung physiologischer Natur; diese ist als „Geldrollenbildung" (FÅHRAEUS, WEIS-FOGH) oder „körnige Strömung" allgemein bekannt. An optisch ungünstigen Objekten, wie z. B. an der Conjunctiva bulbi des Tieres und des Menschen, sind diese beiden Arten der intravasculären Erythrocyten-Aggregation nicht immer zu unterscheiden. Eine sichere morphologische Differenzierung zwischen einfachen Geldrollen und pathologischen, unregelmäßig geformten Aggregaten ist nur im durchfallenden Licht bei starker Vergrößerung möglich. Dies ist der wichtigste Grund für die starken Meinungsverschiedenheiten über die Natur und Bedeutung des „sludging". Zwischen der physiologischen Geldrollenbildung und der pathologischen Aggregation bestehen fließende Übergänge; die Aggregate unterscheiden sich also nur graduell. Während aber die einfache, lockere Geldrollenbildung keine kreislaufmechanische Bedeutung hat, können die pathologischen Aggregate je nach Zahl, Größe und Festigkeit durch Viscositätserhöhung des Blutes zur *Strömungsverlangsamung*, durch intravasculäre Sedimentation zu *sandbankartigen Erythrocytenablagerungen* (settling) oder durch embolische Verstopfung der terminalen Arteriolen und Capillaren zur *Strömungsunterbrechung* führen. Diese blood sludge-bedingten Zirkulationsstörungen des Capillarbettes wurden bisher vorwiegend an der Conjunctiva bulbi des Tieres und des Menschen beobachtet, die hierfür besonders disponiert erscheint. Während Strömungsverlangsamung und embolische Verstopfung auf das Capillarbett beschränkt bleiben, scheint die intravasculäre Sedimentation auch in größeren Gefäßen vorzukommen. Sie entsteht in langsam durchströmten, horizontal gelegenen Gefäßabschnitten. Bei genügender Ausdehnung und Dauer dürften alle 3 Vorgänge zu einer Schädigung der Gefäßwand und zu Ernährungsstörungen des Gewebes führen. Jedoch liegen hierüber noch wenig gesicherte Kenntnisse vor. Am leichtesten pflegen sich die Erythrocyten-Aggregate in den Venolen zu bilden; nur bei stärkerer Aggregationstendenz kommen sie auch in den Capillaren und schließlich in den Arteriolen zustande. Hieraus hat man eine Gradeinteilung des sludge-Phänomens abgeleitet. Während die einfache Geldrollenbildung rein hämodynamisch hervorgerufen werden kann, beruht das pathologische „sludging" mit seinen stabilen, oft unregelmäßig geformten Aggregaten — wie die Senkungsbeschleunigung — meist auf einer quantitativen oder qualitativen Veränderung der Plasma-Proteine; besondere Bedeutung kommt dabei den kälteaktiven Proteinen bzw. Paraproteinen zu. Häufig liegt eine Verschiebung der Albumin-Globulin-Relation zugunsten der großmolekularen Globuline zugrunde; Senkungsbeschleunigung und intravasculäre Erythrocyten-Aggregation kommen daher oft kombiniert vor. Die künstliche Zufuhr großmolekularer Fremdkolloide (z. B. in Blutersatzflüssigkeiten) bewirkt ebenfalls sludge-Bildung und Senkungsbeschleunigung, wobei es auf die Größe und Asymmetrie und auf die Konzentration des jeweiligen Kolloides ankommt. Umgekehrt kann das sludging durch Infusion niedermolekularer Kolloide abgeschwächt werden. In allen diesen Fällen liegt der Erythrocyten-Aggregation eine *Pseudo*-Agglutination zugrunde; bei bestimmten Krankheitsbildern, z. B. den erworbenen hämolytischen

Anämien oder bei dem Vorliegen von Kälte-Agglutininen kann es sich aber auch um eine echte Agglutination handeln.

Unter bestimmten Umständen kommt es auch *ohne* Senkungsbeschleunigung und ohne Veränderung der Serumeiweißkörper zur pathologischen Erythrocyten-Aggregation (nach ausgedehnter Gewebsschädigung durch mechanische und thermische Traumen); in diesem Fall scheint aus dem geschädigten Gewebe freigesetzte Thrombokinase die auslösende Ursache zu sein. Diese Form des blood sludge, die im Gegensatz zu der Aggregation anderer Ursache durch Antikoagulantien wirksam beeinflußt wird, stellt wahrscheinlich nur ein Durchgangsstadium dar, an welches sich meist eine durch Verschiebung der Plasma-Proteine unterhaltene, gegen Antikoagulantien resistente Erythrocyten-Aggregation anschließt. Ein Niederschlag der auslösenden Proteine auf den Erythrocyten in Form eines feinen Oberflächenfilms, wie er von manchen Untersuchern als unmittelbare Ursache der Aggregatbildung vermutet wird, konnte bisher weder durch direkte Lebendbeobachtung noch durch Untersuchung des Blutausstrichs oder durch elektronenoptische Bearbeitung sicher unter Beweis gestellt werden. Es ist aber anzunehmen, daß das sludging durch eine Wirkung der Plasma-Proteine auf die Erythrocytenoberfläche zustande kommt. Die Tendenz des Blutes zur intravasculären Erythrocyten-Aggregation weist recht erhebliche regionale und artgebundene Unterschiede auf.

Die pathogenetische Bedeutung des blood sludge beim *Menschen* ist für viele Krankheitsbilder noch ganz unklar bzw. zweifelhaft. Sicher erwiesen darf sie aber für Dysproteinämien mit kälteaktiven Eiweißkörpern — insbesondere für die Makroglobulinaemia Waldenström — und für die Sichelzell-Krankheit gelten. Auch als thrombose-disponierender Faktor kommt das sludging sehr wahrscheinlich in Betracht. Seine krankmachende Wirkung scheint sich nicht allein auf mikrozirkulatorische Störungen zu erstrecken, sondern auch auf die Begünstigung einer Anämie. Bei bestimmten Krankheitszuständen des Menschen konnte das blood sludge-Phänomen mit Hydroxychloroquin reduziert werden.

Abschließend noch eine *Bemerkung zur Terminologie*. Obwohl Fåhraeus, was oft übersehen wird, den Begriff der „Geldrollenbildung" ursprünglich (1921) *nicht* auf die strömungsabhängige, physiologische Zusammenlagerung der Erythrocyten beschränkt hat, und obwohl es fließende Übergänge zwischen der einfachen Geldrollenbildung und sicher pathologischen Erythrocyten-Aggregaten gibt, erscheint es zur Vermeidung von Mißverständnissen empfehlenswert, die Termini „Geldrollenbildung" und „blood sludge" (bzw. „clumping" [Copley]) nicht gleichbedeutend zu gebrauchen. Nachdem der etwas volkstümliche Terminus „sludging" oder „blood sludge" sich im internationalen

Schrifttum durchgesetzt hat, sollte man ihn — entsprechend der Konzeption seines Urhebers KNISELY — für *pathologische* Formen der intravasalen Aggregation (mit konsekutiven Störungen des Capillarkreislaufs) reservieren und nur die *physiologische*, hämodynamisch ausgelöste Erythrocytenanlagerung in Reihen als „Geldrollenbildung" bezeichnen. Der Terminus „intravasculäre Aggregation" würde dann beide Phänomene als Oberbegriff zusammenfassen; er nimmt bezüglich der Natur der Aggregate nichts voraus.

Dies würde auch ungefähr der vermittelnden Stellungnahme von COPLEY (1958a) entsprechen, wenn er betont, das sludge-Phänomen von KNISELY müsse zwar nicht immer pathologischer Natur sein, andererseits seien „blood sludge" und „Geldrollenbildung" aber nicht in jedem Fall identisch. Man müsse zwischen einer reversiblen Aggregation und einer irreversiblen Agglutination der Erythrocyten unterscheiden; nur die reversible Aggregation entspräche der Geldrollenbildung von FÅHRAEUS, die immunbiologisch ausgelöste *irreversible* Agglutination dagegen dem pathologischen sludging von KNISELY.

J. Die Neubildung der terminalen Strombahn und ihr Verhalten im Granulationsgewebe, bei der Wundheilung und im Tumorbett

Für das langdauernde Studium der Entwicklung und Umwandlung der terminalen Strombahn gibt es mehrere gut geeignete tierexperimentelle Beobachtungsfelder. Ältere Untersuchungen sind vor allem am Schwanz von Amphibienlarven (GOLUBEW 1869; THOMA 1893; CLARK 1918 u. a.) sowie am Hühnerembryo (THOMA; POPOFF 1894) durchgeführt worden. In neuerer Zeit wurde dann neben dem Schwanz von Amphibienlarven vor allem die Kaninchenohrkammer zur Beobachtung der Gefäßneubildung herangezogen [SANDISON 1928a, 1931; CLARK, HITSCHLER, KIRBY-SMITH, REX u. SMITH 1931; CLARK u. CLARK 1934a und b; CLARK, CLARK u. WILLIAMS 1934; CLARK 1936a (Übersicht!); CLARK 1938; CLARK u. CLARK 1939, 1940 und 1946; ASHTON u. COOK 1952).

I. Die embryonale Entwicklung der kleinen Blutgefäße

In der embryonalen Entwicklung unterscheidet man ein Stadium der primären Gefäßneubildung und ein Stadium der sekundären Gefäßneubildung. Das Stadium der primären Gefäßbildung ist relativ kurzdauernd und wird möglicherweise in stärkerem Maße von hereditären Faktoren gesteuert. Wie schon THOMA 1893 in seiner Histomechanik des Gefäßsystems beschrieben hat, fließen die als Capillaranlagen bezeichneten Hohlräume zusammen und umgeben die sog. Blutinseln; dabei wandeln sich die wandbildenden Zellen in platte Endothelzellen um. Dieser Vorgang läßt sich besonders gut an der Area vasculosa des Hühnerembryos beobachten. Die „Blutinseln", die sich in der 45. bis 55. Brutstunde in einzelne Erythrocyten auflösen, haben zunächst noch eine feste Verbindung zu den Wänden der ersten Primitiv-Capillaren, denen sie wie Knospen aufsitzen können. Schon vor ihrer Auflösung bewegt sich zell*freie* Flüssigkeit durch das primäre Capillarnetz; auch nach 48 Std ist das Blut noch zellarm. Es verteilt sich im ganzen Capillarnetz gleichmäßig, bevorzugt aber die Richtungen des geringsten Strömungswiderstandes. Das Capillarbett der Area vasculosa des Hühnerembryos wird nach den Beobachtungen von THOMA *vor* der pulsierenden Herzanlage angelegt; auch zeigen bestimmte Capillarstrecken schon *vor* Beginn der Zirkulation beschleunigtes Wachstum; hieraus wird auf eine Steuerung durch genetische Faktoren geschlossen. Sehr bald übernehmen dann aber hämodynamische Faktoren und Stoffwechsel-Faktoren die Führung bei der weiteren Ausgestaltung der terminalen Strombahn (CLARK u. CLARK).

Nach einem kurzen Stadium der primären Endothel-Differenzierung erfolgt die weitere Neubildung von Blutgefäßen ausschließlich durch Sprossung und Längenwachstum vorhandener Blutbahnen (= sekundäre Gefäßneubildung). Der hochinteressante Vorgang der Gefäß-Sprossung und der nachfolgenden Umwandlung einfacher Capillaren in Arteriolen, Arterien, Venolen, Venen und arterio-venöse Anastomosen ist ein dankbarer und faszinierender Gegenstand der Lebendbeobachtung. Wie POPOFF in der Einleitung zu seiner äußerst gewissenhaften anatomischen Darstellung der Gefäße des Hühnerembryos sehr treffend zum Ausdruck bringt, zeigt die genaue Verfolgung des wachsenden Gefäßsystems, wie selbst „... solche Veränderungen, welche bei oberflächlicher Betrachtung etwas Gewaltsames zu haben scheinen, in schonendster, sozusagen unmerklicher Form vor sich gehen können". Während POPOFF seine Untersuchungen noch mit Hilfe der Injektionstechnik durchführte, stellte THOMA seine Gesetze von der Histomechanik der Gefäßbildung auf Grund eingehender Lebendbeobachtungen am Hühnerembryo auf; diesen zufolge soll das Flächenwachstum der Gefäße (Zunahme der Weite und Länge) vor allem durch eine erhöhte Stromgeschwindigkeit des Blutes zustande kommen, das Dickenwachstum der Gefäßwände durch das Verhältnis ihres Durchmessers zum Blutdruck bestimmt werden und die Neubildung von Capillaren (durch Sprossung) immer dort stattfinden, wo der Blutdruck eine bestimmte Schwelle übersteigt. Diese Gesetze haben allerdings durch spätere Untersuchungen eine gewisse Einschränkung und Erweiterung erfahren. Da im Rahmen der vorliegenden Darstellung vor allem das Verhalten der terminalen Strombahn im Granulationsgewebe, bei der Wundheilung und im Tumorbett interessieren soll, folgen wir vorzugsweise der Beschreibung von Autoren, welche die Gefäßneubildung an der Kaninchenohrkammer und an der Mäuserückenkammer unter verschiedenen experimentellen Bedingungen untersucht haben.

14*

II. Der Vorgang der Capillarsprossung
(sekundäre Gefäßneubildung)

Die Sprossenbildung durch mitotische Zellteilung stellt eine spezielle
Fähigkeit des Endothels dar. Die Sprosse sind die „Wachstumspunkte"
des Gefäßrohres im postfoetalen Leben (Thoma). Die Transformation
von Endothelzellen aus Bindegewebszellen spielt hierbei nach Clark
u. Clark keine Rolle[1]. Die Kapazität des Endothels zur Capillar-
Neubildung durch Sprossung ist praktisch unbegrenzt. Meist erfolgt
die Sprossung an Capillaren und Venolen; dabei kann ein einziges Gefäß
viele Sprossen entsenden. Der Vorgang beginnt damit, daß das Endothelrohr dünne, solide, fadenförmige — manchmal auch kolbenförmige —

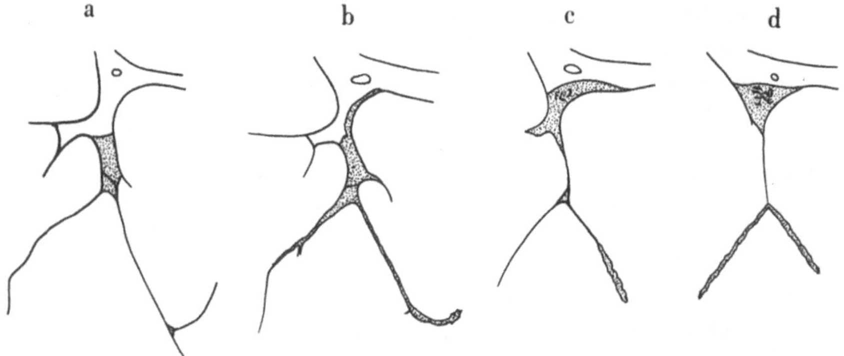

Abb. 38a—d. Formwandel eines Capillarsprosses mit mehreren „Wachstumsspitzen" im Verlaufe
von 4 Std. (Nach Clark u. Clark 1939). Die Wachstumsspitzen werden vorgestreckt, aber zum
Teil auch wieder zurückgezogen. Bei c und d ist an der Sproßbasis eine mitotische Zellteilung zu
erkennen. Beobachtung an der Kaninchenohrkammer

Ausläufer entsendet, die stets erst *sekundär* kanalisiert werden. Eine
besonders genaue Beschreibung der ersten Sprossenentwicklung beim
Säugetier liegt von Clark u. Clark (1939) vor, und zwar auf Grund
ausgedehnter und langdauernder Beobachtungen an Amphibienlarven
und an der Kaninchenohrkammer.

Da es sich bei diesen Untersuchungen um den „round table"-Typ der Ohrkammer gehandelt hat, entspricht der in den Kammerspalt einwachsende, von

---

[1] Unter bestimmten Bedingungen, die im Bereich der terminalen Strombahn
allerdings keine Bedeutung haben dürften, kann es allerdings auch zu einer aus-
giebigen Endothelbildung aus Fibrocyten kommen. Petry u. Heberer (1957)
pflanzten an Hunden Kunststoff-Prothesen in die Aorta ein und beobachteten dabei,
daß die Endothelisierung der Prothesen zu einem großen Teil durch Umwandlung
eingewanderter Fibrocyten erfolgte; Voraussetzung für diesen Vorgang war nur,
daß das Prothesenmaterial zell-durchlässig war. Schon nach 3 Wochen wurde die
Innenfläche der Prothesen mit einem lückenlosen Endothelverband bedeckt, der
von präexistentem Endothel kaum unterschieden werden konnte.

CLARK u. CLARK beobachtete Gefäßplexus praktisch der Strombahn eines Granulationsgewebes, und der ganze Vorgang ist damit dem Prozeß der Wundheilung gleichzusetzen. Er weicht in keinem Zug grundsätzlich von der embryonalen Gefäßneubildung durch Sprossung ab. Daher kommen CLARK u. CLARK auch zu der Feststellung, daß sich die Wundheilung des Erwachsenen nicht von der Gefäßneubildung des Embryos (z. B. an der Area vasculosa des Hühnerembryos) unterscheidet.

Die fadenförmigen, spitz auslaufenden Sprosse können eine einzige oder mehrere Wachstumsspitzen aufweisen, deren Form und Position sich im Laufe der Beobachtung häufig ändert; innerhalb von Stunden können die Wachstumsspitzen vorgestreckt oder wieder zurückgezogen werden (vgl. Abb. 38 a—d). Zunächst verlaufen sie meist im rechten Winkel zum Gefäßrohr, dann biegen sie aber, wenn ihnen nicht von einem gegenüberliegenden Gefäß eine andere Sprosse entgegenkommt, seitlich ab, um mit einer Nachbarsprosse in Verbindung zu treten. Auch mit einem fertigen Gefäß können sie sich vereinigen. Der Sproß kann einen oder mehrere Kerne haben und dadurch als „einreihiger Zellstrang" (THOMA) imponieren. Nach CLARK u. CLARK beträgt die Länge der Sprosse durchschnittlich 100—300 μ, ausnahmsweise bis 500 μ. Selbst sehr lange Sprosse haben manchmal nur einen einzigen Kern. Die Basis der Sprosse verbreitert sich bald durch mitotische Teilung der jungen Endothelzellen; an dieser Stelle beginnt später auch die Kanalisierung (vgl. Abb. 39). Jedoch ist die Zellteilung nicht auf die Sproßbasis beschränkt. Die Kerne der Sprosse sind nicht ortsgebunden; oft verändern sie ihre Position. Wie CLARK u. CLARK beobachtet haben, kann ein Kern z. B. entweder von der Sproßbasis oder sogar vom Muttergefäß her einen Sproß entlang wandern und sich in dessen Spitze zu ungleichmäßigen „Kern-Arealen" umformen. Die meisten Wachstumsspitzen enthalten solche fein granulierten „Kern-Areale". Beim weiteren Wachstum eines Sprosses kann das Kernmaterial verharren und sich an irgendeiner Stelle wieder zu einer kernartigen Wandverdickung verdichten. Die Kern-Areale wechseln öfter ihre Form.

Die mitotische Kernteilung an der Sproßbasis setzt schon einige Stunden nach Beginn der Sprossung ein. Dabei entsteht — sofern schon ein Lumen vorhanden ist — niemals ein Wand-Spalt. Dagegen kann an der Stelle einer Kern- bzw. Zellteilung vorübergehend ein Cytoplasma-Sporn in die Gefäßlichtung hineinragen.

Wegen des Phänomens der Kern-Wanderung und wegen des Fehlens lichtmikroskopisch nachweisbarer Silber-Linien nehmen CLARK u. CLARK, im Gegensatz zu THOMA, an, daß das Endothel junger Capillaren ein Syncytium bildet. Durch elektronenoptische Befunde ist diese Ansicht aber ins Wanken geraten.

Die Kanalisierung der Capillarsprosse erfolgt stets durch blindsackartige Vorstülpungen der Lichtung des Muttergefäßes, d. h., sofern sich 2 Sprosse miteinander vereinigen, von beiden Seiten her. Sie beginnt also an der Stelle, wo die lebhafteste Kernteilung stattfindet. Dabei

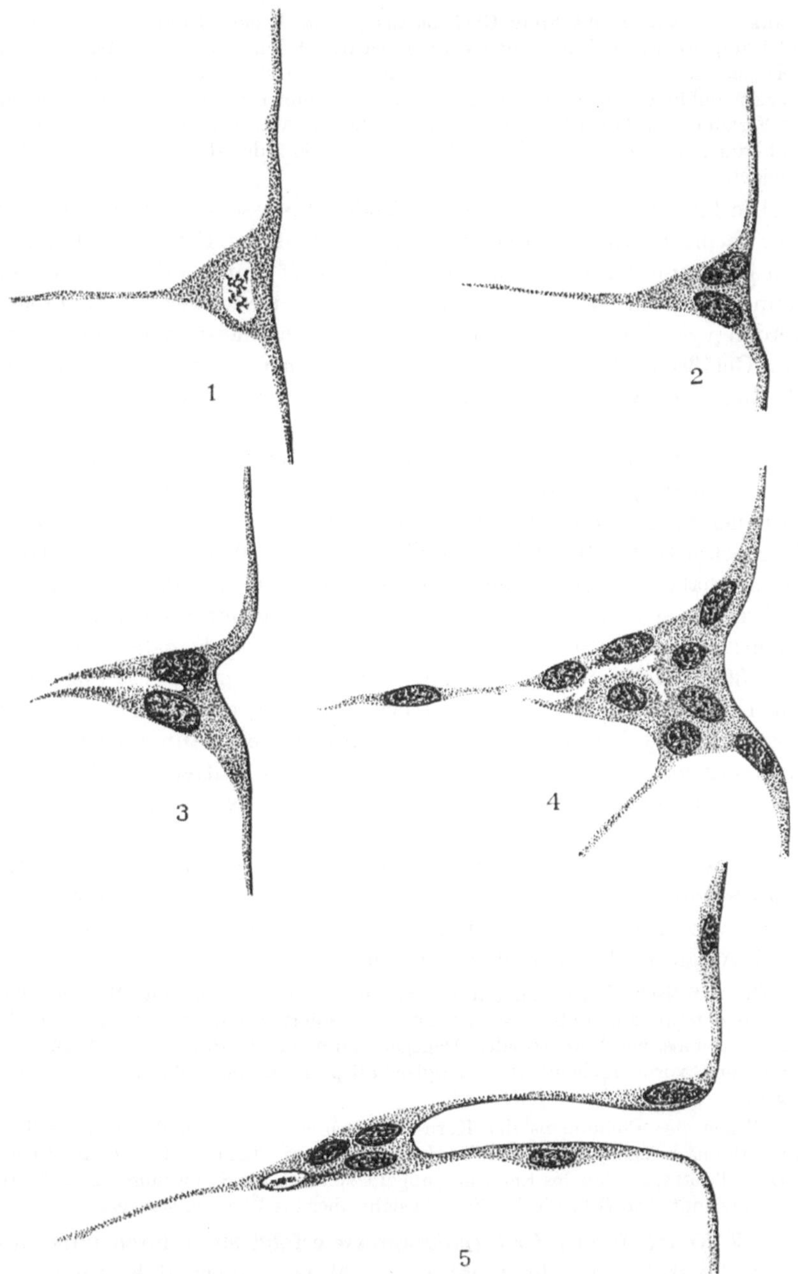

Abb. 39. Capillarsprossung mit mitotischer Zellteilung. (Nach THOMA 1893.) Die Zellteilung findet vor allem an der Sproß-Basis statt. Die neue Gefäßlichtung stülpt sich als Blindsack aus dem Lumen des Muttergefäßes in die Sproßbasis vor. Beobachtung am Hühnerembryo

kommt es aber, wie THOMA betont, niemals zu einem „sprunghaften Vorschieben" der Lichtung, etwa durch Aufspaltung von vorgebildeten Zellreihen. Ab und zu beobachteten CLARK u. CLARK allerdings eine Hohlraumbildung innerhalb solider Sprossen. Die Kanalisierung einer Sprosse kann in wenigen Stunden abgeschlossen sein.

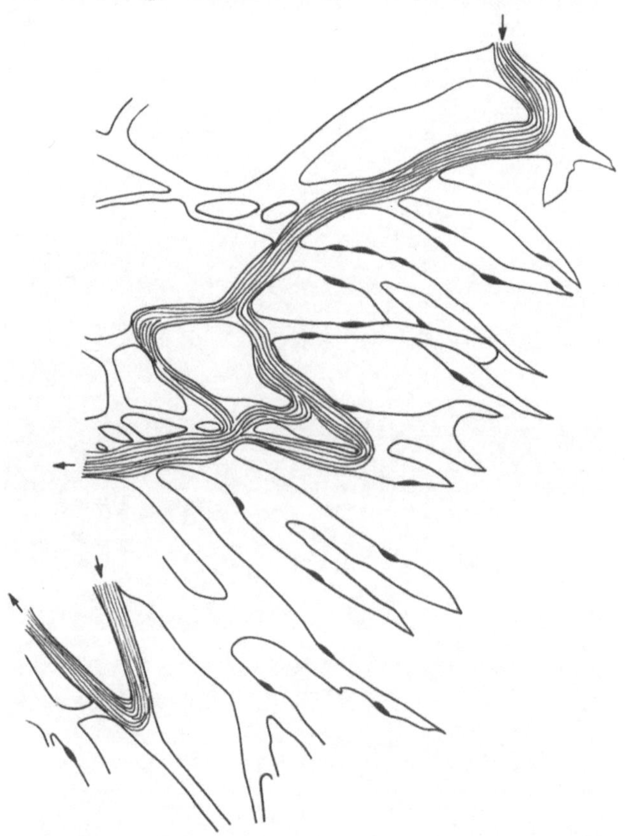

Abb. 40. Rand eines neugebildeten Capillarplexus mit Sprossen und Angabe der Strömungsverhältnisse. (Nach CLARK u. CLARK 1939.) In den blindsackartigen Capillarsprossen befindet sich noch
erythrocytenfreies, stagnierendes Plasma. Beobachtung an der Kaninchenohrkammer

Grundsätzlich fanden CLARK u. CLARK im Hinblick auf die Gefäß-Sprossung keinen Unterschied zwischen der Amphibienlarve und dem Säugetier. Nur war die Capillarbildung an der Kaninchenohrkammer viel reichlicher als am Schwanz von Amphibienlarven. In jedem Fall war das Endothelrohr junger Capillaren, wie schon SANDISON (1931) festgestellt hatte, in den ersten 48 Std sehr dehnbar und verletzlich; wie auch andere Autoren [z. B. R. L. MOORE, IDE u. Mitarb. und FLOREY (1954)] beobachtet haben, kommt es an neugebildeten Capillaren sehr

leicht zu Diapedesis-Blutungen. Beim Säugetier fanden CLARK u.
CLARK die Empfindlichkeit jungen Endothels besonders eindrucksvoll;
die geringsten Reize veränderten seine „Konsistenz" (Haftenbleiben von
Leukocyten) und seine Permeabilität (CLARK u. CLARK 1939). ABELL

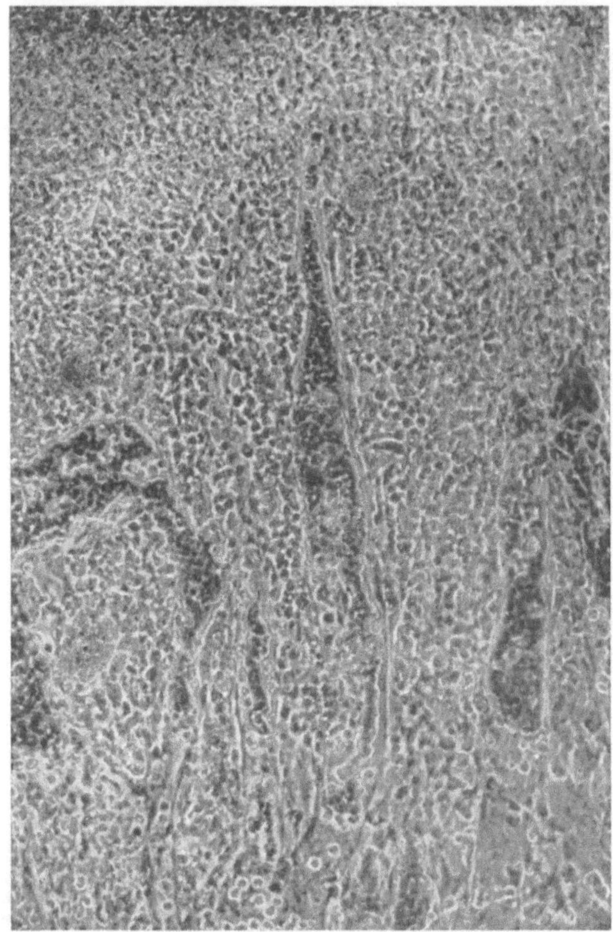

Abb. 41. Capillarsprosse der Kaninchenohrkammer bei starker Vergrößerung. Die Spitzen der
blind endigenden Sprosse sind dicht mit Erythrocyten angefüllt. (Aus H. FLOREY: Lectures
on general pathology. Philadelphia: W. B. Saunders Company 1954). Abb. 41 mit freundlicher
Genehmigung von Lloyd-Luke (Medical-Books) Ltd. London

(1946) konnte mit Farbstoffen zeigen, daß Capillarsprosse und junge
Capillaren immer viel durchlässiger sind als ausgereifte. Wir selbst
beobachteten am Mesenterium bei chronischen Entzündungszuständen
eine starke Blutungsneigung und Stase-Anfälligkeit neugebildeter Capillaren. In der Ohrkammer sind die Ränder des neugebildeten Gefäß-

plexus oft ganz und gar durch Erythrocyten-Extravasate verdeckt (vgl. Abb. 45). Junge Capillaren zeigen manchmal auch eine pulsatorische Dehnung ihrer Wand; nach 1—2 Tagen erreichen sie dann ihre end-gültige Stabilität. Sie werden enger, gestreckter, ihre Wand erscheint

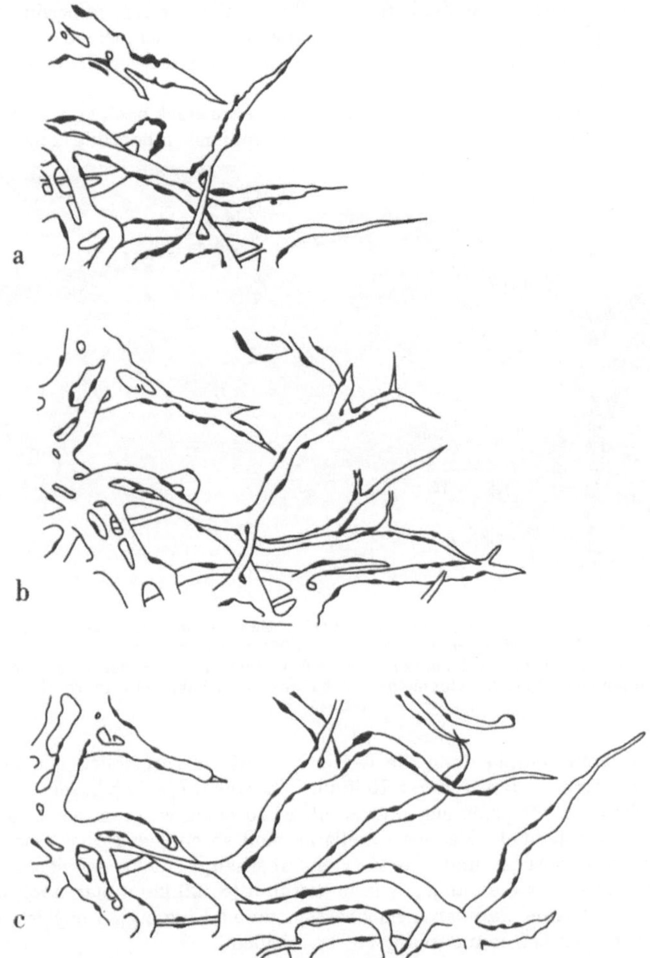

Abb. 42a—c. Fortschritt der Gefäßneubildung durch Sprossung innerhalb von 4 Tagen. (Nach CLARK u. CLARK 1939.) Beobachtung an der Kaninchenohrkammer

dicker und zeigt einen deutlichen ,,Tonus''[1] (SANDISON, CLARK u. CLARK). Nach Einsetzen der Zirkulation beobachteten CLARK (1918), SANDISON (1928—1931), CLARK u. CLARK (1939) auch ein *Längenwachstum* der Capillaren.

____
[1] Elastischer Tonus.

Die Wand der jungen Capillaren läßt nach Thoma und nach Clark u. Clark zwei verschiedene Schichten erkennen. Während Thoma eigenartigerweise angibt, sie werde zur Lichtung hin durch einen kontinuierlichen, stärker lichtbrechenden Saum abgeschlossen, die Außenschicht lasse dagegen Zellgrenzen erkennen, unterscheiden Clark u. Clark umgekehrt ein kontinuierliches „*Ekto*plasma" und ein „*Endo*plasma", welches die Zellkerne mit ihrem nicht durch Silberlinien abgegrenzten Cytoplasma enthält. Das homogene Ektoplasma setzen sie mit der Grundsubstanz von Hueck gleich; wahrscheinlich dürfte es sich dabei um das Grundhäutchen gehandelt haben.

An jungen Capillaren wölben sich die Endothelkerne stark nach außen oder innen vor; dabei kann es sogar zu einer gewissen Strömungsbehinderung kommen. An

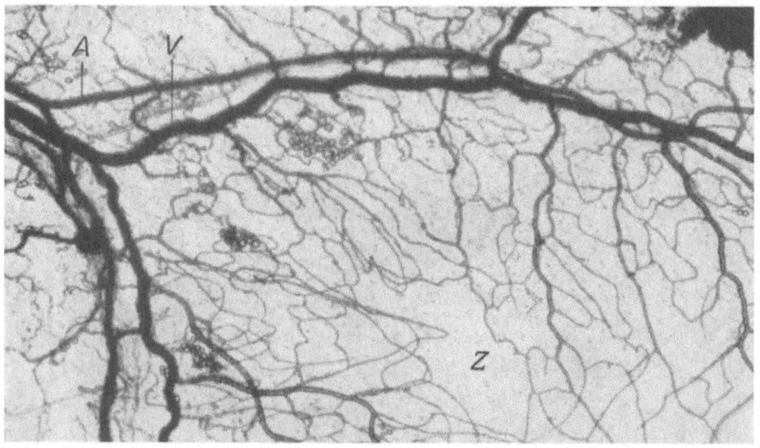

Abb. 43. Entzündliche Capillarneubildung am Kaninchen-Mesenterium. Innerhalb einer Arterien/Venen-Gabel („*A*", „*V*") hat sich von allen Seiten in radiärer Anordnung ein reichlich anastomosierender Capillarplexus auf ein Zentrum (*Z*) vorgeschoben, ähnlich wie bei der Vascularisierung der Kaninchenohrkammer. Ursache: chronische Entzündung durch bakterielle Infektion. Vgl. hierzu Abb. 45

älteren Capillaren werden dann die Kerne bzw. die Kernregionen der Endothelzellen immer flacher. Bei weiterer Reifung bekommen die Capillaren an der Kaninchenohrkammer oft einen engen arteriellen und einen weiteren, leicht geschlängelten venösen Schenkel. Manche Capillaren sind so eng, daß Erythrocyten nur unter Formveränderung und Leukocyten überhaupt nicht passieren können (Sandison 1928 b). Wie an anderer Stelle erwähnt (S. 82) kann man auch am ausgereiften Mesenterium Capillaren nachweisen, deren Eingang so eng ist, daß die weißen Blutkörperchen minutenlang steckenbleiben.

Binnen kurzer Zeit erhalten die Capillaren *Adventitiazellen*; diese entstehen nach Clark u. Clark aus umherwandernden Fibroblasten, die am Capillarrohr hängen bleiben. Die Adventitia-Zellen (Rouget-Zellen) wiederum verwandeln sich in glatte Muskelzellen, falls sich eine Capillare zur Arteriole differenziert; auch dieser Vorgang, der weiter unten ausführlicher besprochen wird, kann schon nach 24—28 Std beginnen. Die Adventitia-Zellen liegen immer parallel zur Gefäßachse und bilden selten eine lückenlose Schicht. Sie können nach Sandison frei entlang dem

Gefäßrohr wandern. Wenn sie über einem Endothelkern liegen, sind sie von diesem schwer abzutrennen; bei genauer Beobachtung findet sich aber doch ein feiner heller Spalt zwischen ihnen und den Endothelzellen; an den Arteriolen liegen sie oft über den glatten Muskelzellen und zwar ebenfalls durch einen feinen Spalt getrennt, der sich im Falle einer Kontraktion des Gefäßrohres vergrößert (SANDISON; vgl. auch ZWEIFACH 1934). Ebenso wie an den Endothelzellen wölbt sich auch an den Adventitia-Zellen das Kern-Areal bei jungen Capillaren stärker vor. Später werden die Adventitia-Zellen flach-spindelförmig.

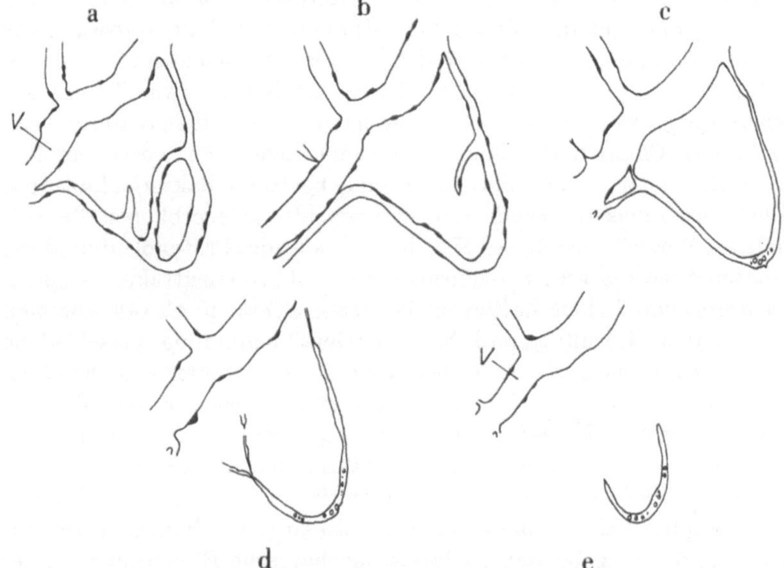

Abb. 44a—e. Rückbildung überzähliger Capillaren. (Nach CLARK u. CLARK 1939.) Gleiches Gesichtsfeld wie Abb. 50a—f. Innerhalb von 5 Tagen bilden sich alle Capillaren wieder zurück; nur die Vene „V" bleibt bestehen. Die Rückbildung erfolgt in der Regel durch Obliteration der Capillarlichtung und Retraktion der nachbleibenden blindsackartigen Gefäßenden, also auf dem umgekehrten Wege wie die Capillar-Neubildung. Nur sehr selten kommt es zur Isolation abgeschlossener Gefäßabschnitte wie bei d und e, die dann anschließend resorbiert werden. Beobachtung an der Kaninchenohrkammer

Die Rückbildung von Capillaren

Wird eine neu gebildete Capillare mehrere Stunden lang nicht durchströmt, so bildet sie sich zurück; dieser Vorgang stellt, wie SANDISON (1928b) und CLARK u. CLARK gezeigt haben, ein Spiegelbild der Sprossung dar. Die Capillarwände verkleben etwa in der Mitte miteinander, die Capillare bricht an dieser Stelle auseinander und die nun entstandenen beiden blindsackartigen Stümpfe ziehen sich auf das Muttergefäß zurück (vgl. Abb. 44a—c). Nur äußerst selten kommt es im Rahmen der Rückbildung zur Abschnürung und Isolierung lumenhaltiger Gefäß-Strecken mit anschließender Resorption (vgl. Abb. 44d und e).

Solange das Capillarbett noch wächst, also während der Plexusbildung, findet man neben reichlicher Neubildung von Capillaren auch eine lebhafte Rückbildungstendenz hämodynamisch ungünstig gelegener Gefäßstrecken (SANDISON; CLARK u. CLARK). Nach einer gewissen Zeit — an der Ohrkammer z. B., wenn der leere Spaltraum ausgefüllt ist, — stellt sich dann ein stabilerer Zustand ein; die Neubildung und Rückbildung von Capillaren nimmt stark ab.

Die Ursachen der Capillarsprossung

THOMA war der Ansicht, daß der Blutdruck den entscheidenden Anreiz zur Capillarsprossung abgäbe. Hiergegen spricht jedoch, wie CLARK u. CLARK und auch FLOREY (1954) meinen, daß die Sprossung vor allem an Capillaren, nicht aber an den kleinen Arterien ansetzt, und daß eine Sproßbildung auch ohne Zirkulation möglich ist (was THOMA am Hühnerembryo zwar auch beobachtet hatte, aber auf hereditäre Faktoren bezog). CLARK u. CLARK haben die verschiedensten experimentellen Reize, unter anderem Eiweiß, Gelatine und abgetötete Bakterienkulturen, auf ihre sprossungs-anregende Wirkung geprüft, jedoch blieben die meisten dieser Versuche erfolglos. Nur das Exsudat der Crotonölentzündung im späten Stadium schien — ebenso wie Embryonalextrakte — sprossungs-anregende Eigenschaften zu besitzen. CLARK u. CLARK kommen daher zu dem Resultat, daß bei der Gefäßneubildung verschiedene Faktoren zusammenwirken, wobei kein Reiz offenbar ausschließlich endothelspezifisch wirkt; *denn stets wird zugleich mit der Sprossbildung auch das Wachstum des perivasculären Bindegewebes, des Lymphapparates und der Nerven mit angeregt.* Auf Grund ihrer Beobachtungen beim Einwachsen von Gefäßen in die Ohrkammer sind sie der Ansicht, daß das allgemeine physikalische und chemische Milieu (Umgebungstemperatur, Konsistenz des umgebenden Mediums, mechanische Einwirkungen), der *Stoffwechsel* (Austauschrate durch die Capillarwände) und die Zirkulation die wichtigste Rolle spielen. Nach R. WAGNER (1957)[1] muß dem *Sauerstoff-Mangel* bzw. dem Sauerstoff-Partialdruck im Gewebe maßgebliche Bedeutung für die Anregung der Gefäß-Neubildung zugemessen werden. So erfolgt die Gefäßneubildung z. B. am Herzmuskel bestimmter Kaltblüter genau an denjenigen Punkten, wo der größte Sauerstoffmangel herrscht bzw. wo das Blut den niedrigsten Sauerstoffgehalt aufweist. SZEWCZYK (zit. nach WAGNER) konnte zeigen, daß es bei Frühgeburten zu einer abnormen Gefäßneubildung an der Netzhaut kommt, wenn sie zunächst in reiner Sauerstoff-Atmosphäre aufgezogen werden und dann plötzlich unter normalem O_2-Partialdruck atmen müssen. Dieser Faktor könnte auch in solchen Fällen zur Erklärung herangezogen

---

[1] Auf diese Arbeit hat mich freundlicherweise Herr Prof. H. DRUCKREY, Laboratorium der Chirurgischen Universitätsklinik Freiburg i. Br., aufmerksam gemacht.

werden, in denen eine Capillarsprossung trotz fehlender Zirkulation beobachtet wird.

Insbesondere die *Geschwindigkeit* der Sprossung bzw. der Plexusbildung hing in den Versuchen von CLARK u. CLARK von den äußeren unspezifischen Reizeinwirkungen ab; so beobachteten sie z. B., daß sich das Vorwachsen des Gefäßplexus in der Ohrkammer bei sehr heißem Wetter von 0,25 mm/pro die auf 0,6 mm/pro die steigerte. Durch Fernhaltung aller äußeren Reizeinwirkungen von der Ohrkammer konnten sie andererseits den zeitlichen Ablauf der Gefäßneubildung bis um 85% verzögern.

Auch die Größe der Klarsichtkammer spielte in diesem Zusammenhang eine Rolle; Spalträume, die enger als 20 μ waren, blieben leer; es wuchsen überhaupt keine Gefäße hinein. Durch Berührung mit Epidermis oder Knorpelgewebe wurde die Plexusbildung gestoppt, und es kam stattdessen zur Bildung einer Reihe von gebogenen Capillarschlingen an der Kontaktfläche. Eine ähnliche Beobachtung wurde auch am Rande kleiner, ungewollter Abscesse gemacht.

Bei den Crotonöl-Versuchen erfolgte das Einwachsen von Gefäßen in die Lücken, welche durch absterbende Zellen im Ohrkammer-Gewebe entstanden.

Im Gegensatz zu den Blutcapillaren konnten *Lymph*capillaren durch Erythrocyten und Olivenöl-Tröpfchen zur Sprossung angeregt und angelockt werden (CLARK u. CLARK 1939).

FLOREY (1954) lehnt die Bedeutung des Stoffwechsel-Faktors ab, weil eine Capillarsprossung ohne Herztätigkeit und ohne Strömung beobachtet wurde. Obgleich konkrete Anhaltspunkte fehlen, neigt er mehr zu der Annahme eines chemischen Stimulators für die Gefäß-Neubildung.

ASHTON u. COOK (1952) beobachteten an der Kaninchenohrkammer unter Cortisonbehandlung gleichzeitig starke arterioläre Spasmen und eine Hemmung der Capillarsprossung. Hieraus schließen sie, daß die Strömung einen wichtigen Anreiz für die Capillar-Sprossung darstellt. Besondere Bedeutung kommt in diesem Zusammenhang möglicherweise der mit vermehrter Blutzufuhr verknüpften pulsatorischen Dehnung blinder Capillarenden zu; unter Cortisoneinwirkung war die Pulsation der Capillar-Sprosse erheblich reduziert. Auch die Herabsetzung der Permeabilität der Capillarsprosse durch Cortison dürfte in diesem Zusammenhang wahrscheinlich eine Rolle spielen.

Eine befriedigende, alle Phänomene erklärende Theorie der Gefäß-Neubildung gibt es zur Zeit zwar noch nicht; praktisch sind aber unter den an der Ohrkammer gegebenen Bedingungen doch die Zirkulationsverhältnisse häufig für den Ort und den Zeitpunkt der Gefäßneubildung entscheidend. Die Bildung von Capillarsprossen ist nicht etwa auf die „round table"-Kammer, d. h. auf in Entwicklung begriffene Gefäßplexen, beschränkt. Auch an der „preformed tissue"-Kammer konnten CLARK u. CLARK auf bestimmte Reize hin eine Sprossung beobachten, obwohl die vorhandene Strombahn voll ausdifferenziert war.

Durch *Röntgenbestrahlung* wird die Gefäßbildung gehemmt; Reize, welche sonst eine Capillarsprossung anregen, bleiben nach der Bestrahlung wirkungslos (WILLIAMS 1954). Auch *Cortison-Behandlung* hemmt — wie eben erwähnt — die Capillarneubildung (s. auch bei JONES u. MEYER 1950).

III. Die Differenzierung neugebildeter Capillarstrecken zu einem vollständigen Capillarbett

(Entwicklung von Arterien, Venen und arterio-venösen Anastomosen)

Selbst in der embryonalen Entwicklung wird die Gefäßneubildung sehr frühzeitig von der Zirkulation und von Umweltfaktoren abhängig,

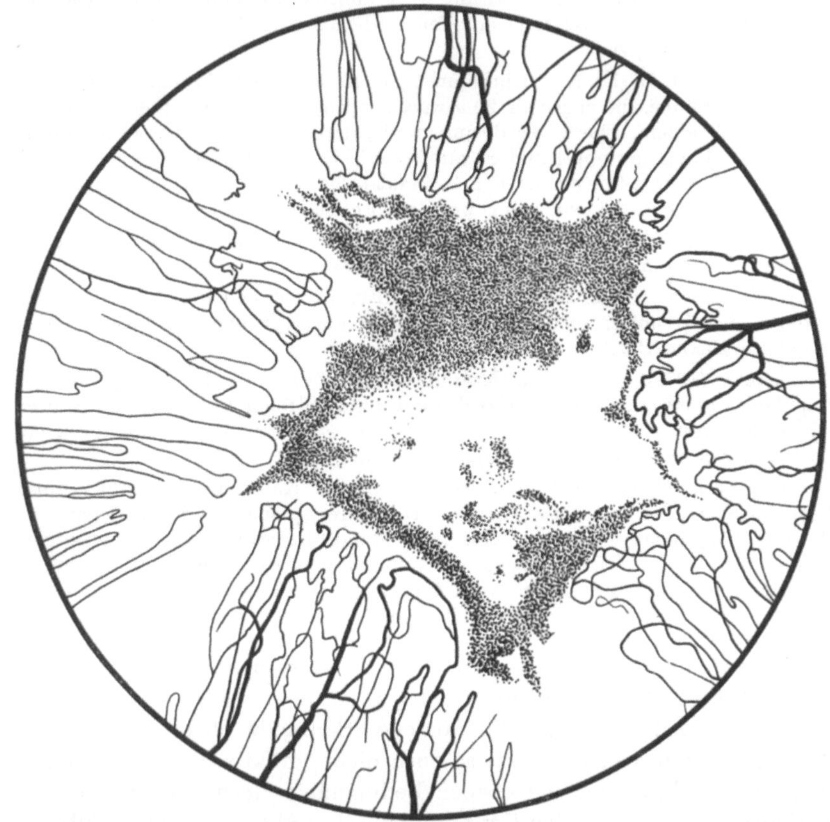

Abb. 45. Die Vascularisation der Ohrkammer in der Übersicht. Aufgenommen am 17. Tag nach der Kammer-Installation. Die von allen Seiten durch Sprossung vordringenden Gefäßplexen haben das Kammerzentrum fast erreicht. Aus den jüngsten Capillarschlingen am Plexus-Rand sind reichlich Erythrocyten ausgetreten. Gezeichnet nach einem Mikrophotogramm von MOORE 1936 von der Hundeohrkammer. Es sind nur die sicher erkennbaren Gefäß-Strecken eingetragen

obwohl für die erste Ausbildung eines primitiven Capillarbettes von vielen Autoren hereditäre Faktoren verantwortlich gemacht werden. Von vornherein ist dies naturgemäß bei der Entwicklung eines Capillarbettes im Rahmen der Wundheilung oder innerhalb eines Tumorbettes der Fall. Die Arterien, Venen und arterio-venösen Anastomosen entstehen durch Umwandlung aus Capillaren, die ihre Weite ändern und durch Transformation von Adventitia-Zellen eine glatte Muskelschicht erhalten.

Die Ausdifferenzierung der terminalen Strombahn läßt sich besonders gut an der Kaninchenohrkammer (round table-Typ) verfolgen. CLARK u. CLARK u. Mitarb. haben hierüber ausgedehnte Beobachtungen über

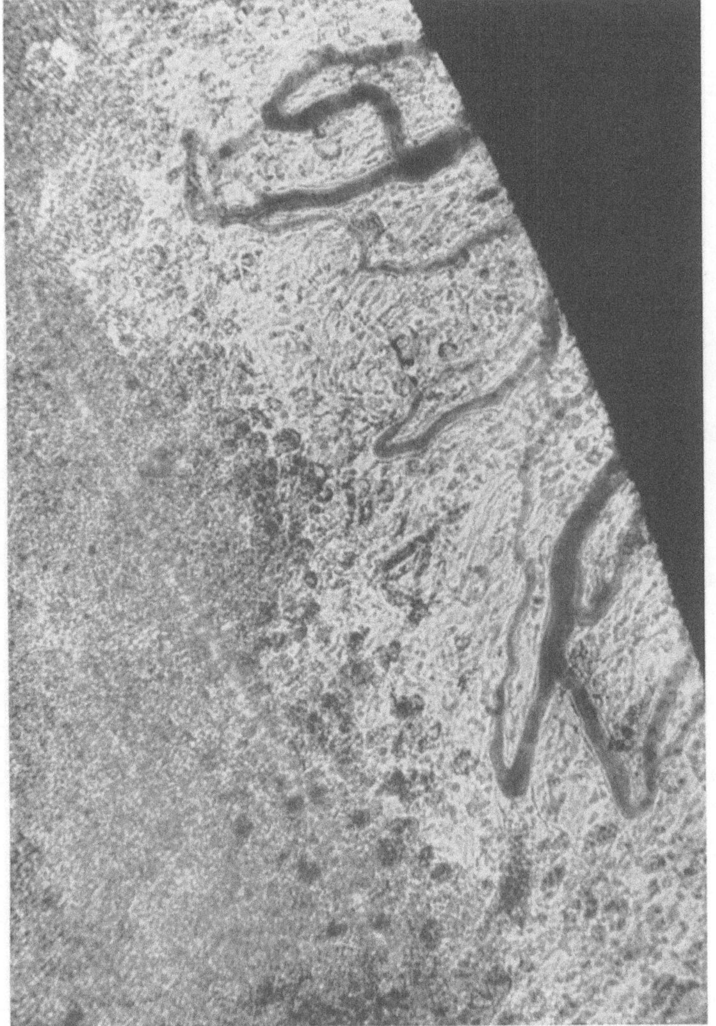

Abb. 46. Junger Gefäßplexus der Kaninchenohrkammer. Vom Rande her wachsen die arkadenartig anastomosierenden Capillarschlingen auf die Fibrin und Makrophagen enthaltende Kammermitte zu. [Aus EBERT, FLOREY u. PULLINGER: J. Path. Bact. **48**, 79 (1939)]

Tage, Wochen und Monate angestellt. Der freie Spaltraum der Clarkschen Ohrkammer hat eine Tiefe von 40—100 μ und einen Durchmesser von 0,65—0,8 mm. Die Sprossung beginnt in der Regel 6 Tage nach Installation der Ohrkammer vom Rande her. Dabei schreitet der Gefäßplexus, wie schon erwähnt, durchschnittlich 0,22 mm pro Tag voran; nach 2 Wochen hat er das Zentrum der Kammer erreicht und spätestens nach 1 Monat ist der gesamte Spaltraum vollkommen vascularisiert. Dadurch, daß sich zunächst vor allem benachbarte Sprosse über seitlich umbiegende Wachstumsspitzen miteinander vereinigen, entsteht ein charakteristisches, stark anastomosierendes Randschlingennetzwerk (vgl. Abb. 43, 45, 46, 47), das sich langsam vorschiebt; treffen die kon-

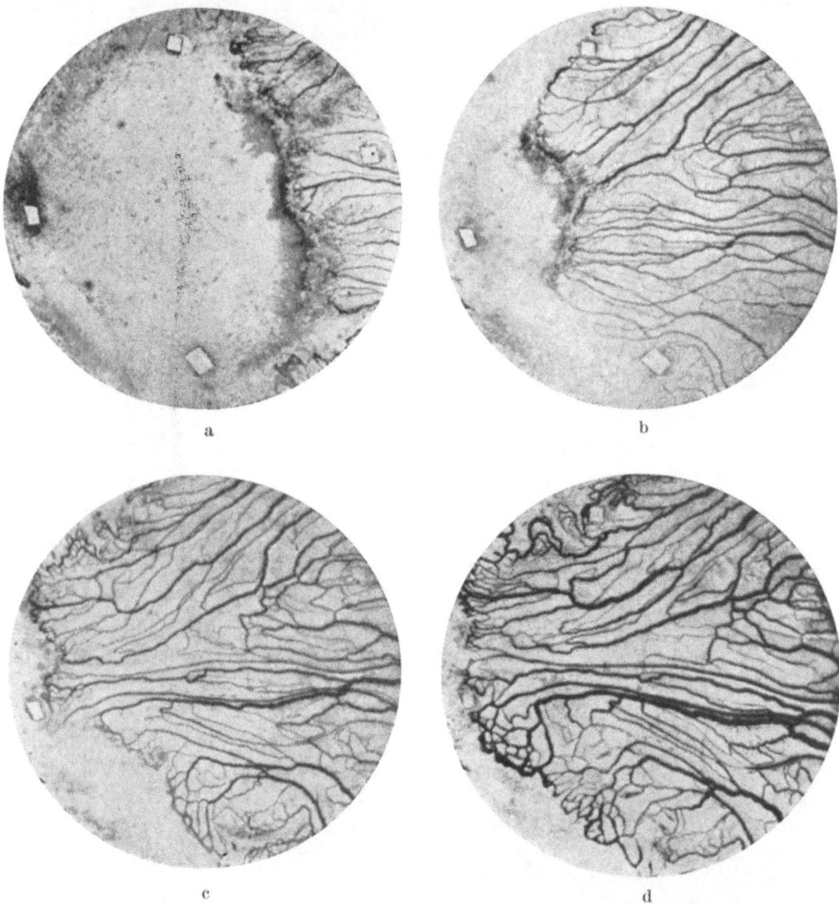

Abb. 47a—d. Fortschritt der Gefäßneubildung in der Ohrkammer innerhalb von 52 Tagen. (Mikrophotogramme von CLARK, HITSCHLER, KIRBY-SMITH, REX u. SMITH 1931.) Beachte die Blutungsneigung der vordersten Capillaren auf a und b

zentrisch zur Kammermitte vorstrebenden Ränder des Gefäßplexus aufeinander, so vereinigen sich ihre Sprosse ebenfalls miteinander und führen so zur Vernetzung. In enger Abhängigkeit vom Durchfluß-Volumen werden die Capillaren größer oder kleiner; dabei nimmt die Zahl ihrer Adventitia-Zellen bei steigendem Druck zu und bei fallendem Druck ab. Nach einigen Tagen, frühestens nach 48 Std, setzt an bestimmten Stellen des Capillarnetzes eine *Differenzierung von Capillarstrecken in Arteriolen und Venolen* ein. An Stellen mit hohem Blutdruck und großem Durchfluß-Volumen beginnen sich die Gefäße zu strecken, ihre Seitenäste bilden sich zurück, ihr Endothel wird dicker und die extraendothelialen Adventitia-Zellen nehmen durch mitotische Teilung rasch an Zahl zu. Nach 6 Tagen kann das ganze Gefäß von einer kontinuierlichen Schicht von Adventitia-Zellen umhüllt sein (CLARK 1936). Zunächst liegen diese Zellen — wie schon erwähnt — longitudinal; entsteht eine Arterie, so drehen sie sich quer zur Gefäßachse und wandeln sich in glatte Muskelzellen um (Abb. 49 a—d). Schon SANDISON hatte beobachtet, daß die Zahl der Adventitia-Zellen in demselben Maße abnimmt, in dem sich glatte Muskelzellen bilden. Diese Umwandlung kann sehr rasch — unter Umständen innerhalb von 24—47 Std — vor sich gehen (CLARK u. CLARK). Sie erfolgt immer zuerst in der Nähe einer präformierten Arterie, also am Kammerrand. WILLIAMS (1954) sieht in dem Hineinreichen einer präformierten kleinen Arterie oder Arteriole in einen neugebildeten Gefäßplexus sogar eine notwendige Voraussetzung für die Differenzierung von Capillaren in Arteriolen bzw kleinen Arterien. Das Ausbleiben dieses — im übrigen vor allem von hämodynamischen Faktoren abhängigen — Vorgangs der Differenzierung bei bestimmten malignen Tumorimplantaten erklärt WILLIAMS daher im Gegensatz zu anderen Autoren nicht mit speziellen Eigenarten des Tumorgewebes, sondern mit dem *Fehlen* einer arteriellen Versorgung von seiten des Wirtsorganismus (wenn die Blutzufuhr z. B. über Capillargefäße oder venöse Gefäßstrecken erfolgt).

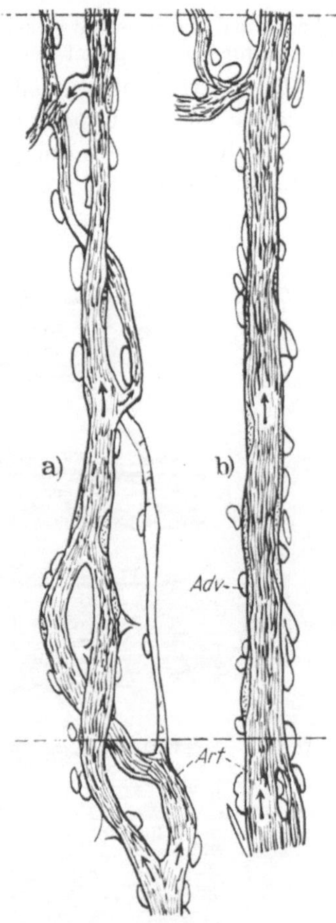

Abb. 48a u. b. Differenzierung einer Arteriole aus einer Capillare. a Kleine Arterie bzw. Arteriole (*Art*), die sich ringförmig gabelt und dann in ein Capillarnetz übergeht. b Die in Fortsetzung der Arterie bzw. Arteriole gelegene, der Hauptströmungsrichtung entsprechende capillare Gefäß-Strecke zwischen den beiden punktierten Linien streckt sich innerhalb der nächsten 17 Tage, erweitert sich, und wird unter Zunahme der Adventitiazellen (*Adv*) zur Arteriole. Die Nebenäste bilden sich zurück; die ringförmige Gabelung der Arterie hat sich inzwischen stark verkleinert. (Nach einer Zeichnung von CLARK u. CLARK 1940)

Welche Capillaren sich in einem jungen Plexus zu einer Arteriole differenzieren werden, kann man nach SANDISON (1928b) niemals sicher voraussagen; haben sich aber einmal Arteriolen entwickelt, so werden aus diesen sicher kleine Arterien, wenn sich in ihrem Zuflußgebiet weitere Capillaren bilden.

Die glatten Muskelzellen tauchen nach SANDISON (1931) zuerst einzeln oder in Gruppen auf. Dabei ist ihre Zahl in Arteriennähe, also proximalwärts, stets am größten. Dieser Beobachtung entsprechend treten auch die ersten Kontraktionen in der Nähe präformierter Arterien

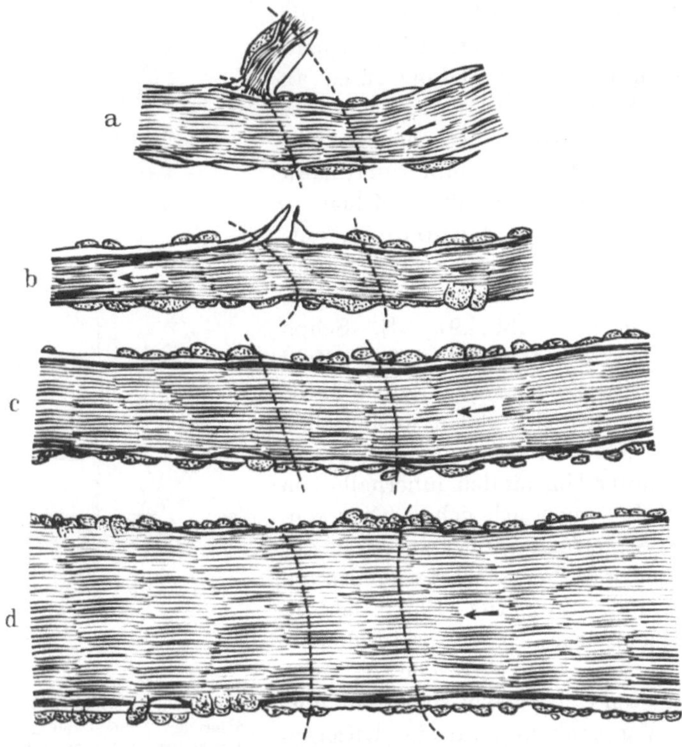

Abb. 49a—d. Differenzierung einer kleinen Arterie aus einer „arteriellen Capillare" bzw. einer muskelfreien Endarteriole. (Originalzeichnung von CLARK u. CLARK 1940.) Innerhalb von wenigen Tagen nehmen Wandstärke und Lichtungsdurchmesser zu; die longitudinal ausgerichteten spindelförmigen Adventitia-Zellen runden sich ab und wandeln sich in querliegende glatte Muskelzellen um; ein Seitenast obliteriert. Innerhalb von 12—14 Tagen ist die Differenzierung der kleinen Arterie beendet. Beobachtung an der Kaninchenohrkammer. a Ausgangsbefund. b Nach 3—4 Tagen. c Nach 7 bis 8 Tagen. d Nach 12—13 Tagen

auf; sind sie umschrieben, sanduhrförmig, so erscheinen sie immer an den gleichen Gefäßabschnitten, in engem Zusammenhang mit der Gruppierung der Muskelzellen. Eine einzige Muskelzelle kann das Gefäßrohr unter Umständen so umspannen, daß ihre Kontraktion zu einem kompletten Verschluß des Gefäßlumens führt (SANDISON). Bei jeder Kontraktion erscheinen die Muskelzellen dicker. *Innerhalb von Stunden und Tagen kann auf diese Weise eine kontinuierliche Muskelschicht entstehen* (Abb. 49). Dann nimmt der Gefäßtonus zu, die Lichtung wird enger und es treten immer häufiger irreguläre Kontraktionen auf. Eine regelmäßige und rhythmische motorische Tätigkeit kommt aber erst zustande, wenn Gefäßnerven in die Kammer eingewachsen sind und die arteriellen Gefäße erreicht haben; das kann nach den Beobachtungen von CLARK u. CLARK 9 Tage bis 8 Monate dauern. Manchmal bleibt eine Arteriole oder kleine Arterie ganz ohne Innervation und bildet sich

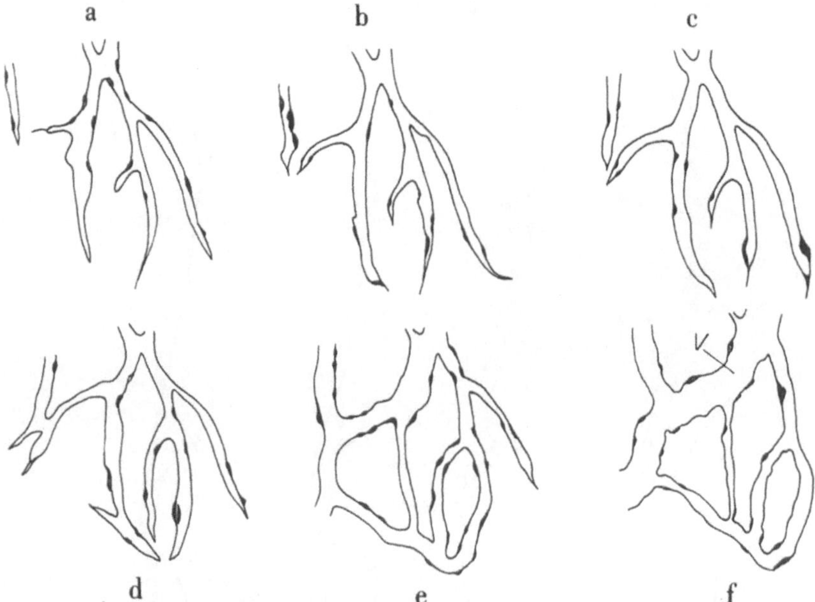

Abb. 50a—f. Entstehung von Capillarschlingen durch Sprossung mit Umwandlung einer Capillare in eine kleine Vene. (Nach CLARK u. CLARK 1939.) Innerhalb von 3 Tagen vereinigen sich benachbarte Capillarsprosse zu netzförmig anastomosierenden Capillarschlingen. Eine Capillarstrecke erweitert sich und wird zur Vene (*V*). Beobachtung an der Kaninchenohrkammer

nach einiger Zeit, ohne motorische Aktivität erlangt zu haben, zurück. Das Einwachsen der Gefäßnerven geht übrigens immer langsamer vor sich als die Gefäßneubildung. *Stets reichte die normale Kontraktilität in diesen Ohrkammer-Beobachtungen nur so weit wie die Nervenregeneration* — dargestellt durch Methylenblaufärbung (CLARK, CLARK u. WILLIAMS 1934; CLARK u. CLARK 1939/40).

Ob es sich bei den einwachsenden, die Kontraktilität der jungen Arterien maßgeblich beeinflussenden marklosen Nervenfasern um cerebrospinale, sympatische oder parasympatische Nerven handelte, konnten CLARK, CLARK u. WILLIAMS (1934) nicht entscheiden. Auch gelang es ihnen nicht, ihre Endigungen an den glatten Muskelzellen nachzuweisen. Sie stellten nur fest, daß die rhythmische Kontraktionstätigkeit an den neugebildeten Arteriolen bzw. kleinen Arterien oder AVA genau so weit reichte, wie die begleitenden Nervenfasern vorgedrungen waren.

15*

Ähnlich wie die Differenzierung von Arteriolen und kleinen Arterien soll auch die Erweiterung und *Umwandlung von Capillaren in Venolen oder kleinen Venen* vor allem von hämodynamischen Faktoren abhängen. Dabei glaubt SANDISON, daß es neben der Strömungsrate auch auf den

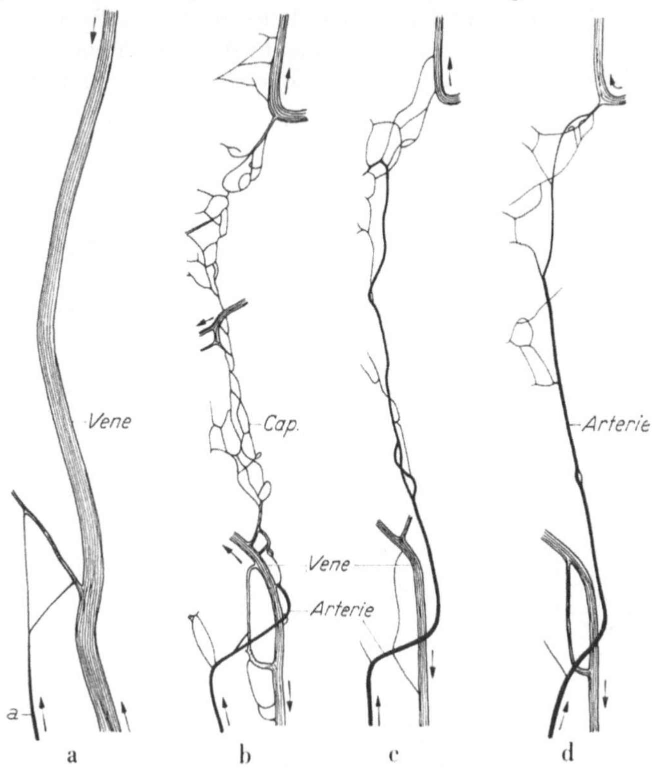

Abb. 51a—d. Umwandlung einer Vene in ein Capillarnetz mit nachfolgender Differenzierung einer kleinen Arterie. (Nach CLARK u. CLARK.)

a Größere Vene mit venolärem Seitenast, 2 Capillaren und einer Arteriole (a).

b Nach Ablauf von $2^1/_2$ Monaten ist das gleiche Gesichtsfeld völlig verändert. Die Vene hat sich in ihrem Mittelabschnitt zurückgebildet, und es ist ein längliches Capillarnetz mit zwei kleinen Abflußvenchen (oben und unten im Bild) übriggeblieben. Aus der Arteriole ist dagegen eine bis an die kleine Vene (unten im Bilde) heranreichende kleine Arterie geworden.

c und d Nach weiteren 4 bzw. 44 Tagen hat sich die kleine Arterie durch Streckung, Erweiterung und Muskularisierung einer bestimmten, günstig gelegenen Bahn innerhalb des Capillarplexus bis nahe an die zweite kleine Vene (oben im Bilde) ausgedehnt. Sie versorgt dort einen stark reduzierten Rest des ursprünglichen Capillarplexus. Ihre Seitenäste haben sich zum Teil zurückgebildet. Die Verbindung mit der unteren kleinen Vene ist verlorengegangen

Druck innerhalb des Gefäßplexus ankommt. Ist bei gleicher Strömungsrate der Druck sehr hoch (in Arteriennähe), so soll eine Arterie entstehen, ist er dagegen relativ niedrig, so soll sich an dieser Stelle eine Vene bilden. Hierin sieht SANDISON zugleich eine Bestätigung der histomechanischen Theorie von THOMA, nach welcher der Druck für die

Wandstärke eines Gefäßes maßgeblich ist. Bildet sich eine kleine Arterie, so beobachtet man als erstes Zeichen eine Streckung und Wandverdickung; differenziert dagegen eine Vene aus, so bleibt die Wand im Verhältnis zur Weitenzunahme relativ dünn. Die Adventitia-Zellen vermehren sich nur mäßig und bleiben motorisch inaktiv, d. h. sie verharren in Longitudinalstellung und wandeln sich nicht zu glatten Muskelzellen um. Um sie herum bildet sich ein feines, kapselförmiges Netz von Reticulumfasern. SANDISON beobachtete an den neugebildeten Venen öfters varicöse Erweiterungen.

Ebenso wie die Capillaren können sich auch die Arterien und Venen im Laufe der weiteren Entwicklung eines Capillarbettes wieder zurückbilden; die glatten Muskelzellen verschwinden, die Lichtung wird wieder enger und schließlich bleiben einfache Capillaren zurück (vgl. hierzu Abb. 51). Das Capillarbett der Kaninchenohrkammer befindet sich längere Zeit in ständiger Umwandlung (Abb. 52). Capillaren entstehen und bilden sich zurück; die Arteriolen bzw. kleinen Arterien ändern ihre Länge und Weite, die kleinen Venen in stärkerem Maße auch ihre Form; überhaupt sind die Venen — wie schon SANDISON betont — weniger stabil als die Arterien. Ungünstige Strömungsbedingungen führen zur Rückbildung von Arterien und Venen. Ein besonders starker Formwandel tritt ein, wenn sich in einer Ohrkammer zwei verschiedene Gefäßplexen zunächst getrennt voneinander entwickeln und dann miteinander vereinigen. Die Umwandlung wird durch die hierbei erfolgende starke Änderung der Druck- und Strömungsverhältnisse ausgelöst. Außerdem wird die Ohrkammer am Anfang immer überschüssig vascularisiert; erst nach einigen Monaten tritt unter Rückbildung überzähliger Capillaren und unter weiterer Ausdifferenzierung von Arterien und Venen ein stabilerer Zustand reduzierter Vascularisierung ein.

Immerhin ist der Formwandel des Capillarbettes aber auch nach vielen Monaten noch so beträchtlich, daß CLARK u. CLARK hieraus den unzutreffenden Schluß gezogen haben, die terminale Strombahn befände sich auch in ausgereiften Geweben schlechthin in ständiger Umbildung (vgl. Abb. 51 und 52). So schreiben sie 1931 (mit HITSCHLER, KIRBY-SMITH, REX u. SMITH): "The present studies of the growth of mammalian blood vessels and their subsequent changes in a large series of cases, under controlled conditions watching the same region day after day in the living for periods of months have demonstrated clearly that the mammalian vascular system is a remarkably labile one, in which the sending out of new sprouts and retraction of others and the remodeling of whole networks take place in response to changes in the circulation, which are induced by external, mechanical, chemical or thermal stimuli." Hierbei haben sie aber doch unterschätzt, daß sie an der Ohrkammer letzten Endes fast immer ein Granulationsgewebe im Rahmen der Wundheilung beobachteten, das vermutlich niemals ganz zur Ruhe kam und in diesem Punkt nicht mit präexistentem Normalgewebe verglichen werden darf. Sie betonen zwar, daß an dem „preformed tissue"-Typ der Ohrkammer ebenfalls eine Capillarsprossung zu beobachten war, es fragt sich aber, ob nicht auch in diesem Fall das vorausgehende Trauma maßgeblich war, und die Bedingungen einer

Wundheilung bestanden. Vielleicht liegt in dieser Hinsicht auch — ebenso wie im Hinblick auf die Zahl der AVA — eine regionale und artgebundene Eigenart des Kaninchenohr-Gewebes vor. Daß die Ansicht von CLARK u. CLARK jedenfalls nicht ohne weiteres für andere ausgereifte Gewebe verallgemeinert werden kann,

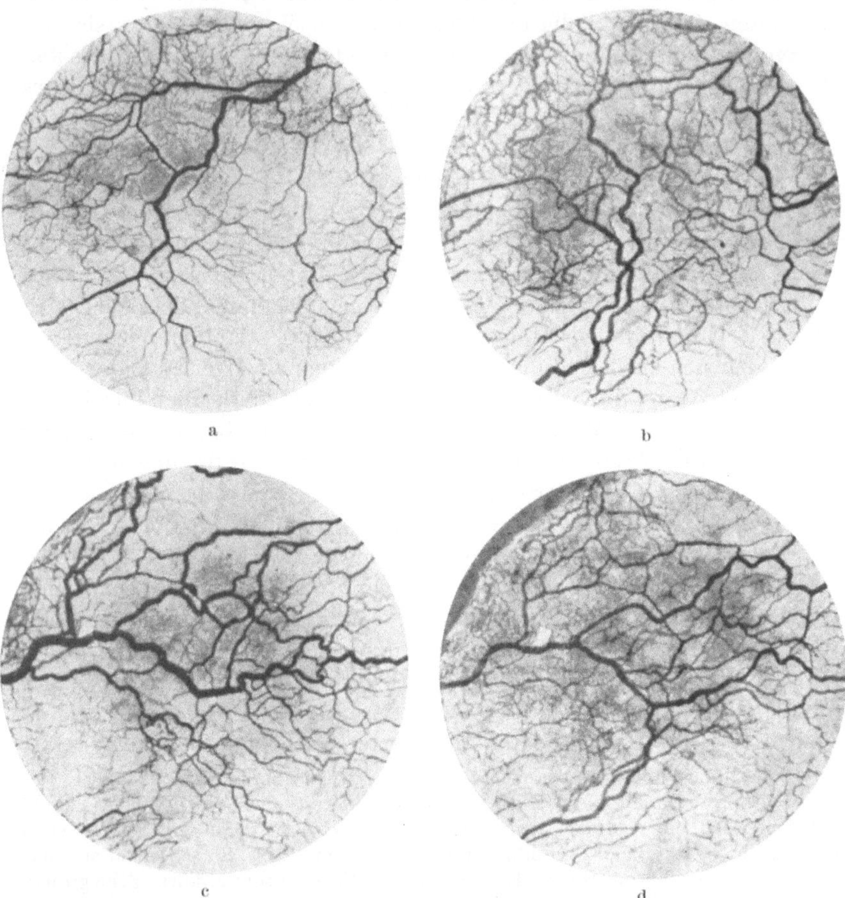

a   b
c   d

Abb. 52a—d. Die Umwandlung eines ausdifferenzierten Capillarbettes der Ohrkammer im Zeitraum von 1 Jahr. (Mikrophotogramme von CLARK, HITSCHLER, KIRBY-SMITH, REX u. SMITH 1931.) Beachte die starke Verlagerung der größeren Gefäße, bei denen es sich vor allem um Venen handelt. Durch Differenzierung und Entdifferenzierung mehrerer Gefäßstrecken unterliegt das gleiche Gesichtsfeld einem bemerkenswerten Formwandel. Bei einem Vergleich der Abbildungen a und d für sich allein würde man die Identität der Gesichtsfelder kaum erkennen

zeigt die Capillarmikroskopie der menschlichen Haut und der Conjunctiva bulbi. Auch mit dieser Methode ist eine langdauernde Untersuchung desselben Beobachtungsfeldes möglich (WALLS u. BUCHANAN 1956; EHRING 1956; LEE 1955a). Dabei hat sich nun gezeigt, daß das Gefäßbild sogar über Jahre ganz auffallend unverändert bleibt und kaum faßbare Schwankungen hinsichtlich der Form, der Neubildung und der Rückbildung einzelner Gefäßstrecken aufweist; obwohl doch gerade die Hautstrombahn den mannigfachsten Umweltreizen in bevorzugtem Maße ausgesetzt ist (vgl. S. 371).

Die arterio-venösen Anastomosen, die am Kaninchenohr in besonders großer Zahl vorkommen, bilden sich bei der Entwicklung des Capillarbettes immer *zuletzt*. Ebenso wie die Arteriolen entstehen sie niemals durch Sprossung, sondern immer durch Umwandlung von Capillaren. Der entscheidende Reiz zu ihrer Bildung ist nach CLARK u. CLARK (1934) in einer plötzlichen, dauerhaften Strömungsbeschleunigung gelegen, z. B. in einer Aktivierung der Zirkulation durch Wärme, Unruhe des Tieres, starke Beleuchtung der Ohrkammer oder durch lokale Infektionen. Dabei kann eine Capillarsprossung ganz fehlen. Wichtig ist die *Plötzlichkeit* der Strömungsänderung und ihr Zeitfaktor. Steigert sich die Durchblutung langsam, so kommt es zur Capillarsprossung, steigert sie sich rasch und hält dieser Zustand mindestens 2—3 Tage an, so entstehen AVA. Schon innerhalb eines einzigen Tages kann eine an entsprechender Stelle im Gefäßplexus gelegene, besonders hohem Druck und Strömungsvolumen ausgesetzte Capillare ihre Form ändern und einen engen arteriellen sowie einen weiten venösen Schenkel erhalten. Wie bei der Differenzierung von Arteriolen wird die Wand des arteriellen Schenkels dann in den nächsten 2—3 Tagen dicker, die Zahl der Adventitia-Zellen nimmt zu und es entstehen aus den Adventitia-Zellen glatte Muskelzellen. Auch die AVA erhalten ihre komplette, regelmäßige Kontraktionsfähigkeit erst nach Einwachsen von Nervenfasern (Näheres über ihre Form und Funktion s. S. 19ff.).

Daß sich die Entstehung von AVA und die Bildung von neuen Capillaren nach dem histochemischen Prinzip von THOMA nicht gegenseitig ausschließen, führen CLARK u. CLARK auf die *Kontraktilität* der AVA zurück. In diesem Zusammenhang sei nochmals darauf hingewiesen, daß die zahlenmäßige Häufigkeit der AVA am Kaninchenohr nicht verallgemeinert werden darf; MOORE (1936) konnte mit der gleichen Kammertechnik am *Hunde*ohr *keine* echten, muskularisierten AVA nachweisen.

Die AVA bilden denjenigen Abschnitt des Capillarbettes der Kaninchenohrkammer, der den stärksten Wandlungen unterworfen ist. Viele AVA bilden sich im Laufe der Vascularisierung der Ohrkammer — d.h. innerhalb von Tagen und Wochen — wieder zurück; nur wenige bleiben länger als 1 Monat bestehen. CLARK u. CLARK unterscheiden daher einen „temporären" und einen „permanenten" Typ der AVA. Das Eigentümliche ist nur, daß auch die temporären, also sehr vergänglichen Formen arterio-venöser Anastomosen alle Kennzeichen einer echten AVA aufweisen (vgl. hierzu S. 16); hierin unterscheidet sich das Kaninchenohr von allen anderen aus der Lebendbeobachtung bekannten Körperregionen und Geweben. Ein entscheidender Anstoß zu ihrer Rückbildung scheint in einer Abnahme der Strömung oder in der Neubildung von Capillaren im Versorgungsbereich der Mutterarterie gegeben zu sein. Auch solche AVA, die sich praktisch ununterbrochen im Kontraktionszustand befinden, bilden sich meist nach einiger Zeit zurück (vgl. die Übersicht von E. R. CLARK 1938). Offenbar ist eine ständige funktionelle Beanspruchung für ihre Erhaltung ebenso notwendig wie dies bei den Arteriolen und kleinen Arterien der Fall ist. Auch die Entstehung von *arterio-arteriellen Anastomosen*, also eine Vernetzung der Arterien, konnten CLARK u. CLARK (1946) an der Ohrkammer beobachten. Sie hatten den Eindruck, daß für ihr Auftreten eine häufige Strömungs*umkehr* Voraussetzung ist; durch starke Änderungen des Außendruckes an der Kammer konnte sie experimentell hervorgerufen werden. An der „round table"-Kammer war die Vernetzung der Arterien selten, solange noch keine Nerven eingewachsen waren. Sobald die Arteriolen aber innerviert wurden und damit zu voller motorischer Aktivität gelangten, bildeten sich immer neue arterio-arterielle Anastomosen; auch in diesem Fall soll ein häufiger Wechsel der Strömungsverhältnisse mit Änderung der Strömungsrichtung ursächlich das Entscheidende sein.

SEWELL u. KOTH (1958) beobachteten die Entwicklung von Kollateral-Arterien — also ebenfalls von arterio-arteriellen Anastomosen — aus Capillaren 3 Wochen nach einer partiellen Durchtrennung des Hundebeines. Zu diesem Zeitpunkt konnte die Arteria femoralis, die bei dem Eingriff geschont worden war, unterbunden werden, ohne daß eine Gangrän entstand. Die Autoren kommen zu der Ansicht, daß sich arterio-arterielle Anastomosen dann bilden, wenn zwei arterielle Gefäßbetten mit unterschiedlichem Druckniveau miteinander verbunden werden.

Insgesamt kann man sagen, daß die endgültige Ausdifferenzierung eines Capillarbettes nach Abschluß der Gefäßsprossung nach unseren gegenwärtigen Kenntnissen vor allem in Abhängigkeit vom Durchfluß-Volumen, vom intravasculären Druck und vom Zeitfaktor der verschiedenen Wachstumsreize vor sich geht (vgl. auch WILLIAMS 1954). Die regionalen bzw. organspezifischen Besonderheiten im Arrangement des Capillarbettes dürften schließlich unter anderem durch genetische Faktoren[1], durch die räumliche Ausdehnung der Organe (STAUBESAND 1959), durch die Größe des Stoffaustausches und durch Art und Maß physikalischer Einwirkungen, z. B. Druck und Zug (CLARK u. CLARK) geprägt werden.

IV. Das Verhalten des Capillarbettes bei der Wundheilung

Die Neubildung von Gefäßen im Rahmen der Wundheilung haben wir praktisch schon mit der Darstellung des Einwachsens der Gefäße in die Kaninchenohrkammer kennengelernt. Sowohl der Vorgang der Sprossung als auch die Umwandlung von Capillaren in Arterien, Venen und AVA spielt sich grundsätzlich immer in der gleichen Weise ab.

---

[1] deren Bedeutung noch am wenigsten geklärt ist,

Nachzutragen bleibt nur noch, was CLARK u. CLARK (1939) über die Umgebung der Gefäße bei der Vascularisierung der Ohrkammer angeben, weil dies für das Verständnis der Wundheilung von unmittelbarer Bedeutung ist. Vor dem Einwachsen des Gefäßplexus enthält die Kammer Ringerlösung. Sobald Gefäße in den Kammerspalt eintreten, wird die Ringerlösung durch Blutserum ersetzt; Fibrinfäden und Blutkörperchen tauchen auf und schwimmen frei in der perivasculären Flüssigkeit herum. In der Nachbarschaft junger Gefäße verschwindet das Fibrin offenbar, sobald die Zirkulation einsetzt; in der Umgebung von Gefäßen, die 2—3 Tage durchströmt waren, konnten jedenfalls niemals mehr Fibrinfäden nachgewiesen werden. Das Fibrin verwandelt sich in lichtbrechende Granula und wird durch einwandernde Makrophagen aufgenommen, die auch die extravasalen Erythrocyten phagocytieren. Gleichzeitig mit der Einwanderung der Makrophagen wird das bisher flüssige Milieu um den Gefäßplexus halbfest. Nach 10—14 Tagen wandern größere Mengen von Fibroblasten ein. Sobald sich Capillaren in Arterien oder Venen differenzieren, beginnt die Bildung von Bindegewebsfasern; diese füllen allmählich die Hohlräume des Gefäßplexus aus; außerdem dringen Lymphcapillaren und Nerven ein. Ein Teil der Fibroblasten bildet sich in Adventitia-Zellen um. Die Geschwindigkeit der gesamten Bindegewebsbildung hängt an der Ohrkammer weitgehend von den äußeren Reizeinwirkungen ab. Ebenso wie die Vascularisierung kann die Entwicklung des Bindegewebes durch Fernhaltung aller Außenreize erheblich verzögert werden; es sei in diesem Zusammenhang daran erinnert, daß das Wachstum der Gefäße, der Lymphbahnen, der Nerven und des Bindegewebes nach CLARK u. CLARK stets gleichzeitig durch die gleichen Faktoren angeregt wird.

Mit diesen Befunden von CLARK u. CLARK stehen neuere Beobachtungen von ALGIRE u. CHALKLEY (1945), CHALKLEY, ALGIRE u. MORRIS (1946) in gutem Einklang, die an einem anderen Versuchsfeld, der Mäuserückenkammer, angestellt wurden. Die Mäuserückenkammer enthält bekanntlich Epidermis, subcutanes Binde- und Fettgewebe, Panniculus carnosus und Fascie, jedoch in umgekehrter Reihenfolge, so daß die tiefste Schicht, die Fascie, dem Beobachter zugekehrt ist. ALGIRE u. Mitarb. erzeugten nun vor Installation der Kammer eine aseptische Wunde, indem sie ein 3 mm großes Scheibchen aus der Fascie, dem Panniculus carnosus und dem subcutanen Bindegewebe herausschnitten, jedoch die Epidermis verschonten. An diesem sterilen Gewebsdefekt verfolgten sie den Vorgang der Wundheilung in qualitativer und — im Gegensatz zu CLARK u. CLARK — auch in *quantitativer* Hinsicht. Die Wundheilung begann damit, daß sich in dem Gewebsdefekt Flüssigkeit (Plasma) ansammelte, in welcher Leukocyten auftauchten. Außerdem erweiterten sich die Capillaren in der unmittelbaren Nachbarschaft des Defektes; es bildete sich ein Kollateral-Kreislauf. *Nach 6 Tagen begann die Neubildung von Capillaren durch Sprossung aus den am Wundrand befindlichen Gefäßen.*

Dabei hatten CHALKLEY, ALGIRE u. MORRIS in ihren Versuchen den Eindruck, daß der Beginn der Capillarsprossung vom Eintritt der Plasma-Gerinnung abhing; je früher es zu einer Plasma-Gerinnung kam, um so früher setzte die Sprossung ein; die Autoren kommen daher zu der Auffassung, daß eine Beschleunigung der Plasma-Gerinnung zur Beschleunigung der Wundheilung führen müsse.

Einige Capillaren differenzierten sich in Arteriolen und Venolen; dies wurde im Adrenalin- Test und histologisch nachgeprüft. *Am 9. Tag war die Gefäßbildung beendet.* Sie erfolgte (genau wie an der Kaninchenohrkammer) zunächst überschüssig; dann sank der Vascularisierungsgrad auf das Niveau der normalen Umgebung herab. Der Zustand der ,,Heilung" wurde also durch eine der normalen Umgebung angepaßte Vascularisierung des Gewebsdefektes repräsentiert. Über eine Bestätigung der Befunde von CLARK u. CLARK hinaus machten CHALKLEY, ALGIRE u. MORRIS bei ihren quantitativen Messungen der Vascularisierung an aseptischen Wunden die wichtige Beobachtung, *daß die Gefäßneubildung bei der Wundheilung offenbar nicht nur durch Sprossung, sondern in erheblichem Maße auch durch ein Längenwachstum der vorhandenen Gefäße erfolgt.* Sie fanden nämlich, daß schon in den ersten 6 Tagen der Wundheilung, d. h. *vor* Erscheinen der ersten Capillarsprossen, 30—49% des Gefäßbettes wieder hergestellt war. Von den präexistenten Gefäßen des Wundrandes aus kam es zur Entwicklung geschlängelter Gefäßkonvolute. ALGIRE u. Mitarb. diskutieren als mögliche Ursachen dieser eigentümlichen Vergrößerung der objektiv gemessenen Gefäßfläche im Wundgebiet vor Einsetzen der Capillarsprossung eine Wiederdurchströmung von Stase-Gefäßen, eine Erweiterung des zurückgebliebenen Gefäßbettes mit Volumenzunahme und ein Längenwachstum aktivierter Wundrandgefäße; dabei messen sie dem letztgenannten Faktor die größte Bedeutung zu und sprechen daher von ,,Hypertrophie" des Gefäßbettes.

Bei dieser quantitativen Bestimmung des ,,Vascularisierungs-Grades" handelt es sich um eine Messung der *Fläche aktuell durchströmter Gefäße*, ohne Rücksicht darauf, ob neu gebildete oder nur erneut durchströmte Gefäßstrecken vorliegen. Das Prinzip der von CHALKLEY (1943) angegebenen Methode besteht darin, daß die Beobachtung durch ein ins Ocular eingelegtes Punkt-Raster erfolgt. Es wird nun registriert, wie häufig sich bestimmte Gewebsbestandteile, z. B. Gefäße, mit den Punkten des Rasters optisch schneiden und hieraus dann der prozentuale Anteil des jeweiligen Bestandteiles am Gesamtgewebe errechnet. Im Hinblick auf die Vascularisierung wird also praktisch der prozentuale Flächenanteil *sichtbarer* (und durchströmter) Gefäße am Gewebe gemessen.

CHALKLEY, ALGIRE u. MORRIS untersuchten auch den *Einfluß einer einweißarmen und eiweißreichen Diät auf den Ablauf der Wundheilung.* Dabei stellte sich heraus, daß eine 15tägige Vorbehandlung mit abgeänderter Diät keinen Einfluß auf die Wundheilung hatte. Wurden die Versuchsmäuse aber 24—55 Tage lang mit einer sehr eiweißarmen oder einer sehr eiweißreichen Kost gefüttert, so kam es in beiden Fällen zu einer eindeutigen *Verzögerung* der Wiederherstellung des Gefäßbettes. Die ersten Capillarsprossen erschienen nicht am 6. Tag, sondern erst am 8. Tag nach dem Trauma, und die Vascularisierung der Wunde war statt am 9. Tag erst am 14. Tag abgeschlossen. Dies waren auch die Versuche, in denen ALGIRE u. Mitarb. den Zusammenhang zwischen Plasma-Gerinnung und Capillarsprossung entdeckten. Möglicherweise hing die durch Kostumsetzung bewirkte Verzögerung der Vascularisierung mit einer Verzögerung der Plasma-Gerinnung zusammen. *Am schnellsten erfolgte die Revascularisierung des Wundbettes bei Normalkost.* Eine gewisse *Beschleunigung* der Vascularisierung schien in einigen Experimenten dadurch möglich zu sein, daß die Normalkost *nach* der Operation kurzzeitig durch eine eiweißreiche Kost ersetzt wurde (Abb. 53).

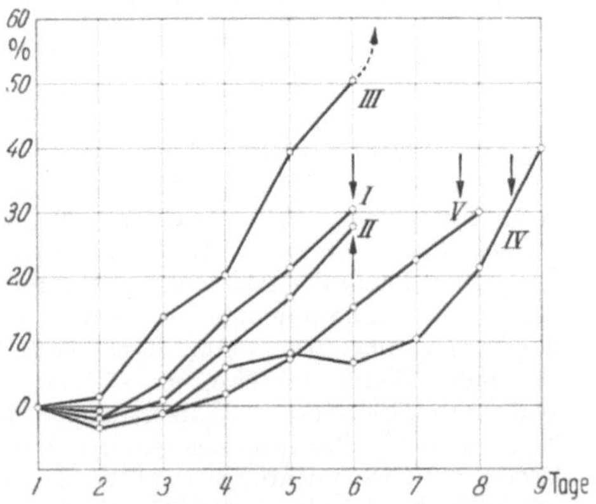

Abb. 53. Der Einfluß verschiedener Kostformen auf den Ablauf der Vascularisierung eines aseptischen Wundbettes. (Nach CHALKEY, ALGIRE u. MORRIS 1945.) Die Kurven geben den Vascularisierungsgrad vom 1. bis zum 9. Tag nach dem Trauma an („normaler" Vascularisierungsgrad des vorliegenden Gewebes gleich 100% gesetzt). Das Einsetzen der Capillarsprossung ist mit Pfeilen gekennzeichnet. Die aktuelle Fläche durchströmter Gefäße nimmt also schon vor der Sprossung beträchtlich zu. Deutliche Verzögerung des gesamten Vascularisierungsvorganges (Längenwachstum und Sprossung) durch langdauernde Vorbehandlung mit eiweißarmer und eiweißreicher Diät. Dagegen Beschleunigung der „Hypertrophie" (Längenwachstum) durch eiweißreiche Diät nach dem Trauma. *I.* Verlauf der Vascularisierung bei Normalkost; *II.* Verlauf der Vascularisierung bei kurzzeitiger Vorbehandlung mit eiweißreicher Nahrung; *III.* Verlauf der Vascularisierung bei Verabreichung eiweißreicher Nahrung *nach* dem Trauma; *IV.* Verlauf der Vascularisierung bei langzeitiger Vorbehandlung mit eiweißreicher Nahrung; *V.* Verlauf der Vascularisierung bei langzeitiger Vorbehandlung mit eiweißarmer Nahrung

Der Eiweiß-Zusatz zur Kost bestand in diesen Versuchen in Lactalbumin. Als Normalgehalt wurde ein Zusatz von 14% angesehen. Die eiweißarme Diät enthielt nur 7% Lactalbumin, die eiweißreiche Kost dagegen 60%.

SHULMAN, FULTON u. MORONT (1953) fanden an der Hamsterbackentasche, daß die Gefäßneubildung im Rahmen der Wundheilung durch *Cortisonbehandlung* gehemmt und durch *Nebennieren-Entfernung* beschleunigt wird.

V. Die terminale Strombahn im Tumorbett

Während die ausführlichen Untersuchungen von W. H. LEWIS (1927) über die Vascularisierung von Tumor-Implantaten in der Subcutis noch mit Hilfe der Injektionstechnik durchgeführt wurden, haben IDE u. Mitarb. (1939), DOWNING u. Mitarb. (1940), ALGIRE u. Mitarb. (1943—1955) und WILLIAMS (1951—1954) die Klarsichtkammer-Methode zur unmittelbaren Lebendbeobachtung der Tumor-Strombahn benutzt, und zwar sowohl am Kaninchenohr als auch am Mäuserücken. In Deutschland hat P. SCHEID kürzlich die Tumorstrombahn am Mesenterium von Ratten und Mäusen beobachtet (1959).

LEWIS hatte die Gefäßneubildung in fünf verschiedenen Rattentumoren untersucht. Dabei stellte er fest, daß jeder Tumor trotz gleicher Umgebung ein so charakteristisches Gefäßbett entwickelte, daß man ihn schon aus diesem diagnostizieren konnte. Die Gefäßneubildung entsprach derjenigen während der embryonalen Entwicklung. *Grundsätzlich hatte* LEWIS *bei allen Tumoren den Eindruck, daß das Tumor-Wachstum das Gefäß-Wachstum bestimmt und nicht umgekehrt die Gefäß-Neubildung die Tumor-Entwicklung anregt.* Und zwar erfolgte die Vascularisierung der Tumorimplantate stets von den Gefäßen des Wirtsorganismus aus, durch Sprossung. Das Capillarbett der 5 Tumorarten unterschiedlichen Malignitätsgrades (Walker-Fibrosarkom, Walker-Adenofibrom, Walker-Spindelzellsarkom, Walker-Rundzellsarkom, Walker-Adenocarcinom) zeigte eine verschieden starke Neigung zur Differenzierung von Arterien und Venen. Das Spindelzellsarkom bildete z. B. ein reichliches Capillarnetz *ohne* Arterien und Venen. Das Adenocarcinom entwickelte — ähnlich wie die embryonale Leber — Gefäßplexen von sinusoidalem Charakter. Die zentralen Nekrosen schnell wachsender Tumoren schienen immer durch mangelnde Blutversorgung zustande zukommen und zwar dadurch, daß sich das Tumorgewebe zu weit von den Capillaren entfernte, und daß es die Strömung durch Kompressionswirkung zum Erlöschen brachte.

Die von LEWIS am toten Material erhobenen Befunde wurden in ihren wichtigsten Punkten durch die Lebendbeobachtung an der Klarsichtkammer bestätigt und in vieler Hinsicht noch erweitert. Die meisten Lebendbeobachter haben normales Gewebe und Gewebe maligner Tumoren in die Kammer implantiert und dann den Ablauf der Vascularisierung verglichen. Dabei stellte sich heraus, daß die tumoreigenen Gefäße im Gegensatz zu den Eigengefäßen normalen Gewebes tatsächlich an der Vascularisierung von Implantaten nicht teilnehmen; Impftumoren werden ausschließlich vom Wirtsgewebe aus vascularisiert, liefern aber in der Regel den Anreiz hierzu[1]. Normale Gewebsplantate können die Gefäßbildung zwar auch anregen, jedoch überschreitet diese dann niemals wesentlich das für das betreffende Gewebe typische Niveau. Im Gegensatz hierzu scheint die Anregung der Gefäßneubildung durch maligne Tumoren — wenn überhaupt vorhanden — praktisch unbegrenzt zu sein[2].

---

[1] Selbst wenn man das Ehrlichsche Mäusecarcinom in die Allantois des Hühnerembryos überträgt, ist dies der Fall (BISCEGLIE 1934, I).

[2] Dieser auffallende Unterschied in der Anregung der Gefäßneubildung durch wachsendes Normalgewebe und durch Tumorgewebe könnte damit zusammenhängen, daß in beiden Fällen ganz ähnliche Stoffwechselabweichungen auftreten (unvollständige Verbrennung, Gärungsprozesse, aerobe Glykolyse), die aber beim Normalgewebe *vorübergehender* Natur sind, während sie im Tumorgewebe ständig beibehalten werden (H. DRUCKREY, persönliche Mitteilung).

a) Die Vascularisierung von normalen Gewebs-Implantaten

Grundsätzlich entspricht die Form der Vascularisierung eines Gewebs-Implantates nach den ausgedehnten Untersuchungen von WILLIAMS immer seinen Ursprungsorgan und nicht etwa den Eigenarten des Wirtsgewebes (also an der Ohr- und Mäuserückenkammer nicht etwa dem subcutanen Bindegewebe). Auch das übertragene Parenchym behält, wenn es anwächst, in morphologischer und funktioneller Hinsicht seine Organspezifität weitgehend bei. Im Gegensatz zu malignen Tumorimplantaten sind beim normalen Gewebs-Implantat auch eigene, mit übertragene Gefäßabschnitte an der Vascularisierung bzw. Revascularisierung beteiligt; das Endothel des Implantates ist ein wichtiger Faktor bei der Wiederherstellung seiner Blutversorgung (WILLIAMS). Hinzu kommt allerdings immer noch eine Einsprossung von Capillaren seitens des Wirtsorganismus (ALGIRE u. MERWIN 1955; WILLIAMS 1954); die großen zu- und abführenden Gefäße entwickeln sich nach WILLIAMS *immer* von der wirtseigenen Strombahn aus. Manche Gewebe, — wie z. B. Schilddrüse (WILLIAMS) und Leber (ALGIRE u. Mitarb.) — haben eine besondere Fähigkeit, die Capillarsprossung des Wirtsorganismus in ihrer unmittelbaren Umgebung anzuregen; Implantate von interstitiellem Hodengewebe regen die Bildung eines angiomartigen Gefäßplexus an (WILLIAMS). Sehr ausgesprochen ist diese Fähigkeit schließlich bei den meisten malignen Tumoren (s. weiter unten). Epidermis-Implantate rufen keine Capillarsprossung hervor, erzeugen aber eine starke Hyperämie der Wirtsgefäße (WILLIAMS; CLARK u. CLARK 1944). Sehr kleine Implantate können — durch ein Membranfilter vom Wirtsorganismus getrennt — unbegrenzte Zeit *ohne* eigene Vascularisierung existieren (ALGIRE u. MERWIN). Im allgemeinen gelingt die Implantation nur mit Auto-Implantaten; homologe Implantate, d. h. Gewebe, die zwar von der gleichen Species, jedoch nicht vom gleichen Individuum gewonnen wurden, wachsen meist nicht an; sie besitzen auch bemerkenswerterweise praktisch keine Fähigkeit, die Gefäßneubildung anzuregen. Die Ursache hierfür ist noch nicht bekannt; man denkt vor allem an allergische und genetische Faktoren. Auf keinen Fall soll die mangelnde Vascularisierung aber für das schlechtere Anwachsen von Fremd-Transplantaten verantwortlich zu machen sein (WILLIAMS).

Über den zeitlichen Ablauf der Vascularisierung von normalen Gewebs-Implantaten gehen die Angaben etwas auseinander. Nach WILLIAMS beginnt das Endothel der implantateigenen und der wirtseigenen Gefäße an der Ohrkammer schon nach 24 Std zu wachsen; nach 48 Std soll das Implantat schon einen vollständigen, aber noch ungefüllten Capillarplexus besitzen, nach 3 Tagen soll die Zirkulation vollständig eingesetzt haben, nach 4 Tagen eine Differenzierung von Arteriolen und Venolen vorliegen und nach 8 Tagen schließlich das

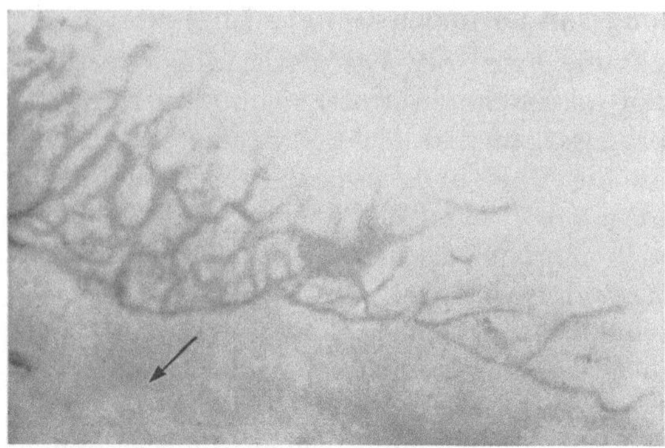

a

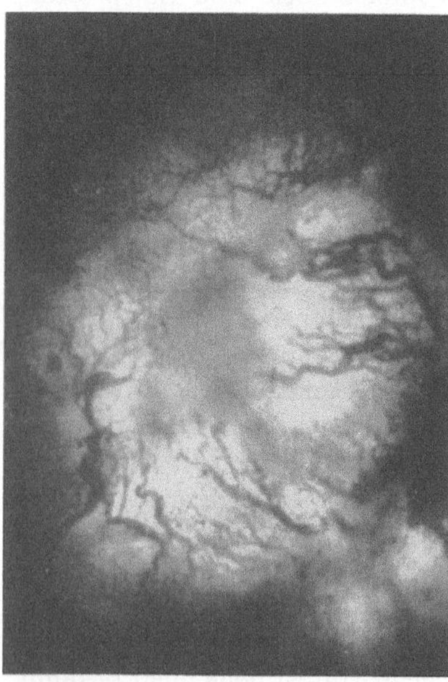

b

Abb. 54a u. b. Vascularisation des Brown-Pearce-Kaninchen-Epithelioms in der Ohrkammer. (Mikrophotogramme von IDE, BAKER u. WARREN 1939). a Capillarplexusbildung am Tumorrand, 10 Tage nach der Implantation. Der Pfeil gibt die Wachstumsrichtung des Tumors an, der im Bilde nicht zu erkennen ist. Bei den dunklen Flecken handelt es sich um Erythrocyten-Extravasate. b Gesamtübersicht der Tumor-Vascularisierung, die von der wirtseigenen Strombahn aus erfolgt. Die Gefäße umspannen den Tumor, der praktisch die ganze Ohrkammer ausfüllt, von allen Seiten her radspeichenförmig. Sie sind zum Teil knorrig geschlängelt und erweitert. Acht Tage nach der Implantation

Gefäßbett des implantierten Gewebes einen stabilen Dauerzustand erreichen. ALGIRE u. CHALKLEY (1945) geben dagegen — ähnlich wie CLARK u. CLARK für die Vascularisierung der einfachen Ohrkammer — an, daß die Capillarsprossung bei Implantation von subcutanem Bindegewebe bzw. Fettgewebe in die Mäuserückenkammer erst nach 6 Tagen beginnt; vom 6. bis zum 9. Tag ist der Vascularisierungsgrad gegenüber der wirtseigenen Umgebung etwas erhöht. Bei der Implantation von Lebergewebe setzt die Capillarsprossung verfrüht (am 4. oder 5. Tag) ein, erfolgt zunächst stark *überschüssig*, stellt sich dann aber auf ein normales Niveau ein.

b) Die Vascularisation von implantierten Tumoren

Die meisten mit der Kammertechnik lebend untersuchten Impftumoren zeichnen sich gegenüber normalen Gewebsimplantaten dadurch aus, daß sie die Capillarsprossung von seiten des Wirtsorganismus in besonders starkem Maße und über lange Zeit anregen, und daß die tumoreigenen Gefäße sich an der Vascularisierung *nicht* beteiligen; die Gefäßversorgung des Tumorgewebes geschieht also ausschließlich durch den Wirtsorganismus. Auch am Mesenterium konnte eine starke Anregung der Gefäßneubildung durch Impf-Tumoren beobachtet werden (SCHEID). Bei den Tumor-Implantaten handelt es sich im allgemeinen um homologe Implantate; trotzdem gehen die Tumoren in der Klarsichtkammer im Gegensatz zu homologen Normalgeweben gut an.

IDE u. Mitarb. (1939) untersuchten das Brown-Pearce-Kaninchen-Epitheliom an der Ohrkammer. Der Tumor ging im Hoden in 98% der Fälle, an der Ohrkammer in 56% der Fälle an. Metastasen setzte er nur vom Hoden aus. Schon am 3.—8. Tag setzte die Capillarsprossung ein und führte zu einer enormen Gefäßneubildung. Größere, verletzte Gefäßenden der Tumorumgebung fingen manchmal schon nach 74 Std an zu sprossen. *Außerdem waren alle Gefäße der Umgebung erweitert.* Am Tumorrand bildeten sich strickleiterartige Gefäßplexen; isolierte Capillarschlingen wurden häufiger am Tumorrand als im Innern gefunden. Die größeren zu- und abführenden Gefäße traten radspeichenähnlich von allen Seiten an das Tumorimplantat heran (Abb. 54). Der Rand des sich von allen Seiten ins Tumorgewebe vorschiebenden Gefäßplexus zeigte arkadenartig geschwungene Anastomosen (Abb. 54a), ähnlich wie man es am Mesenterium bei granulomatösen Entzündungen sehen kann (eigene Beobachtung, Abb. 43). Am Rande schien das Wachstum des Tumors in gewissem Grade von der Gefäßneubildung abzuhängen. Der Durchmesser der neugebildeten Gefäße betrug 5—500 Erythrocytendurchmesser. Die unmittelbaren Randgefäße waren oft dünner als die Arteriolen und Venolen. Die Strömung war allgemein rasch und wechselte oft die Richtung.

ALGIRE u. CHALKLEY untersuchten an der Mäuserückenkammer das *Mamma-Carcinom der Maus* und das sehr rasch wachsende *Sarkom 37*. Dabei maßen sie mit der schon erwähnten Methode von CHALKLEY auch den *quantitativen* Ablauf der Vascularisierung. Bei beiden Tumoren begann die Capillarsprossung wie beim Brown-Pearce-Kaninchen-Epitheliom *verfrüht*, und zwar am 3. Tag. Das Mammacarcinom hatte bereits am 5. Tag den Vascularisierungsgrad der Umgebung (= Fläche der aktuell durchströmten und sichtbaren Gefäßabschnitte) erreicht und denselben am 7. Tag verdoppelt. Auch das Sarkom 37 wies nach wenigen Tagen gegenüber der normalen Umgebung eine doppelt so starke Vascularisierung auf. Das Mamma-Carcinom zeigte ein dichtes Gefäßbett mit erweiterten Randgefäßen, multiplen umschriebenen Ektasien und sinusoidalen Capillarstrecken; das Sarkom 37 wies ein feines, dichtes Gefäßnetz ohne Erweiterung auf. *In beiden Fällen fehlte eine Neigung zur Differenzierung* von Arteriolen und Venolen bzw. kleinen Venen. Alle Gefäßabschnitte bestanden aus einfachen Endothelrohren. Bei beiden Tumoren blieb der Vascularisierungsgrad anhaltend erhöht; bei dem Mamma-Carcinom erreichte er seinen Höhepunkt am 11. Tag und blieb dann nach einer leichten Verlangsamung der Neubildung unverändert.

In den Mesenterial-Beobachtungen von SCHEID (1959) setzte die Capillarsprossung beim Ascites-Tumor und beim S_2-Sarkom der Maus sowie beim Yoshida-Ascites-Tumor der Ratte nach 8—10 Tagen ein. Dabei zeichneten sich alle neugebildeten Gefäße (aber auch präexistente Blutbahnen im unmittelbaren Tumorbereich) durch starke Schlängelung, zahlreiche Aussackungen und durch eine auffallende Neigung zur Tusche-Speicherung aus. Diese Veränderungen bezieht SCHEID in Analogie zu ähnlichen Beobachtungen an embryonalen Blutgefäßen auf den Tumor-*Stoffwechsel*.

Im Gegensatz zu diesen Befunden hatte ALGIRE (1943b) beim übertragbaren *Melanom* der Maus eine ungewöhnlich lange Latenzzeit von 20 Tagen bis zum Beginn der Tumor-Vascularisierung festgestellt. Danach setzte dann aber eine sehr rasche Capillarsprossung ein, und nach weiteren 8 Tagen war die Gefäßversorgung des Tumors abgeschlossen. Auffälligerweise zeigte das Tumorimplantat in den ersten 20 Tagen vor dem Beginn der Vascularisierung nur ein sehr geringes Wachstum, während es sich nach Eintritt der Capillarsprossung schnell vergrößerte.

Es war naheliegend, wenn ALGIRE u. Mitarb. ähnlich wie andere Autoren aus diesen Beobachtungen den Schluß zogen, daß die Anregung einer enormen Gefäßproliferation zu den grundlegenden Eigenschaften der malignen Tumorzelle gehört, und daß die schrankenlose Gefäß-

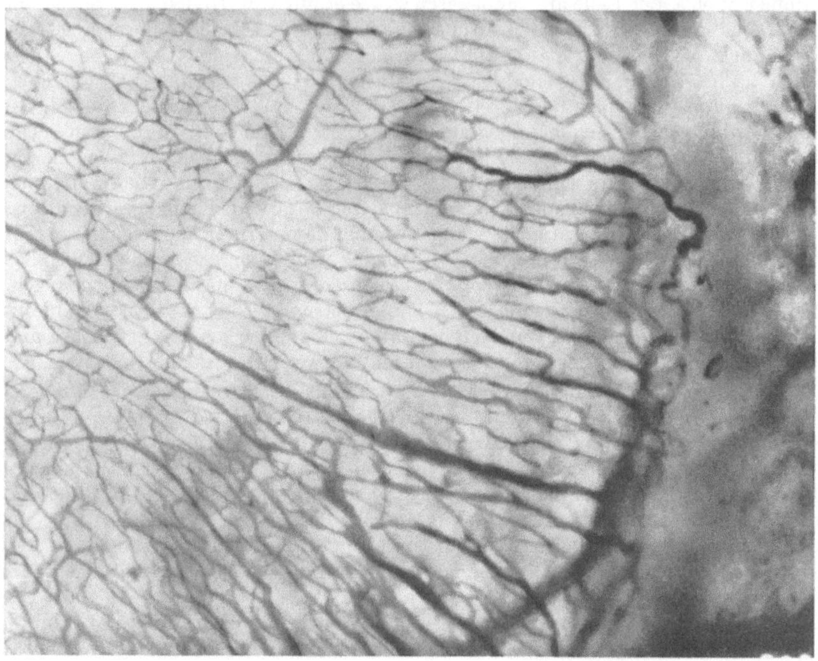

Abb. 55. Neugebildeter Gefäßplexus innerhalb eines Implantates entarteter Fibroblasten. (Aus ALGIRE, CHALKLEY u. EARLE 1950.) Die Fibroblasten wurden mit Methylcholanthren vorbehandelt. 23 Tage nach der Inoculation der Fibroblasten in die Mäuserückenkammer

neubildung andererseits einen wichtigen Faktor für das Tumorwachstum darstellt.

Hierin wurden sie noch durch die Tatsache bestärkt, daß die Tumorimplantate immer am *Rande* weiterzuwachsen begannen, und zwar meist in engem zeitlichen Zusammenhang mit dem Beginn der Capillarsprossung bzw. der Rand-Plexus-Bildung. Eine ähnliche Beobachtung hatten auch IDE u. Mitarb. gemacht. Außerdem stellten ALGIRE, CHALKLEY u. EARLE (1950) fest, daß der die Gefäßbildung anregende Effekt von Mäusefibroblasten, die in der Gewebekultur mit einem Cancerogen (Methylcholanthren) vorbehandelt wurden, eng von der Dauer und Intensität dieser Behandlung abhing. Je mehr die Fibroblasten entarteten und beim Implantationsversuch zur Sarkombildung führten, desto ausgeprägter war auch die Anregung der Capillarsprossung durch sie (Abb. 55). Wurden sie dagegen längere Zeit ohne cancerogene Behandlung weitergezüchtet, so verloren sich gleichzeitig die Fähigkeiten zur sarkomatösen Entartung und zur Anregung der Gefäßneubildung.

Dennoch weist WILLIAMS (1954) mit Recht darauf hin, daß es Ausnahmen von dieser Regel gibt, und daß die Beobachtungen von ALGIRE u. Mitarb. daher nicht für alle malignen Tumoren schlechthin verallgemeinert werden können.

Er übertrug das V_2-Carcinom in die Kaninchenohrkammer und konnte bei diesem Tumor keinerlei Anregung der Gefäßneubildung feststellen. Nach 30 Tagen waren fast alle Gefäße innerhalb der Ohrkammer durch Kompression des sich ausdehnenden Tumors obliteriert. Es kam zu ausgedehnten zentralen Nekrosen und nur ein schmaler Tumorrand lebte — ernährt von den umgebenden Gefäßen des Wirtsorganismus — weiter. Dafür beobachtete WILLIAMS aber — wie IDE beim Brown-Pearce-Carcinom, COMAN u. SHELDON (1946; makroskopisch) bei Impftumoren der Maus und P. SCHEID (1961) bei Impftumoren des Kaninchenohres und des Mäusemesenteriums — eine *starke Hyperaemie der umgebenden Gefäße nach der Transplantation des Tumors*. Auch diese Hyperämie bringt er jedoch nicht mit den Eigenarten der malignen Tumorzelle in Zusammenhang, sondern mit der epithelialen Herkunft des Tumors. Unter den Bedingungen der Wundheilung, d. h. innerhalb der Ohrkammer, erzeugt nämlich auch die normale Epidermis eine starke Hyperämie der vorhandenen Gefäße; WILLIAMS glaubt nun, daß das V_2-Carcinom diese Grundeigenschaft des Epithels noch beibehalten hat. Die Tatsache, daß das Brown-Pearce-Carcinom ebenfalls eine Hyperämie auslöst, könnte seine Ansicht stützen. COMAN u. SHELDON halten dagegen die Zell-*Proliferation* für das Entscheidende, weil Embryonal-Gewebe auch eine Hyperämie verursacht.

Gegen ein tumor*spezifisches* Produkt als Ursache der starken Vascularisierung könnten Beobachtungen von P. SCHEID (1959b) angeführt werden. Dieser Autor vermutete die Ursache der Gefäß-Proliferation nämlich in der vom Tumorgewebe produzierten *Milchsäure* und behandelte daher gesunde Mäuse mehrere Wochen lang intraperitoneal mit größeren Milchsäure-Dosen[1]. Danach kam es bei vielen Tieren zu einer ähnlichen Gefäß-Neubildung am Mesenterium wie nach Implantation eines Sarkoms. Ein entsprechender Effekt war — in geringerem Ausmaß — auch mit ungepufferter Citronensäure und mit Brenztraubensäure zu erhalten. Allerdings gibt der gleiche Autor an, daß es bei der *Ratte* schon nach intraperitonealen Injektionen von physiologischer Kochsalzlösung zu einer gewissen Gefäß-Proliferation kommen könne (1959a). Da nach WARBURG im Tumorgewebe Milchsäure-Konzentrationen bis zu 120 mg-% vorkommen, mißt SCHEID der Milchsäure eine wichtige Rolle für die Gefäßneubildung in Tumoren zu (1959c).

Die wichtigste Frage, welche die Lebendbeobachter in diesem Zusammenhang beschäftigt hat, kann also noch nicht mit Sicherheit beantwortet werden: stellt die Gefäßproliferation eine wesentliche *Voraussetzung* für das Tumorwachstum dar (ALGIRE), oder wird sie umgekehrt durch die Proliferation des Tumors erst angeregt (IDE; WILLIAMS)? Zwar haben IDE u. Mitarb., ALGIRE u. Mitarb. beobachtet, daß die Tumor-Implantate erst weiterwachsen, wenn die Capillarsprossung einsetzt bzw. daß zumindestens ihre Wachstumsgeschwindigkeit häufig mit dem Grad der Vascularisierung korreliert (Melanom der Maus); außerdem stellten sie fest, daß die Zellvermehrung immer am *Rande* eines Implantates beginnt, also dort, wo auch die Gefäßneubildung zuerst in Erscheinung tritt. Auch konnten ALGIRE u. CHALKLEY (1945) —

---

[1] $L(+)$-Milchsäure.

ebenso wie später SCHEID (1961) — mit ihrer quantitativen Meßmethode
nachweisen, daß selbst schnellwachsende Tumoren — entgegen der
Ansicht mancher Pathologen — reich vascularisiert sind. Schließlich
zeigten die zentralen Nekrosen rasch wachsender Tumoren eine deutliche Beziehung zu Durchblutungsstörungen, die durch mangelndes
Ein- und Nachwachsen der Gefäße ins Tumorinnere, vor allem aber
durch den Wachstumsdruck der Tumoren hervorgerufen wurden. Das
alles spricht aber nicht dagegen, daß dennoch die Proliferation des
Tumors erst die Proliferation der Gefäße bedingt. Wenn andererseits
größere Tumoren unter Umständen bis zu einem gewissen Grade von
der Blutbahn abhängig werden und in ihrem Zentrum nicht mehr genügend Nährstoffe erhalten, so daß Nekrosen eintreten, so nimmt das
nicht wunder. Daß ein Tumorimplantat jedoch grundsätzlich auch *ohne*
Gefäßsprossung heranwachsen kann, zeigt das Beispiel des V_2-Carcinoms
(WILLIAMS)[1]; zugleich geht aus dieser Beobachtung hervor, daß es nicht
einfach die in jedem schneller wachsenden Tumor anzunehmende Stoffwechselsteigerung sein kann, welche die Capillarsprossung anregt. Bezüglich der Gefäß-Kompression durch den Wachstumsdruck der Tumoren ist
noch zu berücksichtigen, daß an der Kaninchenohrkammer in dieser Hinsicht ganz besondere Verhältnisse vorliegen. Die implantierten Tumoren
können sich infolge der Kammerbegrenzung nicht beliebig ausdehnen;
in wenigen Wochen haben sie den zur Verfügung stehenden Raum ausgefüllt; in manchen Fällen ist der Wachstumsdruck dann so groß, daß
die Kammer schließlich gesprengt wird. Der Kompressionsfaktor auf
die Gefäße *und* auf die Tumorzellen selbst muß also sehr bald und
nachhaltig wirksam werden; er dürfte wohl auch dafür mit verantwortlich zu machen sein, daß *in der Klarsichtkammer selbst bösartigste Tumoren* sich nach einer gewissen Zeit völlig zurückbilden und *niemals
metastasieren*, worauf WILLIAMS (1954) besonders hinweist.

Der merkwürdig gutartige Ausgang aller Ohrkammer-Tumoren hat WILLIAMS
zu besonderen Untersuchungen veranlaßt (1954); ein Vergleich mit Implantaten
in anderen Körperregionen ergab lediglich den Unterschied, daß die Ohrkammer-
Implantate in jedem Fall *sekundär infiziert* waren.

In diesem Zusammenhang sei auch noch eine eigenartige Beobachtung von
IDE u. Mitarb. erwähnt, die ebenfalls darauf hindeutet, daß bei der Kammer-
Implantation oder bei der Auswahl der hierzu benutzten Tumoren besondere
Verhältnisse vorliegen müssen. Das Brown-Pearce-Epitheliom ging bei Implantation in den Hoden in 98% der Fälle an und metastasierte oft. War vorher aber
eine Implantation in die Ohrkammer gelungen und hatte sich dieses Implantat
bindegewebig zurückgebildet, so blieb die Hodenimpfung mit dem Tumor stets
erfolglos. Andererseits gelang sie immer, wenn das Kammer-Implantat nicht ange-
wachsen war. Eine entsprechende Beobachtung machten DOWNING u. Mitarb.
(1940) beim gleichen Tumor, wenn sie ihn durch Röntgenbestrahlung zerstörten;
danach kam es ebenfalls zu einer „Immunität" gegen erneute Überimpfung.

---

[1] Auch der frei schwimmende Ascites-Tumor der Maus bleibt bekanntlich ohne
Vascularisierung (SCHEID 1959a).

VI. Experimentelle Zirkulationsstörungen der Tumor-Strombahn und ihre Folgen

a) Die Wirkung von Bakterien-Polysacchariden

1931 entdeckten GRATIA u. LINZ, daß sich das Impfsarkom des Meerschweinchens bevorzugt an der hämorrhagischen Shwartzman-Reaktion beteiligt, und daß isolierte Tumorblutungen auch nach *einmaliger* Injektion von Bakterienfiltraten *ohne* Vorbehandlung auftreten können. SHWARTZMAN u. MICHAILOWSKY (1932) bestätigten diese Beobachtung für das Sarkom 180 der Maus. Auch dieser Tumor zeigte nach einmaliger oder wiederholter Injektion von Bakterienfiltraten ausgedehnte Blutungen mit Nekrosen und bindegewebiger Rückbildung. Sowohl GRATIA u. LINZ als auch SHWARTZMAN deuteten das Phänomen als echte, auf den Tumor beschränkte Shwartzman-Reaktion. Nur dachten GRATIA u. LINZ an eine Virusgenese der Impftumoren als Ursache der Blutungsreaktion, während SHWARTZMAN tumor-eigene Stoffe als präparierendes und lokalisierendes Agens für wahrscheinlich hielt.

In der Folgezeit hat sich dann eine große Reihe von Autoren mit der Wirkung von Bakterienfiltraten auf Tumoren und ihr Gefäßbett befaßt; es wurde sogar der (vergebliche) Versuch gemacht, die tierexperimentell gewonnenen Erfahrungen bei inoperablen Tumorpatienten therapeutisch nutzbar zu machen (BRUES u. SHEAR 1945; OAKEY 1947; HOLLOMAN 1947; SACK u. SELIGMAN 1948). Ungeklärt blieb nur die Frage, ob der Angriffspunkt der Bakterien-Polysaccharide lediglich am Gefäßplexus des Tumorgewebes oder auch an den Tumorzellen selbst gelegen ist, wie es APITZ (1933), SHEAR u. TURNER (1943) u. a. annahmen. APITZ kam vor allem auf Grund der Lokalisation der Blutungen innerhalb der Tumoren bei histologischer Untersuchung zu dem Schluß, daß die Bakterienstoffe die Tumorzellen selbst angreifen. Die Blutaustritte waren nämlich hauptsächlich in den nekrotischen Partien der Tumoren lokalisiert, während die jüngsten, zerfallsfreien Tumorabschnitte von den Hämorrhagien verschont blieben. Andererseits war es mit Schlangengift möglich, eine *allgemeine* hämorrhagische Diathese der Versuchstiere auszulösen, *ohne* daß sich die Tumoren (Impfcarcinom der Maus) an der Purpura beteiligten. APITZ glaubte daher, daß die Blutungen eine *Folge* des Zerfalls von Tumorzellen, d. h. der beobachteten Nekrosen, darstellen; bei diesem Zellzerfall sollen carcinomeigene Stoffwechselprodukte („Nekrohormone") frei werden, mit im Blut kreisenden Substanzen reagieren und so durch eine unspezifisch-hyperergische Reaktion (Shwartzman-Reaktion) die Lokalisation der Blutaustritte innerhalb der Tumoren bestimmen. Diese Theorie entspricht der Auffassung von SHWARTZMAN; nur nimmt APITZ an, daß die „Präparation" zur Shwartzman-Reaktion durch Stoffe erfolgt, die das Produkt einer direkten Tumorschädigung durch die Bakterienfiltrate darstellen.

Angesichts dieser Situation war es naheliegend, daß ALGIRE (1946; mit LEGALLAIS u. PARK 1947; mit LEGALLAIS u. ANDERSON 1952) die Wirkung von Bakterien-Polysacchariden auf Impftumoren an der Mäuserückenkammer untersuchte und dabei sein besonderes Augenmerk auf die Tumor-Strombahn und auf die Genese bzw. Bedeutung der Blutungen richtete. ALGIRE u. Mitarb. benutzten ein Polysaccharid von Bacterium prodigiosum (serratia marcenscens[1]), das sie Mäusen mit Impfsarkomen (Sarkom-L und Sarkom 37) intraperitoneal injizierten.

---

[1] Mit der Herstellung möglichst wirksamer und reiner Polysaccharide aus Kulturen von B. prodigiosum haben sich besonders SHEAR u. TURNER (1943) befaßt.

Die Beobachtung erstreckte sich gleichzeitig auf die Gefäße des Wirtsorganismus (Panniculus carnosus = quergestreifte Muskulatur) und auf
die Gefäße des Impfsarkoms. Dabei stellte sich nun zwar heraus, daß die
Blutungen — wie in den Versuchen von GRATIA u. LINZ, SHWARTZMAN
u. MICHAILOWSKY und APITZ — weitgehend auf das Tumorimplantat
beschränkt blieben; im übrigen führte die Polysaccharid-Injektion aber
zu allgemeinen Kreislaufstörungen im *ganzen* Versuchstier, und zwar
zu Strömungsverlangsamung, Stasen mit Strömungsunterbrechung und
Ödem. Erst nach 3—4 Stunden setzten die Tumorblutungen ein, und
nach 18—24 Std kam es zu ausgedehnten Nekrosen. Nur am Rande
der Implantate blieben kleine Tumorinseln unversehrt, die dann nach
Einsetzen der Gefäßneubildung weiterwuchsen. ALGIRE hebt besonders
hervor, daß die Tumornekrosen im Gegensatz zu der Ansicht von APITZ
niemals *vor* den allgemeinen Zirkulationsstörungen und den örtlichen
Blutungen eingetreten seien (vergl. Abb. 56).

Beispiel: 1—2 Std nach einer Polysaccharid-Injektion setzte in der ganzen
Rückenkammer eine Strömungsverlangsamung ein; die Zahl der durchströmten
Muskelcapillaren nahm ab; die Zahl der Leukocyten im Randstrom stieg an. Es
kam zu Ödem, sludging und Stasen. Die Muskelfasern kontrahierten sich nicht
mehr. Der Tumor wies nach 2 Std Stase, nach 3 Std petechiale Blutungen und
nach 4 Std eine allgemeine Strömungsunterbrechung auf. Um die Tumorgefäße
sammelten sich Flüssigkeit und Erythrocyten an. Die Blutversorgung blieb 3 bis
4 Tage lang unterbrochen. Es kam zu Nekrose und Ulceration. Am 5. Tag setzte
Capillarsprossung am Tumorrande ein, und es folgte an dieser Stelle ein rasches
Weiterwachsen von Tumor und Gefäßen.

Am Menschen konnte OAKEY (1947) nach parenteraler Behandlung
mit Polysaccharid von Bacterium prodigiosum ebenfalls Hämorrhagien
und Nekrosen im Tumorgewebe nachweisen; es handelte sich dabei um
inoperable Sarkome und Carcinome, die vor und nach der Behandlung
histologisch untersucht wurden. Ähnlich wie im Tierversuch gingen
diesen Veränderungen schwere und langdauernde Hypotonien voraus.

Aus diesen Beobachtungen zogen ALGIRE u. Mitarb. den Schluß,
daß die tumor-schädigende Wirkung der Bakterien-Polysaccharide nur
die *Folge*erscheinung einer *allgemeinen*, auch den Wirtsorganismus
betreffenden schweren Zirkulationsstörung darstellt, und daß keine
elektive Schädigung der Tumorzellen selbst stattfindet. Die Störungen
des Capillarkreislaufs wirken sich nach ihrer Ansicht nur im Bereich
des Tumor-Implantates stärker aus als im übrigen Organismus und
führen daher in ihm bevorzugt zu Blutungen und Nekrosen. In dieser
Ansicht wurden ALGIRE, LEGALLAIS u. ANDERSON (1952) noch durch
die Beobachtung bestärkt, daß die Polysaccharid-Injektion bei der
Maus — ebenso wie beim Menschen — zu einer langdauernden,
starken Blutdrucksenkung führt, deren Ausmaß (bis zu 35 mm Hg)
von der Polysaccharid-Dosis abhängt. Die Zirkulationsstörungen und

die Tumornekrosen zeigten nun eine enge Abhängigkeit von der Dauer und dem Grad des Blutdruckabfalls. Blieb der Blutdruckabfall aus, so traten auch keine Blutungen und Nekrosen im Tumorimplantat auf. Darum glauben die Autoren, daß die Blutdrucksenkung nach Applikation von Bakterien-Polysacchariden nicht eine Begleiterscheinung, sondern eine wesentliche *Ursache* der Tumornekrosen sei. Hiergegen sind aber Einwände möglich.

Die selektive Wirkung der Kreislaufstörungen auf das Tumorgewebe erklärt ALGIRE damit, daß die Tumorstrombahn große sinusoidale, langsam und „schlammig" durchströmte Capillaren aufweist, die von nur wenigen Arterien gespeist werden und daher von vornherein unter sehr niedrigem Druck stehen. Tatsächlich ist es gut vorstellbar, daß sich allgemeine Zirkulationsstörungen an der Strombahn schnell wachsender, in ihrer Ernährung ohnehin gefährdeter Tumoren stärker auswirken als im übrigen Organismus; um so mehr, als neugebildete Capillaren, wie eingangs schon hervorgehoben, besonders empfindlich und verletzlich sind. (In diesem Sinne ist auch die von SCHEID nachgewiesene erhöhte Staseneigung der Tumor-Strombahn bei *lokaler* Reizeinwirkung zu werten.)

Andererseits sprechen die Schlangengift-Versuche von APITZ aber doch dagegen, daß die Blutungen und Nekrosen der Impftumoren nach Anwendung von Bakterien-Polysacchariden allein auf einer höheren Anfälligkeit der Tumorgefäße beruhen. Das Schlangengift erzeugte nämlich eine hämorrhagische Diathese der Versuchstiere, bei welcher die Tumorimplantate in auffälliger Weise *verschont* blieben. Die Beteiligung eines immunologischen Vorgangs bzw. eines Shwartzman-Phänomens am Tumor-Effekt der Bakterieninfiltrate bleibt daher doch sehr wahrscheinlich[1]. Wohl dürften die Nekrosen aber im Gegensatz zur Ansicht von APITZ eher eine *Folge* der Zirkulationsstörungen und Blutungen im Tumor darstellen, als deren Ursache; denn bei Implantation von Tumoren in einer Kollodiumhülle treten sie um so rascher ein, je schlechter die Durchlässigkeit der Membran ist (BISCEGLIE 1934, II), was dafür spricht, daß sie auf einer mangelhaften Zufuhr von Nährstoffen beruhen.

Auch der Hinweis auf die Korrelation zwischen Polysaccharid-Dosis, Ausmaß und Dauer der Hypotonie und Ausmaß der Tumorblutungen bzw. -nekrosen ist nicht ganz überzeugend. Diese Parallelität schließt nicht aus, daß es sich bei der Blutdruckwirkung und den Zirkulationsstörungen im Tumor lediglich um *koordinierte* Effekte der Bakterienfiltrate handelt.

Allerdings bleibt bemerkenswert, daß das Ende der Zirkulationsstörungen im Tumor nach ALGIRE stets zeitlich mit dem Ende des Blutdruckabfalls zusammenfällt; der Blutdruckabfall begann nach $^1/_2$—1 Std, die Tumornekrosen setzten nach mehrstündiger Hypotonie ein und die Wiederherstellung normaler Zirkulationsverhältnisse im Tumor und einer normalen Blutdrucklage erfolgte nach etwa 2 Tagen (sofern nicht vorher der Exitus eintrat). Zugunsten eines direkten Zusammenhanges zwischen dem Blutdruckabfall und den zur Nekrose führenden Zirkulationsstörungen im Tumorimplantat führt ALGIRE außerdem die Tatsache an, daß Tumornekrosen auch durch ganz andere blutdrucksenkende Mittel hervorgerufen werden können. Dies hatten ALGIRE (1946), ALGIRE u. LEGALLAIS (1951) mit Histamin, hypertonischer Kochsalzlösung (intraperitoneal) und Erzeugung eines sog. „tourniquet-shock" (langdauernde Abschnürung einer

---

[1] Hierfür kann übrigens auch der Umstand angeführt werden, daß manche Impftumoren eine Immunität gegen erneute Implantation hinterlassen (DOWNING u. Mitarb. 1940).

Extremität) beim Sarkom und Mamma-Carcinom der Maus gezeigt. Auch in diesen
Fällen war der Blutdruckabfall von einem starken Rückgang der aktuellen Tumor-
durchblutung (Ischämie) und bei stundenlanger Dauer von Nekrosen gefolgt;
ALGIRE u. LEGALLAIS vermuten, daß der kritische Verschlußdruck der Tumorgefäße für den Zusammenhang zwischen Blutdruckabfall und gröberen Zirkulationsstörungen im Tumor eine wichtige Rolle spielt. Allerdings fällt auf, daß in den
Histamin-Versuchen zur Erzeugung von Nekrosen sehr hohe, *toxische* Dosen erforderlich waren.

Die schönen, mit eindrucksvollen Mikrophotogrammen belegten
Untersuchungen von ALGIRE u. Mitarb. machen also die Annahme
eines lokalen immunologischen Vorgangs bzw. Shwartzman-Phänomens

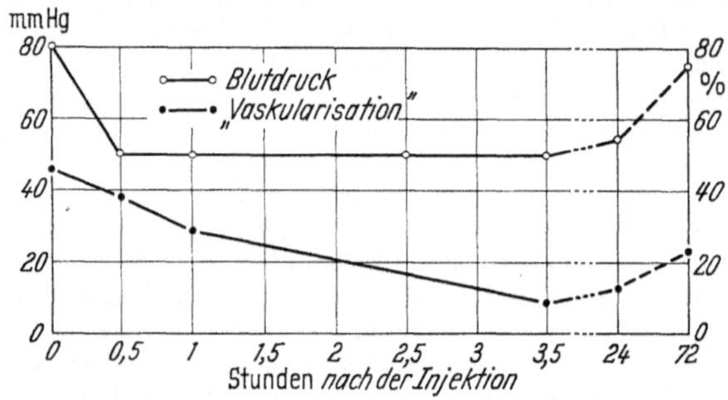

Abb. 56. Die Abnahme der aktuellen Tumor-Durchblutung während eines allgemeinen Blutdruckabfalls (Injektion von Bakterien-Polysacchariden). (Nach ALGIRE, LEGALLAIS u. ANDERSON 1952).
Nach der Injektion von 28,8 mg Polysaccharid kommt es zu einem mehrstündigen Blutdruckabfall
von etwa 30 mm Hg. Gleichzeitig nimmt die aktuelle Durchblutung des Tumorgewebes (,,Vasculari-
sation'') in beträchtlichem Maße ab Als Maßstab für die Tumor-Vascularisierung wurde die
Vascularisierung des umgebenden Wirtsgewebes herangezogen und ihr Grad gleich ,,100'' gesetzt

beim Zustandekommen der Blutungen und Nekrosen von Impftumoren
nach Anwendung von Bakterien-Filtraten nicht überflüssig; es sind
zu dieser Frage weitere Beobachtungen erforderlich. Sie haben aber
gezeigt, daß die Blutungen und Nekrosen auf örtlichen Kreislaufstörungen und nicht auf einer unmittelbaren Schädigung der Tumorzellen durch die Bakterienstoffe beruhen dürften; außerdem machen sie
es wahrscheinlich, daß am Zustandekommen dieser lokalen Durchblutungsstörungen auch allgemeine Kreislauffaktoren (Blutdrucksenkung)
beteiligt sind.

b) Die Wirkung von Röntgenstrahlen

Wie schon eingangs erwähnt, kann die Gefäßneubildung durch
Röntgenstrahlen unterdrückt werden. Das bestrahlte Endothel verliert
offenbar die Fähigkeit zur Sprossung. Dies gilt auch für die Vascularisierung von normalen und neoplastischen Implantaten. So wird z. B.
die Gefäßneubildung in Schilddrüsen-Implantaten nach WILLIAMS (1954)
durch 50 Micro-Curie J^{131}, 24 Std vor der Implantation verabreicht,
völlig gehemmt. MERWIN u. Mitarb. (1950) konnten die Gefäßneu-

bildung in Implantaten des spontanen Mamma-Carcinoms der Maus durch einmalige Bestrahlung mit 2000—3000 r für längere Zeit aufheben: die bestrahlten Gefäße gingen zugrunde. Dieser Effekt beruht — wie DOWNING u. Mitarb. (1940) gezeigt haben — *nicht* auf einer erhöhten Röntgenempfindlichkeit der Tumor-Strombahn. Reicht die Röntgendosis nicht aus, um die Tumorzellen zu zerstören, so kommt es allerdings nach einiger Zeit aus dem unbestrahlten Gewebe der Umgebung doch wieder zu einem Einsprossen von Gefäßen in das Tumor-Implantat, und der zunächst stark gebremste Tumor nimmt seine alte Wachstumsgeschwindigkeit auf. Seine Proliferation zeigt also — jedenfalls beim Mamma-Carcinom der Maus — auch unter der Röntgeneinwirkung eine enge Korrelation zur Gefäßversorgung.

MERWIN u. Mitarb. verglichen das Verhalten bestrahlter Tumoren nach Implantation in unbestrahltes Gewebe (Mäuserückenkammer) und das Verhalten unbestrahlter Tumoren nach Implantation in bestrahltes Gewebe (Dosis in beiden Fällen 2000—3000 r). Wurden unbestrahlte, 0,2—1,1 mm² große Implantate von Tumoren oder embryonalem Gewebe in bestrahlte Kammern eingesetzt, so erfolgte eine Vascularisierung nur noch vonseiten der implantateigenen Gefäße. Das umgebende Wirtsgewebe zeigte keine Sprossung mehr. Trotzdem entwickelten embryonale Gewebsimplantate ein ziemlich reiches Gefäßnetz; dabei handelte es sich aber zum Teil um eine *Rekanalisierung* implantateigener Gefäße, sofern diese Anschluß an die Strombahn des umgebenden Gewebes erhielten. Die Rekanalisierung setzte schon am 2.—5. Tag, also *vor* dem frühestmöglichen Termin einer Capillarsprossung ein. Demgegenüber entwickelten sich vorbestrahlte Tumorimplantate in unbestrahlten Kammern ganz normal, sobald die Vascularisierung von seiten des Wirtsorganismus einsetzte. Die Wiederaufnahme des Tumorwachstums war durch eine Zunahme der Transparenz des Implantates und durch eine Erweiterung der Tumorgefäße gekennzeichnet. Wurde die Gefäßneubildung durch Röntgenbestrahlung gehemmt, so verlangsamte sich das Tumorwachstum nach 5 Tagen, das Implantat wurde undurchsichtig und seine Gefäße zeigten zunehmende Engerstellung, Strömungsunterbrechung und „Fragmentierung".

Im einzelnen führte die Röntgenbestrahlung in den Versuchen von MERWIN und von DOWNING zu folgenden Gefäßveränderungen: *nach einer einmaligen Dosis von 2000—3000 r* (Mäuserückenkammer, Mamma-Carcinom der Maus, MERWIN u. Mitarb.) setzte an kleineren Implantaten schon nach 24 Std eine Verengung der Gefäße ein. Nach 2—4 Tagen kam es zu einer allgemeinen Strömungsverlangsamung, der Tumor wurde blaß. Nach 5—7 Tagen waren die Capillaren auffallend eng und gingen abrupt in weite Venenäste über (Abb. 57). Das Tumorwachstum kam zum Stillstand. Die bestrahlten Gefäße gingen zum Teil zugrunde. Nach 9—23 Tagen nahmen die Tumoren ihr Wachstum wieder auf, und zwar zuerst an Abschnitten, die schon vor der Bestrahlung gefäßfrei waren. Dabei wurden noch vorhandene Gefäße wieder weit; jedoch blieb jede Gefäßneubildung aus. Wenige Tage später Wiederverlangsamung des Tumorwachstums, Engerwerden der Gefäße, Eintritt von Stasen und

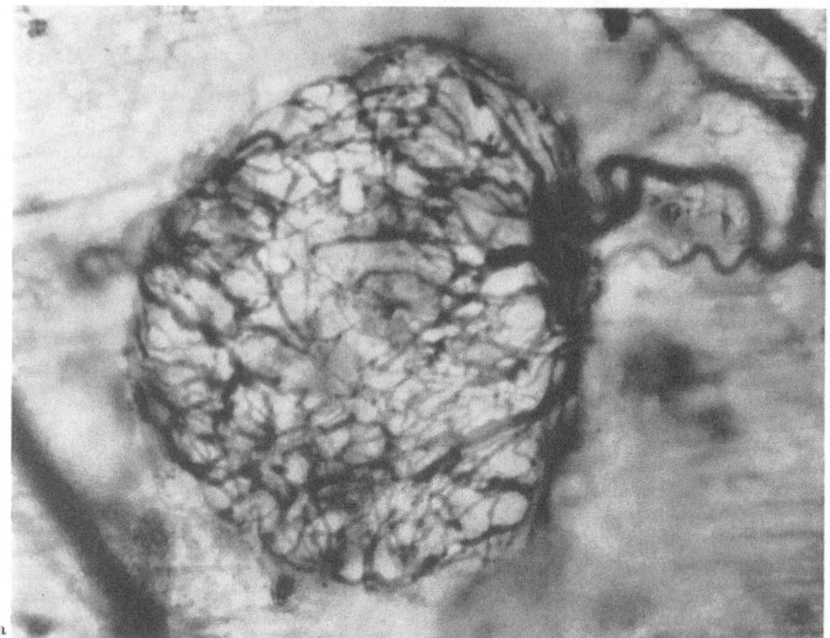

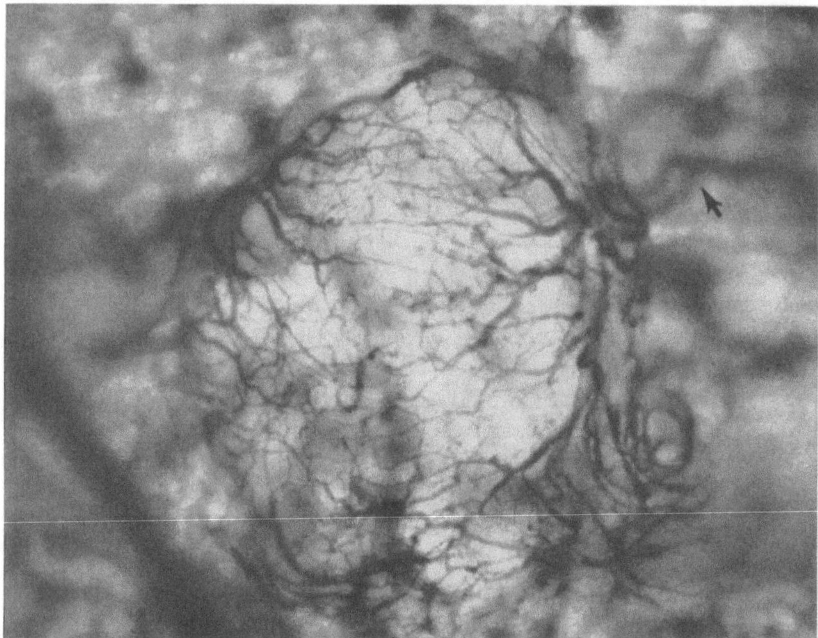

Abb. 57a u. b. Strombahn eines Impf-Tumors (Mamma-Carcinom) der Maus vor und nach Röntgenbestrahlung. (Aus MERWIN, ALGIRE u. KAPLAN 1950.) a Vor der Bestrahlung. b Drei Tage nach Einzeitbestrahlung mit 3000 r. Starke Engerstellung der Gefäße mit Rückgang der Tumordurchblutung. Dieser Effekt wird nicht als unmittelbare Bestrahlungsfolge angesehen, sondern auf das Aufhören des Tumorwachstums bezogen

Nekrosen. Ob es sich bei den Weitenänderungen um Kontraktion und Dilatation oder um anatomische Veränderungen handelte, geht aus der Darstellung von Merwin nicht hervor. Jedenfalls nimmt er eine Abhängigkeit der Weitenänderungen nicht von der Röntgenbestrahlung, sondern vom Tumorwachstum an. *Nach einer einmaligen Dosis von 10000 r* (Kaninchenohrkammer, Brown-Pearce-Epitheliom, Downing u. Mitarb.) wurde schon nach 1 Std eine leichte Rötung des ganzen Kammergewebes beobachtet, die mikroskopisch auf einer *Erythrocyten-Extravasation* beruhte. Wirtsgewebe und Implantat wiesen keinen Unterschied des Gefäßverhaltens auf. Nach 24 Std zeigten alle Gefäße Unregelmäßigkeiten der Wandkontur und ein perlschnurartiges Aussehen, das von Downing auf umschriebene Erweiterung und Schrumpfung zurückgeführt wird. Nach 3 Tagen wurde die Strömung stark verlangsamt und „schlammig", am 4. Tag traten schwere Kreislaufstörungen ein, und die Gefäße begannen sich aufzulösen. Am 5. Tag war die mikroskopische Beobachtung infolge einer Trübung des Gesichtsfeldes nicht mehr möglich; der Tumor schien zu schrumpfen. Am 12. Tag wurde ein starkes Erythem beobachtet. Histologisch zeigten die Gefäße der Ohrkammer die gleichen Veränderungen wie die Gefäße des Tumor-Implantates. Die starken Weitenunterschiede wurden von Downing als Zeichen einer groben Endothelschädigung gedeutet. Nach der Röntgenzerstörung der Tumoren wurden alle Tiere immun gegen eine erneute Implantierung. Es ist verständlich, wenn Downing u. Mitarb. auf Grund dieser Beobachtungen der primären Gefäßschädigung eine wichtige Rolle bei der Röntgenbehandlung der Tumoren zuschreiben.

Vergleichende Untersuchungen über die zur Hemmung der Capillarsprossung, zur Schädigung der Gefäßwände und zur Schädigung der Tumorzellen erforderlichen Mindestdosen liegen auf dem Gebiet der direkten Lebendbeobachtung zur Zeit offenbar noch nicht vor.

Fassen wir zusammen, so hat die direkte Lebendbeobachtung eine Fülle von Grundzügen und Einzelheiten der Gefäßneubildung unter normalen und pathologischen Bedingungen zutage gefördert. „Primäre" Neubildung von Gefäßen durch Differenzierung von Endothelzellen kommt nur in der ersten Phase der embryonalen Entwicklung vor; sie wird möglicherweise vorzugsweise von anlagemäßigen Faktoren gesteuert. Die weitere Entwicklung der terminalen Strombahn erfolgt dann ausschließlich durch Sprossung vorhandener Gefäße und durch Umwandlung einfacher Capillaren in Arteriolen, Venolen, arterio-arterielle Anastomosen und arterio-venöse Anastomosen. Selbst beim Embryo wird dieser Prozeß sehr frühzeitig abhängig von der Zirkulation und von äußeren Faktoren. Die Sprossung stellt eine spezifische und praktisch unerschöpfliche Leistung des Endothels dar, die jederzeit durch bestimmte, im einzelnen noch nicht näher bekannte Reize auch am erwachsenen Organismus wieder angeregt werden kann. Embryonales Gewebe, entzündliche Exsudate und schnell wachsende Tumoren scheinen Stoffe abzugeben, welche die Capillarsprossung in starkem Maße anregen; möglicherweise spielt in diesem Zusammenhang die $L(+)$-Milchsäure eine Rolle. Innerhalb von Stunden und Tagen können Capillaren neu entstehen oder sich zu Arteriolen, Venolen bzw. AVA differenzieren. Auch eine Rückbildung differenzierter Gefäßabschnitte auf dem umgekehrten Wege ist möglich. Insgesamt wird die Anlage eines Capillarbettes vor allem durch die Blutdruckverhältnisse, durch das Durchflußvolumen und durch den Zeitfaktor der verschiedenen Wachstumsreize (Stoffaustausch) bestimmt. Eine langsame, anhaltende Strömungszunahme führt vorzugsweise zur Neubildung von Capillaren, eine plötzliche und anhaltende Strömungszunahme regt an bestimmten Orten die Differenzierung von arterio-venösen Anastomosen an. Arteriolen entstehen an Orten hohen Druckes und hohen Durchflußvolumens, wobei die Adventitia-Zellen sich vermehren und in glatte Muskelzellen umwandeln. Die Bildung von arterio-arteriellen Anastomosen scheint unter anderem an einen starken Wechsel der Strömungsgeschwindigkeit und Strömungsrichtung gebunden zu sein. Die Gefäßneubildung in Granulationsgeweben, bei der Wundheilung und im Tumorbett geht grundsätzlich in gleicher Weise vor sich wie bei der 2. Phase der embryonalen Entwicklung. Die Abweichungen sind vorwiegend quantitativer Natur. Bei der aseptischen Wundheilung erfolgt die Vascularisierung *vor* dem 6. Tag wahrscheinlich durch Längenwachstum vorhandener Gefäße und erst vom 6. Tag ab durch Capillarsprossung; die Differenzierung von Arteriolen und Venolen ist nicht gestört. Die Vascularisierung des Wundbettes verläuft zunächst ein wenig überschüssig und sinkt dann in wenigen Tagen auf das Niveau der normalen Umgebung herab. Wird ein ortsfremdes Gewebe implantiert, so ahmt seine Vascularisation die Eigentümlichkeiten des ursprünglichen Muttergewebes nach; sie erfolgt zu einem Teil durch Sprossung, zu einem Teil aber auch durch Rekanalisierung bzw. Wachstum implantat-eigener Gefäße. Leberimplantate vermögen eine verfrühte und (zeitlich begrenzte) überschüssige Capillarbildung auszulösen. Epidermis-Implantate verursachen eine starke Hyperämie der umgebenden Wirtsgefäße. Die meisten — aber nicht alle daraufhin untersuchten — malignen Tumoren rufen im Gegensatz zu den normalen Gewebsimplantaten eine sehr starke und zeitlich *un*begrenzte Capillarsprossung hervor; ihre Vascularisierung erfolgt ausschließlich durch den Wirtsorganismus. Ob dieser Effekt der raschen Zellproliferation oder bestimmten spezifischen Eigenschaften der malignen Zelle zuzuschreiben ist, steht noch zur Diskussion; das erstere ist aber wahrscheinlicher. Häufig ist in malignen Tumoren die Differenzierung von Arteriolen und Venolen gestört oder sogar aufgehoben; es kommt lediglich zur Bildung reichlicher Capillarnetze ohne ausreichende zu- und abführende Gefäße. Zentrale Nekrosen können dadurch entstehen, daß die Gefäßbildung im Inneren größerer Tumoren der Zellvermehrung nicht nachkommt bzw. daß die vorhandenen Gefäßnetze durch den Wachstumsdruck des Tumores komprimiert werden; hierbei ist aber zu berücksichtigen, daß sich der Wachstumsdruck bei Beobachtung in geschlossenen Kammern besonders nachhaltig auswirken muß. Künstlich wurden Blutungen und Nekrosen im Bereich von (Impf!-)Tumoren durch Injektion von bestimmten Bakterienfiltraten und durch schwere allgemeine Kreislaufstörungen mit starker Blutdrucksenkung hervorgerufen. In diesem Fall ist ihre Entstehung komplexer Natur und noch nicht völlig abgeklärt; gemeinsamer Angriffspunkt der verschiedenen in Frage kommenden Faktoren (lokal-immunologische Phänomene, Shwartzman-Phänomen, toxische Schädigung) scheint aber die Tumor-*Strombahn* zu sein, nicht die Tumor-*Zelle*. Eine nicht unwesentliche Rolle dürften beim Zustandekommen von Zirkulationsstörungen in malignen Tumoren die größere allgemeine Anfälligkeit der neugebildeten Gefäßplexen und ihre oft unzulängliche arterielle Versorgung spielen. Durch Röntgenbestrahlung wird die Neubildung von Gefäßen aufgehoben; außerdem kommt es zu schweren Kreislaufstörungen und zu einer Schädigung der Gefäßwände. Dieser Effekt scheint auch bei der Strahlenbehandlung maligner Tumoren eine gewisse Rolle zu spielen. Eigenartigerweise wurde die Röntgenempfindlichkeit neugebildeter Tumorgefäße gegenüber Gefäßen normaler Gewebe bisher nicht erhöht gefunden. Durch Cortison wird die Capillarsprossung gehemmt.

K. Terminale Strombahn und Nervensystem

Bewußt setzen wir diesen Abschnitt an den Schluß des allgemeinen Teiles unserer Darstellung der terminalen Strombahn. Viele Fragen bezüglich der physiologischen und pathologischen Bedeutung des Gefäßnervensystems im Bereich des Capillarbettes haben im Vorangehenden schon eine direkte oder indirekte Beantwortung erfahren; jedoch bedürfen die bisherigen Angaben vor allem hinsichtlich der Regulation des Capillarkreislaufs noch einiger Ergänzungen. Darum soll das Problem der Innervierung und ihrer Effekte noch einmal im Zusammenhang und unter Berücksichtigung neurophysiologischer Beobachtungstatsachen erörtert werden.

Es hat sich nach allen neueren Lebendbeobachtungen unter eindeutigen und übersichtlichen Versuchsbedingungen ergeben, daß die Innervierung des Capillarbettes ausschließlich motorischer Natur ist und sich daher auf die glatten Muskelzellen beschränkt. Nervenbahnen, durch welche andere Funktionen der Gefäßwand — etwa die

Permeabilität — gesteuert werden, gibt es auch nach neurophysiologischen Untersuchungen nicht (FOLKOW 1955). Die von der motorischen Gefäßfunktion *unab*hängigen Formen örtlicher Kreislaufstörung — einschließlich des gesteigerten Flüssigkeitsaustrittes — unterliegen daher nur einer *indirekten* Einflußmöglichkeit des Nervensystems, soweit sie nämlich durch vasomotorisch bedingte Strömungsänderungen begünstigt oder gehemmt werden.

Wenn von manchen Untersuchern eine Auslösung nicht-motorischer Kreislaufstörungen durch Eingriffe am Nervensystem angegeben worden ist [z. B. Erzeugung von Stase oder blood sludge (FOWLER 1949)], so hat es sich stets um mehrdeutige Beobachtungen bzw. um unübersichtliche Versuchsbedingungen gehandelt. NAUMANN (1961) konnte kürzlich an der Nasenschleimhaut des Kaninchens durch Kokainisierung den Ablauf nicht-motorischer lokaler Kreislaufstörungen *nicht* beeinflussen.

Hieraus ergibt sich die wichtige Schlußfolgerung, daß die viel diskutierten, den kleinsten Blutgefäßen oftmals eng anliegenden Nervenfasergeflechte [„Begleitfasern" (ABRAHAM), Leitplasmodium, Terminal-Reticulum (STÖHR)], an denen die Anatomen niemals sichere Synapsen mit der Gefäßwand finden konnten (ORTMANN 1959), zumindestens mit der Innervierung des *Capillarbettes* nichts zu tun haben. Die Nervenversorgung der terminalen Strombahn — auch der für den peripheren Widerstand verantwortlichen Gefäße — beschränkt sich auf die (sympathischen bzw. parasympathischen) Vasoconstrictoren und Vasodilatatoren, welche die glatte Gefäßmuskulatur bis zu den Capillar-Sphincteren herab innervieren; diese weisen *keine* Tendenz zur syncytialen Netzbildung auf (ORTMANN 1959); vielmehr sprechen alle neurophysiologischen Untersuchungen dafür, daß ihre dilatierende und kontrahierende Funktion streng faser-getrennt bleibt (LUTZ, FULTON u. AKERS; FOLKOW). Bezüglich der Verteilung dieser beiden Innervierungs-Qualitäten und ihrer Wirksamkeit bestehen allerdings noch manche offenen Fragen, die hier nur soweit berührt werden können, als sie unmittelbare Beziehung zur Lebendbeobachtung des Capillarbettes haben. Alle entsprechenden Versuche sind mit der methodischen Schwierigkeit belastet, zwischen direkten Innervierungseffekten und neurogen ausgelösten Stoffwechselvorgängen im Gewebe zu unterscheiden. Nicht selten ist das umgebende Gewebe zwischen Nervenerregung und Gefäßreaktion eingeschaltet. Hierdurch wurde schon manche Fehldeutung hervorgerufen.

Am einfachsten liegen die Verhältnisse bei *Beobachtungen an nervenfreien Versuchsobjekten.*

LANGE u. Mitarb. haben schon 1930 an der Gefäßmembran des Hühnerembryos nachgewiesen, daß die Wirkung verschiedener Substanzen und Reize, die RICKER und seine Schüler bei ihren Experimenten zum „Stufengesetz" verwandt und als Nervenreize angesehen hatten, am nicht-innervierten Capillarbett ganz ähnlich ausfällt wie an der innervierten Strombahn. Dies gilt nicht etwa nur für solche Reize, von denen wir heute annehmen, daß ihre charakteristische Gefäßwirkung auf einer Schädigung der Gefäßwand beruht, sondern auch für Adrenalin, mechanische oder elektrische Irritation. Selbst die Zunahme der Reaktions-Empfindlichkeit auf der arteriellen Seite des Capillarbettes von proximal nach distal war am Hühnerembryo nachweisbar; Arterien mit einer einzigen Muskelschicht waren erregbarer als Arterien mit mehreren Muskelzell-Lagen. Dagegen fehlte natürlich jegliche reflektorische Fernwirkung; die Reizeffekte zeigten keine Ausbreitungstendenz.

Zu einem ähnlichen Resultat kam v. EULER (1938) an der nervenlosen Placenta des Menschen. Er untersuchte die kontrahierende Wirkung von Adrenalin, Bariumchlorid, Histamin und Vasopressin in Durchströmungsversuchen, allerdings ohne direkte Beobachtung des Capillarbettes. Wie schon andere Untersucher am gleichen Objekt vor ihm stellte er fest, daß die glatten Muskelzellen der Placentagefäße einen natürlichen Tonus besitzen, auf die geprüften Stoffe trotz fehlender Innervierung mit einer Kontraktion und besonders empfindlich auf Änderungen der Temperatur und der Sauerstoffspannung reagieren. Die Wirkung kontrahierender Pharmaka fiel allerdings schwächer und unregelmäßiger als an innervierten Strombahnen aus, woraus v. EULER den Schluß zieht, daß die Innervation die Kontraktionsfähigkeit der kleinen Gefäße spezifischer und kraftvoller mache.

An neugebildeten Arteriolen und arterio-venösen Anastomosen der Kaninchenohrkammer fanden CLARK, CLARK u. WILLIAMS (1933), CLARK u. CLARK (1934, 1943) eine enge Korrelation zwischen dem Eintritt *spontaner* Kontraktionen und dem Einwachsen von vasomotorischen Gefäßnerven. Blieb die Regeneration von Nerven aus, so blieben die Arterien und arterio-venösen Anastomosen inaktiv; nur durch pharmakologische Reize konnten sie dann zur Kontraktion gebracht werden (Adrenalin).

Untersuchungen nach chemischer oder chirurgischer Unterbrechung der Nervenleitung, von denen hier nur einige aufgeführt seien, ergaben scheinbar sich widersprechende Resultate. Die einen Autoren fanden die motorische Funktion der kleinsten Blutgefäße nach Nervenausschaltung herabgesetzt, die anderen stellten eine Steigerung bzw. eine abnorme Erregbarkeit fest.

BIETER (1930) beobachtete an der Froschniere nach Durchschneidung des Splanchnicus eine vermehrte Durchströmung der Glomeruli mit Fortfall spontaner Strömungsschwankungen. Nach einigen Stunden stellte sich dann aber allmählich wieder eine gewisse spontane Vasomotorik ein.

ADOLPH (1934) gelang es an der Froschniere nicht, die durch Kohlendioxyd-Beatmung hervorgerufenen hochgradigen Spasmen der kleinen Arterien und Arteriolen durch eine Denervierung zu verhindern.

SANDERS, EBERT u. FLOREY (1940) sahen an der Kaninchenohrkammer nach Sympathicusdurchschneidung eine *Dilatation* der Arteriolen mit starker allgemeiner Strömungszunahme.

NICOLL u. WEBB (1946) durchschnitten die Nerven des Fledermausflügels und sahen gleich anschließend einen Ausfall der „irregulären Vasomotion" (Superposition nervöser Constrictorenerregungen) und erst nach einigen Stunden ein Verschwinden des „aktiven Tonus" der kleinen und kleinsten Arterien. Die spontane, *rhythmische* Vasomotion der terminalen Arteriolen, Capillarsphincteren und Venolen blieb dagegen erhalten. Hier wendet ORTMANN (1959) allerdings mit Recht ein, daß die Autoren bei ihren Durchschneidungsversuchen die Existenz von Ganglien im Fledermausflügel offenbar nicht ausgeschlossen haben.

LUTZ, FULTON u. AKERS (1950) beobachteten an der denervierten Froschzunge ebenfalls noch *rhythmische* Kontraktionen der Capillarsphincteren.

WIEDEMAN (1954) stellte am Fledermausflügel 14 Tage nach segmentaler Nervendurchschneidung (also nach Eintritt der Faserdegeneration) eine *erhöhte* Adrenalinempfindlichkeit des Capillarbettes fest. Da sich diese aber nur auf intravenöse, dagegen nicht auf örtliche Adrenalinapplikation bezog, nimmt sie an, daß eine Summe extravasculärer Faktoren für diese Empfindlichkeitssteigerung verantwortlich zu machen sei.

Auch ARMIN, GRANT, THOMPSON u. TICKNER (1953) beobachteten an der Zentralarterie des Kaninchenohres nach Durchschneidung der sympatischen und sensorischen Nerven eine gesteigerte Reaktivität auf constrictorische Reize (Durchströmungsversuche). Da sie bei normaler Innervation Acetylcholin in der Arterienwand nachweisen konnten, das 3 Tage nach der Nervendurchschneidung verschwand, nehmen sie eine cholinenergische Sympathicusinnervation der Ohr-Gefäße an, deren Ausfall die erhöhte Kontraktionsneigung erklären soll.

Am Hundemesenterium kam es nach periarterieller Sympathektomie in den Versuchen von MARTIN, LAUFMAN u. TUELL (1949) zur *Aufhebung* arterieller und venöser Spasmen (Reflektorische Kontraktionen nach Arterien- bzw. Venenverschluß).

CURRI, TISCHENDORF u. MAGGI (1956) fanden einige Tage nach Vagus-Durchschneidung an der Kaninchenohrkammer eine Eröffnung der arterio-venösen Anastomosen mit Reaktionslosigkeit auf Adrenalin. Sie schließen hieraus auf eine parasympathische adrenergische Innervation der AVA.

Auch die Beobachtungen über den *Effekt einer Nervenreizung* auf die terminale Strombahn fielen nicht einheitlich aus; in den meisten Fällen wurde allerdings eine ausgeprägte Vasoconstriction gefunden.

KOCH u. NORDMANN (1929) sahen nach Reizung des peripheren Endes des durchschnittenen Splanchnicus am Kaninchenmesenterium eine Verengerung der kleinen Arterien.

BIETER (1930) beobachtete an der Froschniere nach Splanchnicusreizung ein Blasserwerden des Organs und eine Abnahme der durchströmten Glomeruli bis zu 50%.

SANDERS, EBERT u. FLOREY (1940) und TAYLOR (1954) erzielten an der Kaninchenohrkammer durch elektrische Sympathicus-Reizung eine Kontraktion der kleinen Arterien.

FULTON u. LUTZ (1940), LUTZ, FULTON u. AKERS (1950) beobachteten an der Froschzunge bei Reizung isolierter, peripherer Nervenfasern mit Mikro-Elektroden entweder eine Gefäßkontraktion auf alle Reizstärken, eine Dilatation auf alle Reizstärken oder an manchen Fasern auch auf schwache Reize eine Dilatation, dagegen auf starke Reize eine Kontraktion. Im letzteren Fall war das kontrahierte Gefäßsegment oft kleiner als das vorher dilatierte. Hieraus schließen sie auf das gleichzeitige Vorliegen von constrictorischen und dilatatorischen Nervenbahnen, die sich zum Teil erst ganz peripher trennen. Auf die Reizung *einer* Nervenfaser reagierte immer nur ein ganz bestimmter Gefäßabschnitt. Wurde die Innervation durch Cocainisierung unterbrochen, so reagierten auf direkte mechanische Reize jeweils die gleichen Gefäßstrecken. Dies führte FULTON u. LUTZ zu dem Schluß, daß die Gefäßmuskulatur zusammen mit den motorischen Nervenfasern „muscle motor units" bildet, d. h. daß jeweils eine bestimmte Gruppe von Muskelzellen von einer bestimmten Nervenfaser innerviert wird, wobei die Erregungsmitteilung von einer Zelle auf die andere durch intercellulären Kontakt, *nicht* durch einzelne Nervenendigungen erfolgt. Diese Annahme wurde durch histologische Untersuchungen von WEDELL u. PALLIE (1954) insofern gestützt, als hiernach tatsächlich nicht jede einzelne Muskelzelle innerviert werden soll.

Zu einem ganz ähnlichen Resultat kamen NELEMANS und NAUTA (1948), als sie auf Hypoglossusreizung an der Froschzunge stets eine *Dilatation* der Arterien, Arteriolen und arterio-venösen Anastomosen, auf Reizung des Glossopharyngeus dagegen immer eine *Kontraktion* der Arterien und Arteriolen beobachteten.

WAKIM, WAKIM u. MANN (1942) lösten an der Leber von Fröschen und Ratten durch Reizung des Plexus hepaticus eine Kontraktion der Sinus und der arterio-portalen Anastomosen aus. Dabei wurde die Leber makroskopisch blaß. Vagusreizung hatte *keinen* Effekt.

DANIEL u. PRICHARD (1951) reizten bei Ratten, Kaninchen, Affen, Katzen und Hunden ebenfalls den Plexus hepaticus und konnten serienangiographisch keine Kontraktion der größeren Pfortaderäste nachweisen. Im Gegensatz hierzu trat auf intraportale Adrenalin-Injektion eine Kontraktion der *kleineren* Pfortaderäste ein.

FOWLER (1949) sah an der Conjunctiva bulbi der Katze auf Sympathicus-Reizung eine Verengerung der Arteriolen. Die dabei und auch nach Adrenalin-Injektion auftretenden Strömungsphänomene deutet er irrtümlicherweise als blood sludging. In Wirklichkeit dürften sich seine Beobachtungen auf das Kommunikationsgebiet zwischen Blutvenen und Kammerwasser-Venen erstreckt haben, in denen es bei Verschiebung des Druck-Gleichgewichts zwischen Blut und Kammerwasser zu sludge-ähnlichen Strömungsbildern kommen kann (vgl. den speziellen Teil S. 399).

WEBB u. NICOLL konnten am Fledermausflügel auf Nervenreizung *keine* arteriellen Kontraktionen beobachten.

J. S. LEE u. VISSCHER (1957) beobachteten interessanterweise an der Hinterextremität von Hunden und Katzen nach elektrischer Reizung des lumbalen Sympathicus eine starke Kontraktion auch der kleinen Haut-*Venen* mit gleichzeitiger Drucksteigerung bis um 25 mm Hg. Sie halten daher auf diesem Wege die Entstehung eines neurogenen Ödems (Filtrations-Ödem) für möglich. Die von ihnen direkt beobachteten Gefäße lagen allerdings zum Teil schon im Bereich makroskopischer Größenordnung (46—2000 μ).

Schließlich sind am Capillarbett *reflektorische Gefäßweitenänderungen* direkt beobachtet worden.

E. R. LEE (1949), LEE u. LEE (1947) stellten bei nicht narkotisierten Meerschweinchen auf Schreck, akustische Reize und im Zusammenhang mit Abwehr- bzw. Fluchtreaktionen eine Kontraktion der kleinen Arterien und Capillarsphincteren des Mesenteriums fest; nur die arterio-venösen Anastomosen blieben durchströmt. Die Latenzzeit betrug bei akustischen Reizen 1—2 sec, die Dauer 5—10 sec. Es waren immer die gleichen Gefäßabschnitte betroffen. Gleich anschließend war jeweils die Adrenalin-Empfindlichkeit deutlich gesteigert. Beim Skorbut nahm die nervöse Erregbarkeit der kleinen Blutgefäße ab und die Reaktion auf die genannten Reize blieb aus.

CLARK u. CLARK (1934a und b) konnten an der Kaninchenohrkammer nach taktiler und akustischer Reizung des Versuchstieres eine allgemeine Kontraktion der kleinen und großen Arterien einschließlich der AVA nachweisen. Schlief das Tier dagegen ein, so wurden die Arterien weit, ihr Funktionsspiel erlosch und die Strömung verlangsamte sich. Nur die Tätigkeit der meisten AVA blieb unverändert. Es kam also im Schlaf an den Arterien und Arteriolen zu einem Fortfall superponierter Nervenimpulse.

Die gleiche Beobachtung machte WILSON (1936) an den größeren Arterien der Kaninchenohr-Kammer. Während einer Lokalanaesthesie erlosch das motorische Funktionsspiel und durch allgemeine Narkose wurde es gehemmt.

BIETER und EBBECKE u. JÄGER konnten am Frosch einen Verschluß der Nierenarteriolen mit Strömungsunterbrechung in den Glomeruli nach Abklemmung oder chemischer Reizung des Ureters beobachten. Wurde eine Nervendurchschneidung durchgeführt, so fehlte dieser Reflex (BIETER).

W. HORSTMANN (1955) beobachtete am Kaninchenohr eine vermehrte Kontraktionsneigung der kleinen und größeren Arterien auf elektrische Reizung des Peritoneums (Versuche ohne Narkose).

Alle diese Beobachtungsresultate erscheinen zunächst etwas uneinheitlich und geben für sich allein noch kein klares Bild von der Innervation des Capillarbettes. Sie erhalten aber ein anderes Gesicht, wenn man sie in den Rahmen der neueren Ergebnisse der Neurophysiologie stellt.

Die Physiologen haben mit indirekten Untersuchungsmethoden festgestellt, daß zwar *alle* Gefäße außer den Capillaren vaso-*constrictorisch* innerviert sind, daß aber nur einige Gefäßgebiete *zusätzlich* auch Vaso-*Dilatatoren* besitzen (UVNÄS 1954; FOLKOW 1955).

Eine cholinergische Innervation durch sympathische Nervenfasern wurde im einzelnen am Skeletmuskel, an den Coronargefäßen, an der Ohrmuschel, an der Gesichtsmuskulatur des Hundes und an der Katzenzunge nachgewiesen. Hiernach sind praktisch nur die quergestreifte Muskulatur und das Herz von sympathischen Vasodilatatoren innerviert (UVNÄS). Parasympathische Vasodilatatoren kommen dagegen an der Zunge, an den Speicheldrüsen, an der Pia mater und an den Genitalorganen vor (HILTON u. LEWIS 1954, FOLKOW 1955, REIN 1960).

Die Vermittlersubstanz für die Vasoconstrictoren ist vor allem das Noradrenalin, für die sympathischen und parasympathischen Dilatatoren dagegen das Acetylcholin (UVNÄS, FOLKOW). Für die parasympathische Innervation der Zunge und der Speicheldrüse wird außerdem das Bradykinin, ein Polypeptid des Stoffwechsels als Überträgerstoff diskutiert (REIN 1960).

Während die Dilatatoren immer nur lokal und nur unter ganz bestimmten Umständen in Aktion treten (bei Erschöpfung, bei plötzlicher Muskelanstrengung, im Initialstadium der Muskeltätigkeit, bei Emotionen), werden die wichtigen zentralen und peripheren Regulationen (vor allem Wärmehaushalt und Blutdruck) über die Vasoconstrictoren besorgt; und zwar werden Gefäßkontraktionen durch eine Erregung und Gefäßerweiterungen durch eine Hemmung der Constrictoren bewirkt.

Bis zu den für den peripheren Widerstand verantwortlichen kleinen Arterienherab ist — wie schon erwähnt — an manchen Organregionen, insbesondere an der Haut, die vasoconstrictorische Innervation für die Gefäß-Steuerung maßgeblich; distal von den peripheren Widerstandsgefäßen treten aber *humorale*, meist dilatierende Faktoren aus dem Gewebe und aus der Blutbahn mit der Nervensteuerung in Konkurrenz; und zwar gibt der neurogene Tonus hier nur noch die „Reserve" ab, aus der heraus die Gefäßweitenänderungen durch humorale Dilatatoren erfolgen. An einigen Organregionen tritt selbst der neurogene Gefäßtonus an Bedeutung zurück und wird durch den myogenen Grundtonus der Muskelzellen ersetzt (FOLKOW). Dies war schon auf Grund der Untersuchungen von v. EULER und von LANGE u. Mitarb. zu vermuten. An Organen mit stärkerer Vasomotorenkontrolle beruht also ein wichtiges Regulationsprinzip der terminalen Strombahn auf dem Antagonismus zwischen neurogenem Gefäßtonus und vasodilatierenden Substanzen; dies Prinzip kann aber nicht für *alle* Organe verallgemeinert werden.

So zeigt z. B. die Hirnstrombahn eine ganz geringe Abhängigkeit von der sympathischen Innervation (LUDWIGS u. SCHNEIDER 1954), während die Strombahn der Katzenpfote einen hohen neurogen bedingten Grundtonus aufweist (CELANDER u. FOLKOW 1953). Daher wird die spontane Gefäßtätigkeit im 1. Fall durch eine Nervenunterbrechung kaum beeinflußt, während sie im 2. Fall erlischt und einer gleichmäßigen, starken Durchströmung Platz macht (wobei aber nach einer gewissen Latenz ein myogener Grundtonus einsetzen kann).

Die Gefäßmuskulatur des Skeletmuskels hat wiederum einen recht hohen Eigentonus; nach Sympathektomie sollen sich in stärkerem Maße nur die „arteriovenösen Anastomosen" erweitern (BOSTROEM u. SCHOEDEL 1948), deren Existenz aber noch nicht sichergestellt ist.

Auch an den neugebildeten arteriellen Gefäßen des Ohrkammergewebes, insbesondere an den arterio-venösen Anastomosen, ist das Erscheinen spontaner motorischer Äußerungen vom Einwachsen der Gefäßnerven abhängig, wie CLARK u. CLARK (1934) bei ihren wunderbaren Studien über die Neuentwicklung terminaler Strombahnen gefunden haben. Eigenartig bleibt in diesem Zusammenhang allerdings, daß die arterio-venösen Anastomosen trotz ihrer besonders reichlichen Innervation in ihrer Tätigkeit so wenig koordiniert sind. Ihre ziemlich weitgehende Unabhängigkeit z. B. vom Schlafzustand, der im übrigen gerade den neurogenen Anteil des motorischen Funktionsspiels der Gefäße abschwächt, und ihr ungleichsinniges Verhalten selbst unter extremen Bedingungen lassen unseres Erachtens doch neben der Nervenkontrolle eine sehr wirksame humorale Steuerung oder eine betonte myogene Automatik (vgl. die Capillarsphincteren!) vermuten.

Ein Überwiegen des myogenen Grundtonus der Gefäße gegenüber dem neurogenen Tonus und dem Übergriff zentral-nervöser Strombahnregulationen findet man nach FOLKOW vor allem an solchen Organen, die gegen Ernährungsstörungen sehr empfindlich sind (Gehirn, Herzmuskel). Es scheint also jeweils ein umgekehrtes Kräfteverhältnis zwischen dem Grad der Nervenkontrolle und der autonomen Funktion der Gefäßmuskulatur zu bestehen. *In jedem Fall erfolgt die örtliche Regulation des Capillarkreislaufs aber offenbar zur Hauptsache durch das Gegenspiel vasodilatorischer Substanzen,* die den contractilen Gefäßtonus passager aufheben oder abschwächen.

Nun wird es verständlich, warum eine Denervierung selbst bei optimaler Technik nicht an allen Körperregionen die gleiche Rückwirkung auf die terminale Strombahn haben kann, warum also in dem einen Fall ein (zumindestens vorübergehendes) Erlöschen der Vasomotorik mit Erweiterung und Hyperämie auftrat (Kaninchenohr, Haut, Katzenpfote), während in anderen Fällen weiterhin rhythmische

Kontraktionen beobachtet wurden [Fledermausflügel, Niere(?), Froschzunge], wobei diese Kontraktionen auf einer myogenen Automatik bzw. auf einem Wechselspiel Grundtonus—Stoffwechselprodukte beruht haben dürften.

Wenn WILSON (1936) andererseits an beiderseitigen Ohrkammern des wachen, ruhenden Kaninchens ausgesprochen rhythmisch-*synchrone* Kontraktionen der mittleren und größeren Arterien beobachtete, so hat diese Beobachtung eine schöne Parallele in den indirekten Messungen der Muskeldurchblutung von GOLENHOFEN u. HILDEBRANDT (1957a und b), HILDEBRANDT u. GOLENHOFEN (1958), GOLENHOFEN u. GÖPFERT (1958). Solche nicht durch zusätzliche Reize bedingten Tonusschwankungen dürften ein klares Beispiel für einen (überwiegend) *neurogenen* Gefäßtonus darstellen, denn in beiden Fällen konnte die Rhythmik durch Unterbrechung der Nervenleitung vorübergehend aufgehoben werden. WILSON beobachtete außerdem noch einen Rückgang der Amplituden während des Schlafes der Versuchstiere.

Schließlich erklärt die Verteilung der bisher nachgewiesenen Vasodilatoren, warum in der direkten Lebendbeobachtung eine *Dilatation* der kleinsten muskularisierten Blutgefäße auf Nervenreizung nur an der Froschzunge beobachtet wurde. Die Tatsache, daß ADOLPH die durch Kohlendioxydbeatmung ausgelösten Spasmen der Nierengefäße durch Denervierung nicht verhindern konnte, dürfte damit zu erklären sein, daß für diese Reaktion ein *humoraler* Faktor entscheidend war. Für einen relativ hohen (myogenen) Grundtonus der Nierengefäße könnte die Beobachtung von BIETER sprechen, daß sich einige Stunden nach Splanchnicusdurchschneidung doch eine gewisse Periodizität der Glomerulusdurchströmung wieder einstellte. THURAU u. KRAMER (1959) haben dann bewiesen, daß die denervierte Niere eine starke Reaktion der Widerstandsgefäße auf Dehnungsreize (plötzliche Steigerung des Perfusionsdruckes) zeigt und ihre Autonomie beibehält (Literatur daselbst).

Für die arterio-venösen Anastomosen scheint das gleiche zu gelten wie für die übrigen kleinen Arterien und Arteriolen, daß sie nämlich *nicht* an allen Regionen einer besonders strengen Nervenkontrolle unterstehen, wie FOLKOW meint. Zwar erweitern sie sich nach BOSTROEM u. SCHOEDEL im Bereich der Skeletmuskulatur im Anschluß an eine Sympathektomie bevorzugt, andererseits spricht aber ihre individuelle Rhythmik und ihre geringe Funktionsbeeinträchtigung während des Schlafes an der Kaninchenohrkammer für eine starke humorale Lenkung oder einen hohen Eigentonus (sofern sich nicht die Vermutung von CURRI, TISCHENDORF u. MAGGI bestätigen sollte, daß die AVA des Kaninchenohres vorzugsweise *parasympathisch* innerviert sind).

Wir kommen also zu dem Ergebnis, daß sich für die Beteiligung des Gefäßnervensystems an der Regulation des Capillarkreislaufs ebensowenig ein allgemeingültiges Prinzip aufstellen läßt, wie für das topographische Arrangement des Capillarbettes. Die Innervierung der terminalen Strombahn zeigt erhebliche organspezifische Unterschiede, deren Kenntnis zur richtigen Beurteilung der Lebendbeobachtungen an verschiedenen Geweben notwendig ist. Den wichtigsten Beitrag der tierexperimentellen Kreislaufmikroskopie zur Innervierungsfrage sehen wir in der Feststellung von Nicoll u. Webb, Webb u. Nicoll, Zweifach, Akers u. Lee u. a., daß der Einfluß der Vasomotoren distal von den peripheren Widerstandsgefäßen an vielen Körperregionen entscheidend abnimmt, um einer mehr humoral abgestimmten örtlichen Regulierung des Capillarbettes Platz zu machen. Hieraus geht unter anderem hervor, daß der Begriff der „terminalen Strombahn" als einer Funktionseinheit nicht nur in pharmakologischer Hinsicht berechtigt ist, sondern daß jenseits der Widerstandsgefäße auch eine gewisse physiologische Grenze gezogen ist: von hier ab dienen alle Gefäßfunktionen hauptsächlich der Aufgabe, die Blutverteilung möglichst genau den nutritiven Bedürfnissen des Gewebes anzupassen. Hierfür stellt aber die — unter anderem in dem Verhalten der Innervation zum Ausdruck kommende — funktionelle Selbständigkeit des Capillarbettes eine wesentliche Voraussetzung dar.

A. Organ-eigene Besonderheiten im Bauplan und in der Funktion der terminalen Strombahn

Im allgemeinen Abschnitt über die terminale Strombahn wurden Befunde und Gesichtspunkte bevorzugt, die in vielen Punkten als allgemeingültig angesehen werden können; sie stammen vorwiegend aus der Beobachtung an wenig differenzierten membranösen Geweben. Im folgenden sollen nun *die regionalen Eigenarten* des Capillarbettes — insbesondere an verschiedenen hochentwickelten Organen — in den Vordergrund gestellt werden, soweit hierüber experimentelle Lebendbeobachtungen vorliegen[1]. Eine Darstellung über die terminale Strombahn der Haut und der Conjunctiva bulbi des Menschen schließt sich an; nicht allein, weil nur diese beiden Organregionen auch am *Menschen* untersucht werden können, sondern deshalb, weil die Beobachtung an ihnen infolge ihrer optischen Beschaffenheit mehr zum Studium organspezifischer Besonderheiten als zur Erkenntnis der im allgemeinen Teil abgehandelten grundsätzlichen Gefäßvorgänge beigetragen hat.

Unsere Kenntnisse über die „mikrozirkulatorische Physiologie und Pathologie" der inneren Organe sind noch recht lückenhaft, weil diese selbst im Tierexperiment schwer zugänglich oder aus optischen Gründen für die Intravital-Mikroskopie wenig geeignet sind. Einer Verallgemeinerung der an ihnen bisher gewonnenen Beobachtungsergebnisse stehen vielfach recht beträchtliche artgebundene Abweichungen im Organaufbau entgegen; dies gilt in besonderem Maße für die Milz, obwohl über die Endstrombahn dieses Organs sehr genaue Kenntnisse vorliegen.

Während eine Mikroskopie der dünnen Ränder innerer Organe (Lunge und Leber) im *durch*fallenden Licht mit der von BASLER 1917 angegebenen, von KNISELY u. a. später verbesserten Glaskeil- bzw. „Quarzstab-Methode" vereinzelt schon früher vorgenommen wurde, geht die *Auf*lichtmikroskopie der inneren Organe im weißen und ultravioletten Licht vor allem auf VONWILLER u. Mitarb. (1926/27) zurück.

Im Hinblick auf das Studium der Gefäße verdient die Untersuchung im *durch*fallenden Licht, sofern das Objekt eine Durchleuchtung überhaupt gestattet, den

---

[1] Von einer Beschreibung der vasculären Besonderheiten solcher Gewebe, die nur für den Experimentator von Interesse sind (Nickhaut, Zunge, Schwimmhaut vom Frosch, Fledermausflügel, Gewebe der Kaninchenohr- und der Mäuserückenkammer usw.) soll hier abgesehen werden.

Vorzug. Seit den Arbeiten von Knisely (seit 1936) sind zahlreiche Mitteilungen über kreislaufmikroskopische Lebendbeobachtungen an inneren Organen (vor allem Lunge, Leber und Milz) erschienen.

Der einfache, klassische Aufbau des Capillarbettes, wie wir ihn an den Mesenterien finden, dient hauptsächlich der Aufgabe, das Gewebe zu ernähren. Je mehr aber die Anforderungen an die terminale Strombahn über diese ernährende Aufgabe hinausgehen, um so mehr pflegt sie von dem klassischen Aufbauprinzip abzuweichen und sich den besonderen Organfunktionen anzupassen. Daher weisen die inneren Organe entsprechend ihrer Tätigkeit eine viel kompliziertere und spezieller entwickelte Strombahn auf als die membranösen Häute. An der Lunge, an der Leber, an der Milz und an der Niere tritt die ernährende Funktion des Capillarbettes hinter seinen Sonderaufgaben vollkommen zurück und es findet sich zum Teil sogar eine gewisse Trennung zwischen ernährenden Gefäßen und Gefäßen mit Spezial-Funktionen.

Ganz allgemein unterscheidet sich das Arrangement des Capillarbettes kompakter parenchymatöser Organe, wie wir eingangs schon betont haben, von dem der membranösen Gewebe durch die Verzweigungsform der kleinen Arterien. Diesem Unterschied hat Staubesand (1956) kürzlich eine interessante Studie gewidmet[1]. Während großflächige membranöse Gewebe meist ringförmig anastomosierende Arterien, sog. „Netzarterien" (Spalteholz) aufweisen, findet man in den parenchymatösen Organen dreidimensional, bäumchenartig sich verzweigende Arterien *ohne* Anastomosen (= „Endarterien"); die kleinen Arterien der Milz und Niere liefern hierfür ein klares Beispiel.

Daß das Vorkommen von „*Netzarterien*" allerdings nicht ausschließlich von der räumlichen Ausdehnung eines Gewebes abhängt, sondern auch Beziehungen zu bestimmten *Funktionen* haben muß, zeigt die von Saunders nachgewiesene, besonders ausgeprägte Netzbildung der großen und kleinen Arterien innerhalb der Skeletmuskulatur. In die gleiche Richtung weisen Untersuchungen von Clark u. Clark (1947), die an der Kaninchenohrkammer zeigen konnten, daß die Bildung arterio-arterieller Anastomosen ganz entscheidend von äußeren Druckschwankungen und häufiger Strömungsumkehr abhängt.

Naturgemäß hat diese unterschiedliche Anordnung des Arteriensystems auch verschiedene hämodynamische Konsequenzen, und Staubesand weist mit Recht darauf hin, daß sehr viele grundlegende mikroskopische Untersuchungen über den Capillarkreislauf an membranösen Geweben mit Netzarterien durchgeführt wurden, wodurch im Hinblick auf die arterielle Blutversorgung leicht ein einseitiges Bild entstehen kann.

Die beiden Typen einer kleinen Arterie — Endarterien und Netzarterien — kommen auch am gleichen Organ *kombiniert* vor, z. B. am Pankreas (vgl. Staubesand) und an der menschlichen Haut.

---

[1] Vgl. auch sein Gefäßkapitel in Ratschows „Angiologie" 1959.

Wie eingangs erwähnt, enthalten Haut und Unterhaut — wahrscheinlich wegen ihrer thermoregulatorischen Aufgaben — ausgesprochene Arterien*netze* und Venen*netze*, während die in der oberen Lederhaut liegenden, der Ernährung der Epidermis und ihrer Anhangsgebilde dienenden arteriellen Gefäße *End*arterien bzw. *End*-arteriolen darstellen. Das thermoregulatorisch wichtige Blutreservoir der tieferen arteriellen und venösen Gefäßnetze ist *parallel* zur Oberfläche gelegen, die arteriellen Endbäumchen steigen dagegen schräg zur Epidermis auf und auch die von ihnen gespeisten Capillarschlingen stehen schräg oder senkrecht zur Oberfläche, wodurch sie sich mit ihrer besonders durchlässigen Umbiegungsstelle in nächster Nähe des zu ernährenden epithelialen Gewebes befinden.

Während die funktionell weniger beanspruchten Membranen (Mesenterien, Schleimhäute) eine relativ gleichförmige Durchblutung aufweisen, zeichnen sich die parenchymatösen Organe dadurch aus, daß ihr Durchblutungsgrad in enger Anpassung an ihre meist rhythmisch ablaufenden Funktionen wechselt; Phasen erhöhter Durchströmung lösen sich mit Phasen verminderter Zirkulation ab, und in der Ruhe wird oft nur ein kleiner Teil der vorhandenen Capillaren durchflossen. Die Abhängigkeit der Durchblutung von der sekretorischen Funktion läßt sich z.B. besonders deutlich am Kaninchenpankreas zeigen, an welchem Gefäße, Gefäßinhalt und Sekretion im durchfallenden Licht direkt beobachtet werden können (KÜHNE u. LEA 1882, RICKER 1924, NORDMANN 1933). Daß die Parenchymcapillaren in der Ruhe nur zu einem Teil durchströmt werden, haben RICHARDS u. SCHMIDT (1924/25) an der Froschniere, OLKON u. JOANNIDES (1930), WEARN u. Mitarb. (1934) an der Hunde- bzw. Katzenlunge und WAKIM (1941) an der Leber von Frosch und Ratte nachgewiesen.

I. Zur terminalen Strombahn der Lunge

Obwohl bei ihrer vital-mikroskopischen Untersuchung erhebliche technische Schwierigkeiten zu überwinden sind, ist die Lunge sehr frühzeitig zum Studium der terminalen Strombahn herangezogen worden. Die Betrachtung beschränkte sich allerdings bisher in den meisten Fällen auf die feinsten, subpleural gelegenen Alveolar- und Septal-Gefäße der Organ*oberfläche*. Bei bestimmten Kaltblüterarten ist es zwar in jüngster Zeit gelungen, auch das Lungen-*Innere* vital-mikroskopisch zu beobachten, jedoch liegen hierüber noch keine ausführlicheren Mitteilungen vor[1].

Die ersten Untersuchungen wurden an verschiedenen Kaltblütern, vor allem am Salamander und am Frosch durchgeführt; einer der ersten Lebendbeobachter an der Salamanderlunge soll SPALANZANI (1777) gewesen sein. Ausführlichere Angaben über die ältesten Lebendbeobachtungen der Lungengefäße finden sich bei TH. WILLIAMS (1859) und bei SUCHARD (1903/04). Auch spätere Untersucher haben wegen der einfacheren Methodik oder zum vergleichenden Studium

---

[1] R. WILLNOW: Demonstration auf dem Anatomenkongreß 1959 in Zürich; noch nicht veröffentlichte Habilitationsschrift; mündliche Mitteilung.

wieder auf den Kaltblüter zurückgegriffen (OLKON u. JOANNIDES 1930, TIE-
MANN u. Mitarb. 1932/33, CHIURCO 1933, WILLNOW, mündliche Mitteilung). Da
sich aber die Amphibienlunge in ihrem Bau wesentlich von der Säugetierlunge
unterscheidet, sind schließlich verschiedene Methoden entwickelt worden, um
auch am Säugetier eine Beobachtung der lebenden Lunge zu ermöglichen (HALL
1925, Katze und Kaninchen; OLKON u. JOANNIDES 1930, Hund; SALVIOLI u.
CHIURCO 1933, Hund und Kaninchen; CHIURCO 1933, Frosch und Hund; WEARN
u. Mitarb. 1934, Katze; MACGREGOR 1934, Katze; REINHARD 1934, Kaninchen;
MAY 1934, Ratte; PFAFF u. HEROLD 1937b, Kaninchen; TERRY 1939, Katze;
VOGEL 1947, Katze; ONTIVEROS u. SEOANE 1953, Kaninchen; IRWIN u. Mitarb.
1954, Meerschweinchen; WILLNOW 1955, Ratte; WILLNOW 1958, Igel).

Wurde zunächst der dünne Lungenrand im *durch*fallenden Licht untersucht,
so zogen manche Autoren später die Betrachtung der Lungenoberfläche im *Auflicht* vor (OLKON u. JOANNIDES, SALVIOLI u. CHIURCO, WILLNOW). Insgesamt
sollen mehr als 30 Mitteilungen über Lebendbeobachtungen an der Lunge veröffentlicht worden sein, die sich aber nicht alle auf ihre Strombahn beziehen; eine kritische
Übersicht über die Vor- und Nachteile der verschiedenen Methoden findet sich in
der unveröffentlichten Dissertation von WILLNOW 1955. Dieser Autor, der über
eine besonders große Erfahrung auf dem Gebiet der Intravitalmikroskopie der
Lunge verfügt, hebt hervor, daß es äußerst schwierig sei, die Lungenoberfläche
— und damit ihre Strombahn — unter wirklich annähernd physiologischen Bedingungen zu untersuchen. Vielen der eben angeführten Autoren ist dies nach
seiner Ansicht nicht gelungen. Am günstigsten erscheinen ihm die Techniken von
REINHARD 1934 (Unterdruck-Kammer), PFAFF u. HEROLD 1937 (Unterwasser-
Beobachtung) und ONTIVEROS u. SEOANE 1953 (Modifikation der Anordnung von
PFAFF u. HEROLD). WILLNOW entwickelte eine ganz besonders schonsame Methode
für die *Ratte*, und zwar nicht nur im Hinblick auf den operativen Eingriff und das
Einsetzen des Mikroskopes in das Thorax-Fenster, sondern auch im Hinblick auf
die Narkose-Technik.

Die Betrachtung im auffallenden Licht läßt, wie die Abbildungen von WILL-
NOW zeigen, nicht nur die Alveolenwände sondern — zumindest bei Kaltblütern —
auch die Gefäßwände infolge von Reflexions-, Beugungs- und Interferenz-Phäno-
menen gut erkennen (Abb. 58). Dennoch dürfte diese Beleuchtungsmethode aber
— ganz allgemein — für eine Darstellung des Capillarkreislaufs nicht sehr günstig
sein. So stellt WILLNOW für die Rattenlunge auch fest: ,,Sie (die Capillaren)
lassen sich nicht immer erkennen und sind nur selten gut zu sehen. Zu starke
Reflexe verdecken meist ihre Konturen.`` Noch mehr dürfte diese Feststellung für
den Gefäß-*Inhalt* gelten. Wenn WILLNOW hervorhebt, daß die Beobachtung im
auffallenden Licht der Durchlicht-Betrachtung vorzuziehen sei, weil das Lungen-
gewebe so kontrastarm sei und ,,hartes`` Licht verlange, so bezieht sich diese Angabe
sicher vorzugsweise auf die Alveolenstruktur, aber nicht auf die Gefäße. Je kontrast-
ärmer ein Organ ist, desto *besser* heben sich im durchfallenden Licht nach unseren
Erfahrungen die Gefäße vom umgebenden Gewebe ab und um so sicherer wird die
Beurteilung des Blutfadens bzw. der Strömungsverhältnisse. Auch PFAFF u.
HEROLD geben z. B. an, daß am Mesenterium im auffallenden Licht die Wandkonturen der Lymphbahnen besonders deutlich hervorträten, während aber Einzelheiten ihres *Inhaltes* wegen der Lichtreflexe nur im *durch*fallenden Licht zu beurteilen seien. Wir glauben daher nicht, daß sich das auffallende Licht an der Lunge
für eine Beobachtung des Capillarbettes besonders gut eignet bzw. daß eine optimale
Untersuchung der Organstruktur *und* des Capillarkreislaufes überhaupt mit einer
einzigen Beleuchtungsart möglich ist. Wahrscheinlich wird man in solchem Fall
die Auflichttechnik mit der Durchlichttechnik kombinieren müssen. Wir selbst

haben dies z. B. bei der Untersuchung der Capillaren der Pankreasinseln getan:
Das Aufsuchen und die Beurteilung der Inseln erfolgte im auffallenden Licht, die
Beobachtung der Capillaren und ihrer Zirkulation dagegen im durchfallenden
Licht. Schließlich ist bei der Wahl der Beleuchtungsart noch zu berücksichtigen,
daß die Beobachtung an dünnen Organ*rändern* im *durch*fallenden Licht eine
bessere Tiefensicht gestattet, als die Betrachtung der Organoberfläche an beliebiger
Stelle im auffallenden Licht. Andererseits muß im Falle der Lunge bei einer Unter-
suchung des Organrandes allerdings der Umstand in Kauf genommen werden,
daß die Alveolen hier bei vielen Tierarten respiratorisch unterwertig sind, worauf
WILLNOW mit Recht hinweist.

a) Zur Anordnung des alveolären Capillarbettes

Im Hinblick auf die nachfolgenden Ergebnisse der Lebendbeobachtung ist
zu berücksichtigen, daß eine exakte Klassifizierung der verschiedenen Abschnitte
des Capillarbettes der Lungenoberfläche bei intravitaler Betrachtung nicht immer
möglich ist. Wie WILLNOW hervorhebt, ist eine Unterscheidung von kleinen Arterien und Arteriolen oder von kleinen Venen und Venolen oft unmöglich. Die
Einordnung der verschiedenen Gefäß-Strecken nach Kaliber, Strömungsrichtung,
Blutfarbe und Verlauf kann also immer nur eine ungefähre sein. Wenn von Lungen-
„Läppchen" die Rede ist, so übernehmen wir diese Bezeichnung von den entsprechenden Lebendbeobachtungen, ohne auf die unterschiedliche Definition dieses
Begriffes und auf die Schwierigkeiten der Abgrenzung eines Lungen-„Läppchens",
die v. HAYEK in seinem Lungenbuch besonders hervorgehoben hat, einzugehen.

Nach HALL (1925; Katzen- und Kaninchenlunge) verzweigen sich
die kleinsten Arterien und Venen weitgehend parallel zu den kleinen
Bronchi bzw. Bronchioli. Die arteriellen Endäste dringen dann schließlich als intralobuläre Arterien bzw. Arteriolen entlang der Alveolar-
septen in die Lungenläppchen ein (HALL; IRWIN u. Mitarb. 1954); hier
teilen sie sich bald — oft in stumpfem Winkel — in das die Alveolen
dicht umspannende Capillarnetz oder in die perialveolären Gefäße auf.
Dabei sollen sie rasch an Durchmesser verlieren, also ausgesprochene
Konusform aufweisen; IRWIN konnte (an Meerschweinchen) innerhalb
einer Verjüngung von 150 auf 10 μ nur 3 Abzweigungen feststellen.
Diese Zahl erscheint allerdings reichlich klein; es ist damit zu rechnen,
daß schwer wahrnehmbare Äste senkrecht in die Tiefe abgehen (WILLNOW,
mündliche Mitteilung). Die terminalen Arteriolen („Präcapillaren")
teilen sich oft schon *innerhalb* der Septen in die eigentlichen Alveolar-
Capillaren auf, machmal enden sie aber auch erst auf der Alveolenoberfläche und verzweigen sich dort in das Capillarnetz (WEARN u.
Mitarb.; VOGEL; WILLNOW u. a.; Abb. 58 b); nach VOGEL haben solche
Arteriolen einen Durchmesser von etwa 25 μ.

Jede Alveole ist von einem dichten, engmaschigen, plumpen Capillarnetz umsponnen; dabei können einzelne Capillaren über *mehrere* Alveolen laufen (VOGEL, WILLNOW). Oft liegen sie so dicht, daß das
Blut in ihnen „wie ein Wasserfall" erscheint, der über die Alveolen
strömt (PFAFF u. HEROLD). Der Durchmesser der Alveolar-Capillaren

entspricht an der Ratte dem Durchmesser von 1—3 Erythrocyten (WILLNOW) und beträgt bei der Katze 6—16 μ (VOGEL). TIEMANN u.

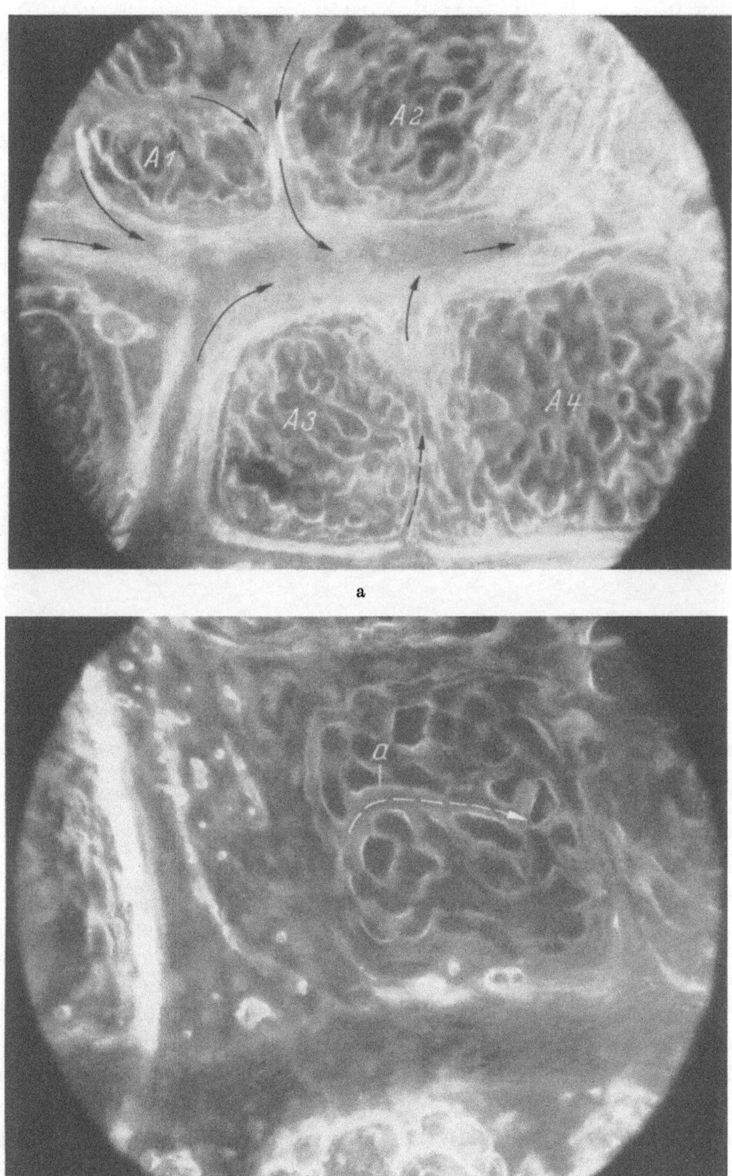

Abb. 58a u. b. Lebendaufnahmen von der Lungenstrombahn des Bengalenwarans. a Vier Kammern mit Capillarnetzen (A_1—A_4) und abführenden Septalvenen (Pfeile), Vergrößerung 80fach. b Capillarnetz eines Kammerfundus mit zuführender Arteriole (a), Vergrößerung 160fach

Daiber haben sehr schöne Intravital-Photos vom alveolaren Capillarnetz am Frosch, Willnow am Waran aufgenommen (vgl. Abb. 58).

Nach Vogel beträgt die *Zahl der sichtbaren Capillaren* bei der Katze durchschnittlich 2—40/Alveolen-Oberfläche, nach Wearn nur 6—10/Alveole; allerdings
schätzt Wearn, daß in Wirklichkeit 10—50mal so viele Capillargefäße vorhanden
seien, wobei es angesichts des sehr engmaschigen Netzes eigentlich wenig Sinn habe,
von individuellen „Capillarschlingen" zu sprechen. Zweifellos dürfte es vor allem
von der Schonsamkeit der Beobachtungstechnik abhängen, wie viele Alveolar-

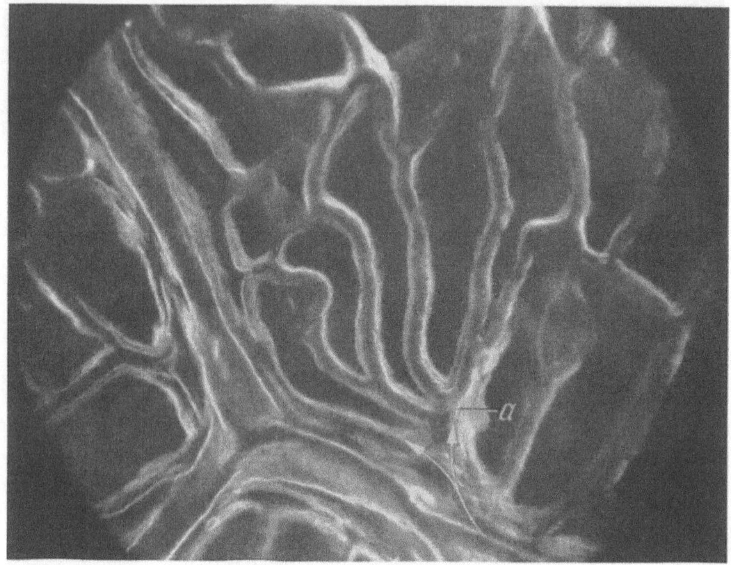

Abb. 59. Aufzweigung einer Arteriole (*a*) in Alveolarcapillaren (respiratorisch unterwertiger Lungen-
abschnitt); Vergr. 160 fach
Die 3 Intravital-Photos von Waran-Lungen verdanke ich Herrn Dr. R. Willnow, Anatomisches
Institut der Freien Universität Berlin. Die kontrastreiche Darstellung der Gefäßwände beruht
nicht auf der Anwendung von Farbstoffen oder Fluorochromen, sondern auf Lichtreflexen
(Auflicht-Beleuchtung)

Capillaren ein Untersucher jeweils unter „normalen" Verhältnissen zählt. Außerdem hängt die Capillardichte nach Willnow auch von der Funktionstüchtigkeit
der Alveolen ab; diese ist z. B. am dünnen Lungenrand — wie schon erwähnt —
geringer als an anderen Stellen.

Nicht nur die *zu*führenden, sondern auch die *ab*führenden Gefäße
für die Alveolarcapillaren liegen in den interalveolären Septen. Daher
erscheinen die Septen um die polygonalen, glänzenden, bläschenartigen
Alveolen bei der Lebendbeobachtung tief rot. Auch der Übergang der
Capillaren in die Venolen liegt innerhalb der Alveolar-Septen. Im Gegensatz zu den kleinen Arterien verlaufen die kleinen Venen dann aber
vorwiegend *inter*lobulär, so daß die Lungenläppchen häufig von einer
Venengabel eingerahmt werden. Größere Gefäße, die senkrecht aus der
Tiefe zu den Septal-Gefäßen stoßen, machen sich manchmal durch

Strömungswirbel bemerkbar (PFAFF u. HEROLD; WILLNOW). Die
Wände der Septalgefäße sind meist unsichtbar oder nur sehr schlecht
zu erkennen.

Die rote Farbe der interalveolären
Septen rührt aber nicht nur von den
zuführenden und abführenden Gefäßen des alveolären Capillarnetzes
her, sondern vor allem von den die
meisten Alveolen umgebenden sog.
„perialveolären Sammelvenen" oder
„Randvenen" bzw. perialveolären
„Capillaren" (MAY) oder „multicellu-
lair capillaries" (OLKON u. JOANNI-
DES). Diese Gefäße, denen WILLNOW
eine ausgedehnte Studie an Ratten,
Igeln und Katzen gewidmet hat (1962,
im Druck), stellen offenbar eine besondere Eigentümlichkeit im Arrangement der Lungenstrombahn dar. Sie
sind 3—4mal so weit wie die Alveolar-
Capillaren, aber enger als die zu- und
abführenden Gefäße in den interal-
veolaren Septen. Nach den Messungen

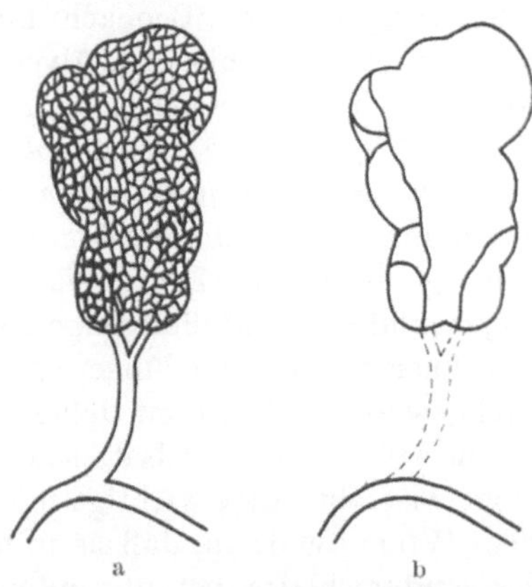

Abb. 60a u. b. Capillaren und Vene eines
Alveolen-Säckchens. a Zustand kompletter
Füllung. b Zustand geringer Füllung; es
sind nur wenige Capillaren sichtbar, die
keine „preferential channels" nach CHAM-
BERS u. ZWEIFACH darstellen, sondern zufällige Straßen des größten Druckgefälles
innerhalb des Netzes. Die Vene ist nicht
gefüllt und daher nicht mehr zu sehen.
(Nach WEARN u. Mitarb. 1934)

von WILLNOW haben die Alveolar-Capillaren einen Durchmesser von
etwa 10 μ, die perialveolären Gefäße einen Durchmesser von 15—30 μ
und die zu- und abführenden Arteriolen bzw. Venolen einen solchen
von über 30 μ. Größenordnungsmäßig liegen die zur Frage stehenden

Gefäße also zwischen den
Capillaren und den Zu- und
Abflußbahnen. Auf Grund
ihrer morphologischen und
funktionellen Sonderstellung
schlägt WILLNOW die Be-
zeichnung „subpleurale perial-
veoläre paracapilläre Gefäße"
oder kurz „Paracapillaren"[1]
vor. Die Paracapillaren um-

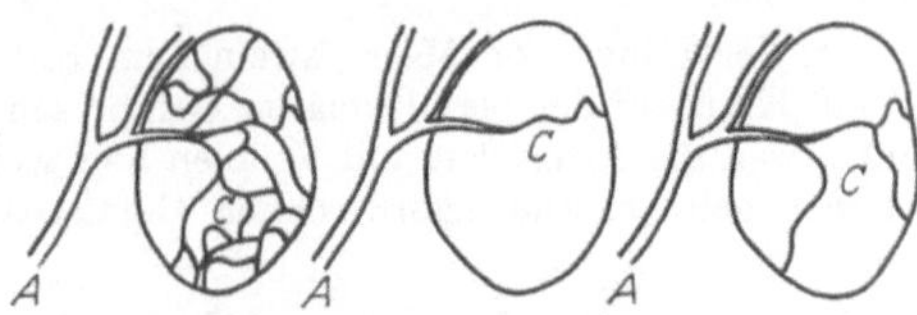

Abb. 61. Arteriole und Capillarnetz einer Alveole.
Verschiedener Grad der Capillardurchblutung; auch
hier hängt es nur vom Druckgefälle ab, welche
Capillaren bis zuletzt gefüllt bleiben.
(Nach WEARN u. Mitarb. 1934)

geben die meisten Alveolen als leicht geschlängeltes kommunizierendes Maschenwerk; parallel zur Pleura liegen sie in verschiedener
Höhe in den gemeinsamen Septen benachbarter Alveolen. Wie aus
den oben angeführten bisher üblichen Bezeichnungen hervorgeht,

---

[1] Nicht zu verwechseln mit dem „Paracapillar"-Begriff von FÅHRAEUS! (vgl.
S. 81).

wurden sie von den meisten Lebendbeobachtern als Sammelvenchen oder als besonders große Capillaren angesehen. Ihre Sonderstellung geht aber aus der Beobachtung WILLNOWs hervor, daß sie regelmäßig nicht nur mit den Alveolar-Capillaren, sondern auch mit den Arteriolen und Venolen, ja sogar mit den Pleura-Gefäßen kommunizieren. *Sie sind also zum alveolaren Capillarnetz parallel geschaltet und bieten die Möglichkeit zu einem ausgedehnten Kurzschlußkreislauf.* Ihre Strömung ist schnell; die Strömungsrichtung kann wechseln und verläuft je nach dem Druckgefälle capillarwärts oder venenwärts. Der Kurzschlußkreislauf dieser eigenartigen Septal-Gefäße wurde von WILLNOW zuerst an der Igellunge, später auch an der Lunge anderer Säuger nachgewiesen. Er nimmt daher an, daß das Kurzschlußnetz der „Paracapillaren" einen grundsätzlichen Bestandteil im Bauplan der Säugerlunge darstellt. Eine wichtige funktionelle Bedeutung der Paracapillaren sieht WILLNOW darin, daß sie in bestimmten Situationen, z. B. während des Winterschlafes, bei intrapulmonaler Drucksteigerung oder bei Kreislaufversagen eine reduzierte (derivatorische) Durchblutung der Lunge aufrechterhalten können, auch wenn die meisten Alveolar-Capillaren aus dem Kreislauf abgeschaltet sind (s. weiter unten). Außerdem ermöglichen sie wahrscheinlich, daß die Erythrocyten mehrere alveoläre Capillarnetze nacheinander passieren können.

Die Paracapillaren sind nach der Ansicht von WILLNOW weder mit den — bei der Lebendbeobachtung nur sehr schlecht wahrnehmbaren — Pleuracapillaren noch mit den sog. subpleuralen arterio-venösen Anastomosen identisch; auch entsprechen sie nicht der Definition einer arterio-venösen Anastomose im engeren Sinne; glatte Muskelzellen besitzen sie wahrscheinlich nicht. Dagegen könnte es sich bei den von IRWIN u. Mitarb. (1954) beschriebenen "arterio-venous shunts between pulmonary arterioles and venoles" um paracapilläre Gefäßstrecken gehandelt haben.

An der Lunge von Meerschweinchen, Katzen und Kaninchen war der Kurzschluß-Kreislauf der perialveolären Gefäße schwerer nachzuweisen als an der Igellunge, weil die Arteriolen und Venolen hier weit auseinander liegen, so daß es nur seltener gelingt, alle erforderlichen Gefäßabschnitte in ein Gesichtsfeld zu bekommen.

Im großen und ganzen stehen die morphologischen Angaben der tierexperimentellen Lebendbeobachtung in gutem Einklang mit entsprechenden anatomischen Daten von der menschlichen Lunge.

Nach v. HAYEK beträgt der Durchmesser der terminalen Arteriolen, die er wegen ihrer Muskelfreiheit „Präcapillaren" nennt, an der menschlichen Lunge in der Regel etwa 40 μ, nur an bestimmten Abschnitten 60—70 μ. Die Zahl der Alveolarcapillaren wird von ihm mit 12—20 angegeben. Während die kleinsten Arterien aus der Tiefe des Lungengewebes an die Organoberfläche herantreten, verlaufen die Venolen und kleinen Venen vorwiegend pleuraparallel an der Oberfläche des Organs und sind daher — wie auch die Lebendbeobachter festgestellt haben — besser einzusehen. Der Durchmesser der Alveolarcapillaren beträgt an der menschlichen Lunge 10—12 μ. Oft sind — wie bei der Lebendbeobachtung —

die Maschen des Capillar-Netzes enger als die Capillaren selbst. Die Venolen sind 50—80 μ weit und haben vereinzelt schon Muskelzellen; nach TAKINO u. YOSHIAHI (zitiert nach v. HAYEK) sind die Muskelzellen an den kleinsten Lungenvenen zu kleinen, gesondert innervierten Wülsten angeordnet, woraus sich die lebhafte motorische Aktivität der Venolen und kleinsten Venen bei der Lebendbeobachtung der Lunge erklären würde (s. weiter unten). Über das anatomische Pedant zu den „Paracapillaren" von WILLNOW können noch keine Angaben gemacht werden; vielleicht handelt es sich bei den „Präcapillaren" von v. HAYEK in Wirklichkeit um paracapilläre Gefäße mit Kurzschluß-Charakter, denn er gibt an, daß sie weiter als die eigentlichen zuführenden Arteriolen seien.

b) Die Strömungsverhältnisse im alveolaren Capillarbett

Über den physiologischen Durchströmungsgrad der feinsten Lungengefäße gehen die Angaben der Lebendbeobachtung auseinander, was bei der schwierigen Präparationstechnik dieses empfindlichen Organs nicht wundernimmt. Während PFAFF u. HEROLD an der Kaninchenlunge den Weg jedes einzelnen Erythrocyten durch die Alveolar-Capillaren verfolgen konnten und auch VOGEL die Erythrocyten am gleichen Versuchstier zumindest undeutlich wahrnahm, ist die Strömung nach HALL (Katze, Kaninchen) und WILLNOW (Ratte, Igel), der eine besonders schonsame und subtile Beobachtungstechnik entwickelt hat, normalerweise „homogen" bzw. auf jeden Fall so rasch, daß man höchstens die Strömungs-*Richtung*, aber keine einzelnen Zellen erkennen kann.

Eine Ausnahme bilden lediglich die Strömungsverhältnisse an der Lunge des winterschlafenden Igels; aus diesem Grund ist der Igel für bestimmte Fragestellungen als Versuchstier besonders gut geeignet.

VOGEL hat mit Hilfe einer komplizierten Versuchsanordnung die *Strömungsgeschwindigkeit in den Arteriolen, Capillaren und Venolen* an der Katzenlunge bestimmt. Da die rasche Erythrocytenbewegung einen Vergleich mit künstlich bewegten Punkten nicht erlaubte, nahm er die Bewegung intravenös injizierter Tusche-Partikel kinematographisch auf (Zeitlupe, Bildfolge 250—500/sec) und wertete die Bilder an der Projektionswand aus. Dabei wurden Gefäße unter 15 μ Durchmesser als „Capillaren" angesehen. Es wurde auf diese Weise für die Capillaren eine mittlere Strömungsgeschwindigkeit von 1—2 mm/sec und für die Arteriolen und Venolen von 3—7 mm/sec ermittelt. Die Weglänge eines Erythrocyten über die Alveolenoberfläche konnte bis 248 μ betragen, beschränkte sich aber im Durchschnitt auf 110 μ. Das bedeutet, daß die Kontaktzeit der Erythrocyten mit der Alveolarluft selbst dann 0,1 sec nicht überschreitet, wenn man eine Weglänge von etwa 220 μ voraussetzt. Da diese Zeit normalerweise für die Sauerstoffaufnahme an freien Oberflächen nicht ausreicht, nimmt VOGEL einen unbekannten Hilfsfaktor innerhalb des Alveolarepithels an.

Über die *Pulsation* der kleinen Alveolar-Gefäße weichen die Angaben etwas voneinander ab. Nach HALL zeigen die kleinen Arterien und kleinen Venen in den Septen regelmäßig eine deutliche Pulsation; VOGEL fand sie dagegen meistens kontinuierlich und selten pulsierend durchströmt, nur bei Kreislaufversagen trat allgemeines Pulsieren der

kleinen und größeren Lungengefäße auf. WEARN u. Mitarb. fanden die
Arteriolen hin und wieder pulsierend; hierbei kann sich die Bewegung
nach PFAFF u. HEROLD auf die Alveolenwand übertragen. WILLNOW
fand die Strömung in den zuführenden Septalgefäßen beim Säuger
regelmäßig pulsierend, wobei die Pulsation bis in die sog. Paracapillaren
hineinreichen konnte. Möglicherweise hängen diese unterschiedlichen
Angaben über Pulsation der Alveolar-Gefäße mit den Untersuchungs-
bedingungen, insbesondere auch mit den jeweiligen Herz-Kreislaufver-
hältnissen des Versuchstieres zusammen (eingreifende Operation!).

c) Die Abhängigkeit der Alveolar-Durchblutung vom intrapulmonalen Druck

Die Veränderungen der Zirkulation bei kollabierter und überblähter
Lunge haben das besondere Interesse vieler Lebendbeobachter der
Lunge gefunden (HALL, OLKON u. JOANNIDES, TIEMANN u. RÖDER,
SALVIOLI u. CHIURCO, MAY, ONTIVEROS u. SEOANE, WILLNOW u. a.).
Übereinstimmend wurde beobachtet, daß die Zahl der sichtbaren Al-
veolar-Capillaren und ihre Strömung stark vom Dehnungszustand der
Lunge abhängen. Bei allen untersuchten Tierarten verschwinden mit
zunehmender Steigerung des intraalveolaren Druckes immer mehr Ca-
pillaren im Gesichtsfeld, und zwar durch mechanische Kompression.
Ob allerdings auch die mit der natürlichen Atmung verbundenen Deh-
nungsänderungen der Lunge schon ausreichen, um direkt wahrnehmbare
Änderungen der Capillarweite bzw. der Strömung herbeizuführen, wie
REINHARD es für die Kaninchenlunge angegeben hat, erscheint nach den
Beobachtungen anderer Autoren, insbesondere von WILLNOW (Ratten-
und Igellunge), unwahrscheinlich. Nach WILLNOW sind z. B. an der Ratte
selbst die Größenänderungen der Alveolen im Inspirium und Exspirium
zu gering, um mikroskopisch wahrgenommen zu werden; nur beim
Igel, dessen Atmung sich durch eine besonders tiefe Inspiration bei
niedriger Atemfrequenz auszeichnet, können atmungsabhängige Form-
und Größenänderungen der Alveolen wahrgenommen werden, jedoch
keine Strömungsänderungen in den Capillaren.

Erst beim Lungenkollaps, bei künstlicher Beatmung oder bei abnormer Lungenblähung treten gesetzmäßige, sicher erkennbare Änderungen der Gefäßweite und der Strömung auf. Beim *Lungen-Kollaps*
erscheinen die Septalgefäße und die Alveolarcapillaren weiter als normal,
die Strömung ist stark verlangsamt, stellenweise bis zum völligen Stillstand (TIEMANN u. RÖDER, Froschlunge; SALVIOLI u. CHIURCO, Hunde-
lunge; MAY, Rattenlunge). Wird der intrapulmonale Druck nun langsam gesteigert, so erscheinen die Gefäße zunehmend enger und die
Strömungsgeschwindigkeit nimmt zu; einige Autoren geben an, daß die

Durchblutung ihren Höhepunkt bei Inspirationsstellung der Lunge bzw. bei mäßiger Blähung erreicht (OLKON u. JOANNIDES; SALVIOLI u. CHIURCO; TIEMANN u. DAIBER; mit gewissen Einschränkungen auch VOGEL). Wird die Lunge künstlich beatmet, so kommt es zu rhythmischen, atem-synchronen Strömungs-Änderungen, und zwar zu einer *inspiratorischen* Strömungs-*Beschleunigung* (SALVIOLI u. CHIURCO). Übereinstimmung herrscht wieder darüber, daß eine *abnorme Lungenblähung* von einem bestimmten Grad ab eine zunehmende *Kompression* der Alveolar- und Septalgefäße mit zunehmender Strömungsverlangsamung verursacht. Nach WILLNOW hängt dabei das Ausmaß der Rückwirkung einer Lungenblähung auf die Alveolar-Zirkulation unter anderem von der Beschaffenheit der Pleura ab; so fand er z. B. beim Igel eine viel stärkere Abhängigkeit der Zirkulation vom Blähungsgrad der Lunge als an der Ratte, weil die dicke und stabile Pleura des Igels der Ausdehnung der Lunge einen größeren Widerstand entgegensetzt.

ONTIVEROS u. SEOANE stellten übrigens auch eine umgekehrte Beziehung zwischen Dehnbarkeit der Lunge und Kreislauf fest; wenn sie umschriebene, aseptische Mikrothrombosen erzeugten, so kam es in den ischämischen Abschnitten des Lungengewebes zu umschriebenen „emphysematösen" Ektasien der Alveolen. Sie erklären dies mit einer Herabsetzung des Elastizitäts-Moduls durch die Kreislaufstörung.

TIEMANN u. DAIBER fanden an der Froschlunge, daß von den intrapulmonalen Druckänderungen die Alveolar-Capillaren am stärksten betroffen werden, während die Strömung in den Arteriolen nur wenig und in den Venen überhaupt nicht beeinträchtigt wird; diese Beobachtung, die TIEMANN u. DAIBER mit der „relativ geschützten Lage" der Venen erklären, beruht beim Säuger zweifellos auf dem von WILLNOW nachgewiesenen perialveolären Kurzschlußkreislauf. WILLNOW stellte nämlich fest, daß das Maschenwerk der „Paracapillaren" länger durchströmt bleibt als das alveoläre Capillarnetz, wenn der intrapulmonale Druck künstlich gesteigert wird. Immer wurden zuerst die Alveolar-Capillaren komprimiert, dann bei viel höheren Druckwerten erst die paracapillaren Septalgefäße und zuletzt bei extremen Drucken schließlich die Arteriolen und kleinen Arterien.

Bei akuter Überblähung der Lungen blaßt die Organoberfläche stark ab, die Zirkulation verlangsamt sich und es treten Stillstände und pendelnde Strömung auf (TIEMANN u. DAIBER; ONTIVEROS u. SEOANE; WILLNOW). Die Gefäße erscheinen schmal und wie über die geblähten Alveolen „gespannt", oft sind sie gestaut; findet noch eine atmungsabhängige Strömungsänderung statt, so nimmt die Geschwindigkeit jetzt bei jedem *Ex*spirium zu und bei jedem Inspirium ab (SALVIOLI u. CHIURCO). Nach Wiederherstellung normaler Druckverhältnisse setzt eine reaktive Hyperämie ein (WILLNOW). TIEMANN und DAIBER haben die Verzerrung der Alveolar-Capillaren an der geblähten Froschlunge genau beschrieben; durch Spannungslinien in den Alveolarwänden kommt es zu umschriebenen Stauungen;

manchmal waren auch die intraseptalen Arterien gezerrt, während die Venen immer offen blieben. Bei starker Überdehnung der Lungen kann es, wie auch OLKON u. JOANNIDES beobachteten, zu Capillarblutungen kommen. Beim Igel genügt nach WILLNOW schon ein intrapulmonaler Druck von 30 cm H_2O, um Stillstand, rückläufige Strömung und Leerlaufen der Alveolar-Capillaren zu erzielen, also Strömungsphänomene, wie sie sonst am gestauten Arm zu beobachten sind (vgl. S. 376). Bei der Ratte kam es unter bestimmten Umständen zum Lungenödem, wenn der intrapulmonale Druck auf 40 cm H_2O erhöht wurde (WILLNOW).

Im Gefolge chronischer, starker Lungenblähung kommt es an der Rattenlunge zu einer Hyperämie mit deutlich vermehrter Schlängelung der Capillaren (WILLNOW 1955).

Bei der *Atelektase* wurde dagegen ein Alveolarkollaps mit vermehrter Blutfülle der Alveolar-Gefäße festgestellt (WILLNOW 1958), also ein Befund, der wohl dem oben erwähnten Lungenkollaps weitgehend entspricht.

d) Zur Frage des vasomotorischen Funktionsspiels der Alveolar-Strombahn

An den Alveolargefäßen ist es besonders schwierig, die Ursachen der zu beobachtenden Zirkulationsänderungen genau zu analysieren, weil — wie WEARN u. Mitarb. hervorheben — eine Vielzahl von Faktoren im Spiel ist (Herztätigkeit, Blutdruck, Atmung, intrapulmonaler Druck, vorgeschaltete Kontraktion an größeren Arterien, Schwankungen im Druckgefälle usw.). Die Erfassung *aktiver* Weitenänderungen der Gefäße wird zusätzlich noch dadurch erschwert, daß die Gefäß*wände* meist nicht sicher zu erkennen sind. HALL fand an der Katzenlunge gröbere Zirkulationsänderungen lediglich bei abrupter Verlangsamung der Herztätigkeit; bei gleichbleibendem intrapulmonalem Druck und konstanter Herztätigkeit war die Strömung dagegen kontinuierlich. Ein Verschwinden und Wiederauftauchen einzelner Capillaren konnte er nicht beobachten. In gleicher Richtung liegen die Befunde von WILLNOW. MACGREGOR glaubt dagegen an der isolierten, mit defibriniertem Blut durchströmten Katzenlunge bei einem Vergleich des Gesamtdurchflusses und der Strömung des alveolären Capillarnetzes doch eine deutliche *Selbständigkeit* der Zirkulation des alveolären Capillarbettes nachgewiesen zu haben. WEARN u. Mitarb., die sich ganz besonders eingehend mit den Strömungsverhältnissen in den Alveolar-Gefäßen befaßt haben, fanden, daß die Zahl der gleichzeitig durchströmten Arteriolen und Capillaren — unabhängig vom Blutdruck und von der Atmung — erheblich schwankt, und daß beide Gefäßtypen einen *intermittierenden* Strömungscharakter aufweisen können; diese Strömungsphänomene erklären sich zwar zu einem großen Teil allein aus Schwankungen des Druckgefälles (überall wo Capillaren netzförmig anastomosieren und solche Capillarnetze von *mehreren* Arteriolen versorgt werden, muß man mit beträchtlichen Schwankungen des Druckgefälles rechnen!), lassen aber nach WEARN doch die Existenz von Capillar-Sphincteren vermuten. Einig sind andererseits alle Beobachter darüber, daß die Alveolar-Capillaren sich nicht auf ganzer Strecke kontrahieren können. Weder TIEMANN u. Mitarb., PFAFF u. HEROLD, WEARN u. Mitarb. noch VOGEL und WILLNOW konnten aktive Capillarkontraktionen beobachten.

IRWIN u. Mitarb. (1954) führten bei Meerschweinchen Kalibermessungen an den kleinen Lungengefäßen durch und beobachteten im Ablauf von 3 Std an den Läppchenarteriolen Kaliberschwankungen zwischen 50 und 80 μ, an den Capillaren zwischen 0 und 10 μ und an den Venolen zwischen 30 und 75 μ. Aus ihrer Beschreibung geht aber nicht sicher hervor, ob es sich wirklich in allen Fällen um eine echte Weitenänderung oder aber zum Teil auch um Schwankungen des Füllungsgrades der gemessenen Gefäße gehandelt hat; außerdem ist bei ihren Beobachtungen eine Unterscheidung zwischen passiven und aktiven Lichtungsänderungen — insbesondere an den Capillaren — kaum möglich gewesen.

Am Frosch, an welchem auch die *Wände* der Lungengefäße deutlich erkennbar sind, weisen die Alveolar-Capillaren nach TIEMANN u. DAIBER nur passive Weitenänderungen auf, und zwar bei Abfall des intra-capillären Druckes infolge Arteriolen-Kontraktion und im Rahmen starker Änderungen des intrapulmonalen Druckes (histomechanischer Effekt). Waren die Capillaren in einem bestimmten Alveolarbezirk nicht durchströmt, so wurden stets die zugehörigen Arteriolen verschlossen gefunden (TIEMANN u. RÖDER).

Die Beobachtung, daß „normalerweise" immer nur ein Teil der Alveolar-Capillaren gleichzeitig durchströmt ist, dürfte dafür sprechen, daß die vorgeschalteten *Arteriolen* eine recht lebhafte motorische Tätigkeit ausüben. Dies geht auch aus den eben erwähnten Kalibermessungen von IRWIN u. Mitarb. hervor. Von dem jeweiligen Kontraktionszustand der verschiedenen zuführenden Arteriolen dürften die Verteilung des Druckgefälles innerhalb des alveolären Capillarnetzes und damit sein Strömungsbild weitgehend abhängen. In diesem Zusammenhang sei hervorgehoben, daß WEARN u. Mitarb. niemals festgelegte „Vorzugs-straßen" innerhalb des Capillarnetzes feststellen konnten, die den Zentral-kanälen von CHAMBERS u. ZWEIFACH entsprechen; durch welche Bahnen das Blut bei eingeschränkter Zirkulation jeweils seinen Weg nimmt, wird nach WEARN ausschließlich vom Druckgefälle bestimmt (Abb. 60/61).

Bemerkenswert ist die Angabe verschiedener Untersucher, daß an der Lunge — im Gegensatz zum Mesenterium — offenbar auch die kleinen Venen recht erhebliche Kaliberschwankungen aufweisen können, was auf aktive Kontraktionen schließen läßt. So sahen BURRAGE, IRWIN, GALLEMORE u. WANG (1954) z. B. nach intravenöser Histamin-Injektion bei 12 Tieren (Meerschweinchen) in 7 Fällen eine Verengerung nicht nur der Arteriolen sondern auch der Venolen. Diese Beobachtung entspricht der histologisch nachgewiesenen starken Muskularisierung der Lungen-Venen.

e) Das Verhalten des alveolären Capillarbettes bei experimenteller Reizung

1. Pharmakologische Einwirkungen

α) *Adrenalin*

Nach intravenöser Injektion von 1—3 cm³ Adrenalin (1:50000) sah HALL bei Katzen und Kaninchen trotz Beschleunigung der Herzaktion eine deutliche Kontraktion der kleinen Arterien und Arteriolen mit Strömungsverlangsamung, nicht selten bis zum Stillstand im Capillarnetz. WEARN u. Mitarb. injizierten verschiedene Dosen Adrenalin (0,2 cm³ 1:500000 bis 1 cm³ 1:10000) und stellten — ebenfalls bei der Katze — nur selten eine Strömungsverlangsamung oder Strömungsumkehr fest.

Bei *lokaler* Adrenalin-Applikation (1:100000) sahen TIEMANN u. DAIBER an der Froschlunge nur eine geringe Kontraktion der Arteriolen, während WEARN u. Mitarb. an der Katzenlunge auf Lösungen von 1:10000 ein Verschwinden der Arteriolen beobachteten; allerdings war die Beurteilung der Vasoconstriction durch die Unsichtbarkeit der Gefäßwände erheblich erschwert.

Im Hinblick auf die pharmakologische Ansprechbarkeit der Gefäße dürfte die Schonsamkeit der Versuchsanordnung eine maßgebliche Rolle spielen. Da TIEMANN u. DAIBER insgesamt nur schwache pharmakologische Reaktionen bei ihren Frosch-Versuchen erhielten, liegt die Vermutung nahe, daß sie an einem zu sehr vorgeschädigten Objekt gearbeitet haben.

β) *Histamin*

Nach *intravenöser* Injektion von kleinen Histamin-Dosen kommt es an der Katzenlunge zu einem „Verschwinden" der Capillaren und Arteriolen, d. h. wahrscheinlich zu einer Arteriolenkontraktion mit „plasma skimming" (WEARN u. Mitarb.). Über den Histamin-Schock s. weiter unten. Bei *lokaler* Anwendung in Konzentrationen von 1:5000 bis 1:100000 hatte Histamin in den Froschbeobachtungen von TIEMANN u. DAIBER keinen sicheren Gefäßeffekt, während aber deutliche Eigenbewegungen der Lunge zu verzeichnen waren. Hier ist zu bedenken, daß die gewählten Histaminkonzentrationen ziemlich schwach waren. Am Mesenterium erhält man z. B. nur mit Lösungen von 1:1000 (also dem Originalinhalt der Ampullen) eindeutige und regelmäßige Reaktionen. Hinzu kommt noch, daß der Histamineffekt bei mehrfachen Proben nacheinander nicht wiederholbar ist (vgl. S. 35).

γ) *Pituitrin*

Pituitrin führt bei intravenöser Gabe ziemlich regelmäßig zu einer Arteriolen-Kontraktion mit Leerlaufen der Capillaren (TIEMANN u. DAIBER, Froschlunge; WEARN u. Mitarb., Katzenlunge).

δ) Acetylcholin

In den Froschversuchen von TIEMANN u. DAIBER hatten Cholin (1:1000 lokal) und Acetylcholin (1:5000 lokal) keinen nachweisbaren Gefäßeffekt.

2. Vagus-Reizung

HALL konnte an der Katzen- bzw. Kaninchenlunge keine vasomotorische Reaktion auf Reizung der peripheren Vagusenden nachweisen; Änderungen der Herztätigkeit wurden in diesen Versuchen mit Nicotin unterdrückt. Dagegen war eine eigentümliche Formänderung der Alveolen mit kugeliger Vorwölbung und vermehrten Lichtreflexen zu beobachten, die auf eine Reizung bronchomotorischer Nervenfasern bezogen wird.

3. Verminderung des zirkulierenden Blutvolumens

Nach großen Blutverlusten beobachteten TIEMANN u. DAIBER am Frosch die Abschaltung großer Alveolarbezirke, ja, der ganzen Lungenoberfläche durch Kontraktion der zugehörigen Arteriolen mit Leerlaufen des Capillarnetzes. Dabei war die Strömung in den Septalgefäßen aber nicht unterbrochen, woraus die Autoren auf eine gewisse Unabhängigkeit des Alveolar-Kreislaufs und des Septal-Kreislaufs schließen; sie vermuten, daß die Durchströmung der Septalgefäße einen geringeren hydrostatischen Druck erfordert als die Durchblutung des alveolären Capillarnetzes. Das würde also einem sog. „derivatorischen" Kreislauf auf der Grundlage der Willnowschen „Paracapillaren" entsprechen.

f) Das Verhalten des alveolären Capillarbettes beim Histamin-Schock und beim allergischen Schock

Hierüber liegen Beobachtungen an der Meerschweinchenlunge von IRWIN, WEILLE u. BURRAGE (1955) vor.

Beim Histamin-Schock kam es im Gegensatz zur Applikation kleiner Histamin-Dosen nur zu vorübergehenden Kontraktionen der Arteriolen und Venolen. Dann dilatierte die Lungenstrombahn und nach kurzdauernder Strömungsbeschleunigung setzte eine allgemeine Strömungsverlangsamung mit Blutungen, Erythrocytenaggregation und Bildung weißer Thromben ein.

Beim anaphylaktischen Schock traten ähnliche Störungen des Capillarkreislaufs ein. War die Antigendosis tödlich, dann kam es zu einer maximalen Kontraktion aller muskularisierten Strombahnabschnitte mit makroskopischer Blutleere der Lungen. Lief der Schock verzögert ab, standen sludging und weiße Thrombenbildung mit Mikroembolien im Vordergrund.

g) Lebendbeobachtungen an der Lungenoberfläche während der Entwicklung einer hämatogenen Lungen-Tuberkulose

PFAFF u. HEROLD (b) haben ausgedehnte Lebenduntersuchungen über die Gefäßveränderungen bei experimenteller Lungen-Tuberkulose am Kaninchen durchgeführt.

Die Untersuchung erfolgte in bestimmten Intervallen nach einer intra-orchialen bzw. intra-muskulären Erst-Infektion oder nach einer mindestens 21 Tage später ausgeführten intravenösen Zweit-Infektion. Für die Erst-Infektion wurden humane Stämme von BIELING u. SCHWARTZ benutzt (Aufschwemmung 0,2 cm³ 1:25), für die Zweit-Infektion ein boviner, kaninchen-pathogener Stamm (Aufschwemmung 0,5 cm³ 1:1000). Die Lebendbeobachtung wurde in jedem Stadium durch eine histologische Untersuchung ergänzt.

Die frühesten Veränderungen bei der Tuberkulose verfolgten PFAFF u. HEROLD nach der *Re*-Infektion. *Unmittelbar nach der Injektion* wurden starke Strömungsschwankungen mit kriechender Strömung und Stillständen beobachtet. *Nach 16 Std* wurden die ersten Zeichen einer Herdbildung festgestellt: weiße, eingesunkene Flecke mit matter Oberfläche ohne Gefäßzeichnung von der Ausdehnung einer bis mehrerer Alveolen. Die Septen erschienen verbreitert und verwaschen. Nach Injektion eines Fluorescenzfarbstoffes im UV-Licht leuchteten diese Herde nur ganz schwach; *nach 40 Std* kam eine „trübe Randzone" mit starker Vascularisierung hinzu; mehrere Herde erschienen jetzt durch Gefäße miteinander verbunden, und manchmal lief auch ein größeres Gefäß über einen solchen Herd hinweg. Nach 6 Tagen waren die Septen wieder durchströmt, Alveolen wurden innerhalb des Herdes angedeutet sichtbar; im Zentrum traten Blutungen auf; die Randzone war sehr lebhaft durchblutet. Nach 8—11 Tagen wurden immer mehr Alveolen wieder funktionstüchtig, und die Durchblutung lebte überall auf; im Gegensatz zum bisherigen Verlauf begannen jetzt die — oft hämorrhagischen — Zentren der Herde im Fluorescenzversuch *stark* zu leuchten. Nach 13 Tagen wurden die Tiere krank und matt; im Fluorescenzversuch waren jetzt viele Herde durch Lymphbahnen miteinander verbunden; die Randzonen waren immer noch stark vascularisiert.

35 Tage nach der Erstinfektion waren die hämatogenen Tuberkuloseherde ebenfalls als weiße, eingesunkene Flecke der Lungenoberfläche erkennbar, denen die normale Alveolen-Struktur fehlte. Sie waren oft von radiären, varicös erweiterten Randvenen umgeben und wurden häufiger von einem größeren Gefäß überquert. Außerdem zeigten sie deutliche Beziehungen zu — offenbar neugebildeten — Lymphbahnen, die sich im Fluorescenzversuch darstellten. Die Lymphbahnen und die erweiterten bzw. neugebildeten Gefäße liefen dicht unter der Pleura entlang.

Bei der gleichzeitigen histologischen Untersuchung entsprach die trübe, stark vascularisierte „Randzone" dem Lymphocytenbereich und das nach einigen Tagen im Fluorescenzversuch hell leuchtende Zentrum der zentralen Verkäsung. Die weiße Farbe der eingesunkenen Herde rührte von einem Fibrinbelag her.

PFAFF u. HEROLD schließen aus diesen Beobachtungen, daß im Anfang der Herdbildung starke Kreislaufstörungen mit Stase bestehen, die sich dann allmählich zurückbilden, wobei die wieder durchströmten, geschädigten Gefäße durchlässiger sind und daher — besonders im Zentrum — leicht bluten. Den Fluorescenzversuch ziehen sie zur Beurteilung der Strömungsverhältnisse heran. Das schwache Leuchten nach Ausbildung eines Herdes deuten sie als Zeichen einer Zirkulationsunterbrechung und das nach 8—11 Tagen einsetzende helle Fluoreszieren des Herd-Zentrums in Verbindung mit Erythrocyten-Extravasaten als Zeichen einer Rückkehr der Strömung in geschädigten Gefäßen. Ob diese Gefäßwandschädigung auf einem zirkulatorisch bedingten O_2-Mangel oder auf einer tuberkulotoxischen Wirkung beruht, lassen sie offen.

In Zusammenhang mit den kreislaufmikroskopischen Beobachtungen bei der Lungentuberkulose verdienen die Untersuchungen von EBERT u. Mitarb. (1948, 1951/52) und von FLOREY (1954) an der Kaninchenohrkammer Beachtung. Sie verfolgten die Kreislaufveränderungen im Gefolge einer experimentellen Tuberkuloseinfektion der Ohrkammer nach vorausgegangener Sensibilisierung mit BCG und nahmen hervorragende Mikrophotogramme auf. Nach einer Latenzzeit von 10 bis 24 Tagen kam es zu schweren progressiven, entzündlichen Kreislaufstörungen mit fortschreitendem Tonusverlust der zuführenden Arterien und Arteriolen, Erweiterung des gesamten Capillarbettes, Leukocyten-„sticking", Leukocytenemigration, „Hämokonzentration", Stase und Thrombose in den Capillaren und kleinen Venen; schließlich gingen die Gefäße zugrunde und es entwickelten sich die (histologisch kontrollierten) Tuberkelknötchen mit zentraler Nekrose. EBERT u. Mitarb. hatten den Eindruck, daß diese nach längerer Latenz ziemlich explosionsartig einsetzende Gefäßreaktion eng mit dem Eintritt der Tuberkulin-Überempfindlichkeit zusammenfiel. Die histologischen Präparate ließen überraschenderweise von den schweren vorausgegangenen Störungen des Capillarkreislaufs nicht mehr viel erkennen. Ob die Auflösung der Gefäßwände auf einer Wandschädigung durch die Bakterientoxine beruhte oder eine Folgeerscheinung der Thrombosen darstellte, war nicht zu entscheiden. FLOREY betont, daß sich die Tuberkelknötchen als gefäß*arme*, nekrotisierende Zellinfiltrate innerhalb eines dichten und stark erweiterten Gefäßnetzes entwickeln; wo sich die Tuberkelknötchen randwärts vergrößern, geraten die Gefäße in Stase bzw. Thrombose und verschwinden. FLOREY kommt zu der Vermutung, daß die Nekrosen nicht die Folge sondern die *Ursache* der Kreislaufstörungen darstellen, also durch direkte tuberkulo-toxische Schädigung des Gewebes entstehen; EBERT, AHERN u. BLOCH messen den schweren Zirkulationsstörungen dagegen ursächliche Bedeutung für das Zustandekommen der Nekrosen zu. Durch Cortisonbehandlung wurden alle Gefäßstörungen einschließlich Stase und Thrombose erheblich gehemmt; trotzdem schritt die zentrale Verkäsung der Tuberkelknötchen aber fort (EBERT 1951, EBERT u. BARCLAY 1952). Hierin könnte eine Bestätigung der Ansicht von FLOREY gesehen werden, daß die Nekrosen nicht sekundär sondern *primär* entstehen.

Fassen wir zusammen, so ist das Arrangement des pulmonalen Capillarbettes vor allem dadurch ausgezeichnet, daß zwischen die zu- bzw. abführenden Arteriolen und Venolen und die eigentlichen Alveolar-Capillaren ein kommunizierendes Maschenwerk mittelgroßer, in den interalveolären Septen gelegener Gefäße, der sog. Paracapillaren, eingeschaltet ist. Diese den Alveolarcapillaren parallel geschalteten Gefäße, die bisher als Sammelvenchen oder Riesencapillaren angesehen wurden,

ermöglichen den Erythrocyten die Passage mehrerer alveolärer Capillarnetze nacheinander und stellen unter bestimmten Umständen einen
Kurzschlußkreislauf her, bei welchem die Alveolarcapillaren weitgehend undurchströmt bleiben. Nach bisher vorliegenden Untersuchungen sind sie bei allen Säugetierarten vorhanden. Das Capillarnetz der Alveolen ist so dicht und engmaschig, daß man kaum von
individuellen Capillaren sprechen kann; Zentralkanäle sind nicht
vorhanden. Funktionell gesehen liegt eine besondere Eigenart des
alveolären Capillarbettes in seiner engen Abhängigkeit vom Dehnungszustand der Lunge und von der Herztätigkeit. Seine freie Ent-
faltung und seine unbehinderte Zirkulation sind nur im Rahmen
der natürlichen Atmung, d. h. bei einer mittleren Lungenblähung,
gewährleistet. Kollabiert die Lunge oder wird sie übermäßig gebläht,
so kommt es durch eine Verzerrung des Capillarbettes zu einer mechanischen Strömungsbehinderung bis zum völligen Stillstand, wobei zuerst
die Capillaren, dann die sog. Paracapillaren und erst zuletzt die Arteriolen bzw. kleinen Arterien komprimiert werden. Über die physiologischen Strömungsverhältnisse, in welche ein Einblick aus technischen
Gründen schwer zu erhalten ist, gehen die Ansichten noch auseinander.
Offenbar ist normalerweise immer nur ein Teil der Alveolar-Capillaren
gleichzeitig durchströmt; auch scheinen Strömungsänderungen infolge
einer Verschiebung des Druckgefälles häufiger vorzukommen. Das
Ausmaß des motorischen Funktionsspiels ist infolge seiner schwierigen
Abgrenzung gegenüber passiven, extravasculär bedingten Änderungen
der Gefäßlichtung und der Strömungsgeschwindigkeit noch nicht eindeutig geklärt. Durchweg scheint die Strömungsgeschwindigkeit in den
Alveolargefäßen sehr hoch zu sein. Die Kontaktzeit der Erythrocyten
mit der Alveolarluft überschreitet daher 0,1 sec nicht.

II. Zur terminalen Strombahn der Milz

An der Milz hat die direkte Lebendbeobachtung nicht nur außerordentlich interessante Aufschlüsse über die eigenartige Funktion der
Milzsinus ergeben, sondern darüber hinaus einen wichtigen Beitrag zu
ihrer Anatomie geliefert. In neuerer Zeit hat man auf Grund der wider-
spruchsvollen Ergebnisse klassischer anatomischer Untersuchungsmethoden (vor allem der Injektionstechnik) immer wieder daran gezweifelt, ob die rote Pulpa ein geschlossenes Gefäßsystem besitzt. Die meisten
Anatomen und auch einige Lebendbeobachter waren der Ansicht, daß
die aus den Pinselarterien hervorgehenden Capillaren *frei* in den Spalträumen des Reticulum enden, so daß das Blut ungehindert in die
Pulpa austreten könne, um sich erst in den venösen Sinus durch offene
Abschnitte oder Stomata wieder zu sammeln. Diese ungewöhnliche

Art des Kreislaufs, die einen besonders innigen Kontakt der Erythrocyten mit dem Reticulum ermöglichen sollte, bezeichnete man als „morphologisch offenen Kreislauf".

So kommt noch HERRLINGER 1949 auf Grund sehr sorgfältiger graphischer Rekonstruktionen aus histologischen Schnittserien der menschlichen Milz zu dem Ergebnis, daß bei mühsamer Durchmusterung von hunderten von Schnitten zwar vereinzelt kontinuierliche Übergänge zwischen den Endcapillaren und den Sinus nachzuweisen seien, daß die *freie* Endigung der Capillaren aber die Regel darstelle. Allerdings stellt er die Möglichkeit, daß es sich bei den häufig trichterförmigen „freien Capillarendigungen" um Kunstprodukte handeln könnte (z. B. Einrißstellen), nicht völlig in Abrede und sieht die Zukunft weiterer Forschungen — nachdem die Deutung fixierter und gefärbter Schnitte an die Grenze des Erreichbaren getrieben sei — auf dem Gebiet der Lebendbeobachtung.

BJÖRKMAN hatte allerdings schon 1947 in einer großen experimentellen Studie über die Milzsinus betont, daß die histologischen Untersuchungen zur Frage des offenen oder geschlossenen Kreislaufs unbedingt durch eine Nachprüfung der weiter unten dargestellten Lebendbeobachtungen KNISELYs abgelöst werden müßten. Er war von der Existenz eines geschlossenen Milz-Kreislaufs überzeugt, weil er nachweisen konnte, daß die histologisch feststellbare Erythrocytenansammlung im Reticulum nach Auslösung einer intravasculären Erythrocyten-Aggregation (mittels Gelatine-Injektion in den Kreislauf des noch lebenden Versuchstieres) geringer ausfällt. Er schließt hieraus, daß die Erythrocyten-Aggregate zu groß waren, um die feinen Stomata der Milzsinus zu passieren; im Falle eines offenen Kreislaufs hätte der umgekehrte Effekt, nämlich eine vermehrte Ansammlung der Erythrocyten in den Reticulumspalten, eintreten müssen. Außerdem fand BJÖRKMAN von Stärkekörnern, die er in die Blutbahn injiziert hatte, nur die kleinen in der Pulpa, die größeren dagegen hauptsächlich in den Sinus wieder. So wurden z. B. von den $1\,\mu$ großen Stärkekörnern nur 5%, von den $5\,\mu$ großen dagegen 81% *innerhalb* der Sinuslichtung festgestellt.

TISCHENDORF (1956, 1959), der an die Rekonstruktionen von HERRLINGER anknüpft und — ebenfalls an der Milz des Menschen — die Pars subcapsularis nach Färbung mit Perjodsäure-Schiff-Reaktion in dünnen Serienschnitten untersuchte, konnte nachweisen, daß die von HERRLINGER u. a. beschriebenen freien Endigungen der arteriellen Pulpacapillaren tatsächlich Artefakte darstellen. Sie waren nämlich nur zu finden, wenn die Milz vor der Fixierung intensiv gespült wurde. An der *ungespült* fixierten Milz dagegen entpuppten sich bei genauer Kontrolle mehrerer benachbarter Schnitte alle trichter- oder kolbenförmigen Capillar-„Endigungen" als durch die Schnittführung bedingte Täuschungen. Die arteriellen Capillarwände gingen stets kontinuierlich in die Sinuswände über. Die überaus umsichtigen und kritischen histologischen Studien von TISCHENDORF gipfeln schließlich in der Feststellung: „Die unmittelbare Verbindung von Capillaren und Sinus stellt also zweifellos für die menschliche Milz den Normalzustand dar" ... „Der Normalzustand der menschlichen Milz ist vielmehr die strukturell geschlossene Blutbahn."

Unabhängig von diesen Bemühungen wurde nun die mit anatomischen Untersuchungsmethoden allein schwer zu bewältigende Frage nach dem offenen oder geschlossenen Kreislauf der Milz durch eine geradezu erregende Folge zunächst widerspruchsvoller Lebendbeobachtungen verschiedener Autoren in den Jahren 1936—1951 zugunsten des geschlossenen Systems entschieden.

1935/36 b u. c führte Knisely, der vor allem durch seine „blood sludge"-Untersuchungen bekannt geworden ist, bei Bensley in Chicago die ersten, klassischen Lebendbeobachtungen an der Säugetiermilz durch. An Mäusen, Ratten und Katzen kam er mit Hilfe seiner Quarzstab-Beleuchtungstechnik (Durchlicht) zu dem Ergebnis, daß der Milzkreislauf auch zwischen den Endcapillaren der Pinselarterien und den venösen Sinus vollkommen geschlossen ist: "the lining of arterioles, arterial capillaries (Hülsencapillaren), capillaries (Endcapillaren), venous sinuses and venules appears in the living spleen as narrow, clear sharply refractile line". Außerdem beschrieb er eine komplizierte, cyclisch ablaufende Speicherfunktion des Sinus-Systems, bei der Erythrocyten und Plasma getrennt werden, wodurch das Blut in den Sinus zu einer pastenförmigen Erythrocytenmasse eindickt.

Bald darauf erlernte MacKenzie von der Columbia-Universität die Methode der Milzlebendbeobachtung bei Knisely, prüfte die Versuche von Knisely mit seinen Mitarbeitern nach und kam nach einigen Jahren zu einem völlig entgegengesetzten Ergebnis. Er fand an Mäusen, Ratten, Meerschweinchen, Kaninchen und Katzen den Kreislauf der Milz zwischen den Endcapillaren und den venösen Sinus morphologisch offen; nur bei kontrahiertem Organ schien ihm durch enge Verbindung der arteriellen Capillaren und der venösen Sinus mit bestimmten Reticulumspalten eine Art von „funktionell geschlossenem System" zu entstehen. Außerdem konnte er die von Knisely beschriebenen Speichervorgänge nicht beobachten. Die Strömung war immer vollkommen gleichmäßig und änderte sich nur, wenn sich das Organ im ganzen kontrahierte oder ausdehnte. Bevor er seine Beobachtungen publizierte (1941, mit Whipple u. Wintersteiner), benachrichtigte er Knisely von seinem Ergebnis, dieser kam zu ihm und konnte ihm an seiner Versuchsanlage die Speicherfunktion der Milz ebenfalls nicht demonstrieren.

Auch Gall, der 1948 Lebendbeobachtungen an der Milz von Mäusen und Meerschweinchen vornahm, konnte sich von der Existenz eines geschlossenen Gefäßsystems in der roten Pulpa nicht überzeugen und sah auch keine rhythmischen Strömungsschwankungen. Allerdings bewertete er diesen negativen Befund vorsichtiger als MacKenzie und erklärte die Methode der Lebendbeobachtung zur Lösung des Problems für ungeeignet, man müsse erneut die Histologie heranziehen.

1951 stellten sich dann Peck und Hoerr die Aufgabe, den krassen Widerspruch zwischen den Beobachtungen von Knisely und von MacKenzie aufzuklären. In vorbildlicher Weise scheuten sie keine Mühe, die in einigen Punkten differierenden Versuchs-Bedingungen von Knisely und MacKenzie bis ins kleinste Detail zu rekonstruieren, um dann sowohl mit diesen beiden Methoden als auch mit einer eigenen, erheblich verbesserten Versuchsanlage die umstrittenen Milzbeobachtungen in vergleichender Weise zu wiederholen[1]. Durch diese überaus umsichtigen Nachuntersuchungen konnten sie nicht nur die Beobachtungsergebnisse von Knisely in allen Punkten bestätigen, sondern zugleich die Ursachen für die abweichenden, negativen Befunde von MacKenzie aufdecken. Sie fanden nämlich, daß die Wahrnehmung der zarten Wandkonturen der Milzsinus bei der Versuchsanordnung von MacKenzie durch feinste Vibrationen vereitelt wurde, die durch einen zur Lampenkühlung verwandten Luftstrom hervorgerufen wurden und die sich erst bei starken Vergrößerungen auswirkten. Die Speicherfunktion der Sinus dagegen konnte MacKenzie nicht beobachten, weil er die Milz infolge ungünstiger Anbringung eines Kontrollthermometers bei der Berieselung nicht auf 38°, sondern auf 40° C erwärmte. Darüber hinaus haben Peck u. Hoerr die

---

[1] Von diesen Autoren haben wir auch die wertvollen Angaben über die Zusammenhänge zwischen den Versuchen von Knisely und von MacKenzie u. Mitarb. übernommen.

Beobachtungen von KNISELY um wertvolle Einzelheiten vermehrt und auf einige
wichtige methodische Fehlerquellen bei der Milzbeobachtung aufmerksam gemacht.

1955 haben PARPART, WHIPPLE u. CHANG das Thema des offenen bzw. geschlossenen Milzkreislaufs nochmals aufgegriffen. Sie führten ihre Lebendbeobachtungen
(Maus) am Fernsehmikroskop durch und kommen zu dem Resultat, daß der Milzkreislauf doch ein offenes System darstellt. Ihre Untersuchungsergebnisse enthalten keine neuen Gesichtspunkte, und es ist nicht einzusehen, warum die Fernseh-
mikroskopie zum Studium des Milzkreislaufs geeigneter sein soll als die direkte
Mikroskopie. Die Milzsinus werden in dieser Arbeit, deren Argumentation wenig
überzeugt, überhaupt nicht diskutiert (vgl. hierzu auch TISCHENDORF 1959).

a) Zur Anordnung der Endstrombahn in der Milz

Vor einer Darstellung der terminalen Milzstrombahn auf Grund von Lebendbeobachtungen muß darauf hingewiesen werden, daß eine Verallgemeinerung der
einzelnen Angaben durch die uneinheitliche Nomenklatur der Lebendbeobachter
und durch die großen artgebundenen Unterschiede im Milzbau (v. HERRATH 1958)
erschwert wird. Allerdings sprechen die Befunde von TISCHENDORF sehr dafür,
daß die Verhältnisse der Milzstrombahn beim Menschen ganz ähnlich liegen wie
bei dem wichtigsten Objekt der Lebendbeobachtung, der Maus. In beiden Fällen
handelt es sich um den sog. „Sinustyp" der Milz.

Wie also KNISELY schon 1936 an Mäusen, Ratten und Katzen
beobachtete, stellt die gesamte terminale Strombahn der Milz von der
Zentralarterie der Malpighischen Körperchen bis zu den kleinen Pulpavenen ein kontinuierliches, geschlossenes Gefäßbett dar. Eine Follikelarterie teilt sich jenseits der Malpighischen Körperchen 3—4mal (seltener 7mal); diese Äste bilden je 2—4 Pinselarterien (Penicillar-Arterien),
aus denen dann jeweils 2—4 „arterielle Capillaren" (Hülsencapillaren)
hervorgehen. KNISELY betont, daß der arterielle Verzweigungsmodus
stark variiert. Nach PECK u. HOERR teilt sich der *Hauptstamm* der
Zentralarterie bei der Maus vor den Pinselarterien nicht mehr. Sie
haben die verschiedenen Verzweigungsarten der Follikelarterie mit
Durchmesserangaben zeichnerisch festgehalten.

HERRLINGER schlägt mit Recht vor, nicht von „Pinselarterien" zu sprechen,
sondern von „arteriellen Endbäumchen", weil diese Gefäße sich nicht wie ein
Pinsel, sondern ausgesprochen bäumchenförmig verzweigen.

Aus den arteriellen Capillaren gehen dann die doppelt so weiten
„Endcapillaren" hervor, welche das letzte Bindeglied zu den Sinus
darstellen. Entspringen mehrere Endcapillaren aus einer Hülsencapillare,
so erscheint die Verteilungsstelle etwas aufgetrieben (PECK u. HOERR).
Nach HERRLINGER gehören an der Milz des Menschen 50—60 Endcapillaren zu einer einzigen Pinselarterie, nach TISCHENDORF (1959) ist
diese Zahl sogar noch größer.

Neben den in die Sinus einmündenden Endcapillaren entsenden die
Pinselarterien bzw. die arteriellen Capillaren noch lang gestreckt verlaufende Capillargefäße, welche unter Umgehung der Sinus direkt in
die Sammelvenolen münden (sog. „shunt capillaries").

Die Sinus bilden, wie schon Knisely angibt, ein System sehr dünnwandiger, wurst- bzw. gurkenförmiger Hohlräume von starker Dehnungsfähigkeit. Durch einen besonders engen, „reusenartigen" (Herrlinger) Abschnitt sind sie jeweils mit den Endcapillaren, mit den Venolen und untereinander verbunden. Sie können einzeln liegen, zu mehreren hintereinander geschaltet oder seit zu seit anastomosierend. Auf der venösen Seite sind sie der Reihe nach an die arkadenförmigen Sammelvenen angeschlossen.

Histologisch besteht die Sinuswand aus abgeflachten, syncytial verbundenen reticulo-endothelialen Zellen, deren Achse längsgestellt ist und deren Kerne stark ins Sinuslumen vorspringen. Dieser reticulo-endotheliale Schlauch wird von einem System feiner Längsfasern und gröberer Querfasern (Ringfasern) umgeben, die mit Silber und PAS dargestellt werden können (Mollier 1911, Herrlinger 1949, L. Weiss 1957, v. Herrath 1958). Nach Mollier zeigt die Anordnung und Verteilung dieser Strukturen bei verschiedenen Species erhebliche Unterschiede; beim Menschen bestimmen die protoplasmatischen Längsleisten und die Ringfasern das Bild. Bei den Endothelzellen handelt es sich um relativ undifferenzierte Zellen, die noch die Fähigkeit zur Phagocytose und zur Hämatopoese besitzen (Weiss). Lichtmikroskopisch zeigen die Sinuswände nach Weiss keine sicheren Foramina. v. Herrath u. Lentz (1953)[1] waren auch auf

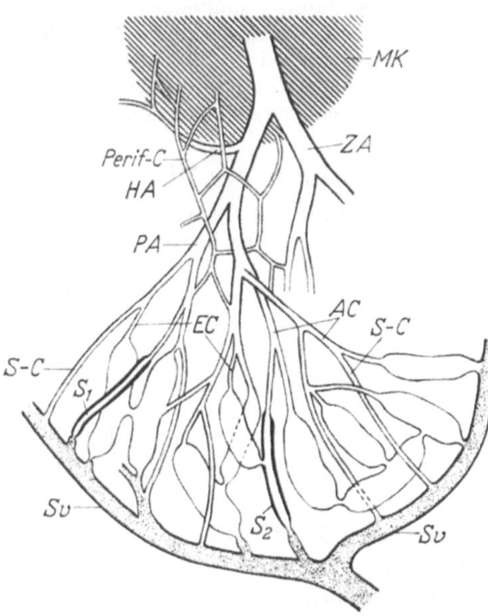

Abb. 62. Terminale Strombahn der Milz. (Nach einem Schema von Knisely 1936). Die Strombahn bildet von der Zentralarterie (*ZA*) bis zu den Sammelvenolen (*Sv*) ein völlig geschlossenes System. — Die arteriellen Capillaren (*A-C*) werden einerseits durch die wurstförmigen Sinus und andererseits durch die gestreckt verlaufenden Shunt-Capillaren (*S-C*) mit den bogenförmig geschwungenen Sammelvenolen verbunden. Die Sinus S_1 und S_2 befinden sich in der „Strömungsphase"; daher ist ihre Lichtung eng und ihre Wand relativ dick. Alle übrigen Sinus sind weit und befinden sich in der Speicherphase oder Filter-Füllphase. Sie sind auf der arteriellen und venösen Seite sowie gegeneinander durch eine reusenförmige Verjüngung abgegrenzt, an welcher die Sphincteren sitzen. *H-A* Hofarterie, aus der nach Jäger die perifollikulären Capillaren (*perif.-C.*) gespeist werden; sie geht proximal aus der Zentralarterie hervor und liegt dem Malpighischen Körperchen (*M-K*) tangential an

Grund elektronenoptischer Untersuchungen zu dem Schluß gekommen, daß die Sinuswand eine völlig geschlossene, semipermeable Membran darstellt, weil die bisher für leer gehaltenen Lücken zwischen den Endothelzellen durch feine Fasernetze ausgefüllt seien. Weiss fand dagegen elektronenoptisch gelegentlich „aktuelle Öffnungen" in der Sinuswand, durch die sich ein Erythrocyt unter starker Verformung hindurchzwängen konnte; der Durchmesser dieser Öffnungen betrug höch-

---

[1] Zit. nach v. Herrath (1958).

stens 1 μ. Dies entspricht völlig der eingangs erwähnten Beobachtung von BJÖRK-
MAN, daß bei Injektionsversuchen Granula von 1 μ Durchmesser die Sinuslichtung
verlassen können, größere dagegen nicht. Schon MOLLIER hatte festgestellt, daß bei
stärkerer Dehnung der Sinuswand gerade ein Ery durch die Lücken zwischen den
Endothelzellen und die Maschen des Längs- und Querfasernetzes herausschlüpfen
könne. Ein durchgehendes Grundhäutchen besitzen die Sinuswände nach WEISS
nicht. Die von KNISELY bei der direkten Lebendbeobachtung wahrgenommene
„lichtbrechende Membran" entspricht nach seiner Ansicht den Reticulumfasern,
welche aus einem granulären Material und Grundsubstanz bestehen und von den
Endothelzellen gebildet werden.

Bei Pferden, Katzen und Wiederkäuern fehlen die Milzsinus (v. HERRATH,
TISCHENDORF 1959).

Schon in anatomischer Hinsicht stellen die Sinus also einen besonderen, organspezifischen (TISCHENDORF) Abschnitt des Gefäßsystems
dar, der aus der üblichen Vorstellung vom Gefäßsystem nach dem
Schema Arterie-Capillare-Vene herausfällt (HERRLINGER).

Die Malpighischen Körperchen besitzen ein eigenes Capillarnetz,
welches nach der Schilderung von KNISELY dreidimensional innerhalb
der Knötchen ausgebreitet sein soll. Diese Angabe steht allerdings im
Widerspruch zu den Befunden von HERRLINGER, wonach dieses Capillarnetz tangential in der Randzone der Knötchen gelegen ist. Gespeist
wird es von den sog. „Hofarterien" von JAEGER (1929), welche aus
der Zentralarterie entspringen und dem Knötchen ebenfalls tangential
anliegen. Dieses Randzonen-Netz soll nach Ansicht mancher Autoren
zusammen mit den shunt-Capillaren der Ernährung des Gewebes dienen,
während alle übrigen Abschnitte der Milzstrombahn Spezialaufgaben
besorgen.

b) Zur Funktion der Endstrombahn der Milz

Der Gesamt-Durchfluß durch die Milz und die Verteilung des Blutes
auf die verschiedenen Pulpabezirke wird vom arteriellen Gefäßbaum
geregelt, der sich in allen Abschnitten durch starke Kontraktionsfähigkeit (bis zum Verschluß) auszeichnet (v. HERRATH). Das eigentliche
Capillarbett beginnt nach der eingangs gegebenen Definition etwa
jenseits der Follikelarterien. Die aus den Zentralarterien hervorgehenden
„arteriellen Endbäumchen" (Penicilli) zeigen nach KNISELY, PECK u.
HOERR ein sehr lebhaftes motorisches Funktionsspiel. Sie pflegen sich
in der Regel abwechselnd zu kontrahieren, so daß der Gesamtdurchfluß
durch die Zentralarterie hierdurch nicht wesentlich verändert wird.
Es ändert sich nur die feinere Verteilung des Blutes auf die verschiedenen Sinusbezirke. Durchschnittlich alle 5 min tritt ein Strömungswechsel auf, ausnahmsweise kann aber eine Pinselarterie auch 50 min
lang verschlossen bleiben (KNISELY). PECK u. HOERR fanden die
einzelnen Äste die meiste Zeit relativ eng gestellt, so daß oft nur einzelne
Erythrocyten unter leichter Deformierung passieren konnten.

Die „Penicilli" besitzen übrigens nur an ihrem *proximalen* Abschnitt zwischen Follikelrand und Hülsen glatte Muskelzellen. Bei den Hülsenstrecken handelt es sich dagegen um Hülsen-„*Capillaren*", nicht um Hülsen-„Arterien" bzw. -„Arteriolen".

Die Sinus besitzen, wie KNISELY erstmals direkt beobachtet hat, an ihrem engen Anfang und Ende (den „Reusen" von HERRLINGER) einen Sphincter, durch den jeder einzelne Sinus am arteriellen und venösen Ende verschlossen werden kann. Der gleiche Mechanismus findet sich auch an den *seitlichen* Verbindungsstellen der Sinus untereinander. Kontrahieren sich alle Sphincteren gleichzeitig, so verwandelt sich das anastomosierende Netz der Sinus also in lauter abgeschlossene Hohlräume.

Durch die Sphincteren ist eine eindeutige, auch anatomisch nachweisbare Abgrenzung der Sinus gegen die Endcapillaren einerseits und gegen die Venolen andererseits gegeben.

Die Sphincteren der Milzsinus sind ebenso wie die Muskulatur der Pinselarterien sehr reaktionsfreudig, aber weniger kräftig, und können sich unabhängig voneinander kontrahieren. Dies geschieht nach KNISELY aber häufig gruppenweise. Trotz der Ähnlichkeit ihrer Reaktionsweise mit derjenigen der arteriellen Strombahn bestehen sie nicht aus glatten Muskelzellen.

Während viele Beobachtungstatsachen dafür sprechen, daß es sich bei den histologisch noch nicht untersuchten Capillar-Sphincteren des Mesenteriums um glatte Muskelzellen handelt, wurde die Muskelzellnatur der Milzsinus-Sphincteren schon histologisch ausgeschlossen (HERRLINGER). Dagegen fand sich im Bereich der engen Endabschnitte eine spiralige Anordnung der Protoplasmaleisten des Endothels, die nach HERRLINGER schon eine ausreichende Basis für den Sperrmechanismus abgeben könnte. TISCHENDORF (1959), der die Gefäß- und Sinuswände mit der Perjodsäure-Schiff-Reaktion darstellte, beobachtete auch im anatomischen Präparat an den Capillaren „Engpässe", die seines Erachtens den Sphincteren der Lebendbeobachtung entsprechen. Diese bestanden aus großen, einander gegenüberliegenden Endothelzellen, die die Lichtung weitgehend verlegten. Sie wurden oberhalb der letzten bzw. vorletzten Capillarteilungen gefunden und dicht vor dem bzw. am Übergang zwischen Capillaren und Sinus. Allerdings geht TISCHENDORF von der unzutreffenden Ansicht aus, daß das Capillarendothel sich beliebig kontrahieren könne, und daß die Sphincteren daher „nur besonders innervierte bzw. humoral ansprechbare Prädilektionsorte" (der Endothelkontraktion) darstellen. Auf jeden Fall sind die Sphincteren nach seinen Befunden baulich nicht eindeutig charakterisiert.

Gegen eine Identität der Sinus-Sphincteren mit den Capillar-Sphincteren des Mesenteriums spricht nun folgender Umstand: Die Capillar-Sphincteren findet man nur an solchen Capillaren, die seitlich aus muskularisierten Muttergefäßen abgehen; sie bilden also aller Wahrscheinlichkeit nach eine Fortsetzung der glatten Arterienmuskulatur auf den Capillareingang. Die Sphincteren der Milzsinus liegen dagegen innerhalb eines sicher muskelzellfreien Strombahnabschnittes, d. h. zwischen den Endcapillaren und dem Sinus-Eingang sowie zwischen dem Sinus-Ausgang und den Venolen; außerdem manchmal zwischen 2 Sinus. Es ist kaum zu erwarten, daß sich an solchen umschriebenen Stellen plötzlich einzelne glatte Muskelzellen finden sollten.

Durch die zuführenden und abführenden Sphincteren sind die Milzsinus zu einer ganz speziellen Funktion befähigt, die von KNISELY
1936 in klassischer Weise beschrieben und von PECK u. HOERR 1951
bestätigt worden ist. Wie die Anatomen aus dem regelmäßig anzu-
treffenden unterschiedlichen Füllungszustand benachbarter Sinus schon
geschlossen hatten, speichern die Milzsinus in unregelmäßigen Perioden
Blut und filtern das Plasma von den Erythrocyten ab (v. HERRATH[1]).
KNISELY beschreibt 4 Phasen dieser meist cyclischen Sphincter-Tätigkeit; die „filtering-filling-phase", die „storage-phase", die „emptying-
phase" und die „conduction-phase".

1. Die Filter-Füll-Phase (filtering-filling-phase)

Die Filter-Füll-Phase wird — meist sehr plötzlich — durch einen
Verschluß des abführenden Sphincters am venösen Sinusende eingeleitet. Vom arteriellen Ende her strömt das Blut weiter in den blind-
sackartig verschlossenen Hohlraum hinein und der Sinus dehnt sich
mächtig aus; während er vorher nur wenig weiter war als die zuführende
arterielle Capillare, schwillt er nun auf das 2—3fache seines normalen
Durchmessers an und nimmt dabei die charakteristische Gurkenform
an. Die Sinuswand wird deutlich dünner, und es tritt soviel Plasma aus,
daß die Zellgrenzen der Erythrocyten verschwimmen und das Blut im
Sinuslumen zu einer optisch homogenen, leuchtend roten Paste eingedickt wird. Ein Austritt von Erythrocyten findet hierbei normalerweise nicht statt.

2. Die Speicher-Phase (storage-phase)

Hat sich der Sinus auf diese Weise maximal mit eingedicktem Blut
gefüllt, so verschließt sich plötzlich auch der zuführende Sphincter am
arteriellen Sinusende und das Blut kann nun Minuten oder Stunden
in dem beiderseitig verschlossenen Sinus stagnieren. Speicher-Sinus
sind also vollkommen vom Kreislauf abgeschaltet. KNISELY beobachtete
solche Speicher-Phasen über 10 Std lang.

3. Die Entleerungs-Phase (emptying-phase)

Jederzeit kann die Speicher-Phase durch eine weite Wiederöffnung
des abführenden Sphincters beendet werden und in die Entleerungs-
phase übergehen. Das pastenartig eingedickte Blut bewegt sich kontinuierlich oder ruckweise in die Venole, zerfällt allmählich in kleinere

---

[1] v. HERRATH unterschied daher auf Grund von Schnittbefunden schon 1935,
also vor den Lebendbeobachtungen von KNISELY, „Strom-", „Speicher-" und
„Arbeits-Sinus", wobei er einen rhythmischen Wechsel dieser drei Funktionszustände annahm.

Bröckel und schließlich in einzelne Erythrocyten. Diese Phase, in welcher der Sinus sich wieder stark verschmälert, ist meist recht kurzdauernd.

4. Die Strömungs-Phase (conduction-phase)

Öffnet sich nun auch der zuführende Sphincter, so ist die normale Strömung wieder hergestellt, das Blut fließt rasch durch den wieder eng gewordenen Sinus. Diese Phase kann stundenlang dauern und jederzeit erneut in die Filter-Füll-Phase übergehen. Dann beginnt der beschriebene Cyclus von neuem.

Während der Sinus-Tätigkeit — vor allem während der Speicherphase — bleibt die Verbindung zwischen den Pinselarterien und den Pulpavenolen nur durch die langgestreckten „shunt-Capillaren" aufrechterhalten, deren Strömung unabhängig von der Sinus-Funktion einen gleichmäßigen Charakter aufweist.

Neben der cyclischen Sinus-Tätigkeit beschrieb KNISELY noch eine *kontinuierliche Form der Filter-Phase.* Bei dieser ist der efferente Sphincter der Sinus permanent nur halb geschlossen, die Strömung sistiert also nicht vollkommen, das Blut wird aber doch bei der langsamen Passage des mäßig erweiterten Sinus eingedickt. Auch dieser — seltenere — Funktionstyp wurde von PECK u. HOERR bestätigt; sie maßen dabei eine Ausdehnung des Sinus von 10 auf 15—20 μ.

Erstreckt sich die Speicherphase über größere Milzbezirke, so resultiert eine Volumenzunahme des Organs, tritt dagegen ausgedehnte Entleerung der Sinus ein, so verkleinert sich die Milz. Befindet sich eine größere Zahl *benachbarter* Sinus in der Filterungs-Füllungsphase, so besteht die Strömung in der zugehörigen Abflußvenole unter Umständen nur aus Plasma. Tritt dagegen in einem größeren Sinusbezirk Entspeicherung bzw. Entleerung ein, so führt die zugehörige Venole pastenartiges, plasmaarmes Blut. Die Zusammensetzung des Blutes in den einzelnen Venolen kann also ganz verschieden sein. Erst in den größeren Pulpavenen mischen sich die Blutströme unterschiedlicher Zusammensetzung wieder (KNISELY, PECK u. HOERR).

Nach MACKENZIE, WHIPPLE u. WINTERSTEINER spielen bei der *Katze* Kontraktionen der ganzen Milz eine große Rolle als Ursache von Zirkulationsänderungen in der Endstrombahn, während sie eine rhythmische Tätigkeit einzelner Sinus aus den schon erwähnten Gründen nicht beobachten konnten. Wie v. HERRATH hierzu bemerkt, besitzt die Katzenmilz aber auch gar keine Sinus, dafür aber — im Gegensatz zu der von KNISELY, PECK u. HOERR vor allem untersuchten Maus — eine kräftige Trabekelmuskulatur. So lassen sich die abweichenden Befunde von MACKENZIE zum Teil auch durch artspezifische Besonderheiten im Milzbau der untersuchten Laboratoriumstiere erklären. Außerdem sind sie nicht auf den Menschen übertragbar, weil es sich bei der Katzenmilz im Gegensatz zur Milz des Menschen um den sog. „Reticulum-Typ" (TISCHENDORF) handelt.

Die Ernährung des Milz-Parenchyms geschieht, wie KNISELY u. HERRLINGER vermuten, nicht über die Sinus, sondern über das in den Randzonen der Knötchen gelegene, von den Jaegerschen Hofarterien gespeiste Capillarnetz und über die aus den arteriellen Endbäumchen hervorgehenden langgestreckten „shunt-Capillaren". Das würde also

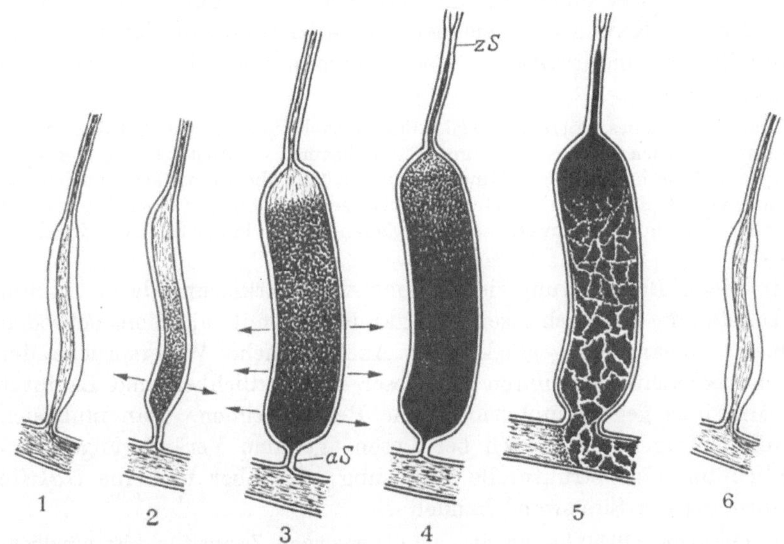

Abb. 63. Der Speicher-Cyclus eines Milz-Sinus. (Nach KNISELY 1936.) 1 Strömungs-Phase: Sinus-Eingang und -Ausgang sind geöffnet, der Sinus ist eng und dickwandig. 2 Beginn der Filter-Füll-phase: Der abführende Sphincter hat sich kontrahiert, das Blut beginnt sich im Sinus zu stauen und ihn zu erweitern. Plasma tritt aus (Pfeile). 3 Höhepunkt der Filter-Füllphase: Der abführende Sphincter (aS) hat sich verschlossen, der Sinus ist durch das trotzdem weiter eingeströmte und inzwischen infolge des Plasmaaustrittes (Pfeile) stark eingedickte Blut maximal gedehnt. 4 Speicher-Phase: Jetzt hat sich auch der in diesem Fall weiter proximal sitzende zuführende Sphincter verschlossen (zS). Das eingedickte Blut stagniert, der Sinus ist vom Kreislauf abgeschaltet. 5 Entleerungs-Phase: Der zuführende Sphincter ist noch geschlossen. Der abführende Sphincter hat sich aber geöffnet, das eingedickte Blut beginnt sich in bröckeligen Massen in die Sammelvenole zu entleeren. 6 Strömungs-Phase: Schließlich öffnet sich auch der zuführende Sphincter, das eingedickte Blut ist entleert, der Sinus hat sich wieder auf den Ausgangszustand (passiv) verengt, die Strömungsphase ist wiederhergestellt

eine völlige Trennung der nutritiven Capillaren und der den speziellen Organfunktionen dienenden Gefäße bedeuten.

Allerdings konnte TISCHENDORF (1959) die von KNISELY an der Maus beobachteten „shunt-Capillaren" an der menschlichen Milz nicht finden und meint, es könne sich dabei um Capillarverbindungen mit „Strom-Sinus", also um in enggestellte Sinus einmündende Capillaren gehandelt haben.

Die Reaktion der Milz auf experimentelle Reize

Normalerweise befinden sich an der ungereizten Milz nach den Beobachtungen von KNISELY nur vereinzelte Erythrocyten außerhalb der Blutbahn. Selbst wenn die Sinus erweitert und strotzend gefüllt sind, können sie die lediglich für Flüssigkeit durchlässige Sinuswand nicht ohne weiteres passieren. Aber bei der leichtesten mechanischen Reizung verschließen sich die Sphincteren und gleichzeitig erfolgt ein massenhafter Austritt roter Blutkörperchen in die Pulpa, zunächst einzeln und unter einer charakteristischen Verformung, dann jedoch im Schwall. KNISELY bezeichnet die Milzstrombahn daher als die empfindlichste und reaktivste Endstrombahn von allen Organen, die er untersuchte.

Trat infolge eines plötzlichen Todes des Versuchstieres Kreislaufstillstand ein, so kam es sogleich zu einem — zunächst mühsamen — Austritt einzelner Erythrocyten. Innerhalb weniger Minuten wurden dann die Sinuswände unsichtbar und nun verließen die Erythrocyten massenweise, und ohne auf einen Widerstand zu stoßen, die Sinus. Es mußte also zu größeren Lücken in der Sinuswand gekommen sein.

In dieser Beobachtung sieht KNISELY die Erklärung dafür, warum die Darstellung des geschlossenen Milzkreislaufes mit Injektionsmethoden niemals einwandfrei geglückt ist. Auch manche Widersprüche der Lebendbeobachtung könnten auf dieser Empfindlichkeit und Labilität der Milzsinus gegen unphysiologische Reize beruhen. Man muß sich allerdings fragen, ob es sich bei diesen agonalen Veränderungen tatsächlich um eine strukturelle Auflösung oder aber um eine *reaktive* Umformung der Sinuswand handelt.

TISCHENDORF (1959) hat kürzlich auf die besondere Zartheit und Empfindlichkeit der von ihm histologisch einwandfrei dargestellten „Nahtstellen" zwischen den Pulpacapillaren und den Sinus hingewiesen; er hält es im Zusammenhang mit Untersuchungen von LINZBACH u. HORT (1957) an der Intima lebensfrischer Arterien- und Venenpräparate durchaus für möglich, daß eine agonale bzw. postmortale Auflösung der Wandkontinuität an diesen schwächsten Punkten innerhalb der Milzstrombahn sehr rasch eintritt. Erst in diesem Augenblick entsteht dann durch Austritt der Erythrocyten ins Reticulum die „rote Pulpa" (vgl. HOEPKE 1932).

PECK u. HOERR fanden bei der Maus nach Erwärmung der Milz auf 40,5⁰ C einen Ausfall der Sphincterfunktion mit Übergang der Speicherphasen in die Strömungsphase; die Strömung wurde schnell und konstant. Abkühlung unter 37,4⁰ C dagegen provozierte die Sinus zur Speicherphase. Die hiermit verbundenen Volumenänderungen des Organs waren verhältnismäßig gering. *Plötzliche* Temperaturänderungen lösten in jedem Fall eine Kontraktion der Milz aus.

Fassen wir zusammen, so hat die direkte Lebendbeobachtung zumindest für die Säugetiermilz vom Sinustyp die strukturelle Geschlossenheit der Milzstrombahn eindeutig bewiesen. Ihre entscheidenden Ergebnisse befinden sich in bemerkenswerter Übereinstimmung mit kürzlich erhobenen anatomisch-histologischen Untersuchungen an der menschlichen Milz. Es bestehen daher keine grundsätzlichen Bedenken, die im

Tierexperiment gewonnenen Erfahrungen über die komplizierte *Funktion* der Milzstrombahn — soweit sie von der *Sinus*milz (vor allem der Maus) stammen — auch auf den Menschen zu übertragen. Die Sinuswand ist auffallend dehnungsfähig und zeichnet sich durch große Zartheit und Verletzlichkeit sowie durch einen hohen Grad physiologischer Permeabilität aus; nach dem Tode wird sie sofort für Erythrocyten durchlässig und verliert ihre Kontinuität. Das ist auch der Grund für die Schwierigkeiten ihrer anatomischen Darstellung. Die Milzstrombahn weist ein sehr lebhaftes motorisches Funktionsspiel auf, an dem bei der Sinusmilz auch die Sinus teilnehmen, obwohl sie keine glatten Muskelzellen besitzen; durch einen ganz besonderen, in seinem Wesen noch nicht geklärten Drosselmechanismus an beiden Enden sind sie in der Lage, größere Mengen von Erythrocyten einzudicken und zu speichern. Dieser Speicher-Mechanismus ist gegen mechanische und thermische Einwirkungen äußerst empfindlich. Abgesehen von dem Sinus-System werden die arteriellen Endbäumchen der Milz noch durch langgestreckte, dünne „shunt-Capillaren" mit den Sammelvenen verbunden, deren Bedeutung (Ernährung des Parenchyms ?) ungeklärt ist. Arteriovenöse Anastomosen wurden nicht beobachtet.

III. Zur terminalen Strombahn der Leber

Wie an der Lunge hat sich auch an der Leber die Lebendbeobachtung der Endstrombahn meist auf die dünnen Ränder des Organs erstreckt, und zwar bei Fröschen, Ratten, Mäusen, Meerschweinchen und Kaninchen. Die Beleuchtung erfolgte wie an der Lunge und an der Milz meist mit einem lichtführenden Glaskeil (K. DIETRICH 1932, Quarzstab-Methode von KNISELY). Nur PETERS (1955/56) und GEMÄHLICH (1958), denen es vor allem auf celluläre Speichervorgänge ankam, untersuchten kürzlich im *auffallenden* Licht, benützten aber zur besseren Kontrastierung meist noch ultraviolettes Licht und Fluorescenzfarbstoffe. Zur Darstellung der Gefäß-Anordnung und des strömenden Blutes ist jedoch die Durchlicht-Mikroskopie am freien Leberrand sicher vorzuziehen; selbst dann sind die Gefäß-*wände* nur am Frosch direkt wahrnehmbar.

Bei der Beurteilung der nachfolgenden Untersuchungsergebnisse ist zu berücksichtigen, daß eine genaue Beobachtung der Lebergefäße unter stärkerer Vergrößerung durch Atembewegungen, Pulsation und Volumenänderungen des Parenchyms erheblich erschwert wird (BLOCH 1955; TH. PETERS, persönliche Mitteilung).

a) Zur Anordnung der Leber-Endstrombahn

Bei der Lebendbeobachtung des Leberrandes erscheinen die feinsten Blutgefäße als rotes Streifenmuster auf blaß-gelbem bzw. transparent-rötlichem Untergrund. Die verschiedenen Abschnitte des Capillarbettes werden an Hand ihrer Verzweigung, ihrer Strömungsrichtung und ihres Gefäßdurchmessers klassifiziert (SENEVIRATNE). Die genauesten Beobachtungen über die Leberstrombahn stammen von KNISELY (1939; mit BLOCH u. WARNER 1948a; Übersicht bei BLOCH 1955), von WAKIM

u. MANN (1941—1944), von SENEVIRATNE (1949/50) und von IRWIN
u. MacDONALD (1953). KNISELY hat praktisch nur am Frosch untersucht,
WAKIM am Frosch und an der Ratte, SENEVIRATNE an Fröschen,
Mäusen und Ratten, IRWIN am Meerschweinchen. Da die Untersuchungs-
bedingungen in technischer Hinsicht am Frosch sicher am günstigsten
gelegen sind, folgten wir überwiegend der Darstellung von KNISELY
und greifen auf die Mitteilungen der anderen genannten Autoren nur
zurück, wo Widersprüche bestehen oder artspezifisch bedingte Unterschiede zu vermuten sind.

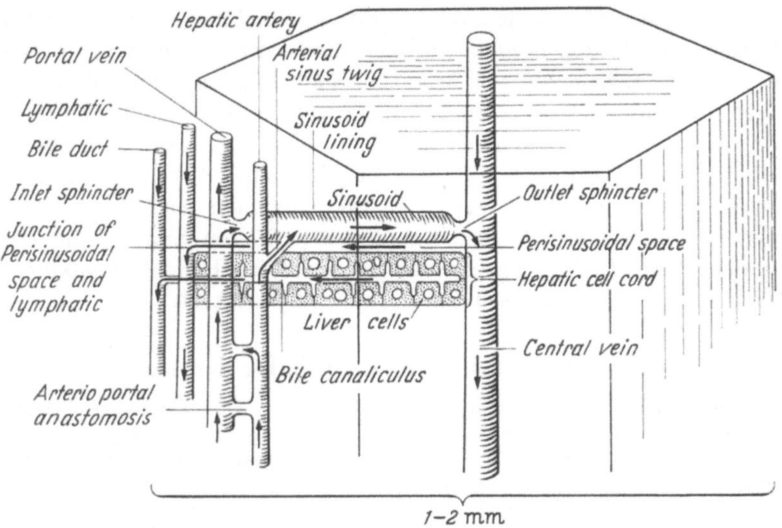

Abb. 64. Schematische Darstellung der terminalen Leberstrombahn nach KNISELY, BLOCH u.
WARNER. Beachte die 2fache Blutversorgung der Sinusoide aus der Portalvene und aus der Leber-
arterie und die leitersprossenartigen arterio-portalen Anastomosen. [Aus KNISELY, BLOCH u. WARNER:
Det kgl. danske Vid. Selsk. biol. Skr. **4**, 28 (1948)]

Die Blutzufuhr zu den Parenchymcapillaren der Leber, den „Sinus"
bzw. „Sinusoiden"[1], erfolgt auf 2 Wegen: Über die Äste der Pfortader
und über die Äste der Leberarterie. Pfortaderäste und Leberarteriolen
verlaufen gemeinsam mit den Gallenausführungsgängen in den interlobulären Septen; durch eine Darstellung der Gallengänge mit Intra-
vitalfarbstoffen kann die Orientierung bei der Lebendbeobachtung
wesentlich erleichtert werden. Die schlanken Leberarteriolen ranken
sich um die viel stärkeren Pfortaderäste wie die Weinreben um ihren
Pfahl. Jedes Radiärsegment eines Läppchens wird sowohl von einem
Pfortaderast als auch von einer Arteriole versorgt. Zwischen Pfortaderästen und Leberarteriolen liegen — wie die Sprossen einer Strickleiter —

---

[1] Die Bezeichnungen „Lebercapillaren", „Sinus" oder „Sinusoide" werden in
der Lebendbeobachtung gleichbedeutend verwandt.

zahlreiche kurze Anastomosen („APA" = Arterio-Portal-Anastomosen), nach SENEVIRATNE vor allem in der Läppchen-Peripherie; dünne Äste der Leberarterien können nach diesem Autor auch mit subkapsulären Arterien anastomosieren. Jeder Sinus ist an die Pfortader angeschlossen und fast jeder Sinus an die Leberarteriolen. Die meisten Sinus erhalten also nebeneinander Pfortaderblut und reines Arterienblut. Nach SENEVIRATNE erfolgt die Aufzweigung der Pfortaderäste meist plötzlich mit abruptem Übergang in Büschel von Sinus.

Die Sinus verlaufen strahlenförmig von der Läppchenperipherie zu der Zentralvenole, die das Läppchen wie eine Achse senkrecht durchbohrt; sie stellen weichwandige, zylindrische, untereinander anastomosierende Röhren dar, die sowohl am arteriellen als auch am venösen Ende eine Verjüngung aufweisen können; oft verbreitern sie sich auch zur venösen Seite hin; diejenigen, die gleichzeitig von einem Pfortaderast und einer Leberarteriole gespeist werden, haben Y-Form (KNISELY, WAKIM). Die Sinus liegen keineswegs immer — wie es auf den meisten schematischen Abbildungen dargestellt wird — senkrecht zur Zentral-Venole in einer Ebene. Zwischen ihrem arteriellen und venösen Abschnitt bilden sie oft eine scharfe Krümmung. Alle Sinus münden einzeln, zu zweit oder zu dritt in die Zentral-Venole und diese wiederum geht in die „sublobulären" Venen (Schaltvenen) über.

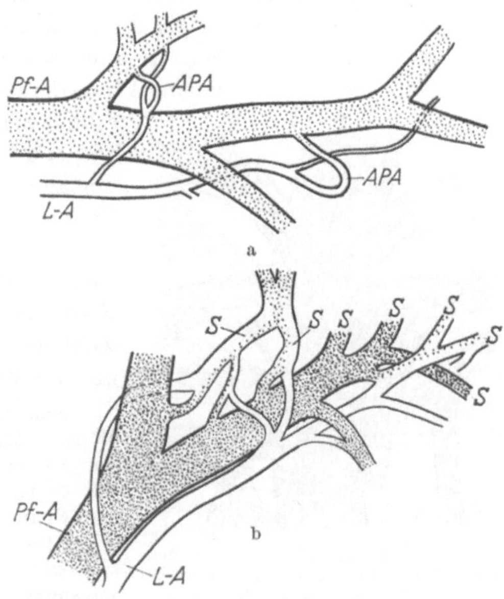

Abb. 65 a u b. Verbindungen zwischen Pfortaderästen. Leberarterienästen und Leber-Sinus. a Anastomosen zwischen Pfortader und Leberarterie (*APA*). Die Leberarteriole (*LA*) windet sich um die viel dickeren Pfortaderäste und mündet zum Teil vor den Sinus in die Pfortader ein. b Anderes Gesichtsfeld, in welchem die Beziehungen zwischen der Leberarteriole (*LA*), den Pfortaderästen (*Pf-A*) und den Sinus (*S*) zu erkennen sind. Die Sinus werden zum Teil nur von den Pfortaderästen, zum Teil aber gleichzeitig von der Leberarteriole gespeist, wodurch sie Y-Form erhalten; sie anastomosieren, wie man am oberen Bildrand erkennt, untereinander. Hell = Arterienblut, dunkel = Pfortaderblut, grau = Mischblut. (Lebende Froschleber, nach KNISELY, BLOCH u. WARNER 1948)

Im Gegensatz zu KNISELY will WAKIM beim Frosch (nicht aber beim Säugetier) auch arterio-venöse Anastomosen zwischen der Leberarterie und der Lebervene bzw. ihren Ästen gesehen haben, durch welche das Sinusgebiet kurzgeschlossen wird. Auch SENEVIRATNE beschreibt beim Frosch vereinzelte arteriovenöse Anastomosen. KNISELY, der sich sehr eingehend mit der Froschleber befaßt hat, hält dies für einen Beobachtungsirrtum.

Bei Kaninchen, Meerschweinchen, Ratten und Mäusen ist die Anordnung der kleinen Lebergefäße nach WAKIM und SENEVIRATNE grundsätzlich gleichartig. Die Läppchenstruktur der Leber tritt beim Säuger deutlicher hervor als beim Kaltblüter[1]. Neben den doppelt gespeisten Sinus fand WAKIM auch solche, die *nur* aus einer Leberarteriole oder *nur* aus einem Pfortaderast versorgt werden; mitunter erhielt ein ganzes Läppchen vorwiegend arteriellen oder vorwiegend portalen Zustrom. Dieser Befund, den WAKIM durch doppelseitige Tusche-Injektionen erhärten konnte, wird von SENEVIRATNE nicht bestätigt und von KNISELY entschieden bestritten, obwohl er im Gegensatz zu WAKIM fast nur am Frosch beobachtet hat.

Nach SENEVIRATNE sind die Sinus béi Mäusen und Ratten dünner und rascher durchströmt als beim Frosch. Beim Frosch sah er Kaliberänderungen von einem dünnen Spalt bis zu einem Durchmesser von 3 Erythrocyten.

IRWIN und MACDONALD führten Kalibermessungen an der Leberstrombahn des Meerschweinchens durch und fanden an den Leberarteriolen einen Durchmesser von

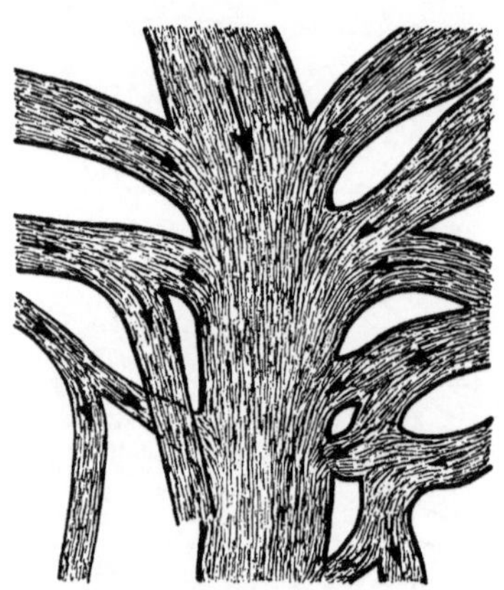

Abb. 66. Übergang der Leber-Sinus in die Zentralvenole. Die „outlet sphincters" sind geöffnet und daher nicht wahrnehmbar. (Nach KNISELY, BLOCH u. WARNER 1948)

10—31 μ, an den Pfortaderästen von 10—60 μ, an den Sinus von 5—35 μ, an den Zentralvenolen von 12—80 μ und an den sublobulären Venen (Schaltvenen) schließlich einen Durchmesser von 40—100 μ.

Über *die Kupfferschen Sternzellen* gehen die Angaben auseinander. Am Frosch wird der venöse Sinusabschnitt nach KNISELY vollkommen von Kupfferschen Sternzellen ausgekleidet, die aber niemals sternförmig in die Sinuslichtung hineinhängen. Dieser Befund kann aber kaum verallgemeinert werden, denn WAKIM und PETERS haben bei der *Ratte* ganz eindeutig im Sinus-Lumen spinnenartig ausgespannte Sternzellen beobachtet; PETERS konnte sie sogar im Fluorescenzlicht photographieren. Er stellte außerdem fest, daß Blutkörperchen an den in der Sinuslichtung flottierenden Sternzellen vorübergehend wie an einem Sieb hängenbleiben können. WAKIM fand die Sternzellen bevorzugt in den

---

[1] Unter „Läppchenstruktur" ist in diesem Zusammenhang der vital-mikroskopische Aspekt des vasculären Arrangements und der Strömungsverhältnisse zu verstehen. Histologisch ist eine Läppchenstruktur an der Froschleber nach PFUHL nicht vorhanden (Handbuch der mikroskopischen Anatomie des Menschen, V. Band, Teil 2, 1932, Springer, Berlin).

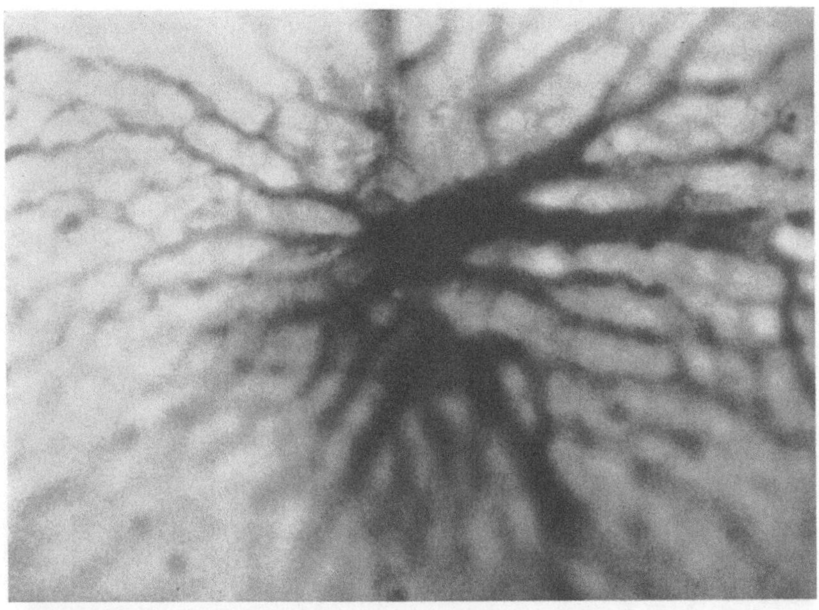

a

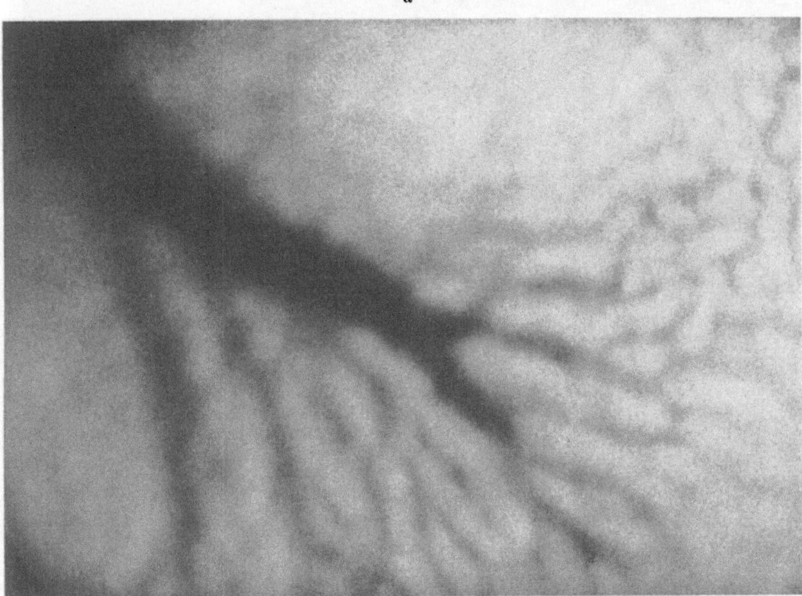

b

Abb. 67a—c. Lebendaufnahmen von der Leberstrombahn (Ratte). a Leber-Sinus mit Übergang in eine Zentralvene. Man erkennt deutlich, daß die Sinus sich am venösen Ende nicht unbedingt verjüngen müssen. An einzelnen Stellen sieht man Quer-Anastomosen zwischen den Sinus. Abb.-Maßstab 176:1. b Leber-Sinus mit Übergang in Zentralvene. Die venösen Sinus-Enden sind zum Teil varicös bzw. ampullär erweitert. Abb.-Maßstab 176:1

Illig, Die terminale Strombahn   19a

langsam durchströmten, nur von der Pfortader gespeisten, weniger in den rein arteriell versorgten Sinus.

SENEVIRATNE beschreibt die Sinuswand als eine transparente Membran, welcher die Kupfferschen Sternzellen „in regelmäßigen Abständen" anliegen. Wenn BURRAGE u. IRWIN 1953b, IRWIN u. MACDONALD 1953 beim Meerschweinchen wiederum keine Sternzellen in der Sinuslichtung finden konnten, so mögen hierbei am ehesten die Versuchsbedingungen eine Rolle gespielt haben.

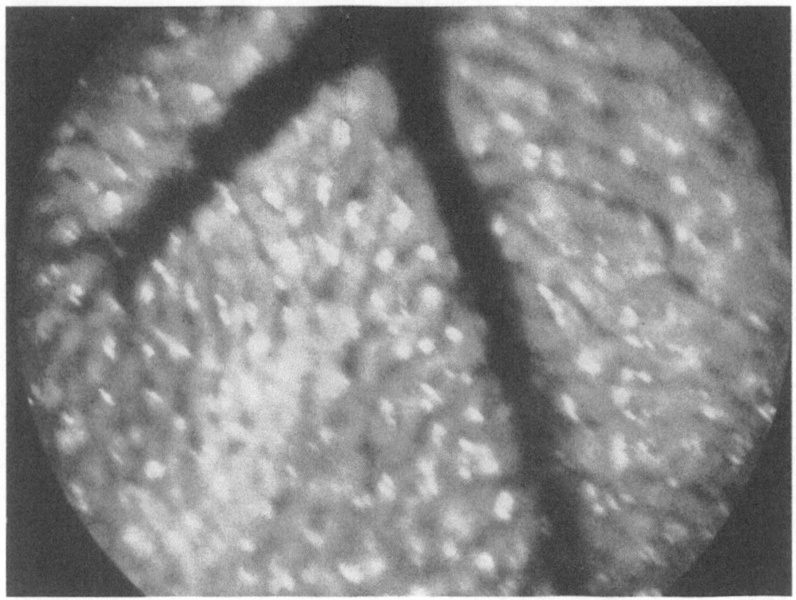

Abb. 67c. Fluorescenzmikroskopische Darstellung der Kuppferschen Sternzellen. Das Gesichtsfeld enthält 2 Zentralvenen und die zugehörigen Sinus. Bei den stark leuchtenden Flecken handelt es sich um Sternzellen, die eine starke Eigen-Fluorescenz aufweisen. Abb.-Maßstab 132 : 1

Die Abb. 67a—c verdanke ich Herrn Dr. TH. PETERS, Anatomisches Institut der Universität Marburg

b) Zur Funktion der Leberstrombahn

Ähnlich wie die Lungenläppchen zeigen auch die Leberläppchen eine sehr unterschiedliche und wechselnde Durchblutung. Es kommen alle Varianten von rascher Strömung bis zum völligen Stillstand vor (KNISELY; WAKIM; FRANKE u. SYLLA; SENEVIRATNE; IRWIN u. MACDONALD; PETERS). Die Dauer der Stillstände kann in den einzelnen Sinus nach WAKIM und KNISELY mehrere Stunden betragen; nach PETERS überschreitet sie aber für gewöhnlich 3 min nicht. Bei längerer Dauer ist immer an eine Traumatisierung der sehr empfindlichen Leberoberfläche zu denken. An der Rattenleber werden die Capillaren (Sinus) durch die auf die Leber übertragenen Atembewegungen rhythmisch erweitert und verengt, so daß PETERS von einem „Pumpenmechanismus“ spricht. Außerdem bestehen offenbar deutlich wahrnchmbare Beziehungen des allgemeinen Durchblutungsgrades zur Organtätigkeit.

So beobachteten LOEFFLER u. NORDMANN 1925 während des Hungerns an Mäusen, Ratten und Kaninchen eine *weite* Strombahn mit tiefrotem, langsam strömendem Inhalt. Nach Fett- und Kohlehydratfütterung waren die Sinus dagegen relativ *eng* und rasch durchströmt, die Organoberfläche makroskopisch blaß. Sie schließen hieraus, daß der Anhäufung von Stoffen eine vasomotorisch bedingte Ischämie und dem Abbau bzw. Abtransport von Stoffen eine vasomotorisch bedingte Hyperämie entspräche.

Es ist aber auch mit *passiven* Weitenänderungen der kleinen Lebergefäße in Abhängigkeit von der Nahrungsaufnahme zu rechnen; so fiel PETERS bei seinen Untersuchungen manchmal eine von der Futter*menge* abhängige Engerstellung der Sinus auf, die offenbar durch eine Volumenzunahme der Leber, d. h. durch einen Kompressionseffekt hervorgerufen wurde (mündliche Mitteilung).

SENEVIRATNE ist übrigens der Ansicht, daß die Atmung nicht nur durch direkte Bewegungsübertragung regulierend auf die Strömung und Weite der Sinusoide wirkt, sondern auch über eine Änderung des Druckes in der Pfortader. Selbst bei eröffneter Bauchhöhle beobachtete er nämlich eine Kontraktion und Entleerung der Sinusoide durch tiefe Inspiration.

Auf jeden Fall werden an der Leber Phasen verstärkter und verminderter Durchblutung beobachtet; WAKIMs Angabe, daß in der Ruhe bis zu 75% aller Sinus aus dem Kreislauf abgeschaltet sein könnten, erscheint allerdings etwas hochgegriffen, und sie wird von KNISELY u. Mitarb. (1948) nachdrücklich bestritten. SENEVIRATNE sah beim Frosch oft eine große Zahl von Sinusoiden für längere Zeit undurchströmt; bei Ratten und Mäusen war die Zahl „inaktiver“ Sinusoide dagegen geringer. Auch innerhalb des gleichen Läppchens kann die Durchblutung große Unterschiede aufweisen (WAKIM, KNISELY, PETERS). Neben stagnierenden, mit Erythrocyten vollgepackten Sinus finden sich enge, durchströmte oder nicht durchströmte, weniger strotzend gefüllte Sinusoide.

Ähnlich wie die Milz-Sinus sollen auch die Leber-Sinus an beiden Enden einen Drossel-Mechanismus besitzen, einen sog. „afferent sphincter“ und einen „efferent“ oder „outlet sphincter“. Diese „Sphincteren“ sollen sich völlig verschließen und weit öffnen können, und zwar isoliert, gruppenweise oder alle gemeinsam. Dabei sollen die meisten Sinusoide jeder für sich verschlossen werden können, einige wenige aber auch nur gruppenweise durch *gemeinsame* Sphincteren (KNISELY, HARDING u. DEBACKER 1957). Schon 1941 wurden übrigens von DEYSACH sphincterartige Drosselmechanismen beschrieben, welche den Ausfluß einer größeren Zahl von Sinusoide in die Zentralvenen regulieren; er bezeichnete diese Gebilde, die später von HARDING (1955) bestätigt, aber nur in geringer Zahl gefunden wurden, als „small sluice channels“.

Der von DEYSACH auf Grund von Durchströmungsversuchen und histologischen Untersuchungen beschriebene Drossel-Mechanismus beruht darauf, daß sich ein

Teil der Sinusoide zu größeren Endothelröhren vereinigt, welche unter Umgehung der Zentralvenolen direkt in rechtem Winkel in die sublobulären Venen einmünden; dadurch, daß diese „small sluice channels" die muskelstarke Venenwand hierbei fast völlig durchbohren, sollen sie bei einer Kontraktion der sublobulären Venen abgeklemmt und verschlossen werden. Der gleiche Vorgang wurde von DEYSACH manchmal auch an Zentralvenolen beobachtet, wenn diese im rechten Winkel in die sublobulären Venen einmündeten; nur wurden sie niemals ganz und gar verschlossen. Er bezeichnet solche Gefäße dann ebenfalls als „sluice channels". Der Drosselmechanismus an den „sluice channels" dient dem Autor zur Erklärung dafür, daß es nach Einwirkung bestimmter Pharmaka — z.B. Adrenalin — zu einer Ausflußverminderung mit gleichzeitiger Volumen-*Zunahme* der Leber kommt.

Die „afferent sphincters" und „outlet sphincters" der einzelnen Sinusoide wurden zuerst von KNISELY, BLOCH u. WARNER beschrieben, und dann von IRWIN u. MACDONALD (1953) an Meerschweinchen und von HARDING (1955) an Fröschen, Affen, Mäusen, Ratten, Katzen, Hamstern, Meerschweinchen, Kaninchen und Hunden bestätigt (Übersicht bei KNISELY, HARDING u. DEBACKER).

Die efferenten Sphincteren weisen nach KNISELY die größte motorische Aktivität auf; bei der Lebendbeobachtung sollen sie nur in kontrahiertem Zustand direkt wahrnehmbar sein, und zwar als stark lichtbrechende Gebilde, unmittelbar in dem Winkel zwischen Sinusausgang und Zentralvenolenwand. Sie liegen nach KNISELY so dicht der Zentralvenole an, daß sie im Kontraktionsstadium in die Venolenwand eingebettet erscheinen; dabei entsteht dann der Eindruck, als sei die Venolenwand selbst dicker geworden (KNISELY, BLOCH u. WARNER). Im Fluorescenzlicht zeigen sie nach KNISELY, HARDING u. DEBACKER eine grünlich-gelbliche Eigenfluorescenz. Trypanblau nehmen sie nicht an. Dank gewisser methodischer Verbesserungen (relative Ruhigstellung der freigelegten Leber durch künstliche Beatmung und durch Konstanthaltung des intraabdominalen Druckes[1]) konnten sie über längere Zeit bei Vergrößerungen bis 550fach beobachtet werden.

SENEVIRATNE konnte die „outlet-sphincters" von KNISELY, BLOCH u. WARNER *nicht* auffinden; nach KNISELY, HARDING u. DEBACKER sollen die Abbildungen von SENEVIRATNE aber deutliche Hinweise auf die Existenz von outlet sphincters enthalten (blind endigende Sinusoide!).

Weiteänderungen der Sinus, die man als Ausdruck einer Sphincter-Tätigkeit deuten könnte, sind auch von anderen Untersuchern beobachtet worden. So sah PETERS hin und wieder am Eingang oder Ausgang eines Sinus ein „Umkippen" der Leberzellreihen in die Sinuslichtung hinein, mit dem Effekt einer Strömungsbehinderung. Die eigentliche Ursache dieses Phänomens war nicht sicher zu eruieren. Auch registrierte er ab und zu stärker lichtbrechende Gebilde zwischen Sinusausgang und Venolenwand, die den von KNISELY, BLOCH u. WARNER als „Sphincteren" angesehenen Strukturen entsprechen könnten; zunächst hielt er sie für Kupffersche Sternzellen, später kamen ihm an dieser Deutung aber Zweifel. Er verfolgte die Gebilde jedoch nicht weiter (mündliche Mitteilung). WARNER (zit. nach HARDING) fand 1940 im Cytoplasma der Sinusausgangs-Zellen myofibrillenähnliche Fasern; vielleicht handelt es sich bei den zur Frage stehenden Sphincteren der Lebersinus aber wie bei den Milzsinus um einen besonderen Drosselmechanismus *ohne* glatte Muskelzellen.

Abgesehen von den Sphincteren sind nach KNISELY, BLOCH u. WARNER, IRWIN u. MACDONALD auch *alle* anderen Abschnitte der Leber-

---

[1] Methodische Einzelheiten bei RAPPAPORT u. Mitarb. (1958).

Endstrombahn einschließlich der Sinus selbst und einschließlich der Zentralvenolen kontraktionsfähig. Nach SENEVIRATNE können sich die Sinusoide *nur* auf ganzer Strecke erweitern oder verengern, jedoch *nicht* am Eingang oder Ausgang bzw. an umschriebener Stelle. Hier muß aber nochmals zu bedenken gegeben werden, daß es sehr schwierig ist, an der Leber zwischen aktiven und passiven Weitenänderungen der feinsten Blutgefäße zu unterscheiden. Weder die Sinus noch die Zentralvenolen verfügen über glatte Muskelzellen (BARGMANN 1959). Ob die Kupfferschen Sternzellen tatsächlich — wie KNISELY annimmt — in der Lage sind, die Sinus zu kontrahieren, muß bezweifelt werden. Wahrscheinlich haben die genannten Autoren *histomechanisch* bedingte (oder auch druckpassive) Weitenänderungen der Sinus für aktive Kontraktionsphänomene gehalten. In funktioneller Hinsicht schließlich würde die Annahme einer allgemeinen Kontraktilität der Sinuswände unnötig, sofern tatsächlich afferente und efferente Sphincteren existieren.

Weil die Sinus aus 2 Quellen Blut erhalten — aus der Pfortader und aus der Leberarterie —, und weil beide Zuleitungen sich unabhängig voneinander kontrahieren können, hat das Blut in den Sinus keine konstante Zusammensetzung. Sind beide Zuleitungen offen, so fließt arterio-portales Mischblut in die Sinus; kontrahieren sich die Pfortaderäste, so erhalten die Sinus reines Arterienblut; kontrahieren sich dagegen die Äste der Leberarterie, so werden sie ausschließlich von Pfortaderblut durchströmt. Solche Sinus, die keinen direkten Anschluß an eine Leberarteriole haben, erhalten das arterielle Blut auf dem Umweg über die arterio-portalen Anastomosen. Auf diese Weise kann sich das Mischungsverhältnis des Capillarblutes in der Leber ständig ändern, bleibt aber nach KNISELY doch häufig über längere Zeit konstant. WAKIM, SENEVIRATNE und PETERS heben hervor, daß dicht benachbarte Sinus ganz verschieden weit und verschieden durchströmt sein können. Manchmal werden sie so eng, daß nur noch eine einzige Erythrocytenreihe unter Deformierung das Lumen passieren kann; stillstehende Sinus können vollgepfropft mit Blut sein oder nur wenige Erythrocyten enthalten. Sind alle Sinus „aktiv" durchströmt, so eröffnen sich auch die Queranastomosen zwischen den einzelnen Sinus, die PETERS ebenfalls beschrieben hat. Beim Säugetier wechselt die Strömung in den einzelnen Sinus und auch in den verschiedenen Läppchen offenbar viel häufiger als beim Frosch. Die *Gesamt*-Durchströmung der Leber wird nach KNISELY — ebenfalls am Frosch — hauptsächlich durch die efferenten Sphincteren der Lebersinus kontrolliert, die er deswegen geradezu als „Schleusen-Mechanismus" der Leber bezeichnet. Bei anderen Species wirken die sublobulären Venen und die größeren stark muskularisierten Lebervenen in gleichem Sinne (KNISELY, HARDING u. DEBACKER). Die den Sinus *vorgeschalteten* Gefäße (Leberarterie, Pfortaderäste, APA) sollen dagegen vor allem der Aufgabe dienen, das *Mischungsverhältnis* des Blutes in den Sinus zu regulieren. Die Abflußvenen (Zentralvenen) und „sublobulären" bzw. Schalt-Venen können sich angeblich ebenfalls kontrahieren, wenn auch nach KNISELY nur in beschränktem Maße, und zwar zur Korrektur ihrer eigenen Kapazität. Diese Beobachtung bedarf aber angesichts des Fehlens glatter Muskelzellen einer erneuten experimentellen Bearbeitung, bei welcher *passive* Weitenänderungen noch sorgfältiger ausgeschlossen werden müßten.

Die Sinus haben möglicherweise eine *Speicherfunktion*, die von KNISELY und von WAKIM ganz ähnlich wie die Speicherfunktion der Milzsinus beschrieben wird. Unter Austritt von Plasma durch die Sinuswände in die umgebenden Lymphspalten kann das Blut nach diesen Beobachtern eingedickt und stundenlang gespeichert werden. Dabei soll die Permeabilität der Sinuswand nicht von der Strömungsgeschwindigkeit des Blutes abhängen (KNISELY).

Ähnlich wie an der Milz unterscheidet KNISELY verschiedene Funktionsphasen des Speichervorganges, der mit der Bildung von Lymphe verknüpft sein soll; jedoch werden diese Phasen nicht so scharf präzisiert wie an der Milz.

In einer Art „Strömungsphase" ist die Sinuswand praktisch undurchlässig für Flüssigkeit und das Blut passiert den Sinus wie ein Leitungsrohr, ohne sich dabei zu verändern. In einer Art „kontinuierlicher Filter-Füll-Phase" dagegen wird die Sinuswand für alle Blutkolloide durchlässig und das Blut erfährt beim Durchströmen der Sinus eine starke Eindickung; es tritt viel Plasma in die Lymphspalten und wird zu Lymphe. Hierbei muß die Strömung nicht unbedingt verlangsamt sein, woraus KNISELY auf eine Unabhängigkeit der Permeabilitätsänderung von der Strömungsgeschwindigkeit schließt. Kontrahieren sich nun die efferenten Sphincteren völlig, so wird das eingedickte Blut stundenlang gespeichert = Speicherphase.

Schließlich unterscheidet KNISELY noch eine „intermediate permeability phase", bei der nur eine geringe Hämokonzentration in den Sinus stattfindet.

Die verschiedenen Funktionszustände der Leber-Sinus laufen nicht so cyclisch ab wie an der Milz und können jederzeit ineinander übergehen. Ebenso wie an der Milz konnten auch an der unversehrten Leber keine Stomata in der Sinuswand beobachtet werden, und es traten normalerweise keine Erythrocyten aus.

Im Gegensatz zu den Milzsinus soll die Wand der Lebersinus nach elektronenoptischen Befunden gar kein Grundhäutchen besitzen (PARKERS 1956, zit. nach ROLLHÄUSER 1959).

Zusammenfassend sieht KNISELY die beiden wichtigsten Aufgaben der Leber-Sinus mit ihrem Sphinctermechanismus in der Bereitstellung eines großen Blutreservoirs, das bei Bedarf, z.B. im hämorrhagischen Schock, entleert werden kann, und in der Kontrolle der gesamten Leberdurchströmung durch die efferenten Sphincteren. Die Speicherung eingedickten Blutes ist mit der Bildung von Lymphe verknüpft.

Wie BLOCH (1955) hervorhebt, kann eine Entspeicherung der Leber, die von ihm als „Auto-Transfusion" bezeichnet wird, innerhalb kürzester Zeit, d. h. innerhalb von 3—4 sec vor sich gehen. Dabei schließen sich die zuführenden Sphincteren, während sich die abführenden Sphincteren weit öffnen und die Sinus ihr Blut durch Kontraktion bis zum Verschluß entleeren. Die Portal- und Zentralvenen nehmen an dieser Entleerungsreaktion der Leber angeblich nicht teil.

c) Die Reaktion der Leberstrombahn auf experimentelle Reize

WAKIM und SENEVIRATNE haben an Ratten, Mäusen und Fröschen eine ganze Reihe experimenteller Einwirkungen auf das Capillarbett der Leber untersucht. Ganz allgemein wird von SENEVIRATNE die starke Reagibilität der Leberstrombahn auf die verschiedensten experimentellen Reize hervorgehoben. Der spezifischen Wirkung des jeweiligen Reizes geht meist eine unspezifische initiale Verengerung der Sinusoide bzw. der kleinen Blutgefäße voraus, die in allen Fällen als aktive Kontraktion aufgefaßt wird.

1. Ligatur der Portal-Vene oder der Leber-Arterie führte in den Versuchen von SENEVIRATNE bei der Ratte zu einer vorübergehenden Strömungsverlangsamung mit spindelförmigen Kontraktionen der kleinen Gefäße, während beim Frosch keine sichere Wirkung beobachtet wurde.

SENEVIRATNE führt die rasche Wiederherstellung der normalen Strömungsverhältnisse auf die zahlreichen arterio-portalen Anastomosen zurück. Wurden Pfortader und Leber-Arterie aber *gleichzeitig* abgeklemmt, so kam es beim Frosch zu einer stundenlang anhaltenden, starken Strömungsverlangsamung und bei der Ratte zu einem kompletten Stillstand der Leberdurchblutung mit makroskopischem Erblassen des Organs.

2. Ligatur der Vena cava inferior hat nach SENEVIRATNE eine sofortige starke Strömungsverlangsamung in den Leberläppchen zur Folge, der sich nach 2—3 min ein kompletter Strömungsstillstand anschließt. Die Leberarterie und die Sinusoide erweitern sich maximal und erscheinen mit Erythrocyten vollgestopft. Es kommt zu zentrilobulären Blutaustritten.

3. Reizung des Sympathicus und des Vagus. WAKIM (1942) führte eine elektrische Reizung des Plexus hepaticus durch und beobachtete dabei eine Kontraktion vor allem der „aktiven“ (durchströmten) Sinus.

Von 14 Sinus blieben z.B. nur 6 offen, und auch diese wurden so eng, daß die Erythrocyten nur noch unter Verformung hindurchströmen konnten. Die arterio-portalen Anastomosen (APA) „verschwanden“. Die Leber wurde makroskopisch blaß. Beim Frosch trat dieser Effekt sofort ein und überdauerte die Reizung etwa 4—5 sec, an der Ratte war eine Latenzzeit von 5 sec zwischengeschaltet und der Effekt überdauerte die Reizung etwa 10 sec; anschließend kam es zu einer vermehrten Durchströmung der Sinus.

Auch SENEVIRATNE beobachtete nach Sympathicus-Reizung (an der Ratte) ein Erblassen der Leber mit Kontraktion der Sinusoide. Ab und zu kontrahierte sich auch eine Leberarteriole. Dabei fand er die Strömung aber *nicht* verlangsamt und schließt deshalb auf einen gleichzeitigen Blutdruckanstieg oder eine Herabsetzung des Ausfluß-

Widerstandes der Leber (Eröffnung von „outlet-sphincters ?"). Durch vorherige Gabe von 2 mg Ergotamin-Tartrat subcutan konnte der constrictorische Effekt der Nervenreizung stark gedämpft werden. Vagus-Reizung hatte in den Versuchen von SENEVIRATNE *keinen* Effekt.

4. Adrenalin, Acetylcholin, Histamin. Adrenalin führte in den Versuchen beider Autoren bei allen Applikationsformen zu einer starken Kontraktion der Sinusoide. Manchmal kam es dabei zur Strömungsumkehr (WAKIM 1944). Die arterio-portalen Anastomosen beteiligten sich bei intravenöser Injektion an der Kontraktion (WAKIM), die Portalvenen und Lebervenen blieben dagegen — jedenfalls bei lokaler und intraportaler Applikation (SENEVIRATNE) — unbeteiligt.

Am stärksten fiel die Adrenalin-Kontraktion der Sinusoide nach WAKIM am Übergang in die Zentralvenolen aus; nur hier konnte das Lumen völlig verschwinden. Diese Beobachtung läßt an die Aktion von „outlet-sphincters" denken! Die Eindickung des Speicherblutes in den Sinus wird durch Adrenalin gestoppt (BLOCH 1959).

Acetylcholin blieb in den Versuchen von WAKIM (1944) wirkungslos. Nach vorheriger Inaktivierung der Cholinesterase beobachtete SENEVIRATNE zwar eine Dilatation der Sinusoide mit Strömungsverlangsamung (intraportale Injektion), bezieht diesen Effekt aber auf die allgemeine Herz-Kreislaufwirkung des Acetylcholins. Nur eine initiale Vaso*constriction* faßt er als direkte — jedoch unspezifische — Reizwirkung auf.

Histamin — lokal oder intraperitoneal — bewirkte in den Beobachtungen von SENEVIRATNE eine markante Dilatation speziell der Sinusoide. Gleichzeitig trat für die Dauer von $^1/_2$ Std eine Strömungsverlangsamung auf.

5. Intravenöse bzw. intraportale Injektion von Glucose. SENEVIRATNE beobachtete bei intraportaler Injektion von 30%iger NaCl-Lösung, 50%iger Harnstofflösung und 50%iger Glucoselösung nach kurzdauernder initialer Kontraktion eine bis zu 3 Std anhaltende Erweiterung der Sinusoide und führt dies auf einen osmotischen Effekt zurück. WAKIM (1944) sah aber sowohl beim Frosch wie beim Säugetier auch nach langsamer intravenöser Injektion von 10%iger Glucoselösung eine Erweiterung bzw. „Aktivierung" der Sinus mit allgemeiner Zunahme der Zirkulation für 1—2 Std. Alle Gefäße und alle Läppchen waren stark und gleichmäßig durchströmt.

6. Mehrtägige Tyroxin-Behandlung hat nach WAKIM (1944) eine starke makroskopische Rötung der Leber zur Folge. Es kam zu einer gleichmäßigen, maximalen Durchblutung mit Eröffnung aller arterio-portalen Anastomosen. Diese Wirkung erreichte beim Frosch nach 10—20 Tagen, beim Säugetier nach 6 Tagen ihren Höhepunkt.

7. Intraportale Injektion von Farbstoffen. Innerhalb weniger Minuten beobachtete WAKIM (1944) nach Injektion von indischer Tusche, Methylenblau und Gentiana-Violett eine starke Kreislaufsteigerung; Strömungsverlangsamung — etwa durch Beladung der Kupfferschen Sternzellen — trat nicht ein. Die ganze Leber färbte sich makroskopisch dunkel (beim Frosch wurde die Tusche in den Lymphsack injiziert).

SENEVIRATNE verfolgte den Austritt von injizierten Farbstoffen ins Leberparenchym. Evans-blue und Trypanblau verließen die Strombahn nach 3—4 min streifenförmig im Bereich der Zentralvenolen und wurden von den unmittelbar angrenzenden Parenchymzellen aufgenommen. Auch die Kupfferschen Sternzellen speicherten die Farbstoffe. Wurden die Farben nicht intraportal sondern intravenös injiziert, so erfolgte ihr Austritt wiederum zuerst um die Zentralvenolen und hinterließ ebenfalls eine langdauernde Färbung in der unmittelbaren Umgebung.

Wurden die Versuchstiere 6 bzw. 24 Std vorher mit Tetrachlorkohlenstoff behandelt, so fielen die angefärbten Gewebsstreifen um die Zentralvenolen viel breiter aus. Indische Tusche (20%) passierte die Leberstrombahn schnell, wurde ebenfalls von den Kupfferschen Sternzellen aufgenommen, trat aber nicht ins Gewebe aus. Aus diesen Beobachtungen folgert SENEVIRATNE, daß die Durchlässigkeit der Leberstrombahn für wasserlösliche Farbstoffe und Toxine am Übergang der Sinusoide in die Zentralvenolen am größten sei, ähnlich wie dies ROUS, GILDING u. SMITH an der Muskelstrombahn festgestellt hatten (vgl. S. 92).

8. Vergiftung mit Tetrachlorkohlenstoff. Inhalation, subcutane und intraportale Injektion von Tetrachlorkohlenstoff führt bei der Ratte nach SENEVIRATNE zu unspezifischer initialer Kontraktion und langdauernder Dilatation der Sinus nach etwa 15 min. Besonders stark fiel die initiale Kontraktion nach intraportaler Injektion des Giftes aus. Bei subcutaner Injektion folgte der Dilatation nach 25 Std eine starke Kompression der Sinus durch Schwellung des geschädigten zentrolobulären Parenchyms; es kommt also zu sekundären Kreislaufstörungen. Eine ähnliche, allerdings schwächere Wirkung hatte *Chloroform* (inhaliert).

9. Cholin-Mangel (bei Ratten). RAPPAPORT, KNISELY u. Mitarb. (1958) untersuchten das mikrozirkulatorische Verhalten der Ratten-Leber nach Fütterung von cholin-armer Kost. Schon nach 36 Std kam es zur Anhäufung feiner Fett-Tröpfchen um die Sinusoide, welche die Sinuslichtung deformierten und einengten, so daß nach Ablauf von 5—7 Tagen eine deutliche Strömungsbehinderung eintrat. Außerdem zeigten die Parenchymzellen eine starke Verfettung.

10. Direkte und indirekte physikalische Einwirkungen wurden von SENEVIRATNE geprüft. Er beobachtete nach *lokaler mechanischer Reizung* eine wellenförmige Kontraktion der Sinusoide mit nachfolgender

Dilatation und Strömungsverlangsamung (leichtes Bestreichen der Leberoberfläche mit stumpfem Gegenstand).

Lokale Abkühlung verursachte eine Kontraktion der Sinus für 4 bis 5 min, lokale Erwärmung auf 30—40° C hatte eine initiale Kontraktion mit nachfolgender Dilatation, Erhitzung auf 50—70° C außerdem eine permanente Schädigung der Sinuswände zur Folge (verschiedene Temperierung der Berieselungsflüssigkeit). *Abkühlung der Brust- oder Oberschenkel-Haut* bewirkte eine Verengerung der Sinusoide für die Dauer der Einwirkung, *Erwärmung der Haut* hatte dagegen initiale Kontraktion und nachfolgende Dilatation zur Folge.

11. Größere Blutverluste aus der Vena jugularis bewirkten in den Experimenten von SENEVIRATNE ab 4 cm³ eine Kontraktion aller kleinen Lebergefäße; einige Sinusoide „verschwanden" ganz und gar. Außerdem kam es zu spindelförmigen Einschnürungen der größeren Gefäße und zu extremer Strömungsverlangsamung. Bei 5 cm³ Blutverlust trat oft der Exitus ein (Ratten-Versuche).

12. Allgemeines Trauma. Quetschung (crush) und Fraktur eines Oberschenkels verursachte bei Ratten in den Versuchen von SENEVIRATNE zunächst ein Erblassen der Leber mit merklicher Verengerung der Sinusoide. Auch die Portalgefäße und Lebervenen schienen manchmal etwas engergestellt; die Strömung zeigte dagegen keine Verlangsamung. Erst nach 10—15 min setzte dann eine zunehmende Dilatation der Sinusoide mit Strömungsverlangsamung und Stillständen ein. Die Sinusoide waren strotzend gefüllt, zeigten kleine Varicositäten und blieben bis zum Tod der Tiere (nach $1^1/_2$—3 Std) unverändert weit. Der sehr wahrscheinliche Zusammenhang dieser Störungen mit dem Auftreten einer intravasculären Erythrocyten-Aggregation (blood sludge, vgl. S. 193 u. 206) wird von SENEVIRATNE leider nicht in Betracht gezogen.

d) Die Beteiligung der Leberstrombahn an der Antigen-Antikörperreaktion

Nach E. H. BLOCH (1955) kommt es bei Fröschen, Ratten, Meerschweinchen und Kaninchen nach Zuführung eines Antigens (Antiserum, Pferdeserum, Hühnereiweiß) zu einer starken Speicherung von Blut in den Sinus. Während sich die abführenden Sphincteren verschließen, öffnen sich die zuführenden Sphincteren, die Sinus dilatieren und werden für Plasma durchlässig. Es kommt in ihnen zur Hämokonzentration. Alle Leberläppchen sind daher vollgestopft mit Erythrocyten. Es bilden sich Erythrocytenaggregate, *ohne* daß eine Phagocytose einsetzt. Über Stunden können die Sinus in diesem Zustand verharren. Die Leber erscheint maximal mit Blut gefüllt. Diese Beobachtungen wurden von IRWIN, WEILLE u. BURRAGE (1955) grundsätzlich bestätigt. Außerdem sahen diese Autoren Diapedesisblutungen an den Sinusoiden, Portalvenolen und Zentralvenen sowie die Bildung von weißen Thrombosen und kleinen Embolien.

Fassen wir zusammen, so ist die Anordnung der Leberstrombahn bei den meisten kleinen Laboratoriumstieren sehr ähnlich. Viele Sinus werden sowohl aus der Pfortader als auch aus der Leberarterie gespeist. Die Äste der Pfortader und der Leberarterie sind durch zahlreiche kurze Anastomosen (APA) verbunden. Das Vorkommen arterio-venöser Anastomosen (zwischen Ästen der Leberarterie und Lebervene) wird dagegen nur beim Frosch diskutiert. Weite und Durchblutung des Capillarbettes der Leber werden — ähnlich wie an der Lunge — in beträchtlichem Maße durch Bewegungsübertragung (Atmung, Herzaktion) und vor allem durch Volumenänderungen des Organs selbst variiert. Daher ist das Ausmaß seines aktiven motorischen Funktionsspiels schwer zu beurteilen und die diesbezüglichen Angaben weichen stark auseinander; dies gilt in besonderem Maße für die Frage eines Drosselmechanismus an den Sinus. Auf jeden Fall zeichnet sich das Capillarbett der Leber normalerweise durch einen starken Wechsel der Strömungsverhältnisse aus; auch in benachbarten Sinus oder benachbarten Leberläppchen kann die Durchblutung ganz unterschiedlich sein. Die Mischung des Blutes in den Sinus wird wahrscheinlich durch selbständige Weitenänderungen der Pfortader- und Leberarterien-Äste reguliert. Die arterio-portalen Anastomosen (APA) können sich — z.B. auf Reizung des Plexus hepaticus — ebenfalls kontrahieren. Die Leber-Sinus sollen schließlich — genau wie die Sinus der Milz — an beiden Enden über einen Sphinctermechanismus verfügen, mit dessen Hilfe sie Blut speichern und eindicken können. Das gespeicherte Blut soll dann bei entsprechenden Reizen sehr plötzlich in den Kreislauf entleert werden können. Die Kupfferschen Sternzellen können in der Sinus-Lichtung flottieren und als eine Art Filter bzw. Sieb wirken, in welchem zirkulierende Blutkörperchen hängen bleiben. An einer Antigen-Antikörperreaktion beteiligt sich die Leberstrombahn unter anderem durch eine starke Blutspeicherung in den Sinus. Ganz allgemein reagiert das offenbar nur sympatisch innervierte Capillarbett der Leber sehr lebhaft auf physikalische und chemische Reize (bzw. Schädigungen).

IV. Zur terminalen Strombahn des Knochenmarks

Bis vor kurzem hielt man es für unmöglich, die Endstrombahn des Knochenmarks unter annähernd physiologischen Bedingungen einer direkten Lebendbeobachtung zu erschließen. Im Jahre 1956 erschien eine kurze Mitteilung von KINOSITA, OHNO u. BIERMAN, daß es ihnen gelungen sei, die vom Kaninchenohr her bekannte Kammertechnik bzw. Fenstertechnik auch auf die Kaninchen-Tibia anzuwenden und damit

zumindest die Gefäße von „regeneriertem" Markgewebe direkt zu beobachten. Sie haben mit dieser Methode auch einen Film von der Mark-
strombahn und ihrer Entwicklung aufgenommen. BRÅNEMARK (1958/59)
gelang es schließlich mit einer ingeniösen, technisch vollkommenen
Methode, auch das Capillarbett des *un*eröffneten Markraumes unter
schonsamen Bedingungen direkt zu beobachten.

KINOSITA u. Mitarb. setzten zwei gegenüberliegende Glasfenster in die Tibia
des Kaninchens ein, entfernten das vorhandene Knochenmark in diesem Gebiet
und beobachteten dann die an der Fensterinnenseite erfolgende Regeneration des
Markgewebes. BRÅNEMARK trug dagegen an der Kaninchen-Fibula an zwei korrespondierenden Stellen mit einem gekühlten Diamantbohrer vorsichtig die Knochensubstanz bis auf zwei dünne Lamellen ab; die eine Knochenlamelle diente
dem Eintritt des Lichtes, die andere als Fenster zur Beobachtung des nicht eröffneten, unverletzten Marks im durchfallenden Licht; dabei war der mikroskopische
Einblick naturgemäß auf eine Schicht-Tiefe von etwa 50—100 μ begrenzt. Durch
umfangreiche Voruntersuchungen hatte BRÅNEMARK sich davon überzeugt, daß die
kleinen Blutgefäße innerhalb der Markhöhle auf diese Weise tatsächlich unter
weitgehend physiologischen Bedingungen zur Beobachtung kommen.

Durch diese Untersuchungen an der Tibia und Fibula des Kaninchens
wurden unsere bisher nur auf Injektions- und Perfusionsmethoden
beruhenden Kenntnisse über die Topographie und Physiologie der
Markstrombahn erheblich erweitert.

Das Strombett des Knochenmarks stellt nach KINOSITA und BRÅNE-
MARK ebenso wie die Strombahn der Milz ein völlig geschlossenes System
dar. Die Arteriolen teilen sich dichotom und gehen nach mehr oder
weniger gestrecktem Verlauf in das System der Sinusoide über, d.h.
in ein unregelmäßiges Netz vielfach anastomosierender, bogenförmig
verlaufender, weiter Capillaren. Diese „sinusoidalen" Capillaren sind entweder spindelförmig — dann haben sie nur einen oder zwei Ausgänge —
oder sie bilden ringförmige Anastomosen, die meist von mehreren
Venolen drainiert werden. Wahrscheinlich durch die enge Beziehung
zu den Fettzellen erhalten die ringförmigen Sinusoide, wie auch KINOSITA
angegeben hat, eine hexagonale Form. Die Arteriolen und die Sinusoide
sind durch einige sehr dünne, langgestreckte „shunt-Capillaren" direkt
mit den Sammelvenen verbunden, wodurch ein Teil der sinusoidalen
Gefäßräume kurzgeschlossen wird. Ein Teil der Mark-Capillaren taucht
in die bogenförmigen, 10—20 μ breiten Haversschen Kanäle des Knochens ein, um nach einer gewissen Strecke mit diesen wieder in die
Markhöhle zurückzukehren und in die Sammelvenen überzugehen.
BRÅNEMARK nimmt an, daß sie die endostalen Anteile des Diaphysen-
knochens ernähren. Wo in Marknähe 2 Haverssche Kanäle zusammen-
münden, können in ihnen 2 Capillaren mit entgegengesetzter Strömungsrichtung nebeneinander angetroffen werden. Diese aus dem Mark
stammenden, die Haversschen Kanäle passierenden Capillaren haben

einen Durchmesser von etwa 7—8 μ. Demgegenüber schwankt der Durchmesser der Sinusoide zwischen 15 und 60 μ. Der Durchmesser der

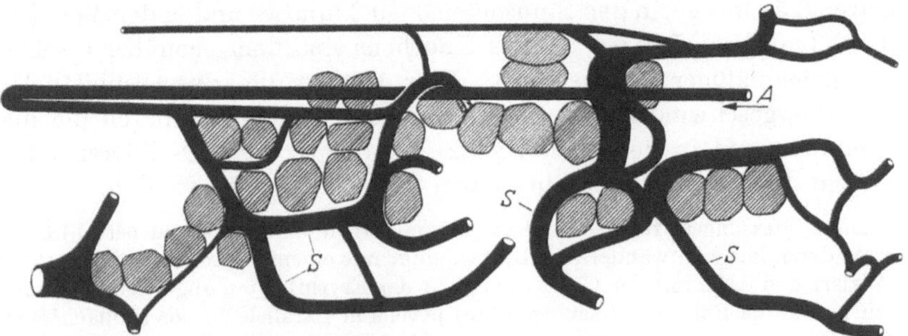

Abb. 68. Die terminale Strombahn des Knochenmarkes (schematisch). Die Sinusoide legen sich dicht um die polygonalen Fettzellen herum und bilden dabei oft ringförmige Anastomosen. *A* Arteriole; *S* Sinusoide. (Nach BRÅNEMARK)

Arteriolen beträgt nach den Messungen von BRÅNEMARK 10 μ — er ist also ähnlich wie an der Conjunctiva bulbi und an der menschlichen Haut sehr klein — und derjenige der Venolen 12 μ.

Die Weite der Mark-Strombahn ist insgesamt in erheblichem Maße von der Mark-Aktivität abhängig. Bei hoher Aktivität erscheint das Capillarnetz in der Übersichtsvergrößerung besonders dicht, und das Bild wird von weiten Sinusoiden beherrscht, die rhythmische Erweiterungen auf das 2—3fache ihres Durchmessers aufweisen können; ob es sich hierbei um aktive oder druckpassive Weitenänderungen handelt, läßt BRÅNEMARK allerdings offen. Jedenfalls ist die Strömungsgeschwindigkeit in den

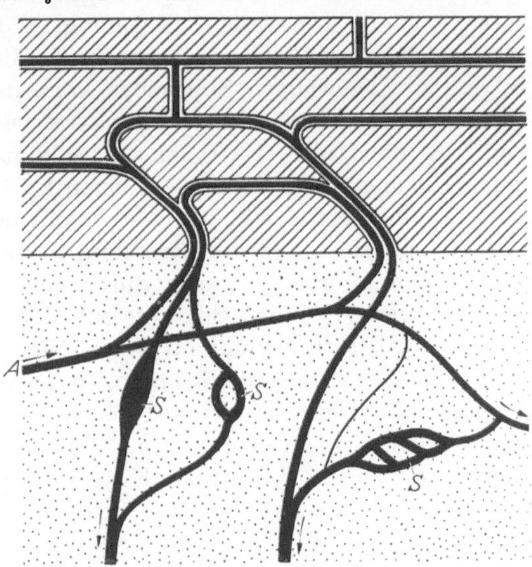

Abb. 69. Die Beziehungen zwischen Strombahn des Markes und des Knochens (schematisch). Einige Capillaren verlassen das Mark (punktiert), um in die bogenförmigen Haverschen Kanäle des Knochens (schraffiert) einzutreten, die sie an anderer Stelle dann wieder verlassen, um ins Mark zurückzukehren. *A* Arteriole; *S* Sinus, zum Teil mit Ringanastomosen. (Nach BRÅNEMARK)

Sinusoiden von diesen Weitenänderungen nicht gesetzmäßig abhängig. Bei geringer Mark-Aktivität sind dagegen nur wenige Capillaren und einzelne, enge Sinusoide zu sehen.

Die Strömungsgeschwindigkeit wechselt in den Markgefäßen häufig und beträgt in den Arteriolen etwa 1—1,5 mm/sec, in den engen Capillaren 0,5 mm/sec, in den Sinusoiden 0—0,2 mm/sec und in den Venolen 0,1—0,3 mm/sec. Die Gefäße des Knochens sind demgegenüber rascher und gleichmäßiger durchströmt. Hier beträgt die durchschnittliche Strömungsgeschwindigkeit nach BRÅNEMARK in den Capillaren 0,5 bis 0,8 mm/sec und in den Venolen 0,2—0,5 mm/sec; ein Oscillieren oder Pendeln des Blutfadens konnte dabei nicht beobachtet werden.

Diese Messungen führte BRÅNEMARK mit Hilfe einer Kathodenstrahlröhre durch, deren langsam wandernder Leuchtpunkt mit einem Prisma ins Gesichtsfeld projiziert und dann mit der Geschwindigkeit der Erythrocyten abgeglichen wurde, dazu mußte die Bahn des Leuchtpunktes jeweils in Parallele zu der beobachteten Gefäßstrecke gebracht werden.

In den engen shunt-Capillaren und in den die Haversschen Kanäle durchziehenden Mark-Capillaren bewegen sich die Erythrocyten in einer Reihe, wobei sie sich oft um sich selbst drehen oder Formänderungen erleiden. In den ringförmigen bzw. hexagonalen Sinusoiden herrscht häufig kreisförmige Strömung, so daß viele Erythrocyten den ganzen Ring einmal passieren, ehe sie ihn durch eine Venole verlassen. In den spindelförmigen Sinusoiden kann die Strömung kontinuierlich oder intermittierend sein. BRÅNEMARK beobachtete auch Stillstände von 2—3 min Dauer. Hatte ein solcher Sinusoid 2 Ausgänge, so konnte der Strömungscharakter in dem einen kontinuierlich, in dem anderen aber intermittierend sein. Dies steht mit der Beobachtung von KINOSITA in Einklang, daß die Strömung in den Sinusoiden durch „cytoplasmatische Vorgänge", d.h. durch eine Art Sphinctermechanismus reguliert wird (vgl. die „Sphincteren" der Milzsinus). Manchmal stagnieren die Erythrocyten auf einer Seite der bauchigen Auftreibung eines Sinusoides, ohne die Strömung in der anderen Hälfte zu behindern. Dieses Phänomen erinnert nach der Beschreibung und Abbildung von BRÅNEMARK sehr an das „settling"-Phänomen bzw. die intravasculäre Sedimentation von HARDING u. KNISELY (vgl. S. 203). Der Autor betont allerdings, daß die Erythrocyten keine allgemeine Aggregationstendenz zeigten.

KINOSITA u. Mitarb. hatten bei ihrer Kammermethode die Möglichkeit, speziell die Regeneration des Markgewebes zu untersuchen. Zuerst erschienen die Reticulumzellen und die Osteoblasten. Dann entwickelte sich ein Netz hexagonal geformter Sinusoide, in denen und zwischen denen Zellen des hämatopoetischen Systems auftauchten. Nach 35 Tagen erschien das neugebildete Gewebe in Organisation und Funktion dem ursprünglichen Mark sehr ähnlich. *Die reifen Granuloblasten drangen aktiv durch die Arteriolenwände in die Blutbahn ein.* Die Vorstufen der Erythrocyten bildeten Nester um die ringförmigen Sinusoide, und die reifen Erythrocyten traten in die Sinusoide über; meist befanden sich die Sinusoide hierbei in Stagnation. Es gelangten immer nur wenige Zellen auf einmal in die Sinusoide ("the denucleated mature red cells … were liberated a few at a time into almost stagnant blood within the sinusoid"). Genauere Angaben über die Umstände und die treibende Kraft dieses Übertritts der Erythrocyten werden leider nicht gemacht. Die Mitteilung von KINOSITA u. Mitarb. ist nur kurz; bei BRÅNEMARK wird von denselben Autoren noch ein Film zitiert, der offenbar über die gleichen Beobachtungen ausführlichere Angaben enthält.

Fassen wir zusammen, so weist die völlig geschlossene Strombahn des Knochenmarkes eine gewisse Ähnlichkeit mit der Milzstrombahn auf, wobei ihre Weite bzw. Dichte eng mit dem Aktivitätsgrad des Markes wechselt. Ebenso wie an der Milz sind die sinusoidal erweiterten Capillaren durch dünne, lange „shunt-Capillaren" kurzgeschlossen. Es bestehen direkte Verbindungen zwischen den Mark-Gefäßen und den Gefäßen der Haversschen Kanäle des Knochens. Die Sinusoide können rhythmisch oder gleichförmig durchströmt sein; die Existenz von Sphincteren wäre nicht ganz ausgeschlossen. Die reifen Granulocyten können offenbar durch die intakte Arteriolenwand aktiv in die Blutbahn eindringen; die Erythrocyten sollen dagegen im Bereich stagnierender Sinusoide ins Strombett gelangen, wobei der zugrunde liegende Mechanismus aber noch ungeklärt ist.

V. Zur terminalen Strombahn des Pankreas und der Langerhansschen Inseln

Nach den vergleichenden Untersuchungen von A. THIEL (1954) an Injektionspräparaten verschiedener Tierarten zeigt die Gefäßversorgung des Pankreas und seiner Inseln recht erhebliche artspezifische Unterschiede. Eine Lebendbeobachtung seiner Endstrombahn ist nur bei weißen Mäusen (O'LEARY 1930, BERG 1930) und bei jungen Kaninchen (KÜHNE u. LEA 1882; RICKER 1924; ILLIG 1955b) möglich. Beim Kaninchen sind die Arterien und Venen paarweise angelegt, und fast jedes Drüsenläppchen hat sein eigenes Gefäßpaar, das sich in seinem Innern bäumchenartig aufteilt. Es können aber auch mehrere Läppchen an einem Arterien-Venenpaar liegen; schließlich kommt es auch vor, daß ein größeres Läppchen von 2 Arterien versorgt wird. Anastomosen mit den Gefäßen des umgebenden Mesenteriums sind selten.

Im Gegensatz hierzu treten die Arterien und Venen am Pankreas von Schweinen und Pferden nach THIEL von allen Seiten strahlenförmig in die Drüsenläppchen ein, und zwar unabhängig voneinander; sie laufen also auf das Läppchenzentrum zu, während die Arterien-Venenpaare beim Kaninchen die Läppchen der Länge nach bis zur Spitze hin durchziehen und dabei seitlich ihre Äste abgeben. THIEL spricht daher beim Kaninchenpankreas von einem „monopodialen" Verzweigungsprinzip der Arterien und der Venen.

Die Capillaren des exkretorischen Parenchyms umspinnen die Drüsenschläuche in weiten Maschen und ahmen dabei die Form der Acini nach. Hierbei kommt bei weitem nicht jede Drüsenzelle direkt mit der Capillarwand in Berührung.

Die Gefäße des Inselsystems heben sich nach unseren eigenen Erfahrungen am lebenden Kaninchen deutlich von der übrigen Pankreas-Strombahn ab. Die Inselcapillaren sind an ihrer glomerulusartigen Schlängelung und Knäuelbildung zu erkennen; sie wirken außerdem plumper und kürzer („sinusoidal") als die schlanken, bogenförmig verlaufenden Acinus-Capillaren. Im Gegensatz hierzu und zu den gleichlautenden älteren anatomischen Befunden konnten O'LEARY und BERG bei der Lebendbeobachtung an der weißen Maus allerdings keinen sicheren Kaliberunterschied zwischen den Inselcapillaren und den Acinus-Capillaren feststellen; zu dem gleichen Resultat kam THIEL an seinen Injektionspräparaten. O'LEARY maß an den Inselcapillaren einen Durchmesser von 5—7 μ und an den Acinus-Capillaren von 4,5—7,5 μ. Es ist anzunehmen, daß auch in diesem Punkt artspezifische Variationen vorkommen. Im Gegensatz zu den exkretorischen Drüsenschläuchen verfügen die einzelnen Inseln meist über *mehrere* arterielle Zuflüsse und venöse Abflüsse, deren Zahl sich nach der Inselgröße richtet (BERG, weiße Maus, Lebendbeobachtung; BECK u. BERG, Injektionsdarstellung bei Meerschweinchen, Ratten und Affen). Hierdurch ist ein hohes Durchflußvolumen gewährleistet und zugleich ein großer Schutz gegen Durchblutungsstörungen gegeben. Selbst arterielle oder arterioläre Verschlüsse können durch die stets vorhandenen Anastomosen zwischen den Insel-Capillaren und den übrigen Parenchym-Capillaren (die bei allen genannten Tierarten gefunden wurden), ausgeglichen werden. Bei einer experimentellen Venenstauung wird immer das exkretorische Parenchym atrophisch, *ehe* das Inselorgan Schaden erleidet.

Die Strömung erscheint in den Insel-Capillaren gleichmäßig und schnell. Ein intermittierender Strömungscharakter, wie er an anderen inneren Organen häufig vorkommt, konnte an den Inseln nicht beobachtet werden. Demgegenüber weisen die Drüsenläppchen, in welche die Inseln nahe den Hauptgefäßen eingelagert sind, eine recht wechselnde Durchblutung auf. Die Anpassung ihrer Durchströmung an die Sekretionsphasen wurde schon in der Einleitung des speziellen Teils erwähnt; sie ist sehr eingehend von G. RICKER (1924) beschrieben worden. Der Sekretionsvorgang läßt sich am Kaninchenpankreas besonders gut beobachten, weil die Acini bei jungen Kaninchen am Rande nur 1 oder 2 Zellschichten aufweisen.

Häufig finden die Anatomen am Abgang der Läppchenarterien aus den interlobulären Arterien muskuläre Sperrwülste, denen THIEL eine besondere Bedeutung für die Regulation der Läppchendurchblutung

zuschreibt. Diese naheliegende Deutung können wir aus der Lebendbeobachtung am Kaninchen nicht stützen. Der unterschiedliche Durchblutungsgrad der Pankreasläppchen beruht immer auf einer kontinuier-

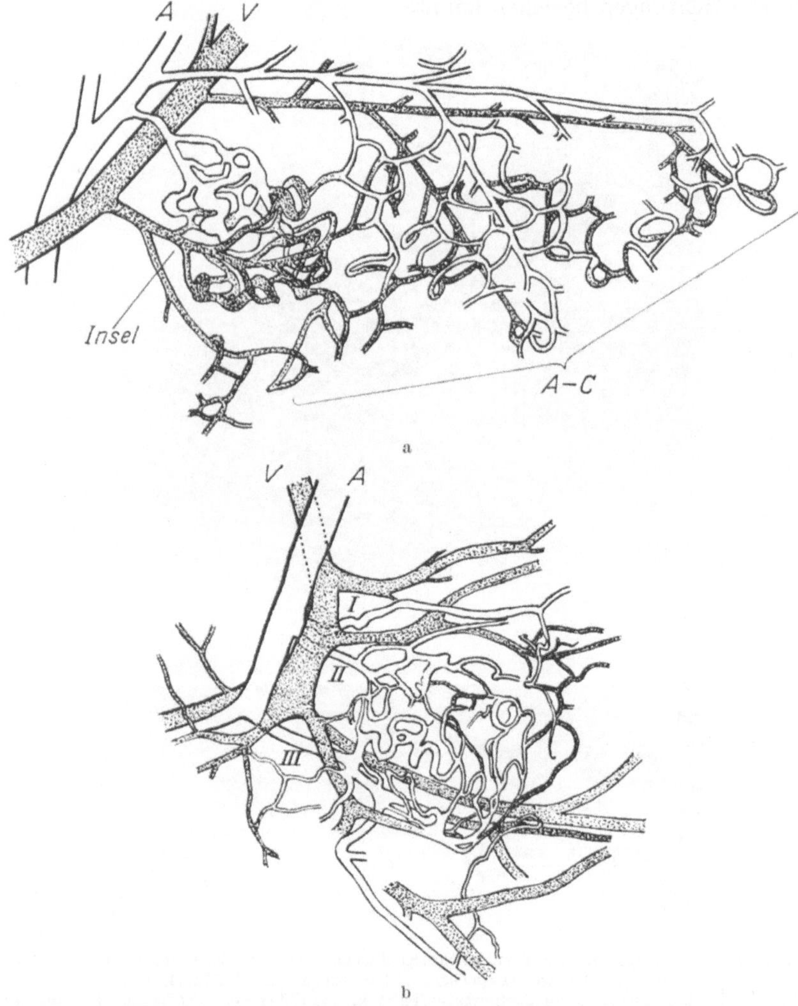

Abb. 70a u. b. Terminale Strombahn des Pankreas und des Inselorgans der weißen Maus. a Strombahn eines halben Pankreas-Läppchens. Arterielle Seite der Strombahn hell, venöse Seite dunkel.
Während die Acinus-Capillaren (*A-C*) die Form der Drüsenschläuche nachahmen, heben sich die
Gefäße der Insel durch ihre glomerulusartige Knäuelung und durch ihre knorrige Form deutlich von
der übrigen Strombahn ab. Man beachte die zahlreichen Anastomosen zwischen Inselcapillaren und
Acinus-Capillaren. Dieser Befund entspricht weitgehend dem Eindruck bei der Lebendbeobachtung
am Pankreas des Kaninchens. (Nach BECK u. BERG, Injektionsdarstellung an der weißen Maus.)
b Der Einbau der Inselstrombahn innerhalb der Pankreasgefäße. Die abgebildete Insel erhält drei
arterioläre Zuflüsse (*I, II, III*) und zwei venöse Abflußbahnen. Außerdem sind zahlreiche Anastomosen zwischen Inselcapillaren und Acinus-Capillaren vorhanden. Wie auf der vorhergehenden
Abbildung ist die Inselstrombahn direkt an die Hauptgefäße des Pankreasläppchens angeschlossen.
(Nach BECK u. BERG, Injektionsdarstellung)

lichen oder rosenkranzartigen Kontraktion *größerer* Arterienabschnitte;
die Verzweigungsstellen zeigen weder spontan noch im Adrenalintest
eine bevorzugte Kontraktionsneigung, die man auf besonders kräftige
Sperrvorrichtungen beziehen könnte.

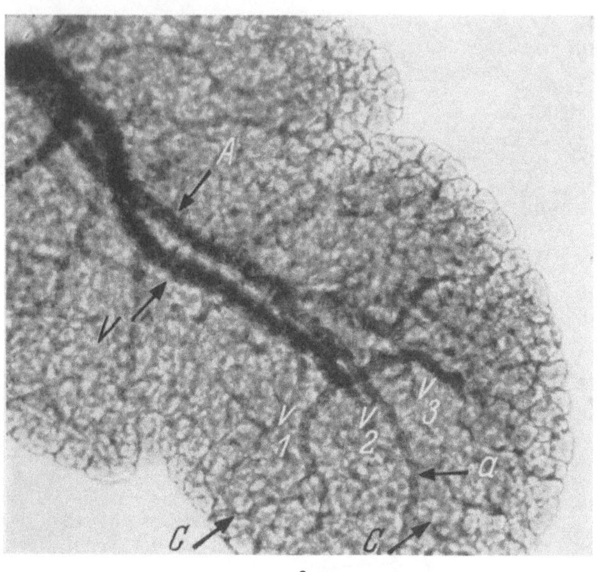

a

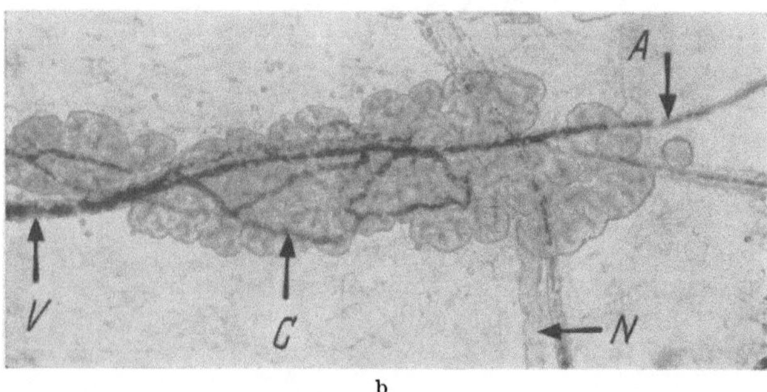

b

Abb. 71 a u. b. Terminale Pankreas-Strombahn des Kaninchens (Lebendbeobachtung, aus ILLIG 1955 b).
a Strombahn eines größeren Pankreas-Läppchens. *A* Läppchenarterie; *V* Läppchenvene; *a* Arteriole,
die sich in der Läppchenspitze in Capillaren aufteilt; V_1, V_2, V_3 Venolen, welche das Blut aus der
Läppchenspitze sammeln; *C* Capillarschlingen. b Vollständige Strombahn eines sehr kleinen Drüsen-
läppchens. *A* zuführende Arteriole; *V* abführende Venole; *C* Capillarschlingen; *N* kleiner Nerv.
Man beachte die große Entfernung mancher Drüsenzellen von der nächstgelegenen Capillare

Die Adrenalinempfindlichkeit der Inselarteriolen wurde — entsprechend ihrer
geringeren Neigung zu Spontan-Kontraktionen — niedriger befunden als die der
Läppchengefäße (BERG, weiße Maus). Während sich die Läppchenarteriolen bzw.
-arterien bei intravenöser Injektion schon auf Konzentrationen von 1:10 Millionen
verengten, reagierten die Inselarteriolen erst auf Konzentrationen von 1:100000.

Fassen wir zusammen, so zeigt die Pankreas-Strombahn einen klassischen Aufbau ohne arterio-venöse Anastomosen, mit feineren artgebundenen Modifikationen. Das Funktionsspiel ist recht lebhaft und zeigt deutliche Beziehungen zu den verschiedenen Sekretions-Phasen. Für die Existenz von besonderen Sperrwülsten am Abgang der Läppchenarterien liefert die Lebendbeobachtung keinen Hinweis. Die Insel-Gefäße sind unmittelbar an die größeren Gefäß-Stämme der Drüse angeschlossen und durch mehrfache Zuflüsse und Abflüsse vor Zirkulationsstörungen weitgehend geschützt; ihre Strömung ist gegenüber dem exkretorischen Teil des Organs gleichmäßig und rasch, ihre pharmakologische Reizbarkeit geringer als die des übrigen Capillarbettes.

VI. Zur terminalen Strombahn der Niere
a) Anatomische Vorbemerkungen

Ebenso wie die Leber und die Milz besitzt die Niere ein für sie eigentümliches, ihren Aufgaben entsprechendes Capillarbett; in diesem sind die Funktionsgefäße und die ernährenden Gefäße *hintereinander* geschaltet. Die „terminale" Strombahn der Niere beginnt etwa jenseits der Bogenarterien (Arteriae arcuatae) und reicht bis zu den Venae corticales superficiales bzw. profundae, endet jedenfalls vor den Venae interlobulares.

Über diesen Abschnitt des Nierenkreislaufs liegen schöne anatomische Untersuchungen (Injektionspräparate, fluorescenz-histologische Sagittalschnitte) am Tier und am Menschen von TRUETA u. Mitarb. (1948), FREY, u. FREY (1950), MOSES u. SCHLEGEL (1952), SCHLEGEL u. MOSES (1950), HOLLE u. DONNER (1957) und von v. KÜGELGEN u. Mitarb. (1958) vor, auf die wir uns im folgenden vorwiegend stützen werden.

Aus den Bogenarterien gehen die Kapsel-Arterien und die Interlobular-Arterien[1] hervor. Während die Kapselarterien senkrecht zur Nierenoberfläche aufsteigen und dort rechtwinklig umbiegen, um sich in der Nierenkapsel aufzuzweigen, enden die ebenfalls senkrecht auf den Bogenarterien stehenden Interlobulararterien praktisch alle in den Glomeruli.

Die Glomeruli sind mit den Interlobulararterien durch rechtwinklig von diesen abzweigende, kurze Arteriolen (vasa afferentia) verbunden und hängen dadurch an ihnen wie die Maiglöckchen an ihrem Stiel. Beim Hund versorgt eine Interlobulararterie durchschnittlich 25—45 Glomeruli (v. KÜGELGEN)

Meistens wird von einem Vas afferens nur ein einziger Glomerulus gespeist, selten zwei oder mehr.

In den Glomeruli teilt sich die zuführende Arteriole dichotom in die Glomerulus-Capillaren auf und verliert dabei ihre glatte Muskulatur.

---

[1] Nach FREY u. FREY sollten diese Gefäße eigentlich nicht als „arteriae *interlobulares*", sondern als „arteriae *lobulares*" bezeichnet werden, da sie die Achse einer Niereneinheit bilden.

Die Glomerulus-Capillaren stellen aber nur eine *Unterbrechung* der
Arteriolen dar, denn die Vasa efferentia sind beim Verlassen der Glomerulus-Kapsel wieder (wenn auch schwächer) muskularisiert, teilen sich
allerdings sehr bald endgültig in Capillargefäße auf.

Aus den Vasa efferentia gehen nun zwei capilläre Blutwege hervor,
die sich erst in den Venae arcuatae wieder endgültig vereinigen: 1. das
rundmaschige, feinkalibrige Capillarnetz der Rinde (intertubuläre Capillaren), das unter anderem der *Ernährung* dient, 2. die besenförmig
abzweigenden, langgestreckten ,,Arteriolae rectae'' des Markes, bei denen
es sich in Wirklichkeit um Capillargefäße handelt (MacCallum 1927,
Trueta, v. Kügelgen). Nach Trueta entspringen die Vasa recta vorzugsweise in der tieferen, juxtamedullären Rindenschicht aus besonders
weiten Vasa efferentia. Sie steigen ins Nierenmark hinab und biegen auf
verschiedener Höhe haarnadelförmig um; zu Büscheln geordnet kehren
sie als ,,Venulae rectae'' zur Rinde zurück, wo sie in die Venae corticales
profundae einmünden. Nur selten geht an ihrer Umbiegungsstelle ein
Capillargefäß ab, das zur Nierenpapille weiterläuft; dann hat das Gefäß
Y-Form.

Nach den Tusche-Injektionen von Frey u. Frey sind an den kapselnahen Glomeruli die Arteriolae afferentes weiter als die Arteriolae efferentes, während an
den marknahen Glomeruli die efferenten Arteriolen gleichweit oder sogar weiter
als die afferenten Arteriolen sind. Frey u. Frey messen diesem Umstand große
Bedeutung für die Nierenfunktion zu (Verlängerung der Filtrations-Strecke im
marknahen Rindenbezirk).

Die Glomeruli werden nach histologischen Untersuchungen von Holle u.
Donner (an der Ratte) manchmal von ,,periglomerulären Capillargefäßen'', die
direkt oder über eine feine Verbindungsarteriole aus dem Vas efferens gespeist
werden, korb- bzw. kugelschalenartig umgeben. Diese Korbgefäße anastomosieren
mit dem intertubulären Capillarnetz. Außerdem konnten Holle u. Donner die
Existenz von ,,paraglomerulären Shunts'', also feinen Kurzschluß-Arteriolen feststellen, deren Nachweis Frey u. Frey nicht geglückt war.

Nach Unterbindung der Arteria renalis fanden Moses u. Schlegel (1952) am
Kaninchen eine überraschend starke Füllung der Interlobulararterien — vor allem
im marknahen Abschnitt —, die nur durch eine Beseitigung der Nierenkapsel und
des perirenalen Gewebes verhindert werden konnte. Dieser Befund zwingt zu dem
Schluß, daß arterielle Anastomosen zwischen dem perirenalen Gewebe, der Nierenkapsel und den Bogenarterien bestehen müssen, die bei einem Verschluß der Hauptarterie die Zirkulation großer Rindenbezirke aufrechterhalten.

Das Kanälchenwerk der Mark-Pyramiden erhält beim Menschen nach neuesten
Untersuchungen (Staubesand 1957a) auch auf einem extra-glomerularen Wege
Blut, und zwar aus dem Arteriennetz der Nierenbeckenarterien. Hierdurch werden
vielleicht manche Beobachtungen erklärlich, in denen eine ganz unterschiedliche
Durchblutung der Nierenrinde und des Nierenmarkes festgestellt wurde.

b) Lebendbeobachtungen
über die Anordnung des renalen Capillarbettes

Von diesem eigenartig aufgebauten Capillarbett der Niere, das sich
hinter den Glomeruli in 2 Wege teilt, läßt die direkte Lebendbeobachtung

leider nur einen sehr bescheidenen Teil erkennen, weil die wesentlichen Abschnitte oberflächenfern gelegen sind oder senkrecht zur Oberfläche verlaufen.

Die Interlobulararterien, die Glomeruli mit den zuführenden und abführenden Arteriolen und die kleinen Venen sind nur beim *Frosch* im *durchfallenden* Licht direkt wahrnehmbar (Abb. 72). Am Säugetier ist es lediglich 2 Beobachtern geglückt,

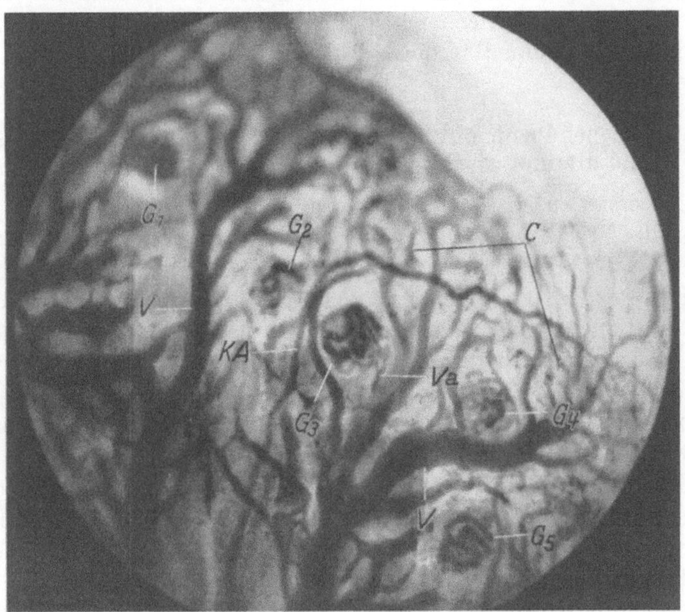

Abb. 72. Terminale Strombahn der Niere (Frosch). Im auffallenden und durchfallenden UV-Licht photographiert. Die nicht fluorescierenden Blutgefäße heben sich kontrastreich von dem fluorescierenden Parenchym ab. (Vorbereitung mit Fluorescein-Natrium.) *KA* Kapselarterie, an der Nierenoberfläche im rechten Winkel umbiegend; *Va* vas afferens zu Glomerulus 3 (die zugehörige Arteria interlobularis ist auf dieser Aufnahme nicht sicher zu identifizieren); G_{1-5} Glomeruli, gut gefüllt; *c* intertubuläres Capillarnetz; *V* Venae corticales superficiales. (Lebendbeobachtung; aus KOCH u. HAASE 1953)

einige Glomerulus-Capillaren direkt zu sehen; im übrigen haben sich die Lebendbeobachtungen an der Säugetier-Niere auf die weniger interessanten Kapselgefäße und auf die oberste Schicht der intertubulären Capillaren beschränkt. Da aber die Zirkulation der Glomeruli stets im Vordergrund des Interesses stand, wurden die meisten Intravitalbeobachtungen am *Frosch* ausgeführt.

BIETER (1930) konnte am Frosch vereinzelte paraglomeruläre „Shunt-Capillaren" nachweisen, die unter Splanchnicus-Reizung im Gegensatz zu den afferenten und efferenten Arteriolen unverändert durchströmt blieben. An einer Niere waren höchstens 10 solcher Kurzschlußgefäße, die vielleicht mit den Korbgefäßen von HOLLE u. DONNER identisch sind, zu finden, und auch das nur bei einer bestimmten Froschart.

SINGER (1933) stellte fluorescenzmikroskopisch eine dichotome Aufteilung der afferenten Arteriole innerhalb der Glomeruli fest. Dabei konnte er an den Glomerulus-Capillaren das *Grundhäutchen* im reflektierten Normallicht als dünne, glänzende Linie und im UV-Licht nach vorheriger Injektion von Acriflavin als breiten, homogenen Streifen deutlich erkennen und von der anliegenden Epithelschicht abgrenzen.

Nach EBBECKE u. JÄGER (1933) sitzt das Capillarknäuel innerhalb der Glomerulus-Kapsel auf einem kurzen Stiel; die zuführende Arteriole teilt sich also nicht gleich nach dem Durchtritt durch die Kapsel. Hierauf beruht die Halbmondbildung an histologischen Schnitten vom Glomerulus.

c) Lebendbeobachtungen über die Strömungsverhältnisse und die motorische Funktion des renalen Capillarbettes

Die erste ausführlichere Beobachtung über die Glomerulus-Zirkulation der Froschniere stammt von RICHARDS u. SCHMIDT (1924/25). Sie fanden, daß normalerweise nur ein Teil der Glomeruli gleichzeitig durchströmt ist, daß die Strömung nicht nur in verschiedenen Glomeruli, sondern auch in den einzelnen Glomerulus-Capillaren sehr unterschiedlich sein kann, und daß dabei das Erythrocyten-Plasma-Verhältnis stark wechselt. Beim Übergang zwischen Stillstand und voller Strömung beobachteten sie oft ein vorübergehendes „Leerlaufen" der Capillaren („plasma-skimming").

Obwohl sie die Gefäß*wände* nicht sehen konnten, waren sie doch überzeugt davon, daß sich die einzelnen Capillarschlingen nicht kontrahieren können. Dafür stellten sie aber nicht nur in verschiedenen Golemeruli sondern auch in einzelnen Glomerulus-Capillaren periodische Strömungsänderungen, d.h. eine „intermittierende Strömung" fest. Hieraus schlossen sie, daß — über die Kontraktilität der afferenten Arteriolen hinaus — noch ein besonderer Verschlußmechanismus am Abgang der einzelnen Capillaren existieren müsse.

In dieser Vermutung wurden sie noch dadurch bestärkt, daß sich beim Frosch ein nur mit Plasma durchströmter Glomerulus nach Injektion von Schaf-Erythrocyten in die Blutbahn vollkommen mit den viel kleineren Fremd-Erythrocyten füllte, während die größeren eigenen Erythrocyten nicht hinein konnten. Da sich aber in diesem Versuch alle Glomerulus-Capillaren gleichsinnig verhielten, könnte man die Beobachtung natürlich auch mit einer partiellen Kontraktion der zuführenden Arteriole erklären. Wenn die Existenz von Capillarsphincteren auch nicht ganz auszuschließen ist, so erscheint sie angesichts der spitzwinkligen, dichotomen Aufzweigung der Vasa efferentia innerhalb des Glomerulus doch nicht sehr wahrscheinlich. Eher ist damit zu rechnen, daß die glatte Muskulatur an manchen zuführenden Arteriolen über die letzte Teilungsstelle einmal hinausreicht, so daß zumindest zwei motorisch selbständig versorgte Capillargruppen innerhalb des Glomerulus resultieren. Berücksichtigt man nun noch Unterschiede des Druckgefälles in den einzelnen Schlingen, so sind die Beobachtungen von RICHARDS u. SCHMIDT vielleicht auch ohne die Annahme von Capillar-Sphincteren zu erklären.

Während niedrige Adrenalindosen zu einer Erweiterung und verstärkten Füllung der Glomeruli führten, die RICHARDS u. SCHMIDT auf eine Kontraktion des Vas *efferens* beziehen, führten höhere Adrenalin-Dosen völligen Stillstand der einen und intermittierende Strömung der anderen Glomeruli herbei, was die Autoren mit der Kontraktion der *afferenten* Arteriolen erklären. Auch nach elektrischer Reizung des Sympathicus verstärkte sich die Intermittenz der Strömung.

Durch nachfolgende Untersucher (unter anderen BIETER 1930; ELLINGER u. HIRT 1931; EBBECKE u. JÄGER 1933; KNISELY u. Mitarb. 1948b) wurde die intermittierende Strömung der Glomerulus-Capillaren bestätigt und führte zu der allgemeinen Vorstellung, daß die Nierenrinde normalerweise sehr unterschiedlich durchströmt sei.

EBBECKE u. JÄGER beobachteten in manchen Glomeruli eine alternierende Strömung, die etwa alle 45 sec wechselte. [Dieser Befund konnte allerdings von OKKELS (1933) nicht bestätigt werden.] Dabei stellten sie wie viele andere Autoren fest, daß die Nieren von Sommerfröschen viel besser durchblutet sind als die von Winterfröschen.

Inzwischen haben aber die Untersuchungen von SINGER (1933), ADOLPH (1934/35), WALKER u. OLIVER (1941), HARTMANN (1954) und vor allem von GRAFFLIN u. BAGLEY (1952) einwandfrei ergeben, daß die bisher beobachtete intermittierende Strömung beim Frosch nicht die *normalen* Zirkulationsverhältnisse repräsentiert, sondern eine Reaktion auf unphysiologische Versuchsbedingungen oder auf verschiedene experimentelle Reize darstellt.

Die intermittierende Strömung der Froschniere kann durch Austrocknung, Operationstraumen, schlechten Allgemeinzustand, schlechte allgemeine Zirkulation (Winterfrösche!), Kochsalzinjektion, Adrenalininjektion, starke Kältereize u. a. bedingt sein. Besonders eindrucksvoll fällt sie in der Erholungsphase nach einer Adrenalin-Reaktion aus. GRAFFLIN u. BAGLEY haben die spontanen und experimentell provozierten Strömungsschwankungen der Glomeruli sehr anschaulich graphisch wiedergegeben. Auf Strömungs-Änderungen in einzelnen Glomerulus-Capillaren gehen sie leider nicht ein.

Auch am *Säugetier* konnten WALKER u. OLIVER sowie HARTMANN keine gröberen Strömungs-Schwankungen der Glomerulus-Capillaren beobachten.

WALKER u. OLIVER entdeckten an 100 Meerschweinchen insgesamt sechs ungewöhnlich oberflächlich gelegene Glomeruli, die sie im auffallenden Licht 5 min lang betrachteten.

HARTMANN untersuchte die Nieren ganz junger Mäuse (4—5 g). Während der ersten halben Stunde waren die Verhältnisse nahezu physiologisch; die 29—53 μ großen Glomeruli wurden *gleichmäßig* durchströmt. Nach Ablauf dieser Frist kam es zu einer Strömungsbehinderung durch Erythrocyten-Aggregate.

Auf jeden Fall sind alle Beobachter darüber einig, daß die Glomerulus-Capillaren sich nicht im ganzen kontrahieren können. Dagegen wurden arterioläre Kontraktionen nicht nur am Vas afferens, sondern auch am Vas efferens isoliert und gemeinsam beobachtet (RICHARDS u. Mitarb. 1927, Perfusions-Versuche; SINGER 1933; HOERR 1947).

In diesem Zusammenhang sei nochmals auf die vorwiegend anatomischen Untersuchungen von FREY u. FREY hingewiesen. Diese Autoren beobachteten nämlich nach Tuscheinjektion in die Aorta bei histologischer Aufarbeitung der Nieren enge *Beziehungen zwischen bestimmten Funktionszuständen und charakteristischen Formen der Blutverteilung* des Organs. Während der Konzentrations-Tätigkeit fand sich eine auffallende Blutleere der subcorticalen Markzone, während Rinde und übriges Mark mäßig blutgefüllt waren (Maus). Während der Wasser-Diurese war die subcorticale Markzone dagegen stark durchblutet und die Glomeruli waren strotzend mit eingedicktem Blut gefüllt (Kaninchen). Bei der Glomerulus-Diurese zeigte sich eine starke allgemeine Blutfülle der Nierenstrombahn unter Bevorzugung der Glomeruli, die bei Anschneiden hellrot bluteten; außerdem traten die Gefäßbänder der Markstreifen im Schnitt deutlicher hervor (Maus). Durch extrarenale Faktoren (Krämpfe, Kreislauf-Kollaps) sowie durch eine Masugi-Nephritis wurden diese charakteristischen Gefäßbilder aufgehoben. Das Gefäß-verhalten wurde so „starr" wie die Harnbereitung. Aus diesen Beobachtungen leiten FREY u. FREY enge Beziehungen zwischen dem Durchblutungsgrad bestimmter Nierenabschnitte und bestimmten Funktionszuständen der Niere ab, wobei sie der intravasalen *Druck-Verteilung* die Hauptbedeutung zumessen. Sie machen außerdem darauf aufmerksam, daß schon EBBECKE 1931 an der frisch herausgenommenen Froschniere drei verschiedene, bestimmten Funktionszuständen zugeordnete Füllungsbilder der Nierenstrombahn unterschieden habe („blasse Niere", „Glomerulus-Niere" und „Tubulus-Niere").

d) Die Beziehungen des Druckes der Glomerulus-Capillaren zum Aortendruck und zum intratubulären Druck

An der Forschniere hat HAYMAN (1927) in seinen bekannten Experimenten den Druck der Glomerulus-Capillaren gemessen und mit dem Aortendruck verglichen. Er punktierte die Glomeruluskapsel, klemmte den zugehörigen Tubulus ab und steigerte dann den intracapsulären Druck bis zum Erlöschen der Strömung in den Capillaren (Riva-Rocci-Prinzip).

Bei einem Aortendruck von 21—61 mm H_2O variierte der Druck in den Vasa afferentia zwischen 15—56 cm und in den Glomeruluscapillaren zwischen 4—52 cm H_2O. Der systolische Druck betrug in den Vasa afferentia 85% und in den Capillaren 54% des Aortendruckes. Systolischer Aortendruck und systolischer Druck der afferenten Gefäße und Capillaren zeigten eine weitgehende Korrelation.

Durch Adrenalin und Coffein wurde der Druck in den afferenten Gefäßen und Glomeruluscapillaren *un*abhängig vom Aortendruck modifiziert.

HAYMAN kommt auf Grund seiner sehr sorgfältigen Versuche zu dem Ergebnis, daß der Capillardruck in den Glomeruli immer über dem osmotischen Druck liegt und durch die afferenten und efferenten Arteriolen reguliert wird.

Kürzlich ist es GOTTSCHALK (1956) gelungen, auch an der Säugetierniere den Druck der Tubuli und der intertubulären Capillaren zu bestimmen.

Er wählte als Objekt die Rattenniere und untersuchte mit der Quarzstabmethode von KNISELY. Er führte farbstoffgefüllte Mikropipetten in die Tubuli und in die intertubulären Capillaren ein und kontrollierte den Eintrittspunkt der Pipetten nachträglich stereoskopisch am Korrosionspräparat.

Der intertubuläre Druck und der Capillardruck waren aus mechanischen Gründen (gegenseitige Kompression) weitgehend voneinander abhängig. Durchschnittlich betrug er in den Tubuli 13,5 mm Hg und in den intertubulären Capillaren 16,6 mm Hg. Größere Capillaren hatten auch einen noch höheren Innendruck (24,6 mm Hg). In den distalen Tubulusabschnitten lag der Druck um 50% niedriger als in den proximalen.

e) Die Strömung in den Glomeruli der Froschniere unter experimentellen Einwirkungen und pathologischen Verhältnissen

BIETER konnte die „intermittierende Strömung" durch *Splanchnicus-Durchschneidung* für 2—3 Std aufheben; danach kehrten die Strömungsschwankungen allmählich wieder.

Abklemmung des Ureters führte zu einer reflektorischen Strömungsunterbrechung in zahlreichen Glomeruli für 10 min, wie sie später von EBBECKE u. JÄGER ebenfalls beobachtet wurde; durch Cocain-Einbringung in den Ureter konnte sie verhindert werden.

FREY u. FREY (1950) beobachteten im Verlaufe ihrer Nierenuntersuchungen bei Manipulationen am Nierenhilus oder am Peritoneum ebenfalls eine Vasoconstriction des Organs. Ebenso stellten sie bei cerebralen Krämpfen der Maus eine Ischämie der Nierenrinde (einschließlich der Glomeruli) fest.

Crush (Stauung einer Extremität bis zum Eintritt von Ödem und Lösung der Ligatur mit Ausmassieren des Ödems) verursachte ebenfalls eine Zirkulationsunterbrechung zahlreicher Glomeruli für die Dauer von 10—20 min.

Dieser Eingriff ist allerdings beim Frosch ganz besonders unphysiologisch, weil die Hauptwurzel der Nierenpfortader bei dieser Species nach EBBECKE u. JÄGER aus dem Hinterbein entspringt. Das Ausmassieren eines Extremitätenödems kann daher zu einer makroskopisch sichtbaren Blutverdünnung in der Nierenpfortader führen.

Durch Splanchnicus-Durchschneidung konnte der Effekt vermindert werden.

EBBECKE u. JÄGER untersuchten die *Wirkung verschiedener lokaler Reize* auf die Glomerulus-Strömung. Nach Austrocknung, nach Hitzeeinwirkung oder nach Auftragen von 10—30%iger Kochsalzlösung kam es zur *Stase*bildung; der Vorgang wird von ihnen in klassischer Weise so beschrieben, wie er von vielen Autoren und von uns selbst sonst am Mesenterium beobachtet worden ist.

Der Blutfaden erscheint plötzlich in den Venen breiter, die Strömung wird träge, die Erythrocyten verschmelzen zu einer homogenen, lackfarbenen Masse, und diese „Anschoppung" pflanzt sich nun entgegen der Strömungsrichtung in die Glomeruli fort, während aus den *unverändert weiten Arteriolen* ständig Blut nachströmt, bis es zur Strömungsunterbrechung durch das eingedickte Blut kommt. Die Arteriolen blieben von diesem Vorgang immer frei. Löste sich die Stase, so bröckelte das Staseblut erst in den Venen allmählich ab, bis schließlich auch die Stasesäulen in den Glomerulus-Capillaren wieder zerfielen. Durch vorherige Adrenalinapplikation konnte die Stase der Glomeruli vermieden werden; waren sie einmal „leergelaufen", so blieben sie von der Stase verschont.

Nach lokaler Applikation von *Adrenalin* 1:1000 oder von *Pituitrin* trat eine Kontraktion der afferenten Arteriolen ein, und die Glomeruli liefen leer. Das Volumen der Glomeruli blieb dabei unverändert. Die Capillaren kontrahierten sich nicht.

Auf *Coffein* lokal trat dagegen eine Erweiterung des ganzen Glomerulus mit verstärkter Strömung auf. Hierbei beobachtete EBBECKE 2 Arten von Pulsation: 1. ein rhythmisches Größer- und Kleinerwerden der Glomeruli als Zeichen der starken Durchblutung und 2. pulsatorische Strömungsschwankungen. Der Kapselraum erschien unter der Coffeinwirkung manchmal breiter. Dieser Coffein-Effekt wurde von OKKELS (1933) bestätigt und auf eine Erweiterung der Nierenarterien zurückgeführt. BRÜHL (1928) hatte ihn sogar an der künstlich durchströmten Froschniere gesehen.

SINGER (1936) konnte eine isolierte Kontraktion des Vas *efferens* als Folge einer *photodynamischen Reaktion* (Fluorescenzversuch) wahrscheinlich machen.

ADOLPH hat sich sehr eingehend mit der Glomerulus-Zirkulation, ihrer *Abhängigkeit vom allgemeinen Kreislauf* und von *Sauerstoffmangel* sowie ihrer *Beziehung zur Harnproduktion* befaßt.

Er fand die Glomerulus-Strömung von den allgemeinen Kreislaufverhältnissen ziemlich unabhängig.

Unter sauerstoff-freier Beatmung (Hautatmung) kam es zu einer vollständigen Unterbrechung der Glomerulus-Zirkulation infolge einer direkt nachweisbaren Kontraktion der zuführenden Arteriolen und zur Anurie. Dabei liefen die Glomeruli meist leer. Zur Aufrechterhaltung der Strömung war ein Sauerstoffgehalt von mindestens 1,5—4% in der Atmungsluft erforderlich. Auf das Ausmaß der intermittierenden Strömung hatte die sauerstoff-freie Beatmung keinen Einfluß; gleichmäßig durchströmte Glomeruli blieben bis zum Verschluß der Arteriolen gleichmäßig durchblutet, intermittierende Strömung verstärkte sich unter Sauerstoffmangel nicht. An anderen Organen konnte unter Sauerstoffmangel keine Zirkulationsänderung beobachtet werden.

Kohlendioxyd-Beatmung verursachte bei Konzentration über 30% ebenfalls eine Strömungsunterbrechung in den Glomeruli und eine Einstellung der Harnproduktion; in diesem Fall waren die sichtbaren Arteriolen aber offen, der Spasmus mußte also weiter proximal lokalisiert sein.

Gleichzeitige quantitative Bestimmung der Harnproduktion und der Glomerulus-Zirkulation führte zu dem Resultat, daß die Harnproduktion von der Durchströmung der Glomeruli in enger Weise abhängig war. Strömungsunterbrechung hatte immer eine Anurie zur Folge. Andererseits konnte die Harnbildung aber auch bei erhaltener Strömung aufhören; außerdem genügte zu ihrer Aufrechterhaltung schon eine *lang-*

same Zirkulation. Daher kommt ADOLPH zu dem Schluß, daß die Durchflußmenge für die Harnproduktion weniger wichtig sei als der Blutdruck in den Glomerulus-Capillaren. Zu einer ähnlichen Anschauung sind FREY u. FREY später bei ihren Tusche-Injektionen — wie schon erwähnt — ebenfalls gelangt.

Bei der Prüfung verschiedener chemischer Einwirkungen auf die Niere des decerebrierten Frosches fand ADOLPH (1936) keine Substanz, die *nur* die Glomerulus-Strömung, nicht aber gleichzeitig die Harnbildung beeinflußt hätte. Umgekehrt hatten alle Stoffe, die eine Oligurie oder Anurie verursachten, eine eindeutige Kreislaufwirkung, und die Zirkulationsänderungen der Glomeruli waren zeitlich eng mit den Änderungen der Harnproduktion gekoppelt. Obgleich direkte Wirkungen der verwandten Substanzen auf das Nierenparenchym nicht auszuschließen waren, hielt ADOLPH es daher für sehr wahrscheinlich, daß die Änderungen der Harnbildung in allen Fällen *durch* die Zirkulationsänderungen bedingt waren, wobei ihm der Druck in den Glomeruluscapillaren der entscheidende Faktor für das Ausmaß der Harnproduktion zu sein schien

Eine Durchschneidung der sympathischen Nerven hatte auf die Sauerstoffmangel-Kontraktion der Arteriolen keinen Einfluß.

KOCH (1952 mit HAASE, 1955) beobachtete im Zusammenhang mit einer experimentell ausgelösten *Nierenstein-Krise* bei Fröschen eine hochgradige Ischämie infolge von Kontraktionen der Interlobulararterien, die er auch photographisch festhalten konnte. (Beobachtung im durchfallenden und auffallenden Fluorescenzlicht.)

Alle Noxen, die eine „Konkrementbildungs-Krise" hervorriefen (Bildung von „Kolloidkörperchen" im Harn als Kristallisationszentren), führten an der Rattenniere (makroskopisch) und an der Froschniere (mikroskopisch) zu hochgradigen Durchblutungsstörungen, die in leichteren Fällen nach Stunden reversibel, in schweren Fällen aber irreversibel waren. Während der Krisen war die constrictorische Erregbarkeit der Arterien und Arteriolen auf Adrenalin herabgesetzt. Die Durchblutungsstörung ging der Konkrementbildung voraus.

Durch Paravertebral-Anaesthesie und durch Verabreichung von Convallaria-Glykosiden konnten die Krisen experimentell und auch klinisch unterbrochen bzw. verhütet werden. Nach der Darstellung von KOCH und HAASE muß man annehmen, daß die von ihnen zur Auslösung einer Konkrementbildungskrise benützten Noxen (bei der Ratte einige Milligramm Oxamid) eine unmittelbare, schädigende Wirkung auf die kleinen Nierengefäße hatten Die Versuchstiere gingen oft an Anurie zugrunde, die sicher auf den völligen Strömungsstillstand in den Glomeruli zu beziehen ist.

TRUETA u. Mitarb. und SCHLEGEL u. MOSES führten sehr schöne fluorescenz-histologische Untersuchungen über die Zirkulation in der Nierenrinde und im Nierenmark des Säugetieres unter pathologischen Bedingungen durch; trotz gleicher Versuchsanordnung kamen sie allerdings zu widersprechenden Resultaten:

TRUETA beobachtete beim Kaninchen nach elektrischer Reizung des Plexus renalis oder nach mehrstündiger Abbindung einer Extremität hochgradige Spasmen der peripheren Abschnitte der Interlobular-Arterien („corticale Spasmen"), während die Zirkulation im marknahen Rindengebiet und im Mark auffallend gut erhalten

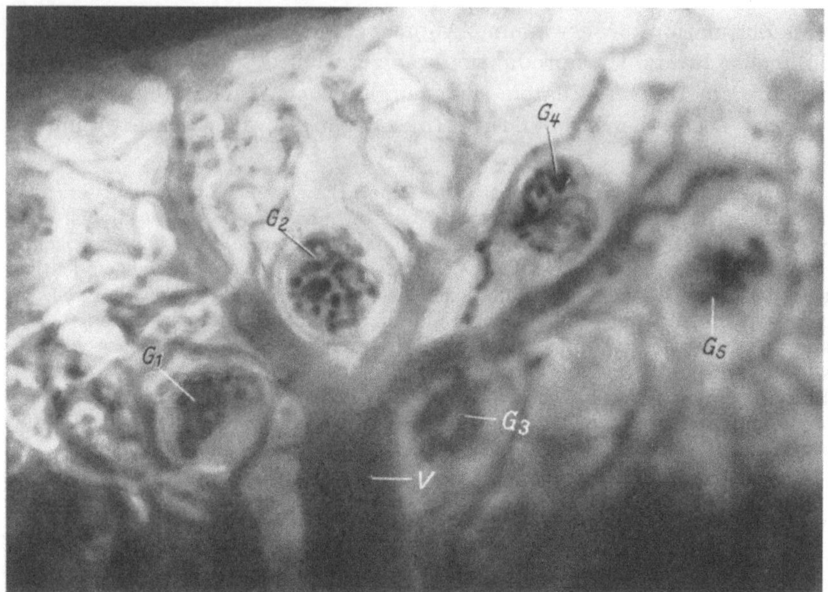

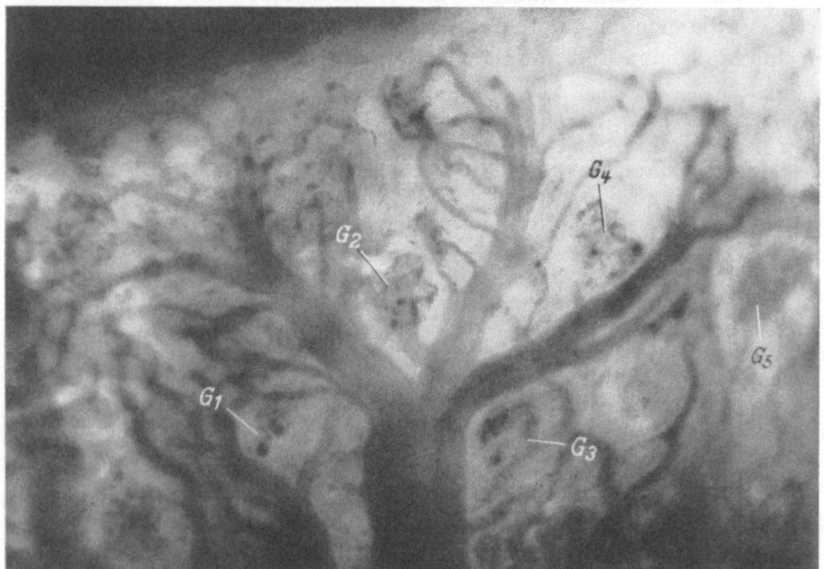

Abb. 73a u. b. Durchblutungsstörung der Glomeruli bei Nierensteinkrise. G_{1-5} Glomeruli; V Vena corticalis superficialis. a Ausgangszustand. Glomeruli gut gefüllt. b 22 min nach Auslösung einer Konkrementbildungskrise mit Hilfe von Sulfathiazol. Die Glomeruli sind ischämisch geworden; die Glomerulus-Capillaren enthalten im Gegensatz zu den deutlich sichtbaren intertubulären Capillaren kaum noch Erythrocyten. Die Originalvorlagen für die Abb. 72 u. 73a u. b wurden mir liebenswürdigerweise von Herrn Dr. H. HAASE, Biologisches Institut Dr. MADAUS, Köln, zur Verfügung gestellt war; hier blieben die Glomeruli mitsamt den Vasa recta stark gefüllt. Er schloß aus diesem Befund, den er mit eindrucksvollen Photos belegt, daß die juxtamedullären Glomeruli mit ihren sehr weiten Vasa afferentia und den Vasa recta einen kurzen Kreislauf für den Notfall bilden.

SCHLEGEL u. MOSES dagegen kamen bei einer Nachprüfung dieser Versuche am gleichen Tier zu dem entgegengesetzten Befund; das Nierenmark war beim Crush-Syndrom *schlechter* durchblutet als die Rinde. „Corticale Spasmen" waren nicht nachweisbar. Auch diese Beobachtungen wurden mit Photogrammen belegt.

Fassen wir zusammen, so hat die praktisch nur am Frosch mögliche Lebendbeobachtung im Hinblick auf die Anordnung des renalen Capillarbettes ergeben, daß die Glomeruli durch sog. „shunt-Capillaren" kurzgeschlossen werden können, die sich im Gegensatz zu den afferenten und efferenten Arteriolen auf Splanchnicus-Reizung nicht kontrahieren. Die afferenten Arteriolen ragen noch ein kleines Stück in die Glomerulus-Kapsel hinein und teilen sich dann dichotomisch; ebenso wie die Vasa efferentia sind sie kontraktionsfähig. Ein Sphincter-Mechanismus an den einzelnen Glomerulus-Capillaren ist zwar vermutet, aber niemals überzeugend nachgewiesen worden. Im Gegensatz zu älteren Lebendbeobachtungen unter unphysiologischen Versuchsbedingungen ist die Strömung in allen Glomeruli normalerweise ziemlich gleichartig und meist kontinuierlich, nicht intermittierend; der periodische Ausfall einzelner Glomeruli scheint immer auf experimentellen Einwirkungen zu beruhen. Ebenso wie an anderen inneren Organen sind die einzelnen (Glomerulus-)Capillaren nicht kontraktionsfähig. Der Blutdruck liegt in ihnen über dem osmotischen Druck und wird durch die unabhängig reagierenden afferenten und efferenten Arteriolen reguliert. Die Durchblutung der Glomeruli kann durch Splanchnicus-Durchschneidung, Ureter-Abklemmung und verschiedene pharmakologische Reize erheblich beeinflußt werden. Adrenalin und Pituitrin führen zu einer vermehrten Durchströmung, sauerstoff-freie Beatmung und Kohlendioxyd-Beatmung verursachen beim Frosch eine Zirkulationsunterbrechung mit Anurie. Überhaupt ist die Harnproduktion eng von der Glomerulus-Zirkulation abhängig, wobei die Höhe des Capillardruckes das Entscheidende zu sein scheint. Von den allgemeinen Kreislaufverhältnissen ist die Glomerulus-Zirkulation weitgehend unabhängig. Die Nierensteinkrise beginnt im Experiment mit einer hochgradigen Ischämie der Niere, verursacht durch eine Kontraktion der Interlobular- bzw. Lobular-Arterien.

VII. Zur terminalen Strombahn des Skeletmuskels

Eine direkte Beobachtung der Endstrombahn des Skeletmuskels ist schwierig und nur an ganz dünnschichtigen Muskeln von Amphibien oder kleinen Säugetieren möglich; sie wurde von SMITH u. ROUS (1931) am Sartorius des Frosches, von ROUS, GILDING u. SMITH (1930) an verschiedenen Muskeln der Maus, des Meerschweinchens, junger Kaninchen und Katzen (vor allem Bauchmuskulatur), von BISCHOFF u. RICKER (1932) an der Bauchmuskulatur von Ratten, von ALGIRE u. MERWIN (1955) an der Rückenmuskulatur der Maus (Kammer-Technik) und von ZWEIFACH u. METZ (1955a) am Trapezius der Ratte vorgenommen.

SMITH und ROUS haben ihre Lebendbeobachtungen mit histologischen Untersuchungen und der Injektionstechnik kombiniert. Sind die Ergebnisse der Lebendbeobachtung auch noch recht fragmentarisch und sicher nicht in allen Punkten zu verallgemeinern, so werfen sie doch ein gewisses Licht auf Anordnung und Funktion der Muskelstrombahn.

a) Zur Anordnung der Muskelstrombahn

ROUS, GILDING u. SMITH fanden an den verschiedenen von ihnen untersuchten Säugetiermuskeln eine sehr regelmäßige Anordnung der Endstrombahn. Die kleinen Arterien und Venen liefen meist paarweise nebeneinander in Richtung der Muskelfasern und gaben dann jeweils alternierend, *quer* zur Faserrichtung, die sog. „transversalen" Arteriolen und Venolen ab. Ein Faser*parallel*verlauf wurde an den Venolen noch seltener festgestellt als an den Arteriolen. Die Venolen erschienen breit und stumpf, die Arteriolen dagegen fadendünn; oft waren sie erst nach Farbstoffinjektion deutlich erkennbar. Zwischen den transversalen Arteriolen und Venolen lagen dann — immer faserparallel — die langgestreckten, teilweise anastomosierenden Capillaren. Diese waren im ganzen Verlauf gleich weit, nahmen also am venösen Abschnitt nicht an Kaliber zu und hatten (am Adductor magnus) eine Länge von 0,43 bis 1,35 mm; ihre durchschnittliche Länge betrug 0,69 mm.

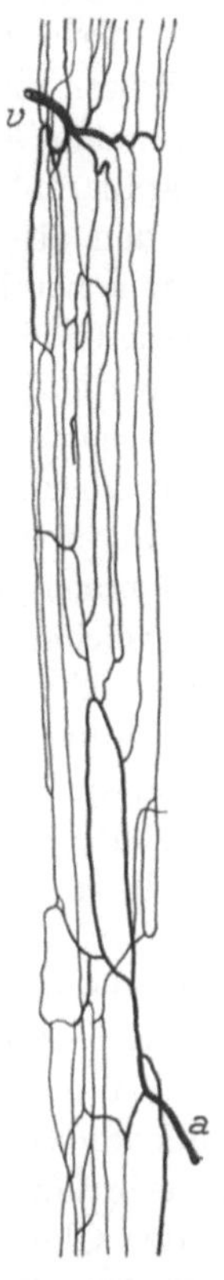

Abb. 74. Terminale Strombahn des Skeletmuskels (Adduktor magnus des Kaninchens; nicht schematisierte Zeichnung von ROUS, GILDING u. SMITH, Vergrößerung 70fach). Zwischen der Arteriole (*a*) und der Venole (*v*) liegt ein langgestrecktes, anastomosierendes Capillarnetz. Klassischer Verzweigungsmodus

Bei quantitativen Untersuchungen erschien die Capillarzahl im Bereich der arteriellen Verzweigungsstellen im Gegensatz zur Region um die Venolen reduziert. Hieraus schließt ROUS, daß auch die Arteriolen — im Gegensatz zu den Venolen und kleinen Venen — an der nutritiven Versorgung des Muskelparenchyms teilhaben.

Im Gegensatz zu Rous, Gilding u. Smith fanden Zweifach u. Metz die Enden der Arteriolen und Venolen sehr dicht beieinander liegend und die Capillaren daher sehr kurz. Sie erklären dies mit dem hohen Stoffwechselbedarf des Muskels; wegen ihrer geringen Länge könnten die Capillaren besonders rasch durchströmt werden. Wie die Befunde von Rous u. Mitarb. zeigen, kann diese am Rattentrapezius erhobene Beobachtung nicht verallgemeinert werden.

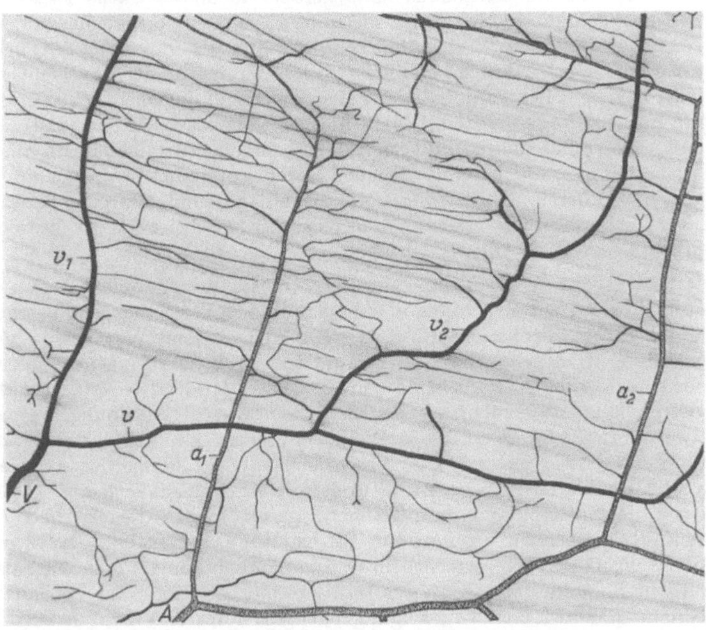

Abb. 75. Strombahn des Obliquus externus vom Kaninchen (Paus-Zeichnung nach einem Mikrophoto von Rous, Gilding u. Smith [Tusche-Gelatine-Injektion]; Vergrößerung 12fach). Im Gesichtsfeld liegt ein parallel laufendes Arterien/Venenpaar (A und V). Beide geben nach oben, d. h. quer zum deutlich sichtbaren Verlauf der Muskelfasern, je zwei „transversale" Arteriolen (a_1 und a_2) bzw. Venolen (v_1 und v_2) ab. Zwischen ihnen erkennt man streckenweise die faserparallel verlaufenden Capillaren

Ein besonderes Charakteristikum der Muskelstrombahn ist in den praktisch von allen Lebendbeobachtern beschriebenen arkadenförmigen arterio-arteriellen und veno-venösen Querverbindungen gegeben, durch welche der periphere Abschnitt der Muskelstrombahn eine gewisse netzförmige Anordnung erhält. Die kleinen Arterien bzw. Arteriolen können daher von 2 Richtungen Blut erhalten und häufiger die Strömungsrichtung wechseln (Zweifach u. Metz); die transversalen Arteriolen und Venolen stellen allerdings nach den sehr schönen Abbildungen von Rous u. Mitarb. und Smith u. Mitarb. meist isolierte Endbäumchen dar.

R. L. Saunders u. Mitarb. (1957) halten auf Grund ihrer schon im allgemeinen Teil angeführten mikro-angiographischen Untersuchungen am Skeletmuskel des Tieres und des Menschen die Netzbildung für das entscheidende Aufbauprinzip der Muskelstrombahn — sowohl im makroskopischen als auch im mikroskopischen Bereich. Sie fanden bei ihren angiographischen Darstellungen der Muskelstrombahn, die sie mit einem besonders feinkörnigen Kontrastmittel ausführten und stereoskopisch auswerteten, daß die kleinen Muskelarterien sich von einem bestimmten Kaliber ab nicht mehr verjüngen, sondern bei gleichbleibendem Durchmesser viereckige bzw. rechteckige Maschen bilden; diese sind auf dem Arteriogramm mit bloßem Auge erkennbar und werden daher von SAUNDERS als „macromesh" bezeichnet; ihre Weite beträgt am Latissimus dorsi, Trapezius und Serratus 1—2 cm, ihre Länge 1—5 cm. In dieses Makronetz soll nun ein ganz entsprechendes, nur mikroskopisch feines „Mikronetz" eingefügt sein, das aus anastomosierenden, arkadenförmig verlaufenden Arteriolen gebildet wird. Aus dem feinen Maschenwerk der Arkadenarteriolen sollen dann — im rechten Winkel — die eigentlichen Capillaren entspringen. SAUNDERS unterscheidet hierbei „Makrocapillaren" und „Mikrocapillaren". Bei den „Makrocapillaren" soll es sich um Zentralkanäle im Sinne von CHAMBERS u. ZWEIFACH handeln, bei den „Mikrocapillaren" dagegen um echte, muskelfreie Capillaren. Durch diese Makrocapillaren und Mikrocapillaren sowie durch kurze arterio-venöse Anastomosen wird das Maschenwerk der Venolen verbunden (vgl. Abb. 8, S. 12).

Die wesentliche funktionelle Bedeutung dieses netzförmigen Aufbaues der Muskelstrombahn sieht SAUNDERS in einem Ausgleich des Druckgefälles und einer Umwandlung der systolischen Blutbewegung in eine kontinuierliche Strömung. Die Abbildungen von SAUNDERS — obwohl technisch hervorragend — erwecken aber ebenso wie seine Ausführungen den Eindruck, daß er den Netzcharakter der Muskelstrombahn etwas überwertet. Die schematischen Zeichnungen geben die Verhältnisse offensichtlich zu sehr vereinfacht wieder. Es bleiben Zweifel, ob sich die schon von SPALTEHOLZ (1888) beschriebene Netzbildung der Arterien und Venen wirklich bis in die eigentliche Endstrombahn hinein fortsetzt. Jedenfalls erscheinen die den Capillaren unmittelbar vorgeschalteten Arteriolen und Venolen auf allen Abbildungen von SPALTEHOLZ, SMITH, ROUS, ZWEIFACH u. METZ größtenteils als *End*gefäße, ohne wesentliche Anastomosenbildung. Man hat also den Eindruck, daß — ähnlich wie an der Haut — dem Arterien- und Venennetz eine Endstrombahn klassischer Verzweigung nachgeschaltet ist. STAUBESAND (1959) meint, daß die kleinen Muskelarterien deshalb zur Netzbildung neigen, weil sie — in Analogie zu den Netzarterien membranöser Gewebe — vorwiegend in den zweidimensional ausgedehnten Bindegewebssepten *zwischen* den Muskelbündeln verlaufen.

Am Ratten-Trapezius bilden die Muskelfasern nach ZWEIFACH u. METZ Bündel mit einem Durchmesser von etwa 50—60 μ, an anderen Muskeln 300 und 400 μ. Zwischen diesen Bündeln, aus denen der ganze Muskel zusammengesetzt ist, dringen die zuführenden und abführenden Gefäße ein. Jedes Faserbündel bildet im Hinblick auf seine Strombahn eine Einheit und wird von einem Netz von Arterien und Venen eingehüllt; durch die Bindegewebssepten stehen diese Netze miteinander in Verbindung. Die Arterie eines bestimmten Muskelareals gibt bei einem Kaliber von 200 μ nach ZWEIFACH etwa 15—20 größere Äste ab, von denen 2—3 als arterio-venöse Anastomosen (Zentralkanäle ?) in eine Vene übergehen; die übrigen enden als arterielle Arkadengefäße von 50—100 μ, die von ZWEIFACH als „Arteriolen" angesprochen werden.

Aus diesen gehen dann die eigentlichen Capillaren hervor. Zum Teil
sollen die Capillaren nach ZWEIFACH auch *seitlich* aus „Zentralkanälen“
entspringen, d.h. aus Arteriolenästen, die unmittelbar in die Venen
übergehen. Aber ein Teil dieser „Metarteriolen“ mit seitlichen Capillar-
abgängen endet schließlich in ein oder zwei Capillarschlingen, entspricht
also nicht mehr ganz der Definition eines Zentralkanals von CHAMBERS

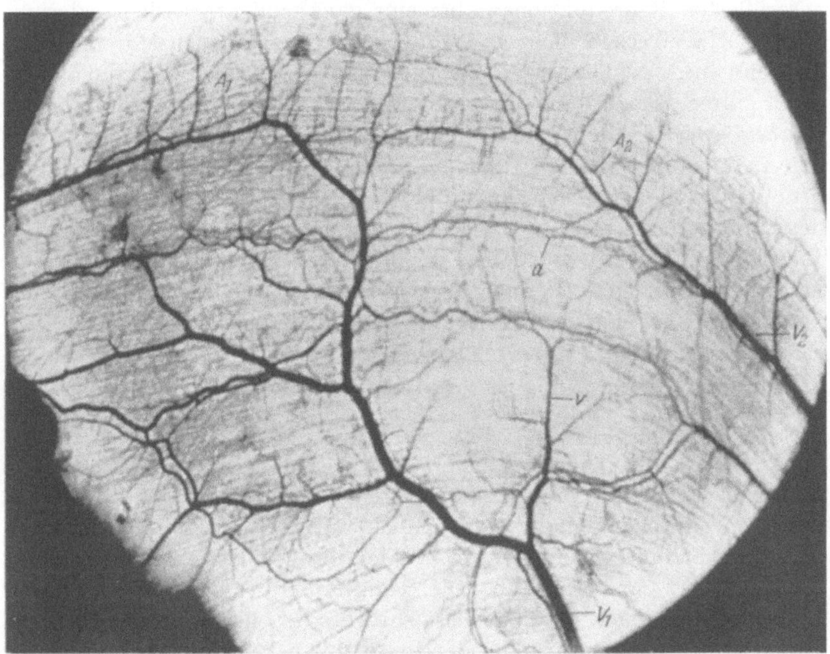

Abb. 76. Ausschnitt aus der Strombahn des Trapezius der Ratte nach ZWEIFACH u. METZ (1955).
(Intravital-Photo. Vergrößerung 4fach.) Man erkennt deutlich die Muskelfasern, die in leichtem
Bogen quer durchs Gesichtsfeld ziehen. Das Bild wird beherrscht von 2 Venen (V_1 und V_2), die sich
zahlreich verästeln und dabei auch miteinander anastomosieren. Links und rechts im oberen Bild-
ausschnitt werden die beiden fast horizontal verlaufenden Venen von dünnen, parallel laufenden
Arterien begleitet (A_1 und A_2). Neben dem von unten kommenden Venenstamm ist dagegen eine
zugehörige Arterie nicht sicher wahrzunehmen. Die beiden Arterien/Venen-Paare in der oberen
Bildhälfte lassen quer zur Faserrichtung in regelmäßigen Abständen abzweigende Venchen und
Arteriolen erkennen, die völlig den „transversalen“ Arteriolen und Venolen von ROUS, GILDING u.
SMITH entsprechen. Die in Faserrichtung zwischen ihnen liegenden Capillaren sind wegen der schwachen
Vergrößerung nicht zu erkennen. Fast in Bildmitte liegen sich ein Venenästchen (v) und ein Ast der
Arteriole A_2 (a) gegenüber; nur diese scheinen tatsächlich durch die von ZWEIFACH u. METZ als
„Metarteriolen“ beschriebenen arteriolo-venolären Verbindungsgefäße verbunden zu werden

u. ZWEIFACH. Die Photos von ZWEIFACH u. METZ lassen ein zahlreiches
Vorkommen von Zentralkanälen an der Muskelstrombahn nicht überzeugend erkennen; man sieht auf ihnen, daß die größeren Arterien und
Venen meist paarweise zusammenlaufen und dann (jedenfalls teilweise)
alternierend die „transversalen“ Arteriolen und Venolen abgeben, die sich
— quer zur Faserrichtung — weitgehend bäumchenförmig aufzweigen,

ganz so, wie es auch Rous, Gilding u. Smith beschrieben haben. Darüber hinaus zeigen die Arterien und Venen zahlreiche arterio-arterielle und veno-venöse Ringanastomosen. Nur stellenweise sind auf den Abbildungen auch Strombahnbezirke mit irregulär wirkendem Bauplan auszumachen, an denen offenbar arteriolo-venoläre Übergangsgefäße (Metarteriolen ?) vorkommen (vgl. Abb. 76). Leider lassen die schwach vergrößerten Reproduktionen aber eine ganz eindeutige Identifizierung dieser Gefäßstrecken nicht zu. Umgekehrt sind auf den klaren Abbildungen von Rous, Gilding u. Smith *keine* Metarteriolen wahrzunehmen. Nach ihrer Darstellung entspringen die Capillaren ausgesprochen *büschelförmig* aus den Enden der Arteriolen. Diese Abweichungen in den Befunden der beiden Autorengruppen dürften sehr wahrscheinlich bedeuten, daß das Capillarbett des Skeletmuskels — ähnlich wie das des Mesenteriums — nicht so schematisch nach dem einen oder anderen Bauplan angelegt ist, wie die Darstellungen es zunächst vermuten lassen. Möglicherweise gibt es auch species-abhängige oder für bestimmte Muskelregionen charakteristische Unterschiede im Bauplan der Endstrombahn.

Kurze arterio-venöse Anastomosen konnten Rous und Smith — ebenso wie Algire u. Merwin an der Mäuserückenkammer — im Gegensatz zu Saunders übrigens nur *selten* feststellen.

b) Die Strömungsverhältnisse im Capillarbett des Skeletmuskels

In enger Abhängigkeit von der Muskeltätigkeit wechseln Strömungsrate bzw. Strömungsvolumen im Bereich des Capillarbettes nach Zweifach u. Metz ganz erheblich. Die Regulierung der feineren Blutverteilung geschieht nach ihrer Ansicht zur Hauptsache durch die Capillarsphincteren, die sich einzeln oder in Gruppen verschließen sollen, und zwar unter dem Einfluß lokaler Faktoren und allgemeiner Blutdruckschwankungen. Aber auch die arteriellen Arkadengefäße, aus denen die Capillaren hervorgehen, und die größeren muskularisierten Venen zeigten spontane Weitenänderungen.

Es soll bei einem Blutdruckabfall auf 40 mm Hg das Muskelparenchym infolge des Sphincteren-Verschlusses ischämisch werden, während die in den Septen gelegenen arterio-venösen Anastomosen bzw. Zentralkanäle weiter durchströmt bleiben. Dabei soll sich die Strömungsgeschwindigkeit in den Arterien und Venen trotz erniedrigten Blutdruckes kaum verändern.

Algire u. Merwin beobachteten in den Muskelcapillaren ebenfalls eine intermittierende Strömung, sie führen diese aber nicht auf die Tätigkeit von Capillar-Sphincteren, sondern auf das Funktionsspiel der zuführenden Arteriolen zurück. Sie fanden die einzelnen Arteriolen während 17—70% der Beobachtungsdauer vollkommen verschlossen. Nach Injektion von Bakterientoxinen oder Histamin hörte die Vasomotorik auf, und die Muskelaktivität erlosch.

Fassen wir zusammen, so ist die Strombahn des Skeletmuskels trotz mancher artgebundener und regionaler Besonderheiten durch einen sehr regelmäßigen Aufbau und durch zahlreiche arterio-arterielle und veno-venöse Anastomosen ausgezeichnet. Hierdurch entsteht eine netzartige Anordnung, die aber in der Regel nicht auf das Capillarbett im engeren Sinne übergreift. Das Capillarbett des Skeletmuskels besteht aus trans-versalen *End*arteriolen und *End*venolen, zwischen denen langgestreckt und häufiger miteinander anastomosierend, parallel zu den Muskelfasern, die eigentlichen Capillaren liegen. Zentralkanal-ähnliche Übergänge zwischen den Arteriolen und Venolen kommen vor, stellen aber auf keinen Fall die Regel dar. Arterio-venöse Anastomosen sind nicht in nennenswertem Maße vorhanden. Die Muskelstrombahn zeigt ein leb-haftes motorisches Funktionsspiel; in der Ruhe sind nicht alle Capillar-bett-Einheiten gleichzeitig durchblutet. Ähnlich wie an der Lunge sollen die in den Septen gelegenen Gefäße bei starkem Blutdruckabfall durchströmt bleiben, während größere Capillargebiete aus der Zirku-lation ausgeschaltet werden. Capillar-Sphincteren werden diskutiert, sind aber nicht sicher nachgewiesen.

VIII. Zur terminalen Strombahn der Hirnoberfläche

Mit Hilfe eines Schädelfensters ist es möglich, am Säugetier die größeren und kleineren Gefäße der Dura mater und vor allem der Pia mater lebend zu beobachten; die Untersuchung kann allerdings nur im auffallenden Licht durchgeführt werden. Da das Hirnparenchym ganz undurchsichtig ist, sind nur die in der Pia mater verlaufenden *zu*- und *ab*führenden Gefäße, jedoch nicht die dicht unter der Organober-fläche gelegenen Parenchym-Capillaren selbst einzusehen. Die Gefäß-Wände und die Blutkörperchen sind nur schlecht zu erkennen (FORBES).

Mit der Entwicklung der Fenstertechnik haben sich vor allem FORBES u. Mitarb. (1928—1954) sowie MINARD, OSSERMAN u. HOWELL (1954) befaßt. SOHLER, LOTHROP u. FORBES (1941a) konstruierten — ähnlich wie WENTSLER (1936) — ein Schädelfenster zur *Dauer*beobachtung über Tage und Wochen an nicht narkotisier-ten Affen und Katzen. MINARD u. Mitarb. entwickelten ebenfalls eine spezielle Fenstertechnik für den Affen und zogen die Fluorescenzmikroskopie zur besseren Darstellung der Pia-Gefäße und ihrer Strömung heran. Neben Katzen, Affen und Hunden wurden in letzter Zeit auch Ratten und Kaninchen als Versuchstiere ver-wendet (H.W. SCHMIDT 1955/56). Die besten Mikrophotogramme von den kleinen Blutgefäßen der Pia mater (des Hundes) haben wir in den Arbeiten von RISER, MERIEL u. PLANQUES (1931) und von VILLARET u. CACHERA (1938/39) gefunden.

a) Die Anordnung der Pia-Gefäße

Bei makroskopischer Betrachtung erscheinen die Gefäße der Pia auf rötlichem Untergrund, der durch die durchschimmernden intra-cerebralen Gefäße hervorgerufen wird; und zwar liegen die prall runden

Arterien *über* den flacheren, ungleichmäßig weiten („sinusoidalen") Venen (H. W. Florey 1925; Katze, Kaninchen, Affe). Die intracerebralen Arterienäste steigen oft senkrecht in die Tiefe und erscheinen dann nur als dunkelrote Punkte, die Venenäste treten dagegen häufig in schrägem Verlauf an die Hirnoberfläche (Florey). Während sich die Venen der Pia mater vorwiegend bäumchenartig verzweigen und wenig miteinander anastomosieren (Olkon u. Joannides 1930; Clark u. Wentsler 1938; H. W. Schmidt 1955/56)[1], zeigen die kleinen Arterien und Arteriolen nicht nur bei verschiedenen Säugetierarten, sondern auch beim Menschen eine *ausgesprochene Neigung zur Ring- und Netz-Bildung* (Florey 1925; Schmidt 1955/56; Meyer u. Denny-Brown 1957). Schmidt, der sich mit diesen ringförmigen arterio-arteriellen Anastomosen besonders befaßt hat, spricht von „arteriellen Kreisen". Beim Kaninchen konnte er auf einer Fläche von $^1/_2$ cm² 10—42 solche arteriellen Kreise zählen; der Durchmesser der hieran beteiligten Arterien variierte zwischen 75 und 11 μ. Die Arterien der Pia unterscheiden sich gegenüber den Venen durch einen gestreckteren Verlauf; außerdem verjüngen sie sich kontinuierlich, während die Kaliberzunahme der Venen mehr stufenweise an den Verzweigungsstellen erfolgt. Arterio-venöse Anastomosen konnte Schmidt ebenso wie Forbes, Clark u. Wenstler nicht beobachten.

b) Die Strömungsverhältnisse und die motorische Aktivität der Pia-Gefäße

Alle Beobachter, insbesondere Forbes u. Mitarb., Clark u. Wentsler[2] und Schmidt heben hervor, daß die Strömung in den Pia-Gefäßen auffallend gleichförmig und schnell ist; nur in den Venen sind unter Umständen die einzelnen Blutkörperchen zu erkennen; eine Pulsation besteht nach Schmidt nicht, nach Florey nur an den großen Arterien. Die Aufrechterhaltung einer möglichst konstanten Strömung ist ganz offensichtlich das Ziel der Regulation der Hirnstrombahn; dies geht am besten daraus hervor, daß sich die Pia-Arterien bei Blutdrucksteigerung kontrahieren und bei Blutdruckabfall dilatieren, wodurch gröbere Schwankungen der Durchblutung verhindert werden (Pool, Forbes u. Nason 1934; Forbes u. Mitarb. 1937; Fog 1937/39b; Forbes 1954). Unter diesem Aspekt ist auch die im Gegensatz zu anderen Organen auffallend geringe motorische Aktivität der Pia-Gefäße zu verstehen. Spontankontraktionen sind selten und wenig ergiebig; selbst experimentelle Nervenreizung führt niemals zur Ischämie[3].

---

[1] Nur Florey beschreibt eine stärkere Vernetzung.

[2] Dauerbeobachtung ohne Narkose mit *Kammer*technik!

[3] Goerttler (1953) weist darauf hin, daß die arteriellen Hirngefäße infolge ihrer geschützten Lage in Flüssigkeit relativ muskelarm sind. Diese Muskelschwäche scheint sich erst sekundär nach dem Schluß der Fontanellen auszubilden und könnte — sofern sie auch die kleinsten Gefäße betrifft — eine morphologische Erklärung für die geringe motorische Aktivität der Pia-Gefäße liefern.

Auch die *druck-passiven* Weitenänderungen der Piagefäße sind nach FORBES u. COBB (1938) meist gering. Nur wenn schon eine gewisse Erweiterung durch einen anderen Reiz vorliegt, kann ein abrupter allgemeiner Blutdruckanstieg zu einer extremen Dilatation führen.

c) Die Nervenkontrolle der Pia-Gefäße

Eine constrictorische und dilatorische Innervation der Hirnhaut-Gefäße ist zwar seit den Beobachtungen von FORBES u. WOLFF (1928) und den Untersuchungen von CHOROBSKI u. PENFIELD (1932) sicher erwiesen, jedoch stimmen alle Untersucher darin überein, daß die Nervenkontrolle der Hirnstrombahn auffallend wenig wirksam ist (SCHNEIDER 1953, SOKOLOFF 1959)[1]. Der Effekt einer Reizung oder Ausschaltung des Sympathicus bzw. Parasympathicus fällt stets gering aus (FORBES, FINLEY u. NASON; FORBES, NASON, COBB u. WORTMAN; FORBES, NASON u. WORTMAN; FORBES u. COBB); außerdem reagieren nach FORBES u. COBB auf Sympathicusreizung nur Gefäße oberhalb eines Durchmessers von $50\,\mu$, während Kontraktionen auf andere Reize auch an kleineren Gefäßen beobachtet wurden (FOG). Dieser Feststellung entspricht die Tatsache, daß PENFIELD auch histologisch nur an Gefäßen über $50\,\mu$ Durchmesser Nervenfasern nachweisen konnte. Die Arteriolen, d.h. das Capillarbett im *engeren* Sinne, verhalten sich also auf Nervenreizung weitgehend inaktiv.

FORBES u. Mitarb. verglichen die Reaktionsbereitschaft der Pia-Gefäße, der Dura-Gefäße[2] und der Haut-Gefäße (Kaninchenohr) auf Adrenalin und Sympathicus-Reizung unter gleichen Bedingungen am gleichen Tier. Dabei fanden sie, daß sich die Gefäße der Dura 8mal stärker kontrahieren als die Pia-Gefäße und die Hautgefäße sogar 10mal stärker. Die Reaktionsbereitschaft der Pia-Strombahn lag also wesentlich niedriger als die der Dura- und der Haut-Gefäße. Bemerkenswerterweise waren die Venolen an der constrictorischen Reaktion mindestens in gleichem Maße beteiligt wie die Arterien. Eigenartigerweise trat in den Versuchen von FORBES u. COBB nach Sympathektomie keine Steigerung der Adrenalinempfindlichkeit auf, selbst dann nicht, wenn der Eintritt der Nervenfaser-Degeneration abgewartet wurde.

FORBES u. WOLFF setzten sich sehr kritisch mit den methodischen Schwierigkeiten bei der experimenteller Untersuchung der motorischen Aktivität der Hirnhautgefäße auseinander. Das größte Problem besteht darin, gleichzeitige *Blutdruck-Schwankungen als Fehlerquelle* bei der Beurteilung von aktiven Weiten-

---

[1] Nach anatomischen Untersuchungen von MACNAUGHTON (1938) scheint die Hirnstrombahn auch in quantitativer Hinsicht geringer mit Nervenfasern versorgt zu sein als z. B. die Hautstrombahn.

[2] Diese Beobachtungen sollen nach FORBES u. COBB (1938a) von POOL, FORBES u. MASON (1934) mitgeteilt worden sein. Wir konnten in dieser Arbeit aber nur eine Erwähnung von Vergleichsuntersuchungen an der *Haut* des Kaninchenohres finden. Die Ergotamin-Versuche von POOL u. NASON (1935) beziehen sich dagegen auf Pia, *Dura* und Hautstrombahn (vgl. S. 334).

änderungen auszuschließen. Aus diesem Grunde haben FORBES u. Mitarb. einen Teil ihrer Experimente am isoliert durchströmten Kopf durchgeführt.

Eine *Reizung des Halssympathicus* (aber nicht des Ganglion stellatum!) führt, wie POOL, FORBES u. NASON, FORBES u. COBB feststellten, auch am isolierten Kopf regelmäßig zu einer Kontraktion der Hirnhaut-Gefäße. Diese spielt sich an der Pia mater vor allem an Arterien mit einem Durchmesser von mehr als 100 μ ab, d. h. also genau genommen *proximal* von der eigentlichen Endstrombahn. Die Reaktion bleibt streng halbseitig und beträgt durchschnittlich nur etwa 5—14% des Ausgangsdurchmessers; durch örtliche Applikation von Cocain, Novocain oder Ergotamin (POOL u. NASON 1935) kann sie verhindert werden. FORBES u. WOLFF beobachteten 1928 bei der Katze an Arterien mit einem Ausgangsdurchmesser von 252—342 μ Weitenänderungen von rund 7% und an Arterien mit einem Ausgangsdurchmesser von 108—247 μ solche von rund 8,5%. FORBES u. COBB registrierten 1938 an Katzen, Hunden und Affen beispielsweise folgende Werte:

Durchmesser der Arterie	*Kontraktion in Prozent des Ausgangs-Durchmessers*
114 μ	14%
117 μ	11%
143 μ	5%
169 μ	8%
186 μ	7%

Reizung parasympathischer Nervenfasern führt zu einer prompten aktiven Erweiterung der Pia-Arterien. Dabei bewegt sich das Ausmaß der Weitenänderungen etwa im gleichen Rahmen wie nach Sympathicusreizung. Die vasodilatatorischen Nervenfasern der Pia mater laufen, wie CHOROBSKI u. PENFIELD (1932) gezeigt haben, über den Nervus facialis. PENFIELD reizte den Nervus facialis dicht an der Medulla oblongata (am sympathektomierten Affen), FORBES, NASON, COBB u. WORTMAN (1937), FORBES u. COBB dagegen am Ganglion geniculi (Katze); die letzteren beobachteten in diesen Versuchen eine durchschnittliche Dilatation der kleinen Arterien um 16%.

FORBES u. WOLFF hatten 1928 zwar auch nach Vagus-Reizung eine Erweiterung der Pia-Arterien festgestellt, jedoch handelte es sich hierbei, wie FORBES, NASON u. WORTMAN (1937) später feststellten, nicht um einen vasomotorischen Effekt, sondern um eine Blutdruckwirkung. Während mit der Facialis-Reizung nämlich höchstens ein kurzdauernder Blutdruck-Anstieg verbunden war, kam es nach Vagus-Reizung oft zu einem erheblichen Blutdruck-*Abfall*. Wurde dieser verhindert, so hatte die Reizung keinen gefäßerweiternden Effekt mehr. Den gleichen Mechanismus einer indirekten Erweiterung der Pia-Arterien infolge eines Blutdruckabfalls („autonome Reaktion", s. unter „Regulation") beobachteten diese Autoren nach Reizung des Carotis-Sinus und der Depressor-Nerven an der Aorta. Regelmäßig setzte eine Arterien-Erweiterung dann ein, wenn der Blutdruck einen bestimmten kritischen Wert, z. B. 60 mm Hg, erreichte. Nach FORBES, NASON, COBB u. WORTMAN genügt bei einem Ausgangsdruck von 80 mm Hg schon ein Abfall um 10 mm zur Auslösung einer reaktiven Dilatation (Katze).

Der Einfluß der vasomotorischen Innervation auf die Hirnstrombahn ist also gering. Außerdem sind die vasomotorischen Nerven nach FORBES u. COBB unterschiedlich über die verschiedenen Hirnregionen verteilt; so betraf die Vasodilatation nach Reizung des Facialis am Ganglion geniculi vorzugsweise die Piagefäße der Parietalregion (FORBES, NASON, COBB u. WORTMAN 1937).

Zu einem ähnlichen Resultat sind mit indirekten Untersuchungsmethoden auch Schneider (1953) und Sokoloff (1956, 1959) gekommen. Doppelseitige Blockade des Halsgrenzstranges bleibt z. B. beim gesunden Menschen wirkungslos; die Gesamtdurchblutung des Gehirns wird nicht gesteigert. Liegen aber cerebrale Kreislaufstörungen vor, also eine veränderte Ausgangslage, so kann die Grenzstrangausschaltung doch einen durchblutungsfördernden Effekt haben. Reizung des Halssympathicus hat an der Hirnrinde einen noch geringeren Kontraktionseffekt als am Mark (Ludwigs u. Schneider 1954); auch am Mark ist die Schwelle der constrictorischen Erregbarkeit aber immer noch wesentlich höher als an der Haut. Selbst Durchschneidung der gleichen Sympathicusfasern, an denen eine *Reizung* zur Vasoconstriction führte, erhöht die Durchblutung des Gehirns nicht.

d) Die Reaktion der Pia-Gefäße auf pharmakologische Reize

Über das Verhalten der Gefäße der Hirnoberfläche unter pharmakologischen Einwirkungen liegt eine ganze Reihe von direkten Lebendbeobachtungen vor. Allerdings beziehen sich die meisten Untersuchungen auf größere Arterien mit einem Durchmesser von 100 oder 200 μ und mehr, nicht auf die eigentliche Endstrombahn. Die Deutung der Befunde stößt auf noch größere Schwierigkeiten als bei experimenteller Reizung vasomotorischer Nervenfasern. Die Hauptprobleme entstehen durch die Interferenz von Blutdruckeffekten (mechanogene Reaktion bzw. Bayliss-Effekt!) und durch die Tatsache, daß es nur bei einigen Tierarten und nur mit großen chirurgischen Eingriffen gelingt, das Gehirn isoliert zu durchströmen (zahlreiche, nicht in einem „Hilus" vereinigte Zuflüsse und Abflüsse!); außerdem wirken manche Pharmaka nicht *direkt* auf die Strombahn, sondern auf dem Umweg über eine Stoffwechseländerung. Während intravenös applizierte Substanzen sich einigermaßen gleichmäßig über das Gehirn verteilen, gelangen intra-arteriell applizierte Substanzen schließlich vorzugsweise in die von den injizierten Arterien abhängigen Versorgungsbezirke; hierdurch sind zahlreiche Widersprüche in den Ergebnissen der direkten Lebendbeobachtung entstanden. Eine ausführliche Darstellung der methodischen Schwierigkeiten bei pharmakologischen Untersuchungen gibt Sokoloff (1959) in seinem Übersichtsreferat über die Pharmakologie der Hirnstrombahn.

1. Änderungen der Kohlensäurespannung des Blutes

Wegen ihrer regulativen Bedeutung hat die Wirkung der Atemgase auf die Hirnstrombahn besonders starkes Interesse auch bei direkten Lebendbeobachtungen gefunden. Die Kohlensäure stellt an der Hirnstrombahn den wichtigsten und stärksten dilatatorisch wirksamen Reiz dar. Eine Zunahme der CO_2-Spannung des Blutes bewirkt regelmäßig eine erhebliche Erweiterung aller Gefäße der Hirnoberfläche (Wolff, Lennox u. Allen 1930; Pool, Forbes u. Nason 1934; Sohler, Lothrop u. Forbes 1941 b; Echlin 1942; Meyer u. Denny-Brown 1957; Forbes 1954) sowie eine Zunahme der Hirndurchblutung im Durchströmungsversuch bzw. bei indirekter Messung (Schneider 1953; Ludwigs u. Schneider 1954; Sokoloff 1958/59); Inhalation von 6—7% Kohlendioxyd steigert die Hirndurchblutung nach Sokoloff um 75%. Künstliche Apnoe bewirkte in den direkten Beobachtungen von Wolff, Lennox u. Allen eine maximale Dilatation selbst kontrahierter Pia-Arterien. Echlin vermißte allerdings einen dilatierenden Effekt des

CO_2, wenn er die Pia-Arterien vorher durch direkte mechanische Reize zur Kontraktion brachte. An der Dilatation nach Zunahme der Kohlensäurespannung im Blut beteiligen sich auch kleinere Arterien und Arteriolen; MEYER u. DENNY-BROWN beobachteten unter Inhalation von 7% CO_2 an einer kleinen Pia-Arterie von 70 μ Durchmesser eine Erweiterung um 40% des Ausgangsdurchmessers. Sinkt allerdings die Sauerstoffspannung im Blut zu stark ab, so läßt die normalerweise sehr hohe CO_2-Empfindlichkeit der Hirngefäße nach (NOELL u. SCHNEIDER 1944).

Umgekehrt bewirkt eine Abnahme der Kohlensäure-Spannung im Blut, wie sie von den meisten Untersuchern durch *Hyperventilation* hervorgerufen wurde, eine mäßige Kontraktion der Pia-Gefäße. WOLFF, LENNOX u. ALLEN maßen z.B. nach Hyperventilation von 10 min Dauer bei der Katze eine durchschnittliche Kontraktion der Pia-Gefäße um 5—11%. NOELL u. SCHNEIDER fanden am Hund bei einer Steigerung der Atmung auf das Doppelte ein Absinken der Gesamtdurchblutung des Gehirns um 50%.

2. Änderungen der Sauerstoff-Spannung des Blutes

Die meisten Untersucher geben an, daß Änderungen der Sauerstoffspannung nicht so stark wirksam sind wie Änderungen der Kohlensäurespannung des Blutes (WOLFF, LENNOX u. ALLEN; SOKOLOFF 1959); oft wird der Effekt einer veränderten O_2-Konzentration durch gleichzeitige Änderungen der CO_2-Spannung verdeckt. Grundsätzlich führt eine Erhöhung der O_2-Spannung zu einer geringen Vasoconstriction (WOLFF, LENNOX u. ALLEN); Sauerstoffmangel (z.B. bei Stickstoffatmung) bewirkt dagegen eine Vasodilatation (MEYER u. DENNY-BROWN).

3. Alkalose und Acidose des Blutes

Nach Versuchen von WOLFF, LENNOX u. ALLEN haben auch p_H-Verschiebungen des Blutes einen beträchtlichen Einfluß auf die Hirnstrombahn. Eine Alkalose soll zur Kontraktion, eine Acidose zur Dilatation führen.

Intravenöse Injektion von 10 cm³ 1%iger isotonischer Bicarbonatlösung verursachte in den Beobachtungen von WOLFF, LENNOX u. ALLEN eine starke Kontraktion der Pia-Arterien für 20 min. Injektion von 15 cm³ 10%iger Milchsäure hatte dagegen eine Erweiterung um 10% zur Folge (Katze).

4. Adrenalin und Noradrenalin

Adrenalin hat einen relativ geringen Effekt auf die Hirnstrombahn (SOKOLOFF 1959). Seine kontrahierende Wirkung fällt z.B. an der Pia wesentlich schwächer und kürzer aus als an der Haut des Ohres (FORBES,

FINLEY u. NASON 1933). Nach FOG kommt ein kontrahierender Effekt nur an größeren Gefäßen mit einem Durchmesser über 100 μ zustande. Während die lokale Applikation von Adrenalin bei exakter Methodik regelmäßig zu einer mäßigen Kontraktion der Pia-Arterien um etwa 18% führt (FORBES, FINLEY u. NASON), wird seine kontrahierende Wirkung bei intravasaler Applikation häufig durch den gleichzeitigen Blutdruck-Anstieg verschleiert; bei leichterer Druckerhöhung kommt es nämlich zu der weiter unten beschriebenen reaktiven Kontraktion, bei starker Druckerhöhung aber auch zu einer druckpassiven *Dilatation* (FORBES, FINLEY u. NASON; FOG 1939a; SOKOLOFF 1959). Wird der Blutdruck jedoch künstlich auf gleichem Niveau gehalten, so wirkt Adrenalin auch bei intravasaler Applikation regelmäßig schwach kontrahierend (FOG 1939a).

FORBES, FINLEY u. NASON haben sich besonders sorgfältig und kritisch mit der Adrenalin-Wirkung auf die Pia-Gefäße befaßt. Sie beobachteten nach intravenöser und intra-arterieller Applikation aus dem eben genannten Grund meist eine Erweiterung der Pia-Gefäße. FOG schaltete diese Blutdruckwirkung durch eine mechanische Vorrichtung zur Änderung des zirkulierenden Blutvolumens aus und konnte dadurch eine kontrahierende Wirkung des Adrenalins auch bei intravasaler Injektion nachweisen.

Bei vergleichender Beobachtung an der Pia und an der Ohrhaut des Kaninchens stellten FORBES, FINLEY u. NASON nach intra-arterieller Injektion an der Pia eine durchschnittliche Dilatation um 13% und an der Subcutis eine durchschnittliche Kontraktion um 85%, nach intravenöser Injektion an der Pia eine durchschnittliche Vasodilatation um 6% und an der Subcutis eine durchschnittliche Kontraktion um 17% fest. An der Haut kam es also *trotz* des Blutdruckanstiegs zur Vasokontraktion, während an der Pia mater der — druckpassive — Blutdruckeffekt das Übergewicht hatte. Diese Untersuchungen wurden an Katzen und Affen durchgeführt und bezogen sich auf Gefäße von 100—200 μ Durchmesser.

Unter diesen Umständen ist es verständlich, daß auch RISER u. Mitarb. (1931) mit intravenösen Adrenalin-Dosen, die an Niere, Mesenterium und Subcutis in 70—90% zur Vasoconstriction führen, an den Pia-Gefäßen nur eine Erweiterung erzielen konnten. Sie haben diese Erweiterung übrigens in technisch hervorragender Weise mikrophotographisch dokumentiert.

Im Gegensatz zum Adrenalin (bzw. „Epinephrin") bewirkt das Noradrenalin nach indirekten Untersuchungen auch an der Hirnstrombahn *trotz* gleichzeitiger Blutdrucksteigerung regelmäßig eine Vasoconstriction (SCHNEIDER 1953, SOKOLOFF 1959).

5. Hypophysen-Hinterlappenextrakte

Während FLOREY (1925) das Pituitrin bei örtlicher und intravenöser Applikation an Katzen, Kaninchen und Affen wirkungslos fand, stellten WOLFF (1929), FORBES, FINLEY u. NASON (1933) eine schwach kontrahierende Wirkung fest. Nach FORBES u. Mitarb. kommt es bei intravenöser Applikation meist zu einer geringen Erweiterung (mit gleichzeitigem Blutdruckanstieg), bei lokaler Applikation dagegen in 19%

zu einer geringen Kontraktion, in den übrigen Fällen zu einer etwas stärkeren Dilatation. WOLFF beobachtete in einigen Fällen auch nach intravenöser Injektion im Anschluß an eine initiale Dilatation eine schwache Vasoconstriction der Pia-Gefäße (durchschnittlich um 8%). Insgesamt ist der Effekt der Hypophysenpräparate aber nicht nur schwach, sondern auch inkonstant.

6. Ergotamin

POOL u. NASON (1935) haben an der Katze den Effekt von Ergotamintartrat auf die Arterien der Pia, der Dura mater und der Haut durch direkte Lebendbeobachtung untersucht. Sie injizierten Dosen von 0,0037—0,16 mg/kg intravenös. Während sich die kleinen Arterien der Dura und der Haut um 25% bzw. 39% kontrahierten, war der Effekt an den Pia-Gefäßen ganz wechselhaft und konkurrierte mit der Wirkung des gleichzeitigen Blutdruckanstiegs. Der vasoconstrictorische Effekt einer Sympathicusreizung auf die Duragefäße wurde durch Ergotamin gehemmt.

POOL u. Mitarb. schließen aus diesen Beobachtungen, daß die Migräne nicht auf einem Vasospasmus, sondern auf einer *Dilatation* beruht, und zwar auf einer Dilatation der Dura-Gefäße. Aus diesem Grunde soll Ergotamin bei der Behandlung der Migräne einen so zuverlässigen und starken therapeutischen Effekt haben. Diese Auffassung wird durch die ausgedehnten klinisch-experimentellen Beobachtungen von GRAHAM u. WOLFF (1938) an Migräne-Patienten gestützt.

7. Histamin

Die Histaminwirkung auf die Pia-Gefäße wurde von FORBES, WOLFF u. COBB (1929) an der Katze genauer untersucht. Sie injizierten 0,003 bis 0,47 mg/kg intravenös. Danach beobachteten sie eine Erweiterung aller Pia-Arterien bis herab zu den Arteriolen, unter Umständen im Anschluß an eine flüchtige initiale Kontraktion. Gleichzeitig kam es zu einem allgemeinen Blutdruckabfall. Wurde das Versuchstier nicht mit Barbituraten, sondern mit Äther narkotisiert, so kam es schon durch den Äther zu einer Vasodilatation, und das Histamin hatte kaum noch einen Effekt. Bei lokaler Applikation führte Histamin (im Gegensatz zu seiner Wirkung am Mesenterium!) ebenfalls zu einer Erweiterung der kleinen und kleinsten Arterien.

WEISS u. LENNOX[1] beobachteten am Menschen anläßlich einer Hirnoperation nach kleinen intravenösen Histamindosen eine Zunahme des Hirnvolumens, eine Hyperämie der Hirnoberfläche und eine Zunahme der Pulsation.

8. Acetylcholin

Acetylcholin (0,02 mg intravenös) bewirkt bei der Katze nach WOLFF (1929) eine Erweiterung der Pia-Arterien bei gleichzeitigem starkem

---

[1] Mündliche Mitteilung, zit. nach FORBES, WOLFF u. COBB.

Blutdruckabfall, z. B. von 110 auf 40 mm Hg. Die von ihm beobachteten
Arterien lagen mit ihrem Durchmesser alle über 100 bzw. sogar 200 μ.
ECHLIN (1942) kam — ebenfalls bei der Katze — zu dem gleichen
Ergebnis; jedoch blieb die erweiternde Wirkung des Acetylcholins (in
einer Dosierung von 0,2 mg/kg) aus, wenn die Piagefäße vorher durch
elektrische Reizung zur Kontraktion gebracht worden waren. Mit
indirekten Methoden kann unter Einwirkung von Acetylcholin eine
Durchblutungssteigerung des Gehirns festgestellt werden (SOKOLOFF
1959).

9. Amylnitrit

Amylnitrit erweitert die Gefäße der Pia mater. WOLFF (1929)
beobachtete nach 4 min langer Inhalation bei der Katze eine starke
Dilatation auch der Venen, bei gleichzeitigem Blutdruckabfall. Es trat
als Nebenwirkung eine Methämoglobinbildung ein. Durch elektrische
Reizung kontrahierte Piagefäße zeigten dagegen in den Untersuchungen
von ECHLIN (1942) nur eine geringe Erweiterung. FLOREY (1925) sah
auch nach örtlicher Applikation von Amylnitrit eine starke Dilatation.

10. Priscol

Priscol (5 mg intravenös) soll nach ENGEL (1952) bei Katzen eine
prompte und etwa 7 min anhaltende Dilatation sogar kontrahierter Pia-
Arterien bewirken. Allerdings hat dieser Autor keine Blutdruckregistrie-
rung durchgeführt; er vermutet aber, daß es gleichzeitig zu einer Blutdrucksenkung kommt. Es ist also möglich, daß die Erweiterung nur auf
einem unmittelbaren Blutdruckeffekt beruhte (mechanogene Reaktion,
s. weiter unten).

11. Coffein

FINESINGER (1932) hat der Coffeinwirkung auf die Pia-Gefäße der
Katze eine ausführliche experimentelle Studie gewidmet. Er kommt
zu dem Resultat, daß Coffein durch direkte Wirkung auf die glatten
Muskelzellen eine beträchtliche Erweiterung der Pia-Gefäße hervorruft.
Diese erstreckte sich in seinen Versuchen praktisch auf alle Gefäß-
abschnitte und führte — vor allem bei lokaler Applikation — zu einer
Hyperämie des gesamten Beobachtungsfeldes mit Strömungsbeschleuni-
gung. Seine Interpretation hält einer Kritik allerdings nicht mehr
stand; die *lokale* Coffein-Applikation dürfte nämlich auf *indirektem*
Wege, und zwar über eine lokale Krampfreaktion der Hirnrinde mit
Stoffwechselsteigerung, zur Erweiterung geführt haben; daher wurde
die dilatierende Coffein-Wirkung auch durch tiefe Narkose blockiert.
Bei intra-arterieller Applikation dagegen hat das Coffein nach den
Untersuchungen anderer Autoren nur einen sehr schwachen durch-

blutungssteigernden Effekt auf die Hirnstrombahn, und bei intravenöser Injektion bleibt es praktisch wirkungslos[1].

Bemerkenswert ist aber die Beobachtung FINESINGERs, daß bei diesen Versuchen auch die feinsten Arteriolen bis zu einem Durchmesser von nur 9 μ motorisch reagierten. Dies könnte die Ansicht von FORBES stützen, daß die Reaktionslosigkeit aller arteriellen Gefäße unterhalb eines Durchmessers von 50 μ bei Eingriffen am Sympathicus tatsächlich auf ihrer fehlenden vasomotorischen Innervation beruht.

12. Der Einfluß von Narkosemitteln

Viele Untersucher, insbesondere FORBES u. Mitarb. (z.B. FORBES, WOLFF u. COBB 1929), beobachteten während der *Äther*-Narkose eine starke Dilatation der Hirnhautgefäße (Katze). Nach SOHLER, LOTHROP u. WILKINSON (1941), SOHLER, LOTHROP u. FORBES (1941 b) bewirkt auch *Avertin* — intravenös oder intraarteriell verabreicht — regelmäßig eine starke Erweiterung der oberflächlichen Hirngefäße, während *Dial* einen wechselnden Effekt aufweist (Affe). Der Einfluß der Narkose auf die Strombahnweite muß daher bei pharmakologischen Prüfungen mitberücksichtigt werden.

Während die Äther-Narkose offenbar immer zu einer langdauernden Erweiterung der Pia-Arterien führt, dauerte die Dilatation auf intravenöse Avertin-Applikation (1,05—4,2 mg/kg) in den Versuchen von SOHLER in der Regel nur etwa 40 sec; anschließend wurde oft eine leichte Vasoconstriction bei gleichbleibender Atmung und unverändertem Blutdruck beobachtet. Die Dial-Wirkung auf die Pia-Gefäße war meist durch eine Atemstörung kompliziert.

e) Die Reaktion der Pia-Gefäße auf physikalische bzw. physikalisch-chemische Reize

Mit der Wirkung mechanischer, elektrischer und thermischer Reize auf die Pia-Strombahn haben sich vor allem H.W. FLOREY (1925), RISER u. Mitarb. (1931) und ECHLIN (1942) eingehend befaßt. Über den Effekt hypertonischer Lösungen und einer Veränderung des Liquordruckes bzw. des intrakraniellen Druckes liegt eine Studie von FORBES u. NASON (1935) vor.

1. Mechanische Reizung

Mechanische Reizung der Pia-Gefäße führt zu einer starken umschriebenen Kontraktion der Arterien und Arteriolen (FLOREY; RISER u. Mitarb. 1931; ECHLIN). Dies gilt nach FLOREY nicht nur für die Oberfläche der Rinde, sondern z.B. auch für die Oberfläche der Medulla oblongata. Häufig kommt es vor der Wiedererweiterung zu perlschnurartigen Spasmen. ECHLIN, der die Beobachtungen von FLOREY bestätigen konnte, sieht in dem mechanischen Streichen der Pia-Gefäße einen adäquaten Kontraktionsreiz und bringt diese Reaktion mit der Regu-

---

[1] SCHNEIDER, M.: Persönliche Mitteilung.

lation der Hirndurchblutung über den endovasculären Druck (mechanogene Reaktion; Bayliss-Effekt) in Verbindung. Die mechanisch ausgelösten Kontraktionen konnten bis zu 12 min anhalten; es gelang
ECHLIN auf diese Weise, keilförmige Ischämieherde der Hirnrinde ohne
Krampfanfälle und ohne neurologische Herdsymptome hervorzurufen
(Katzen, Affen, Hunde). Die Ausdehnung der Ischämie in die Tiefe
machte er mit Hilfe einer Injektion von Gentiana-Violett sichtbar.
Nach einer gewissen Zeit werden die Pia-Gefäße gegen mechanische Reizung zunehmend refraktär (FLOREY; RISER u. Mitarb. 1931).

RISER u. Mitarb. beobachteten auch beim *Menschen* während einer Hirnoperation Kontraktionen einzelner Pia-Arterien auf mechanische Reizung; der
Gefäßdurchmesser verminderte sich um etwa 50% für 10 min.

2. Elektrische Reizung

Ebenso wie das mechanische Bestreichen führt die elektrische Reizung
der Pia-Gefäße nach einer Latenzzeit von 0,5—20 sec zu einer prompten,
örtlich begrenzten Kontraktion der kleinen Arterien und Arteriolen,
die entweder gleichmäßig oder perlschnurartig ausfällt (Abb. 77). Sie
kann eine bis mehrere Stunden andauern (FLOREY; ECHLIN). Die kleinen
Venen beteiligen sich an dieser Reaktion nach RISER und ECHLIN nicht.
Beim Hund zeigten die Pia-Gefäße eine geringere Reaktionsempfindlichkeit als bei der Katze; auch wurden sie schneller reizrefraktär (ECHLIN).

Auch beim Elektro-Schock mit 110 V beobachtete ECHLIN eine abrupte Kon-
traktion der Pia-Gefäße mit einer 3 min anhaltenden Ischämie der Hirnoberfläche.
Anschließend traten dann tonisch-klonische Krämpfe auf (vgl. hierzu aber das
Verhalten der Pia-Gefäße beim chemisch ausgelösten Krampfanfall).

Nach den Erfahrungen von RISER u. Mitarb. reagieren auf elektrische Reizung
alle Pia-Arterien mit einem Durchmesser von 20—500 μ, also auch die Arteriolen
(im anatomischen Sinne).

3. Temperatur-Reize

Nach Auflegen von Eisstückchen für 15—20 sec beobachtete FLOREY
ein Erblassen der Hirnoberfläche mit mäßiger Kontraktion der Pia-
Arterien. Erwärmung auf 40° C hatte eine arterielle Erweiterung zur
Folge; Temperaturanstieg auf 45—47° C bewirkte arterielle Kontraktionen sehr unterschiedlichen Ausmaßes.

4. Intravenöse Injektion hypertonischer Lösungen

Über den Effekt einer intravenösen Injektion hypertonischer Lösungen auf die Pia-Strombahn liegen widersprechende Lebendbeobachtungen vor. FORBES u. NASON (1935), die dieser Frage eigens eine
experimentelle Studie widmeten, injizierten hypertonische Kochsalzlösung und Harnstofflösung; sie beobachteten danach (bei der Katze)
eine *Erweiterung* der Pia-Gefäße.

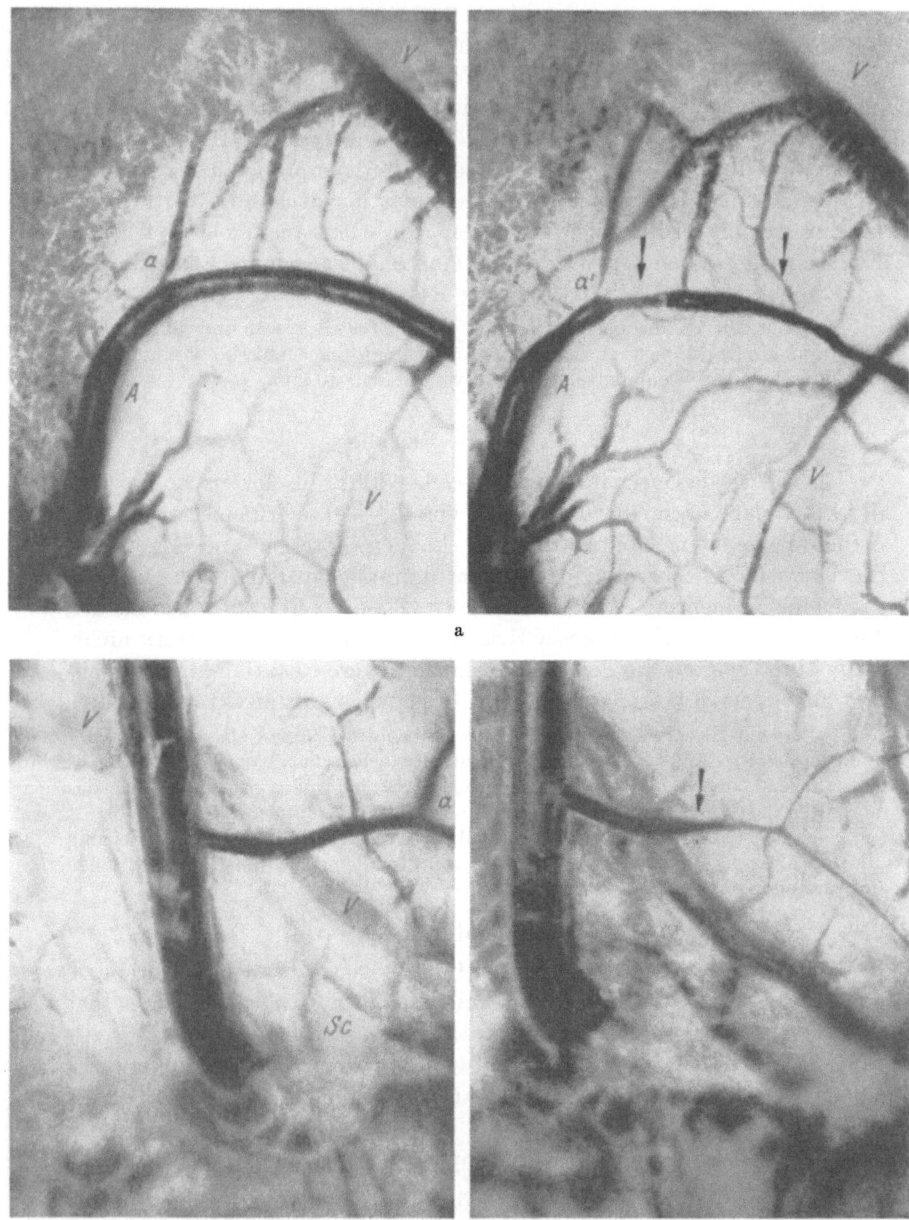

Abb. 77 a u. b. Kontraktion kleiner Pia-Arterien auf elektrische Reizung. (Aus RISER, MERIEL u. PLAN-
QUES 1931.) a Spindelförmige Kontraktionen. Links vor, rechts nach der Reizung. Die bogenförmig
verlaufende Arterie (*A*) hat sich mäßig stark und ungleichförmig kontrahiert (Pfeile). Der Spasmus
greift noch auf den Anfangsteil einer Arteriole (*a*) über. Im übrigen sieht man auf den Bildern eine
größere Vene (*V*) und feine Arteriolen bzw. Pia-Capillaren. b Kontinuierliche Kontraktion. Links vor,
rechts nach der Reizung. Kleiner Seitenast einer großen Pia-Arterie mit Gabel (*a*) hat sich im
distalen Abschnitt zu einem dünnen Strang kontrahiert. Die Kontraktion beginnt bei der Pfeilspitze

Sie unterschieden eine „Sofortreaktion" und eine „verzögerte Reaktion". Die Sofortreaktion bestand in einer vom jeweiligen Liquordruck *un*abhängigen Dilatation der Pia-Arterien mit Strömungszunahme und arterieller Färbung des Blutes. Die verzögerte Reaktion äußerte sich dagegen in einer vom Liquordruck *ab*hängigen Erweiterung der Venolen und Venen mit Strömungsverlangsamung und Cyanose bei normal weiten bzw. leicht verengten Arterien; diese Erweiterung der Venen trat vor allem bei Liquordrucken zwischen minus 100 bis minus 300 mm Hg auf, insbesondere wenn die hypertonische Lösung intraperitoneal injiziert worden war. Die Sofortreaktion fiel bei Kochsalzlösung intensiver auf als bei Harnstofflösung.

Demgegenüber beobachteten RISER u. Mitarb. (1931) am Hund nach intravenöser Injektion hypertonischer Kochsalzlösung eine *Verengerung* der Pia-Arterien und -Venen für mehrere Stunden; die beigegebene Abbildung läßt deutlich spindelförmige Spasmen erkennen. Die Verengerungen betrugen nach den Messungen von RISER 25—50% (Ocularmikrometer und Auswertung von Mikrophotogrammen).

f) Das Verhalten der Pia-Gefäße beim chemisch ausgelösten Krampfanfall

FINESINGER u. COBB (1933) beobachteten die Pia-Strombahn nach intravenöser Injektion von Coffein, Absinth, Picrotoxin und 2 verschiedenen Campher-Derivaten in krampferzeugenden Dosen. Sie konnten kein einheitliches Gefäßverhalten vor Ausbruch der Krämpfe feststellen. Je nach der Art des Krampfgiftes kam es zu einer initialen Dilatation oder Kontraktion der Pia-Arterien. Die beiden Campher-Derivate hatten im Hinblick auf die Gefäßwirkung einen gegensätzlichen Effekt. FINESINGER u. COBB sehen in diesen Beobachtungen einen weiteren Beweis gegen die Ansicht, daß dem epileptischen Anfall ein ·Gefäßmechanismus zugrunde liegt.

g) Zur Regulation der terminalen Hirnstrombahn

Nachdem die grundsätzlichen Faktoren der Steuerung der terminalen Strombahn schon im allgemeinen Teil abgehandelt worden sind, soll an dieser Stelle etwas spezieller auf die Regulation der Hirngefäße eingegangen werden, weil sie sich durch einige wesentliche Besonderheiten auszeichnet. Ganz allgemein haben die direkten Lebendbeobachtungen an den Gefäßen der Hirnoberfläche — ebenso wie alle indirekten Untersuchungen über die Hirndurchblutung — zu dem Resultat geführt, daß die Gefäßnerven bei der Regulation der Hirnstrombahn eine ganz besonders geringe Rolle spielen, und daß dafür neben blut-chemischen Faktoren (insbesondere der Kohlensäurespannung des Blutes) die sog. „mechanogene Reaktion" („autonome Reaktion") der kleinen Arterien und Arteriolen stark im Vordergrund steht (MEYER u. DENNY-BROWN 1957; SOKOLOFF 1959; LASSEN 1959). Während die mechanogene

Reaktion die Hirndurchblutung von Schwankungen des allgemeinen Blutdrucks weitgehend unabhängig macht, dürfte die starke Gefäß-Aktivität der Kohlensäure im Bereich der Hirnstrombahn unter anderem der Anpassung der Durchblutung an den Stoffwechselbedarf des Gewebes dienen. Durch die geringe Vasomotoren-Kontrolle und durch die stark wirksame, Blutdruckschwankungen kompensierende, mechanogene Reaktion wird eine sehr gleichmäßige Durchblutung des Gehirns gewährleistet, die bei der Lebendbeobachtung allen Untersuchern aufgefallen ist.

Obwohl sich die direkten Lebendbeobachtungen, wie schon erwähnt, zu einem erheblichen Teil auf größere, der terminalen Strombahn *vor*geschaltete Arterien der Hirnoberfläche beziehen, sollen sie doch in diesem Zusammenhang angeführt werden, weil sie trotzdem Rückschlüsse auf das Verhalten und die Durchblutung des eigentlichen Capillarbettes des Gehirns erlauben.

1. Blut-chemische Faktoren der Regulation

An erster Stelle stehen Änderungen der Kohlensäure- und Sauerstoffspannung im Blut, deren Effekte schon im vorhergehenden Abschnitt über pharmakologische Reize ausführlich besprochen wurden. Eine Anreicherung des Blutes mit CO_2 führt zur Dilatation der Pia-Arterien, gleichzeitige Anoxämie verstärkt diesen Effekt (WOLFF, LENNOX u. ALLEN 1930). Anreicherung des Blutes mit O_2 kann zu einer mäßigen Kontraktion führen.

Steigen Sauerstoff- und Kohlensäurespannung im Blut gleichzeitig, so können sich ihre Effekte unter Umständen gegenseitig aufheben (WOLFF, LENNOX u. ALLEN). Insgesamt sind Änderungen der Sauerstoffspannung schwächer wirksam als solche der Kohlensäurespannung (SOKOLOFF 1959). SOKOLOFF sieht einen wichtigen Regulationsmechanismus in dem Antagonismus der dilatierend wirkenden Kohlensäure des Blutes und der angeborenen (nicht auf ihrer Innervation beruhenden) Kontraktionsneigung der Hirngefäße (= ,,myogener Tonus" vgl. S. 48); der Sauerstoff-Spannung und dem p_H-Wert des Blutes mißt er dagegen geringere Bedeutung zu. In der guten Korrelation zwischen der Durchblutung und der Sauerstoffaufnahme des Gehirns sieht SOKOLOFF einen Hinweis auf die enge Abhängigkeit der CO_2-Spannung des Blutes vom Gewebsstoffwechsel. Seine Ansicht über die weittragende regulative Bedeutung der Kohlensäure wird durch raffinierte experimentelle Lebendbeobachtungen von MEYER u. DENNY-BROWN (1957) am Affen gestützt. Diese Autoren verursachten mit Hilfe von mechanischen und elektrischen Reizen eine ischämische Gewebsschädigung der Hirnrinde (abgelesen am örtlich abgeleiteten EEG) und konnten danach keine dilatierenden Stoffwechsel-Faktoren außer CO_2 und einer p_H-Verschiebung des Blutes nachweisen. Schon WOLFF, LENNOX u. ALLEN hatten den Gefäßeffekt einer Acidose und Alkalose des Blutes nachgewiesen und waren daher zu der Ansicht gekommen, daß die chemische Zusammensetzung des Blutes ganz allgemein — über die Konzentration der Atemgase hinaus — einen wichtigen Regulationsfaktor für die Hirnstrombahn darstelle.

2. Die mechanogene (autonome) Reaktion der kleinen Hirnarterien („Bayliss-Effekt")

Diese Reaktion — der, wie schon im allgemeinen Teil ausgeführt, die Fähigkeit der glatten Muskelzellen zugrunde liegt, auf Dehnungsreize mit einer aktiven Tonusänderung zu antworten — tritt bei der

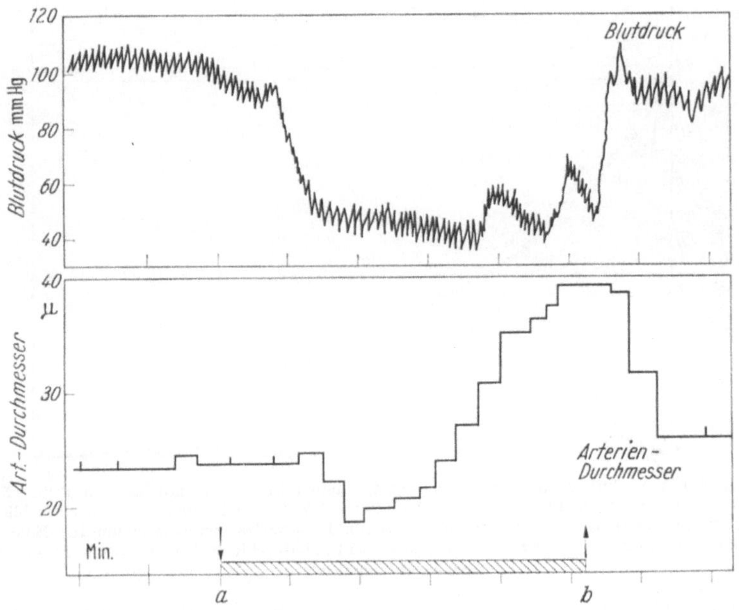

Abb. 78. Reaktion einer kleinen Pia-Arterie auf Blutdruckabfall, hervorgerufen durch Reizung des Carotissinus-Nerven. (Nach Fog 1937.) Die Strecke von *a* bis *b* entspricht der Dauer der Sinus-Reizung. Während des Blutdruckabfalls kommt es nach initialer Kontraktion zu einer reaktiven Dilatation der Pia-Arterie von etwa 23 μ auf beinahe 40 μ. (Beobachtung durch ein Schädelfenster)

Regulation der Hirnstrombahn viel stärker hervor als an anderen Organen. Sie kommt in der von den meisten Lebendbeobachtern registrierten Tatsache zum Ausdruck, daß die Arterien der Hirnoberfläche sich bei allgemeinem Blutdruckabfall erweitern und bei allgemeinem Blutdruckanstieg verengen. Pharmakologische Untersuchungen werden hierdurch, wie schon erwähnt, erheblich kompliziert. Mit diesem eigenartigen Verhalten der Hirngefäße auf Druckänderungen haben sich vor allem Fog (1937, 1939) und Meyer u. Denny-Brown (1957) befaßt.

Die mechanogene Reaktion der Pia-Gefäße erstreckt sich nach den Untersuchungen von FOG im Gegensatz zu ihrer Reaktion auf Nervenreizung und auf Adrenalin auch auf kleinste Arterien und Arteriolen und kann durch chirurgische oder chemische Nervenblockade nicht beeinflußt werden. Nach FOG fällt sie an den „präcapillären" Arteriolen und an den kleinen Arterien bis 100 μ Durchmesser am stärksten aus; MEYER

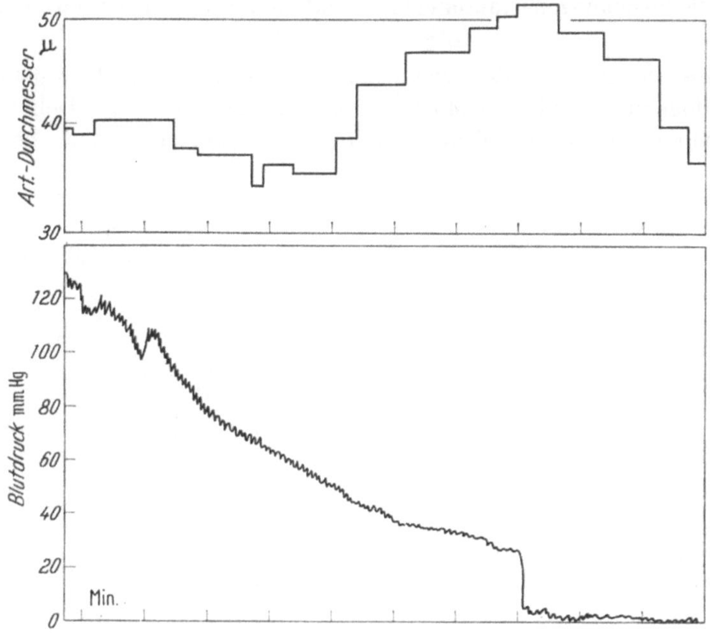

Abb. 79. Reaktion einer kleinen Pia-Arterie auf spontanen Blutdruckabfall bis zum Tode. (Nach FOG 1937.) Während des Blutdruckabfalls von 120 auf 0 mm Hg kommt es zu einer erheblichen Dilatation, und zwar nach Unterschreitung eines Blutdruckwertes von etwa 50 mm Hg. Eine prämortale Kontraktion, die nichts mit dem Blutdruck zu tun hat, schließt sich an. (Beobachtung durch ein Schädelfenster)

u. DENNY-BROWN fanden auch an größeren Arterien bis 250 μ noch eine ausgeprägte mechanogene Reaktion; oberhalb dieses Durchmessers nahmen die Weitenänderungen dann stark ab. An der Katze wurde bei einem Ausgangsdruck von 80 mm Hg schon im Gefolge eines Blutdruckabfalls von 10 mm Hg eine Dilatation beobachtet (FORBES, NASON, COBB u. WORTMAN); eine Kontraktion wurde dagegen erst bei einem Anstieg um mindestens 20 mm Hg festgestellt (FOG 1939b). Sinkt der Blutdruck allerdings unter 30 mm Hg (SOKOLOFF 1959) ab, so versagt dieser Kompensationsmechanismus. Andererseits hängt die Intensität der mechanogenen Reaktion oberhalb dieses kritischen Wertes nicht nur vom Grad der Blutdruckänderung, sondern auch von der Ausgangslage des Blutdruckes ab; je niedriger der Ausgangswert des Blutdruckes liegt,

desto stärker fällt die autonome Reaktion bei gleicher Blutdruckänderung
aus (Fog 1939; vgl. Abb. 81).

Die Beobachtungen von Fog wurden an Katzen durchgeführt und erstreckten
sich größtenteils auf kleinste Arterien und Arteriolen mit einem Durchmesser bis
herab auf 22 μ. Die Blutdruckänderungen wurden durch Eingriffe am Carotis-
Sinus, durch Aortenkompression und durch Änderungen des Gesamt-Blutvolumens
ausgelöst. Ebenso wie das Ausmaß der Kontraktion auf Blutdruckanstieg hing
auch das Ausmaß der Dilatation auf Blutdruckabfall von der Spanne der Blut-
druck-Schwankung *und* von der Höhe des Ausgangsdruckes ab. Lag der Ausgangsdruck z. B. unter 80 mm Hg, so konnte die reaktive Dilatation der Pia-Arterien
auf Druckabfall bis 40% des Ausgangsdurchmessers betragen; lag er dagegen bei

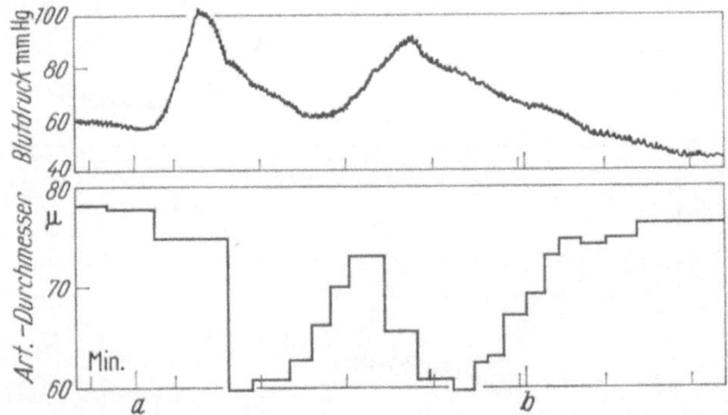

Abb. 80. Reaktion einer kleinen Pia-Arterie auf allgemeinen Blutdruckanstieg. (Nach Fog 1939b.)
a—b experimentelle Druckänderung in einem isolierten Carotissinus. Zweimaliger Blutdruckanstieg
wird mit einer starken Kontraktion der Pia-Arterie beantwortet. (Durch ein Schädelfenster
beobachtet)

122—147 mm Hg, so bewegte sich die Dilatation nur um 13% des Ausgangsdurchmessers. Andererseits zeigen die Abb. 81a und b, daß auch die reaktive Kontraktion
auf Blutdruckanstieg bei niedriger Ausgangslage stärker ausfiel als bei hoher
Ausgangslage. Sank der Ausgangsdruck allerdings unter 50 mm Hg, so erfolgte
auf Druckanstieg anstelle der Kontraktion eine druck*passive* Erweiterung; die Regulation war also aufgehoben.

Diese Abhängigkeit der reaktiven Vasokontraktion von der Ausgangslage des
Blutdruckes könnte man nach den von Fog mitgeteilten Daten damit erklären,
daß gleichzeitig auch die Ausgangslage des Muskeltonus der Gefäße verändert war;
denn bei niederem Ausgangsdruck zeigten die gleichen Pia-Arterien von vornherein
einen größeren Ausgangsdurchmesser als bei höherem Ausgangsdruck. Außerdem
fiel die mechanogene Kontraktion auf Blutdruckanstieg bei gleichzeitiger CO_2-
Inhalation *stärker* aus als bei normaler Atmung; durch die CO_2-Dilatation befand
sich die Arterienmuskulatur in einer für den Kontraktionseffekt günstigeren Ausgangslage. Wäre diese Annahme richtig, so hätte man allerdings für die reaktive
Dilatation auf Blutdruckabfall das umgekehrte Verhalten erwarten müssen; eine
Zunahme des Reaktionsausfalls bei höherem Ausgangsdruck (und entsprechend
kleinerem Ausgangsdurchmesser). Da dies aber nicht der Fall war — auch die
reaktive Dilatation fiel in Fogs Versuchen bei *niedrigem* Ausgangsdruck (und damit
großem Ausgangsdurchmesser) stärker aus — genügt die gegebene Erklärung nicht.
Jedenfalls hat Fog richtig erkannt, daß es sich bei den von ihm beobachteten
Weitenänderungen der Hirngefäße nach Blutdruckänderungen um eine unmittelbare

Reaktion der Arterienmuskulatur auf die Schwankungen des endovasculären
Druckes handeln müsse, und daß diesem Phänomen eine wichtige regulative Bedeutung zukommt. Er schreibt (1938b): "The reactions of the pial arteries resulting
from change of the endovascular pressure indicate the presence of a vasomotor

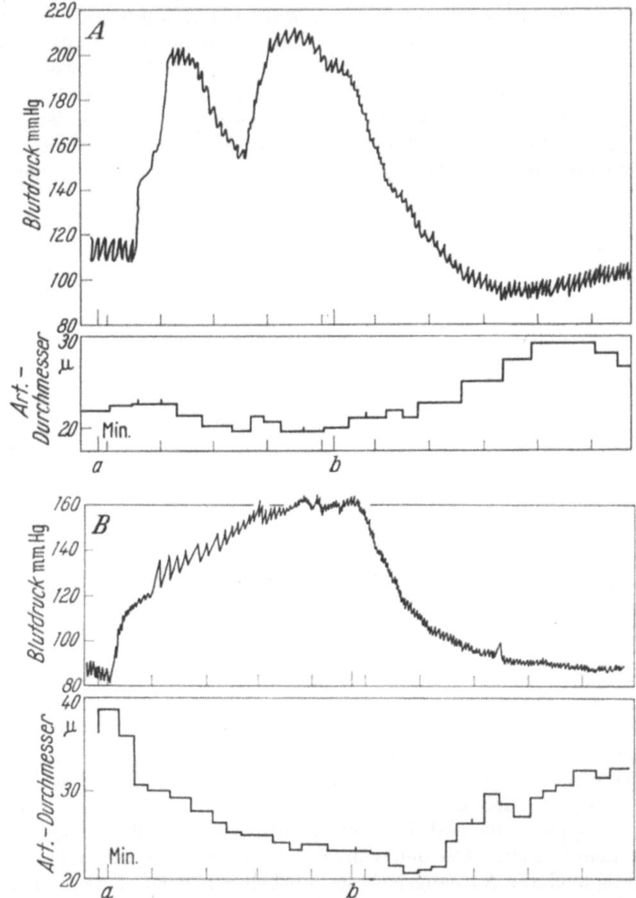

Abb. 81a u. b.   Die Abhängigkeit der autonomen Reaktion der Hirngefäße auf Blutdruckänderung
von der Ausgangslage des Blutdrucks. (Nach Fog 1939b.) a Bei hoher Ausgangslage des Blutdrucks
erfolgt nur eine relativ schwache Kontraktion der Pia-Arterien auf Blutdruckanstieg. Beobachtung
an einer Arteriole. b Bei niedriger Ausgangslage bewirkt der gleiche Blutdruckanstieg an der gleichen
Arteriole dagegen eine starke mechanogene Reaktion. (Durch ein Schädelfenster beobachtet)

regulatory mechanism within the limits of the cerebral vascular tree." Später
wurde diese Feststellung durch die Beobachtungen von Meyer u. Denny-Brown
(1957) und durch indirekte Untersuchungen (Sokoloff 1959) bestätigt.

FORBES u. COBB (1938) stellten ebenfalls eine paradoxe Weitenänderung der
Pia-Arterien bei allgemeinen Blutdruckschwankungen fest und waren durch diese
autonome Reaktion so beeindruckt, daß sie zu dem Schluß kamen, der arterielle
Druck überwiege bei der Regulation der Hirnstrombahn alle anderen Faktoren

(einschließlich der blutchemischen). Auch bei der von FORBES, WOLFF u. COBB (1929) beobachteten Kontraktion der Pia-Arterien nach *Steigerung des Venendruckes* durch Injektion von Ringerlösung dürfte es sich übrigens um eine „mechanogene" Reaktion gehandelt haben.

MEYER u. DENNY-BROWN (1957) untersuchten die Wirkung einer Blockade größerer und kleinerer Pia-Arterien am Affen. Dabei beobachteten sie auch nach *örtlicher* Senkung des endovasculären Druckes eine Gefäßerweiterung (sie sprechen zum Teil von „Kollateralkreislauf"). Die Latenzzeit betrug etwa 30 sec. Wegen des raschen Eintritts der Dilatation hielten sie einen chemischen Zwischen-Vorgang für unmöglich und nannten das Phänomen in Anlehnung an die „myogene Reaktion" von BAYLISS daher „Bayliss-Effekt". Abgesehen von diesem sofort in Kraft tretenden Bayliss-Effekt beobachteten sie außerdem nach Blockierung einer zuführenden Arterie noch eine langsamere „Homoeostase-Reaktion", die sie stoffwechselmechanisch erklären (O_2-Mangel, Ansammlung dilatierender Stoffwechselprodukte).

Wenn FORBES (1954) nun angibt, daß eine „Asphyxie" des Hirngewebes — z.B. infolge niedrigen Blutdruckes, hohen intrakraniellen Druckes oder infolge einer Verlegung zuführender Gefäße — zu einer Erweiterung der Pia-Arterien führt, so dürfte hierbei neben lokalchemischen Faktoren die mechanogene Reaktion der Hirngefäße ebenfalls eine wichtige Rolle spielen; das entscheidende Moment ist jeweils in der örtlichen oder allgemeinen Herabsetzung des endovasculären Druckes zu sehen. Die Kontraktion der Hirngefäße bei Hyperventilation sowie die umschriebene Gefäßerweiterung bei regionaler Hirntätigkeit (COBB u. TALBOTT 1937[1]; GERARD u. SEROTA 1936; FORBES u. COBB 1938b) müssen dagegen vorwiegend auf lokal-chemische Faktoren bezogen werden.

Es soll allerdings nicht verschwiegen werden, daß an der rein mechanischen Theorie der autonomen Reaktion bei Blutdruckänderungen auch Zweifel geäußert worden sind. LASSEN (1959) hebt die völlig konstante Sauerstoffaufnahme bei Schwankungen des allgemeinen Blutdruckes hervor und meint daher, daß neben der mechanisch-autonomen Reaktion der kleinen Arterien auch noch eine „chemische Autoregulation" vorhanden sein müsse, welche die „Feineinstellung" der Durchblutung auf den Gewebsbedarf besorge; würden die Blutdruckschwankungen allein durch eine mechanogene Reaktion kompensiert, so sollte man doch gewisse Änderungen der Sauerstoffaufnahme erwarten. Es ist jedenfalls sehr wahrscheinlich, daß in vielen Fällen einer Sauerstoffnot des Gehirns — z.B. bei intrakranieller Drucksteigerung oder bei Arterienembolie — mechanogene Reaktion und blut-chemische Regulation Hand in Hand gehen, und es dürfte nicht immer leicht sein, diese beiden Faktoren gegeneinander abzugrenzen.

In diesem Zusammenhang sei darauf hingewiesen, daß sowohl die Vasomotorenkontrolle als auch die aktuelle Durchblutung verschiedener Hirn-Gebiete deutliche

---

[1] Zit. nach FORBES u. COBB 1938a.

Differenzen aufweisen (FORBES u. COBB 1938; LUDWIGS u. SCHNEIDER; SOKOLOFF 1958/59). SOKOLOFF konnte z. B. mit Hilfe von radioaktiven Substanzen regionale Unterschiede in der Strömungsrate von 0,14—1,8 cm³/g/min nachweisen.

Es erscheint uns im Hinblick auf die reaktiven Weitenänderungen der Hirnstrombahn erwähnenswert, daß nach GOERTTLER (1953) nicht nur die Verengerung sondern auch die Erweiterung bestimmter Hirn-Arterien auf einer *Kontraktion* der Muskelfasern beruhen können. Und zwar soll die Anordnung der Muskelfasern in Form von Spiralen und Schraubengängen dazu führen, daß ihre Kontraktion unter bestimmten Bedingungen zu einer *Erweiterung* des Lumens führt. Allerdings bleibt es zweifelhaft, ob dieses Phänomen im Bereich der kleinsten Arterien noch möglich ist.

h) Die Embolie der Pia-Gefäße und andere örtliche Kreislaufstörungen

In den Jahren 1938/39 haben die Franzosen VILLARET u. CACHERA ausgedehnte tierexperimentelle Untersuchungen über die Hirnembolie mitgeteilt, bei denen sie unter anderem auch die Schädelfenster-Methode zur unmittelbaren Betrachtung der Pia-Gefäße anwandten. Bei Embolien mit festem Material beobachteten sie oftmals starke Spasmen der betroffenen, aber auch weiter entfernt gelegener Pia-Gefäße; bei Luftembolien kam es dagegen niemals zu einer constrictorischen Gefäßreaktion, sondern lediglich in einigen Fällen zu einer Kongestionierung der Pia-Strombahn. Die Spasmen nach fester Embolie wurden insgesamt bei 6 von 19 Versuchshunden beobachtet und konnten viele Tage lang anhalten. Außerdem kam es im Gefolge *solider* Embolien zu einer Zunahme arteriolärer Anastomosen.

In neuerer Zeit hat sich SCHMIDT (1955/56) sehr ausführlich mit dem Verhalten der Pia-Gefäße bei experimenteller Hirnembolie an Ratten, Kaninchen, Katzen und Hunden befaßt. Im Gegensatz zu VILLARET u. CACHERA kam er zu dem Resultat, daß die kleinen Pia-Gefäße bei embolischer Verstopfung mit geronnenem Blut, Stärke, Paraffin, Knochenmarksfett, Glaswolle oder Gas in der Regel *keine* vasomotorische Reaktion aufweisen, *sofern die Arterienwand nicht mechanisch beschädigt wird* (z. B. durch scharfkantige Glas- oder Bimsteinpartikel). Im Hinblick auf die Folgen einer Embolie der Pia-Gefäße erwies sich die von ihm besonders herausgestellte Ring- und Netzbildung der Hirnhautarterien als sehr bedeutungsvoll. Wurde eine einzelne Ringarterie durch einen Embolus verstopft, so hatte dies keine gewebliche Folgen, weil die Strömungsunterbrechung durch Änderung der Strömungsrichtung innerhalb des betroffenen Arterienkreises ausgeglichen wurde. Hiermit erklärt SCHMIDT die Seltenheit embolischer Schädigungen der Hirnrinde gegenüber den häufigeren Durchblutungsschäden der Stammganglien in der Human-Pathologie. An der menschlichen Leiche konnte die Ringbildung der kleinen Arterien und Arteriolen nämlich nicht nur über den Gyri, sondern auch in der Tiefe der Sulci nachgewiesen werden;

an den die Stammganglien versorgenden Ästen der Arteria cerebri media fehlte sie dagegen. Zu diesem günstigen anatomischen Faktor der arterio-arteriellen Anastomosen gesellt sich noch die funktionelle Sicherung der mechanogenen (autonomen) Reaktion, deren Bedeutung beim Arterien-verschluß MEYER u. DENNY-BROWN auf Grund direkter Lebendbeob-achtungen besonders hervorheben. Nach Verlegung einer kleineren Arterie kommt also rasch ein ausgiebiger Kollateral-Kreislauf zustande.

Daß auch Embolien mit festem Material keine spastischen Kontraktionen am unmittelbar betroffenen Gefäß hervorrufen sollen, erscheint angesichts der sehr sorgfältigen Beobachtungen von VILLARET u. CACHERA (1938/39) am Hund und der Untersuchungsergebnisse von ECHLIN (1942) zunächst etwas eigenartig. Eine *Luft*-embolie reicht nach ECHLIN und VILLARET u. CACHERA zwar nicht aus, um die verlegten Arterien zur Kontraktion zu reizen; wohl kam es aber bei den Beob-achtungen von VILLARET u. CACHERA nach Embolien mit *festem* Material häufig zu ausgedehnten und heftigen Spasmen der verstopften Gefäßabschnitte. SCHMIDT erklärt diese Spasmen jedoch mit einer *Verletzung* der Arterienwand durch das benutzte Material (Bimsstein und Glaswolle). Auf jeden Fall muß man zwischen der mechanogenen Reaktion nachgeschalteter Arterien bzw. Arteriolen (Dila-tation) und einem unmittelbaren Reizeffekt des Embolus (Kontraktion) unter-scheiden.

Ebenso wie bei der künstlichen Embolie konnte SCHMIDT *nach intra-arterieller Injektion verschiedener Röntgenkontrastmittel* niemals spastische Kontraktionen an den arteriellen Pia-Gefäßen beobachten. Nur bei hohen Konzentrationen kam es (ebenso wie bei Injektionen eines sehr konzentrierten Periston-Kollidon-Gemisches) zu einer vorübergehenden Gefäß-*Erweiterung* mit Blutdruckabfall, Atemstörungen und Krämpfen; dieser Vorgang wird von SCHMIDT auf physikalische Eigenschaften der injizierten Substanzen bezogen.

Die von anderen Autoren festgestellten arteriellen Spasmen bei Hirnembolien und bei Arteriographien führt SCHMIDT auf eine irrtümliche Deutung der Röntgen-bilder zurück. In Kontrollversuchen am Kaninchenohr hatte er nämlich beob-achtet, daß die Kontrastmittel in dünnen Fäden unvermischt neben dem Blut-strom durch die Arterien fließen können, was auf dem Röntgenbild als „Spasmus" imponieren muß.

Im Gegensatz zu SCHMIDT haben WERNITZ u. DÖRKEN (1954) am Kaninchenohr nach Sauerstoff-Insufflation sehr starke spastische Kontraktionen beobachtet. Da sie die Insufflation aber in Lokalanaesthesie unmittelbar an der Zentralarterie des Ohres vornahmen, ist eine traumatische Reizung als Ursache der Kontraktionen wohl nicht ganz von der Hand zu weisen. Am Menschen stellten sie bei der Behand-lung peripherer Durchblutungsstörungen mit O_2-Insufflation zunächst eine Hellrot-färbung des Venenblutes mit Erscheinen zahlreicher Gasbläschen fest und an-schließend eine dunkelrote Färbung des Venenblutes mit Verschwinden der Gas-bläschen. Das erste Phänomen führen sie auf die Eröffnung von arterio-venösen Anastomosen zurück, und aus dem zweiten schließen sie auf den Eintritt arterieller Spasmen.

Nach *Hitze-Einwirkung* beobachteten HARVEY u. JOW (1954) bei der Katze in den kleinen Venolen der Pia mater Erythrocyten-Aggregation,

Strömungsverlangsamung und Stase; außerdem kam es häufig zu Diapedesisblutungen. Diese Kreislaufstörungen traten bei einer Erwärmung
der Hirnoberfläche auf 43° C nach 1—2 Std, bei einer Erwärmung auf 46°
dagegen schon innerhalb weniger Minuten ein. Ein Hirn-Ödem wurde
seltener und erst nach größerer Latenzzeit gefunden. In Kontrollversuchen mit 38° C blieb die Pia mater stundenlang frei von gröberen
Kreislaufstörungen.

HICKAM u. Mitarb. (1953) untersuchten die Reaktivität der Retina-
Gefäße auf O_2- und CO_2-Inhalation und fanden eine enge Korrelation
zur Hirndurchblutung. *Bei Patienten mit einer Arteriosklerose* stellten
sie eine Herabsetzung der Reaktivität der Retina-Gefäße (direkte Beobachtung) sowie der Hirndurchblutung (indirekte Untersuchung) fest.
Auf Grund dieser Beobachtungen glauben sie, daß man aus dem Zustand
der Retina-Gefäße Rückschlüsse auf den Zustand der Hirngefäße ziehen
kann.

Die *Dura mater* wurde bisher kaum untersucht, obwohl die stärkere
Nervenkontrolle ihrer Gefäße sowie ihre Neigung zu Punktblutungen
das Interesse des Lebendbeobachters erheischen sollten (vgl. hierzu
FORBES 1954).

Fassen wir zusammen, so sind die kleinen Gefäße der Hirnoberfläche
in topographischer Hinsicht durch die Bildung von „Arterienkreisen"
(arterio-arterielle Anastomosen) und in funktioneller Hinsicht durch
eine geringe Motorik und gleichmäßigen Strömungs-Charakter ausgezeichnet. Die Nervenkontrolle ist auffallend schwach und weist — ebenso wie
die Durchblutung — regionale Unterschiede auf. Die Gefäße der Pia
mater sind weniger reaktionsfreudig als die Gefäße der Dura mater; im
Adrenalin-Test und bei Sympathicusreizung reagieren die kleinen Arterien der Pia mater 10mal schwächer als entsprechende Arterien der Ohrhaut. Die Innervation der kleinen Arterien der Hirnoberfläche scheint
nur bis zu einem Gefäß-Durchmesser von etwa 50 μ herabzureichen.
Die Regulation der Hirndurchblutung wird vor allem blut-chemisch
(Kohlensäure- und Sauerstoff-Spannung) sowie durch eine sehr lebhafte
und prompte mechanogene (autonome) Reaktion der kleinen Arterien
besorgt. Hierdurch ist eine hohe Sicherung gegen bedrohliche arterielle
Durchblutungsstörungen gewährleistet. Das eigentliche „Capillarbett"
des Gehirns ist motorisch ziemlich inaktiv; die feinen Arteriolen reagieren
nur auf mechanische und auf bestimmte pharmakologische Reize. Die
Capillaren selbst sind einer Lebendbeobachtung nicht zugänglich. Eine
Steigerung der Kohlensäurespannung oder eine Senkung der Sauerstoffspannung im Blut führt zur Dilatation, Senkung der Kohlensäurespannung oder Steigerung der Sauerstoffspannung dagegen zu einer
Kontraktion der kleinen Pia-Arterien. Adrenalin wirkt an der Pia-
Strombahn schwach, Noradrenalin etwas stärker constrictorisch.

Ergotamin kontrahiert die Dura-Gefäße stark, die Pia-Gefäße nur relativ schwach. Durch Histamin, Acetylcholin und Amylnitrit werden die Arterien der Hirnoberfläche kurzfristig erweitert. Coffein hat keinen nennenswerten direkten Gefäßeffekt. Bei parenteraler Applikation blutdruckwirksamer Pharmaka interferriert die mechanogene Reaktion mit dem direkten Gefäßeffekt dieser Substanzen. Chemische Krampfgifte lösen an den Gefäßen der Hirnoberfläche zum Teil eine initiale Kontraktion, zum Teil eine initiale Dilatation aus. Elektrische Reize werden immer mit einer Kontraktion beantwortet. Ein Vergleich der direkten Lebendbeobachtungen mit den Ergebnissen indirekter Untersuchungen über die Gesamtdurchströmung des Gehirns berechtigen zu dem Schluß, daß das Verhalten der Gefäße der Hirnoberfläche im wesentlichen für das gesamte Organ verallgemeinert werden darf.

IX. Zur terminalen Strombahn des Innenohres

Am Innenohr ist vor allem das Ligamentum spirale der Schnecke mehrfach Gegenstand kreislaufmikroskopischer Lebendbeobachtungen gewesen. Der Gefäßplexus der sog. „Stria vascularis" ist wegen seiner engen Beziehungen zur Endolymphe von besonderer funktioneller Bedeutung. Besonders eingehend haben sich WEILLE, GARGANO, PFISTER, MARTINEZ u. IRWIN (1954), PERLMAN u. KIMURA (1955a und b) sowie NAUMANN, GÜNTHER u. SCHICKER (1958) am Meerschweinchen mit der Topographie, Physiologie und Pathologie dieses schwer zugänglichen und spezialisierten Capillarbettes befaßt. Alle 3 Autorengruppen betrachteten die Gefäße des Ligamentum spirale durch kleine, in verschiedener Höhe des Schneckenganges in die knöcherne Schneckenkapsel eingeschnittene Fenster, und zwar WEILLE und IRWIN mit Hilfe der Quarzstab-Beleuchtung von KNISELY, NAUMANN dagegen mit dem Ultropak-System von Leitz. Die Vergrößerung reichte im allgemeinen bis 150 bzw. 200fach, in Ausnahmefällen bis 390fach (WEILLE u. Mitarb.) bzw. 550fach (NAUMANN u. Mitarb.). Es wurden auf diese Weise auch kinematographische Aufnahmen hergestellt.

Das Ligamentum spirale hatte an den von PERLMAN u. KIMURA untersuchten Stellen eine Schichtdicke von etwa 35 μ. Seine Gefäße liegen vorwiegend in den äußeren Schichten und sind daher gut einzusehen; allerdings befinden sie sich nach NAUMANN nicht alle in einer Ebene. Zur besseren und vollständigen Darstellung benutzte dieser Autor daher die Fluorescenzmikroskopie im Blaulicht (mit Natrium-Fluorescin). Die Klassifizierung und Abgrenzung der verschiedenen Gefäßtypen ist, wie WEILLE und PERLMAN hervorheben, am Ligamentum spirale schwierig. Als Kriterien gibt PERLMAN den Durchmesser, die Form, die Strömungsrichtung, den Nachweis von Muskelzellen, die Kontraktilität und die Wandstärke an.

Das Arrangement des Capillarbettes der Stria vascularis, des Hauptgefäßplexus des Ligamentum spirale, zeigt nach PERLMAN u. KIMURA beträchtliche individuelle Variationen. Grundsätzlich wird dieses

Gefäßgebiet aus radialen Ästchen der Arteriae cochleae propriae gespeist, welche am oberen Rand der Scala vestibuli zur Stria vascularis ziehen und von den genannten Autoren als „radiating arterioles"[1] bezeichnet werden. Sie stoßen also im rechten Winkel auf die Stria vascularis und teilen sich entweder in gleicher Richtung oder im rechten Winkel in Capillaren auf. Eine der rechtwinklig abgehenden Capillaren behält meist ihre horizontale Richtung bei, um mit der nächsthöheren oder nächsttieferen Nachbararteriole zu anastomosieren. Mitten durch die Stria vascularis laufen horizontal gelegene Venolen, aus denen senkrecht nach unten größere Sammelvenen hervorgehen, die unterhalb der Stria vascularis gelegen sind und zur Scala tympani ziehen. Das unregelmäßig anastomosierende Capillarnetz der Stria vascularis mündet entweder in die horizontal gelegenen Venolen oder unmittelbar in die senkrecht nach unten führenden Sammelvenen. Die Sammelvenen gehen schließlich in die Vena spiralis inferior über. Die Zahl der zuführenden Arteriolen entspricht etwa der Zahl der abführenden Sammelvenen; trotz der Neigung aller Gefäßabschnitte zur Anastomosenbildung haben PERLMAN u. KIMURA den Eindruck einer gewissen segmentalen Anordnung der Blutversorgung. Fällt jedoch ein einzelnes zuführendes Gefäß aus, so wird die Blutversorgung der Stria vascularis hierdurch wegen der zahlreichen capillären Anastomosen, wie auch NAUMANN betont, noch nicht gefährdet.

Das Capillarnetz der Stria vascularis wird teilweise durch dünne, langgestreckte, bogenförmig von der Arteriole zur Sammelvene ziehende, capillarähnliche Gefäße, die sog. „arterio-venösen Arkaden", kurzgeschlossen. Die Zahl dieser Kurzschlußgefäße wechselt stark. Sie ähneln in ihrer Anordnung und ihrem Verlauf sehr den sog. „shunt-Capillaren" der Milz und des Knochenmarkes, besitzen aber nach den histologischen Untersuchungen von PERLMAN u. KIMURA glatte Muskelzellen und können sich nach den Beobachtungen von WEILLE u. Mitarb. aktiv kontrahieren. Während sie nach der Darstellung und nach den Abbildungen von PERLMAN u. KIMURA ihrerseits keine Capillaren abgeben, ist dies nach den Untersuchungen von WEILLE u. Mitarb. (IRWIN, WEILLE u. BURRAGE 1955) ab und zu doch der Fall. Sie werden daher von SEYMOUR (1954) als „Metarteriolen" angesehen, während WEILLE u. Mitarb. sie als „arterio-venöse Anastomosen" bezeichnen.

Die Capillaren der Stria vascularis haben nach IRWIN, WEILLE u. BURRAGE (1955) einen Durchmesser von 3—$10\,\mu$, nach PERLMAN u. KIMURA von 3—$15\,\mu$. Der Durchmesser der horizontalen Venolen beträgt nach IRWIN 20—$40\,\mu$. Die arterio-venösen „Arkaden" haben ein Kaliber von nur $5\,\mu$ (PERLMAN).

---

[1] Ein endgültiger anatomischer Name für diese Arteriolen konnte nicht eruiert werden.

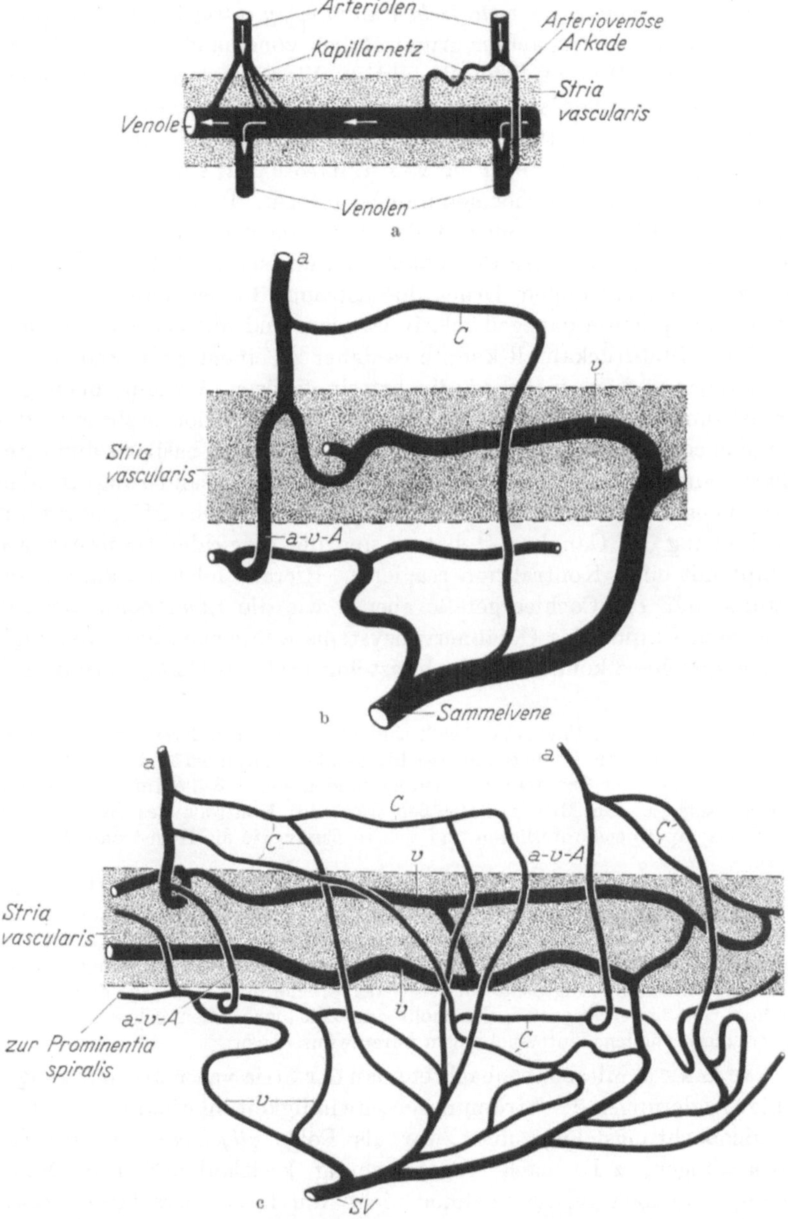

Abb. 82a—c. Die terminale Strombahn der Stria vascularis (Innenohr). a Schema von WEILLE u. Mitarb. Meerschweinchen. Stark vereinfacht. b Schema von PERLMAN u. KIMURA. *a* zuführende Arteriole; *C* Capillare; *a-v-A* arteriovenöse Arkade; *v* Venole. c Ganze Capillarbetteinheit, nach dem Lebenden gezeichnet. (Nach PERLMAN u. KIMURA.) Man erkennt alle Grundbausteine der beiden vorausgehenden Schemata wieder. *a* zuführende Arteriolen; *a-v-A* „arterio-venöse Arkaden"; *C* Capillaren; *v* Venolen; *sV* Sammelvene

Über das *spontane vasomotorische Funktionsspiel* weichen die Angaben
der verschiedenen Beobachter grundsätzlich voneinander ab. Während
SEYMOUR und WEILLE lebhafte aktive Weitenänderungen an allen
Arteriolen, arterio-venösen Arkaden und Venolen beobachteten — wobei
die Capillaren intermittierende Strömung zeigten und temporär leerlaufen konnten —, betonen PERLMAN u. KIMURA (a) sowie NAUMANN u.
Mitarb. das *Fehlen* jeglicher spontanen Motorik. PERLMAN u. KIMURA
fanden die Strömung in den Gefäßen der Stria vascularis so konstant,
wie dies sonst nur von der Pia mater bekannt ist; die Arteriolen waren
sehr rasch und mit hohem Druck durchströmt, die netzartig anastomosierenden Capillaren dagegen relativ langsam und mit geringem Druck.
Bei einem Blutdruckabfall konnte es daher zu einem Stillstand in den
Capillaren kommen, während die arterio-venösen Arkaden noch gut
durchströmt waren. Elektrische Reizung des Ganglion stellatum, des
Ganglion cervicale supremum, der Arteria vertebralis, basilaris und cere-
bellaris anterior inferior rief keine Durchblutungsänderung in den
Schneckengefäßen hervor, während die Strombahn des *Mittel*ohres auf
eine Reizung des Ganglion stellatum und des cervicalen Grenzstranges
prompt mit einer Kontraktion reagierte. Hieraus folgern PERLMAN u.
KIMURA, daß die Cochleargefäße ebenso wie die Strombahn der Pia
mater dem Einfluß des Gefäßnervensystems weitgehend entzogen sind.
Dementsprechend konnten sie auch histologisch keine Gefäßnervenfasern
nachweisen.

RAMBO, WOLFF u. FREEMAN (1953) sind übrigens auf anderem Wege — zum
Teil auch unter direkter Beobachtung der Blutgefäße — zu einem ähnlichen Resultat
gelangt. Ebenso wie PERLMAN u. KIMURA fanden sie, daß die Innenohr-Gefäße
im Gegensatz zu den Mittelohr-Gefäßen *nicht* der Kontrolle des Sympathicus
oder Parasympathicus unterliegen und sich so passiv wie die Hirnstrombahn verhalten.

Demgegenüber haben aber andere Autoren, unter anderen PASSE (1951) und
BEICKERT, GISSELSSON u. LÖFSTRÖM (1956), eine eindeutige Vasodilatation der
Innenohrgefäße nach Sympathicusblockade beschrieben. BEICKERT u. Mitarb.
führten ihre Gefäßbeobachtungen am Meerschweinchen, PASSE die seinigen sogar
am Menschen durch. Angesichts dieser Widersprüche muß die Frage der sympathischen Gefäßinnervation am Innenohr zur Zeit noch offen gelassen werden.
Weitere diesbezügliche Untersuchungen wären wünschenswert.

NAUMANN u. Mitarb. beobachteten an der Stria vascularis nur gleich-
sinnige Änderungen der Strömungsgeschwindigkeit innerhalb des gesamten Beobachtungsfeldes, und zwar als Folge *allgemeiner* Blutdruckschwankungen, z.B. nach Verabreichung kreislaufwirksamer Medikamente. Jedoch gelang es ihnen nicht, durch Temperaturreize (zwischen $+5$ und $+45^\circ$ C) oder intramuskuläre Injektion von Adrenalin
und Histamin *örtliche* Kontraktionen oder Dilatationen auszulösen;
demgegenüber zeigten die Gefäße des Trommelfelles unter den gleichen
Versuchsbedingungen deutliche Kaliberänderungen, eine Beobachtung,

die mit den Ergebnissen von PERLMAN u. KIMURA, RAMBO u. Mitarb. übereinstimmt.

Durch Erhitzung der Berieselungsflüssigkeit auf mehr als 50° C oder durch langdauernde UV-Bestrahlung erzeugten NAUMANN u. Mitarb. auch eine Gefäßwandschädigung der Stria-Capillaren mit *Stase*; hierdurch kam es in benachbarten Abschnitten des Capillarbettes zur pendelnden Strömung und zur Strömungsumkehr.

PERLMAN u. KIMURA prüften dagegen — ebenso wie WEILLE, MARTINEZ u. a. (1954) — den Einfluß einer Asphyxie und eines anaphylaktischen Schocks auf die Durchblutung der Stria vascularis.

Eine *Asphyxie* (Behinderung der künstlichen Atmung durch Verlängerung des Intubationsrohres) bewirkte innerhalb weniger Minuten zunächst eine Zunahme der Herztätigkeit mit Strömungsbeschleunigung im Bereich der Stria vascularis und dann — mit Abnahme der Herzleistung — eine zunehmende Strömungsverlangsamung bis zu einer trägen, pulsierenden Strömung. Alle Gefäße erschienen leicht erweitert. Gelegentlich kam es in einigen Ästen der Arteriolen zum Strömungsstillstand mit Zeichen einer Gefäßwandschädigung (Leukocyten-sticking, Erythrocyten-Austritt, Bildung weißer Thromben). Nach Wiederherstellung normaler Atmung erholte sich die Durchblutung rasch; während der anfänglich überschießenden Strömungsbeschleunigung wurden die „Thromben" fortgespült.

Bei einem *milden anaphylaktischen Schock* (Sensibilisierung und Auslösung mit Pferdeserum oder Hühnereiweiß) kam es gewöhnlich zu einem temporären Verschluß der arterio-venösen Arkaden durch „Emboli"; gleichzeitig erschienen die betroffenen Gefäße erweitert. PERLMAN u. KIMURA beschrieben diesen Vorgang als „embolische Verstopfung"; ihre Darstellung läßt aber vermuten, daß es sich in Wirklichkeit um „Stase" gehandelt hat.

Es bewegten sich nämlich manchmal von beiden Seiten Erythrocyten auf den „Embolus" zu, die Gefäßlichtung *vor* dem „Embolus" wurde dadurch erythrocytenfrei; dies ist bei der Stase eine sehr typische Erscheinung, bedingt durch den Plasmaaustritt im Bereich der Stasebildung. Bei der „Erweiterung" im Bereich der Gefäßverstopfung handelt es sich im Falle einer Stase um eine charakteristische, optische Täuschung, der zahlreiche frühere Untersucher schon zum Opfer gefallen sind. Auch die plötzliche Aufhebung der Verstopfung, die manche Beobachter — auch PERLMAN u. KIMURA — an die plötzliche Eröffnung einer vorher kontrahierten Arterie denken lassen, wäre für eine Stase typisch.

WEILLE u. Mitarb. erzeugten in ihren Versuchen einen *schweren anaphylaktischen Schock*. Starben die Tiere innerhalb der ersten 2 min, so wurde an den Gefäßen des Ligamentum spirale nur eine Kontraktion der Arteriolen und arterio-venösen Arkaden sowie eine gleichzeitige Dilatation der Venolen beobachtet; überlebten die Tiere aber 5—10 min, so kam es außerdem zu einer starken Aggregationstendenz der Blutkörperchen; in allen Gefäßabschnitten kreisten Erythrocytenaggregate und weiße Emboli, die Leukocyten blieben am Endothel haften, und wandständige Thromben bildeten sich. Zahlreiche Gefäße wurden embolisch verstopft. Der Beschreibung nach hat es sich hier vor allem um blood sludge und Leukocyten-Aggregate gehandelt. Erholten sich die Tiere, so bildeten sich alle Veränderungen nach 10—25 min zurück — auch die intravasculäre Aggregation, nur die embolischen Verstopfungen konnten bestehenbleiben.

Ganz ähnliche Störungen des Capillarkreislaufs mit Aggregation der Blutkörperchen und Mikroembolien beobachteten IRWIN, WEILLE u. BURRAGE an der Leber und Lunge von anaphylaktischen Kaninchen und Meerschweinchen. Auch PERLMAN u. KIMURA sahen übrigens bei ihren Anaphylaxieversuchen Leukocyten-Aggregation und Leukocyten-sticking an der Gefäßwand. Außerdem stellten sie oft einen Strömungs-stillstand in den Capillaren der Stria vascularis bei erhaltener Strömung der arterio-venösen Arkaden fest; vorgeschaltete Kontraktionen als Ursache konnten dabei nicht nachgewiesen werden.

Fassen wir zusammen, so treten die Arteriolen der Stria vascularis senkrecht von oben an das streifenförmige Capillarnetz heran und ver-sorgen es segmentartig; die Capillaren vereinigen sich direkt oder über eine der Länge nach durch die Stria laufende Venole mit den nach unten abziehenden Sammelvenen. Das Capillarnetz wird durch zahlreiche bogenförmig von den Arteriolen zu den Venolen oder Venen ziehende Gefäße überquert und kurzgeschlossen, die an die Shunt-Capillaren der Milz und des Knochenmarkes erinnern; im Gegensatz zu diesen enthalten sie aber glatte Muskelzellen und können sich kontrahieren. Die Arteriolen sind rasch und kontinuierlich durchströmt. Infolge eines starken Druckgefälles zu den Capillaren hin ist die Strömung in diesen wesentlich langsamer. Über das Ausmaß des motorischen Funktions-spiels liegen unterschiedliche Angaben vor; jedoch scheinen im Bereich der Stria vascularis normalerweise nur relativ geringe aktive Weiten-änderungen vorzukommen. Bei Blutdruckabfall kann die Strömung in den Capillaren sistieren, während die „arterio-venösen Arkadengefäße" weiter durchströmt bleiben. Im anaphylaktischen Schock wurden arterio-läre Kontraktionen bei gleichzeitiger Dilatation der Venen, wandständige Thromben, Stasen und blood sludge-Aggregate beobachtet.

X. Zur terminalen Strombahn der Zahnpulpa

Mit ähnlicher Technik wie BRÅNEMARK die Strombahn des Knochen-markes haben POHTO u. SCHEININ (1958a u. b) die Gefäße des Pulpa-raumes der mikroskopischen Lebendbeobachtung zugänglich gemacht. In Barbitursäure-Narkose, unter künstlicher Beatmung, legten sie bei der Ratte einen Schneidezahn frei und präparierten ihn dann so weit, daß die Pulpa hinter einem 15—20 μ starken Dentin-„Fenster" sichtbar wurde. Auf diese Weise konnten sie die Endstrombahn der unverletzten Pulpa durch die durchsichtige Dentinschicht hindurch beobachten, photographieren und kinematographieren. Außerdem führten sie auch Beobachtungen an der völlig bloßgelegten, mit Gelatine-Ringerlösung berieselten Pulpa durch. Sie untersuchten die normalen Strömungsverhältnisse und die örtlichen Kreislaufstörungen nach Anwendung thermischer Reize. Die photographischen Abbildungen lassen vermuten, daß dabei auch die Gefäß*wände* sichtbar waren.

Normalerweise zeigte die Pulpa-Strombahn eine in kurzen Intervallen intermittierende Strömung. Dabei konnten die Capillaren Weitenänderungen bis auf das Doppelte ihres Durchmessers durchmachen. Oft war die Strömungsgeschwindigkeit so hoch, daß der Blutfaden homogen erschien. Die Strömungsgeschwindigkeit betrug in den Arteriolen von 20 μ Durchmesser 0,3—1 mm/sec, in den Capillaren 0,08 mm/sec und in den Venolen von 60 μ Durchmesser 0,15 mm/sec.

Bei Abkühlung des Zahnes von 37° auf 31° C und tiefer kam es zu einer Abnahme der Strömungsgeschwindigkeit; manchmal schloß sich eine reaktive Hyperämie an. Gefrierung mit Kohlensäureschnee oder Chloräthyl führte rasch zu einer irreversiblen Strömungsunterbrechung durch „Stase und Thrombose".

Kurzzeitige Erwärmung des Zahnes auf 39—42° C verursachte eine Strömungsbeschleunigung in den Pulpa-Gefäßen; bei Temperaturen von 42—44° kam es zur Permeabilitätssteigerung mit Ödem, abgelesen an der gleichmäßigen Anfärbung der Pulpa nach intravenöser Injektion von Methylenblau und dem Unscharfwerden der Gefäßkonturen. Bei Erwärmung über 44° C wurde eine Aggregationsneigung der Erythrocyten beobachtet; Erhitzung auf 46—60° verursachte „Stase und Thrombose", wobei mit dem Terminus „Thrombose" offenbar nur die *Verstopfung* der Gefäßlichtung gemeint ist, denn POHTO u. SCHEININ sprechen nicht von „Thrombose der Gefäße oder der Gefäßlichtung" sondern von „Thrombose der Zirkulation". Die Reihenfolge der Kreislaufstörungen nach Erhitzung war immer: Hyperämie, Ödem, Stase, „Thrombose". Diese Beobachtungen zeigen, wie leicht eine ungewollte Erhitzung des Zahnes bei der Behandlung zu irreversibler Schädigung der Pulpa führen kann.

XI. Zur terminalen Strombahn der Hypophysenregion

Das Interesse an einer Lebendbeobachtung der Hypophysenstrombahn wurde wach, als POPA u. FIELDING (1930) erstmals „a portal circulation from the pituitary to the hypothalamic region" beschrieben.

Auf Grund von Injektionsversuchen an menschlichen Leichen kamen diese Autoren nämlich zu dem Schluß, daß die Strömung in den von ihnen entdeckten Portalgefäßen des Hypophysenstieles *kranial*wärts, d.h. vom Capillarplexus des Hypophysenvorderlappens zum Capillarnetz des Hypothalamus, führe und wahrscheinlich dem Transport eines neuartigen Hypophysensekretes diene. Damit erhielt die Strömungsrichtung in den Verbindungsgefäßen zwischen Hypophyse und Hypothalamus eine so große theoretische Bedeutung, daß eine Lebendbeobachtung dieses schwer zugänglichen Gefäßbezirkes notwendig wurde.

Schon 1935 teilten HOUSSAY, BIASOTTI u. SAMMARTINO in einer kurzen Publikation mit, daß die Strömungsrichtung der Portalgefäße des Hypophysenstieles beim Frosch entgegen der Theorie von POPA u. FIELDING vom Hypothalamus zur Hypophyse verläuft; ihre Mitteilung wurde aber nicht beachtet (zit. nach GREEN 1947).

MORATO (1939) injizierte lebenden Hunden und Katzen Öl in den linken Ventrikel, in die Aorta und in die Carotis und untersuchte dann die Hypothalamus-Hypophysenregion auf Fettembolien. Da er die Fetttröpfchen immer in den Gefäßen des Infundibulums, niemals aber in den Capillaren des Hypophysenvorderlappens wiederfand, kam auch er zu dem Resultat, daß die Strömung in den Portalgefäßen von kranial nach caudal verlaufen müsse; daher würden die Fetttröpfchen alle im primären Capillarnetz des Infundibulums abgefangen.

In der Folgezeit wurde dann die caudale Strömungsrichtung der Portalgefäße des Hypophysenstieles an verschiedenen Amphibien (GREEN 1947), an der Ratte (GREEN u. HARRIS 1949), am Hund (TÖRÖK 1955) und an der Albinomaus (WORTHINGTON 1955, 1960) durch direkte Lebendbeobachtung sichergestellt.

CRUZ (1959) hat kürzlich durch Tusche-Injektionen am Frosch nachgewiesen, daß der Hypophysenhinterlappen ebenfalls durch ein Pfortadersystem mit dem Hypothalamus verbunden ist, und zwar mit der Regio infundibulo-tuberalis; er schlägt für dieses zweite Portalsystem die Bezeichnung „encephalo-hypophysäre Pfortader" vor. Auch in diesem System fließt das Blut offenbar vom Hypothalamus zur Hypophyse, nicht umgekehrt. Leider sind Hypophysenhinterlappen und das zugehörige Pfortadersystem einer Lebendbeobachtung nicht zugänglich. Diese beschränkt sich daher auf die Eminentia mediana, die Ventralseite des Hypophysenstieles mit dem Pfortadersystem des Vorderlappens und die Ventralseite des Vorderlappens.

Die ausführlichste Beschreibung der Hypophysenstrombahn auf Grund von Lebendbeobachtungen stammt von GREEN (Frosch) und von WORTHINGTON (Maus). WORTHINGTON entwickelte eine Methode, mit der er den Hypophysenkreislauf bei 150facher Vergrößerung mehrere Stunden lang ungestört beobachten konnte.

a) Zur Anordnung der Endstrombahn der Hypophysenregion

Eine gemeinsame Eigenart im Anlageplan des Hypophysenkreislaufs ist beim Kaltblüter und Warmblüter in dem *Pfortadersystem* gegeben, welches auf dem Hypophysenstiel entlangzieht und das (primäre) Capillarnetz der Eminentia mediana[1] mit dem (sekundären) Capillarplexus des Hypophysenvorderlappens verbindet. Letzterer stellt nach MORATO den best-vascularisierten Abschnitt des Organismus dar.

Das ideale Versuchstier zur Lebendbeobachtung des Hypophysenkreislaufs ist der Frosch (GREEN). Bei ihm wird das primäre Capillarnetz der Eminentia mediana — wie bei allen anderen bisher untersuchten Tierarten — aus den beiden Rami hypothalamici der Carotis interna [= Arteriae infundibulares = obere Hypophysenarterien (SPANNER)] gespeist.

Das primäre Capillarnetz der Eminens wird nach GREEN von einem unregelmäßigen Gefäßplexus gebildet, der vorwiegend aus Capillaren besteht. Diese gehen entweder seitlich oder aus den Enden der Mutterarteriolen hervor. Sie vereinigen sich auf dem Hypophysenstiel zu den Portalvenen; diese laufen den Stiel entlang zum Hypophysenvorderlappen, wo sie sich in den sekundären, ausschließlich von ihnen gespeisten Capillarplexus aufteilen. Dabei tauchen nur vereinzelte Capillaren in das Drüsenparenchym ein; die übrigen umgeben das Organ korbartig. Sie sind weit und unregelmäßig in der Form und werden deshalb auch als „Sinusoide" bezeichnet.

Nach BARNETT u. GREEP (1951) entsenden die Portalvenen auch ein oder zwei Ästchen zum Hypophysenhinterlappen.

Nach den Injektionsversuchen von CRUZ erhält der dorsale Abschnitt des Vorderlappens ebenso wie der Hinterlappen in vielen Fällen eine spärliche Zufuhr *arteriellen* Blutes; und zwar aus einem kleinen Ast der oberen Hypophysenarterie, der auf bzw. in der Eminentia mediana eine ringförmige Anastomose bildet („anse artérielle hypophysaire antérieure"). Der venöse Abfluß des Vorderlappens erfolgt nach diesen Untersuchungen über zwei relativ kräftige Venchen, die in den Hinterlappen eindringen und dann zur Hypophysenvene weiterlaufen.

Die Endstrombahn der Warmblüter-Hypophyse ist derjenigen des Frosches im Prinzip sehr ähnlich. Die Verzweigung der zuführenden Arterien (obere Hypophysenarterien) und der Portalgefäße variieren allerdings stark. WORTHINGTON hat diese Variationen für die Maus sehr genau beschrieben und abgebildet.

Die oberen Hypophysenarterien treten von beiden Seiten an den Hypophysenstiel heran und vereinigen sich an seiner Ventralseite gewöhnlich zu einer ringförmigen Anastomose, bevor sie zu beiden Seiten des Hypophysenstieles einen kräftigeren Ast zum Hinterlappen entsenden. Oft verjüngen sich die beiden Arterien zum primären Capillarnetz hin sehr rasch und haben daher Conusform.

Die Arteriolen des primären Capillarplexus entspringen der ringförmigen Arterienschlinge über dem Hypophysenstiel oder den beiden zum Hinterlappen führenden Seitenästen. Sie können ziemlich abrupt in das Capillarnetz übergehen

---

[1] Ventrale Wand des Infundibulums mit gleicher Feinstruktur wie die Neurohypophyse (= „proximale Hypophyse" nach SPATZ).

oder sich allmählich aufsplittern. Feinere Äste gehen manchmal direkt in die Portal-venen über.

Das plexusförmige primäre Capillarnetz ist longitudinal ausgerichtet und zeigt eine leichte Schlängelung. Einige feine irreguläre Capillarschlingen liegen auch quer

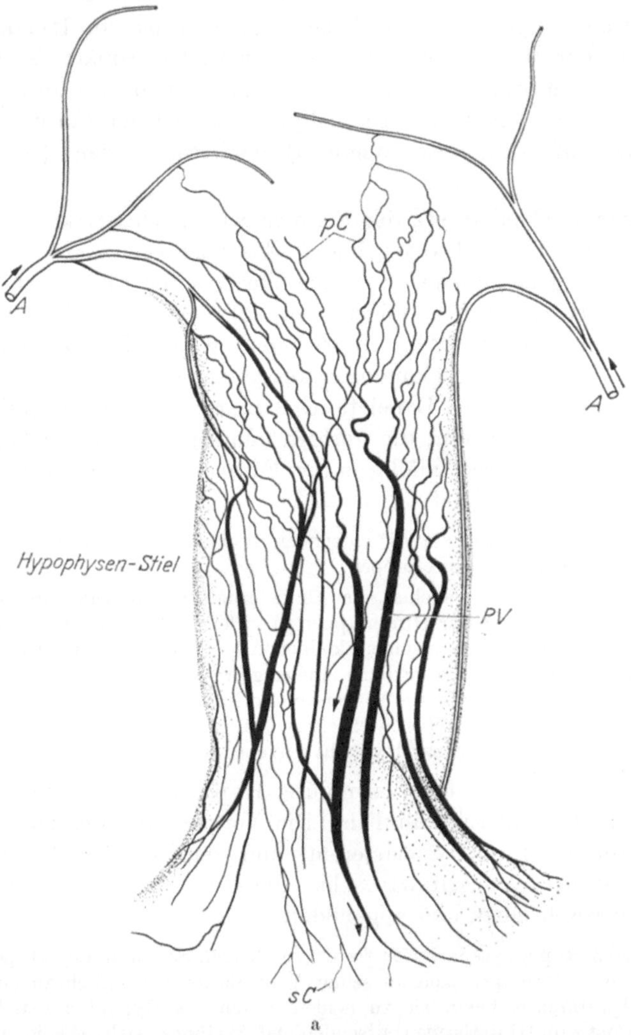

Abb. 83a u. b. Die terminale Strombahn der Hypophyse. a Die Gefäße des Hypophysenstieles (Maus; nach einer schematischen Abbildung von Worthington 1955). Das Blut wird der Hypophysenregion von beiden Seiten über die oberen Hypophysenarterien (A) zugeführt. Es nimmt dann seinen Hauptweg über das primäre Capillarnetz (pC) der Eminentia mediana in die Portal-Venen (PV) des Hypophysenstieles; nur vereinzelte Arterienäste münden unter Umgehung der Primär-Capillaren in die Portal-Venen (links im Bilde). Die eine Hypophysenarterie (rechts im Bilde) gibt noch einen Ast für den Hypophysenhinterlappen ab, der seitlich am Hypophysenstiel entlang läuft. Die Portal-Venen ziehen auf dem Hypophysenstiel caudalwärts und zweigen sich in das sekundäre Capillarnetz (sC) des Vorderlappens auf zum Hypophysenstiel. Die Capillaren vereinigen sich zu Sammelvenolen und diese wieder zu den untereinander anastomosierenden Portalgefäßen.

Die Portalgefäße laufen auf dem Stiel zum Vorderlappen und bilden dort das sekundäre Netz sinusoidaler Capillaren. Bei Hund und Katze soll der hintere Rand des Vorderlappens vom Hypophysenhinterlappen aus versorgt werden. Andererseits soll der *Ab*fluß des Vorderlappens zum Teil über den Hinterlappen erfolgen (TÖRÖK).

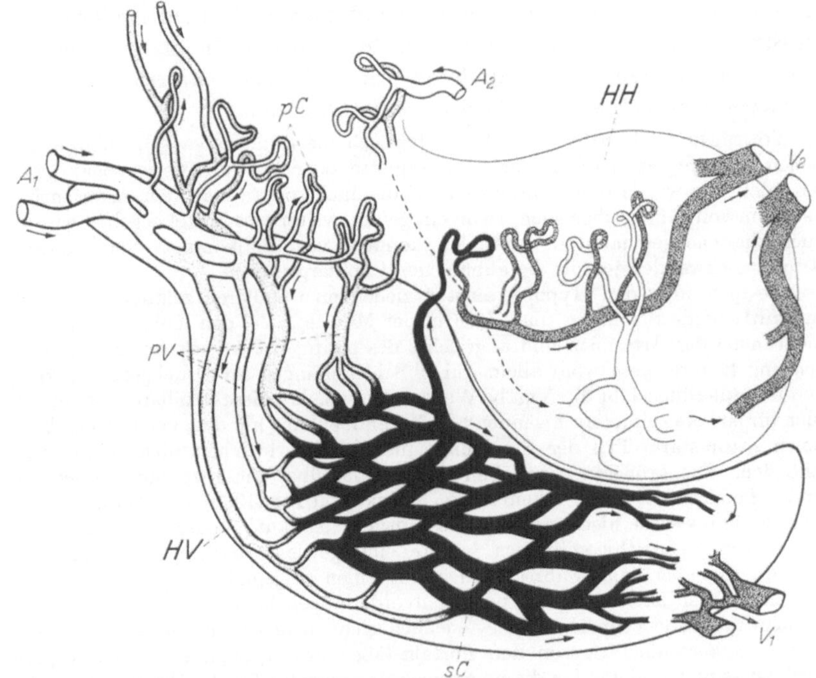

Abb. 83b. Die gesamte Strombahn der Hypophyse (Hund; nach einer schematischen Skizze von TÖRÖK 1959.) Ähnlich wie auf dem vorhergehenden Schema erkennt man, daß die Blutversorgung des Vorderlappens (*HV*) aus den oberen Hypophysenarterien (*A₁*) hauptsächlich über die primären Capillaren (*pC*) der Eminentia mediana erfolgt. Auch hier bestehen aber daneben einzelne direkte Verbindungen zwischen Arterie und Portalgefäßen (*PV*). Außerdem sind links oben zwei capilläre Verbindungen zwischen Hypothalamus-Strombahn und Primär-Capillaren eingetragen. Der venöse Abfluß des Vorderlappens geht zum Teil über die — der Übersicht halber nicht vollständig ausgeführten — Gefäße des Hinterlappens (*HH*). *A₁* und *V₁* obere Hypophysenarterien und Abflußvenen des Vorderlappens; *A₂* und *V₂* Arterien und Venen des Hinterlappens

b) Die Strömungsverhältnisse und das motorische Funktionsspiel der Endstrombahn der Hypophysenregion

Bezüglich der Strömungsverhältnisse und des motorischen Gefäßspieles ist zu berücksichtigen, daß die Lebendbeobachtung der Hypophysenregion mit einem tiefgreifenden Operationstrauma erkauft werden muß; sie erfolgt daher stets während einer extremen Stress-Situation, und Rückschlüsse auf den „Normalzustand" der Zirkulationsverhältnisse sind schwer möglich (WORTHINGTON 1960).

Genauere Angaben über die Strömungsverhältnisse und über die motorische Gefäßfunktion liegen nur für die Hypophysenregion der Maus vor (Worthington). Von der Hypophysenstrombahn der Ratte geben Green u. Harris lediglich an, daß die Strömung gleichmäßig und nicht pulsierend sei. Auch an der Maus wurde keine Pulsation beobachtet; wohl aber ein lebhaftes motorisches Funktionsspiel der zuführenden Arterien und Arteriolen mit entsprechenden Änderungen der Strömungsgeschwindigkeit und -Richtung in den abhängigen, plexusartig anastomosierenden Capillaren. *Nur in den Sammelvenen und Portalvenen änderte sich die Strömungsrichtung nie.*

Worthington konnte beobachten, daß sich die ringförmige Anastomose der beiden Hypophysenarterien stark kontrahierte oder abschnittweise sogar ganz verschloß; sie wurde dann unsichtbar. Manchmal konnte man den Arterienring erst dann vollständig übersehen, wenn ein gefäßerweiterndes Mittel gegeben wurde. Auch die nachgeschalteten Arteriolen konnten sich vollkommen verschließen. Dann verschwanden jeweils die abhängigen Capillargruppen.
Die quer über den Hypophysenstiel ziehenden Capillaren zeigten eine rasch intermittierende Strömung (mehrfach in der Minute). Bei den lebhaften Weitenänderungen der Arteriolen und angesichts des häufigen Wechsels der Strömungsrichtung könnte diese wohl allein durch Schwankungen im Druckgefälle erklärt werden. Allerdings läßt die Angabe Worthingtons, daß diese Capillaren manchmal auch für längere Zeit „verschwänden", im Zusammenhang mit dem von ihm beschriebenen „stop-start"-Typ der Strömung eine Sphinctertätigkeit nicht völlig ausschließen. Die größeren, von oben nach unten über den Hypophysenstiel laufenden Portalgefäße sind — ebenfalls nach Worthington (1960) — sicher motorisch inaktiv und weisen histologisch keine Muskelzellen auf. Lediglich nach hohen Dosen von Sympathicomimetica konnte eine gewisse Erweiterung beobachtet werden, die aber sehr wahrscheinlich auf einen allgemeinen Blutdruckanstieg zurückzuführen ist. Da der Hypophysenvorderlappen beim Schaf, bei der Ziege, bei der Ratte und beim Menschen — jedoch nicht beim Kaninchen — nach Worthington ausschließlich von den Portalgefäßen des Hypophysenstieles gespeist wird, ist seine Strömung bei diesen Species ein Indicator für die Durchblutung des Vorderlappens.

Török (1955) kam auf Grund seiner Lebendbeobachtungen am Hund mit Tuscheinjektion zu der bemerkenswerten Feststellung, daß die Blutversorgung der Hypophyse aus den beiden Carotiden trotz der zahlreichen Links-Rechts-Anastomosen streng seitengetrennt erfolgt. Außerdem vermutet er einen Zusammenhang zwischen Gefäßen des Hypophysenstieles, dem primären Capillarplexus der Eminens und kleineren Hypothalamusgefäßen mit Strömungsrichtung *zum* Hypothalamus.

c) Die Reaktion der Gefäße der Hypophysenregion auf pharmakologische Reize und andere experimentelle Einwirkungen

Hierüber liegen ausführlichere Angaben nur von Worthington (1960) vor. Nach intraperitonealer Verabreichung von *Pentobarbital* und von *Morphin-Sulfat* (2—3 mg/100) sah Worthington eine vorübergehende Erweiterung der vorgeschalteten Arterien und Arteriolen mit

Strömungsverlangsamung in den Portalgefäßen. *Epinephrin* verursachte lokal appliziert (1:5 Millionen) eine Kontraktion der vorgeschalteten Gefäße mit Strömungsverlangsamung, nach intravenöser Injektion (2—5 γ/kg) dagegen eine flüchtige, leichte Arterienkontraktion mit Strömungs*beschleunigung*; die Strömung wurde „*bandförmig*". Unter *Suprarenin* lokal kam es manchmal zum Verschwinden einer einzelnen Arteriole mit der zugehörigen Gruppe von Capillaren des primären Plexus; subletale Suprarenindosen führten bei intravenöser Injektion zu länger dauernder Kontraktion mit Strömungsbeschleunigung in den Portalgefäßen. *Noradrenalin* hatte, sowohl örtlich als auch intravasal appliziert, eine sehr unterschiedliche Wirkung; niedrige Konzentrationen (lokal) bewirkten manchmal eine starke Kontraktion der Arterien und Arteriolen mit Strömungsverlangsamung; ähnlich war die Wirkung einer langsamen Infusion. Subletale Noradrenalin-Dosen riefen zunächst eine völlige Strömungsunterbrechung hervor und anschließend arterioläre Spasmen mit Strömungsbeschleunigung in den Portalgefäßen. *Mecholyl* (Acetyl-*β*-Methylcholin) führte bei Konzentrationen von 1:1000 bis 1:100000, lokal gegeben, regelmäßig zu einer Erweiterung der vorgeschalteten Gefäße mit Strömungsbeschleunigung im Hypophysenstiel.

Die Diskrepanzen zwischen den Weitenänderungen der vorgeschalteten Gefäße und den Strömungsänderungen in den Portalgefäßen lassen vermuten, daß allgemeine Blutdruckänderungen — und vielleicht analog zu den Pia-Gefäßen auch eine mechanogene Arterienreaktion auf die allgemeinen Blutdruckänderungen — im Spiel gewesen sind. WORTHINGTON geht auf diese Frage nicht ein.

Schmerzreize (z. B. umschriebene Verbrennungen oder intracutane Injektion hypertonischer Kochsalzlösung an einer Extremität) lösten eine Kontraktion der Arterien und Arteriolen mit Strömungsbeschleunigung aus. Nur wenn die Schmerzreize an der Bauchwand gesetzt wurden, kam es eigenartigerweise zu einer *Dilatation* der Hypophysenarterien und Arteriolen. Unterbrechung der Atmung hatte eine extreme Erweiterung der vorgeschalteten Gefäße mit Strömungsbeschleunigung zur Folge. Hierbei dürfte es sich — wie bei den analogen Beobachtungen an den Pia-Gefäßen — um die Wirkung einer Kohlensäureanreicherung im Blut gehandelt haben. *Kleinere Aderlässe* führten zunächst zu einer Strömungsverlangsamung und dann zu einer Strömungsbeschleunigung in den Portalgefäßen; *große Blutungen* hatten eine Erweiterung der Arterien mit langdauernder Einschränkung der Zirkulation zur Folge (Blutdruckeffekt ?). Kam es zum Exitus, so erlosch die Strömung im Hypophysenstiel nicht vor dem Atemstillstand; nur nach vorheriger Nebennieren-Entfernung sistierte die Strömung im Hypophysenstiel schon 1 Std *vor* dem Tode. *Doppelseitige Abklemmung der Carotis* führte niemals zu einer völligen Aufhebung der Hypophysen-Zirkulation, offenbar gelangte noch Blut aus den Vertebral-Arterien in den Hypophysenkreislauf.

Fassen wir zusammen, so ist die Strombahn der Hypophysenregion durch 2 Capillarnetze (im Bereich der Eminentia mediana und auf dem Vorderlappen) gekennzeichnet, die hintereinandergeschaltet und durch die Portalgefäße des Hypophysenstieles miteinander verbunden sind. Entgegen der ursprünglichen Annahme der Entdecker dieses Portalkreislaufs hat die Lebendbeobachtung am Kaltblüter und Warmblüter einwandfrei eine cranio-caudale Strömungsrichtung in den Portalgefäßen des Hypophysenstieles ergeben. Das korbartige Capillarnetz des Hypophysenvorderlappens hat sinusoidalen Charakter und bezieht seine Blutversorgung nahezu ausschließlich aus den Portalvenen. Der Abfluß des Vorderlappens soll bei manchen Tierarten zum Teil über die Gefäße des Hinterlappens erfolgen. An der Maus wurde ein lebhaftes Funktionsspiel der zuführenden Arterien und Arteriolen festgestellt, obwohl der Beobachtung stets ein schweres Operationstrauma vorausging.

XII. Zur terminalen Strombahn der Haut und Schleimhaut

Die bisherige Darstellung der terminalen Strombahn basiert ausschließlich auf *tierexperimentellen* Untersuchungen. Die anschließende Beschreibung der Strombahn von Haut und Schleimhaut soll dagegen vorwiegend auf Grund *klinisch*-capillarmikroskopischer Beobachtungen erfolgen, da die kleinsten Hautgefäße praktisch *nur* am Menschen und die Schleimhautgefäße *auch* am Menschen — und zwar an der Conjunctiva bulbi — mit ausreichender Genauigkeit untersucht werden können.

Die menschliche Haut steht in ganzer Fläche ohne vorbereitende Maßnahmen zur Verfügung und bietet sich somit geradezu zur Lebendbeobachtung an. Der apparative Aufwand ist gering, und die Technik setzt weder experimentelle Geschicklichkeit noch große Übung voraus; der Nagelwall — eine Umschlagfalte der Haut — kann sogar mit jedem gewöhnlichen Mikroskop im auffallenden Licht betrachtet werden. Daher haben sich — neben relativ wenigen Physiologen und Anatomen — sehr zahlreiche Kliniker aller Fächer mit der Capillarmikroskopie der Haut befaßt. Es existiert hierüber ein umfangreiches und weitverstreutes Schrifttum (nach F. EHRING weit über 500 Mitteilungen).

Allerdings ist die Sichtbarkeit der kleinen Hautgefäße selbst beim Menschen recht begrenzt und kann mit den Verhältnissen an den meisten bisher behandelten Organregionen nicht konkurrieren. Wesentlich günstiger sind die Beobachtungsbedingungen an der Conjunctiva bulbi, deren Untersuchung jedoch — wie am Tier so auch am Menschen — etwas mehr technischen Aufwand und größere Geschicklichkeit erfordert. Sie läßt die terminale Strombahn beim Menschen etwa so klar und zusammenhängend erkennen wie die weniger durchsichtigen membranösen Gewebe des Versuchstieres; von den Schleimhäuten des Menschen ist sie am besten zugänglich. Zwar sind auch Vorrichtungen

zur Capillarmikroskopie der Lippenschleimhaut (HUETER 1879; BETT-
MANN 1931), der Mundschleimhaut (FRANKE 1956), der Harnblasen-
schleimhaut (MAYER-LIST 1933) und der Darmschleimhaut (FISCHER 1931) beschrieben worden, aber diese Organregionen eignen sich für genauere Beobachtungen weniger, weil sie entweder eine zu geringe Transparenz aufweisen oder aber zu unbequem zugänglich sind[1]. Der Aufbau der Harnblasen-Strombahn ähnelt demjenigen der Conjunctiva bulbi. Bei den üblichen Laboratoriumstieren zeigen die ver-

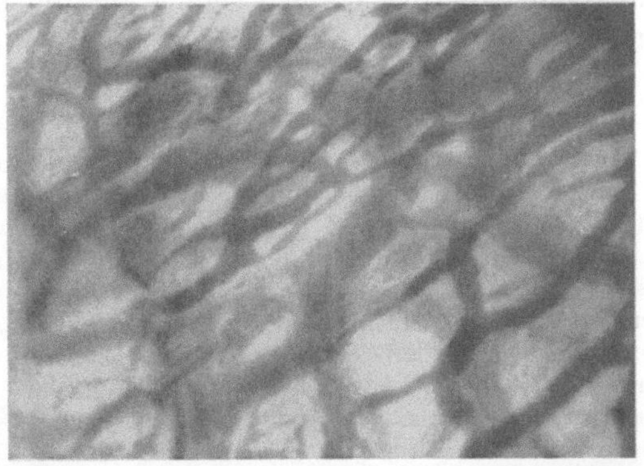

a

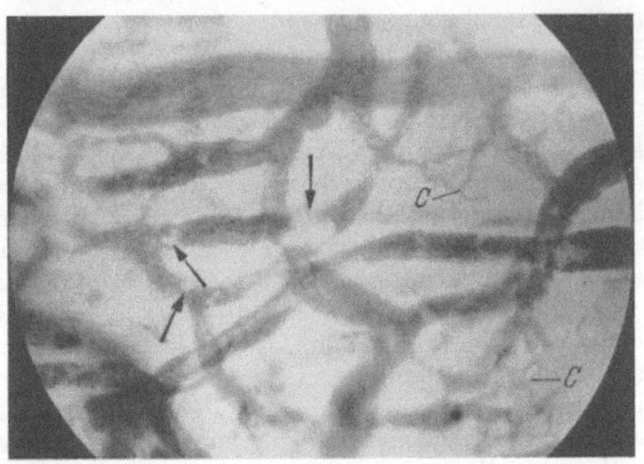

b

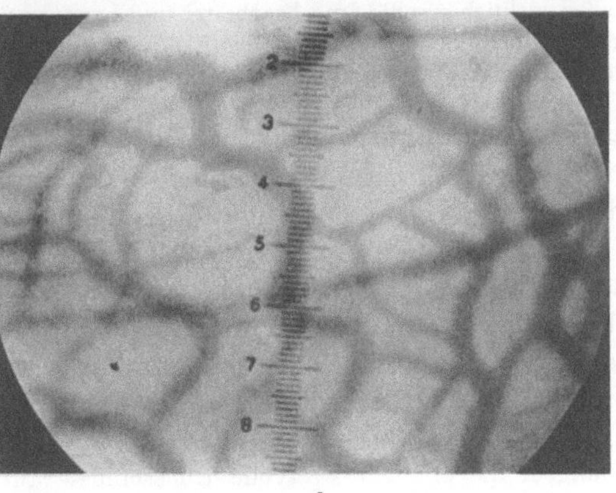

c

Abb. 84a—c. Terminale Strombahn der Nasenschleimhaut des Kaninchens. Das Bild wird beherrscht durch ein oberflächliches und ein tiefer gelegenes Venennetz. Die Capillaren treten gegenüber den Venen zurück. a Im oberflächlich gelegenen Gefäßnetz ist Stase eingetreten. Hierdurch hebt es sich besonders deutlich von den tiefer gelegenen und weiteren, normal durchströmten und daher „körnig" gefüllten Venen ab. Vergr. 220mal. b Oberflächliches Venen-Netz nach mechanischer Reizung. (Bestreichen mit einem feuchten Wattebausch.) Deutliche Einschnürung und weiße Thrombenbildung (Pfeile). Außerdem sieht man einzelne Capillarstrecken. Vergr. 220mal. c In der Tiefe wird das Venen-Netz von einer gestreckt verlaufenden Arterie gekreuzt, die sich nach Hitzeeinwirkung erweitert hat. Sie schneidet den mitphotographierten Maßstab bei 5,7. Vergr. 110mal. Diese Abbildungen wurden mir freundlicherweise von Herrn Prof. NAUMANN, HNO-Klinik Würzburg, überlassen

[1] Über die diesbezüglichen Untersuchungsergebnisse kann der Leser sich bei L. FISCHER (1931) oder bei O. MÜLLER (1939) orientieren.

schiedenen Schleimhäute mit Ausnahme der Conjunctiva bulbi beträchtliche artspezifische Abweichungen. Aus diesen Gründen wird sich die
Darstellung der Schleimhautgefäße auf die beim Tier und Menschen
äußerst ähnliche Strombahn der Conjunctiva bulbi beschränken[1].

a) Die terminale Strombahn der menschlichen Haut

Die meisten capillarmikroskopischen Untersuchungen der *Haut* haben sich
— da von Klinikern durchgeführt — naheliegenderweise auf klinisch-pathologische
Phänomene und den Versuch ihrer diagnostischen Verwertung bezogen. Aus vielerlei
Gründen ist dem größten Teil dieser Bemühungen leider ein unbestrittenes Ergebnis
versagt geblieben. Die relativ geringe, individuell stark variierende Transparenz
der obersten Hautschichten erlaubt, noch dazu im *auf*fallenden Licht, nur einen
lückenhaften und oberflächlichen Einblick. Die Klarheit des Bildes nimmt zur Tiefe
hin rasch ab, die Vergrößerungsmöglichkeiten sind eng begrenzt (im allgemeinen
bis etwa 80fach), und das Detail-Studium steht hinter den Möglichkeiten des Tier-
experimentes weit zurück. Eine genauere Analyse örtlicher Kreislaufstörungen
ist über die bloße Feststellung von Strömungsänderungen hinaus unmöglich;
nur die Diapedesisblutung bildet eine gewisse Ausnahme. Schließlich zeigen die
einzelnen Abschnitte der Hautstrombahn eine so große physiologische Variationsbreite im Hinblick auf Größe, Form und Strömungsverhältnisse, daß eine Auswertung der Befunde für klinische Zwecke allein aus diesem Grunde äußerst
schwierig ist. Hinzu kommt noch, daß das methodisch so leicht zugängliche Objekt
viele Untersucher dazu verleitet hat, ohne sorgfältiges Grundlagenstudium viel zu
schwierige und komplexe Fragestellungen zu bearbeiten (vgl. hierzu EHRING
1958). Es muß geradezu als tragisch bezeichnet werden, wieviel Zeit, Mühe und
Geduld infolge ungeeigneter Zielsetzung auf die Capillarmikroskopie der Haut
verwandt worden sind, ohne zu einem brauchbaren Resultat zu führen. Trotz der
technischen Einfachheit der Methode bedarf es doch großer Erfahrung und einer
gut fundierten histologischen Kenntnis, um geeignete Fragestellungen zu finden
und eine Überforderung ihrer Möglichkeiten zu vermeiden. Um nur ein Beispiel
anzuführen: Der Nagelwall eignet sich sehr gut zum Studium des Schicksals von
Erythrocyten-Extravasaten aus den Capillaren. Diese Frage hat nur ein einziger
Autor wirklich erschöpfend bearbeitet und beantwortet. Über den Zusammenhang
des Capillarbildes am Nagelwall mit der Persönlichkeitsstruktur und bestimmten
Geisteskrankheiten sind dagegen nicht nur viele Arbeiten, sondern sogar Bücher
erschienen; dennoch hat diese Fragestellung an einem Material von Tausenden
von Patienten zu keinem grundlegenden Resultat geführt.

Eine vollständige Übersicht über die umfangreiche Literatur ist an
dieser Stelle nicht nur unmöglich, sondern unter den angeführten
Umständen auch nicht erforderlich. Wir werden uns im vorliegenden
Rahmen auf einige wesentliche Arbeiten der älteren Literatur und im
übrigen vor allem auf neuere Untersuchungen beschränken. Der Leser,
der sich einen umfassenderen Überblick verschaffen möchte, sei auf die

---

[1] *Anmerkung bei der Korrektur.* In jüngster Zeit sind allerdings bemerkenswerte
Beobachtungen an der operativ freigelegten *Nasen*-Schleimhaut des Kaninchens
gelungen, die offenbar wertvolle Rückschlüsse auf die Physiologie und Pathophysiologie auch der menschlichen Nasen-Schleimhaut-Gefäße zulassen. (Ausführliche Monographie von H. H. NAUMANN: Die Mikrozirkulation in der Nasenschleimhaut, Thieme-Verlag, Stuttgart 1961; vgl. auch Abb. 84 a—c.)

ersten Mitteilungen des Müller-Schülers E. WEISS (1916—1923), auf die Monographie von O. MÜLLER (1939) und auf die Übersichten von MICHEL (1949, 1953), F. EHRING (1956, 1958) und von ILLIG u. CONRATHS (1959) verwiesen.

Die capillarmikroskopische Betrachtung beschränkt sich an der Haut — ähnlich wie an der Säugetierleber — auf den *Blutfaden*, noch genauer ausgedrückt, auf die Erythrocyten, denn die Leukocyten und der Plasmarandstrom bleiben unsichtbar. Die Gefäß*wände* selbst sind — mit einer einzigen Ausnahme (am Nagelwall, vgl. Abb. 85) — stets unsichtbar. Das capillarmikroskopische Bild der Haut ist also ein *Füllungsbild*, bei welchem die roten Blutkörperchen das natürliche „Injektionsmaterial" darstellen.

Die Form und Weite der sichtbaren Gefäßabschnitte wird ausschließlich aus der Form und Breite des Erythrocytenfadens erschlossen; dies ist bei gröberen, dauerhaften Veränderungen recht genau möglich, kann aber bei der Beurteilung rascher, funktioneller Vorgänge zu schwerwiegenden Täuschungen führen.

Die Strömung ist nur bei sehr transparenter Haut und in oberflächennahen, möglichst horizontal gelegenen Gefäßstrecken zu erkennen, wobei das Auftreten von Plasmalücken ihre Beurteilung wesentlich erleichtert. Besonders eignen sich hierfür der viel untersuchte Nagelwall, an welchem alle Capillarschlingen parallel zur Oberfläche liegen, und die Prätibialregion der Unter-

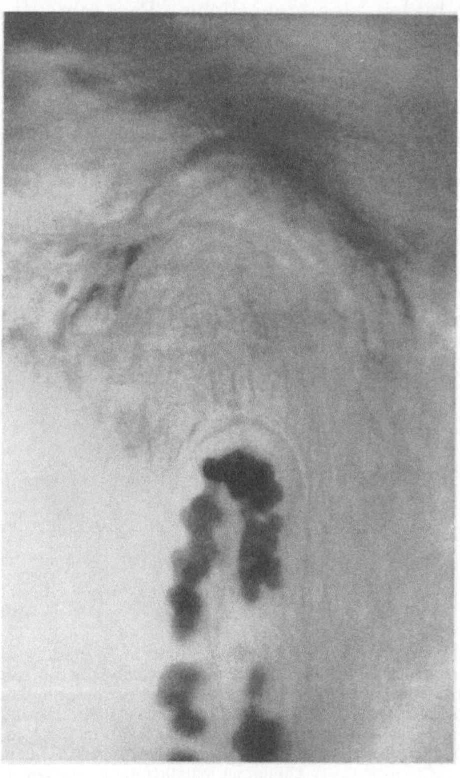

Abb. 85. Darstellung der Capillarwand am Nagelwall des Menschen. Vergrößerung 300fach. Papille mit dem distalen Abschnitt einer Capillarschlinge. Man erkennt deutlich die Capillarwand in Form einer dunklen, d. h. stark lichtbrechenden Linie; der Erythrocytenfaden ist unterbrochen. Über der Umbiegungsstelle sieht man außerdem die Basalzellen und Stachelzellen der Epidermis. Dieses Photo verdanke ich Herrn Dozent Dr. F. EHRING, dem erstmals die photographische Darstellung der Capillarwand am lebenden Menschen mit Hilfe des Opak-Illuminators von VONWILLER gelang

schenkel, an welcher die Capillaren auch häufig parallel oder schräg gelegen sind. An der übrigen Haut sind die Strömungsverhältnisse oft nur aus der Farbe des Blutfadens zu erschließen.

Der Aufbau der terminalen Hautstrombahn wird durch die Tatsache bestimmt, daß es sich bei der Haut um ein großflächiges, relativ dünnschichtiges Organ handelt, das nicht nur ernährt werden muß, sondern wichtige thermoregulatorische Funktionen zu erfüllen hat.

Die kleineren Arterien und Venen bilden daher stark anastomosierende
Netze, die innerhalb der Subcutis und Cutis in mehreren Schichten
übereinandergestaffelt liegen. Nur die Epidermis mit ihren Anhangsgebilden, das eigentliche „Parenchym" der Haut, bedarf zu ihrer Ernährung eigener Capillarschlingen; das bindegewebige Corium dagegen
kann sich offenbar aus dem Saftstrom ernähren. Daher findet man
regelrechte, meist haarnadelähnlich geformte Capillarschlingen lediglich
im direkt unter der Epidermis gelegenen Papillarkörper und an den

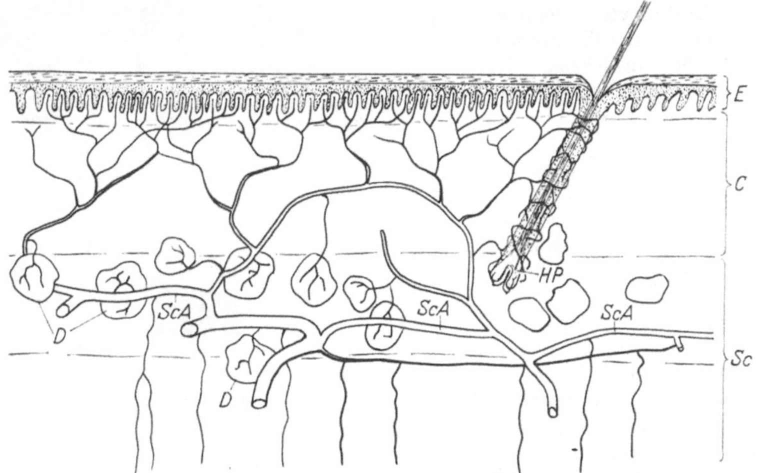

Abb. 86. Das Arterien-System der Haut im Querschnitt. (Nach PETERSEN.) *E* Epidermis; *C* Corium;
Sc Subcutis. Aus den ringförmig anastomosierenden subcutanen Arterien steigen hirschgeweihartig
arterielle Endbäumchen zum Papillarkörper auf, um die einzeln stehenden Epidermis-Capillaren zu
speisen. Auch die Anhangsgebilde der Haut, die Drüsen (*D*) und die Haarpapillen (*HP*) werden von
feinen Endarteriolen versorgt. Man erkennt, daß nur der unmittelbar unter der Epidermis gelegene
Papillarkörper und die Anhangsgebilde eigentliche Capillarschlingen besitzen, von denen auf der
Abbildung lediglich die arteriellen Schenkel dargestellt sind

Anhangsgebilden. Allerdings unterscheiden sich die sehr dünnwandigen,
im oberen Corium gelegenen subpapillären Venen 1. Ordnung von den
eigentlichen Capillarschlingen nur durch ihr Kaliber, so daß man sie
auch als „Riesencapillaren"[1] bezeichnet hat; es ist nicht ausgeschlossen,
daß sie unter anderem eine ernährende Funktion ausüben.

Während die der Thermoregulation dienenden Arterien und Venen ausgesprochene Netze mit großer Oberfläche bilden, werden die nutritiven Capillargefäße
von einem System regelrechter „Endarterien" bzw. „Endarteriolen" versorgt,
die hirschgeweihförmig oder bäumchenförmig gegen die Epidermis aufsteigen,
sich am Ende büschelförmig aufzweigen und in jede Papille eine senkrecht stehende
Capillare entsenden (PETERSEN); zum Teil verlaufen die Endarterien auch horizontal unter dem Papillarkörper und entsenden mehrere Capillarschlingen hintereinander im rechten Winkel nach oben (SPALTEHOLZ). In diesem der Ernährung

---

[1] Nicht zu verwechseln mit den „Riesenschlingen" O. MÜLLERs, mit denen
abnorm große Nagelwall-Capillaren gemeint sind.

dienenden Teil der Hautstrombahn sind arterio-venöse Anastomosen offenbar sehr selten, während klinische Beobachtungen zu der Annahme zwingen, daß demgegenüber zwischen den tiefer gelegenen arteriellen und venösen Plexen zahlreiche Querverbindungen existieren.

Von diesem mehrschichtigen Gefäßsystem der Haut, das uns vor allem aus Injektionspräparaten und histologischen Untersuchungen bekannt ist, können mit dem Capillarmikroskop nur die zuoberst gelegenen Capillarschlingen, die kurzen Sammelvenolen und der sich an diese anschließende subpapilläre Venenplexus 1. Ordnung eingesehen werden. Die zuführenden Arteriolen entziehen sich dagegen infolge ihres ungewöhnlich feinen Kalibers und ihres ungünstigen, meist aus der Tiefe schräg nach oben führenden Verlaufes fast ausnahmslos der Wahrnehmung. Selbst der Übergang der venösen Capillarschenkel in die Sammelvenolen und der Sammelvenolen in den subpapillären Venenplexus ist nur stellenweise einwandfrei zu verfolgen; bei transparenter Haut sind die Übergänge häufiger zu sehen (vor allem am Unterschenkel), bei wenig transparenter Haut bleiben sie völlig verborgen. Auf den Zustand der noch tiefer gelegenen Venen- und Arteriennetze können nur aus der diffusen Färbung des umgebenden Gewebes (des „Untergrundes") gewisse Rückschlüsse gezogen werden.

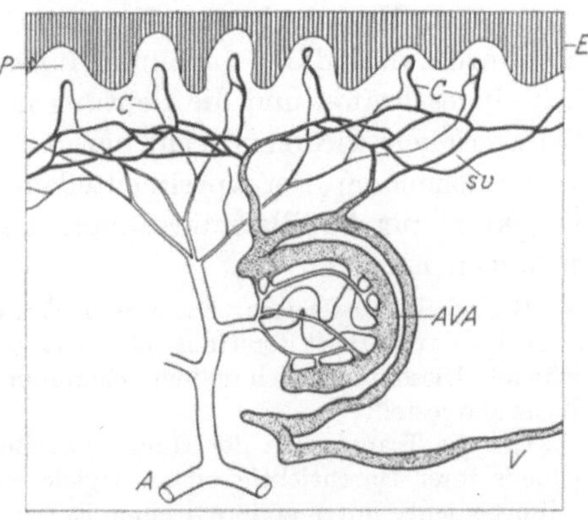

Abb. 87. Halbschematische Darstellung der Hautstrombahn mit arterio-venöser Anastomose (Fingerbeere). *E* Epidermis; *P* Papillarkörper; *C* Epidermiscapillaren; *sv* oberstes subpapilläres Venennetz (zugleich Grenze der vitalmikroskopischen Einsehbarkeit der Hautstrombahn); *A* subcutane Arterie; *V* subcutane Vene. (Unter Verwendung einer Zeichnung von Mescon, Hurley u. Moretti 1956)

Das capillarmikroskopische Bild der Hautstrombahn setzt sich also — von oben nach unten — aus folgenden Elementen zusammen: 1. den schräg oder senkrecht zur Oberfläche stehenden haarnadelförmigen Capillarschlingen[1], 2. den mehrere venöse Capillarschenkel vereinigenden, schräg nach unten ziehenden Sammelvenolen, 3. dem horizontal gelegenen, weitmaschigen subpapillären Venennetz erster Ordnung und 4. dem sog. „Untergrund", der normalerweise eine diffuse gelb-rötliche Färbung aufweist. Hin und wieder sieht man bei sehr durchsichtiger

---

[1] Hier trifft die Bezeichnung „Schlinge" wirklich einmal zu. Die der Hautoberfläche am nächsten gelegene Umbiegungsstelle der Capillaren wird auch „Schaltstück" genannt, eine Bezeichnung, die E. Jürgensen (1918) vorgeschlagen hat.

und atrophischer Haut noch einige Abschnitte des subpapillären Venenplexus zweiter Ordnung durchschimmern.

Am *Nagelwall* liegen die Capillarschlingen horizontal und münden
proximal in die fast auf gleicher Höhe befindlichen, arkadenförmigen
subpapillären Venen. Ab und zu erkennt man hier — wie manchmal
auch am Unterschenkel — das äußerste Ende der zuführenden Arteriolen. Es ist also an der menschlichen Haut niemals möglich, eine
vollständige terminale Strombahneinheit (kleinste Arterie, Arteriole,
Capillaren, Venole, kleine Vene) im Zusammenhang zu überblicken.
Hierdurch wird die Beurteilung funktioneller Vorgänge ganz empfindlich eingeschränkt und die Deutung mancher Befunde erschwert. Dieser
Schwierigkeit wird sich recht bewußt, wer — wie der Verfasser — nach
vorausgehendem tierexperimentellem Studium an gut durchsichtigen
Objekten zur Capillarmikroskopie an der Haut des Menschen über-
gegangen ist.

Bezüglich der Dichte, Form und Weite der verschiedenen Gefäßabschnitte
zeigt das Capillarbett der Haut sehr große individuelle und topographische Unterschiede. Diese finden sich in dem bekannten Buch von O. MÜLLER in erschöpfender
Weise dargestellt.

Um die Transparenz der Haut zu erhöhen bzw. um die individuellen Unterschiede ihrer Durchsichtigkeit auszugleichen, hat man sich verschiedener Kunst-
griffe bedient; unter anderem einer Entfernung der Epidermis mit Canthariden-
pflastern (TH. LEWIS 1928; WETZEL u. ZOTTERMANN 1926) oder Brandblasen (LEWIS
1928) und einer Entfernung der Hornschicht mit Klebestreifen (DAVIS u. LORINCZ
1957). Hiervon kann höchstens die mit relativ geringer Reizung verbundene
Klebestreifenmethode als brauchbar angesehen werden. Da die individuellen und
pathologisch bedingten Transparenz-Unterschiede der Haut aber nur zu einem
geringen Teil durch die Beschaffenheit der Hornschicht bestimmt werden, bringt
die Klebestreifenmethode meist keinen bedeutenden Gewinn[1].

Um das capillarmikroskopische Bild bei schlechter Gefäßfüllung zu verbessern
und den Übergang der Capillarschlingen in die Sammelvenolen deutlicher hervor-
treten zu lassen, kann schließlich eine leichte venöse Stauung angelegt werden
(SCHUR 1920; BORDLEY, GROW und SHERMAN 1938; eigene Beobachtungen, u. a.).
Hierbei muß natürlich eine unphysiologische Gefäßerweiterung in Kauf genommen
werden.

1. Zur Anordnung, Verteilung und Form der einzelnen Gefäßabschnitte

Unsere Kenntnisse über das normale Arrangement der Hautstrombahn sind auf capillarmikroskopischem Gebiet seit den Untersuchungen
der Otfried Müller-Schule nur noch um wenige Details vermehrt worden.

Unter besonders günstigen Umständen war es schon CARRIER (1922)
am Nagelwall geglückt, den Übergang einer terminalen Arteriole in eine

---

[1] Über die selbst mit der „stripping“-Methode verbundene Gefäßreizung
haben kürzlich MÖLLER u. RORSMAN (1960) spezielle Untersuchungen angestellt.
Ein Erythem wurde bei einigen Versuchspersonen schon 30 min nach Entfernung
der Hornschicht, bei allen aber nach 2 Std festgestellt. Nach 6 Std kam es in den
meisten Fällen außerdem zu einer Exsudation.

ganze Gruppe von 4 Capillarschlingen zu beobachten (Abb. 88). Die Abbildung dieses Gesichtsfeldes von CARRIER ist insofern lehrreich, als sie zeigt, daß auch diejenigen Arteriolen, aus denen *seitlich* Capillarschlingen hervorgehen, am Ende in eine letzte Capillare ausmünden, d.h. also echte Endarteriolen und nicht etwa „Zentralkanäle" darstellen. Andererseits läßt der *seitliche*, rechtwinklige Abgang von Capillaren — ziemlich weit proximal vor dem Übergang der Arteriolen in die letzte Capillarschlinge — die Möglichkeit eines Sphinctermechanismus zu.

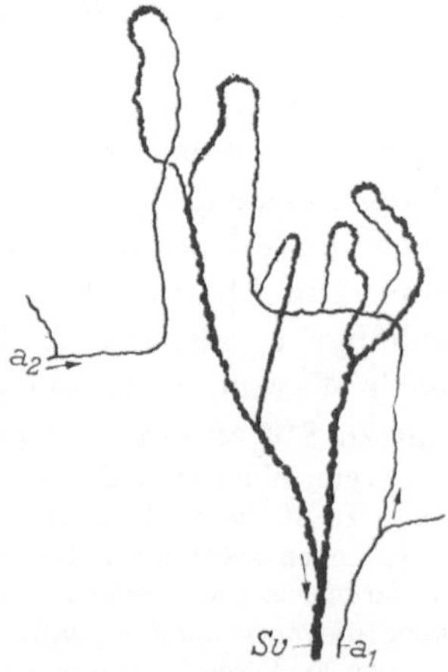

BORDLEY, GROW u. SHERMAN (1938) konnten auch am Unterschenkel durch leichte Venenstauung hin und wieder den Übergang eines Arteriolenendes in 2—3 Capillarschlingen sichtbar machen. Dabei beobachteten sie an Capillarschlingen, die im rechten Winkel zur Verlaufsrichtung der Arteriole entsprangen, ein isoliertes „Intermittieren" der Strömung. Diese von ihnen sehr genau registrierten Strömungsschwankungen bestärken die Vermutung, daß an der Haut gelegentlich Capillarsphincteren vorkommen, die — wie am Mesenterium — an einen typischen Abzweigungsmodus der betreffenden Capillaren gebunden sind.

Verschiedene Autoren haben versucht, die *Länge der Capillaren* und den *Durchmesser* ihrer arteriellen und venösen Schenkel am Nagelwall zu bestimmen. Die Länge der Capillarschlingen am Nagelwall (vom Fußpunkt bis zum Scheitel der Umbiegungsstelle!) wird von G.E. BROWN mit 0,42 mm, von DEUTSCH mit 0,2 bis 0,4 mm und von DAVIS u. LAWLER mit 0,3 mm angegeben.

Abb. 88. Terminale Strombahneinheit des Nagelwalles (nach CARRIER) Man erkennt in diesem Fall ausnahmsweise auch die zuführenden Arteriolen. Aus der Arteriole a_1 zweigen 3 Capillaren seitlich im rechten Winkel ab, ehe sie in eine Endcapillare übergeht. An diesen Abzweigungen könnten Capillarsphincteren vorhanden sein, sofern die glatte Muskulatur der Arteriole weit genug in die Peripherie reicht

Diese Werte besagen aber über die wahre Länge der Capillaren nur dann etwas, wenn die gemessenen Gefäße bis zu ihrem Übergang in die Sammelvenolen deutlich sichtbar gewesen sind, was von den genannten Autoren zumindest nicht ausdrücklich hervorgehoben wird. Andernfalls hängt die sichtbare(!) Capillarlänge weitgehend von den optischen Eigenschaften des Gewebes ab (EHRING 1956).

Bei der Bestimmung des Capillar-Durchmessers wurden folgende Werte gemessen:

arterieller Schenkel	venöser Schenkel
0,007 mm (BROWN 1925)	0,009 mm (BROWN)
0,009—0,012 mm	0,02 mm (DEUTSCH)
(DEUTSCH 1941, WALLS 1956)	0,009—0,02 mm (WALLS 1956)
0,01 —0,013 mm (DAVIS 1958)	0,013—0,02 mm (DAVIS)

Nach den Messungen von Roberts u. Griffith (1937) sind normalerweise etwa 50% aller vorhandenen Capillarschlingen durchströmt (d.h. sichtbar). Bei der Hyperthyreose nimmt diese Zahl deutlich zu. Wetzel u. Zottermann (1926) zählten am Handrücken pro mm² durchschnittlich 65, am Knöchel 58 und am Unterarm 47 Capillarschlingen; Davis u. Lawler zählten am Nagelwall etwa 20, an Hand und Fußrücken dagegen 60—70 Capillaren/mm².

Wetzel u. Zottermann maßen auch die *Fläche der Capillargefäße und der subpapillären Venen* und kamen — ebenso wie Wollheim (1927) — zu dem Ergebnis, daß die subpapillären Venen auf Grund ihrer viel größeren Fläche die Hautfarbe[1] maßgeblich bestimmen. Die bis heute oft noch vertretene Ansicht, daß die makroskopische Hautfarbe vorwiegend vom Durchblutungsgrad und von der Weite der Capillarschlingen abhänge, ist also falsch. Selbst bei roter Haut sind die Capillarschlingen nach Wetzel u. Zottermann nur zu 22% und bei blasser Haut sogar nur zu 8% an der Farbgebung beteiligt[2].

Wenn Wollheim allerdings findet, daß die subpapillären Venen nur bei cyanotischer Haut die Farbe bestimmen, bei der hellroten Haut dagegen die Capillaren, so sprechen gegen diese Ansicht nicht nur die sorgfältigen Messungen von Wetzel u. Zottermann, sondern auch unsere eigenen Erfahrungen. Wohl halten wir es aber für wahrscheinlich, daß der diffuse „Untergrund" unter bestimmten Umständen an der Farbgebung mit beteiligt ist, wie es Reinhardt u. Ricker ebenfalls annehmen; dies könnte auch bei den Beobachtungen von Wollheim an hellroter Haut der Fall gewesen sein. (Erweiterung des subpapillären Arterienplexus? Arterialisierung des Blutes in den tieferen Venenplexen durch arterio-venöse Anastomosen?)

Die gesamte, capillarmikroskopisch sichtbare Gefäßfläche ist an den Wangen am größten und nimmt an den Knöcheln, an den Ohrläppchen und an den Handrücken laufend ab; die geringste Gefäßfläche wurde in der perioralen Zone gefunden (Wetzel u. Zottermann).

Die Form der Capillarschlingen, die an der menschlichen Haut überraschend starke Variationen aufweist, hat die Gemüter der Capillarmikroskopiker von jeher in besonderem Maße erregt. Die Diskussion, welche Abweichungen von der idealen Haarnadelform im Hinblick auf Weite, Länge, Schlängelung und umschriebene Aussackungen noch als „normal" anzusehen sind, und welche Abweichungen wohl Ausdruck eines pathologischen Geschehens sein könnten, zieht sich wie ein roter Faden durch die gesamte einschlägige Literatur. Wenn man bedenkt, daß die Capillarmikroskopie an der Haut sich häufig weitgehend auf Anordnung und Form der Gefäße beschränken muß, weil die Strömungsverhältnisse und funktionellen Vorgänge nur unter besonders

---

[1] Genauer die Farb-*Intensität*, nicht aber die Farb-*Qualität* (rot oder bläulich).

[2] Diese Messungen bezogen sich naturgemäß nur auf die sichtbaren Gefäße; der an der Farbgebung ebenfalls beteiligte „Untergrund" (tiefer liegende Plexus) blieb dagegen unberücksichtigt.

günstigen Umständen beurteilt werden können, so wird es bis zu einem gewissen Grade verständlich, warum vor allem der Kliniker den Capillarformen oft soviel Bedeutung beigemessen hat.

ALLEN, BARKER u. HINES (1955) prüften den *Einfluß des Lebensalters* auf die Nagelwallcapillaren. Sie fanden zwischen dem 3. und 6. Jahrzehnt ein durchschnittliches Engerwerden der arteriellen Capillarschenkel um 30%. Außerdem nahmen die „abnormen" Capillarformen an Häufigkeit zu.

GIBSON, BOSLEY u. GRIFFITH (1956) untersuchten erneut die alte Streitfrage des *Zusammenhanges zwischen Capillarformen und geistigen bzw. körperlichen Qualitäten.* Bei 400 Normalpersonen verschiedener Berufsschichten ergab die Nagelwalluntersuchung nach statistischer Auswertung den größten Prozentsatz an „Normalformen" bei körperlich und geistig besonders differenzierten Individuen.

WALLS u. BUCHANAN (1956) befaßten sich ebenfalls speziell mit der Form der Nagelwallcapillaren und betonen die beträchtlichen individuellen Formvariationen sowie die Unterschiede an verschiedenen Fingern der gleichen Person. Dagegen erwiesen sich Form und Größe der *einzelnen* Capillaren über Jahre als überraschend konstant. Während also das Capillarbild verschiedener Nagelwälle selbst an korrespondierenden Fingern nicht vergleichbar ist, bleibt es an einem bestimmten Nagelwall über große Zeitabschnitte unverändert. Zu dem gleichen Ergebnis ist auch EHRING (1956) bei seinen Untersuchungen gekommen. Diese Tatsache hat LOVETT DOUST (1955) zu der stark akzentuierten Äußerung veranlaßt, daß das Capillarbild des erwachsenen Menschen so charakteristisch sei wie sein Gesicht. Ebenso wie WERTHEIMER u. WERTHEIMER (1955) kommt er auf Grund einer statistischen Auswertung der Häufigkeitsverteilung der verschiedenen Capillarformen zu dem Resultat, daß eine deutliche Korrelation zwischen Nagelwall-Capillarbild und Somatotypus besteht. Im Gegensatz zu WERTHEIMER glaubt er überdies auch eine Korrelation zwischen Differenzierung der Capillarformen und der Persönlichkeitsstruktur feststellen zu können (s. weiter unten). Hier dürften aber unseres Erachtens die Grenzen der Aussagefähigkeit der Capillarmikroskopie auf jeden Fall erreicht, ja überschritten worden sein.

Die eigenartige Tatsache, daß das Gefäßbild der Haut an ein und demselben Ort so auffallend konstant bleibt, während es andererseits in dicht benachbarten Regionen oder an korrespondierenden Punkten stark differiert, könnte zum Teil darin ihre Erklärung finden, daß die feinsten Gefäße der Haut in starkem Maße von der Struktur des umgebenden Gewebes abhängen. Bei den mannigfachen Capillarformen an der Haut handelt es sich vielleicht in vielen Fällen um Zerrungseffekte von außen und nicht um echte, primäre Gefäßphänomene; ein wichtiger, oft übersehener Gesichtspunkt bei der Auswertung capillarmikroskopischer Befunde. BETTMANN hat auf die Bedeutung histo-mechanischer Faktoren für die

Länge, Richtung und Gestalt der Capillarschlingen unter normalen Bedingungen (z.B. an der Lippenschleimhaut; 1931) und unter pathologischen Bedingungen (am Rand von entzündlichen Infiltrationen oder von Nekrosen; 1926c, 1927a) besonders hingewiesen; so betont er z.B., daß Richtung und Länge der Capillaren enge Beziehungen zur Gestalt des Papillarkörpers aufweisen.

Die Konstanz des Capillarbildes an ein und demselben Ort, z.B. am Nagelwall oder an der Conjunctiva bulbi (LEE 1955a), weist außerdem darauf hin, daß das Capillarbett eines ausgereiften und in Ruhe befindlichen Gewebes trotz verschiedenster äußerer Einwirkungen keinem ständigen Formwandel mehr zu unterliegen braucht, wie man dies auf Grund der Beobachtungen von CLARK u. CLARK an der Kaninchenohrkammer vermuten könnte (vgl. S. 229). Offenbar liegen in dieser Hinsicht an der Ohrkammer auch dann besondere Verhältnisse vor, wenn „präformiertes" subcutanes Gewebe untersucht wird.

Durch die Beobachtung, daß eineiige Zwillinge im Gegensatz zu zweieiigen Zwillingen in den meisten Fällen an korrespondierenden Körperregionen — z.B. Unterlippe, Oberarm, Thorax, Nagelwall — ein sehr ähnliches capillarmikroskopisches Bild aufweisen (MAYER-LIST u. HÜBENER 1925; SCHILLER 1937; LEHMANN u. HARTLIEB 1938), wird die enge Beziehung zwischen Somatotypus bzw. somatischer Konstitution und Anordnung der Hautstrombahn übrigens noch unterstrichen.

2. Zur Physiologie der Hautstrombahn

Die Strömung innerhalb des Capillarbettes der Haut zeigt normalerweise eine noch viel größere Variationsbreite als an allen anderen bisher behandelten Körperregionen. In engster Abhängigkeit von einer Vielzahl endogener und exogener Faktoren (Emotionen, Nahrungsaufnahme, Umgebungstemperatur usw.) kann die Strömungsgeschwindigkeit in den Capillaren und subpapillären Venen sehr rasch („jagend") oder langsam, träge, körnig sein; dabei kommen alle Übergänge von verlangsamter Strömung bis zum absoluten Stillstand vor, der an den Beinen minutenlang — bei kalter Haut sogar stundenlang — anhalten kann. Es ist daher kaum möglich, eine scharfe Grenze zwischen „normalen" und „pathologischen" Strömungsverhältnissen zu ziehen. Häufig sistiert die Strömung gleichzeitig in einer Gruppe von Capillaren, wahrscheinlich auf Grund einer Kontraktion der gemeinsamen vorgeschalteten Arteriole. Es kommt aber auch — seltener — vor, daß der Inhalt *einzelner* Capillaren einen *selbständigen* Strömungswechsel aufweist. Dies kann durch Änderungen im Druckgefälle bedingt sein, erweckt aber in manchen Fällen doch den Verdacht auf die Tätigkeit von Capillarsphincteren (s. weiter unten).

Makroskopisch kommt die Strömungsgeschwindigkeit in den subpapillären Venen und in den Capillaren in der Tönung der Hautfarbe zum Ausdruck. Ist die Strömung sehr rasch, so hat die Haut einen hellroten, „arteriellen" Farbton (nicht zu verwechseln mit der Farb-*Intensität*, die wie erwähnt, von der *Weite* der subpapillären Venen und der tieferen Gefäßnetze der Haut abhängt); ist die Strömung stark verlangsamt, so wird die Hautfarbe bläulichrot, livide; sistiert sie ganz (z.B. bei venöser Stauung), so wird die Haut stahlblau.

Brown (1925) maß die durchschnittliche Strömungsgeschwindigkeit in den Nagelwallcapillaren und kam zu einem Durchschnittswert von 1,5 mm/sec. Sank der Wert unter 0,1 mm/sec, so resultierte ein cyanotischer Farbton der Haut („threshold of zyanosis").

Nach Allen, Barker u. Hines (1955) nimmt die durchschnittliche Strömungsgeschwindigkeit in den Nagelwallcapillaren nach dem 3. Jahrzehnt merklich ab; dafür werden Plasmalücken, vorübergehende Stillstände und „alternierende" Strömung (rasch—langsam) häufiger.

Lovett Doust u. Salna (1955) entwickelten eine stroboskopische Methode zur Bestimmung der Strömungsgeschwindigkeit in den Nagelwallcapillaren. Sie schalteten ein Stroboskop zwischen Beleuchtungsapparat und Objekt und veränderten dann die Geschwindigkeit der rotierenden Stroboskopscheibe so lange, bis der einreihige Erythrocytenfaden in den Capillaren scheinbar stillstand. Aus der jeweiligen Umdrehungszahl der Stroboskopscheibe errechneten sie die Geschwindigkeit des Erythrocytenfadens und maßen auf diese Weise Geschwindigkeiten von 0—60 Erythrocyten/sec. Sie führten zahlreiche Messungen unter verschiedenen Bedingungen durch und diskutieren die Faktoren, welche die Strömungsgeschwindigkeit in den Nagelwall-Capillaren beeinflussen. Nur unter pathologischen Bedingungen erlebten sie kurzdauernde Strömungsbeschleunigungen, die mit dieser Methode nicht mehr meßbar waren.

Zur quantitativen Bestimmung des vasomotorischen Funktionsspiels gab Duryee (mit Wright 1933) den „2 Minuten-Strömungstest" an, bei welchem in 10 einzelnen Capillaren die Gesamtdauer der Stillstände innerhalb von 2 min gemessen und daraus der Durchschnittswert errechnet wird. Der Normalwert beträgt 10—20 sec/2 min.

Die günstige Lage der Nagelwallcapillaren hat verschiedene Untersucher veranlaßt, auf unblutige oder blutige Weise den Capillardruck zu bestimmen. Lombard (1911/12) nutzte diese Möglichkeit zuerst und maß für die Capillaren Werte von 15—45 mm Hg, für die „Arteriolen" (?) 60—70 mm Hg und für die subpapillären Venen 10—20 mm Hg.

Landis (1930a, 1938) kam bei seinen berühmt gewordenen blutigen Messungen mittels Mikropunktur einzelner Capillaren zu einem Durchschnittswert von 32 mm Hg für die arteriellen und 12 mm Hg für die venösen Capillarschenkel. Bei einer Hyperämie konnten die Druckwerte bis auf 50 mm Hg steigen; sie waren stark von der Position der untersuchten Extremität abhängig und variierten auch in benachbarten Capillaren der gleichen Arteriole ganz beträchtlich. Klingmüller (1925b), Küchmeister u. Herrnring (1950) und E. Davis (1953) haben erneut unblutige Capillardruckmessungen am Nagelwall bei verschiedenen inneren Erkrankungen vorgenommen.

Für die *Kontraktilität der kleinsten Hautgefäße* gelten alle im allgemeinen Teil schon ausgeführten Gesichtspunkte; auch an der menschlichen Haut dürfte die Kontraktilität der Gefäße an die Verteilung der glatten Muskelzellen gebunden sein. Die früher als Zeichen einer selbständigen Capillarkontraktilität angeführten Strömungsphänomene (Thaller u. Draga 1917; Kylin 1923; de Langen 1952) und Reaktionen auf mechanische Reize oder Schnittverletzungen (MAGNUS 1921, 1924; HEIMBERGER 1925a u. b, 1927; MACFARLANE 1941 u. a.) halten bezüglich ihrer Deutung einer Kritik nicht stand; sie sind keineswegs für eine Kontraktilität des Capillarrohres beweisend. Meist handelt es sich um Änderungen des Füllungsgrades oder passive Weitenänderungen (KLINGMÜLLER 1925a, EHRING 1956), zum Teil auch um Endothelverklebungen und thrombotische Vorgänge — z.B. nach direkten mechanischen Einwirkungen. In solchen Untersuchungen, in denen die Capillar*wand* selbst zu sehen war (EHRING 1956), wurde niemals eine aktive Weitenänderung beobachtet. Wohl sind die Capillarschlingen und die subpapillären Venen der Haut aber recht beträchtlicher *passiver* Weitenänderungen im Gefolge von Druckschwankungen fähig, die leicht mit aktiven Kontraktionen verwechselt werden können (sogar im Tierversuch; vgl. TAYLORs Beobachtungen an der Kaninchenohrkammer).

Aus diesem Grund halten wir es auch für wahrscheinlich, daß die von DAVIS, HALPERN u. Mitarb. (1957) beobachtete Erweiterung der Nagelwallcapillaren mit gleichzeitiger Strömungsbeschleunigung auf parenterale Chlorpromazingaben druckpassiv bedingt war; vermutlich wurden hier die vorgeschalteten Arteriolen erweitert, wobei allerdings die livide Blaufärbung des Capillarinhaltes rätselhaft bleibt.

Nicht ganz ausgeschlossen ist dagegen, wie schon mehrfach erwähnt, die Existenz von Capillarsphincteren. Zwar entspringen die meisten Hautcapillaren büschelförmig aus dem Ende der Arteriolen und kommen daher topographisch als Sphincter-Capillaren kaum in Betracht. Aber diejenigen Schlingen, die *seitlich* aus dem noch kontraktionsfähigen Abschnitt der Arteriolen hervorgehen, könnten einen Sphincter besitzen. In diese Richtung weisen Untersuchungen von KLINGMÜLLER (1927b) und die besonders sorgfältigen Beobachtungen von BORDLEY, GROW u. SHERMAN (1938) über die intermittierende Strömung in einzelnen Capillaren.

Ein Teil dieser Beobachtungen läßt sich allerdings auch mit einer isolierten Kontraktion der Arteriolen*enden* erklären, an denen sich die Muskelzellen möglicherweise hin und wieder über die letzte Gabelung hinaus erstrecken. In manchen Fällen ist die Annahme eines Sphinctermechanismus aber zumindest naheliegend. Leider wird es sehr schwer sein, diese Frage auf dem Wege der Lebendbeobachtung endgültig zu klären; Adrenalinteste unter Versuchsbedingungen, bei denen die Gefäßwand sichtbar ist, wurden bisher noch nicht durchgeführt; EHRING wandte in seinen diesbezüglichen Untersuchungen keine experimentellen Reize an. Eventuell müßte die Histologie zu Hilfe gezogen werden.

Auf jeden Fall dürfte aber nur ein kleinerer Teil der Hautcapillaren die topographischen Voraussetzungen für einen Sphinctermechanismus besitzen (seitlicher Abgang aus muskularisierter Gefäßstrecke). *Damit scheint die motorische Regulation des Capillarkreislaufs auch an der Haut ganz überwiegend an die kleinsten Arterien und Arteriolen gebunden zu sein*, deren Tätigkeit im Capillarmikroskop nicht direkt beobachtet, aber aus den konsekutiven Strömungsänderungen in den

Capillaren erschlossen werden kann. LEE u. VISSCHER (1957) haben übrigens interessante Lebendbeobachtungen an den freigelegten Hautgefäßen des Hundebeines mitgeteilt, nach denen auch die kleinen Venen unter Umständen zu Zirkulationsstörungen im Capillarbett führen können. Sie stellten nach Reizung des lumbalen Grenzstranges eine starke Kontraktion nicht nur der Arteriolen, sondern auch der „Venolen" bzw. kleinen Venen fest, wobei es in den Venolen zu einer Blutstauung mit erheblicher Drucksteigerung kam. Sie halten daher auf diesem Wege sogar die Entstehung eines Ödems für möglich. Ihre Beobachtung und die daraus gezogenen Schlüsse erinnern an die alte, fast vergessene Theorie der venospastischen Urticaria-Genese von UNNA. Eine Nachprüfung und Fortsetzung ihrer Versuche wäre sehr wünschenswert. Vielleicht spielen die kleinen, muskularisierten Venen doch eine etwas größere Rolle bei der Regulierung und bei den Störungen der Hautdurchblutung, als man zur Zeit annimmt.

GREISMAN (1952) untersuchte die *Adrenalin-Empfindlichkeit der terminalen Arteriolen* am Nagelwall (beurteilt nach der Strömung in den Capillaren) und fand eine erhebliche Abhängigkeit von den jeweiligen Durchblutungsverhältnissen. War die Strömung im Capillarbett normal und gleichmäßig, so betrug die niedrigste, noch zu einer Kontraktion führende Adrenalindosis bei intracubitaler Injektion 1—2,25 γ. War die Durchblutung dagegen ungleichmäßig (Cyanose, Kälte oder Blässe der Haut), so schwankte die wirksame Grenzdosis zwischen 2,5 und 20 γ. GREISMAN führt diese Herabsetzung der constrictorischen Empfindlichkeit auf die *Abkühlung* der Haut zurück.

3. Capillarmikroskopische Beobachtungen bei venöser Stauung, arterieller Drosselung und Anwendung von Unterdruck (Saugglocken-Verfahren)

Die nachfolgende Darstellung gründet sich auf die Untersuchungen von WEISS (1918), NEUMANN (1920), HEIMBERGER (1926d, 1930a) und auf eigene Beobachtungen.

α) Venöse Stauung

Wird ein Arm künstlich gestaut, so tritt an den Nagelwallcapillaren bei Werten über 40 mm Hg eine erhebliche Strömungsverlangsamung ein; die Capillaren erscheinen zunehmend breiter und stärker gefüllt. An der übrigen Haut des Unterarmes wird außerdem das gesamte Gefäßnetz infolge seiner besseren Füllung deutlicher und mehr im Zusammenhang sichtbar; vorher unsichtbare Gefäßstrecken treten hervor, der Gefäßinhalt färbt sich — ebenso wie der Untergrund — zunehmend cyanotisch. Besteht eine Anlage der Gefäße zu unregelmäßiger Erweiterung, so tritt diese unter der Stauung klar zutage; selbst an vorher normal erscheinenden Capillarschlingen kann es z.B. zu kugelförmigen Erweiterungen des Schaltstückes kommen. Bei Manschettendrucken von 60—80 mm Hg wird die Strömung „körnig" und sehr unregelmäßig, in einem erheblichen Teil der Capillaren kommt es zum Stillstand. In manchen Fällen setzt bei Drucken von 40—60 mm Hg eine pulssynchrone, ruckhafte Bewegung der Erythrocyten ein. Bei venöser Stauung eines einzelnen Fingers sah HEIMBERGER oft eine „pendelnde" Strömungsverlangsamung, bei welcher der Blutfaden sich mit jedem Pulsschlag ein großes Stück vorwärts und ein kleines Stück rückwärts bewegte. War die *Vorwärts*bewegung pulssynchron, so sprach HEIMBERGER von einem „positiven Capillarpuls"; kam es jedoch zu einer pulssynchronen *Hemmung* der Strömung, so nannte er dies „negativen Capillarpuls". Beide Arten der pulsierenden Strömung konnte er sowohl bei rechtläufiger als auch bei rückläufiger Strömungs-Richtung beobachten, woraus er auf das Vorhandensein arterio-venöser Querverbindungen schloß.

β) Arterielle Drosselung

Wird der Manschettendruck bis auf den Wert des systolischen Blutdrucks erhöht, so kommt die Strömung nach 10—120 sec (NEUMANN) zum Erlöschen. Einige Minuten später wird oft eine relativ schnelle *rückläufige* Strömung beobachtet, die mehrere Minuten anhalten kann und als Ausdruck eines Ausgleichs der arterio-venösen Druckdifferenz angesehen wird. Sinkt der Manschettendruck unter den systolischen Blutdruck, so kehrt sehr rasch eine rechtläufige Strömung wieder. Wird eine Fingerarterie plötzlich gedrosselt, so bleiben die Capillaren — im Gegensatz zur venösen Stauung — in Form und Weite ganz unverändert (HEIMBERGER). Das Gesichtsfeld wird allmählich blaß, wobei zahlreiche Capillaren leerlaufen, während andere mit cyanotischen Erythrocytenhäufchen gefüllt bleiben; es tritt also keine vollkommene Blutlosigkeit ein. Wie wir selbst beobachten konnten, bleibt selbst bei sicherer Drosselung der großen Arterien in einzelnen Capillaren bzw. Capillargruppen manchmal sogar eine rechtläufige Strömung erhalten. Dies ist nur unter der Annahme von Verbindungen zwischen der Hautstrombahn und den Gefäßen der Extremitäten-Knochen verständlich. Wird der Manschettendruck nach arterieller Drosselung rasch aufgehoben, so setzt sogleich flotte Strömung ein, und der Gefäßinhalt färbt sich schnell hellrot. Wird der Manschettendruck dagegen langsam und nur ein wenig unter den systolischen Druck gesenkt, so kommt es zunächst zu pulsierender Strömung mit negativem oder positivem Capillarpuls. Dann nimmt die Strömungsgeschwindigkeit wieder ab, und es entwickelt sich das oben beschriebene Bild der Stauung.

Geht der arteriellen Drosselung eine länger dauernde venöse Stauung voraus, so tritt die rückläufige Strömungsbewegung erst später und zögernd auf. Dies erklärt HEIMBERGER mit einer reaktiven Kontraktion der Arterien auf den mechanischen Stauungsreiz; erst nach Abklingen dieser mit Druckerhöhung verbundenen reaktiven Kontraktion kann ein Druckausgleich mit Blutbewegung von der venösen zur arteriellen Seite des Gefäß-Systems erfolgen.

WEISS u. DIETER (1921), DEUTSCH (1941) und LANGE (1953) haben den Effekt der arteriellen Drosselung auf die Nagelwallcapillaren zur Kreislauf-Funktionsprüfung benutzt, indem sie die Dauer bis zum Strömungsstillstand maßen; aus den gefundenen Werten zogen sie dann Rückschlüsse auf den Zustand der größeren peripheren Gefäße.

γ) Anwendung von Unterdruck

Um den Ablauf mechanisch provozierter Diapedesisblutungen capillarmikroskopisch verfolgen zu können, konstruierten wir eine durchsichtige Saugglocke mit einer planen Deckplatte aus Glas. Hierdurch hatten wir Gelegenheit, das Verhalten der kleinen Hautgefäße nach Eintritt eines starken Unterdruckes zu beobachten. Wird in der Saugglocke[1] ein Unterdruck von 50—200 mm Hg hergestellt, so wölbt sich die Haut mehr oder minder in die Glocke hinein, und es kommt in den meisten Capillaren rasch zum Strömungsstillstand; dennoch erleiden die Gefäße aber in den nächsten Minuten noch eine starke Erweiterung und erscheinen zunehmend stärker gefüllt. Zum Teil werden dabei auch die subpapillären Venen deutlicher sichtbar, wenn auch vielleicht nicht im gleichen Maße wie bei venöser Stauung. Liegt eine Neigung zur Aussackung, zur Ektasie vor („Capillar-Aneurysmen", „Schaltstückerweiterungen", vgl. S. 385), so treten solche Ektasien — ebenso wie bei venöser Stauung — unter der Saugglocke viel deutlicher hervor bzw. werden bei Unterdruck überhaupt erst sichtbar. Nach einigen Minuten pflegt sich das Gesichtsfeld einzutrüben — je höher der Unterdruck, desto schneller —, und die Gefäßkonturen werden unscharf; dies ist vermutlich auf ein hochgradiges, intracelluläres Ödem der Epidermis zurückzuführen, das wir bei histologischer Kontrolle nachweisen konnten (GROSS, ILLIG u. MACHER 1958). Normalerweise kommt es bei einem Unterdruck von 200 mm Hg innerhalb 1 min nur vereinzelt zu Blutaustritten; diese bevorzugen immer die dem Saugglockenrand angrenzenden Hautpartien. Schon aus diesem Umstand geht hervor, daß es bei der Erzeugung des Unterdruckes infolge einer Zerrung und Quetschung der sich in die Saugglocke vorwölbenden Haut zu einer mechanischen Gewebsschädigung kommt; bei der Deutung der Gefäßveränderungen muß man diesen Faktor stets mit berücksichtigen. Die Quetschung ist vielleicht auch die Ursache des histologisch nachweisbaren Ödems der Epidermis.

δ) Der capillarmikroskopische Effekt
einer arteriellen Sauerstoffinsufflation

WERNITZ u. DÖRKEN (1954) haben capillarmikroskopische Untersuchungen während einer Sauerstoff-Insufflation beim Menschen durchgeführt. Zu Beginn der Insufflation beobachteten sie das Verschwinden zahlreicher Capillaren; anschließend tauchten dann viele stagnierende

---

[1] Innendurchmesser = 2 cm.

Capillaren auf. Der Strömungsstillstand dauerte etwa 6—10 min. Gasbläschen konnten nur in den subpapillären Venen, nicht aber in den Capillarschlingen festgestellt werden. Die Beschreibung des Sichtbarwerdens ziemlich stark gefüllter, aber nicht durchströmter Capillaren erinnert an Befunde, wie man sie sonst beim Rumpel-Leede-Versuch erheben kann. Der anschließend gemessene Temperaturanstieg der Hautoberfläche war nicht beträchtlich; er schwankte zwischen 1 und 3⁰ C. Aus der Tatsache, daß das Blut der Vena femoralis zunächst hellrot wurde und zahlreiche Gasbläschen enthielt, während solche in den Capillaren nicht beobachtet werden konnten, ziehen WERNITZ u. DÖRKEN den Schluß, daß eine Eröffnung von arterio-venösen Anastomosen vorgelegen haben muß. Später wurde das venöse Blut dann dunkelrot und frei von Sauerstoffbläschen, was als Folge arterieller Spasmen angesehen wird.

4. Zur Pathologie der Hautstrombahn

Auf diesem Sektor sind die meisten Untersuchungen erfolgt. Zu einem überwiegenden Teil beziehen sie sich nur auf den Nagelwall. Es handelt sich bei den erhobenen Befunden vor allem um Formabweichungen und Kaliberänderungen der Capillaren — an der übrigen Haut auch um Verschiebungen in der Anordnung der sichtbaren Gefäße, d.h. um Änderungen des „Gefäßmusters" —, dagegen weniger um Zirkulationsstörungen, weil die motorische Funktion der Hautgefäße, wie schon angeführt, nur ganz grob beurteilt werden kann. Da viele der bei internen, neurologischen, psychiatrischen und dermatologischen Erkrankungen erhobenen Befunde in ihrer Deutung außerordentlich problematisch sind und einer statistischen Sicherung entbehren, beschränken wir uns an dieser Stelle auf einige wenige Beobachtungen aus der älteren Literatur (soweit sie ein Licht auf die Besonderheiten der Hautstrombahn werfen) und auf moderne Arbeiten, die wenigstens an ausreichendem Material und unter Beachtung statistischer Gesichtspunkte ausgeführt worden sind; naturgemäß haftet solcher gedrängten Auswahl eine subjektive Note an.

Eine besondere Eigentümlichkeit der Hautstrombahn besteht darin, daß sie bei zunehmendem Lebensalter zu unregelmäßigen, dauerhaften Erweiterungen neigt. Die Capillaren und subpapillären Venen können geradezu groteske Formveränderungen und Unregelmäßigkeiten in der Anordnung aufweisen, ohne daß hieraus nachweisbare Funktionsstörungen resultieren müßten. An statisch belasteten Hautpartien (Unterschenkel) findet man ganz bevorzugt solche Veränderungen, die nach Ausschluß spezieller Ursachen den makroskopischen Krampfadern gleichgesetzt und als „Mikrovaricosis" bezeichnet werden können.

Bei bestimmten — meist konstitutionsgebundenen — Abartigkeiten der Haut bzw. ihrer Gefäße sieht man ähnliche Veränderungen schon in jugendlichem Alter; und zwar vor allem bei der sog. Cutis marmorata, bei der Akrocyanosis, bei der Erythrocyanosis crurum (puellarum) und im Rahmen der sog. essentiellen Teleangiektasien. In einem Teil der Fälle sind diese Form- und Weitenänderungen zunächst reversibel, und es gehen ihnen funktionelle Gefäß-Störungen voraus. Daher lag es nahe, die schließlich irreversiblen, anatomisch fixierten Erweiterungen als unmittelbare Folge funktioneller Störungen anzusehen. So plausibel dieser Schluß auf den ersten Blick erscheint, so problematisch wird er allerdings, wenn man nach Beweisen sucht. Am wahrscheinlichsten erscheint ein solcher Zusammenhang noch beim Morbus Raynaud, der ebenfalls mit dauerhaften Form- und Weiten-Änderungen der Capillaren einhergeht. Bei der Akrocyanose und bei der Erythrocyanose könnte es sich aber ebensogut um eine *Kombination* von funktionellen und anatomischen Veränderungen *ohne* gegenseitige ursächliche Abhängigkeit handeln; bei der Erythrocyanosis gilt dies nicht nur für die unregelmäßige Erweiterung der Capillaren und Venen, sondern auch für die übrigen geweblichen Veränderungen. Andererseits läßt sich die Möglichkeit, daß es die in den genannten Fällen gleichzeitig vorliegende arterio-spastische Strömungsverlangsamung (mit langdauernden Stillständen) ist, welche über eine Ernährungsstörung der Gefäßwand die Ektasien hervorruft, nicht gänzlich leugnen. Bei den weiter unten besprochenen Livedo-Formen ist eine Entstehung durch motorische Funktionsstörungen noch zweifelhafter. Die Tatsache, daß die Ektasien bei Cutis marmorata und bei Livedo zunächst oft reversibel sind, bedeutet nicht unbedingt, daß ihre eigentliche Ursache in einer vorausgehenden Funktionsstörung gesucht werden muß.

Die *Cutis marmorata*, eine reversible oder dauerhafte, fleckig-netzförmige cyanotische Verfärbung der Haut — insbesondere nach Kälte-Einwirkung — beruht auf einer abschnittweise auftretenden Weiterstellung der Capillaren und subpapillären Venen; bei Lupenvergrößerung sieht man die „Gefäßzeichnung" in dicht nebeneinander liegenden Hautbezirken abwechselnd verstärkt und vermindert bzw. ganz aufgehoben. Ist die Cutis marmorata reversibel und läßt sie sich durch Wärmeapplikation ausgleichen, so findet man capillarmikroskopisch innerhalb der dunkler gefärbten Hautareale eine gleichmäßige Erweiterung der Capillaren und vor allem der subpapillären Venen; liegt jedoch eine dauerhafte, auch durch Wärme nicht veränderliche Marmorierung vor, so bestehen in den dunkelgefärbten Flecken neben einer allgemeinen Gefäßerweiterung auch umschriebene Ektasien, besonders an den Umbiegungsstellen der Capillaren (Schaltstück-Ektasien, Scheitelsäckchen, Capillar-Aneurysmen, s. weiter unten). In den hellen

Hautbezirken sind die Gefäße dagegen kaum wahrzunehmen (MAYER-LIST 1925). Die Strömung ist in den erweiterten, scharf begrenzten Gefäßbezirken immer verlangsamt. Über das Zustandekommen der Cutis marmorata besteht noch keine Klarheit. Die einen Untersucher erklären die weißen und blauen Flecken mit einem unterschiedlichen Kontraktionszustand der Capillaren, die anderen mit einem solchen der vorgeschalteten Arteriolen. Die meisten Beobachter sind darin einig, daß das Muster der Fleckenbildung immer gleichbleibt und daß die einzelnen Flecken immer wieder die gleichen Hautstellen betreffen, wie TH. LEWIS (1928) durch sorgfältige Beobachtung nachgewiesen hat. Dies setzt, wie O. MÜLLER richtig hervorhebt, irgendein formgebendes anatomisches Prinzip voraus. Daß ein solches nicht in den Gefäßen selbst gegeben sein kann, hatte SPALTEHOLZ schon gezeigt. O. MÜLLER sieht es daher in einer fleckförmig unterschiedlichen constrictorischen und dilatatorischen Innervation der kleinsten Blutgefäße, MAYER-LIST in einer herdförmigen Verteilung der Kälte-Receptoren (genauer „Kältepunkte") der Haut, von denen aus die dunklen Flecken über Axonreflexe ausgelöst werden sollen. Und zwar wird die Dilatation bzw. Ektasie der Gefäße in diesem Fall mit einer Ernährungsstörung der Gefäßwand infolge langdauernder spastischer Strömungsverlangsamung erklärt. Diese Innervations-Theorie könnte man — in modifizierter Form — schließlich auch heute noch akzeptieren; sie setzt aber voraus, daß auch in den weißen Hautbezirken innerhalb der Cutis marmorata ein pathologischer Arteriolenspasmus herrscht, weil in schweren Fällen Wärmeapplikation oder venöse Stauung die Marmorierung nicht aufheben können, sondern lediglich die dunklen Flecken verstärken bzw. in ihrer Farbe modifizieren, während die weißen Flecken unverändert, d.h. schlecht blutgefüllt bleiben. Nimmt man dies aber als zutreffend an, so ist nicht mehr zu verstehen, warum die Gefäße sich nur in den dunklen Flecken erweitern. Ganz befriedigend sind alle diese Erklärungsversuche daher nicht.

MAYER-LIST und O. MÜLLER bezeichnen die dunklen Flecke der Cutis marmorata als „wunde" Punkte des Gefäßsystems der Haut, weil sie bei der Livedo calorica von der Pigmentierung, bei manchen Purpuraformen von den Blutungen und schließlich von manchen Exanthemen bevorzugt werden und hierdurch eine netzartige Anordnung der Hauterscheinungen bedingen. Im Hinblick auf die Purpura muß man allerdings sagen, daß die Bevorzugung erweiterter Abschnitte der Hautstrombahn keineswegs die Regel darstellt, sondern nur in seltenen Fällen unter nicht genau bestimmbaren Umständen beobachtet wird (vgl. S. 140).

Die *Akrocyanose* ist gekennzeichnet durch eine spastische Kontraktion der kleinen Arterien und Arteriolen bei gleichzeitiger Neigung der Capillaren und Venen zur Erweiterung. Daher findet man capillarmikroskopisch an den Acren eine ziemlich gleichmäßige Erweiterung der subpapillären Venen — weniger der Capillaren — mit unregelmäßiger, träger, oft stundenlang stillstehender Strömung; der Capillardruck ist dementsprechend erniedrigt (Boas 1922). Nur am Nagelwall sind auch die Capillaren in der Regel sehr weit und plump, manchmal auch abnorm geschlängelt. Aus der verlangsamten Strömung in erweiterter Strombahn resultiert die klinisch wahrnehmbare ,,Cyanose", die bei Sprengung des Arterienspasmus (Hitzeanwendung, Grenzstrangblockade) nicht einer normalen Hautfarbe weicht, sondern in ein leuchtendes Rot umschlägt, weil die Dilatation der Venen bestehenbleibt. Auch der ,,Untergrund" ist bei der Akrocyanose oft verfärbt, was auf eine Erweiterung der tieferen Gefäßplexen hindeutet.

Die *Erythrocyanosis crurum (puellarum)* unterscheidet sich klinisch von der Akrocyanose durch ihre andersartige Lokalisation und durch die gleichzeitige pastöse Gewebsverdickung; häufig ist sie allerdings mit einer akrischen Durchblutungsstörung (mit oder ohne Cyanose) verbunden. Auch bei ihr kommt die meist fleckige bzw. gesprenkelte blaurote Verfärbung durch eine hochgradige Strömungsverlangsamung in erweiterten Capillaren und Venen zustande. Ebenso wie bei der Akrocyanose ist die Ursache der Strömungsverlangsamung in vorgeschalteten arteriolären oder arteriellen Kontraktionen zu suchen. Nur findet man capillarmikroskopisch keine gleichmäßige Erweiterung der Capillaren und subpapillären Venen, sondern ganz groteske, unregelmäßige Aussackungen. Die Capillaren sind in gleichem Maße betroffen wie die Venen. Wie Nielsen (1929) in einer einschlägigen Studie hervorgehoben hat, ist in ausgeprägten Fällen kein einziges normalgeformtes Gefäß mehr vorhanden. Die Harmonie des infolge hoher Transparenz der weißen, pastösen Haut immer besonders brillianten Gefäßbildes ist völlig aufgehoben. Die Capillaren zeigen wurst-, kugel- und birnenförmige Auftreibungen, wobei ihr arterieller Schenkel immer sehr dünn erscheint (Abbildungen hiervon bei Illig u. Conraths 1959; Illig 1959). Selbst oberhalb der klinisch veränderten Unterschenkelpartien findet man noch eine Zone mit zahlreichen ,,Scheitelsäckchen" der Capillaren. Im Bereich des Sprunggelenkes hört das abnorme Capillarbild dagegen abrupt zusammen mit der Cyanose auf. Der Untergrund ist bei der Erythrocyanosis meist fleckig hellrot/livide gefärbt und zeigt an, daß auch die tiefer gelegenen Gefäß-Plexus erweitert sein müssen. Merkwürdigerweise scheinen sich diese jahrelang unverändert bestehenden Gefäßerweiterungen in fortgeschrittenem Lebensalter weitgehend zurückzubilden.

Beim *Morbus Raynaud* wurden Veränderungen der Nagelwallcapillaren von Brown (1925), Landis (1930b, 1938), Deutsch (1941) und E. Davis (1955) beschrieben. Der recht charakteristische Befund ähnelt der Akrocyanose und besteht in einem Nebeneinander von stark erweiterten, plumpen, ,,atonischen" Capillaren und sehr engen, schlecht gefüllten Capillarschlingen. Die Strömung ist meist verlangsamt und von häufigen, langdauernden Stillständen unterbrochen. Der intra-

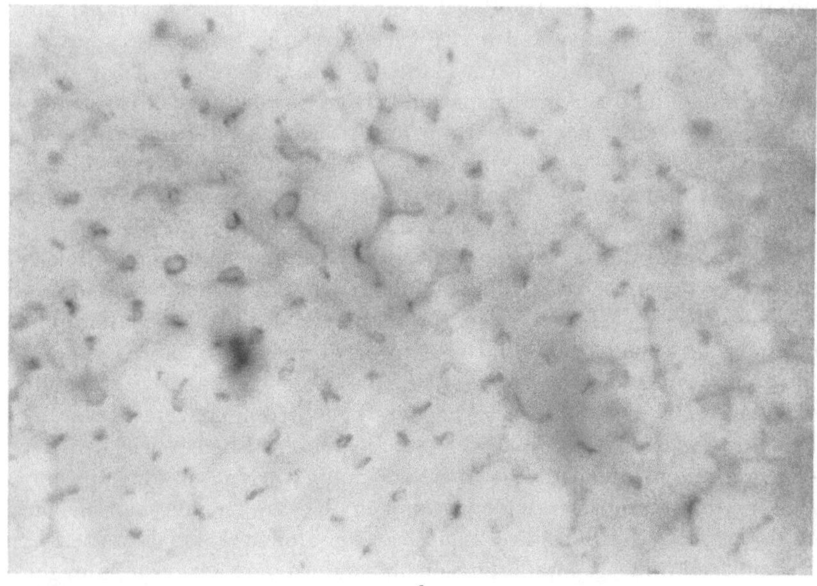

a

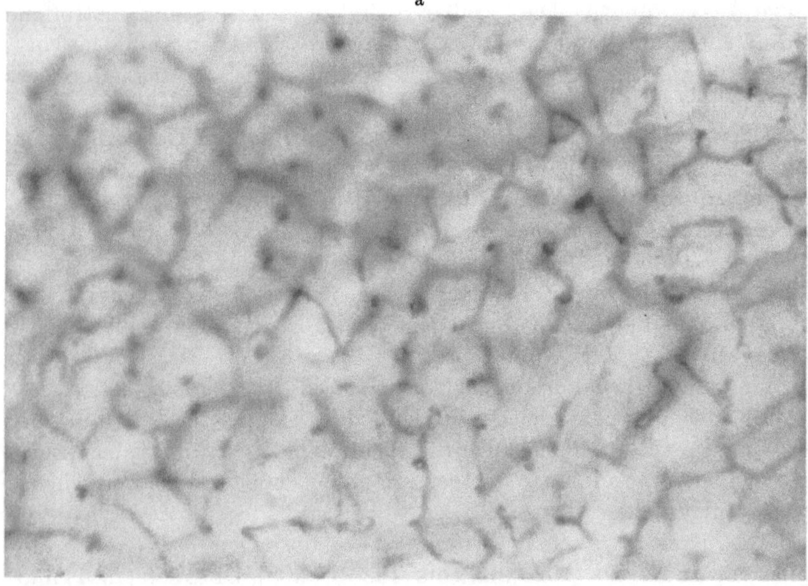

b

Abb. 89a—d. Capillarmikroskopische Aufnahmen von der Haut. a Normale Haut des Fußrückens. Man erkennt lediglich die gleichmäßig angeordneten und gefüllten Capillaren. Da sie senkrecht zur Oberfläche stehen, sieht man sie als kleine Häkchen und Komma-Figuren. b Leicht gestaute Haut des Fußrückens. Neben den Capillaren erkennt man auch die von diesen schräg in die Tiefe ziehenden Sammelvenolen

capilläre Druck ist nach Landis (1930b) während der spastischen Phase extrem herabgesetzt (unter 8 mm Hg). Werden die Finger künstlich erwärmt, so steigt er mit einsetzender Hyperämie auf Werte über 40 mm Hg.

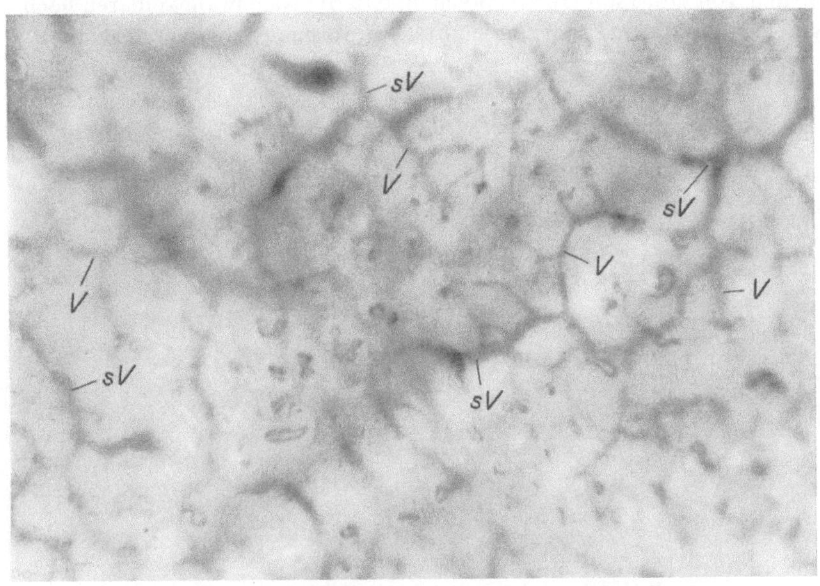

c

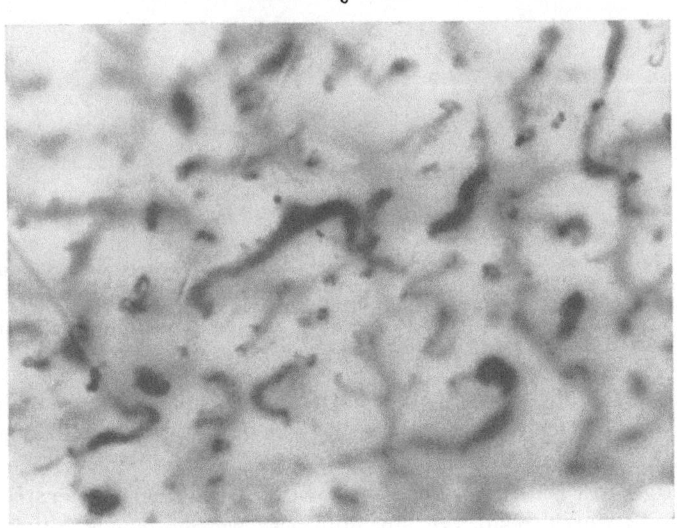

d

Abb. 89c u. d. c Altersatrophische Haut des Fußrückens. Neben den zarten, teilweise horizontal gelegenen Capillarschlingen, die von einem weißlichen Hof (den Papillen) umgeben sind, sind auch die Sammelvenolen (V) und einige subpapilläre Venen (sV) wahrzunehmen. d Unterschenkelhaut bei Erythrocyanosis crurum. Hochgradige, ungleichförmige Aussackungen der Capillaren und subpapillären Venen. Die Ordnung des capillarmikroskopischen Bildes ist vollkommen aufgehoben

Klingt die Hyperämie wieder ab, sinkt er auf normale Werte. In
diesem Fall könnte für einen unmittelbaren ursächlichen Zusammenhang
zwischen dem Arterienspasmus und der Capillarerweiterung die Beobachtung von DEUTSCH (1941) sprechen, daß die Nagelwallcapillaren nach
Sympathektomie und Wiederherstellung normaler Strömungsverhältnisse wieder *enger* wurden.

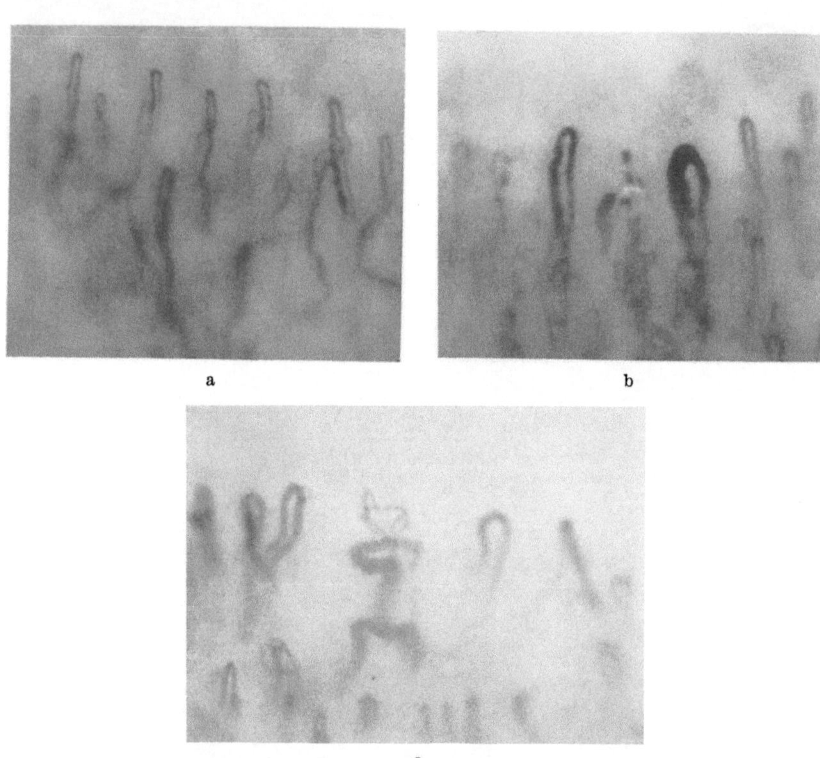

Abb. 90a—c. Capillarmikroskopische Aufnahmen vom Nagelwall. a Normale Nagelwallcapillaren.
Gleichmäßige Form und Weite. Arterieller Schenkel etwas dünner als der venöse. b Erhebliche
Kaliberunterschiede mit besonders starker Erweiterung einzelner Schlingen bei Akrocyanose (3. Capillare von rechts annähernd normal). c Kompliziertere Formveränderungen bei einer Patientin
mit Dermatomyositis (die Nagelwälle waren klinisch mit erkrankt)

Der als „*Livedo*" bezeichneten, netzförmigen, blauroten oder bräun-
lichroten Gefäßzeichnung der Haut liegt nach BETTMANN (1929) meist
eine Rarifizierung der Capillargefäße und der feineren Venenästchen bei
gleichzeitiger Erweiterung der übrigen subpapillären Venenstrecken
zugrunde; dadurch resultiert ein plumpes, weitmaschiges, dilatiertes
Venennetz. Bei der sog. „Livedo perstans" sollen außerdem gröbere
umschriebene Ektasien der subpapillären Venen vorhanden sein. Wie
aus den ausgezeichneten Mikrophotogrammen von BETTMANN hervor-

geht, kann die Livedo aber auch mit einer so unregelmäßigen Erweiterung der subpapillären Venen *und* der Capillaren verbunden sein, daß das capillarmikroskopische Bild kaum von dem der Erythrocyanosis zu unterscheiden ist. Ebenso wie BECKER (1926), der ebenfalls 2 Fälle von Livedo racemosa capillarmikroskopisch untersucht hat, nimmt BETTMANN an, daß die Livedo aus einer „cutis marmorata" hervorgeht. BECKER beobachtete bei seinen beiden Patienten in dem einen Fall eine *gleichmäßige* Erweiterung der subpapillären Venen und der Capillaren, im anderen Fall eine isolierte Erweiterung *nur* der Capillaren. Der klinischen Vielgestaltigkeit der Livedo scheint also auch ein recht unterschiedlicher capillarmikroskopischer Befund zu entsprechen.

Die sog. „*Capillaraneurysmen*" bzw. „*Scheitelsäckchen*" (BETTMANN)[1] stellen die einfachste und kleinste Form einer „Teleangiektasie" dar. Sie wurden schon von HUETER (1879) an der Lippenschleimhaut beobachtet und später von PARRISIUS (1921) und von BETTMANN (1927b u. c) ausführlich beschrieben, abgebildet und zur vasoneurotischen Diathese in Beziehung gebracht. Es handelt sich um kugelige bzw. unregelmäßig geformte, dauerhafte, isolierte Aussackungen der Capillaren im Bereich ihrer Umbiegungsstelle (daher „Scheitelsäckchen") oder ihres venösen Schenkels. Erreichen sie eine bestimmte Größe, so können sie sogar mit dem bloßen Auge eben als feinste rote Pünktchen wahrgenommen und mit Petechien verwechselt werden. Oft findet man sie im Zusammenhang mit venösen Erweiterungen, z.B. an der Altershaut, bei der schon besprochenen Erythrocyanosis und im Rahmen essentieller Teleangiektasien. Manchmal stehen sie gruppenweise zusammen und sind dann makroskopisch deutlich wahrzunehmen. Auffallend ist, daß man sehr häufig ihren Zufluß und Abfluß nicht sehen kann. Es scheint dann so, als hätten sie keine Verbindung mit dem übrigen Gefäßsystem. Preßt man sie aber mit einer feinen Nadel unter mikroskopischer Kontrolle aus, so füllen sie sich mit frischem, hellrotem Blut. Offenbar geht der irreversiblen aneurysmatischen Erweiterung des Capillar-Schaltstückes oft ein reversibles, funktionelles Stadium voraus. Wenn man nämlich unter venöser Stauung oder unter der Saugglocke capillar-mikroskopiert, treten solche „Scheitelsäckchen" hin und wieder an Capillaren auf, die vorher ganz unauffällig und normal geformt aussahen; hebt man die venöse Stauung auf, so bilden sich die Capillar-Ektasien dann oft rasch wieder zurück. Wir beobachteten auch einen Patienten, der solche kugelförmigen Schaltstück-Ektasien nur im Rahmen einer urticariellen Reaktion (Kälte-Urticaria) bekam; durch andere Reize hervorgerufene

---

[1] Nicht zu verwechseln mit den „Scheitelkügelchen" von KLINGMÜLLER (1927a), bei denen es sich nicht um Aussackungen der Capillaren, sondern um vom Axialstrom aberrierende und rotierende Erythrocytenhäufchen innerhalb der Gefäßlichtung am Scheitelpunkt der Capillaren handelt.

Erytheme gingen dagegen mit einer *allgemeinen* Gefäßerweiterung *ohne* Capillar-Ektasien einher. Die Tatsache, daß der endgültigen Teleangiektasie zunächst ein Stadium latenter Erweiterungsneigung vorausgeht, spricht nicht dagegen, daß es sich von vornherein um *anatomische* Veränderungen der Capillaren handelt. Ältere Untersucher haben — von der irrtümlichen Annahme einer Capillar-Kontraktilität ausgehend — eine vasomotorische Fehlsteuerung als Ursache angenommen.

Untersuchungen über die *verschiedenen Arten von umschriebenen Teleangiektasien* liegen von BETTMANN (1926a) und von REDISH u. PELZER (1949) vor. BETTMANN stellte fest, daß dem sog. „Angiokeratoma naeviforme" birnen- oder kugelförmige Capillaraneurysmen zugrunde liegen, die capillarmikroskopisch den Eindruck von „Blutstropfen" erwecken, „die in einem gelatinösen Medium schwimmen", weil ihre zu- und abführenden Schenkel nicht zu sehen sind. Die Strömung ist in diesen Gebilden praktisch immer unsichtbar, was BETTMANN mit einer histologisch nachgewiesenen Wandverdickung erklärt (1927c). Als Ursache der feinen, besenreiserförmigen Gefäßerweiterungen an Nase, Wangen und Thorax gesunder älterer Menschen fanden REDISH u. PELZER eine einfache, umschriebene Erweiterung capillärer oder venöser Gefäßstrecken („simple teleangiectasis" und „arborizing teleangiectasis"). Bei den häufig am Stamm erwachsener Menschen als Nebenbefund zu beobachtenden sog. „Angiomata senilia" (papular teleangiectasis) stellten sie dagegen eine traubenförmige Anhäufung gewundener und erweiterter Capillarschlingen fest. Ob diese präformiert oder zum Teil auch neu gebildet waren, konnten sie nicht entscheiden. Wir selbst möchten allerdings in Übereinstimmung mit BETTMANN annehmen, daß die größeren erhabenen Angiomata senilia nicht nur aus erweiterten Capillaren bestehen, sondern daß die subpapillären Venen an ihrem Zustandekommen zumindest entscheidend beteiligt sind. Nur wenn sie sehr klein und flach sind und von Punktblutungen kaum bzw. überhaupt nicht zu unterscheiden (vgl. GROSS, ILLIG u. MACHER 1958), dann wäre es möglich, daß sie nur aus erweiterten Capillaren bestehen; sicher zu entscheiden ist diese Frage aber capillarmikroskopisch nicht.

Die stern- bzw. spinnenförmigen „vascular spider", die sie seltener — meist im Zusammenhang mit einer Schwangerschaft oder bei Leberkranken — beobachteten, bestehen nach der Ansicht von REDISH u. PELZER aus erweiterten Capillaren und Venen; auf lokale Injektion von Adrenalin (1:1000) und Histamin 1:2000) änderten sie sich nicht, nur der „capilläre" Hof verschwand. Damit entstehen nach diesen Autoren alle umschriebenen Teleangiektasien der Haut aus Capillaren und Venen; nur die „vascular spider" sollen, wenn sie pulsieren, Verbindung zu einer tiefer gelegenen Arterie haben können. Diese Ansicht steht aber im Widerspruch zu den anatomischen Rekonstruktionen von

MARTINI u. STAUBESAND (1953), die ergeben haben, daß die Gefäß-
spinnen der *arteriellen* Seite der peripheren Strombahn angehören;
selbst die radiär angelegten efferenten Äste besitzen noch glatte Muskelzellen, gehen dann aber in Capillargefäße über.

Über *generalisierte (erworbene) Teleangiektasien* liegt ein ausführlicher
Bericht von BECKER (1926) aus der Mayo-Klinik vor. Er untersuchte
4 Patienten capillarmikroskopisch. In 2 Fällen mit netzförmigen oder
größeren kreisförmigen, über den ganzen Körper verstreuten Gefäßflecken fand er nur eine Dauererweiterung der subpapillären und der
noch tiefer gelegenen Venen. Zwei andere Patienten hatten *punkt*-
förmige Teleangiektasien, davon einer mit Beteiligung der Mundschleimhaut. Im einen Fall handelte es sich um eine Erweiterung der subpapill-
lären Venen *und* der Capillaren, im anderen um gruppenweise erweiterte
Capillaren.

Wir selbst beobachteten zwei analoge Fälle mit multiplen, teils punktförmigen,
teils hirsekorngroßen, leicht vorgewölbten Teleangiektasien. Ebenso wie BETT-
MANN und BECKER fanden wir, daß die größeren erhabenen Teleangiektasien vorzugsweise aus stark dilatierten und geschlängelten, „aus der Tiefe aufsteigenden"
venösen Gefäßen gebildet wurden, die punktförmigen Flecke an der Mundschleimhaut dagegen aus Gruppen von erweiterten Capillaren. Die kleineren, flachen,
punktförmigen Ektasien am übrigen Körper bestanden jeweils aus einer Gruppe
von kugeligen, in verschiedener Höhe gelegenen, durch dünne, geschlängelte Gefäßstrecken verbundenen, blutgefüllten Hohlräumen, deren Herkunft nicht mehr zu
identifizieren war; sie erinnerten an die bizarren Figuren beim Bleigießen[1]. Die
erhabenen Ektasien waren unseres Erachtens mit „senilen Angiomen" identisch.
Die feinsten, punktförmigen Ektasien konnten selbst mit dem Glasspatel nicht von
petechialen Hautblutungen unterschieden werden; mit einer feinen Nadel waren
sie aber unter dem Mikroskop völlig ausdrückbar.

Während es sich bei den beschriebenen Fällen um essentielle Teleangiektasien
gehandelt hatte, sahen wir in einem 3. Fall auf die Beine beschränkte Gefäßflecke
unter Cortisonbehandlung (wegen einer schweren Hautkrankheit) entstehen. Klinisch fiel — vor allem im Stehen — eine starke, fleckige, blaurote bzw. stahlblaue
Verfärbung der Fußrücken und Unterschenkel auf, die bei genauem Hinsehen zahl-
lose besenreiserartige Gefäßerweiterungen erkennen ließ; außerdem waren am
Unterschenkel vereinzelte punktförmige Gefäßflecken vorhanden. Capillarmikroskopisch wurde eine gleichmäßige, fleckweise unterschiedlich starke Erweiterung
nahezu sämtlicher subpapillärer Venen festgestellt; hierdurch kam der marmorierte
Charakter der Veränderungen zustande. Der bläuliche Farbton schien jeweils durch
Erweiterung tiefer liegender Venen verursacht zu sein, der weinrote durch die
Erweiterung der subpapillären Venen. Daneben wurden stellenweise auch zahlreiche aneurysmatische Aussackungen an Venen, Venolen und Capillaren beobachtet, die vor allem die Ursache der *punkt*förmigen Gefäßflecken darstellten.

Insgesamt werden die Teleangiektasien der Haut also meist aus
Capillaren *und* Venen gebildet. Kleinste, punktförmige Teleangiektasien
bestehen allerdings oft — insbesondere an der Mundschleimhaut —

---

[1] Abbildungen bei BETTMANN 1927 c, GROSS, ILLIG u. MACHER 1958, ILLIG u.
CONRATHS 1959.

ausschließlich aus erweiterten und deformierten Capillaren, und großflächige Gefäßflecke *können* vorwiegend aus subpapillären oder noch
tiefer gelegenen Venen gebildet sein. Die „vascular spider" entstehen
aus dem arteriellen Abschnitt des Capillarbettes.

GRIFFITH (1932) und COB, COHEN u. BADAL (1946) befaßten sich
mit der früher im deutschen Schrifttum schon oft bearbeiteten und diskutierten Frage der Capillarveränderungen bei *Neurasthenie* bzw. *vasomotorischer Dysregulation* (vgl. hierzu O. MÜLLER).

GRIFFITH fand unter 31 Patienten in 8 Fällen Abweichungen von der „normalen" Capillarform (gleichmäßige Haarnadelform), und zwar nur bei denjenigen
Patienten, deren Beschwerden bis in die Kindheit zurückreichten. COB u. Mitarb.
stellten bei 48 Patienten im Gegensatz zu 44 Vergleichspersonen eine statistisch
signifikante, aber diagnostisch nicht verwertbare Häufung abnormer Capillarformen
fest; sie führen verschiedene methodische Fehlermöglichkeiten bei der Auswertung
solcher Untersuchungen an.

In ähnlicher Richtung liegen die Bemühungen von GIBSON, BOSLEY
u. GRIFFITH (1956), WERTHEIMER u. WERTHEIMER (1955) und LOVETT
DOUST (1955). Sie suchten — wie schon zahlreiche deutsche Untersucher vor ihnen (Arbeitskreis von JAENSCH und HÖPFNER) — nach
*Beziehungen zwischen der Häufigkeitsverteilung der Capillarformen und
der Persönlichkeitsstruktur bzw. bestimmten psychiatrischen Affektionen.*

Ebenso wie JAENSCH (1929/30) und HÖPFNER (1928) stellten LOVETT DOUST
und GIBSON unabhängig voneinander ein Schema der verschiedenen Capillarformen
für die beabsichtigte Analyse auf. Während die Einteilung von JAENSCH und
HÖPFNER mit entwicklungsgeschichtlichen Deutungen belastet und sehr kompliziert
war [es wurden bis zu 25(!) verschiedene Capillartypen unterschieden], ist die
Einteilung von LOVETT DOUST und von GIBSON einfacher, übersichtlicher und rein
morphologisch orientiert (9 bzw. 10 verschiedene Capillarformen). WERTHEIMER
u. WERTHEIMER legten ihren Untersuchungen eine Einteilung der Gefäßbilder nach
der Weite und Schlängelung der Capillarschlingen sowie nach der Sichtbarkeit
des subpapillären Venenplexus zugrunde.

Unter Verwendung eines großen Patientengutes und exakter statistischer Bearbeitung der gewonnenen Zahlen kamen GIBSON u. Mitarb.
zu dem Resultat, daß eine gewisse Korrelation zwischen der Häufigkeit
des idealen Capillartyps (Haarnadelform) und dem intellektuellen bzw.
körperlichen Niveau des Trägers besteht. LOVETT DOUST fand die
Korrelation zwischen Capillarbild, Persönlichkeitsstruktur und bestimmten Geisteskrankheiten so eng, daß er das Capillarbild zur Diagnose
und Prognose heranziehen möchte. WERTHEIMER u. WERTHEIMER
dagegen stellten nur eine gewisse Korrelation zwischen Capillarbild und
Somatotypus, jedoch nicht zwischen Capillarbild und Geisteskrankheiten fest und halten eine diagnostische Verwertung der Befunde für
unmöglich. Schon RONDELLI (1933), der erste capillarmikroskopische
Untersucher in Italien, war übrigens zu dem Schluß gekommen, daß die
von JAENSCH u.a. als krankhaft angesehenen Formvariationen der

Hautcapillaren keine absolut pathognomonische Bedeutung haben, weil sie auch bei physikalisch und psychisch gesunden Personen vorkommen können.

Die Anatomen (!) WALLS u. BUCHANAN (1956), die sich ebenfalls sehr gründlich mit den Capillarformen des Nagelwalles befaßt haben, kommen zu dem Ergebnis, daß eine klare Einteilung der Formabweichungen sehr schwierig und von vielen subjektiven Faktoren abhängig ist; als Grundlage quantitativer Studien sind die qualitativen Kriterien der obengenannten Einteilungen ihrer Ansicht nach sehr anfechtbar.

Insgesamt muß man wohl feststellen, daß diese mit großem Aufwand und vieler Mühe durchgeführten Untersuchungen infolge der unglücklichen Problemstellung zu keiner wesentlichen Erkenntnis geführt haben, es sei denn zu der, daß man das Capillarbild ausgerechnet des Nagelwalles nicht als pars pro toto ansehen und zur Bearbeitung so komplexer Fragestellungen heranziehen kann. Die Möglichkeiten der Methode sind hier absolut überfordert worden.

Berücksichtigt man, daß alle entsprechenden Untersuchungen über die *Beziehungen des Capillarbildes am Nagelwall zu inneren und neurologischen Erkrankungen* auf einem viel kleineren Patientenmaterial beruhen und meist ohne Berücksichtigung statistischer Gesichtspunkte durchgeführt wurden, so wird es verständlich, warum auch sie kaum zu einem verwertbaren Ergebnis führen konnten. Wir gehen daher nur auf 2 Beispiele aus der neueren Literatur ein, weil sie durch entsprechende Befunde an der besser beurteilbaren Conjunctiva bulbi eine gewisse Bestätigung erfahren haben.

PIRTKIEN (1954), E. DAVIS (1955), DAVIS u. LANDAU (1956) haben bei der *rheumatischen Polyarthritis* charakteristische Veränderungen an Nagelwallcapillaren beschrieben; und zwar soll es bei dieser Krankheit zu einer auffallend vermehrten Schlängelung der Gefäße und vor allem zu einer Capillarneubildung in Form bäumchenartiger Verzweigungen mit vielen kleinen Endschlingen („Kandelaberbildung"[1], DAVIS u. LANDAU) kommen.

Diese Veränderungen fanden DAVIS u. LANDAU bei Gesunden nur in 4%, bei Polyarthritikern dagegen in 31% der Fälle. An der Conjunctiva bulbi war die Häufung sogar noch eindrucksvoller. Abgeschwächt wird die Bedeutung dieses Befundes aber unseres Erachtens durch die Tatsache, daß er nicht nur der Krankheitsmanifestation vorausgehen soll, sondern auch bei Familienangehörigen der Polyarthritispatienten beobachtet wurde. Die Gefäßveränderungen scheinen also eher ein Konstitutionsmerkmal als ein Krankheitszeichen darzustellen. Wir selbst konnten übrigens eine dieser Schilderung völlig entsprechende capilläre Wundernetzbildung bei einer Patientin mit Dermatomyositis beobachten,

---

[1] Nicht zu verwechseln mit der Bezeichnung „Candelaber-Arterien", den die Anatomen für die kleineren senkrecht zur Haut aufsteigenden Hautarterien benutzen (vgl. E. HORSTMANN 1957).

bei der alle Nagelwälle in typischer Weise klinisch mit erkrankt waren (ein farbiges Mikrophotogramm hiervon findet sich bei ILLIG u. CONRATHS 1959).

PIRTKIEN bestimmte außerdem den Austritt in die Cubitalvene injizierten Trypaflavins aus den Nagelwallcapillaren im Fluorescenzlicht. Die Austrittszeit (vom Injektionsbeginn an) war bei chronischer Polyarthritis von 16—18 sec auf 29—54 sec verlängert. Hieraus folgert PIRTKIEN eine Strömungsverlangsamung durch arterioläre Spasmen.

Schließlich eignet sich der Nagelwall offenbar für gewisse Untersuchungen *beim Hypertonus*. Ob die von verschiedenen Autoren, zuletzt von DAVIS (1955), als diagnostisches und prognostisches Kriterium erwähnten Formveränderungen der Capillaren wirklich signifikant sind, möchten wir zwar bezweifeln; GREISMAN (1952) hat aber die Funktion der *Arteriolen* capillarmikroskopisch geprüft und dabei am Nagelwall eine deutliche Steigerung der Adrenalinempfindlichkeit der Arteriolen nachgewiesen (abgelesen an der Strömungsunterbrechung in den Capillaren). Während die wirksame Grenzdosis nach intracubitaler Injektion normalerweise bei 1—2,25 γ lag, war sie bei Hypertonikern in 19 Fällen auf 0,50—0,75 γ herabgesetzt. Diese Beobachtungen stehen nicht nur mit Befunden an der Conjunctiva bulbi des Menschen in Einklang, sondern auch mit tierexperimentellen Beobachtungen am Mesenterium bei Hypertonus (vgl. S. 401 und 179).

Kürzlich teilten LANDAU u. DAVIS (1957), DAVIS u. LANDAU (1958) mit, daß bei Hypertonikern sehr häufig eine Erhöhung des Capillardruckes (über 45 mm Hg) sowie eine starke Verdünnung der einzelnen Capillarschlingen (Abnahme des Durchmessers von 5—12 μ auf 2—3,5 μ) sowohl am Nagelwall als vor allem auch an der Conjunctiva bulbi zu finden sei. Wieweit sie diese Capillarverengerung als Kontraktionseffekt oder aber als Ausdruck einer organischen Wandveränderung ansehen, geht aus ihren Mitteilungen nicht klar hervor. Auf jeden Fall messen sie diesen Zeichen eine ungünstige prognostische Bedeutung bei.

Zuletzt müssen wir noch die oftmals eindeutigeren, in bestimmten Fällen sogar recht charakteristischen *Gefäßveränderungen bei verschiedenen Hauterkrankungen* erwähnen.

In der älteren Literatur stammen die wichtigsten diesbezüglichen Beobachtungen von SCHUR (1920), SAPHIER (1920/21), J. C. MICHAEL (1922) und BETTMANN (1926—1931). In neuerer Zeit haben sich vor allem GILJE u. Mitarb. (1953/54) und DAVIS u. LAWLER (1958) mit dieser Fragestellung befaßt.

Besonders eindrucksvolle Formveränderungen der Capillaren und subpapillären Venen sowie Verschiebungen in ihrer Anordnung wurden z. B. bei der Schuppenflechte, beim Lichen ruber planus, beim Lupus erythematodes und beim Lupus vulgaris gefunden.

Das Problem dieser Beobachtungen und ihrer Deutung liegt aber darin, daß das Gefäßbild bei organischen Hautprozessen in unberechenbarer Weise von histomechanischen Faktoren mit bestimmt wird. Es ist daher kaum zu entscheiden, wieweit es sich im Einzelfall um primäre Gefäßvorgänge oder sekundäre Druck- und Zugwirkungen auf die Gefäße handelt. Rückschlüsse auf die Pathophysiologie des Capillarbettes sind nur schwer zu ziehen. Aus diesem Grund gehen wir auf die einzelnen Veränderungen nicht näher ein.

Eine Hautaffektion allerdings, bei welcher keine störenden geweblichen Vorgänge die Beurteilung der Gefäßvorgänge erschweren, eignet sich gut zur capillarmikroskopischen Untersuchung: nämlich *die petechiale Hautblutung.*

Der Erythrocyten-Austritt stellt die einzige örtliche Kreislaufstörung dar, die auch an der Haut und an den Schleimhäuten so deutlich wahrnehmbar ist, daß aus ihrer Beobachtung gewisse Schlüsse auf die Entstehungsbedingungen gezogen werden können.

In neuerer Zeit haben sich vor allem E. DAVIS (1946), HUMBL (1949), BARNES u. Mitarb. (1953), EHRING (1950—1960) und wir selbst (GROSS, ILLIG u. MACHER (1958); ILLIG u. CONRATHS 1959) mit der mikroskopischen Lebendbeobachtung petechialer Hautblutungen befaßt.

HUMBL führte seine Beobachtungen bei verschiedenen Purpura-Erkrankungen an der Ellbeuge unter venöser Stauung durch. Hierbei kam er zu dem Ergebnis, daß die petechiale Hautblutung — unabhängig von der Art der vorliegenden Purpura — ausschließlich aus der Verbindungsstelle zwischen Arteriolen und Capillarschlinge bzw. aus dem arteriellen Capillarende ihren Ausgang nimmt. Dagegen glaubt er bezüglich der Art des Austritts und der Zusammensetzung des Extravasates gewisse Unterschiede bei verschiedenen Purpura-Formen gesehen zu haben. Ganz allgemein beschreibt er den Erythrocytenaustritt als einen „Schauer" von Erythrocyten, der regelrecht aus der Blutungsstelle „herausgeschleudert" wird, so daß das Extravasat sich ein wenig vom Gefäßrohr entfernen kann.

E. DAVIS untersuchte bei 533 Patienten mit verschiedenen Erkrankungen den Nagelwall auf Blutaustritte und beobachtete in 100 Fällen Capillarblutungen. Diese gingen nicht parallel mit petechialen Blutungen an der übrigen Haut, eine eigenartige Tatsache, die mit den Befunden von EHRING und mit unseren eigenen Erfahrungen in Einklang steht.

EHRING hat sich besonders eingehend mit der Phänomenologie der spontanen Nagelwall-Blutungen und ihrem zeitlichen Ablauf befaßt. Die Extravasate, denen stets eine Diapedesis zugrunde liegen dürfte, bestehen nicht immer ausschließlich aus Erythrocyten. Recht häufig sah EHRING gleichzeitig oder unabhängig den Austritt einer gelblichen, transparenten Substanz — wahrscheinlich Plasma —, die nach seiner Ansicht extravasal gerinnt. Der Plasmagehalt des Extravasates scheint davon abzuhängen, ob im Augenblick der Blutung eine plasmareiche oder eine plasmaarme Strömung herrscht. Spielt sich der Austritt an der Umbiegungsstelle der Capillarschlingen, am sog. Schaltstück ab, so bleiben die Extravasate lange Zeit nachweisbar, weil sie in die Epidermis übertreten und mit deren Zellen zur Hautoberfläche — d.h.

am Nagelwall nach vorn — abwachsen. Erfolgt der Austritt dagegen aus den Capillarschenkeln oder noch weiter proximal, so verschwindet das Extravasat innerhalb von 6—7 Tagen in die Tiefe und wird offenbar auf dem Lymphwege resorbiert.

Wir selbst können diese Beobachtungen bestätigen und haben das „Abwachsen" von Schaltstück-Blutungen auch an der übrigen Haut festgestellt. Dieses Phänomen zeigt übrigens, wie eng die Vorgänge an der Hautstrombahn mit den umgebenden Gewebsstrukturen verbunden sind.

Aus der Zahl der Extravasate kann man die Neigung zur Spontanblutung direkt ablesen. Dabei muß man nur berücksichtigen, daß die Abstoßung eines Extravasates etwa 3 Wochen benötigt (man kann also, wie EHRING 1954 gezeigt hat, aus der Wanderung der Extravasate gleichzeitig die Wachstumsgeschwindigkeit der Epidermis bestimmen).

Die Entstehungsbedingungen der Nagelwall-Blutungen, die ganz unabhängig von einem allgemeinen Blutungsübel, von dem Vorliegen einer „Vasoneurose" sowie von bestimmten Capillarformen auftreten und ihren eigenen Gang haben, ist noch unklar. EHRING hält sie zum Teil für ein Konstitutionsmerkmal (1950); ohne Beziehung zu bestimmten Krankheiten fand er sie bei 44% aller untersuchten Personen. Frauen waren häufiger befallen als Männer. Mit zunehmendem Alter nahm die Blutungsneigung der Nagelwall-Capillaren zu. Die Auslösung erfolgte zwar häufig durch irgendein leichtes Trauma, die eigentliche Ursache ist nach EHRING aber doch in der Gefäßwand selbst zu vermuten.

Die Selbständigkeit dieser „hämorrhagischen Diathese" des Nagelwalls geht auch daraus hervor, daß wir bei der capillarmikroskopischen Untersuchung von Purpurakranken sehr selten eine Nagelwallbeteiligung beobachten konnten; beim Rumpel-Leede bleiben die Nagelwälle meist auch dann frei, wenn er im übrigen stark positiv ausfällt. Andererseits gelingt die Auslösung von Nagelwallblutungen mit der Saugglocke ebenfalls nur sehr selten (unveröffentlichte eigene Beobachtungen).

Wie EHRING durch langfristige Nachbeobachtungen feststellte (1956), können sich die Nagelwall-Blutungen über Monate und Jahre regelmäßig an den gleichen Capillarschlingen wiederholen. Sind die Intervalle kurz, so sieht man eine ganze Staffel von Extravasaten vor der blutenden Capillare liegen. Der Blutaustritt ist nach EHRING viel häufiger am Schaltstück als am Capillar-Schenkel lokalisiert; dabei ist der arterielle Schenkel wesentlich seltener betroffen als der venöse. Es kommen auch kombinierte Schaltstück-Schenkel-Blutungen vor. Die Strömung ändert sich vor, während und nach einem Erythrocytenaustritt meistens nicht.

Allerdings wird die genaue Lokalisation des Austrittsortes der Erythrocyten auf Grund der Lage des Extravasates durch neue Beobachtungen von EHRING (1959, mündliche Mitteilung, noch unveröffentlicht) teilweise wieder in Frage gestellt. EHRING fand nämlich, daß sich die Erythrocyten in den ersten Stunden nach dem Austritt neben den Gefäßen so umgruppieren können, daß man aus ihrer Lagerung oft keine genauen Rückschlüsse mehr auf ihren Austrittsort ziehen kann. Je frischer die Blutungen waren, desto diffuser lagen sie um den Gefäßabschnitt, aus dem sie stammten, herum. Das würde bedeuten, daß die Lokalisation des Austrittsortes um so unsicherer wird, je länger eine Blutung zurückliegt. Aus dem Tierversuch ist uns selbst eine solche nachträgliche Umlagerung von Extravasaten nicht bekannt. Vielleicht spielen mechanische Umweltfaktoren an der Haut hierbei eine Rolle.

Neben dieser häufigen Blutung per diapedesin beobachtete EHRING auch erstmals eine seltene, eigentümliche Form *spontaner Rhexisblutung*, wie sie aus dem Tierversuch nicht bekannt ist. In besonders weit vorgeschobenen Capillarschlingen blieb das Blut plötzlich ohne erkennbare Ursache stehen und wurde „dunkler" (Stase ?); nach einiger Zeit rückte dann das Schaltstück vor, und es kam zu einem Abriß der Capillarschlinge am subpapillären Venenplexus sowie zu einer Blutung an der Rißstelle. Anschließend wuchs der Capillar-Sequester, der noch mit flüssigem Blut gefüllt sein konnte, zusammen mit dem distalen Teil der Blutung nach außen ab, während der proximale Teil des Extravasates in 5—6 Tagen zur Tiefe hin verschwand.

Auch diese Beobachtungen von EHRING können wir auf Grund eigener Erfahrungen bestätigen. Wir sahen abgerissene und nach oben abwachsende Capillarschlingen nicht nur am Nagelwall, sondern auch an der Unterschenkelhaut einer jungen Patientin mit Pernionen.

Während EHRING sich vor allem mit den *spontanen* Nagelwall-Blutungen befaßt hat, untersuchten wir selbst die spontanen *und* experimentell (durch venöse Stauung oder Unterdruck) auslösbaren petechialen Blutungen des gesamten Hautorgans bei verschiedenen hämorrhagischen Diathesen. Entgegen manchen älteren Angaben in der Literatur fanden wir den Austrittsort der Blutungen keineswegs auf die Capillarschlingen beschränkt; die Extravasate konnten prinzipiell an allen sichtbaren Gefäßabschnitten der Endstrombahn, d.h. an den Schaltstücken, den Capillarschenkeln, den Sammelvenolen und den subpapillären Venen beobachtet werden.

Die Angabe von HUMBL, daß der Austrittsort der petechialen Blutungen *immer* am Übergang der Arteriolen in den arteriellen Capillarschenkel gelegen sei, können wir also nicht bestätigen. Abgesehen davon, daß es selbst am Nagelwall schwierig ist, zwischen Blutungen aus dem arteriellen und venösen Capillarschenkel zu unterscheiden, weil beide Schenkel sehr dicht beieinander liegen, fand auch EHRING den Ausgangspunkt der Nagelwall-Blutungen viel seltener am arteriellen als am venösen Schenkel.

Ebenso wie am Nagelwall wachsen die Schaltstück-Extravasate an der übrigen Haut mit den Epidermiszellen nach außen, während die tiefer austretenden Blutungen auf dem Lymphwege resorbiert werden.

Die Farbe des Extravasates entspricht der Farbe des Blutfadens vor dem Austritt; erfolgt die Blutung — z.B. unter venöser Stauung — aus stillstehenden cyanotischen Gefäßen, so sieht auch das Extravasat cyanotisch aus; erfolgt sie dagegen aus rascher Strömung heraus, so ist das Extravasat ebenso wie der Blutfaden hellrot, „arteriell" gefärbt. Bis zur Hämosiderinbildung ändert sich dieser Farbton nicht mehr. Man kann also den Extravasaten hinterher noch ansehen,

ob sie aus normaler Strömung oder aus einer Stagnation heraus entstanden sind:
oft findet man nebeneinander hellrote und bläuliche Extravasate.

Die *Lokalisation des Blutaustrittes bei verschiedenen hämorrhagischen Diathesen* ist nicht vollkommen wahllos. Vor allem die *spontanen* Blutungen — aber öfter auch die durch Unterdruck oder Überdruck provozierten — zeigen bei manchen Purpuraformen eine bestimmte Vorzugslokalisation. Bei der Thrombocytopenie (Morbus Werlhof) beherrscht z.B. die Blutung aus den Sammelvenolen und subpapillären Venen das Bild; capilläre Blutaustritte treten ganz zurück. Bei der auf das Hautorgan beschränkten Krankheitseinheit der sog. „Purpura pigmentosa progressiva"[1] findet man dagegen ganz vorzugsweise capilläre Schaltstück-Blutungen.

BARNES u. Mitarb. (1953) haben schließlich beim Vitamin C-Mangel an freiwilligen Versuchspersonen eine Bevorzugung der perifollikulären Gefäße als Austrittsort petechialer Hautblutungen festgestellt. Diesen Blutungen ging eine Erweiterung der Follikelöffnungen mit Ablagerung von Hornmassen und Aufrollung der Haare (wie man sie sonst an erythrocyanotischen Beinen junger Mädchen oftmals sieht) sowie eine ringförmige Neubildung von Capillaren um den Follikel herum voraus. Alle diese Erscheinungen setzten nach etwa 3wöchiger Vitamin C-Karenz ein und verschwanden nach 2—3 Wochen täglicher Vitamin C-Behandlung wieder.

Wieweit im Einzelfall reine Diapedesis-Blutungen oder auch einmal Rhexis-Blutungen vorliegen, ist capillarmikroskopisch nicht zu entscheiden. Vor allem bei Anwendung der Saugglocke ist mit einer Rhexis zu rechnen. Histologisch ist der Nachweis einer Kontinuitätstrennung der Gefäßwand allerdings noch nie überzeugend geglückt. Der Hergang des Blutaustrittes spricht mehr für eine Diapedesis; diese dürfte wohl zumindest überwiegen.

Sowohl spontan als auch nach venöser Stauung oder Anwendung von Unterdruck erfolgt der Erythrocytenaustritt — wie im Tierexperiment — außerordentlich plötzlich und rasch. Die Strömung braucht sich dabei nicht zu ändern. Ebenso plötzlich wie der Beginn ist auch das Aufhören der Blutungen; sie können sich aber mehrfach an der gleichen Stelle wiederholen. Eine Strömungsverlangsamung *kann* mit dem Blutaustritt verbunden sein, muß es aber nicht; auf keinen Fall stellt sie eine Vorbedingung für ihn dar. Wie wir im allgemeinen Teil schon erwähnten, kommt es bei venöser Stauung oder Anwendung von Unterdruck meist aus völliger Stagnation heraus zum Blutaustritt, wobei die treibende Kraft für die Erythrocyten vermutlich von dem erhöhten Gefäßinnendruck geliefert wird. Im Gegensatz zu einer alten Lehrmeinung wird die Blutungsneigung weder durch eine funktionelle

---

[1] Unter dieser Bezeichnung werden die Purpura Majocchii, die Schambergsche Krankheit und die Dermatitis lichenoides purpurea et pigmentosa von GOUGEROT-BLUM zusammengefaßt.

noch durch eine anatomisch-fixierte Erweiterung der Capillaren oder Venen begünstigt. Dies läßt sich besonders gut prüfen, indem man bei Purpura-Kranken den Saugglockentest im Bereich umschriebener Teleangiektasien durchführt.

Wir konnten erst kürzlich eine Patientin mit einer Thrombocytopenie capillarmikroskopisch untersuchen, die an der Extremitätenhaut sehr zahlreiche umschriebene Erweiterungen der Capillaren und der kleinen Venen, zum Teil in Form sog. „Pseudo-Petechien", aufwies. Daneben waren multiple spontane petechiale Hautblutungen vorhanden, und der Rumpel-Leede fiel stark positiv aus. Bei der Durchmusterung größerer Hautbezirke stellt sich nun heraus, daß die erweiterten Gefäßabschnitte nicht nur von den Blutaustritten nicht bevorzugt, sondern umgekehrt geradezu ausgespart wurden. Es konnte kein einziges Extravasat in der Nähe der Gefäßektasien gefunden werden. Da gleichzeitig zahlreiche Ektasien und zahlreiche Blutungen vorlagen, war ein Zufall ganz ausgeschlossen.

Fassen wir zusammen, so ist die Anordnung der Hautstrombahn durch die Kombination ausgedehnter Arterien- und Venennetze mit einem Capillarbett klassischer Anordnung für die Epidermis und ihre Anhangsgebilde gekennzeichnet. Von diesem Capillarbett sind bei Lebendbeobachtung nur die Capillaren und subpapillären Venen, selten Abschnitte tieferer Venen und noch seltener die distalen Enden der Arteriolen zu sehen. Die Gefäß*wand* kann nur unter besonders günstigen Umständen, an einzelnen Nagelwall-Capillaren, zur Darstellung gebracht werden; im übrigen bezieht sich die Betrachtung auf das jeweilige *Füllungsbild*. Arterio-venöse Anastomosen kommen nur an den Acren in nennenswertem Maße vor und sind bei der Lebendbeobachtung *nicht* sichtbar. Für die Existenz von Zentralkanälen konnte capillarmikroskopisch kein Anhaltspunkt gewonnen werden. Das Vorliegen von Sphincteren wäre an einem (kleinen) Teil der Papillarkörper-Capillaren möglich, konnte aber bisher nicht sichergestellt werden. Die Capillarmikroskopie der Haut ist bei der Suche nach geeigneten Fragestellungen zahlreiche Irrwege gegangen. Daran ist vor allem der ungewöhnliche Reichtum an Form-Variationen schuld, den die Capillaren, Venolen und kleinen Venen aufweisen. Dieser Formenreichtum, der die Phantasie der Lebendbeobachter immer wieder zu kühnen Spekulationen angeregt hat und der eine exakte, vergleichende Untersuchung selbst einfacher Probleme sehr erschwert, dürfte zum großen Teil mit histomechanischen Zug- und Druckwirkungen des umgebenden Gewebes zusammenhängen; diese wurden bei der Auswertung capillarmikroskopischer Befunde bisher viel zu wenig berücksichtigt. Das mikroskopische Gefäßbild der Haut zeichnet sich an ein und derselben Stelle zwar durch eine bemerkenswerte Konstanz über Jahre aus, kann aber andererseits an verschiedenen, selbst korrespondierenden Punkten ganz erheblich differieren. Das vasomotorische Funktionsspiel der Hautstrombahn — das sich klinisch im Abblassen oder Erröten der Haut äußert — ist offenbar ganz überwiegend an die kleinsten Arterien und Arteriolen gebunden. Die an Capillaren oder muskelfreien subpapillären Venen beschriebenen Kontraktionsphänomene halten einer Kritik anhand tierexperimenteller Befunde nicht stand. In den meisten Fällen hat es sich in Wirklichkeit um *passive* Weitenänderungen oder um Füllungsänderungen gehandelt (Verschiebung der Erythrocyten-Plasma-Relation). Entgegen einer weitverbreiteten Meinung sind am Zustandekommen der makroskopischen Hautfarbe weniger die senkrecht stehenden und daher nur eine kleine Fläche einnehmenden Capillaren als das horizontal ausgebreitete, großflächige subpapilläre Venennetz beteiligt. An transparenter Haut spielt wahrscheinlich auch der Füllungszustand tieferer Gefäßnetze eine Rolle, welche im Capillarmikroskop die Farbe des sog. „Untergrundes" bestimmen; ihr Anteil ist aber schwer quantitativ faßbar. Das Capillarbett der Haut neigt in besonderem Maße zu fixierten Form- und Weitenänderungen der Capillaren und Venen; diese können allgemeiner oder umschriebener Natur sein. Mit zunehmendem Alter treten sie häufig als harmloser Nebenbefund auf; bei bestimmten Krankheitszuständen werden sie schon in jungen Jahren beobachtet (Cutis marmorata, Erythrocyanosis crurum puellarum, Akrocyanose, Morbus Raynaud, essentielle Teleangiektasien); durch venöse Stauung können sie capillarmikroskopisch frühzeitig erkannt oder deutlicher gemacht werden. Häufig zeigen sie eine Beziehung zu bestimmten Konstitutionstypen. Der Versuch, die Capillarmikroskopie der Haut oder des Nagelwalles bei inneren, neurologischen und psychiatrischen Erkrankungen diagnostisch einzusetzen, ist trotz aller Bemühungen praktisch nach allen Richtungen hin mißlungen; eine gewisse Bedeutung kommt vielleicht den Befunden bei der rheumatischen Polyarthritis und beim Hypertonus zu, die aber noch einer gründlichen Bestätigung bedürfen. Bei Mitberücksichtigung anderer vital-histologischer Kriterien können die Gefäßveränderungen bestimmter Hautkrankheiten möglicherweise klinisches Interesse beanspruchen; dies gilt vor allem für den Lupus erythematodes. In theoretischer Hinsicht haben sich die hämorrhagischen Diathesen als ein dankbares Aufgabengebiet für die Capillarmikroskopie bewährt. Im Gegensatz bzw. in Ergänzung zur histologischen Untersuchung kann die Capillarmikroskopie bei der Purpura quantitative und qualitative Angaben über den Austrittsort, die Ausdehnung, die Dichte, das Alter und die Eigenarten oberflächlicher, d. h. petechialer Hautblutungen liefern; dabei ist unter anderem auch eine sichere Unterscheidung zwischen echten Extravasaten und petechiformen Teleangiektasien möglich. Auch zur Aufklärung des Schicksals der Extravasate hat die Capillarmikroskopie Wertvolles beigetragen.

Alles in allem hat sich gezeigt, daß ihre Bedeutung — entgegen der bisherigen Entwicklungstendenz — ganz und gar auf dem Gebiet der

Grundlagenforschung gelegen ist und nicht in der klinisch-diagnostischen Anwendung. Selbst theoretische Fragestellungen müssen den beschränkten methodischen Möglichkeiten der Capillarmikroskopie sorgfältig angemessen werden.

b) Die terminale Strombahn der menschlichen Conjunctiva bulbi

In physiologischer und pathophysiologischer Hinsicht stellt die Conjunctiva bulbi das wichtigste capillarmikroskopische Untersuchungsfeld am *Menschen* dar. Nur hier ist das Capillarbett von der kleinsten Arterie bis zur Sammelvene im Zusammenhang zu übersehen, und hier nur sind sowohl quantitative als auch gewisse *qualitative* Strömungsänderungen regelmäßig und deutlich wahrnehmbar. Außerdem heben sich die Gefäße so kontrastreich von dem weißen Untergrund ab, daß sogar ihre motorische Funktion im Zusammenhang mit den gut erkennbaren Strömungsverhältnissen ziemlich sicher zu beurteilen ist, obwohl Plasmarandstrom und Gefäß*wände* sich in der Regel nicht darstellen.

Die Beobachtung wird mit einem Spaltlampenmikroskop oder mit einem Stereomikroskop am sitzenden oder liegenden Menschen im auffallenden Licht vorgenommen. Die obere Grenze der Vergrößerungsmöglichkeit wird weniger durch die optische Beschaffenheit des Gewebes als durch die unvermeidbaren Spontanbewegungen des Bulbus bestimmt; nach GRAFFLIN u. BAGLEY (1953) liegt sie etwa bei 100fach. LACK u. Mitarb. haben allerdings bis 200fach vergrößert und offenbar auch die (krankhaft veränderten) Gefäßwände zum Teil erkennen können (s. weiter unten)[1].

1. Die Anordnung des konjunktivalen Capillarbettes

Besonders eingehend ist das Arrangement der konjunktivalen Strombahn von den Anatomen GRAFFLIN u. BAGLEY (1953), GRAFFLIN u. CORDDRY (1953) untersucht worden. Das Gefäßbild der Conjunctiva, das durch die Bewegungen des Augapfels ständig etwas verzerrt wird, setzt sich aus drei übereinanderliegenden und bei der Capillarmikroskopie sich übereinanderprojizierenden Gefäßschichten zusammen. Die sehr feinen Capillaren sind nur in der obersten Schicht deutlich erkennbar, in der außerdem noch einige kleine Arterien und Venen verlaufen; in der nächst-tieferen Schicht sieht man nur die kleinen Arterien bzw. Arteriolen und Venen deutlich, und in der dritten sind nur noch die Venen wahrnehmbar. Die Gefäße dieser 3 Schichten stehen zwanglos miteinander in Verbindung. Unterhalb der 3. Gefäßschicht liegende Gefäße schimmern höchstens undeutlich durch. Die nachfolgende Beschreibung bezieht sich vorzugsweise auf die oberste Gefäßlage. Die

---

[1] Dies ist aber nur unter ganz bestimmten optischen Bedingungen möglich (E. H. BLOCH 1956; H. HARDERS, persönliche Mitteilung). GRAFFLIN u. CORDDRY (1953) betonen, daß sie an der (normalen) menschlichen Conjunctiva selbst unter günstigsten Bedingungen die Capillarwände *nicht* wahrnehmen konnten.

Arteriolen und die kleinen Venen verlaufen sehr häufig parallel und gehen strahlenförmig vom Orbitalrand aus. Die Arteriolen verjüngen sich zusehends und geben seitlich sowie an ihren Enden die Capillarschlingen ab, die meist nur einen Durchmesser von einem Erythrocyten haben und ein unregelmäßig angeordnetes Netz bilden. Anfang und Ende der Capillaren können nur vermutungsweise angegeben werden; hin und wieder glaubt man, einen dünneren arteriellen und einen etwas weiteren venösen Abschnitt zu erkennen (GRAFFLIN u. CORDDRY). Die Sammel-Venolen münden oft seitlich im rechten Winkel in die kleinen Venen ein (LEE u. HOLZE). Häufig gehen die Arteriolen ohne wesentliche Verjüngung direkt in die Sammelvenen über und bilden auf diese Weise arterio-venöse „Anastomosen". Diese entsprechen in der Größenordnung etwa den Zentralkanälen von CHAMBERS u. ZWEIFACH, geben aber im Gegensatz zu ihnen oft keine Capillaren seitlich ab. Nach LEE u. HOLZE kommen sie besonders zahlreich am Übergang zwischen Sklera und Cornea vor.

Insgesamt zeichnet sich das Capillarbett der Conjunctiva durch eine netzförmige Anordnung und durch sehr dünne, langgestreckte Gefäße aus (vgl. Abb. 11 u. 35). Seine hervorstechendsten Merkmale sind aber nach GRAFFLIN u. CORDDRY in dem enormen Reichtum an Variationen des Gefäßmusters und in der großen Zahl arterio-venöser, arterio-arterieller und veno-venöser „Anastomosen" gegeben. Eine charakteristische, immer wiederkehrende Grundanordnung der terminalen Strombahneinheiten ist nicht vorhanden; vielmehr erscheint der Verzweigungsmodus der Arterien, Capillaren und Venen so regellos, daß GRAFFLIN u. CORDDRY zu dem Ergebnis kommen: "the patterns exhibit endloss variety and the lack of any recognizable structural and functional unit in the sense of CHAMBERS and ZWEIFACH". Auch von HARDERS (1956b) wird die *Regellosigkeit* in der Architektur der Konjunktival-Strombahn hervorgehoben.

Hieraus ergibt sich, daß gerade die Conjunctiva bulbi zum Studium des grundsätzlichen Aufbaus der terminalen Strombahn besonders wenig geeignet ist. Wenn LEE u. HOLZE (1950/51) daher in ihren Beobachtungen über die motorische Funktion der Konjunktivalgefäße angeben, sie könnten die von CHAMBERS u. ZWEIFACH am Rattenmesenterium beschriebene Anordnung des Capillarbettes (mit Zentralkanälen) am Menschen voll bestätigen, so haben sie offenbar einige wenige Gesichtsfelder herausgegriffen, in sie — wie es leicht möglich ist — ein bestimmtes Aufbauprinzip hineingedeutet und darüber dann die große Variationsbreite der konjunktivalen Strombahn im Ganzen vernachlässigt. Die arterio-venösen „Anastomosen" haben sie wahrscheinlich mit Zentralkanälen identifiziert.

Die ihren Mitteilungen beigegebenen Photos lassen übrigens — ebenso wie die anderer Autoren (z.B. von HARDERS) — keine Ähnlichkeit mit dem Arrangement des mesenterialen Capillarbettes erkennen. GRAFFLIN u. CORDDRY haben dagegen den Formreichtum der Verzweigung in zahlreichen anschaulichen Zeichnungen mit Angabe der Strömungsrichtungen wiedergegeben.

Eine anatomische Besonderheit der Conjunctiva, deren Kenntnis für die Beurteilung der Strömungsverhältnisse wichtig ist, stellen die sog. *Kammerwasser-Venen* dar. Diese Gefäße, deren Verlauf, deren physiologisches und pharmakologisches Verhalten unter anderen von ASCHER (1942, erste Mitteilung), GOLDMANN (1946), WEGNER u. INTLEKOFER

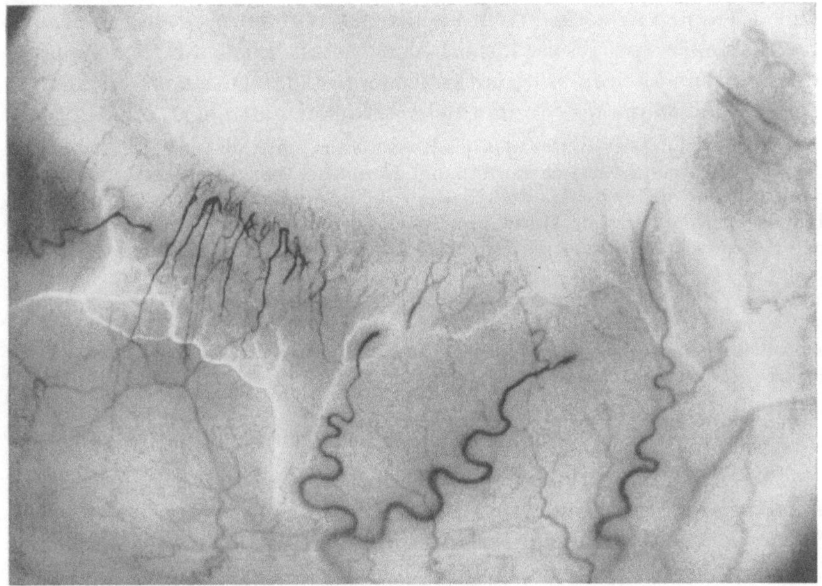

Abb. 91. Kammerwasser-Venen. Conjunctiva bulbi des Menschen. Fluorescenzaufnahme nach Injektion von Natrium-Fluorescin-Lösung in die Vorderkammer. Auch die capillären netzartig anastomosierenden Nebengefäße der Kammerwasser-Venen sind deutlich erkennbar. (Diese Aufnahme wurde mir freundlicherweise von Herrn Dozent Dr. H. KLEINERT, II. Universitäts-Augenklinik in Wien, zur Verfügung gestellt)

(1952) und KLEINERT (1955, 1958) am Tier und Menschen untersucht wurden, führen in ihrem peripheren Abschnitt reines Augenkammer-Wasser und kommunizieren im proximalen Verlauf mit den normalen Blutvenen. Ihre Verteilung an beiden Bulbi ist meist symmetrisch, die Vorzugslokalisation liegt bei 1—5 und 7—11 Uhr (ASCHER). ASCHER konnte sie bei 26% seiner Patienten nachweisen, GOLDMANN bei 75%. KLEINERT (1955a) stellte sie durch Injektion von Fluorescenzfarbstoffen in die vordere Augenkammer dar. Nach seinen Untersuchungen kann man am normalen Bulbus ohne Vitalfärbung 1—3, nach Vitalfärbung bis zu 16 Kammerwasser-Venen nachweisen. Oft stellt sich dabei ein capilläres Netzwerk von Nebengefäßen dar.

Der Austrittspunkt der Kammerwasser-Venen liegt am Limbus, wo sie aus Skleral-Emissarien oder aus limbusnahen Kammerwasser-

Capillaren hervorgehen. Wenn sie mit den Blutvenen zusammenfließen, tritt das Phänomen der sog. „lamellären Strömung" auf, d.h. die verschiedenen Ströme bleiben in dem gemeinsamen Gefäßstamm noch ein ganzes Stück lang streifenförmig getrennt. Auch wenn sich Blut und Kammerwasser vermischt haben, sind solche Kammerwasser-Venen noch an der eigentümlich hellroten Farbe ihres verdünnten Blutes zu erkennen. Außerdem zeichnen sie sich durch einen besonders geradlinigen Verlauf vor den Blutvenen aus. Im Zweifelsfall können sie nach Einwirkung einiger Tropfen Antistin-Privin identifiziert werden, weil ihre Strömung dann lamellär wird (WEGNER u. INTLEKOFER). Fließen Kammerwasser, Mischblut und reines Blut enthaltende Gefäße zusammen, so können dabei 3—5 Strömungs-Streifen nebeneinander auftreten.

Die Verteilung des Blutes und des Kammerwassers in diesen Venen hängt von dem Druckverhältnis zwischen Blut und Kammerwasser ab. Das Druck-Gleichgewicht kann durch geringe äußere Einwirkungen (Änderung der Blickrichtung, Lidbewegungen, Lichteinfall usw.) und auch auf pharmakologischem Wege (Adrenalin, Pantocain) stark verschoben werden, wobei sich die Verteilung des Blutes und des Kammerwassers — oft unter einem Wechsel der Strömungsrichtung — ändert (WEGNER u. INTLEKOFER, KLEINERT). *Diese Strömungsänderungen können bei Unkenntnis der Ursache leicht mit Kreislaufstörungen verwechselt werden.* Solange sie reines Kammerwasser führen, sind die Kammerwasser-Venen als zarte, glasige Röhren wahrzunehmen, die *heller* als der weißliche Untergrund erscheinen.

2. Das motorische Funktionsspiel der kleinen Konjunktivalgefäße

Die Strömungsverhältnisse in ihrer Abhängigkeit vom motorischen Funktionsspiel sind von LEE u. HOLZE (1950) genauer untersucht worden. Sie fanden — ähnlich wie GRAFFLIN u. CORDDRY — eine recht lebhafte „Vasomotion" mit unregelmäßig periodischen Verschlüssen der Arteriolen bis zu 3 min. Am stärksten imponierten die spontanen Kontraktionen an den distalen Arteriolen-Enden, die von LEE u. HOLZE als „präcapillare Region" bezeichnet und den Capillar-Sphincteren von CHAMBERS u. ZWEIFACH gleichgesetzt werden.

Eine eindeutige Identifizierung von Sphincteren kann aber infolge der Zartheit der fraglichen Gefäßstrecken bei den angewandten Vergrößerungen nicht möglich gewesen sein. GRAFFLIN u. CORDDRY konnten auch strömungsmäßig keine sicheren Zeichen einer Sphinctertätigkeit beobachten. Ähnlich wie an der Haut ist vielfach die Grenze zwischen Arteriolen und Capillaren überhaupt nicht bestimmbar. Selbst die Strömung ist in den schlanken Arteriolen nach GRAFFLIN u. BAGLEY oft schwer zu beurteilen.

Die Strömungsgeschwindigkeit beträgt nach LEE u. HOLZE in den Konjunktivalcapillaren durchschnittlich 0,026 mm/sec und wechselt infolge der „Vasomotion" zwischen 0,009 und 0,04 mm/sec. Zur Passage eines Capillargefäßes braucht ein Erythrocyt etwa 2,5 sec. Zu ganz ähnlichen Werten gelangten DITZEL 1951 (0,03 mm/sec) und WEIS-FOGH 1957 (0,026 mm/sec). An den terminalen Arteriolen maßen

DITZEL und WEIS-FOGH eine Strömungsgeschwindigkeit von 0,15 bzw. 0,11 mm/sec und an den Venolen eine solche von 0,060 bzw. 0,056 mm/sec.

LASZT (1949) maß die Strömungsgeschwindigkeit in den Capillaren der *Kaninchen*-Conjunctiva mit einer kinematographischen Methode. Dabei kam er bei einem Gefäßdurchmesser von 7,5—8,5 μ auf eine mittlere Geschwindigkeit von 2,0 bis 3,0 mm/sec. Seine Werte liegen also wesentlich höher als die von LEE u. HOLZE am Menschen gemessenen. Wieweit diese Unterschiede artspezifisch bedingt sind, mit den Versuchsbedingungen zusammenhängen (Urethannarkose beim Kaninchen!) oder auf der unterschiedlichen Genauigkeit der angewandten Meßmethoden beruhen, ist schwer zu entscheiden.

Im lokalen Adrenalin-Test waren die präcapillären Abschnitte der Arteriolen empfindlicher als die proximalen Stämme, eine Beobachtung, die LEE u. HOLZE ebenfalls zugunsten von Sphincteren deuten. Infolge der zahlreichen Anastomosen kommt es in den Arteriolen, Capillaren und Venolen der Conjunctiva häufig zu einer Strömungsumkehr. Bei verlangsamter Strömung wird der Blutfaden in den kleinen Venen „körnig" (GRAFFLIN u. BAGLEY).

3. Zur Pathologie der Endstrombahn der Conjunctiva bulbi

In letzter Zeit sind ausgeprägte funktionelle bzw. morphologische Veränderungen an der konjunktivalen Strombahn beim Hypertonus, bei der Arteriosklerose, bei der Migräne, beim Diabetes mellitus und beim Gelenkrheumatismus beschrieben worden. Alle diese Untersuchungen wurden an größerem Patientenmaterial und unter Berücksichtigung statistischer Gesichtspunkte gewonnen. Im allgemeinen zeigten die aufgedeckten Störungen der terminalen Strombahn nur eine mehr oder weniger enge Korrelation zu den betreffenden Grundkrankheiten; bezüglich ihrer diagnostischen oder prognostischen Bewertung im Einzelfall scheint daher große Zurückhaltung geboten zu sein, um so mehr, als sich die meisten der beschriebenen Veränderungen nicht als absolut pathognomonisch für ein einziges Krankheitsbild herausgestellt haben.

α) Konjunktival-Beobachtungen beim Hypertonus

1949 untersuchten LACK u. Mitarb. die Konjunktival-Strombahn von 100 Hypertonus-Patienten bei starker Vergrößerung (bis 200fach; angeblich waren hierbei auch die Gefäß-*Wände* sichtbar). In enger Relation zur Höhe des diastolischen Blutdrucks — jedoch unabhängig vom Lebensalter — fanden sie die Capillaren entweder vermehrt geschlängelt und scharfwinklig geknickt oder langgestreckt und verengt; die Capillar-*wände* waren verdickt und hatten ihre normale Dehnbarkeit verloren.

Diese Veränderungen, die durch zusätzliche histologische Untersuchung unter Beweis gestellt wurden, waren in 98% der Fälle vorhanden. Außerdem stellten LACK u. Mitarb. eine Häufung des blood sludge-Phänomens beim Hypertonus gegenüber anderen Erkrankungen fest.

Lee u. Holze bearbeiteten 1951 die gleiche Fragestellung und rückten eine *Verstärkung der Vasomotion bei gesteigerter Adrenalinempfindlichkeit* der Arteriolen in den Vordergrund. Sie konnten diese bei 90% ihrer klinisch sehr gründlich durchuntersuchten essentiellen Hypertoniker (insgesamt 45) feststellen.

Die Konjunktival-Gefäße waren allgemein enggestellt. Außerdem waren die Kontraktionsphasen des motorischen Funktionsspiels eindeutig verlängert. Die Capillaren zeigten intermittierende oder ganz unterbrochene Strömung. Die Arteriolen erschienen häufig enger als die Capillargefäße. Ihre Adrenalin-Empfindlichkeit war auf das 10fache der Norm erhöht. Während die wirksame Grenzkonzentration bei lokaler Anwendung normalerweise etwa 1:37000 betrug, konnte beim Hypertonus schon ein constrictorischer Effekt mit Verdünnungen von 1:298000 erzielt werden.

Eigentümlicherweise haben Lee u. Holze eine ähnliche Steigerung der Vasomotion und der constrictorischen Erregbarkeit durch Adrenalin auch bei der Lebercirrhose und bei der Hyperglobulinämie gesehen. Im Gegensatz zum Hypertonus fiel bei der Hyperglobulinämie auch der „Kälte-Test" positiv aus; d.h. es kam auf eine bestimmte Form der Abkühlung ebenfalls zu einer Vasoconstriction. Da sie in diesem Zusammenhang das blood sludge-Phänomen gar nicht erwähnen, tritt die Frage auf, ob sie nicht zum Teil eine Strömungsverlangsamung durch Erythrocyten-Aggregation irrtümlicherweise auf vasomotorische Vorgänge bezogen haben.

Außerdem beobachteten sie — ähnlich wie Lack u. Mitarb. — eine Verlängerung und starke Schlängelung der Capillaren und Venolen bei 62% der Patienten (gegenüber 18% der Kontrollpersonen).

1955 konnte Lee (b) auch 5 Patienten mit *Hypertonus bei Cushing-Syndrom* und 3 Patienten mit einem operativ bestätigten *Phäochromocytom* untersuchen. Überraschenderweise ergab sich bei diesen beiden Erkrankungen ein wesentlicher Unterschied der konjunktivalen Gefäßveränderungen. Während die Cushing-Patienten die gleichen funktionellen und morphologischen Gefäßveränderungen aufwiesen wie die essentiellen Hypertoniker, fehlte beim Phäochromocytom die abnorme Schlängelung der Capillaren und Venen; außerdem waren Vasomotorik und Adrenalinempfindlichkeit im Gegensatz zum Cushing-Syndrom und zur essentiellen Hypertonie viel labiler und vom jeweiligen Blutdruck abhängig.

So konnte Lee z.B. bei dem einen Phäochromocytom-Patienten durch Bauchmassage eine Blutdruckkrise mit Druckanstieg von 160/105 auf 260/160 auslösen. Während vorher nur eine mäßige Vasoconstriction mit 4fach erhöhter Adrenalinempfindlichkeit nachzuweisen war, kam es unmittelbar nach dem Druckanstieg zu einer hochgradigen Kontraktion der Arteriolen und Präcapillaren, zum Teil bis zum Verschluß. Die Adrenalinempfindlichkeit steigerte sich auf das 12fache der Norm; schon eine Konzentration von 1:800000 führte zu einem Verschluß sämtlicher konjunktivalen Arteriolen. Innerhalb weniger Minuten kehrten alle Erscheinungen zusammen mit dem Blutdruck auf den Ausgangswert zurück.

Kürzlich wurde von Landau u. Davis, Davis u. Landau (1957/58) eine starke Engerstellung der Capillaren der Conjunctiva bulbi bei Hypertonus-Patienten mitgeteilt. Oft lag der Durchmesser statt bei 5—12 μ (Normalwert) bei 2—3,5 μ.

Ob die Autoren eine funktionelle Engerstellung oder eine organische Wandveränderung als Ursache annehmen, geht aus ihrer Darstellung nicht klar hervor. Häufig war die Verdünnung der Capillaren mit schweren hypertonischen Fundusveränderungen vergesellschaftet.

β) Konjunktival-Beobachtungen bei allgemeiner Arteriosklerose

DAVIS u. LANDAU (1960) untersuchten die Gefäße der Conjunctiva und des Nagelwalls bei 80 Patienten mit klinisch nachweisbarer Arteriosklerose im Alter von 45—89 Jahren. Der Blutdruck war in diesen Fällen normal; Diabetiker wurden ausgeschlossen. Sie fanden nun bei einer großen Zahl dieser Arteriosklerotiker sehr dünne, langgestreckte Arteriolen und vermehrt geschlängelte, ausgesackte Venolen an der Conjunctiva. Die Capillaren des Nagelwalls waren oft vermehrt geschlängelt, rigide und büschelartig gruppiert; ihre arteriellen Schenkel waren verengt, die venösen Schenkel erweitert. DAVIS u. LANDAU halten diese Veränderungen im Sinne der Arteriosklerose für diagnostisch verwertbar.

Zum Vergleich wurden die gleichen Untersuchungen bei 100 essentiellen Hypertonikern (davon 50 vor und 50 nach dem 56. Lebensjahr), 100 Patienten mit verschiedenen chronischen Erkrankungen (davon 50 vor und 50 nach dem 56. Lebensjahr) und bei 50 Gesunden (davon 25 im Alter von 30—56 Jahren, 25 nach dem 56. Lebensjahr) vorgenommen. Während die 80 Arteriosklerotiker in 67 Fällen charakteristische Veränderungen an der Konjunktivalstrombahn und an den Nagelwallcapillaren gezeigt hatten (davon 23 an beiden Versuchsfeldern, 34 nur an der Conjunctiva, 10 nur am Nagelwall), fanden sich bei den Gesunden zwischen 30 und 56 Jahren an der Conjunctiva keine und am Nagelwall nur in 4% der Fälle Gefäßveränderungen, bei den Gesunden über 56 Jahren dagegen auch nur in 20% der Fälle an der Conjunctiva und am Nagelwall. Patienten mit anderweitigen chronischen Erkrankungen verhielten sich vor dem 56. Lebensjahr wie Gesunde, nach dem 56. Lebensjahr zeigten sie in etwas höherem Prozentsatz Gefäßveränderungen an Conjunctiva und Nagelwall. Der Capillardruck (Nagelwall) war nur bei gleichzeitigem Hypertonus erhöht.

γ) Konjunktival-Beobachtungen bei Migräne

Bei der *Migräne* konnten OSTFELD u. Mitarb. (1955) recht charakteristische vasomotorische Funktionsstörungen an der Conjunctiva nachweisen, die mit der modernen Konzeption von der Arterien-*Erweiterung* als Ursache des Migräne-Kopfschmerzes in Einklang stehen.

Insgesamt wurden 26 Patienten vor und während eines Anfalles untersucht. Nach einer nicht in jedem Fall nachweisbaren *initialen Kontraktion* der Arteriolen mit vorübergehender *Steigerung* der Arterenol-Empfindlichkeit wurde während des Anfalls bei allen Patienten eine *Dilatation* der Konjunktival-Gefäße mit erheblich herabgesetzter Arterenol-Empfindlichkeit festgestellt; die sichtbaren Capillaren waren in dieser Phase vermehrt. Ganz ähnliche Befunde erwähnt LEE (1955a) beim vasomotorischen Halbseitenkopfschmerz.

Die wirksame Grenzkonzentration von Arterenol bei lokaler Applikation (in 5%iger Dextroselösung) betrug im Intervall 1:37000 bis 1:100000, in der constrictorischen Initialphase 1:100000 bis 1:200000 und während des Anfalls 1:10000 bis 1:5000. Örtliche Cortisonanwendung steigerte die Arterenol-Empfindlichkeit.

δ) Konjunktival-Beobachtungen bei Diabetes mellitus

Hier liegen umfangreiche Untersuchungsreihen von DITZEL (mit WHITE, DUCKERS und mit SAGILD 1954; mit SARGEANT u. HADLEY 1958) von JANERT u. OLBERT (1955) sowie von LANDAU u. DAVIS (1960) vor.

DITZEL, WHITE, DUCKERS u. SAGILD (1954) erhoben ihre statistisch sorgfältig bearbeiteten Befunde an 150 Diabetikern, 75 Kindern diabetischer Mütter, 75 Kindern nicht-diabetischer Mütter und 90 Kontrollpersonen. Sie beschrieben Veränderungen der Arteriolen, Capillaren, kleinen Venen und des Gefäßinhaltes, die zwar jede für sich nicht für den Diabetes charakteristisch seien, wohl aber bei einer Kombination der verschiedenen Symptome. Im einzelnen beobachteten sie folgendes:

Die *Arteriolen* waren beim Diabetiker kontrahiert. Hierdurch verschob sich das Kaliberverhältnis der parallellaufenden Arteriolen und Venolen von 1:2 bzw. 1:3 auf 1:6.

Die Angabe eines normalen Arteriolen/Venolen-Verhältnisses von 1:2 bzw. 1:3 überrascht allerdings, da LEE u. HOLZE betonen, daß oft sehr dünne Arteriolen neben größeren Sammelvenen verlaufen; auch die photographischen Abbildungen verschiedener Publikationen vermitteln den Eindruck, daß der Kaliberunterschied zwischen parallellaufenden Arteriolen und Venolen an der Conjunctiva normalerweise oft schon größer ist.

Die Capillaren wurden verlängert und hierdurch vermehrt geschlängelt gefunden. Sie bildeten ein sehr unregelmäßiges Netz und wiesen umschriebene Aussackungen und Verengerungen auf; ihre venösen Schenkel waren korkenzieherartig gewunden[1]. Bei der Passage größerer Erythrocyten-Aggregate schien die Elastizität der Capillarwände herabgesetzt. Diese Veränderungen waren bei jugendlichen Diabetikern in 70% (Kontrollen 10%) und bei älteren Diabetikern nur in 30% (Kontrollen 0%) anzutreffen.

Die kleinen Venen (12—60 μ Durchmesser) zeigten bei jugendlichen Diabetikern auffallend viele Formunregelmäßigkeiten. Bei älteren Diabetikern war dagegen kein signifikanter Unterschied zu Kontrollpersonen mehr auffindbar.

Auch *umschriebenes Ödem* und eine ,,hyalinartige'' perivasculäre Infiltration wurde bei jugendlichen Diabetikern häufiger als bei alten gesehen. Außerdem waren oft Punktblutungen und Hämosiderinablagerungen vorhanden[1].

Blood sludge mit Haftenbleiben der Ery-Aggregate in den postcapillären Venen als ,,Pseudothromben'' wurden bei 90% aller Diabetiker (dagegen bei keinem Nicht-Diabetiker) festgestellt. In $^1/_3$ der Fälle waren die Aggregate groß genug, die Arteriolen zu verstopfen.

---

[1] Vgl. hierzu die ganz ähnlichen intravitalen und histologischen Befunde von R. THIEL (1959) an der Retina von jugendlichen Diabetikern.

Eigentümlicherweise zeigten die genannten konjunktivalen Gefäßveränderungen nur eine deutliche Korrelation zum Grad des sludging,
jedoch nicht — wie man eigentlich erwarten sollte — zu dem Vorliegen
einer Retinopathie. In diesem Punkt kamen DITZEL u. Mitarb. in einer
späteren Arbeit zu einem anderen Resultat (s. weiter unten).

Die pathogenetische Bedeutung dieser Befunde wurde nun dadurch
erheblich abgeschwächt, daß DITZEL, WHITE u. DUCKERS ganz ähnliche
Gefäßveränderungen, vor allem die Engerstellung der Arteriolen, bei
den gesunden Kindern diabetischer Mütter ebenfalls feststellen konnten.
Zwar hatten diese Patienten eine erniedrigte Kohlenhydrattoleranz,
aber keinen manifesten Diabetes; es ist schwer verständlich, wie es bei
ihnen zu den beschriebenen Gefäßveränderungen kommen soll. Man
müßte schon — ähnlich wie für die Gefäßveränderungen beim Gelenkrheumatismus — annehmen, daß konstitutionelle Momente das Entscheidende sind. Außerdem wurden ihre Diabetesbefunde durch Nachuntersuchungen von JANERT u. OLBERT (1955) an einem großen Pa-
tientengut *nicht* bestätigt. Diese Untersucher konnten bei Diabetikern
aller Altersklassen *keine* statistisch signifikanten Veränderungen der
Konjunktivalstrombahn nachweisen. Nur wenn der Diabetes länger als
8 Jahre bestand und damit eine diabetische Angiopathie in Frage kam,
waren schwere Gefäßveränderungen an der Conjunctiva bulbi in über-
zufälliger Häufung feststellbar. Dann bestand aber auch eine statistische Korrelation mit entsprechenden Fundusveränderungen.

1958 griffen DITZEL, SARGEANT u. HADLEY die Diabetes-Beobach-
tungen wieder auf. Diesmal richteten sie ihr Augenmerk speziell auf
den Zusammenhang konjunktivaler Gefäßveränderungen bei Diabetes
mit dem Vorliegen einer Retinopathie und Nephropathie. Sie untersuchten 60 junge Diabetiker mit klinisch nachgewiesener Retinopathie
und Nephropathie, 69 Diabetiker ohne nachweisbare Retino- und
Nephropathie sowie 70 gesunde Kontrollpersonen. Sie unterschieden
jetzt 3 Zustände der Konjunktival-Strombahn:

1. Den Normalzustand: glatte Gefäßkonturen, Arteriolen/Venolen-Durch-
messer 1:2 bis 1:3.

2. „Vascular-Pattern-Change" I: Venen bzw. Venolen erweitert und leicht
varicös verändert („venous congestion"). Arteriolen unverändert oder leicht
verengt. Arteriolen/Venolen-Durchmesser 1:4 bis 1:8.

3. „Vascular Pattern-Change" II: Alle Gefäße stark verengt. Arteriolen z.T.
verschlossen. Capillaren unsichtbar. Ischämie der Conjunctiva.

Diese drei Gefäß-Zustände der Conjunctiva verteilten sich nun über die
drei Patientengruppen wie folgt:

60 Diabetiker mit Retino- und Nephropathie
    17% Normal-Zustand
    63% Pattern I
    20% Pattern II

69 Diabetiker ohne Retino- und Nephropathie

49% Normal-Zustand
48% Pattern I
3% Pattern II

70 gesunde Kontrollpersonen

99% Normal-Zustand
1% Pattern I
0% Pattern II

Das ischämische Verhalten der Conjunctiva (Pattern II) kam also ganz bevorzugt bei den Diabetikern mit Retino- und Nephropathie vor; alle 12 betroffenen Patienten hatten schwere klinisch nachgewiesene Gefäßleiden. Die „venöse Kongestion" (Pattern I) wurde zwar auch bei Diabetikern ohne Zeichen einer klinischen Gefäßerkrankung gefunden, jedoch nicht bei gesunden Kontrollpersonen. Damit stehen diese neuen Beobachtungen DITZELS über die Beziehungen zwischen den konjunktivalen Gefäßveränderungen und der Retinopathie beim Diabetes mellitus wieder in Einklang mit den Befunden von JANERT u. OLBERT. DITZEL glaubt, daß der Befund einer Ischämie der Conjunctiva eine ungünstigere Prognose im Hinblick auf angiologische Komplikationen bedeutet. Während sich die Hauptveränderungen beim Hypertonus an den Arteriolen abspielen, stehen beim Diabetes mellitus die funktionell weniger wichtigen Venolen im Vordergrund, worauf DITZEL die lange Latenzzeit der diabetischen Gefäßveränderungen zurückführt. Man darf auf Grund dieser Untersuchungen wohl schließen, daß zumindest „Pattern II" der Konjunktivalstrombahn den Ausdruck einer allgemeinen diabetischen Gefäßerkrankung darstellt.

LANDAU u. DAVIS (1960) untersuchten die Conjunctiva und den Nagelwall bei 75 Diabetikern, 140 Hypertonikern, 110 Arteriosklerotikern und 45 Gesunden. Dabei konnten sie die Beobachtungen von DITZEL, SARGEANT u. HADLEY in manchen Punkten bestätigen. So stellten auch sie fest, daß die „venöse Kongestion" (Pattern I) den häufigsten Konjunktivalbefund beim Diabetes darstellt (60% der Fälle); ähnliche Veränderungen wollen sie übrigens auch am Nagelwall gesehen haben. Außerdem traten die von ihnen bei klinisch nachgewiesener Arteriosklerose gefundenen Veränderungen beim Diabetes besonders frühzeitig auf. Die Ischämie der Conjunctiva (Pattern II nach DITZEL) konnten sie bei schwerem Diabetes mit Gefäßkomplikationen ebenfalls häufig beobachten, jedoch wurden die gleichen Gefäßveränderungen auch bei schwerer Hypertonie und anderen inneren Erkrankungen *ohne* Diabetes gefunden. Als charakteristisch aber nicht pathognomonisch fassen sie daher folgende Veränderungen der terminalen Strombahn beim Diabetes zusammen: An der Conjunctiva venöse Stauung, enge, langgestreckte Arteriolen, eventuell sehr eng gestellte Capillaren (Ischämie), vermehrt geschlängelte und ausgesackte Venolen und am Nagelwall eng-gestellte arterielle, erweiterte venöse Capillarschenkel bei erhöhtem Capillardruck.

ε) Konjunktival-Beobachtungen bei der Polyarthritis

Schließlich haben DAVIS u. LANDAU (1956) beim *Gelenkrheumatismus* nicht nur am Nagelwall, sondern in noch ausgeprägterem Maße an der Conjunctiva bulbi eine auffällige Neigung der kleinen Gefäße zur baumartigen Verzweigung mit Neubildung von Capillarschlingen („arborization with endvessels") gefunden.

Bei 100 Patienten waren diese Veränderungen in 79%, bei 158 Kontrollpersonen dagegen nur in 7% der Fälle vorhanden. Allerdings konnten sie den manifesten Krankheitserscheinungen vorausgehen; außerdem waren sie in geringerer Ausprägung bei gesunden Familienangehörigen ebenfalls nachweisbar. Daher nehmen DAVIS u. LANDAU an, daß es sich um den Ausdruck einer rheumatischen Diathese handelt, nicht um ein Symptom der Erkrankung selbst. Dennoch halten sie den Befund in Zweifelsfällen für diagnostisch verwertbar.

ζ) Die Conjunctiva bulbi als Test-Region für das blood sludge-Phänomen

Daß die Conjunctiva bulbi am Menschen das wichtigste Untersuchungsfeld zum *Nachweis einer intravasculären Erythrocyten-Aggregation (blood sludge)* darstellt, wurde schon im allgemeinen Teil erwähnt. KNISELY, BLOCH, ELIOT u. WARNER (1947—1950), BIGELOW, HEIMBECKER u. HARRISON (1949) und HARDERS (1956—1959) haben hierüber ausführlich berichtet. Zwar wurde die pathologische und pathogenetische Bedeutung dieser Erscheinungen von HIRSCHBOEK u. WOO (1950), ROBERTSON, WOLF u. WOLFF (1950) auf Grund eigener Konjunktival-Beobachtungen bezweifelt, aber die Argumentation dieser Autoren ist nicht überzeugend. Nach den Untersuchungen von HARDERS kann kein Zweifel mehr daran bestehen, daß es eine von der sog. Geldrollenbildung unabhängige intravasculäre Zusammenballung der roten Blutkörperchen gibt, die bei bestimmten Krankheitsbildern zur Verstopfung der kleinen Gefäße und — bei größerer Ausdehnung — auch zu klinischen Symptomen Anlaß geben kann (Näheres über „blood sludge" im allgemeinen Teil, S. 183).

Kürzlich hat HARDERS anläßlich seiner Untersuchungen über das blood sludge-Phänomen bei der Makroglobulinämie Waldenström eine Methode des sog. „Conjunctival-Kälte-Testes" beschrieben, mit welcher kälteaktive Eiweißkörper im strömenden Blut nachgewiesen werden können (1958b). Die Conjunctiva bulbi wird bei diesem Versuch kurzdauernd mit physiologischer Flüssigkeit von 4^0 C oder durch Berühren mit einem Eisstückchen abgekühlt. Bei Anwesenheit von kälteaktivem Eiweiß kommt es sofort zu einer starken, mikroskopisch wahrnehmbaren Aggregation der Erythrocyten mit Strömungsbehinderung.

Fassen wir zusammen, so gewährt die Conjunctiva bulbi einen wesentlich zusammenhängenderen und klareren Überblick und Einblick in die kleinsten Blutgefäße des Menschen als Haut und übrige Schleimhäute.

Dies gilt besonders für die Strömungsverhältnisse; die Gefäß*wände* sind allerdings auch hier nur unter besonderen Umständen einmal abschnittsweise sichtbar. Die Anordnung der Konjunktivalstrombahn ist durch eine völlige Regellosigkeit und durch zahlreiche Anastomosen zwischen allen Abschnitten gekennzeichnet. Die Beobachtung der Strömungsverhältnisse wird durch die Existenz der sog. Kammerwasser-Venen kompliziert, welche mit den Blutvenen kommunizieren und hierdurch zu Fehldeutungen führen können. Die Konjunktivalstrombahn des Menschen zeigt ein recht lebhaftes motorisches Funktionsspiel; infolgedessen sind die Strömungsverhältnisse sehr wechselnd; in den Capillaren schwankt die Strömungsgeschwindigkeit zwischen 0,009 und 0,04 mm/sec. Pathologische Veränderungen der Form, Weite und Funktion der Konjunktivalgefäße sind vor allem beim Hypertonus (Steigerung der motorischen Aktivität bei erhöhter Adrenalinempfindlichkeit), bei der Arteriosklerose (enge, langgestreckte Arteriolen, geschlängelte, ausgesackte Venolen), beim Diabetes mellitus (vermehrte Schlängelung und Formunregelmäßigkeiten der Capillaren und Venolen) und beim rheumatischen Fieber (bäumchenartige Verästelung mit Capillarneubildung) beschrieben worden; ihre Signifikanz ist aber noch umstritten, bzw. ihre Bestätigung steht noch aus. Die größte Bedeutung hat die Capillarmikroskopie der Conjunctiva bulbi des Menschen im Zusammenhang mit dem sog. blood sludge-Phänomen erlangt, das sich an dieser Untersuchungsregion am besten beobachten läßt. Im sog. Kälte-Konjunktival-Test wird die Erythrocyten-Aggregation in den Gefäßen als Kriterium für den Nachweis von kälteaktiven Serum-Proteinen benützt.

Schlußbetrachtung

Die Methoden der direkten Lebendbeobachtung des Capillarbettes haben sich seit etwa 1930 zu einem hochspezialisierten Zweig der Grundlagenforschung entwickelt, dem wir eine Fülle neuer Erkenntnisse über die terminale Strombahn verdanken. Der wichtigste technische Fortschritt dürfte in der Erschließung der inneren Organe zu sehen sein, durch welche das bisher recht einseitige Studium an membranösen Geweben ein wertvolles und notwendiges Gegengewicht gefunden hat.

Betrachten wir die zahlreichen dieser Darstellung zugrunde gelegten Lebendbeobachtungen an verschiedenen Organregionen des Tieres und des Menschen im Zusammenhang, so entsteht ein überraschend plastisches und vollständiges Bild nicht nur von der *Funktion*, sondern auch von der *Anordnung* der terminalen Strombahn. Unsere auf den klassischen Methoden der Anatomie — Injektionstechnik, Korrosionstechnik, Auswertung von Serienschnitten, graphische Rekonstruktion — beruhenden

Vorstellungen vom Capillarbett werden durch die Ergebnisse der Lebendbeobachtung in vielen Punkten vervollständigt und erweitert, ja in
manchen sogar korrigiert. Am deutlichsten erscheint dies am Beispiel
der Milzstrombahn; mühevolle Rekonstruktionen und die Auswertung
von Hunderten von Serienschnitten haben die Frage des offenen oder
geschlossenen Milzkreislaufs zunächst ebensowenig definitiv zu klären
vermocht wie die vielfach modifizierte Injektionstechnik. Durch unmittelbare Lebendbeobachtung mit geeigneter Versuchsanordnung wurde
das Problem dann einer klaren Entscheidung zugeführt, lange bevor
erneute histologische Untersuchungen mit bestimmten Färbemethoden
in jüngster Zeit nunmehr zu dem gleichen Resultat gelangten. Auch
gewisse Spezialeinrichtungen im Arrangement der terminalen Strombahn
membranöser Gewebe wie die arterio-arteriellen Anastomosen, die
Zentralkanäle und die Capillarsphincteren sind erst durch die Lebendbeobachtung entdeckt worden, weil für ihre Erfassung und ihre Beurteilung der räumliche Einbau in das Gefäßsystem und ihr funktionelles
Verhalten von entscheidender Bedeutung sind.

Ein Vergleich der Topographie und der Funktion der terminalen
Strombahnen an den membranösen Geweben einerseits und an den
verschiedenen inneren Organen andererseits lehrt, daß die Aufstellung
eines allgemeingültigen Schemas sowohl im Hinblick auf ihre Anordnung
als auch im Hinblick auf ihre Funktion nur innerhalb bestimmter Grenzen möglich und sinnvoll ist. Die Grundlagen der motorischen Gefäßfunktion und der örtlichen Kreislaufstörungen sind praktisch an allen
Organregionen gleich, und es ist daher mit geringen Einschränkungen
zulässig, die diesbezüglichen Beobachtungsergebnisse von einer Untersuchungsregion auf alle anderen zu übertragen. Aber schon bei der
Permeabilität der Gefäßwände für Flüssigkeit und Eiweiß gibt es erhebliche Abweichungen, die eine Verallgemeinerung der etwa am Mesenterium gewonnenen Erfahrungen nicht ohne weiteres zulassen. Zumindest wird es nun erforderlich, zwischen terminalen Strombahnabschnitten bzw. -einheiten zu unterscheiden, die nur der *Ernährung*
dienen, und solchen, die bestimmte *Spezial*funktionen haben. Was an
den nutritiven Capillaren des Pankreas sicher als pathologisches Phänomen gewertet werden muß (Strömungsverlangsamung durch Hämokonzentration), kann an den Milz- und Lebersinus, bei denen es sich
um höherdifferenzierte Spezialgefäße handelt, ein physiologischer Vorgang sein (Eindickung des Blutes durch Abfilterung von Plasma zum
Zweck der Speicherung). Wie ROLLHÄUSER hervorhebt, weist auch der
feingewebliche Wandaufbau der Capillaren trotz grundsätzlich gleicher
Bauelemente so starke organspezifische Variationen auf, daß man nicht
mehr von „Capillaren" schlechthin sprechen darf, sondern z.B. Glomeruluscapillaren, Lungencapillaren und Hirncapillaren unterscheiden

sollte[1]. Mit diesen Unterschieden in der feineren Wandstruktur finden manche organgebundenen Eigentümlichkeiten der Capillar*funktion* schon eine zwanglose und befriedigende Erklärung. Auch die an der Regulation des Capillarkreislaufs beteiligten Faktoren weisen so starke regionale Unterschiede auf, daß einer Verallgemeinerung enge Grenzen gezogen sind.

Noch weniger als der Wandaufbau und die funktionellen Eigentümlichkeiten können die Besonderheiten des *Arrangements* bestimmter terminaler Strombahneinheiten beliebig verallgemeinert werden. Hier treten die wirklich allgemeingültigen Regeln so stark hinter den organgebundenen Besonderheiten zurück, daß es für die Zukunft wichtiger und sinnvoller erscheint, die regionalen Unterschiede hervorzuheben und gesondert zu untersuchen, als weiterhin nach einem gemeinsamen Bauplan zu fahnden. Dies war eigentlich von vornherein zu erwarten, wenn man berücksichtigt, daß die Differenzierung des Capillarbettes, wie CLARK u. CLARK gezeigt und STAUBESAND erneut betont haben, weniger von anlagemäßig fixierten Faktoren als von seiner jeweiligen Beanspruchung abhängt; die terminale Strombahn paßt sich also den ihr gestellten Aufgaben sehr weitgehend an. Selbst die wenig differenzierten membranösen Gewebe, an welchen die meisten diesbezüglichen Untersuchungen durchgeführt worden sind, repräsentieren an ihrem Capillarbett nicht ausnahmslos das von der klassischen Lehre in den Vordergrund gestellte Aufbauprinzip; sogar innerhalb der Mesenterien können die terminalen Strombahneinheiten zwei verschiedene, typische Anordnungen aufweisen. Solche Eigenarten im Arrangement werden nur verständlich, wenn man sie zu den Eigentümlichkeiten der versorgten Gewebe in Beziehung setzt und nicht versucht, aus ihnen allgemeine Regeln des Bauplans abzuleiten.

Angesichts dieser Umstände sinkt der Streit um die physiologische Bedeutung der sog. Zentralkanäle zu einem zweitrangigen Problem herab. An den inneren Organen fehlen sie ganz, aber auch an den membranösen Geweben stellen sie keine ubiquitäre Einrichtung dar. Das schließt natürlich nicht aus, daß sie bei genügender Zahl und Ausbreitung in bestimmten Gefäßgebieten doch eine gewisse Bedeutung für den Kreislauf haben könnten, hierüber wären aber weitere *quantitative* Untersuchungen notwendig. Sicher ist es verfehlt, in ihnen ein zusätzliches Regulationsorgan für die Anpassung des Stoffaustausches an die Bedürfnisse des Gewebes zu sehen. Denn ernährungsmäßig wichtige Capillaren wie die Capillaren der Epidermis, des Pankreas oder die

---

[1] Aus dem gleichen Grund teilen BENETT, LUFT u. HAMPTON (1959) — gestützt auf ausgedehnte elektronenoptische Untersuchungen — die Blutcapillaren danach ein, ob ein lückenloses oder unterbrochenes Grundhäutchen, ein lückenloses oder intra-cellulär bzw. inter-cellulär gefenstertes Endothel, ein unterbrochener oder kontinuierlicher Pericytenbesatz vorliegt. Sie legen ihrer Einteilung also funktionell wichtige Unterschiede der Feinstruktur zugrunde.

intertubulären Nierencapillaren sind stets direkt in den Hauptkreislauf eingeschaltet. Auch die ernährenden Haargefäße des Fettgewebes und der Nerven sind — selbst am Rattenmesenterium — nicht durch Zentralkanäle kurzgeschlossen. Ob es sich andererseits bei den Sphincter-Capillaren, die aus den Zentralkanälen entspringen, wirklich um nutritive Gefäße handelt, ist ganz fraglich. Bekanntlich bedarf das Mesenterium zu seiner Ernährung keiner eigenen Gefäße; enthält es aber doch einmal Capillaren, die von Zentralkanälen kurzgeschlossen werden, so bliebe nachzuweisen, daß diese Gefäße tatsächlich eine nutritive Funktion ausüben. Aus ähnlichen Gründen ist es unwahrscheinlich, daß die echten arterio-venösen Anastomosen der örtlichen Regulation des Capillarkreislaufs dienen; denn sie fehlen an Organen, deren Gewebe gegen Ernährungsstörungen empfindlich ist.

Trotz dieser Einschränkung im Hinblick auf die Vergleichbarkeit verschiedener Capillarbetten bleiben die membranösen Gewebe, namentlich die Mesenterien, für viele Fragestellungen als Standard-Regionen der Beobachtung weiterhin unentbehrlich; auf Grund ihrer hohen Transparenz und der vorwiegend zweidimensionalen Ausbreitung ihrer Strombahn ermöglichen sie eine bessere Übersicht und ein feineres Detailstudium als die inneren Organe, und die Wirkung experimenteller Reize bzw. Eingriffe ist an ihnen leichter kontrollierbar; schließlich erscheinen die kleinsten Blutgefäße in ihnen am wenigsten von histomechanischen Faktoren abhängig.

Eine Domäne der direkten Lebendbeobachtung stellt naturgemäß die Analyse des Ablaufs rein funktioneller Gefäßvorgänge und komplexer Reaktionen dar, die sich den anatomischen Untersuchungsmethoden entziehen. Der Effekt einer Nervendurchschneidung oder Nervenreizung, die strömungs-mechanischen Folgen eines arteriellen Spasmus, die Umstände des Flüssigkeitsaustrittes und seine Lokalisation innerhalb der Endstrombahn, der Vorgang der Leukocytenauswanderung und der Diapedesis-Blutung sind aus histologischen Präparaten nicht oder nur sehr unsicher zu rekonstruieren; sie hinterlassen am Gefäß selbst keine morphologisch faßbaren Spuren. Auch der cyclische Ablauf der Speicherfunktion der Milzsinus wäre einer rein histologischen Untersuchung verborgen geblieben, wenngleich die groben Füllungsunterschiede benachbarter Sinus schon immer die Aufmerksamkeit der Anatomen auf die Möglichkeit einer aktiven Tätigkeit gelenkt hatten. Selbst grob pathologische Störungen in der Beziehung zwischen Gefäßwand und strömendem Blut entziehen sich dem feingeweblichen Nachweis und sind ausschließlich in der direkten Lebendbeobachtung faßbar (prästatische Strömung und Stase). Die Beteiligung der Gefäßwand muß oftmals aus der Analyse des Ablaufs einer Störung indirekt erschlossen werden.

Erst da, wo sich die Vorgänge in *sub*mikroskopischer Größenordnung abspielen, ist der direkten Lebendbeobachtung eine unüberwindliche

Grenze gesteckt, und der Untersucher wird selbst im Hinblick auf funktionelle Vorgänge zur rein morphologischen Betrachtungsweise zurückgezwungen (Problem der *trans*-cellulären Permeabilität, wahrscheinlich auch des „endocapillären Eiweißfilmes"). Hier beginnt das Feld der Elektronenmikroskopie.

Es gibt aber ein Gebiet, auf welchem die Lebendbeobachtung und die Elektronenmikroskopie in Zukunft fruchtbar zusammenwirken könnten, nämlich diejenigen *licht*mikroskopisch zugänglichen Gefäßvorgänge, bei denen die Gefäßwand sicher verändert ist, obwohl die Methoden der klassischen Histologie beim Nachweis dieser Veränderungen versagen. Wie wichtig eine Kombination von Lebendbeobachtung und Elektronenmikroskopie sein dürfte, zeigt vor allem das Problem der Gefäßwand-Durchlässigkeit für Flüssigkeit und corpusculäre Elemente. Die diesbezüglichen Lebendbeobachtungen, die noch im Anfang stehen, sind durch die elektronenoptisch gewonnenen Erkenntnisse über die Feinstruktur der Capillarwand ganz erheblich ergänzt bzw. erweitert worden. Andererseits müßte die Deutung der submikroskopischen Befunde an der Gefäßwand zum Teil sehr hypothetisch bleiben, wären die entsprechenden Lebendbeobachtungen nicht vorhanden (ein Beispiel: die Ablösbarkeit des Grundhäutchens vom Endothel, am Lebenden dargestellt durch das Hängenbleiben von Leukocyten zwischen beiden Schichten bei der Auswanderung). Was für die Elektronenmikroskopie gilt, gilt aber auch für die anatomische Untersuchung im allgemeinen: Lebendbeobachtung und feingewebliche Untersuchung sind gerade am Capillarbett eng aufeinander angewiesen; bedauerlicherweise wurden aber beide bisher vorwiegend getrennt ausgeführt. Eine sinnvolle Kombination beider Untersuchungsverfahren — möglichst an den gleichen Objekten — würde wahrscheinlich auf manchem Gebiet noch zu wichtigen Erkenntnissen führen, auf dem die Möglichkeiten eines der beiden Verfahren allein erschöpft zu sein scheinen. Als Beispiele hierfür seien die Morphologie der Capillar-Sphincteren und der Sinus-Sphincteren sowie die Rolle der Gefäßwand in der Pathogenese der Thrombose angeführt.

Über die Bedeutung des Gefäß-Nervensystems im Rahmen pathologischer Vorgänge an der Endstrombahn haben sich in den letzten beiden Jahrzehnten die Ansichten in bemerkenswerter Weise verschoben. Alle dieses Problem berührenden Untersuchungen zwingen zu der Annahme, daß sich die Gefäß-Innervation am Capillarbett ausschließlich auf die glatten Muskelzellen beschränkt und damit eine rein *motorische* Innervation darstellt. Es besteht kein konkreter Anhaltspunkt dafür, daß das Gefäßnervensystem auf die Permeabilität oder Fragilität der Gefäße einen Einfluß ausübt, es sei denn auf dem Umwege über die motorische Gefäßfunktion. Damit wird seine pathogenetische Rolle bedeutungslos für alle diejenigen Formen örtlicher Kreislaufstörung, die von der glatten Gefäßmuskulatur *un*abhängig sind bzw. die sich an muskelfreien Gefäßen abspielen. Gerade diese stehen aber im Brennpunkt der allgemeinen Krankheitslehre. Die Leukocytenauswanderung (Eiterung), die Erythrocyten-Diapedese (Blutung), die prästatische Strömungsverlangsamung und die Stase, die weiße und die rote Thrombose beruhen nach dem derzeitigen Stand unserer Kenntnisse auf einer pathologischen Beziehung zwischen Gefäßwand und strömendem Blut; ihr Ausgangspunkt ist in einer jeweils verschieden lokalisierten Alteration bzw. Schädigung des Gefäßrohres zu suchen. Damit muß die — vor allem von dem Pathologen G. RICKER und seinen Schülern inaugurierte — vasomotorische bzw. „neurovasculäre" Theorie dieser örtlichen Kreislaufstörungen aufgegeben werden.

Selbst auf dem Gebiet der physiologischen Regulation des Capillarkreislaufs scheint dem Gefäßnervensystem eine geringere Bedeutung zuzukommen, als man es bisher angenommen hat. Zwar steht die *motorische* Gefäßfunktion (Vasomotion) hier ganz im Vordergrund, aber sie wird an den periphersten Abschnitten des Gefäßsystems offenbar mehr durch humorale Faktoren als durch nervöse Impulse gesteuert; diese greifen wahrscheinlich unmittelbar an der glatten Muskelzelle an und können über die Blutbahn zur Wirkung kommen oder an Ort und Stelle im Gewebe freigesetzt werden. Hierzu kommt noch die Möglichkeit einer motorischen Reaktion der glatten Muskelzellen auf plötzliche Dehnungsreize. Das Nervensystem unterhält also an vielen Körperregionen lediglich den „Grundtonus" der Gefäße und greift im übrigen — von Organ zu Organ in unterschiedlichem Maße — nur *modifizierend* in die Steuerung des Capillarkreislaufs ein, und zwar meist im Rahmen allgemeiner Kreislaufregulationen.

Aus diesen Gründen wird sich das Interesse zukünftiger Untersuchungen an der terminalen Strombahn vermutlich noch mehr auf die Vorgänge in der Gefäßwand einerseits und auf die Bedeutung und Natur der *humoralen* Regulationsfaktoren andererseits konzentrieren. Hierzu wird es notwendig sein, die Methoden der Elektronenmikroskopie und der Histochemie eng mit heranzuziehen.

Die in dieser Darstellung zusammengefaßten Lebendbeobachtungen an den kleinsten Blutgefäßen lassen erkennen, daß der Begriff von der „terminalen Strombahn" als einer relativ selbständigen Funktionseinheit der Arteriolen, Capillaren, Venolen und kleinsten Venen tatsächlich gerechtfertigt ist. Wurde er von Pathologen und Klinikern zunächst mehr aus allgemeinen Beobachtungen und theoretischen Überlegungen heraus aufgestellt, so hat er in den letzten 3 Jahrzehnten eine vielfältige experimentelle Grundlage erhalten; und zwar durch den Nachweis, daß sich die als „terminale Strombahn" oder „Capillarbett" zusammengefaßten Gefäße im Hinblick auf ihre Funktion, ihre pharmakologische Ansprechbarkeit und ihre Innervierung deutlich vom übrigen Gefäßsystem abheben.

Verzeichnis der bisher abgehaltenen Tagungen
über Capillarbett und Mikrozirkulation

Seit 1954 wurden in den USA, in Schweden und in Deutschland folgende Tagungen speziell über die terminale Strombahn und den Capillarkreislauf abgehalten:

1. 1. Conference on microcirculatory Physiology and Pathology. Galveston/Texas, USA. 8.—9. 4. 1954. "Technics for the microscopic study of small blood vessels and blood flow". In Verbindung mit der 67. Tagung der American Association of Anatomists. Tagungsbericht: Anat. Rec. **120**, 239—361 (1954).

2. Hamburger Symposion 29.—31. 10. 1954. Tagungsbericht: H. BARTELHEIMER und H. KÜCHMEISTER. Kapillaren und Interstitium. Morphologie-Funktion-Klinik. Stuttgart: Georg Thieme 1955.

3. 2. Conference on microcirculatory Physiology and Pathology. Philadelphia/Pa., USA. 5. 4. 1955. "Vascular patterns as related to function". In Verbindung mit der 68. Tagung der American Association of Anatomists. Tagungsbericht: 1. Angiology **6**, 281—413 (1955). 2. Vascular patterns as related to function. Baltimore: Williams and Wilkins Company 1955.

4. 3. Conference on microcirculatory Physiology and Pathology. Milwakee/Wisconsin, USA. 3. 4. 1956. "Factors regulating blood flow". In Verbindung mit der 69. Tagung der American Association of Anatomists. Tagungsbericht: Factors regulating blood flow. American Physiological Society, Washington/D.C. USA. 1958.

5. 4. Conference on microcirculatory Physiology and Pathology. Chicago/Ill., USA. 25. 10. 1957. In Verbindung mit der Tagung der American Heart Association. Kein Tagungsbericht.

6. 5. Conference on microcirculatory Physiology and Pathology. Buffalo/N.Y., USA. 1. 4. 1958. In Verbindung mit der 71. Tagung der American Association of Anatomists. Tagungsbericht im Druck, Illinois Press.

7. 6. Conference on microcirculatory Physiology and Pathology. San Francisco/Calif., USA. 24. 10. 1958. In Verbindung mit der Tagung der American Heart Association. Kein Tagungsbericht.

8. 7. Conference on microcirculatory Physiology and Pathology. Bethesda/Md., USA. 4. und 5. 5. 1959. "Intravascular Phenomena". Tagungsbericht in Vorbereitung.

9. 8. Conference on microcirculatory Physiology and Pathology. New York/N.Y., USA. 12. 4. 1960. The circulation in pituitary and bone marrow. Tagungsbericht ist vorgesehen.

10. Symposium on capillary blood flow and intravascular aggregation of blood cells. Lund/Schweden. 12.—17. 1. 1959. Tagungsbericht geplant.

11. Erste Europäische Konferenz über Mikrozirkulation. Hamburg 1960. Tagungsbericht: Bibliotheca Anatomica (Supplementa ad Acta Anatomica), Bd. 1, 1961, bei S. KARGER, Basel, New York.

12. 9. Conference on microcirculatory Physiology and Pathology, Chicago, Ill., USA, 20. 3. 1961. In Verbindung mit der 7. Session of the American Association of Anatomists. Tagungsbericht in Angiology 1961 (Juli-Heft).

Literatur - Verzeichnis

Zusammenfassende Darstellungen und Arbeiten, die eine Übersicht enthalten, sind mit einem * versehen.

ABELL, R. G.: The permeability of blood capillary sprouts and newly formed blood capillaries as compared to that of older blood capillaries. Amer. J. Physiol. **147**, 237 (1946).

—, and I. H. PAGE: The reaction of peripheral blood vessels to angiotonin, renin, and other pressor agents. J. exp. Med. **75**, 305 (1942a).

— — The effect of renal hypertension on the vessels of the ears of rabbits. J. exp. Med. **75**, 673 (1942b).

— — The reaction of the vessels of the mesentery and intestine to angiotonin and renin. Amer. J. med. Sci. **212**, 166 (1946).

—, and H. P. SCHENCK: Microscopic observations on the behavior of living blood vessels of the rabbit during the reaction of anaphylaxis. J. Immunol. **34**, 195 (1938).

* ABRAHAM, A.: Die Innervation der Blutgefäße. Acta biol. (Szeged) **4**, 68 (1953).

ADOLPH, E. F.: Asphyxia of the frog's kidneys. Amer. J. Physiol. **108**, 177 (1934).

— Effects of carbon dioxyde upon formation and glomerular blood flow. Amer. J. Physiol. **111**, 64 (1935).

— Control of urine formation in the frog by the renal circulation. Amer. J. Physiol. **117**, 366 (1936).

AKERS, R. P., S. G. HERSHEY and B. W. ZWEIFACH: Blood borne vasoactive substance (s) produced by splanchnic nerve stimulation. Amer. J. Physiol. **178**, 63 (1954).

—, and R. E. LEE: Peripheral arteriolar reactivity gradient in the hamster and rat. Fed. Proc. **12**, 3 (1953).

—, and B. W. ZWEIFACH: Effect of vasoactive materials on the peripheral blood vessels in the hamster. Amer. J. Physiol. **183**, 529 (1955).

ALGIRE, G. H.: An adaption of the transparent chamber technique to the mouse. J. nat. Cancer Inst. **4**, 1 (1943a).

— Microscopic studies of the early growth of a transplantable melanoma of the mouse, using the transparent-chamber technique. J. nat. Cancer Inst. **4**, 13 (1943b).

— Effect of a bacterial polysaccharide and of tourniquet shock on peripheral capillary circulation in unanaesthetized mice. Fed. Proc. **5**, 217 (1946).

— The transparent chamber technique for observation of the peripheral circulation, as studied in mice. In: Peripheral circulation in man. Ciba Foundation Symposion, herausgeg, von G. E. WOLSTENHOME u. J. S. FREEMAN. Boston: Little, Brown & Comp. 1954, S. 58.

ALGIRE, G. H., and H. W. CHALKLEY: Vascular reactions of normal and malignant tissues in vivo. I. Vascular reaction of mice to wounds and to normal and neoplastic transplants. J. nat. Cancer Inst. **6**, 73 (1945).

— — and W. R. EARLE: Vascular reactions of normal and malignant tissues in vivo. III. Vascular reactions of mice to fibroblasts treated in vitro with methyl-cholanthrene. J. nat. Cancer Inst. **11**, 555 (1950).

ALGIRE, G. H., and F. Y. LEGALLAIS: Recent developments in the transparent-chamber technique as adapted to the mouse. J. nat. Cancer Inst. **10**, 225 (1949).

— — Vascular reactions of normal and malignant tissues in vivo. IV. The effect of peripheral hypotension on transplanted tumors. J. nat. Cancer Inst. **12**, 399 (1951).

— — and B. F. ANDERSON: Vascular reactions of normal and malignant tissues in vivo. V. The role of hypotension in the action of a bacterial polysaccharide on tumors. J. nat. Cancer Inst. **12**, 1279 (1952).

— — and H. D. PARK: Vascular reactions of normal and malignant tissues in vivo; II. The vascular reaction of normal and neoplastic tissues of mice to a bacterial polysaccharide from serratia marcescens (bacillus prodigiosus) culture filtrates. J. nat. Cancer Inst. **8**, 53 (1947).

—, and R. M. MERWIN: Vascular patterns in tissues and grafts within transparent chambers in mice. Angiology **6**, 311 (1955).

—, and J. U. SCHLEGEL: Circulatory reactions in photodynamic action. J. cell. comp. Physiol. **35**, 95 (1950).

ALLEN, E. V., N. W. BARKER and E. A. HINES: Peripheral vascular diseases, p.871. London: W. B. Saunders 1955.

APITZ, K.: Über hämorrhagische Hautreaktionen nach örtlicher Umstimmung. Z. ges. exp. Med. **89**, 699 (1933).

— Über Blutungsreaktionen am Impfcarcinom der Maus. Z. Krebsforsch. **40**, 50 (1934).

— Die Bedeutung der Gerinnung und Thrombose für die Blutstillung. Virchows Arch. path. Anat. **308**, 540 (1942).

ARENDT, K. A., M. H. SHULMAN, G. P. FULTON and B. R. LUTZ: Post-irradiation petechiae and the mechanism of formation with snake venom. Anat. Rec. **117**, 595 (1953).

ARMIN, J., R. T. GRANT, R. H. S. THOMPSON u. A. TICKNER: An explanation for the heightened vascular reactivity of the denervated rabitt's ear. J. Physiol. (Lond.) **121**, 603 (1953).

ASCHER, K. W.: Aqueous veins. Preliminary note. Amer. J. Ophthal. **25**, 31 (1942).

ASCHOFF, L.: Pathologische Anatomie, 8. Aufl. Jena: Gustav Fischer 1936.

ASHTON, N., and C. COOK: In vivo observations of the effects of cortisone upon the blood vessels in rabbit ear chambers. Brit. J. exp. Path. **33**, 445 (1952).

BADEN, H.: Is the responsiveness to epinephrine of the minute vessels in the rat cecal mesentery suitable for measuring vasodepressor and vasoexcitor material? Acta physiol. scand. **31**, 9 (1954).

BAEZ, S.: Microcirculation in the intramural vessels of the small intestine in the rat. In: The microcirculation, p. 114. Urbana: University Illinois Press 1959.

BALLY, P. R.: Über die klinische Bedeutung des Heparins mit besonderer Berücksichtigung der Heparinbelastung als diagnostisches Mittel. Z. klin. Med. **148**, 295 (1951).

BALOURDAS, T. A.: Abnormal findings in the capillary blood vessels of rats under subnutritional conditions and edema. Bull. N.Y. Acad. Med. **27**, 386 (1951).

BARCLEY, W. R., and R. H. EBERT: The effect of cortisone on the vascular reactions to serum sickness and tuberculosis. Ann. N.Y. Acad. Sci. **56**, 634 (1953).

BARGMANN, W.: Die Morphologie der Capillaren und des Interstitiums. In: Kapillaren und Interstitium, Hamburger Symposion 1954, S. 1. Stuttgart: Georg Thieme.

— Histologie und mikroskopische Anatomie des Menschen. 2. u. 3. Aufl. Stuttgart: Georg Thieme 1956 u. 1959.

* — Über die Struktur der Blutkapillaren. Dtsch. med. Wschr. **83**, 1704 (1958).

BARNES, A. E., W. BARTLEY, I. M. FRANKAU, G. A. HIGGINS, G. A. PEMBERTON, J. ROBERTS, G. L. and H. R. VICKERS: Vitamin C requirement of human adults. Med. Res. Council spec. Rep. Ser. London No 280, 28 (1953).

BARNETT, R. J., and R. O. GREEP: The direction of flow in the vessels of the infundibular stalk. Science 113, 185 (1951).

BASLER, A.: Über eine neue Methode zur mikroskopischen Untersuchung innerer Organe des lebenden Tieres im durchfallenden Licht nebst dem Versuch einer Theorie der das Licht leitenden Stäbe. Pflügers Arch. ges. Physiol. 167, 228 (1917).

BECK, J. S. P., and B. N. BERG: The circulatory pattern in the islands of Langerhans. Amer. J. Path. 7, 31 (1931).

BECKER, W.: Generalized telangiectasia. Arch. Derm. Syph. (Chicago) 14, 387 (1926).

BEICKERT, P., L. GISSELSSON u. B. LÖFSTRÖM: Der Einfluß des sympatischen Nervensystems auf das Innenohr. Arch. Ohr.-, Nas.- u. Kehlk.-Heilk. 168, 495 (1956).

BENEKE, R.: Die Thrombose. In: KREHL-MARCHANDS Handbuch der allgemeinen Pathologie, Bd. II/2, S. 130. Leipzig: Hirzel 1913.

BENNETT, ST.: The concepts of membrane flow and membrane vesiculation as mechanisms for active transport and ion pumping. J. biophys. biochem. Cytol. 2, 99 (1956).

— J. H. LUFT and J. C. HAMPTON: Morphological classifications of vertebrate blood capillaries. Amer. J. Physiol. 196, 381 (1959).

* BENNINGHOFF, A.: Die Capillaren. In: Handbuch der mikroskopischen Anatomie von W. v. MÖLLENDORF, Bd. VI, Teil I, S. 18ff. 1930.

BENSLEY, R. R., and B. VIMTRUP: On the nature of the Rouget cells of capillaries. Anat. Rec. 39, 37 (1928).

BERG, B. N.: A study of the islands of Langerhans in vivo with observations on the circulation. Amer. J. Physiol. 95, 186 (1930).

BERMAN, H. J., G. P. FULTON, B. R. LUTZ and D. L. PIERCE: Susceptibility to thrombosis in normal young, aging, cortisone-treated, heparinized and x-irradiated hamsters as tested by topical application of thrombin. Blood 10, 831 (1955).

— B. R. LUTZ and G. P. FULTON: White and red thrombi produced by thrombin applied to the hamster cheek pouch. Fed. Proc. 13, 12 (1954).

BETTMANN, S.: Angiokeratoma naeviforme und Capillaraneurysmen. Arch. Derm. Syph. (Berl.) 152, 97 (1926a).

— Zur Capillarmikroskopie. Klin. Wschr. 5, 2066 (1926b).

— Kapillarmikroskopische Untersuchungen bei Psoriasis. Derm. Wschr. 83, 1223 (1926c).

— Capillarbilder am Nekroserand. Arch. Derm. Syph. (Berl.) 153, 574 (1927a).

— Über Kapillaraneurysmen. Dtsch. med. Wschr. 53, 179 (1927b).

— Kapillarmikroskopische Befunde bei histologisch nachweisbaren Gefäßveränderungen der Haut. Beitr. path. Anat. 77, 277 (1927c).

— Stauungsbefunde im Gefäßendabschnitt der Haut. Arch. Derm. Syph. (Berl.) 157, 105 (1929).

— Capillarmikroskopische Untersuchungen an der Lippenschleimhaut. Arch. Derm. Syph. (Berl.) 162, 480 (1931).

BIETER, R. N.: The effect of the splanchnics upon glomerular blood flow in the frog's kidney. Amer. J. Physiol. 91, 436 (1930).

BIGELOW, W. G., R. O. HEIMBECKER and R. C. HARRISON: Intravascular agglutination (sludge blood), vascular stasis and sedimentation rate of the blood in trauma. Arch. Surg. (Chicago) 59, 667 (1949).

BIGELOW, W. G., W. K. LINDSAY and W. F. GREENWOOD: Hypothermia. Its possible role in cardiac surgery: An investigation of factors governing survival in dogs at low body temperatures. Ann. Surg. **132**, 849 (1950).

BISCEGLIE, V.: Über die antineoplastische Immunität. I. Mitteilg. Heterologe Einpflanzung von Tumoren in Hühnerembryonen. Z. Krebsforsch. **40**, 122 (1934 a).

— Über die antineoplastische Immunität. II. Mitteilg. Über die Wachstumsfähigkeit der heterologen Geschwülste in erwachsenen Tieren nach Einpflanzung in Kollodiumsäckchen. Z. Krebsforsch. **40**, 141 (1934 b).

BISCHOFF, R., u. G. RICKER: Ergebnisse der mikroskopischen Untersuchung der Blutströmung im Skelettmuskel der Ratte. Z. ges. exp. Med. **82**, 85 (1932).

BIZZOZERO, J.: Über einen neuen Formbestandteil des Blutes und dessen Rolle bei der Thrombose und der Blutgerinnung. Virchows Arch. path. Anat. **90**, 261 (1882).

BJÖRKMAN, S. E.: The splenic circulation with special reference to the function of the spleen sinus wall. Acta med. scand. Suppl. **191**, 1 (1947).

BLACKET, R. B., G. W. PICKERING and G. M. WILSON: The effects of prolonged infusions of noradrenaline and adrenaline on the arterial pressure of the rabbit. Clin. Sci. **9**, 247 (1950).

BLOCH, E. H.: Some actions of adrenaline chloride and acetyl beta methyl choline chloride on finer vessels of living frog liver lobules. Anat. Rec. **76**, 7 (1940).

— The bulbar conjunctiva of man as a site for the microscopic study of the circulation. I. Conference of microcirculatory physiology and pathology, 1954. Anat. Rec. **120**, 349 (1954).

* — The in vivo microscopic vascular anatomy and physiology of the liver as determined with the quartz rod method of transillumination. Angiology **6**, 340 (1955).

* — Microscopic observations of the circulating blood in the bulbar conjunctiva in man in health and disease. Ergebn. Anat. Entwickl.-Gesch. **35**, 1 (1956). (Monographie.)

* — Microcirculation in the bulbar conjunctiva as an indicator of the status of the general circulation in man. III. Conference on microcirculatory physiology and pathology 1956. Amer. Physiological Society 1958, p. 89, Washington.

—, and A. POWELL: Electron microscopy of human erythrocytes from healthy and sludged blood. Science **115**, 46 (1952).

— — H. T. MERYMAN, L. WARNER and E. KAFIG: A comparison of the surfaces of human erythrocytes from health and disease by in vivo light microscopy and in vitro electron microscopy. Angiology **7**, 479 (1956).

BOAS, E. P.: The capillaries of the extremities in acrocyanosis. J. Amer. med. Ass. **79**, 1404 (1922).

BOHR, D. F., M. E. WOLF and P. A. RONDELL: Comparison of intravenous and topical effectiveness of various vasoconstrictors on the terminal vascular bed on the rat mesoappendix. Amer. J. Physiol. **182**, 311 (1955).

BORDLEY, III, J., M. H. GROW and W. B. SHERMAN: Intermittent blood flow in the capillaries of human skin. Bull. Johns Hopk. Hosp. **62**, 1 (1938).

BOSTROEM, B., u. W. SCHOEDEL: Über die Durchblutung der arterio-venösen Anastomosen in der hinteren Extremität des Hundes. Pflügers Arch. ges. Physiol. **256**, 371 (1953).

BRÅNEMARK, P.-I.: A method for vital microscopy of mammalian bone marrow in situ. Lunds Univ. Årsskr., N. F. Avd. 2. **54**, Nr 2 (1958).

— Vital microscopy of bone marrow in rabbit. Lund: Berlingska Boktryckeriet 1959. Dasselbe auch in: Scand. J. clin. Lab. Invest. **11**, Suppl., No 38 (1958/59).

BROOKS, F., L. R. DRAGSTEDT, L. WARNER and M. H. KNISELY: Sludged blood following severe thermal burns. Arch. Surg. (Chicago) **61**, 387 (1950).

Brown, E., and E. M. Landis: Effect of local cooling on fluid movement, effective osmotic pressure and capillary permeability in the frog's mesentery. Amer. J. Physiol. **149**, 302 (1947).

Brown, G. E.: The skin capillaries in Raynaud's disease. Arch. intern. Med. **35**, 56 (1925).

Brühl, H.: Mikroskopische Beobachtungen der Glomerulusfunktion an der durchströmten Froschniere. Pflügers Arch. ges. Physiol. **220**, 380 (1928).

Brues, A. M., and M. J. Shear: Chemical treatment of tumors. X. Reactions of four patients with advanced malignant tumors to injection of a polysaccharide from Serratia marcescens culture filtrate. J. nat. Cancer Inst. **5**, 195 (1945).

Bruzelis, S., and T. Holm: Method for clinical study of intravascular erythrocyte aggregation by microphotography of the small vessels of the conjunctiva bulbi. Scand. J. clin. Lab. Invest. **8**, 118 (1956).

Bucher-Zimmermann, R.: Elektronenmikroskopische Untersuchungen von Erythrozyten unter spezieller Berücksichtigung der Kälteagglutination. Helv. med. Acta **21**, 259 (1954).

Buck, R. C.: The fine structure of endothelium of large arteries. J. biophys. biochem. Cytol. **4**, 187 (1958).

* Büchner, F.: Allgemeine Pathologie. München u. Berlin: Urban & Schwarzenberg 1956.

* — Die Thrombose. In: Allgemeine Pathologie, 2. Aufl., S. 167. München u. Berlin: Urban & Schwarzenberg 1958.

Bücker, H., u. W. Hanke: Die Wirkung von Ultraviolett- und Röntgenstrahlen auf die Schwimmhaut des Frosches (*Rana temporaria* L.). 5. Congresso internazionale della luce, 2. Congresso internazionale di fotobiologia, Torino 1957a, 2.—8. Juni (Film).

— — Die Reaktion der Kapillaren und des Gewebes der Froschschwimmhaut *(Rana temporaria)* auf UV-Strahlung. Z. Naturforsch. **12**, 629 (1957b).

Bülbring, E.: Membrane potentials of smooth muscle fibres of the taenia coli of the guinea pig. J. Physiol. **125**, 302 (1954).

— Correlation between membrane potential, spike discharge and tension in smooth muscle. J. Physiol. (Lond.) **128**, 200 (1955).

— Changes in configuration of spontaneously discharged spike potentials from smooth muscle of the guinea-pig's taenia coli. The effect of electrotonic currents and of adrenaline, acetylcholine and histamine. J. Physiol. (Lond.) **135**, 412 (1957).

Burrage, W. S., and J. W. Irwin: Microscopic observations of the pulmonary arterioles, capillaries and venules of living mammals before and during anaphylaxis. J. Allergy **24**, 289 (1953a).

— — Microscopic observations of the intrahepatic circulation of living guinea pigs before and during anaphylaxis. Ann. Allergy **11**, 137 (1953b).

— — J. I. Gallemore and M. K. Wang: Effects of histamine and epinephrine on the small pulmonary blood vessels of living rabbits. J. Allergy **25**, 293 (1954).

* Burton, A. C.: Relation of structure to function of the tissues of the wall of blood vessels. Physiol. Rev. **34**, 619 (1954).

* — Interrelation of physical and physiological factors. In: Factors regulating blood flow. Third Conference on microcirculatory physiology and pathology Milwaukee 1956. American Physiological Society 1958, Washington, p. 3.

Campbell, A., and L. Hill: Brit. J. exp. Path. **5**, 317 (1924). Zit. nach B. R. Lutz 1951.

Carrier, E. B.: Studies on the physiology of capillaries. Amer. J. Physiol. **61**, 528 (1922).

Celander, O., and B. Folkow: A comparison of the sympathic vasomotor fibre control of the vessels within the skin and the muscles. Acta physiol. scand. **29**, 241 (1953).

Chalkley, H. W.: Method for the quantitative morphologic analysis of tissues. J. nat. Cancer Inst. **4**, 47 (1943).

— G. H. Algire and H. P. Morris: Effect of the level of dietary protein on vascular repair in wounds. J. nat. Cancer Inst. **6**, 363 (1946).

* Chambers, R.: Vasomotion in the hemodynamics of the blood capillary circulation. Ann. N.Y. Acad. Sci. **49**, 549 (1948).

—, and G. Cameron: The effect of l-ascorbic acid on epithelial sheets in tissue culture. Amer. J. Physiol. **139**, 21 (1943).

—, and B. W. Zweifach: Capillary endothelial cement in relation to permeability. J. cell. comp. Physiol. **15**, 255 (1940).

* — — Topography and function of the mesenteric capillary circulation. Amer. J. Anat. **75**, 173 (1944).

* — — Functional activity of the blood capillary bed, with special reference to visceral tissue. Ann. N.Y. Acad. Sci. **46**, 683 (1945/46).

— — Intercellular cement and capillary permeability. Physiol. Rev. **27**, 436 (1947a).

— — Blood-borne vasotropic substances in experimental shock. Amer. J. Physiol. **150**, 239 (1947b).

— — and B. E. Lowenstein: The peripheral circulation during the tourniquet shock syndrome in the rat. Ann. Surg. **120**, 791 (1944).

* Chiurco, G. A.: Ricerche morfologiche e funzionali sui capillari del polmone. Lotta Tuberc. **4**, 451, 563 (1933a).

— Studi di capillariscopia polmonare col tonopsatiroscopio Salvioli. (Nota sintetica.) Atti Accad. Fisiocr. Siena, Ser. XI **1**, 28 (1933b).

Chorobski, J., and W. Penfield: Cerebral vasodilator nerves and their pathway from the medulla oblongata. Arch. Neurol. Psychiat. (Chicago) **28**, 1257 (1932).

Clara, M.: Die arterio-venösen Anastomosen, 2. Aufl. Wien: Springer 1956.

Clark, E. R.: Studies on the growth of blood vessels in the tail of the frog larva—by observation and experiment on the living animal. Amer. J. Anat. **23**, 37 (1918).

* — Growth and behavior of peripheral blood vessels. Trans. Coll. Physicians Philad. **4**, 1 (1936a).

— Growth and development of function in blood vessels and lymphatics. Ann. intern. Med. **9**, 1034 (1936b).

* — Arterio-venous anastomoses. Physiol. Rev. **18**, 229 (1938).

* — The transparent chamber technique for the microscopic study of living blood vessels. Anat. Rec. **120**, 241 (1954).

—, and E. L. Clark: Observations on macrophages of living amphibian larvae. Amer. J. Anat. **46**, 91, 111 (1930a).

— — Relations of monocytes of the blood to the tissue macrophages. Amer. J. Anat. **46**, 149 (1930b).

— — Observations on living preformed blood vessels as seen in a transparent chamber inserted into the rabbits ear. Amer. J. Anat. **49**, 441 (1932).

— — Observations on living arterio-venous anastomoses as seen in transparent chambers introduced into the rabbit's ear. Amer. J. Anat. **54**, 229 (1934a).

— — The new formation of arterio-venous anastomoses in the rabbit's ear. Amer. J. Anat. **55**, 407 (1934b).

— — Observations on changes in blood vascular endothelium in the living animal. Amer. J. Anat. **57**, 385 (1935).

— — Microscopic observations on the growth of blood capillaries in the living mammal. Amer. J. Anat. **64**, 251 (1939).

CLARK, E. R., and E. L. CLARK: Microscopic observations on the extraendothelial cells of living mammalian blood vessels. Amer. J. Anat. **66**, 1 (1940).
— — Caliber changes in minute blood-vessels observed in the living animal. Amer. J. Anat. **72**, 215 (1943).
— — Growth and behavior of epidermis as observed microscopically in the living, in chambers introduced in the rabbit's ear. Anat. Rec. **88**, 426 (1944).
— — Arterial anastomoses. Biol. Bull. **91**, 221 (1946).
— — Arterial anastomoses—some factors concerned in their formation. Anat. Rec. **97**, 326 (1947).
— — Observations on macrophages as seen microscopically in the rabbit's ear. Anat. Rec. **100**, 650 (1948).
— — and R. O. REX: Observations on polymorphonuclear leucocytes in the living animal. Amer. J. Anat. **59**, 123 (1936).
— — and R. G. WILLIAMS: Microscopic observations in the living rabbit of the new growth of nerves and the establishment of nerve-controlled contractions of newly formed arterioles. Amer. J. Anat. **55**, 47 (1934).
— W. J. HITSCHLER, H. T. KIRBY-SMITH, R. O. REX and J. H. SMITH: General observations on the ingrowth of new blood vessels into standardized chambers in the rabbit's ear, and the subsequent changes in the newly grown vessels over a period of months. Anat. Rec. **50**, 129 (1931).
—, and N. E. WENTSLER: Pial circulation studied by longcontinued direct inspection. Res. Publ. Ass. nerv. ment. Dis. **18**, 218 (1938).
CLARK, W. G., and E. JACOBS: Experimental nonthrombopenic vascular purpura. Blood **5**, 320 (1950).
COBB, ST., M. E. COHEN and D. W. BADAL: Capillaries of the nail fold in patients with neurocirculatory asthenia (effort syndrom, anxiety neurosis). Arch. Neurol. Psychiat. (Chicago) **56**, 643 (1946).
COHNHEIM, J.: Über Entzündung und Eiterung. Virchows Arch. path. Anat. **40**, 1 (1867a).
— Über venöse Stauung. Virchows Arch. path. Anat. **41**, 220 (1867b).
— Neue Untersuchungen über die Entzündung. Berlin 1873.
— Kapitel „Entzündung". In: Vorlesungen über allgemeine Pathologie, Bd. I, S. 191ff. Berlin 1877.
COMAN, D. R., and W. F. SHELDON: The significance of hyperemia around tumor implants. Amer. J. Path. **22**, 821 (1946).
CONARD, V.: Action of synthetic antihistaminics on the capillary circulation of the rat mesentery. C. R. Soc. Biol. (Paris) **145**, 1875 (1951).
COPLEY, A. L.: Embolization of Platelet agglutination thrombi in the hamster's pouch produced by heparin. Fed. Proc. **7**, 22 (1948).
— A new concept and studies of capillary hemorrhagic diathesis, p. 541. Proc. of the third Internat. Congr. of the Internat. Society of Hematology. New York: Grune & Stratton 1951.
* — The rheology of blood. A survey. J. Colloid Sci. **7**, 323 (1952).
* — Effect capilloragique de la fibrinolysine et de l'antifibrinolysine sur la membrane nictitante du lapin normal et exposé aux rayons X. Arch. int. Pharmacodyn. **99**, 426 (1954).
* — Neue Auffassungen über Haemorrhagie, Haemostase und Thrombose. Ärztl. Forsch. **11**, 114 (1957a).
* — Neue Auffassungen über Haemorrhagie, Haemostase und Thrombose. 2. Wintersitzung der Mediz.-Naturwiss. Ges. Tübingen 1. 12. 1957b.
— Diskussionsbemerkung zu einem Vortrag von FÅHRAEUS. 3. Internat. Kongr. für Rheologie, Bad Oeynhausen, 30. 9. 1958a.
— Adherence and viscosity of blood contacting foreign surfaces, and the plasmatic zone in blood circulation. Nature (Lond.) **181**, 551 (1958b).

COPLEY, A. L., and R. CHAMBERS: Experimentally induced petechial hemorrhage and white embolization in the rabbits nictitating membrane. Amer. Heart J. **45**, 237 (1953).

—, and B. GÉLOT: Experimental production of vascular purpura in guinea-pigs by guinea-pig antifibrin serum of rabbits. Amer. J. Physiol. **187**, 593 (1956).

—, and R. B. HOULIHAN: On the mechanism of platelet agglutination. Fed. Proc. **4**, 173 (1945).

—, and G. W. SCOTT BLAIR: Comparative observations on adherence and consistency of various blood systems in living and artificial capillaries. Rheologica Acta (Steinkopff) Nr. **2/3**, 170 (1958).

—, and P. STEFKO: Hemostasis in sympathectomized and adrenalectomized animals before and after total body X-irridiation. Amer. J. Physiol. **179**, 295 (1954).

CRAIG, J. M., and D. GITLIN: The nature of the hyaline thrombi in thrombotic thrombocytopenic purpura. Amer. J. Path. **30**, 251 (1957).

CRISMON, J. M., and R. L. DRYER: Vascular responses to adrenaline in the rat mesocecum after intravenous ferrous sulfate, ethylenediamine, tetraacetate and beta-globulin. Amer. J. Physiol. **185**, 113 (1956).

CRUZ, A. R.: Sur l'existence d'un système porte dans la neuro-hypophyse des amphibiens anoures. Acta anat. (Basel) **36**, 153 (1959).

* CUNNINGHAM, R. S.: On the origin of the free cells of serous exudates. Amer. J. Physiol. **59**, 1 (1922).

CURRI, S. B., u. F. TISCHENDORF: Eine verbesserte Clark-Sandisonsche Kammer zur Lebendbeobachtung am Kaninchenohr. Anat. Anz. **100**, 354 (1954).

— — Ricerche sperimentali sull'istofisiologica e istopatologia delle anastomosi arterovenose. Riv. Anat. pat. **10**, 741 (1955) Zit. nach CLARA 1956.

— — Atteggiamenti morfofunzionali delle anastomosi arterovenose nella ipertensione venulare. Atti III. Congresso Internazionale di angiologia Sanremo 1958.

— — u. G. C. MAGGI: Experimentelle Untersuchungen zur Histophysiologie und -pathologie der arterio-venösen Anastomosen (nach Lebendbeobachtungen am Kaninchenohr). II. Mitt. Der Einfluß venöser Stauung, kreislaufwirksamer Pharmaka und der Vagotonie auf das Mikrooszillogramm. Acta neuroveg. (Wien) **14**, 149 (1956).

DAMESHEK, W., and E. MILLER: The megakaryocytes in idiopathic thrombocytopenic purpura, a form of hypersplenism. Blood 1, 27 (1946).

DANIEL, P.M., and M.L. PRICHARD: Effects of stimulation of the hepatic nerves and of adrenaline upon the circulation of the portal venous blood within the liver. J. Physiol. (Lond.) **114**, 538 (1951).

DANIELLI, J. F.: Capillary permeability and oedema in the perfused frog. J. Physiol. (Lond.) **98**, 109 (1940).

DAVIS, E.: Capillary microscopy with special reference to capillary petechiae. Amer. J. med. Sci. **212**, 192 (1946).

— Clinical method for measuring capillary blood pressure and its application in hypertension. Arch. intern. Med. **91**, 715 (1953).

— Observations on the clinical value of capillary microscopy. Harefuah 48, 163 (1955).

— L. HALPERN, L. LASZLO and D. DANA: The effect of chlorpromazine and the modifying action of adrenaline on human capillaries. Confin. neurol. (Basel) **17**, 10 (1957).

—, and J. LANDAU: Capillary microscopy in rheumatic fever. Arch. intern. Med. **97**, 51 (1956).

— — Relationship between clinical features of essential hypertension. Acta med. orient. (Tel-Aviv) **17**, 11 (1958).

DAVIS, E., and J. LANDAU: The small blood vessels of the conjunctiva and nailbed in arteriosclerosis. Angiology 11, 173 (1960).

—, and J. C. LAWLER: The capillary circulation of the skin, some normal and pathological findings. A.M.A. Arch. Derm. 77, 690 (1958).

DAVIS, M. J., and A. L. LORINCZ: An improved technic for capillary microscopy of the skin. J. invest. Derm. 28, 283 (1957).

DEUTSCH, F.: Capillary studies in Raynaud's disease. J. Lab. clin. Med. 26, 1729 (1941).

DEYSACH, L. J.: The nature and location of the „sphincter mechanism" in the liver as determined by drug actions and vascular injections. Amer. J. Physiol. 132, 713 (1941).

DIETRICH, A.: Allgemeine Pathologie und pathologische Anatomie, Bd. I. Stuttgart: Hirzel 1927 u. 1948.

—, u. M. NORDMANN: Infektion und Kreislauf nach mikroskopischen Beobachtungen am lebenden Säugetier. I. Mitt. Die erste halbe Stunde der lokalen Infektion an normalen und vorbehandelten Tieren. Krkh.forsch. 6, 217 (1928).

— — Infektion und Kreislauf nach mikroskopischen Beobachtungen am lebenden Säugetier. II. Mitt. Peritonitis am normalen und am vorbehandelten Tier. Krkh.forsch. 7, 321 (1929).

— — Versuche zur haemorrhagischen Diathese. Verh. dtsch. Ges. Path. 1930, 46.

DIETRICH, K.: Mikrophotographie der Leber bei lebenden Säugetieren. Bl. Unters.-Forsch.-Instrum. Berlin 6, 1 (1932).

* DITZEL, J.: Intravasculaer erythrocytaggregation („sludged blood"). Nord. Med. 45, 867 (1951).

* — Morphologic and hemodynamic changes in the smaller blood vessels in diabetes mellitus. New Engl. J. Med. 250, 541 (1954).

— The nature of the intravascular erythrozyte aggregation in diseases with particular reference to diabetes mellitus. Acta med. scand. 152, 371 (1955).

— Relationship of blood protein composition to intravascular erythrozyte aggregation (sludged blood). Copenhagen: Christtreus Bogtrykkeri 1959 a.

— The relationship in diabetes mellitus of abnormal vasomotor patterns in the smaller blood vessels to retinopathy and nephropathy. In: The microcirculation, p. 87. Urbana: University Illinois Press 1959 b.

—, and R. W. ST. CLAIR: Clinical method of photographing the smaller blood vessels and the circulating blood in the bulbar conjunctiva of human subjects. Circulation 10, 277 (1954).

—, and U. SAGILD: Morphologic and hemodynamic changes in the smaller blood vessels in diabetes mellitus. New Engl. J. Med. 250, 587 (1954).

— L. SARGEANT and W. B. HADLEY: The relationship of abnormal vascular responses to retinopathy and nephropathy in diabetics. Arch. intern. Med. 101, 912 (1958).

— P. WHITE and J. DUCKERS: Changes in the pattern of the smaller blood vessels in the bulbar conjunctiva in children of diabetic mothers. Diabetes 3, 99 (1954).

DOWNING, V., F. W. BISHOP and S. L. WARREN: Effects of roentgen irradiation upon the blood vessels of repair tissue and the brown-pearce rabbit epithelioma. Amer. J. Roentgenol. 43, 249 (1940).

DURYEE, A. W., and I. S. WRIGHT: Studies of human capillaries. Amer. J. med. Sci. 185, 664 (1933).

EBBECKE, U., u. A. JÄGER: Lokale Einflüsse auf den Blutfluß im Glomerulus der Froschniere. Pflügers Arch. ges. Physiol. 232, 29, 36 (1933).

EBERT, R. H.: In vivo observations on the effect of cortisone on experimental tuberculosis using the rabbit ear chamber technique. Trans. of the 47. Ann. Meeting of the Nat. Tuberculosis Association 1951, p. 1.

EBERT, R. H., J. J. AHERN and R. G. BLOCH: Development of tuberculous infection. In vivo observations in the rabbit ear chamber. Proc. Soc. exp. Biol. (N.Y.) 68, 625 (1948).

—, and W. R. BARCLAY: Changes in connective tissue reaction induced by cortisone. Ann. intern. Med. 37, 506 (1952).

—, and H. W. FLOREY: The extravascular development of the monocyte observed in vivo. Brit. J. exp. Path. 20, 342 (1939).

— A. G. SANDERS and H. W. FLOREY: Observations on lymphocytes in chambers in the rabbit's ear. Brit. J. exp. Path. 21, 212 (1940).

—, and R. W. WISSLER: In vivo observations of the vascular reactions to large doses of horse serum using the rabbit ear chamber technique. J. Lab. clin. Med. 38, 497, 511 (1951a).

— — In vivo observations of the effects of cortisone on the vascular reactions to large doses of horse serum using the rabbit ear chamber technique. J. Lab. clin. Med. 38, 497 (1951b).

ECHLIN, F. A.: Vasospasm and focal cerebral ischemia. An experimental study. Arch. Neurol. Psychiat. (Chicago) 47, 77 (1942).

EDGERLEY, R. H.: Effect of X-irradiation on connective tissue ground substance. Amer. J. Physiol. 174, 341 (1953).

EHRING, F.: Capillarmikroskopische Bestimmung konstitutioneller Permeabilitäts-störungen an der terminalen Strombahn. Ärztl. Wschr. 5, 45 (1950).

— Vitalmikroskopische Untersuchungen zur Lebensdauer der Epidermis. Vortr., Rhein.-Westf. Dermat.-Tagung 1953, Bonn. Ref. Derm. Wschr. 129, 187 (1954).

— Über kapilläre Mikroblutungen als Sonderform haemorrhagischer Diathesen. Arch. Derm. Syph. (Berl.) 200, 287 (1955).

* — Über Mikroblutungen am Nagelwall. Eine vitalhistologische Studie. Habil.-Schr. Münster 1956 (wird in Einzelteilen in Zeitschriften veröffentlicht).

* — Geschichte und Möglichkeiten einer Histologie an der lebenden Haut. Hautarzt 9, 1 (1958).

— Histophotographie an der lebenden Haut. I. Internat. Kongr. für med. Photographie und Kinematographie Sept. 1960, Köln.

ELLINGER, P., u. A. HIRT: Mikroskopische Untersuchung an lebenden Organen. I. Mitt. Methodik: Intravitalmikroskopie. Z. Anat. Entwickl.-Gesch. 90, 791 (1929).

— — Mikroskopische Untersuchungen an lebenden Organen. IV. Mitt. Zur Funktion der Froschniere. Naunyn-Schmiedeberg's Arch. exp. Path. Pharmak. 159, 111 (1931).

ENGEL, D.: Correspondence: cerebral blood vessels and priscol. Brit. med. J. 1, 106 (1952).

ESSEX, H. E., and A. GRANA: Behavior of the leukocytes of the rabbit during periods of transient leukopenia variously induced. Amer. J. Physiol. 158, 396 (1949).

EULER, U. S. v.: Action of adrenaline, acetylcholine and other substances on nerve-free vessels (human placenta). J. Physiol. (Lond.) 93, 129 (1938).

* FÅHRAEUS, R.: The suspensions-stability of the blood. Stockholm: Königl. Buchdruckerei Norstedt u. Söhne 1921.

* — Intravascular erythrozyte aggregation: its historical and physiological significance. Med. Forum (Kbh.) 1, 113 (1948).

— The influence of the rouleau formation of the erythrozytes on the rheology of the blood. Acta med. scand. 161, 151 (1958).

— Tissue injury due to reduced filterability of the erythrocytes. In: The biochemical responses to injury, p. 161. Oxford: H. B. Stoner and C. J. Trelfall 1960a.

* Fåhraeus, R.: Die Grundlagen der neueren Humoralpathologie. Die frühe Geschichte der Mikrocirculation. Virchows Arch. path. Anat. **333**, 176 (1960b).

Fajers, C. M., and L. E. Gelin: Kidney-, liver- and heart-damages from trauma and from induced intravascular aggregation of blood-cells. Acta path. microbiol. scand. **46**, 97 (1959).

Fawcett, D. W.: The fine structure of capillaries, arterioles and small arteries. In: The microcirculation, p. 1. Urbana: University Illinois Press 1959.

Ferrero, R., and C. Mairano: Venous stasis and thrombosis. Angiology **6**, 462 (1955).

* Finesinger, J. E.: Cerebral circulation. XVIII. Effect of caffeine on cerebral vessels. Arch. Neurol. Psychiat. (Chicago) **28**, 1290 (1932).

—, and St. S. Cobb: Cerebral circulation. XXVII. Action on the pial arteries of the convulsants caffeine, absinth, camphor and picrotoxin. Arch. Neurol. Psychiat. (Chicago) **30**, 980 (1933).

Finney, R. P.: Microscopic observation of locally burned blood and vessel walls. Amer. J. Physiol. **163**, 711 (1950).

Fischer, L.: Die Schleimhäute bei der vasoneurotischen Diathese. Stuttgart: Ferdinand Enke 1931.

* Florey, H.: Lectures on general pathology. Philadelphia: W. B. Saunders Company 1954.

Florey, H. W.: Microscopical observations on the circulation of the blood in the cerebral cortex. Brain **48**, 43 (1925).

Fog, M.: Cerebral circulation. The reaction of the pial arteries to a fall in blood pressure. Arch. Neurol. Psychiat. (Chicago) **37**, 351 (1937).

— The relationship between the blood pressure and the tonic regulation of the pial arteries. J. Neurol. Psychiat. London, N. S. **1**, 187 (1938).

— Cerebral circulation. I. Reaction of pial arteries to epinephrine by direct application and intravenous injection. Arch. Neurol. Psychiat. (Chicago) **41**, 109 (1939a).

— Cerebral circulation. II. Reaction of pial arteries to increase in blood pressure. Arch. Neurol. Psychiat. (Chicago) **41**, 260 (1939b).

* Folkow, B.: Nervous control of the blood vessels. Physiol. Rev. **35**, 629 (1955).

Fonio, A., u. A. Vannotti: Neuere Untersuchungen über die Entstehung der Thrombose (Vortrag). Schweiz. med. Wschr. **64**, 1086 (1934).

* Forbes, H. S.: Study of blood vessels on cortex of living mammalian brain—description of technique. Anat. Rec. **120**, 309 (1954).

* —, and St. S. Cobb: Vasomotor control of cerebral vessels. Brain **61**, 221 (1938a).

— — Vasomotor control of cerebral vessels. Res. Publ. Ass. nerv. ment. Dis. **18**, 201 (1938b).

— K. H. Finley and G. I. Nason: Cerebral circulation: XXIV. A. Action of epinephrine on pial vessels; B. Action of pituitary and pitressin on pia vessels. C. Vasomotor response in the pia and in the skin. Arch. Neurol. Psychiat. (Chicago) **30**, 957 (1933).

—, and G. I. Nason: The cerebral circulation. XLI: Vascular responses to (A) hypertonic solutions and (B) withdrawal of cerebrospinal fluid. Arch. Neurol. Psychiat. (Chicago) **34**, 533 (1935).

— — S. Cobb and R. C. Wortman: Cerebral circulation. XLV. Vasodilatation in the pia following stimulation of the geniculate ganglion. Arch. Neurol. Psychiat. (Chicago) **37**, 776 (1937).

— — and R. C. Wortman: Cerebral circulation. XLIV. Vasodilatation in the pia following stimulation of the vagus, aortic and carotid sinus nerves. Arch. Neurol. Psychiat. (Chicago) **37**, 334 (1937).

FORBES, H. S., and H. G. WOLFF: Cerebral circulation. III. Vasomotor control of cerebral vessels. Arch. Neurol. Psychiat. (Chicago) 19, 1057 (1928).

— — and S. COBB: The cerebral circulation. X. The action of histamine. Amer. J. Physiol. 89, 266 (1929).

FORSLUND, G.: Stereoscopic capillaroscopy. A method for photogrammetric investigation and registration of the peripheral blood-vessel system, with special regard to the gingiva and oral mucosa. Acta odont. scand. 11, 1 (1954).

FOWLER, E. P.: Capillary circulation with changes in sympathetic activity. I. Blood sludge from sympathetic stimulation. Proc. Soc. exp. Biol. Med. (N.Y.) 72, 592 (1949).

FRANK, H. A., S. JACOB, E. W. FRIEDMAN, A. M. RUTENBURG, P. GLOTZER and J. FINE: Traumatic shock. XXII. Irreversibility of hemorrhagic shock and VDM-hypothesis. Failure of ferritin to affect arterial pressure and survival period of hepatectomized-nephrectomized dogs. Amer. J. Physiol. 168, 150 (1952).

FRANKE, J.: Über die feinen Blutgefäße am Zahnfleischsaum. Dtsch. zahnärztl. Z. 11, 1253 (1956).

FRANKE, K., u. A. SYLLA: Mikroskopische Lebendbeobachtung innerer Organe. II. Mitt. Beobachtungen an der Leber gesunder u. kranker Warmblüter. Z. ges. exp. Med. 93, 592 (1934).

FREED, S. C., and R. H. ROSENMAN: Effect of potassium depletion upon vascular reactivity of the rat mesoappendix. Amer. J. Physiol. 184, 183 (1956).

FREY, E., u. J. FREY: Die Funktionen der gesunden und kranken Niere, S. 79ff. Berlin-Göttingen-Heidelberg: Springer 1950.

FRITZ, I., and R. LEVINE: Action of adrenal cortical steroids and norepinephrine on vascular responses of stress in adrenalectomized rats. Amer. J. Physiol. 165, 456 (1951).

FULTON, G. P.: Microcirculatory terminology. Angiology 8, 102 (1957).

—,, and B. R. LUTZ: The neuro-motor mechanism of the small blood vessels of the frog. Science 92, 223 (1940).

— — D. L. JOFTES and F. W. MAYNARD: Effects of beta and x-irradiation on the circulation in the hamster check pouch (motion picture). Fed. Proc. 11, 52 (1952).

GALL, D.: A simple technique for the microscopie of living tissues in situ, with some observations on the splenic circulation. Ann. trop. Med. Parasit. 42, 54 (1948).

GELIN, L. E.: Studies in anemia of injury. Acta chir. scand. Suppl. 210, 83 (1956).

— The significance of intravascular aggregation following injury. Bull. Soc. int. Chir. 18, 4 (1959).

—, and B. LÖFSTRÖM: A preliminary study on peripheral circulation during deep hypothermia. Acta chir. scand. 108, 402 (1954).

GEMÄHLICH, M.: Beitrag zur Technik der intravitalen Auflichtmikroskopie. Z. wiss. Mikr. 64, 1 (1958).

GERARD, R. W., and H. SEROTA: Localized thermal changes in brain. Amer. J. Physiol. 116, 59 (1936).

GIBSON, W. C., P. G. H. J. BOSLEY and R. S. GRIFFITHS: Photomicrographic studies on the nail bed capillary networks in human control subjects. J. nerv. ment. Dis. 123, 219 (1956).

GIERSBERG, H., u. W. HANKE: Die Reaktion der Schwimmhaut-Kapillaren des Frosches bei Bestrahlung mit ultraviolettem Licht. Z. vergl. Physiol. 37, 128 (1955).

GILJE, O.: Capillary microscopy in the differential diagnosis of skin diseases. Acta derm.-venereol. (Stockh.) 33, 303 (1953).

GILJE, O., R. KIERLAND and E. J. BALDES: Capillary microscopy in the diagnosis of dermatologic diseases. J. invest. Derm. **22**, 199 (1954).

— P. A. O'LEARY and E. J. BALDES: Capillary microscopic examination in skin diseases. Arch. Derm. Syph. (Chicago) **68**, 136 (1953).

GÖPFERT, H.: Über den Tonus der Skeletmuskulatur. In: Medizinische Grundlagenforschung, Bd. III, S. 41. Stuttgart: Georg Thieme 1960.

GOERTTLER, K.: Die funktionelle Bedeutung des Baues der Gefäßwand. Dtsch. Z. Nervenheilk. **170**, 433 (1953).

GOLDMANN, H.: Abfluß des Kammerwassers beim Menschen. Ophthalmologica (Basel) **111**, 146 (1946).

GOLENHOFEN, K.: Die Wirkung von Adrenalin auf die menschlichen Muskelgefäße. 25. Tagung der Dtsch. Ges. für Kreislaufforsch., Bad Nauheim, 1959, S. 96.

— Grundzüge einer Humanphysiologie des Muskelkreislaufes. Habil.-Schr. Marburg a. d. Lahn 1960.

—, u. H. GÖPFERT: Innervationstonus und Durchblutungsrhythmik des menschlichen Muskels. Verh. Dtsch. Ges. Kreislaufforsch., 24. Tagung 1958, S. 338.

—, u. G. HILDEBRANDT: Über spontan-rhythmische Schwankungen der Muskeldurchblutung des Menschen. Z. Kreisl.-Forsch. **46**, 257 (1957a).

— — Zur Ursache spontaner Muskeldurchblutungsschwankungen im 1-Minuten-Rhythmus. Verh. Dtsch. Ges. Kreislaufforsch., 23. Tagung 1957b, S. 380.

GOLUBEW, A.: Beiträge zur Kenntnis des Baus und der Entwicklung der Capillaren des Frosches. Arch. mikr. Anat. **5**, 49 (1869).

GOTTSCHALK, C. W.: Hydrostatic pressures in individual tubules and capillaries of the rat kidney. III. Conference on microcirculatory physiology and pathology 1956. Factors regulating blood flow. Amer. Physiological Society 1958, p. 65.

GOTTSCHEWSKI, G. H. M., u. H. HAASE: Eine neue Methode zur fluoreszenzmikroskopischen Darstellung der Nierengefäßfunktion im Tierversuch. Ärztl. Forsch. **7**, 345 (1953).

* GRAFFLIN, A. L., and E. H. BAGLEY: Glomerular activity in the frog's kidney. Bull. Johns Hopk. Hosp. **91**, 306 (1952).

— — Studies of peripheral blood vascular beds. Bull. Johns Hopk. Hosp. **92**, 47 (1953).

—, and E. G. CORDDRY: Studies of peripheral blood vascular beds in the bulbar conjunctiva of man. Bull. Johns Hopk. Hosp. **93**, 275 (1953).

GRAHAM, J. R., and H. G. WOLFF: Mechanism of migraine headache and action of ergotamine tartrate. Res. Publ. Ass. nerv. ment. Dis. **18**, 638 (1938).

GRANT, R. T.: Observations on local arterial reactions in the rabbits ear. Heart **15**, 257 (1930).

GRATIA, A., et R. LINZ: Le phénomène de Shwartzman dans le sarcome du cobaye. C. R. Soc. Biol. (Paris) **108**, 427 (1931).

GREEN, H. D., R. N. LEWIS, N. D. NICKERSON and A. L. HELLER: Blood flow, peripheral resistance and vascular tonus, with observations on the relationship between blood flow and cutaneus temperature. Amer. J. Physiol. **141**, 518 (1944).

GREEN, J. D.: Vessels and nerves of amphibian hypophysis. A study of the living circulation and of the histology of the hypophysial vessels and nerves. Anat. Rec. **99**, 21 (1947).

—, and G. W. HARRIS: Observation of the hypophysio-portal vessels of the living rat. J. Physiol. (Lond.) **108**, 359 (1949).

GREISMAN, S. E.: The reactivity of the capillary bed of the nailfold to circulating adrenaline and noradrenaline in patients with normal blood pressure and with essential hypertension. J. clin. Invest. **31**, 782 (1952).

GREISMAN, S. E.: The relation of angiotonin and L-Norepinephrine to essential hypertension as determined by the reaction of the nailfold capillary bed. J. exp. Med. **103**, 477 (1956).

GRIFFITH, J. Q.: The frequent occurrence of abnormal cutaneous capillaries in constitutional neurasthenic states. Amer. J. med. Sci. **183**, 180 (1932).

GRODDT, M. DE, A. LAGASSE u. M. SEBRUYNS: Vesikulationsvorgänge der Blut-Luftschranke der Lunge. Z. wiss. Mikr. **64**, 90 (1958).

GROLL, H.: Die Entzündung in ihren Beziehungen zum nervösen Apparat. Beitr. path. Anat. **70**, 20 (1922a).

— Schlußbemerkung zu: Alte und neue Versuche zu den Einwänden Dr. HERMANN GROLL's gegen das Stufengesetz der Beziehungen zwischen Reizungsstärke, Strombahnweite und Strömungsgeschwindigkeit von G. RICKER. Beitr. path. Anat. **70**, 529 (1922b).

GROSS, R., L. ILLIG u. E. MACHER: Kombinierte Untersuchungen haemorrhagischer Diathesen (Blutgerinnung, Kapillarfragilität, Hautbiopsie). Thromb. diath. haemorrhag. **1**, 55, 234 (1957).

HAGEN, W.: Die Schwankungen im Capillarkreislauf. Z. ges. exp. Med. **14**, 364 (1921).

HALEY, TH. J., and D. H. HARRIS: The effect of topical applied antihistaminic drugs on the mammalian capillary bed. J. Pharmacol. exp. Ther. **95**, 293 (1949).

HALL, H. L.: A study of the pulmonary circulation by the trans-illumination method. Amer. J. Physiol. **72**, 446 (1925).

HAMPERL, H.: Lehrbuch der allgemeinen Pathologie und der pathologischen Anatomie, 23. Aufl. Berlin: Springer 1957 u. 1960.

* HARDERS, H.: Intravasale Erythrozytenaggregation. Habil.-Schr. Hamburg 1955.

— Neue Beobachtungen zum Diät-Fehler. Verh. Dtsch. Ges. Inn. Med., 62. Kongr., 1956a, S. 499 u. 513.

— Eine Apparatur zur Mikroskopie und Photographie der Gefäße und des zirkulierenden Blutes beim kranken Menschen. Med. Klin. **51**, 1181 (1956b).

— Über einige klinische Aspekte der intravasalen Erythrocytenballung. Vortrag IV. Internat. Kongr. Inn. Med. 21. 9. 1956c, Madrid.

— Makroglobulinämie Waldenström. Beitrag zur Entstehung der Symptome. Dtsch. med. Wschr. **82**, 71 (1957a).

— Zur diätetisch induzierten und postoperativen Thromboseneigung. Das „Blood-Sludge-Phaenomen" — Erfassung und thrombogenetische Bedeutung. Thromb. diath. haemorrhag. **1**, 482 (1957b).

— Über einige klinische Aspekte der intravasalen Erythrozytenballung. Schweiz. med. Wschr. **87**, 11 (1957c).

— Mechanismus der lokalen Kreislaufstörungen bei Makroglobulinämie Waldenström. Transactions of the 6. Congress of the European Society of Haematology, Copenhagen, 1957d. Basel u. New York: S. Karger. S. 187.

— Discussion to paper No 48. Transactions of the 6. Congress of the European Society of Haematology, Copenhagen, 1957e. Basel u. New York: S. Karger.

— Fernseh-mikroskopische Projektion von Blutgefäßen der menschlichen Augenbindehaut. Thrombose und Embolie. II. Hamburger Symposion 1957. Stuttgart: Schattauer 1958a.

— Der Conjunctival-Kältetest. Klin. Wschr. **36**, 74 (1958b).

— La micro-circulation chez l'homme. Observation directe, projection simultanée et film de la micro-circulation chez l'homme au moyen de la télévision microscopique. Presse méd. **67**, 190 (1959a).

— Mündliche Mitteilungen 1959b.

HARDING, F.: Studies of the various throttle valve mechanisms of the liver. Anat. Rec. **121**, 305 (1955).

* HARDING, F., and M. H. KNISELY: Settling of sludge in human patients. Angiology 9, 317 (1958).

HARTMANN, M. E.: Direct visualization of mammalian glomeruli, abstr. Anat. Rec. 118, 309 (1954).

HARTOCH, W.: Zur Morphologie der Leber- und Nierensekretion. Lebendbeobachtungen im Luminiszenzlicht. Z. ges. exp. Med. 79, 538 (1931).

HARVEY, J. E., and E. P. JOW: Response of the pial circulation to variations in the temperature of the irrigation fluid. Anat. Rec. 120, 333 (1954).

HASTINGS, K.: Über die Entzündung der Schleimhäute der Lungen. Deutsche Übersetzung von VON DEM BUSCH, Bremen 1822, Verlag J. G. Heyst. Original-Mitt. London 1820.

HAYEK, H. v.: Die menschliche Lunge. S. 207 ff. Berlin u. Heidelberg: Springer 1953.

HAYMAN, J. M.: Estimations of afferent arteriole and glomerular capillary pressures in the frog kidney. Amer. J. Physiol. 79, 389 (1927).

HEIMBECKER, R., and W. G. BIGELOW: Intravascular agglutination of erythrocytes (sludged blood) and traumatic shock. Surgery 28, 461 (1950).

— V. THOMAS and A. BLALOCK: Experimental reversal of capillary blood flow. Circulation 4, 116 (1951).

HEIMBERGER, H.: Experimentelle Untersuchungen über die Kontraktilität der menschlichen Capillaren. Klin. Wschr. 4, 619 (1925a).

— Beiträge zur Physiologie der menschlichen Capillaren. I. Mitt. Verhalten der Capillaren auf mechanischen Reiz. Z. ges. exp. Med. 46, 520 (1925b).

— Über die Kontraktilität der kleinsten Venen. Z. ges. exp. Med. 48, 179 (1926a).

— Beiträge zur Physiologie der menschlichen Capillaren. II. Mitt. Verhalten auf stumpfen mechanischen Reiz. Z. ges. exp. Med. 48, 411 (1926b).

— Beiträge zur Physiologie der menschlichen Capillaren. III. Mitt. Verhalten auf Reizung mit galvanischem Strom. Z. ges. exp. Med. 51, 112 (1926c).

— Beiträge zur Physiologie der menschlichen Kapillaren. IV. Mitt. Verhalten bei venöser Stauung und arterieller Drosselung. Z. ges. exp. Med. 53, 107 (1926d).

— Beiträge zur Physiologie der menschlichen Capillaren. V. Mitt. Färbeversuche am Capillarendothel und die Lymphräume des Papillarkörpergewebes. Z. ges. exp. Med. 55, 17 (1926e).

* — Kontraktile Funktion und anatomischer Bau der menschlichen Kapillaren. Z. Zellforsch. 4, 713 (1927).

— Mikrokapillarpuls und arterio-venöse Verbindungen. Z. Kreisl.-Forsch. 22, 313 (1930a).

— Beiträge zur Physiologie der menschlichen Capillaren. VI. Mitt. Gefäßnerven, sensorische Nerven und kleinste Gefäße. Z. ges. exp. Med. 73, 488 (1930b).

HERRATH, E. v.: Bau und Funktion der Milz. Z. Zellforsch. 23, 375 (1935).

* — Bau und Funktion der normalen Milz. Berlin: W. de Gruyter & Co. 1958.

* HERRLINGER, R.: Neue funktionell-histologische Untersuchungen an der menschlichen Milz. Z. Anat. Entwickl.-Gesch. 114, 340 (1949).

HERRNRING, G., H. KÜCHMEISTER u. R. PIRTKIEN: Eine neue Methode der Capillarphotographie. Klin. Wschr. 30, 897 (1952).

HERZOG, F.: Über Beziehungen zwischen Dilatation, Durchlässigkeit und Phagozytose an den Kapillaren der Froschzunge. Virchows Arch. path. Anat. 256, 1 (1925).

HICKAM, J. B., J. F. SCHIEVE and W. P. WILSON: The relation between retinal and cerebral vascular reactivity in normal and arteriosclerotic subjects. Circulation 7, 84 (1953).

HIGGINBOTHAM, A. C., A. V. WILLIAMS jr. and M. H. KNISELY: Some acute effects of dietary fat on intravascular agglutination in cardiac patients. Anat. Rec. 121, 310 (1955).

HILDEBRANDT, G., u. K. GOLENHOFEN: Zur Physiologie der Muskelruhedurchblutung des Menschen. Arch. phys. Ther. (Lpz.) 10, 217 (1958).

HILTON, S. M., and G. P. LEWIS: The cause of the vasodilatation in the submandibular gland on stimulation of the chorda tympani. J. Physiol. (Lond.) 125, 48, 49 P (1954).

HIRSCHBOEK, J. S., and M. WOO: A clinical evaluation of the blood „sludge" phenomen. Amer. J. med. Sci. 219, 538 (1950).

HOEPFNER, TH.: Die Strukturbilder der menschlichen Nagelfalzkapillaren und ihre Bedeutung im Zusammenhang mit Schilddrüsenveränderungen sowie gewissen Schwachsinns- und Neuroseformen. Veröff. Med.-verw. 26, 7 (1928).

HOEPKE, H.: Beiträge zur Morphologie und Physiologie des Lymphgewebes. 1. Die Milz winterschlafender Tiere. Z. Anat. Entwickl.-Gesch. 99, 441 (1932).

* HOERR, N. L.: Capillary circulation. In O. Glassers Medical physics, p. 127. Chicago: Year Book Publ. 1947.

HOHMANN, H. G., R. K. ZAHN u. H. LANGENDORF: Photoelektrisches Meßverfahren zur Bestimmung einer Maßzahl für die Gefäßbreite einzelner Capillaren und deren Durchströmung mit Erythrozyten am intakten Tier. Z. ges. exp. Med. 116, 509 (1953).

HOLLE, G., u. G. DONNER: Das Gefäß-System der Meerschweinchenniere bei akuter Blutstauung nach Venenligatur. Virchows Arch. path. Anat. 329, 533 (1957).

HOLLOMAN, A. L.: Reactions of patients and of tumors to injection of S. marcescens polysaccharide in eight cases of malignant disease. Approaches to tumor chemotherap. A.A.A.S. Washington, D.C., 273, 1947.

HOLMAN, M. E.: Membrane potentials recorded with high-resistance micro-electrodes; and the effects of changes in ionic environment on the electrical and mechanical activity of the smooth muscle of the taenia coli of the guinea pig. J. Physiol. (Lond.) 141, 464 (1958).

HOMUTH, O.: Zur Kenntnis der Serumwirkung auf die innervierte Strombahn nach Versuchen am lebenden Kaninchen. Z. ges. exp. Med. 73, 251 (1930).

HORSTMANN, E.: Blutgefäße der Haut. In: Handbuch der mikroskopischen Anatomie des Menschen, v. Möllendorf. Erg.-Bd. zu Bd. III, 1, S. 198ff. Berlin: Springer 1957.

HORSTMANN, W.: Beobachtungen zur Reaktionsweise des Gefäßsystems am Kaninchenohr bei lokaler Reizung und bei vegetativer Fernreizung. Beitr. path. Anat. 115, 529 (1955).

HOULIHAN, R. B., and A. L. COPLEY: The adhesion of rabbit platelets to bacteria. J. Bact. 52, 439 (1946).

HUECK, W.: Morphologische Pathologie. Leipzig: Georg Thieme 1937.

HUETER, C.: Die Cheilo-angioskopie, eine neue Untersuchungsmethode zu physiologischen und pathologischen Zwecken. Zbl. med. Wiss. 17, 225, 241 (1879).

HUGUES, J.: Contribution à l'étude des facteurs vasculaires et sanguins dans l'hémostase sponatée. Université de Liège, Faculté de Méd. 1953.

—, et J. LECOMTE: Etude microscopique de l'action vasculaire locale de la thrombine. Acta haemat. (Basel) 12, 177 (1954).

HUMBLE, J. G.: The mechanism of petechial hemorrhage formation. Blood 4, 69 (1949).

HUMES, A. G., and R. P. AKERS: Vascular changes in the cheek pouch of the golden hamster during infection with trichinella spiralis larvae. Anat. Rec. 114, 103 (1952).

IDE, A. G., N. H. BAKER and S. L. WARREN: Vascularisation of the Brown-Pearce rabbit epithelioma transplant as seen in the transparent ear chamber. Amer. J. Roentgenol. 42, 891 (1939).

IIJIMA, S.: Die Durchblutungsstörungen am Kaninchenohr bei allgemeiner und lokaler Anaphylaxie mit intravitalen Photogrammen. Beitr. path. Anat. 118, 67 (1957a).
— Die Gefäßreaktion des Kaninchenohrs bei Parallergie im intravitalen Photogramm. Beitr. path. Anat. 118, 241 (1957b).
— Die Ohrarterien des Kaninchens bei Masugi-Nephritis und bei experimenteller renaler Hypertonie im intravitalen Photogramm. Beitr. path. Anat. 119, 433 (1958).
ILLIG, L.: Experimentell-therapeutische Untersuchungen bei Kälte-Urticaria. Klin. Wschr. 30, 642 (1952).
— Experimentelle Untersuchungen zum Rickerschen Stufengesetz. Klin. Wschr. 31, 366 (1953a).
— Die urticarielle Kälte-Reaktion als klinisches Modell für Untersuchungen zur Pathogenese und Therapie der Urticaria. Arch. Derm. Syph. (Berl.) 195, 549 (1953b).
— Experimentelle Untersuchungen über die Entstehung der Stase. Virchows Arch. path. Anat. 326, 501 (1955a).
— Die Kreislaufmikroskopie am Mesenterium und Pankreas des lebenden Kaninchens. Z. ges. exp. Med. 126, 249 (1955b).
* — Kapillar„kontraktilität", Kapillar-„Sphinkter" und „Zentralkanäle" („A.-V.-Bridges"). Klin. Wschr. 35, 7 (1957).
* — Physiologie und Pathophysiologie des Kapillarbetts. Die Kapillarmikroskopie der Haut und Schleimhäute. In: M. RATSCHOW: Angiologie, S. 124 u. 367. Stuttgart: Georg Thieme 1959.
* —, u. H. CONRATHS: Mikroskopische Lebendaufnahmen vom Kapillarbett des Tieres und des Menschen. Heft I, 1958; Heft II, 1959 Firma C. H. Boehringer, Ingelheim.
—, u. H. W. WEBER: Zur Entstehung, Benennung und Einteilung der örtlichen Kreislaufstörungen. Klin. Wschr. 36, 183 (1958).
* IRWIN, J. W., and W. S. BURRAGE: Regulation of microcirculation in the rabbit's lung. III. Conference on microcirculatory physiology and pathology 1956. Factors regulating blood flow. Amer. Physiological Society 1958. p. 55.
— — CH. E. AIMAR and R. W. CHESNUT jr.: Microscopical observations of the pulmonary arterioles, capillaries and venules of living guinea pigs and rabbits. Anat. Rec. 119, 391 (1954).
—, and J. MACDONALD: Microscopic observations of the intrahepatic circulation of living guinea pigs. Anat. Rec. 117, 1 (1953).
— F. L. WEILLE and W. S. BURRAGE: Small blood vessels during allergic reactions. Ann. Otol. (St. Louis) 64, 1164 (1955).
— S. WEILLE, I.-M. YORK and M. A. RAPPAPORT: The pulmonary microcirculation of living rabbits during passive anaphylaxis. In: The microcirculation, p. 92. Urbana: University Illinois Press 1959.
JÄGER, E.: Die Gefäßversorgung der Malpighischen Körperchen in der Milz. Z. Zellforsch. 8, 578 (1929).
JAENSCH, W.: Die Hautkapillaren. In ABDERHALDENs Handbuch der biologischen Arbeitsmethoden. Abt. IX, Teil 3, 2. Hälfte. Berlin: Urban & Schwarzenberg 1930.
— W. WITTNEBEN, TH. HOEPFNER, C. v. LEUPOLD u. O. GUNDERMANN: Die Hautkapillarmikroskopie. Halle a. S.: Carl Marhold 1929.
JAKOBJ, W.: Beobachtungen am peripheren Gefäßapparat unter lokaler Beeinflussung desselben durch pharmakologische Agentien. Naunyn-Schmiedeberg's Arch. exp. Path. Pharmak. 86, 49 (1920).
JAMIN, F.: Nagelfalzkapillaren und konstitutionelle Eigenart. Z. Neurol. 131, 114 (1931).

JANERT, H., u. R. OLBERT: Untersuchungen zur Frage der diabetischen Veränderungen der Conjunktiva, insbesondere der Gefäße. Bericht 59. Zusammenkunft der Dtsch. Ophthalm. Ges. in Heidelberg 1955, S. 355.

JEFFORDS, J. V., and M. H. KNISELY: Concerning the geometric shapes of arteries and arterioles. Angiology 7, 105 (1956).

JONES, K. S., u. K. MEYER: Inhibition of vascularization of the rabbit cornea by local application of cortisone. Proc. Soc. exp. Biol. Med. (N.Y.) 74, 102 (1950).

* JÜRGENS, R.: Die Blutplättchen und ihre Bedeutung für Blutungsneigung und Thrombusbildung. Verh. dtsch. Ges. inn. Med. 58, 492 (1952).

JÜRGENSEN, E.: Mikrokapillarbeobachtungen und Puls der kleinsten Gefäße. Z. klin. Med. 86, 410 (1918).

KATZ, K., u. W. STRENGE: Untersuchungen über die arterio-venösen Anastomosen des Mesenterialkreislaufs. Langenbecks Arch. klin. Chir. 191, 618 (1938).

KAWANO, K.: A new fact and problem concerning the permeability of venules. II. Acta path. jap. 1, 72 (1951). Zit. bei NICOLL u. WEBB 1955.

KINOSITA, R., S. OHNO and H. R. BIERMAN: Observations on regenerating bone marrow tissue in situ. Proc. Amer. Ass. Cancer Res. 2, 125 (1956).

* KISCH, B.: Die Kapillaren. In: Der ultramikroskopische Bau von Herz und Kapillaren, S. 80. Darmstadt: Dr. Dietrich Steinkopff 1957.

KLEINERT, H.: Kammerwasservenen, eine für die Augenheilkunde bedeutsame Entdeckung. Umschau in Wiss. u. Techn. 55, 467 (1955a).

— Über das Zustandekommen der augendrucksenkenden Wirkung des Adrenalins und anderer gefäßverengernder Pharmaka. Albrecht v. Graefes Arch. Ophthal. 157, 24 (1955b).

— Die sichtbare Kammerwasserströmung nach teilweiser Entleerung der Vorderkammer. Albrecht v. Graefes Arch. Ophthal. 159, 449 (1958).

KLEMENSIEWICZ, R.: Verfahren und Einrichtungen zur Beobachtung des Blutstromes an Kaltblütern. In: Handbuch der biologischen Arbeitsmethoden (Abderhalden), Abt. V, Teil 4, H. 1, S. 1ff. u. S. 43ff. 1921.

KLINGMÜLLER, M.: Capillarstudien. I. Mitt. Zur Frage der Capillarperistaltik. Z. ges. exp. Med. 46, 94 (1925a).

— Capillarstudien. II. Mitt. Über Capillardruck. Z. ges. exp. Med. 47, 244 (1925b).

— Capillarstudien. III. Mitt. Über die Scheitelkügelchen der Nagelfalzcapillaren. Z. ges. exp. Med. 55, 808 (1927a).

— Capillarstudien. IV. Mitt. Über Praecapillarrhythmen. Z. ges. exp. Med. 56, 594 (1927b).

— Mikrocapillarbeobachtung und Mikrophotographie der Kapillaren. In ABDERHALDENs Handbuch der biologischen Arbeitsmethoden, Abt. V, Teil 8, S. 755. Berlin: Urban & Schwarzenberg 1935.

KNISELY, M. H.: Microscopic observations of the vascular system of transilluminated living spleens of mice, rats and cats. Abstr. Anat. Rec. 61, 30 (1935).

— A method of illuminating living structures for microscopic study. Anat. Rec. 64, 499 (1936a).

— Spleen studies. I. Microscopic observations of the circulatory system of living unstimulated mammalian spleens. Anat. Rec. 65, 23 (1936b).

— Spleen studies. II. Microscopic observations of the circulatory system of living traumatized spleens, and of dying spleens. Anat. Rec. 65, 131 (1936c).

— An improved fused quartz living tissue-illuminator. Anat. Rec. 71, 503 (1938).

— Microscopic observations of the circulatory conditions in living frog liver lobules. Anat. Rec. 73, Suppl. 1, 69 (1939).

* — The fused quartz rod method of illuminating living structures for microscopic study. In McCLUNG's microscopical technique, 3. edit., chap. 8. New York: Hoeber 1950.

* KNISELY, M. H.: The fused quartz rod technique for transilluminating living internal organs in situ for microscopic study. Anat. Rec. **120**, 265 (1954).

—, and E. H. BLOCH: Microscopic observation of intravascular agglutination of red cells and consequent sludging of the blood in human disease. Anat. Rec. **82**, Suppl., 426 (1942).

— — Intravascular agglutination of erythrozytes in disease with cinema demonstrations. Proc. Inst. Med. Chicago **15**, 281 (1945).

— — TH. S. ELIOT and L. WARNER: Sludged blood. Science **106**, 431 (1947).

* — — — — — Sludged blood. Trans. Amer. ther. Soc. **48**, 95 (1950).

— — and L. WARNER: Selective phagocytosis. I. Microscopic observations concerning the regulation of the blood flow through the liver and other organs and the mechanism and rate of phagocytic removal of particles from the blood. Kgl. danske Vid. Selsk. biol. Skr. **4**, 28 (1948a).

— — — The varying vascular capacity of the kidney. Kgl. danske Vid. Selsk. biol. Skr. **4**, 42 (1948b).

— TH. S. ELIOT and E. H. BLOCH: Sludged blood in traumatic shock. Arch. Surg. (Chicago) **51**, 220 (1945).

— F. HARDING and H. DEBACKER: Hepatic sphincters. Brief summary of present-day knowledge. Science **125**, 1023 (1957).

— W. K. STRATMAN-THOMAS and TH. S. ELIOT: In vivo studies of the progressive pathologic changes in experimental malaria of monkeys, microscopic observations of the changes in the blood and circulation in the small vessels of internal organs in living animals. Sth. med. J. (Bgham, Ala.) **33**, 1221 (1940).

KNISELY, M. H., u. L. WARNER: Methods for the study of the formation of thrombi in vivo. Thrombosis and embolism, I. Internat. Conferenz, p. 377. Basel: Benno Schwabe 1954.

KOCH, E., u. M. NORDMANN: Mikroskopische Beobachtungen am Blutkreislaufe des Säugetieres mit gleichzeitiger Verzeichnung des Blutdruckes. I. Mitteilung. Z. ges. exp. Med. **61**, 505 (1928).

— — Mikroskopische Beobachtungen am Kreislaufe des Säugetieres mit gleichzeitiger Verzeichnung des Blutdruckes. II. Mitt. Z. ges. exp. Med. **64**, 75 (1929).

KOCH, FR. E.: Tierexperimentelle Befunde am Gefäß-System der Niere während der Harnsteinbildung. Langenbecks Arch. klin. Chir. **282**, 954 (1955).

—, u. H. HAASE: Tierexperimentelle Befunde am Gefäß-System der Niere im Verlaufe von Konkrementbildungskrisen. Wissenschaft für die Praxis. Vorträge der 3. Wiss. Ärztetagg in Nürnberg 1952. München-Gräfelfing: Banaschewski 1952.

— — Die Genese der Steinbildung in den Harnwegen nach den neuesten Forschungsergebnissen. Wildunger Hefte **1** (2), 37 (Marburg 1953).

KOCH, L. F.: Über die Entzündung nach mikroskopischen Versuchen. Meckels Arch. Anat. u. Physiol. **6**, 121 (1832).

KONRAD, R. M., u. M. ZINDLER: Biomikroskopische Untersuchungen der Konjunktivalgefäße bei Operationen in künstlicher Hypothermie. Anaesthesist **7**, 307 (1958).

* KROGH, A.: Anatomie und Physiologie der Capillaren. Deutsche Übersetzung von EBBECKE bzw. FELDBERG. 2. Aufl. Berlin: Springer 1924 u. 1929.

—, and G. A. HARROP: Studies on the physiology of capillaries. Proc. Physiol. Soc. J. Physiol. **54**, CXXV (1921).

KÜCHMEISTER, H., u. G. HERRNRING: Eine neue Apparatur zur Kapillardruckmessung und ihre klinische Anwendung. Verh. dtsch. Ges. Kreisl.-Forsch. **16**, 240 (1950).

KÜGELGEN, A. V., B. KUHLO u. KL. J. OTTO: Die Gefäßarchitektur der Niere. Untersuchungen an der Hundeniere. Stuttgart: Georg Thieme 1958.

KÜHNE, W., u. A. SH. LEA: Beobachtungen über die Absonderungen des Pancreas. Unters. physiol. Inst. Heidelberg 2, H. 1, 448 (1882).

KYLIN, E.: Über die peristaltischen Bewegungen der Capillaren („Blutcapillaren"). Klin. Wschr. 2, 14 (1923).

LACK, A., W. ADOLPH, W. RALSTON, G. LEIBY, TR. WINSOR and G. GRIFFITH: Biomicroscopy of conjunctival vessels in hypertension. Amer. Heart J. 38, 654 (1949).

LANDAU, J., u. E. DAVIS: Capillary thinning and high capillary blood-pressure in hypertension. Lancet 1957, 1327.

— — The small blood-vessels of the conjunctiva and nailbed in diabetes mellitus. Lancet 1960, 731.

LANDIS, E. M.: The capillary pressure in frog mesentery as determined by microinjektion methods. Amer. J. Physiol. 75, 549 (1925/26).

— Micro-injection studies of capillary permeability. Amer. J. Physiol. 81, 124, 217, 528 (1927a).

— Micro-injection studies of capillary permeability. II. The relation between capillary pressure and the rate of which fluid passes through the walls of single capillaries. Amer. J. Physiol. 82, 217 (1927b).

— Micro-injection studies of capillary permeability. III. The effect of lack of oxygen on the permeability of the capillary wall to fluid and to the plasma protein. Amer. J. Physiol. 83, 528 (1927c).

— Micro-injection studies of capillary blood pressure in human skin. Heart 15, 209 (1930a).

— Micro-injection studies of capillary blood pressure in RAYNAUD's disease. Heart 15, 247 (1930b).

* — The capillaries of the skin. J. invest. Derm. 1, 295 (1938).

LANGE, F.: Studies on blood vessels in membranes of chick embryos. II. Reactions of the blood vessels in the vascular membranes. J. exp. Med. 52, 73 (1930a).

— Studies on blood vessels in membranes of chick embryos. III. Anatomy and physiology of the blood vessels at different ages. J. exp. Med. 52, 89 (1930b).

— Lehrbuch der Krankheiten des Herzens und der Blutstrombahn, S. 94. Stuttgart: Ferdinand Enke 1953.

— W. EHRICH and A. E. COHN: Studies on blood vessels in membranes of chick embryos. I. Absence of nerves in the vascular membrane. J. exp. Med. 52, 65 (1930).

LANGEN, C. D. DE: Kapillardruck und Kapillarfunktion. Wien. med. Wschr. 102, 933 (1952).

LANGENDORF, H., H. G. HOHMANN u. R. K. ZAHN: Untersuchungen über die Reaktionen individueller Blutcapillaren der Froschschwimmhaut unter der Wirkung kreislaufaktiver Substanzen mit Hilfe einer objektiven Registriermethode. Z. ges. exp. Med. 122, 178 (1953).

— G. SCHÖNBACH u. R. K. ZAHN: Das Verhalten der kleinen Blutgefäße der Schwimmhaut des Frosches bei erhöhtem Außendruck. Z. ges. exp. Med. 126, 82 (1955).

LANIER, J. T., D. H. GREEN, J. HARDAWAY, H. D. JOHNSON and W. B. DONALD: Fundamental differences in the reactivity of the blood vessels in skin as compared with those in muscle. Circulat. Res. 1, 40 (1953).

* LASSEN, N. A.: Cerebral blood flow and oxygen consumption in man. Physiol. Rev. 39, 183 (1959).

LASZT, L.: Kinematographische Bestimmung der Blutströmungsgeschwindigkeit in feinsten Gefäßen der Konjunktiva bulbi und Modellversuche zur Bestimmung der Grenzgeschwindigkeit, welche vom Auge noch als Bewegung wahrgenommen werden kann. Helv. physiol. Acta 7, 197 (1949).

* Laufman, H.: Sludged blood. A critique. Arch. Surg. (Chicago) **62**, 486 (1951).
— R. Gobrewski, N. V. Treger, H. Method and C. A. Tanturi: The significance of the blood „sludge" phenomenon. Quart. Bull. Northw. Univ. med. Sch. **24**, 257 (1950).
— W. B. Martin and C. Tanturi: Effect of heparin and dicoumarol on sludge formation. Science **108**, 283 (1948).
— — and St. W. Tuell: The pattern of vasospasm following acute arterial and venous occlusions. Surg. Gynec. Obstet. **87**, 641 (1948).
Lecomte, J., et J. Hugues: Reactions des vaisseaux mesenteriques du lapin normal ou sensibilisé au contact direct de l'antigene specifique. Acta allerg. (Kbh.) **5**, 261 (1952).
Lee, J. S.: Microscopic observations on the action of histamine on small blood vessels. Amer. J. Physiol. **190**, 503 (1957).
—, and M. B. Visscher: Microscopic studies of skin blood vessels in relation to sympathetic nerve stimulation. Amer. J. Physiol. **190**, 37 (1957).
Lee, R. E.: Vasomotor reactions in the mesenteric and serosal capillary bed during fright and violent muscular activity. Proc. Soc. exp. Biol. Med. (N.Y.) **71**, 607 (1949).
— Anatomical and physiological aspects of the capillary bed in the bulbar conjunctiva of man in health and disease. Angiology **6**, 369 (1955a).
— Hemodynamic changes in the bulbar conjunctival capillary bed of subjects with hypertension associated with Cushing's syndrome or pheochromocytome. Amer. J. Med. **19**, 203 (1955b).
— D. Goebel and L. A. Fulton: Anatomical and functional change in the peripheral vascular system during certain induced increases in vascular fragility. Ann. N.Y. Acad. Sci. **61**, 665 (1955).
—, and E. A. Holze: Peripheral vascular system in bulbar conjunctiva of young normotensive adults at rest. J. clin. Invest. **29**, 146 (1950).
— — Peripheral vascular hemodynamics in the bulbar conjunctiva of subjects with hypertensive vascular disease. J. clin. Invest. **30**, 539 (1951).
—, and N. Z. Lee: The peripheral vascular system and its reactions in scurvy: an experimental study. Amer. J. Physiol. **149**, 465 (1947).
Lehmann, W., u. J. Hartlieb: Capillaren bei Zwillingen. Z. menschl. Vererb.- u. Konstit.-Lehre **21**, 271 (1938).
Lewis, Th.: Die Blutgefäße der menschlichen Haut und ihr Verhalten gegen Reize. Berlin: S. Karger 1928.
Lewis, W. H.: The vascular patterns of tumors. Bull. Johns Hopk. Hosp. **41**, 156 (1927).
Linzbach, A. J., u. W. Hort: Mikroskopische Untersuchungen am Gefäßendothel mit Phasenkontrast und Auflichtverfahren. Virchows Arch. path. Anat. **329**, 669 (1957).
Linzenmaier, G.: Kapillar-mikroskopische Untersuchungen. Zbl. Gynäk. **46**, 1010 (1922).
Loeffler, L., u. M. Nordmann: Leberstudien. I. Teil. Virchows Arch. path. Anat. **257**, 119 (1925).
Lombard, W. P.: Der Blutdruck in den Kapillaren und kleinen Venen der menschlichen Haut. Zbl. Physiol. **25**, 12 (1911).
— The blood pressure in the arterioles, capillaries and small veins of the human skin. Amer. J. Physiol. **29**, 335 (1912).
Lovett Doust, J. W.: The capillary system in patients with psychiatric disorder: the ontogenetic structural determination of the nailfold capillaries as observed by photomicroscopy. J. nerv. ment. Dis. **121**, 516 (1955).
—, and M. E. Salna: A stroboscopic method for estimating nailfold capillary blood flow in the skin of man. J. nerv. ment. Dis. **121**, 511 (1955).

436 Literatur-Verzeichnis

LUDWIGS, N., u. M. SCHNEIDER: Über den Einfluß des Halssympaticus auf die Gehirndurchblutung. Pflügers Arch. ges. Physiol. **259**, 43 (1954).
LÜSCHER, E. F.: Diskussionsbemerkung zu den Vorträgen von WINTERSTEIN, HECHT u. DEUTSCH. In: R. JÜRGENS u. E. DEUTSCH, Haemorrhagische Diathesen. Internat. Symposion Wien 1955, Springer, S. 177.
* — Die physiologische Bedeutung der Thrombozyten. Schweiz. med. Wschr. **86**, 345 (1956).
* LUTZ, B. R.: Intravascular agglutination of the formed elements of blood. Physiol. Rev. **31**, 107 (1951).
—, and G. P. FULTON: The use of the hamster cheek pouch for the study of vascular changes at the microscopic level. Anat. Rec. **120**, 293 (1954).
— — Smooth muscle and blood flow in small blood vessels. III. Conference on microcirculatory physiology and pathology 1956. Factors regulating blood flow. Amer. Physiological Society 1958 Washington, p. 13.
— — and R. P. AKERS: The neuromotor mechanism of the small blood vessels in membranes of the frog (Rana pipiens) and the hamster (Mesocricetus auratus) with reference to the normal and pathological conditions of blood flow. Exp. Med. Surg. **8**, 258 (1950).
— — — White thromboembolism in the hamster cheek pouch after trauma, infection and neoplasia. Circulation **3**, 339 (1951).
— — G. YOUNG, M. H. SHULMAN and H. J. BERMAN: Petechial formation in the check pouch of the hamster. Fed. Proc. **12**, 92 (1953).
MACCALLUM, D. B.: The arterial blood supply of the mammalian kidney. Amer. J. Anat. **38**, 153 (1927).
* MACFARLANE, R. G.: Critical review: The mechanism of hemostasis. Quart. J. Med. **10**, 41 (1941).
MACGREGOR, R. G.: Examination of the pulmonary circulation with the microscope. J. Physiol. (Lond.) **109**, 236 (1934).
MACHER, E., u. D. KAMPKE: Über die Präparation funktioneller Gefäßzustände im Kaninchenmesenterium mit der Methode der Gefriertrocknung. Z. ges. exp. Med. **128**, 414 (1957).
MACKENZIE, D. W., A. O. WHIPPLE and M. P. WINTERSTEINER: Studies on the microscopic anatomy and physiology of living transilluminated mammalians spleens. Amer. J. Anat. **68**, 397 (1941).
MACNAUGHTON, F. L.: The innervation of the intracranial blood vessels and dural sinuses. Res. Publ. Ass. nerv. ment. Dis. **18**, 178 (1938).
MADOW, B. P.: Use of antimalarial drugs as „desludging" agents in vascular disease processes. J. Amer. med. Ass. **172**, 1630 (1960).
MAGNUS, G.: Chirurgisch wichtige Beobachtungen am Kapillarkreislauf im Bilde des Hautmikroskopes von O. Müller u. Weiss. Münch. med. Wschr. **68**, 909 (1921).
— Der Beginn der Entzündung im Bilde direkter Capillarbeobachtung. Langenbecks Arch. klin. Chir. **120**, 96 (1922).
— Über den Vorzug der Blutstillung. Langenbecks Arch. klin. Chir. **125**, 612 (1923).
— Experimentelle Untersuchungen über den segmentären Gefäßkrampf und den Blutstillstand. Langenbecks Arch. klin. Chir. **130**, 237 (1924).
MALPIGHI, M.: Opera omnia. De Omento, S. 41 and 42. London: R. Scott & G. Wels 1686.
MANTEGAZZA: Gazz. med. lombarda 1869 u. Annal. Univ. di Medicina 1871. Zit. nach BIZZOZERO, Über einen neuen Formbestandteil des Blutes und dessen Rolle bei der Thrombose und der Blutgerinnung. Virchows Arch. path. Anat. **90**, 261 (1882).

MARCHAND, F.: Die Störungen der Blutverteilung. Die örtlichen reaktiven Vorgänge. In: KREHL-MARCHAND, Handbuch der allgemeinen Pathologie, Bd. II, 1 u. IV, 1. Leipzig: S. Hirzel 1924.

MARTIN, W. B., H. LAUFMAN and S. W. TUELL: Rationale of therapy in acute vascular occlusions based upon micrometric observations. Ann. Surg. 129, 476 (1949).

MARTINI, G. A., u. J. STAUBESAND: Zur Morphologie der Gefäß-Spinnen („vascular spiders") in der Haut Leberkranker. Virchows Arch. path. Anat. 324, 147 (1953).

MAY, H.: Die Kreislaufverhältnisse der geblähten und nicht-geblähten Lunge im Vitalmikroskop. Dtsch. Z. Chir. 243, 341 (1934).

MAYER-LIST, R.: Über die Ursachen fleckförmiger Anordnung vasoneurotischer Veränderungen der Haut. Dtsch. Arch. klin. Med. 148, 67 (1925).

— Über die Folgen der fleckförmigen Anordnung vasoneurotischer Veränderungen an der Haut. Dtsch. med. Wschr. 55, 468 (1929).

— Über Cysto-Mikroskopie. Dtsch. Arch. klin. Med. 174, 629 (1933).

—, u. G. HÜBENER: Die Kapillarmikroskopie in ihrer Bedeutung zur Zwillingsforschung; zugleich ein Beitrag zur idiopathischen Bedingtheit des vegetativen Gefäß-Syndroms. Münch. med. Wschr. 15, 2185 (1925).

MAZUR, and E. SHORR: J. biol. Chem. 176, 771 (1948). Zit. nach E. SHORR 1950.

MEINECKE, G.: Vorrichtung für mikroskopische Lebendbeobachtungen an bebrüteten Hühnereiern. Z. wiss. Mikr. 64, 227 (1959).

MENKIN, V.: Studies on inflammation. J. exp. Med. 53, 179 (1931).

* — Modern concepts of inflammation. Science 105, 538 (1947).

MERCKER, H., u. W. SCHOEDEL: Die Unterdrückung konstriktorischer Effekte im Gefäßgebiet des tätigen Muskels. Pflügers Arch. ges. Physiol. 250, 1 (1948).

MERWIN, R., G. H. ALGIRE and H. S. KAPLAN: Transparent-chamber observations of the response of a transplantable mouse mammary tumor to local roentgen irradiation. J. nat. Cancer Inst. 11, 593 (1950).

MESCON, H., H. J. HURLEY and G. MORETTI: The anatomy and histochemistry of the arterio-venous anastomosis in human digital skin. J. invest. Derm. 27, 133 (1956).

MEYER, J. S., and D. DENNY-BROWN: The cerebral collateral circulation. I. Factors influencing collateral blood flow. Neurology (Minneap.) 7, 447 (1957).

MICHAEL, J. C.: Dermatoscopy. Arch. Derm. Syph. (Chicago) 6, 167 (1922).

* MICHEL, H.: Physiologie und Pathologie der menschlichen Capillaren. Zugleich ein Beitrag zum Wert der Capillarmikroskopie. Grenzgeb. Med. 2, 61 (1949).

* — Die Bedeutung der Kapillarmikroskopie zur Diagnostik der Angioneurosen. Ärztl. Forsch. 7, 155 (1953).

MINARD, D., E. F. OSSERMAN and S. R. HOWELL: The lucite calvarium for direct observation of the brain in monkeys. Anat. Rec. 120, 317 (1954).

MÖLLER, H., and H. RORSMAN: Vascular effects of epidermal stripping. Acta derm.-venereol. (Stockh.) 40, 381 (1960).

MOLLIER, S.: Über den Bau der capillaren Milzvenen (Milzsinus). Eine kritische Studie und eigene Beobachtungen. Arch. mikr. Anat. 76, 608 (1911).

* MOOLTEN, S. E., L. VROMAN, G. M. S. VROMAN and B. GOODMAN: Role of blood platelets in thrombo-embolism. Arch. intern. Med. 84, 667 (1949).

MOORE, D. H., and H. RUSKA: The fine structure of capillaries and small arteries. J. biophys. biochem. Cytol. 3, 457 (1957).

MOORE, R. L.: Adaption of the transparent chamber technique to the ear of the dog. Anat. Rec. 64, 387 (1936).

MORATO, M. J. X.: The blood supply of the hypophysis. Anat. Rec. 74, 297 (1939).

MOSES, J. B., and J. U. SCHLEGEL: Preservation of the juxtamedullary circulation following ligation of the renal artery in the rabbit. Anat. Rec. 114, 149 (1952).

* MÜLLER, O.: Zur speziellen Pathologie des feinsten Gefäßabschnittes beim Menschen. Die feinsten Blutgefäße des Menschen. Stuttgart: Ferdinand Enke 1939.

NAUMANN, H.-H., H. GÜNTHER u. S. SCHICKER: Intravital-Beobachtungen an den Gefäßen des Innenohres. Arch. Ohr.,- Nas.- u. Kehlk.-Heilk. 171, 354 (1958).

NAUMANN, H.H.: Die Mikrozirkulation in der Nasenschleimhaut. Stuttgart: Georg Thieme 1961.

NELEMANS, F. A., and W. J. H. NAUTA: Some observations on the contractility of the smallest blood vessels of the frog's tongue. Arch. inter. Pharmacodyn. 77, 186 (1948).

NETTER, H.: Theoretische Biochemie. Physikalisch-chemische Grundlagen der Lebensvorgänge. Berlin: Springer 1959.

NEUMANN, R.: Kapillarstudien mittels der mikroskopischen Kapillarbeobachtungs-methode nach Müller-Weiss. Berl. klin. Wschr. 57, 826 (1920).

NICHOL, J., F. GIRLING, W. JERRARD, E. B. CLAXTON and A. C. BURTON: Fundamental instability of the small blood vessels and critical closing pressures in vascular beds. Amer. J. Physiol. 164, 330 (1951).

NICOLL, P. A., and R. L. WEBB: Blood circulation in the subcutaneous tissue of the living bat's wing. Ann. N.Y. Acad. Sci. 46, 697 (1945/46).

— — Intermittency of blood flow in peripheral fields. Fed. Proc. Biol. 5, 76 (1946).

— — Vascular patterns and active vasomotion as determiners of flow through minute vessels. Angiology 6, 291 (1955).

NIELSEN, L.: Kapillarmikroskopische Befunde bei Erythrozyanosis crurum. Münch. med. Wschr. 76, 198 (1929).

NIESSING, K.: Das Verhalten der Deckzellen des Meerschweinchennetzes unter dem Einfluß verschiedener Reizmittel. Z. Zellforsch. 28, 238 (1938).

— Zur funktionellen Histologie der Hirncapillaren. Verh. Anat. Ges., 48. Verslg, Kiel, 1950. Bericht 1951, S. 42.

—, u. H. ROLLHÄUSER: Über den submikroskopischen Bau des Grundhäutchens der Hirnkapillaren. Z. Zellforsch. 39, 431 (1954).

NOELL, W., u. M. SCHNEIDER: Über die Durchblutung und die Sauerstoffversorgung des Gehirns. IV. Mitt. Die Rolle der Kohlensäure. Pflügers Arch. ges. Physiol. 247, 514 (1944).

NORDMANN, M.: Kreislaufstörungen und pathologische Histologie. Dresden u. Leipzig: Theodor Steinkopff 1933.

—, u. E. LENZ: Der Flüssigkeitswechsel bei Kreislaufstörungen mit Lumineszenz an der Strombahn des lebenden Säugetieres beobachtet. Verh. dtsch. path. Ges. 1934, S. 294.

— H. J. LÖBLICH u. W. KOCH: Zur Pathologie der Lymphstrombahn. Arch. Kreisl.-Forsch. 19, 38 (1953).

—, u. A. RÜTHER: Über die Bedingungen der Leukodiapedese. Virchows Arch. path. Anat. 45, 279 (1930).

—, u. F. SPECKMANN: Blutdruck und peripherer Kreislauf bei mit Serum vorbehandelten Kaninchen. Z. ges. exp. Med. 84, 74 (1932).

OAKEY, R.: Reactions of patients to injection of S. marcescens polysaccharide in nine further cases of malignant disease. Approaches to Tumor Chemotherap. A.A.A.S. Washington, D.C. 277, 1947.

ODELL, L. D., G. R. ARAGON and R. E. POTTINGER: Relationship between erythrocyte sedimentation rate, sludged blood, and plasma proteins during pregnancy. Amer. J. Obstet. Gynec. 54, 596 (1947).

OEFF, K., u. A. KÖNIG: Untersuchungen mit radioaktiven Serumeiweißfraktionen. V. Lokale Kapillarpermeabilität und austauschbares Albumin in verschiedenen Organen der Ratte. Z. ges. exp. Med. 127, 484 (1956).

Oinuma, S.: Variation of capillary diameter and antidromic action in the frog. J. Physiol. (Lond.) 58, 318 (1923).

Okkels, H.: Lokaler Einfluß auf den Blutfluß im Glomerulus der Froschniere. Pflügers Arch. ges. Physiol. 232, 741 (1933).

O'Leary, J. L.: An experimental study of the islet cells of the pancreas in vivo. Anat. Rec. 45, 27 (1930).

Olkon, D. M., and M. Joannides: The capillary circulation in the alveolus pulmonalis of the living dog. Arch. intern. Med. 45, 201 (1930).

Ontiveros, F. J., and A. B. Seoane: La microscopia en vivo del pulmon en el estudio patogenetico de los enfisemas parciales. (Publicado en la Revista.) Enfermedades del Torax Ano II, 1953, Nr 7, S. 431.

* Ortmann, R.: Allgemeine Anatomie der Herz- und Gefäßnerven. 25. Tagg. Dtsch. Ges. Kreislaufforsch. 1959, Erscheint in Klin. Wschr.

Ostfeld, A. M., D. J. Reis, H. Goodell and H. G. Wolff: Headache and hydration. Arch. intern. Med. 96, 142 (1955).

* Page, I. H.: Neural and humoral control of blood vessels. In: Hypertension, p. 3. Ciba Foundation Symposium. London: J. & A. Churchill 1954.

Palade, G. E.: Fine structure of blood capillaries. J. appl. Physiol. 24, 1424 (1953).

Pappenheimer, J. R.: Passage of molecules through capillary walls. Physiol. Rev. 33, 385 (1953).

—, and A. Soto-Rivera: Effective osmotic pressure of the plasma proteins and other quantities associated with the capillary circulation in the hindlimbs of cats and dogs. Amer. J. Physiol. 152, 471 (1948).

Parpart, A. K., A. O. Whipple and J. J. Chang: The microcirculation of the spleen of the mouse. Angiology 6, 350 (1955).

Parrisius, W.: Kapillarstudien bei Vasoneurosen. Dtsch. Z. Nervenheilk. 72, 310 (1921).

Passe, E. R. G.: Sympathectomy in relation to Menière's disease, nerve deafness and tinnitus. A report on 110 cases. Proc. roy. Soc. Med. 44, 760 (1951).

Paterson, R. R., and D. F. Bohr: Response of terminal vascular bed to pressor substances and the action of VEM on these responses. Amer. J. Physiol. 171, 756 (1952).

Peck, H. M., and N. L. Hoerr: The intermediary circulation in the red pulp of the mouse spleen. Anat. Rec. 109, 447 (1951a).

— — The effect of environmental temperature changes on the circulation of the mouse spleen. Anat. Rec. 109, 479 (1951b).

Perlman, H. B., and R. S. Kimura: Physiology of the cochlear blood vessels. Angiology 6, 383 (1955a).

— — Observations of the living blood vessels of the cochlea. Ann. Otol. St. Louis 64, 1176 (1955b).

Peters, Th.: Apparatur und Technik zur Mikroskopie an lebenden Säugerorganen in situ in gewöhnlichem Licht und Fluoreszenzlicht. Z. wiss. Mikr. 67, 348 (1955).

— Vitalmikroskopische Beobachtungen über Durchblutungsregulationen in der Rattenleber. Acta hepat. (Hamburg) 4, 1 (1956).

Petersen, H.: Histologie und mikroskopische Anatomie. München: J. F. Bergmann 1935.

Petry, G.: Untersuchungen an neugebildeten Gefäßwänden bei alloplastischem Aortenersatz. Verh. Anat. Ges., 54. Verslg, Freiburg 1957, S. 113.

—, u. G. Heberer: Die Neubildung der Gefäßwand auf der Grundlage synthetischer Arterienprothesen. Langenbecks Arch. klin. Chir. 286, 249 (1957).

PFAFF, W., u. W. HEROLD: Versuche am Mesenterium des lebenden Kaninchens. In: Grundlagen einer neuen Therapieforschung der Tuberculose. Leipzig: Georg Thieme 1937a.

—— Versuche an der Lunge des lebenden Kaninchens. In: Grundlagen einer neuen Therapieforschung der Tuberculose. Leipzig: Georg Thieme 1937b.

PIIPER, J.: Durchblutung der arterio-venösen Anastomosen und Wärmeaustausch an der Hundeextremität. Pflügers Arch. ges. Physiol. **268**, 242 (1959).

PIRTKIEN, R.: Kapillaroskopie und Kapillardruck bei primär chronischer Polyarthritis. Ärztl. Forsch. **8** (I), 273 (1954).

PLOMAN, G.: Démonstration ophtalmoscopique des variations de stabilité dans la suspension des globules rouges. Ann. Oculist. (Paris) **157**, 569 (1920).

POHTO, M., and A. SCHEININ: Microscopic observations on living dental pulp. I. Method for intravital study of circulation in rat incisor pulp. Acta odont. scand. **16**, 303 (1958a).

—— Microscopic observations on living dental pulp. II. The effect of thermal irritants on the circulation of the pulp in the lower rat incisor. Acta odont. scand. **16**, 315 (1958b).

POOL, J. L., H. S. FORBES and G. I. NASON: Cerebral circulation. XXXII. Effect of stimulation of the sympathetic nerve on the pial vessels in the isolated head. Arch. Neurol. Psychiat. (Chicago) **32**, 915 (1934).

—, and G. I. NASON: Cerebral circulation. XXXV. The comparative effect of ergotamine tartrate on the arteries in the pia, dura and skin of cats. Arch. Neurol. Psychiat. (Chicago) **333**, 276 (1935).

POPA, G., and U. FIELDING: A portal circulation from the pituitary to the hypothalamic region. J. Anat. (Lond.) **65**, 88 (1930).

POPOFF, D.: Die Dottersack-Gefäße des Huhnes. Wiesbaden: C. W. Kreidel 1894.

QUINTANILLA, R., F. H. KRUSEN and H. E. ESSEX: Studies on frost-bite with special reference to treatment and the effect on minute blood vessels. Amer. J. Physiol. **149**, 149 (1947).

RAMBO, J. H. T., D. WOLFF and G. FREEMAN: A research study of the effect of the autonomic nervous system on the internal ear. Ann. Otol. (St. Louis) **62**, 1149 (1953).

RAPPAPORT, A. M., M. H. KNISELY, J. H. RIDOUT and CHARLES H. BEST: Microcirculatory changes in the liver of choline-deficient rats. Proc. Soc. exp. Biol. Med. (N.Y.) **97**, 522 (1958).

* RECKLINGHAUSEN, F. v.: Die Störungen des Kreislaufs. In: Handbuch der allgemeinen Pathologie des Kreislaufs und der Ernährung, S. 1. Stuttgart: Ferdinand Enke 1883.

REDISH, W., and H. PELZER: Localised vascular dilatations of the human skin. Amer. Heart J. **37**, 106 (1949).

REIN, H.: Die Physiologie des Menschen, 11. u. 12. Aufl. Berlin-Göttingen-Heidelberg: Springer 1955; 1960.

REINHARDT, E.: Beiträge zur Kenntnis der Lunge als neurovaskulären und neuromuskulären Organs an der Lunge des lebenden Kaninchens. Virchows Arch. path. Anat. **292**, 322 (1934).

—, u. G. RICKER: Kritik an der Lehre von der cellularen und der humoralen Reizung der Hautstrombahn. Virchows Arch. path. Anat. **288**, 393 (1933).

* RENKIN, E. M., and J. R. PAPPENHEIMER: Wasserdurchlässigkeit und Permeabilität der Capillarwände. Ergebn. Physiol. **49**, 59 (1957).

—, and W. N. STAINSBY: Pressure-flow relations in an active vascular bed. Amer. J. Physiol. **187**, 625 (1956).

RICHARDS, A. N., J. B. BARNWELL and R. C. BRADLEY: The effect of small amounts of adrenaline upon the glomerular blood vessels of the frog's kidney perfused at constant rate. Amer. J. Physiol. **70**, 410 (1927).

RICHARDS, A. N., and C. F. SCHMIDT: A description of the glomerular circulation in the frog's kidney and observations concerning the action of adrenaline und various other substances upon it. Amer. J. Physiol. 71, 178 (1924/25).

* RICKER, G.: Pathologie als Naturwissenschaft. Berlin: Springer 1924a.

* — Die Methode der direkten Beobachtung der lokalen Kreislaufstörungen und die Verwertung pathologisch-anatomischer Befunde in den Kreislauforganen für die Pathologie derselben. In: Handbuch der biologischen Arbeitsmethoden, Bd. VIII, Teil 1, S. 509. 1924b.

—, u. P. REGENDANZ: Beiträge zur Kenntnis der örtlichen Kreislaufstörungen. Virchows Arch. path. Anat. 231, 1 (1921).

RISER, M., P. MERIEL et PLANQUES: Les spasmes vasculaires en neurologie. Étude clinique et expérimentale. Encéphale 26, 501 (1931).

* RITTER, A.: Thrombose und Embolie. Berlin: W. de Gruyter & Co. 1955.

ROBERTS, E., and J. Q. GRIFFITH: A quantitative study of cutaneous capillaries in hyperthyroidism. Amer. Heart J. 14, 598 (1937).

ROBERTSON, H. S., ST. WOLF and H. G. WOLFF: Blood sludge phenomenon in human subjects. Amer. J. med. Sci. 219, 534 (1950).

* ROBERTSON, J. D.: The ultrastructure of cell membranes and their derivatives. Biochemical Soc. Symposia No 16, p. 3. Cambridge: University Press 1959.

ROGERS, J. B.: Observations on the pericapillary cells in the mesenteries of rabbits. Anat. Rec. 54, 1 (1932).

ROLLHÄUSER, H.: Polarisationsoptische und histochemische Untersuchungen über die Feinstruktur des Nephrons und ihre Beziehung zur Nierenfunktion. Z. Zellforsch. 44, 57 (1956).

* — Die Morphologie der Kapillaren. In: RATSCHOW, Lehrbuch der Angiologie. Stuttgart: Georg Thieme 1959.

RONDELL, P. A., W. F. KEITZER and D. F. BOHR: Distribution of flow through capillaries and arterio-venous anastomoses in the rabbit ear. Amer. J. Physiol. 183, 523 (1955).

RONDELLI, U.: Sulla morfologia dei capillari in diverse eta. Minerva med. (Torino) Anno XXIV 2, H. 45 (1933).

ROSKAM, J. R.: Arresting of bleeding. Springfield, Ill.: Ch. C. Thomas Publ. 1954.

ROUS, P., H. P. GILDING and F. SMITH: The gradient of vascular permeability. J. exp. Med. 51, 807 (1930).

—, and F. SMITH: The gradient of vascular permeability. III. The gradient along the capillaries and venules of frog skin. J. exp. Med. 53, 219 (1931).

ROWLEY, D. A., and E. P. BENDITT: 5-Hydroxytryptamine as mediator of the vascular injury produced by agents which damage mast cells in rats. J. exp. Med. 103, 399 (1956).

SAATHOFF, J., u. H. W. WEBER: Untersuchungen mit Wärmereiz am Pankreas und Mesenterium des lebenden Kaninchens. Verh. Dtsch. Path. Ges., 35. Tagg, S. 245, 1951.

SACK, T., and A. M. SELIGMAN: Chemical alteration of polysaccharide from serratia marcescens. II. Effects of iodopolysaccharide in patients with malignant tumors. J. nat. Cancer Inst. 9, 19 (1948).

SALVIOLI, G., u. G. A. CHIURCO: Studien über die Lungenzirkulation mit dem Tonopsatiroskop. Dtsch. Z. Chir. 240, 624 (1933).

SAMUEL, S.: Versuche über die Blutcirculation in der acuten Entzündung. Virchows Arch. path. Anat. 40, 213 (1867).

— Über Entzündung und Brand. Virchows Arch. path. Anat. 51, 41, 178 (1870).

— Entzündung, kritisches Sammelreferat. In LUBARSCH-OSTERTAG 1895.

SANDERS, A. G., R. H. EBERT and H. W. FLOREY: The mechanism of capillary contraction. Quart. J. exp. Physiol. 30, 281 (1940).

Sanders, A. G., H. W. Florey and A. Q. Wells: The behavior of intravenously injected particles of carbon and micrococcin in normal and tuberculous tissue. Brit. J. exp. Path. **32**, 452 (1951).

Sandison, J. C.: A new method for the study of living growing tissues by the introduction of a transparent chamber into a rabbit's ear. Anat. Rec. **28**, 281 (1924).

— Observations on the growth of blood vessels as seen in the transparent chamber introduced into the rabbit's ear. Amer. J. Anat. **41**, 475 (1928a).

— The transparent chamber of the rabbit's ear, giving a complete description of improved technic of construction and introduction, and general account of growth and behavior of living cells and tissues as seen with the microscope. Amer. J. Anat. **41**, 447 (1928b).

— Observations on the circulating blood cells, adventitial (Rouget) and muscle cells, endothelium, and macrophages in the transparent chamber of the rabbit's ear. Anat. Rec. **50**, 355 (1931).

— Contraction of blood vessels and observations on the circulation in the transparent chamber in the rabbit's ear. Anat. Rec. **54**, 105 (1932).

Saphier, J.: Die Dermatoskopie. Arch. Derm. Syph. (Berl.) **128**, 1 (1920).

— Die Dermatoskopie. II. Mitt. Arch. Dermat. Syph., Berlin **132**, 69 (1921a).

— Die Dermatoskopie. III. Mitt. Arch. Derm. Syph. (Berl.) **134**, 314 (1921b).

— Die Dermatoskopie. IV. Mitt. Arch. Derm. Syph. (Berl.) **136**, 149 (1921c).

Saunders, E. A., and M. H. Knisely: Living mesenteric terminal arterioles before and immediately after embolization. A.M.A. Arch. Path. **58**, 309 (1954).

Saunders, R. L. de C. H., E. J. Lawrence, D. A. Maciver and N. Nemethy: The anatomic basis of the peripheral circulation in man. On the concept of the macromesh and micromesh as illustrated by the blood supply of muscle in man. In: L. Redish, F. F. Tango and C. H. Saunders, Peripheral circulation in health and disease. New York: Grune & Stratton 1957.

Savitsky, J. Ph.: Leucozyte adhesiveness following whole body irradiation. Amer. J. Physiol. **181**, 215 (1955).

Sawyer, C. G., and F. M. Roberts: The challenge of intravascular clotting. N.C. med. J. **15**, 53 (1954).

Scheid, P.: Tierexperimentelle Untersuchungen über die Funktion des Geschwulststroma. In: Krebsforschung und Krebsbekämpfung, Bd. III, S. 137 (1959a), Sonderbd. zur Strahlentherapie Bd. 41.

— Tierexperimentelle Untersuchungen über die Funktion des Krebsstroma. Verh. der Dtsch. Ges. für Path. 1959b, S. 471.

— Über eine gefäßaktive Substanz der malignen Geschwülste. Naturwissenschaften **46**, 174 (1959c).

— Funktionale Besonderheiten der Mikrozirkulation im Karzinom. I. Europäische Konferenz für Mikrozirkulation, Hamburg; in: S. Karger, Bibliotheca Anatomica, Suppl. ad Acta Anatomica Fasc. 1, 1961.

Schiller, M.: Zwillingsprobleme. Dargestellt auf Grund von Untersuchungen an Stuttgarter Zwillingen. Z. menschl. Vererb.- u. Konstit.-Lehre **20**, 284 (1937).

Schlegel, J. U.: Demonstration of blood vessels and lymphatics with a fluorescent dye in ultraviolet light. Anat. Rec. **105**, 433 (1949).

—, and J. B. Moses: A method for visualization of kidney blood vessels applied to studies of the Crush syndrome. Proc. Soc. exp. Biol. (N.Y.) **74**, 832 (1950).

Schmidt, H. W.: Über Anordnung und Haemodynamik der arterio-arteriellen Anastomosen der Pia mater. Z. ges. exp. Med. **125**, 229 (1955a).

— Über Arterienkreise in der Pia mater des Menschen. Dtsch. Z. Nervenheilk. **172**, 526 (1955b).

SCHMIDT, H. W.: The behaviour of the pial vessels during and after the intracarotid injection of roentgen contrast media. Acta radiol. (Stockh.) 44, 100 (1955c).
— Über Embolien in den Arterienkreisen der Pia mater. Z. ges. exp. Med. 125, 401 (1955d)
— Reaktion der Pia-Gefäße auf Röntgenkontrastmittel bei geschädigtem Gehirnkreislauf. Dtsch. Z. Nervenheilk. 174, 167 (1956a).
— Experimentelle Untersuchungen zur Frage der Gefäßspasmen in den extrakraniellen Carotis-Anteilen bei der cerebralen Angiographie. Dtsch. Z. Nervenheilk. 174, 173 (1956b).
— Tierexperimentelle Untersuchungen zur Frage der Gefäßspasmen bei Hirnembolie. Dtsch. Z. Nervenheilk. 174, 499 (1956c).
— Experimentelle Untersuchungen zum Verhalten der Gefäße bei Gasembolien. Verh. Dtsch. Ges. Kreislaufforsch., 22. Tagg, 1956d, S. 305.
SCHNEIDER, M.: Durchblutung und Sauerstoffversorgung des Gehirns. Verh. dtsch. Ges. Kreisl.-Forsch. 19, 3 (1953).
— In: Die Physiologie des Menschen von REIN. 11. Aufl. 1955, S. 138ff.; 12. Aufl. (im Druck). Berlin-Göttingen-Heidelberg: Springer.
SCHROEDER, W.: Der Saftstrom (Kapillaraustausch) bei den höheren Wirbeltieren. In: Medizinische Grundlagenforschung, Bd. III, S. 501. Stuttgart: Georg Thieme 1960.
SCHULTZ, C. H.: System der Circulation in seiner Entwicklung durch die Tierreihe und im Menschen mit Rücksicht auf die physiologischen Gesetze seiner krankhaften Abweichungen. In: System der Zirkulation, S. 179. Stuttgart u. Tübingen 1836.
SCHULZ, H.: Die submikroskopische Anatomie und Pathologie der Lunge. Berlin: Springer 1959.
SCHUMACHER, S. v.: Über die Bedeutung der arterio-venösen Anastomosen und der epitheloiden Muskelzellen (Quellzellen). Z. mikr.-anat. Forsch. 43, 107 (1938).
SCHUR, H.: Haut und Hautkapillaren im mikroskopischen Bilde. Z. angew. Anat. Berlin 5, 193 (1920).
SENEVIRATNE, R. D.: Physiological and pathological responses in the blood vessels of the liver. Quart. J. exp. Physiol. and cog. med. Sci. London 35, 77 (1949/50).
SEWELL, W. H., and D. R. KOTH: A basic observation on the ability of newly formed capillaries to develop into collateral arteries. Clinical Congress of the Amer. Coll. of Surg. Philadelphia. Surg Forum 9, 227 (1958).
SEYMOUR, J. C.: Observations on the circulation in the cochlea. J. Laryng. 68, 689 (1954).
SHEAR, M. J.: Studies on the chemical treatment of tumors. II. The effect of disturbances in fluid exchange on transplanted mouse tumors. Amer. J. Cancer 25, 66 (1935).
—, and F. C. TURNER: Chemical treatment of tumors. V. Isolation of the hemorrhage-producing fraction from serratia marcescens (bacillus prodigiosus) culture filtrates. J. nat. Cancer Inst. 4, 81 (1943).
* SHORR, E.: Participation of hepatorenal vasotropic factors in experimental renal hypertension. Amer. J. Med. 4, 120 (1948).
* — Recent findings concerning the rôle of the liver and kidney in circulatory homeostasis. In: Fourth Conf., Factors regul. blood pressure, Josiah Macy, J. R. Foundation 1950.
—, and S. BAEZ: Differentiation of VEM from renin-hypertensin on the basis of action on capillary bed. Fed. Proc. 12, 132 (1953).
— B. W. ZWEIFACH and R. F. FURCHGOTT: On the occurence, sites and modes of origin and destruction of principles affecting the compensatory vascular mechanism in experimental shock. Science 102, 480 (1945).

SHORR, E., B. W. ZWEIFACH and R. F. FURCHGOTT: Hepato-renal factors in circulatory homeostasis; influence of humoral factors of hepato-renal origin on vascular reactions to hemorrhage. N.Y. Acad. Sci. N.Y. 49, 571 (1948).

— — — and S. BAEZ: Hepato-renal vasotropic factors in experimental shock and hypertension. Circulation 3, 42 (1951).

SHULMAN, M. H., G. P. FULTON and G. P. MORONT: Effect of cortisone acetate on the healing of burns in the hamster check pouch. Fed. Proc. 12, 132 (1953).

— L. C. WYMAN and G. P. FULTON: Circulatory effects of adrenocortical lack and excess observed in the hamster cheek pouch. J. Allergy 25, 28 (1954).

SHWARTZMAN, G., and N. MICHAILOWSKY: Phenomenon of local skin reactivity to bacterial filtrates in the treatment of mouse sarcoma 180. Proc. Soc. exp. Biol. (N.Y.) 29, 737 (1932).

SIEGMUND, H.: Untersuchungen zur Pathogenese der Endokarditis, insbesondere der Frühveränderungen. Virchows Arch. path. Anat. 290, 3 (1933).

SINGER, E.: Observations on the frog's kidney with the fluorescence microscope. Amer. J. Anat. 53, 469 (1933).

— Histological aspects of the function of the malpighian body in the living frog's kidney, based on studies with the fluorescence microscope. Anat. Rec. 66, 343 (1936).

SMITH, D. E., G. SVIHLA and H. M. PATT: Peripheral vascular reactions in the wing of the bat after total body radiation. Fed. Proc. 8, 148 (1949).

SMITH, F., and P. ROUS: The gradient of vascular permeability. II. The conditions in frog and chicken muscle, and in the mammalian diaphragm. J. exp. Med 53, 195 (1931).

SNOW, P. J. D.: The sludging of blood in the retinal veins. A little-known physical sign. Lancet 272, 65 (1957).

SOHLER, TH. P., G. N. LOTHROP and H. S. FORBES: The pial circulation of normal, non-anesthetized animals. Part I. Description of a method of observation. J. Pharmacol. exp. Ther. 71, 325 (1941a).

— — — The pial circulation of normal, non-anesthetized animals. Part II. The effect of drugs, alcohol, and CO$_2$. J. Pharmacol. exp. Ther. 71, 331 (1941b).

— — and J. WILKINSON: The effects of sedative drugs on the pial vessels. J. Pharmacol. exp. Ther. 72, 409 (1941).

SOKOLOFF, B., J. REDD and R. DUTCHER: Capillary fragility and vitamin P protective action against radiation. Proc. Soc. exp. Biol. (N.Y.) 75, 6 (1950).

* SOKOLOFF, L.: Factors regulating the total and regional circulation of the brain. III. Conference on microcirculatory physiology and pathology 1956. Amer. Physiological Society 1958, S. 79, Washington.

* — The action of drugs on the cerebral circulation. Pharmaceut. Rev. 11, 1 (1959).

SPAET, TH. H.: Microscopic studies on blood vessels of rats with experimental purpura. Amer. J. Physiol. 170, 333 (1952a).

* — Vascular factors in the pathogenesis of hemorrhagic syndroms. Blood 7, 641 (1952b).

SPALTEHOLZ, W.: Die Verteilung der Blutgefäße im Muskel. Abh. sächs. Ges. Wiss., math.-phys. Kl. 14, 509 (1888).

— Blutgefäße der Haut. In: JADASSOHNs Handbuch der Haut und Geschlechtskrankheiten, Bd. I/1, S. 379ff. 1927.

STAUBESAND, J.: Über den Wandbau der arterio-venösen Anastomosen und die Bedeutung der epitheloiden Zellen. Ärztl. Forsch. 3, 78 (1949).

— Über verschiedene Typen arterio-venöser Anastomosen. Verh. Anat. Ges., 48. Verslg, 1950, S. 68.

— Der Feinbau des Glomus coccygicum und der Glomerula caudalia. Acta anat. (Basel) 19, 105 (1953).

STAUBESAND, J.: Eigenarten des Gefäßmusters bei räumlicher und bei flächenhafter Ausbreitung der arteriellen Strombahn in Organen. Verh. Dtsch. Ges. Kreislaufforsch., 22. Tagg, 1956, S. 263.

— Die Blutstrombahn des Nierenbeckens als Quelle renaler Vasa privata. Verh. Anat. Ges., 54. Verslg, Freiburg 22.—25. 9. 1957a, S. 339.

— Zum Spontanverschluß verletzter Arterien. Medizinische Nr 45, 1663 (1957b).

— Funktionelle Morphologie der Arterien, Venen und arterio-venösen Anastomosen. In: RATSCHOW, Angiologie, S. 23. Stuttgart: Georg Thieme 1959.

— Experimentelle elektronenmikroskopische Untersuchungen zum Phänomen der Membranvesikulation (Pinozytose). Klin. Wschr. 38, 1248 (1960).

—, u. K. H. ANDERS: Beobachtungen an durchtrennten Arterien. Ein Beitrag zur Histophysiologie der spontanen Blutstillung. Arch. Kreisl.-Forsch. 23, 242 (1955).

—, u. CH. GENSCHOW: Die arterio-venösen Anastomosen im Löffel des Kaninchens nach graphischen Rekonstruktionen. Z. Anat. Entwickl.-Gesch. 116, 446 (1952).

—, u. W. RULFFS: Die Klappen kleiner Venen. Z. Anat. Entwickl.-Gesch. 120, 392 (1958).

—, u. M. STOEKENIUS: Zur Problematik des Nachweises arteriovenöser Anastonosen. II. Mitt. Gefäßinjektionen mit Wachskugeln bekannter Größe. Z. Anat. Entwickl.-Gesch. 120, 115 (1957).

STEGEMANN, H.: Experimentelle Beobachtungen über den Vorgang der selbsttätigen Blutstillung. Klin. Wschr. 1924, 1163.

STILL, J. W., and E. R. WHITCOMB: An investigation of renal shunts in rats. Amer. J. Physiol. 178, 399 (1954).

STRICKER, S.: Untersuchungen über die Kontraktilität der Capillaren. S.-B. Akad. Wiss. Wien, math.-nat. Kl., Abt. III, 74, 313 (1876).

STROHMAIER, K.: Die photographische Darstellung des Gefäßnetzes der Conjunctiva des menschlichen Auges. Z. wiss. Mikr. 64, 129 (1959).

SUCHARD, E.: Structure du poumon du triton et de la salamandre maculée. Arch. Anat. micr. Morph. exp. 6, 170 (1903/04).

SUGIURA, H. T.: The action of epinephrine on the blood vessels of cortisone-treated animals. Anat. Rec. 118, 561 (1954).

SULLIVAN, B. J., and L. B. TOWLE: Vascular responses to local cold injury. Amer. J. Physiol. 189, 498 (1957).

SWANK, R. L.: Effect of fat meals on oxygen avaibility in brain of hamsters. I. Europäische Konferenz für Mikrozirkulation, Hamburg; in: S. Karger, Bibliotheca Anatomica, Suppl. ad Acta Anatomica Fasc. 1, 1961.

—, and CH. F. CULLEN: Circulatory changes in the hamster's cheek pouch associated with alimentary lipemia. Proc. Soc. exp. Biol. (N.Y.) 82, 384 (1953).

TANNENBERG, J.: Experimentelle Untersuchungen über lokale Kreislaufstörungen. Frankfurt. Z. Path. 31, 173—285 (1925a).

— Gefäßnerven und lokale Kreislaufstörungen. Erwiderung auf den vorstehenden Aufsatz des Herrn Prof. G. RICKER. Frankfurt. Z. Path. 33, 91 (1925b).

— Schlußwort auf den vorstehenden Aufsatz der Herrn Prof. G. RICKER. Frankfurt. Z. Path. 33, 454 (1925c).

— Bau und Funktion der Blutcapillaren. Frankfurt. Z. Path. 34, 1 (1926).

— Die Implantationsmethode einer durchsichtigen Kammer (Clark-Sandison) in das Kaninchenohr und ihre Ergebnisse. Arch. exp. Zellforsch. 15, 319 (1934).

* —, u. B. FISCHER-WASELS: Die lokalen Kreislaufstörungen. In: Handbuch der normalen und pathologischen Physiologie, Bd. VII/2, S. 1497ff. 1927.

—, u. HERRMANN: Experimentelle Untersuchungen über den Mechanismus der spontanen Blutstillung. Langenbecks Arch. klin. Chir. 147, 721 (1927).

TARCHANOFF, J.: Beobachtungen über contraktile Elemente in den Blut- und Lymphcapillaren. Arch. Physiol. 9, 407 (1874).

TAYLOR, M.: The response of capillary endothelium to change in intravascular pressure, as seen in the rabbits ear chamber. Aust. J. exp. Biol. med. Sci. **31**, 533 (1954).

TEICHMANN, K.: Beobachtungen über Stoffaustausch im Kapillargebiet mit Hilfe der intravitalen Fluoreszenzmikroskopie. Z. ges. exp. Med. **110**, 732 (1942).

TERRY, R. J.: A thoracic window for observation of the lung in a living animal. Science **90**, 43 (1939).

THALLER, L., u. E. v. DRAGA: Zur diagnostischen Verwertbarkeit der mikroskopischen Hautcapillar-Untersuchungen am lebenden Menschen. Wien. klin. Wschr. **30**, 686 (1917).

THIEL, A.: Untersuchungen über das Gefäß-System des Pancreasläppchens bei verschiedenen Säugern mit besonderer Berücksichtigung der Kapillarknäuel der Langerhansschen Inseln. Z. Zellforsch. **39**, 339 (1954).

THIEL, R.: Retinopathia diabetica. Dtsch. med. Wschr. **84**, 644 (1959).

THOMA, R.: Über entzündliche Störungen des Kapillarkreislaufs bei Warmblütern. Virchows Arch. path. Anat. **74**, 360 (1878).

— Untersuchungen über die Histogenese und Histomechanik des Gefäß-Systems. Stuttgart: Ferdinand Enke 1893.

— Lehrbuch der allgemeinen pathologischen Anatomie, S. 390. 1894.

THOMAS, L.: The role of epinephrine in the reactions produced by the endotoxins of gram-negative bacteria. I. Hemorrhagic necrosis produced by epinephrine in the skin of endotoxintreated rabbits. J. exp. Med. **104**, 865 (1956).

— B. W. ZWEIFACH and B. BENACERRAF: Mechanisms in the production of tissue damage and shock by endotoxins. Trans. Ass. Amer. Physicians **70**, 54 (1957).

THORSÉN, G., and H. HINT: Aggregation, sedimentation and intravascular sludging of erythrocytes. Acta chir. scand. Suppl. **154** (1950).

THURAU, K., u. K. KRAMER: Die Reaktionsweise der glatten Muskulatur der Nierengefäße auf Dehnungsreize und ihre Bedeutung für die Autoregulation des Nierenkreislaufes. Pflügers Arch. ges. Physiol. **268**, 188 (1959).

TIEMANN u. DAIBER: Beobachtungen an den Lungenkapillaren. Z. ges. exp. Med. **86**, 464 (1933).

* — u. F. RÖDER: Beobachtungen an Lungenkapillaren. Z. ges. exp. Med. **80**, 542 (1932).

* TISCHENDORF, F.: Bau und Funktion der arterio-venösen Anastomosen. Dtsch. med. Rdsch. **2**, 432 (1948).

— Neue Beobachtungen zur Frage der arteriellen Endigungen in der menschlichen Milz. Anat. Anz. **103**, 437 (1956a).

— Zur Methodik kombinierter angio- und zytoarchitektonischer Organstudien (nach Untersuchungen an der menschlichen Milz). Photographie u. Wissenschaft **5**, 15 (1956b).

* — Zur Morphologie der Milz. Materia Med. Nordmark Nr 31 (1958).

— Untersuchungen über die terminale Strombahn im Bereiche der pars subcapsularis der menschlichen Milz. Z. Zellforsch. **50**, 369 (1959).

* — Vitalmikroskopie und terminale Strombahn. Mit besonderer Berücksichtigung der „transparent chamber" und „quartz rod illumination"-Methode. Z. wiss. Mikr. **64**, 336 (1960).

—, u. S. B. CURRI: Experimentelle Untersuchungen zur Histophysiologie und -Pathologie der arteriovenösen Anastomosen (nach Lebendbeobachtungen am Kaninchenohr). III. Mitt. Z. mikr.-anat. Forsch. **62**, 326 (1956).

TITTEL, S.: Über die Reaktionsweise des Gefäßsystems bei lokaler Erfrierung. Z. ges. exp. Med. **113**, 698 (1944).

TÖRÖK, B.: Lebendbeobachtung des Hypophysenkreislaufes an Hunden. Acta morph. Acad. Sci. hung. **4**, 83 (1955).

Trueta, J., A. E. Barclay, P. M. Daniel, K. J. Franklin and M. L. Prichard: Studies of the renal circulation. Oxford 1948.

Ullerich, K., u. H. H. Podesta: Experimentelle Untersuchungen zur Mechanik der Stase. Ber. dtsch. ophthal. Ges. **60**, 165 (1956).

* Uvnäs, B.: Sympathetic vasodilator outflow. Physiol. Rev. **34**, 608 (1954).

Vejlens, G.: Acta path. microbiol. scand. Suppl. **33** (1938). Zit. nach Fåhraeus 1938.

Villaret, M., et R. Cachera: Notions pathogéniques et expérimentales sur les embolies cérébrales. Rev. Médicine **55**, 420 (1938).

— — L'embolie gazeuse: données expérimentales et pathogéniques. Bull. Soc. méd. Hôp. Paris **54**, 1093 (1938).

— — Études de pathologie expérimentale sur les embolies solides et gazeuses du cerveau. Paris: Masson & Cie. 1939.

— — Les repercussions vasculaires tardives de l'embolie cérébrale. Presse méd. **47**, 267 (1939).

Vogel, H.: Die Geschwindigkeit des Blutes in den Lungenkapillaren. Helv. physiol. Acta **5**, 105 (1947).

Volkmann, A. W.: Die Hämodynamik nach Versuchen. Leipzig: Breitkopf & Härtel 1850.

* Vonwiller, P.: Histologische Methoden und Ergebnisse der Mikroskopie im auffallenden Licht. In: Abderhaldens Handbuch der biologischen Arbeitsmethoden, Abt. V/2, Teil 2, S. 1033. 1926.

— Neue Wege der Gewebelehre. II. Z. Anat. Entwickl.-Gesch. **84**, 476 (1927).

—, u. R. Allemann: Mikroskopische Beobachtungen an der lebenden Haut, Leber und an der intakten und an der decapsulierten Niere. Schweiz. Naturforsch. Ges., 13. Sekt., S. 250, 1926.

—, u. E. Bors: Mikroskopische Beobachtungen an lebenden Blutgefäßen. Schweiz. Naturforsch. Ges., 13. Sekt., S. 251, 1926.

—, u. R. Sulzer: Über mikroskopische Beobachtungen an der lebenden Froschniere. Schweiz. Naturforsch. Ges., 13. Sekt., S. 249, 1926.

—, u. A. Vanotti: Die Kapillaroskopie mit starken Vergrößerungen. In: Abderhaldens Handbuch der biologischen Arbeitsmethoden, Abt. V, Teil 2, S. 1529. Berlin: Urban & Schwarzenberg 1932.

Wagner, R.: Biologische Regelung und Gewebsbildung. Naturwissenschaften **44**, 97 (1957).

Wakim, K. G.: The intrahepatic circulation of blood in the intact animal: Preliminary report. Proc. Mayo Clin. **16**, 198 (1941).

— Effect of stimulation of autonomic nerves on intrahepatic circulation of blood in intact animal. Proc. Soc. exp. Biol. (N.Y.) **49**, 307 (1942).

* — The effect of certain substances on the intrahepatic circulation of blood in the intact animal. Amer. Heart J. **27**, 289 (1944).

* —, and F. C. Mann: The intrahepatic circulation of blood. Anat. Rec. **82**, 233 (1942).

Waldenström, J.: En ny hemolysmekanism. Nord. Med. **20**, 2362 (1943).

Walker, A. M., and J. Oliver: Methods for the collection of fluid from single glomeruli and tubules of the mammalian kidney. Amer. J. Physiol. **134**, 562 (1941).

Walls, E. W., and T. J. Buchanan: Observations on the capillary blood vessels of the human nail fold. J. Anat. (Lond.) **90**, 329 (1956).

Wasastjerna, C., W. Dameshek and Z. D. Komninos: Direct observations of intravascular agglutination of red cells in acquired autoimmune hemolytic anemia. J. Lab. clin. Med. **43**, 98 (1954).

— A. Piskiotta and W. Dameshek: Direct observations of intravascular agglutination of red blood cells in the cheek pouch of hamsters with experimental hetero-immune hemolytic anemia. Acta med. scand. **148**, 173 (1954).

WEARN, J. T., A. C. ERNSTENE, A. W. BROMER, J. S. BARR, W. J. GERMAN and
L. J. ZSCHIESCHE: The normal behavior of the pulmonary blood vessels with
observations on the intermittence of the flow of blood in the arterioles and
capillaries. Amer. J. Physiol. **109**, 236 (1934).

WEBB, R. L., and P. A. NICOLL: The bat wing as a subject for studies in homeostasis of capillary beds. Anat. Rec. **120**, 253 (1954).

WEBER, H. W.: Untersuchungen über das Rickersche Stufengesetz. Frankfurt.
Z. Path. **65**, 137 (1954).

— Zur Begriffsbestimmung der Stase. Klin. Wschr. **33**, 387 (1955).

WEDDELL, G., and W. PALLIE: Observations on the neurohistology of cutaneous
blood vessels. Peripheral circulation in man. Ciba foundation Symposion,
London, Churchill 1954, S. 132.

WEDEMEYER, G.: Untersuchungen über den Kreislauf des Blutes und insbesondere
über die Bewegung desselben in den Arterien und Capillargefäßen. Hannover:
Hahnsche Hof-Buchhandlung 1828.

WEGNER, W., u. W. INTLEKOFER: Klinische und experimentelle Beobachtungen an
Kammerwasservenen. Klin. Mbl. Augenheilk. **120**, 1 (1952).

WEILLE, F. L., S. R. GARGANO, R. PFISTER, D. MARTINEZ and J. W. IRWIN: Circulation of the spiral ligament and stria vascularis of living guinea pig. Arch.
Otolaryng. (Chicago) **59**, 731 (1954).

— D. MARTINEZ, S. R. GARGANO and J. W. IRWIN: An experimental study of
the small blood vessels of the spiral ligament and stria vascularis of living guinea
pigs during anaphylactic shock. Laryngoscope (St. Louis) **64**, 656 (1954).

WEIS-FOGH, J.: Aggregation of erythrocytes in small blood vessels. Clinical and
experimental studies. Scand. J. clin. Lab. Invest. **9**, Suppl., 28 (1957).

WEISS, E.: Beobachtungen und mikroskopische Darstellung der Hautcapillaren am
lebenden Menschen. Dtsch. Arch. klin. Med. **119**, 1 (1916).

— Über Beobachtung der Hautcapillaren und ihre klinische Bedeutung. Münch.
med. Wschr. **64**, 609 (1917).

— Eine neue Methode zur Suffizienzprüfung des Kreislaufs. Z. ges. exp. Path.
19, 390 (1918).

* — Methoden zur mikroskopischen Beobachtung und mikrophotographischen Dar-
stellung der oberflächlichen Blutgefäße am lebenden Menschen. In: ABDER-
HALDENS Handbuch der biologischen Arbeitsmethoden, Abt. V, Teil 4/1, S. 101.
Berlin: Urban & Schwarzenberg 1923.

—, u. DIETER: Die Strömung in den Kapillaren und ihre Beziehung zur Gefäßfunktion. Verh. Dtsch. Kongr. für Inn. Med., 1921, S. 221.

WEISS, L.: A study of splenic sinuses in man and the albino rat with the light
microscope and the electron microscope. J. biophs. biochem. Cytol. **3**, 599
(1957).

WENTSLER, N. E.: Microscopic study of the superficial cerebral vessels of the rabbit
by means of a permanently installed transparent cranial chamber. Anat. Rec.
66, 423 (1936).

WERNITZ, W., u. P. DÖRKEN: Die intraarterielle Sauerstoffinsufflation. Ärztl.
Forsch. **8**, 1, 308 (1954).

WERTHEIMER, N., and M. WERTHEIMER: Capillary structure: its relation to psychiatric diagnosis and morphology. J. nerv. ment. Dis. **122**, 14 (1955).

WESTPHAL, U.: Eine Nachprüfung des Cohnheimschen Entzündungsversuches.
Frankfurt. Z. Path. **30**, 1 (1924).

WETZEL, N. C., u. Y. ZOTTERMAN: On differences in the vascular colouration of
various regions of the normal human skin. Heart **13**, 358 (1926).

WIDMER, L. K.: Zur Strömungsgeschwindigkeit in kleinsten peripheren Arterien.
Arch. Kreisl.-Forsch. **21**, 54 (1957).

WIEDEMAN, M. P.: Reactivity of arterioles following denervation of subcutaneous areas of the bat wing. Amer. J. Physiol. **177**, 309 (1954).
— Response of subcutaneous vessels to venous distention. Circulat. Res. **7**, 238 (1959).
—, and P. A. NICOLL: Variations in response of minute vessels in the cecal mesentery of the rat to topically applied epinephrine. Amer. J. Physiol. **172**, 187 (1953).
* WILBRANDT, W.: Kapillarpermeabilität und Kapillaraustausch. In: Medizinisches Jahrbuch, S. 39. Basel: Benno Schwabe & Co. 1952.
WILLIAMS, R. G.: An adaption of the transparent chamber technique to the skin of the body. Anat. Rec. **60**, 493 (1934).
* — The vascularity of normal and neoplastic grafts in vivo. Cancer Res. **11**, 139 (1951).
* — Microscopic studies in living mammals with transparent chamber methods. In: G. H. BOURNE and J. F. DANIELLI, International reviews of cytology, p. 359. New York: Academic Press Inc. Publ. 1954.
—, and B. ROBERTS: An improved tantalum chamber for prolonged microscopic study of living cells in mammals. Anat. Rec. **107**, 359 (1950).
WILLIAMS, TH.: Organs of respiration. In: Cyclopaedia of anatomy and physiology, edit. by R. B. TODD, vol. V (Suppl.), p. 282. 1859.
* WILLNOW, R.: Zur Oberflächenmikroskopie der lebenden Säugerlunge im Auflicht. Diss. Berlin 1955.
— Besonderheiten im oberflächenmikroskopischen Bild der lebenden Igellunge. Z. mikr.-anat. Forsch. **64**, 548 (1958).
— Ergebnisse mikroskopischer Untersuchungen der subpleuralen Lungenstrombahn von Säugerlungen. 1962 (im Druck).
WILSON, H. C.: Some observations on the effect of drugs on the ear vessels of the unanaesthetized rabbit, as seen in the „preformed-tissue" chamber. J. Pharmacol. exp. Ther. **56**, 97 (1936).
WIND, FR.: Versuche zur unmittelbaren Bestimmung des Flüssigkeitsaustritts aus den Blutcapillaren des Mesenteriums und des Nierenglomerulus beim Kaltblüter. Naunyn-Schmiedeberg's Arch. exp. Path. Pharmak. **186**, 161 (1937).
WITTE, S.: Eine neue Methode zur Untersuchung der Kapillarpermeabilität. Z. ges. exp. Med. **129**, 181 (1957a).
— Fluoreszenzmikroskopische Untersuchungen über die Kapillarpermeabilität. Z. ges. exp. Med. **129**, 358 (1957b).
— Über Beziehungen zwischen Blutgerinnung und Kapillarpermeabilität. Folia haemat., N.F. **1**, 320 (1957c).
— Die Steigerung der Kapillarpermeabilität durch Blutgerinnungsstörungen. Thromb. diath. haemorrhag. **2**, 146 (1958a).
— Über eine intravasale Funktion der Blutgerinnung. Medizinische Nr 27/28, 1095 (1958b).
— Blutgerinnung und Blutgefäße. Ingelheim: C. H. Boehringer 1960a.
* — Über den Gefäßfaktor bei Blutungen und Blutungskrankheiten. Med. Welt. Nr **17**, 918 (1960b).
— E. SCHMID u. K. TH. SCHRICKER: Experimentelle Untersuchungen zur Frage der Serotoninwirkung bei der haemostatischen Vasokonstriktion. 7. European Congress of Haematology, London 1959, Abstract No 251 (Bedford College, Regent's Park).
—, u. K. TH. SCHRICKER: Kapillarmikroskopische Befunde bei Immunthrombozytopenie. 6. Europ. Haematologenkongr. Kopenhagen 1957. Transactions bei S. KARGER.
— — Experimentelle Untersuchungen über das Verhalten der Thrombozyten im Kreislauf. Klin. Wschr. **36**, 1119 (1958a).

Witte, S., u. K. Th. Schricker: Mikroskopische Untersuchungen über die Wirkung des Antikoagulans Marcumar auf die Gefäßpermeabilität. Folia haemat., N.F. 2, 366 (1958b).

—, u. K. Wilmes: Die Wirkung von Rutin bei der experimentellen thrombopenischen Purpura der Ratte. Acta haemat. (Basel) 7, 89 (1952).

Wolff, H. G.: The cerebral circulation. XI a. The action of acetylcholine. XI b. The action of the posterior lobe of the pituitary gland. XI c. The action of amyl nitrite. Arch. Neurol. Psychiat. (Chicago) 22, 686, 691, 695 (1929).

— W. G. Lennox and M. B. Allen: Cerebral circulation. XII. The effect on pia vessels of variations in the oxygen and carbon dioxyde content of the blood. Arch. Neurol. Psychiat. (Chicago) 23, 1097 (1930).

Wollheim, E.: Zur Funktion der subpapillären Gefäßplexus in der Haut. Klin. Wschr. 6, 2134 (1927).

Worthington, W. C.: Vascular responses in the pituitary stalk. Endocrinology 66, 19 (1960).

Worthington, jr. W. C.: Some observations on the hypophyseal portal system in the living mouse. Bull. Johns Hopk. Hosp. 97, 343 (1955).

Yamada, S.: Effect of positive tissue pressure on blood flow of the finger. J. appl. Physiol. 6, 495 (1954).

—, and A. C. Burton: Effect of reduced tissue pressure on blood flow of the fingers; the veni-vasomotor reflex. J. appl. Physiol. 6, 501 (1954).

Zahn, F. W.: Untersuchungen über Thrombose; Bildung der Thrombose. Virchows Arch. path. Anat. 62, 81 (1875).

Zilliacus, H.: Die thrombo-embolische Krankheit. Med. Welt 20. 343 (1951a).

— Intravascular erythrocyte aggregation and the sedimentation reaction in local inflammation in the tissues. Acta med. scand. 140, 149 (1951b).

* Zucker, H. D.: Platelet thrombosis in human hemostasis. Blood 4, 631 (1949).

Zucker, M. B.: Platelet agglutination and vasoconstriction as factors in spontaneous hemostasis in normal, thrombocytopenic and hypoprothrombinemic rats. Amer. J. Physiol. 148, 275 (1947).

Zweifach, B. W.: A micro-manipulative study of blood capillaries. Anat. Rec. 59, 83 (1934).

— The structure and reactions of the small blood vessels in amphibia. Amer. J. Anat. 60, 473 (1936/37).

— The character and distribution of the blood capillaries. Anat. Rec. 73, 475 (1939).

* — The structural basis of permeability and other functions of blood capillaries. Cold Spr. Harb. Symp. quant. Biol. 8, 216 (1940a).

— Distribution of blood perfussates in capillary circulation. Amer. J. Physiol. 130, 512 (1940b).

— Ash-free gelatin ringer as an adequate blood substitute. Anat. Rec. 78, 83 (1940c) Abstr.

* — Peripheral circulation. Ann. Rev. Physiol. 10, 225 (1948).

* — Functional deterioration of terminal vascular bed in irreversible hemorrhagic shock. Ann. N.Y. Acad. Sci. 55, 370 (1952).

— Direct observation of the mesenteric circulation in experimental animals. Anat. Rec. 120, 277 (1954).

* — Structural make up of capillary wall. Ann. N.Y. Acad. Sci. 61, 670 (1955).

* — General principles governing the behavior of the microcirculation. Amer. J. Med. 23, 684 (1957).

— Structural and functional aspects of the microcirculation in the skin. In: The microcirculation, p. 144. Urbana: University Illinois Press 1959.

ZWEIFACH, B. W., S. BAEZ and E. SHORR: Hepato-renal factors in circulatory homeostasis. XIII. Effects of acute renal ischemia on the renal vaso-excitor mechanism. Fed. Proc. 6, 232 (1947).
— R. CHAMBERS, R. E. LEE and C. HYMAN: Reactions of peripheral blood vessels in experimental hemorrhage. Ann. N.Y. Acad. Sci. 49, 553 (1948).
— S. G. HERSHEY, E. A. ROVENSTINE, R. E. LEE and R. CHAMBERS: Anesthetic agents as factors in circulatory reactions induced by hemorrhage. Surgery 18, 48 (1945).
—, and C. E. KOSSMANN: Micromanipulation of small blood vessels in the mouse. Amer. J. Physiol. 120, 23 (1937).
—, and D. B. METZ: Selective distribution of blood through the terminal vascular bed of mesenteric structures and skeletal muscle. Angiology 6, 282 (1955a).
— — Relation of blood-borne agents acting on mesenteric vascular bed to general circulatory reactions. J. clin. Invest. 34, 653 (1955b).
— — Regional differences in response of terminal vascular bed to vasoactive agents. Amer. J. Physiol. 182, 155 (1955c).
— — Rat mesoappendix procedure for bioassay of humoral substances acting on peripheral blood vessels. Ergebn. Anat. 35, 176 (1956).
— A. L. NAGLER and L. THOMAS: The role of epinephrine in the reactions produced by the endotoxins of gram-negative bacteria. II. The changes produced endotoxin in the vascular reactivity to epinephrine, in the rat mesoappendix and the isolated, perfused rabbit ear. J. exp. Med. 104, 881 (1956).
—, and E. SHORR: Hepato-renal factors in circulatory homeostasis. Fed. Proc. 8, 175 (1949).
— — Desoxycorticosterone hypertension in relation to hepatorenal mechanisms. Fed. Proc. 9, 141 (1950).
— — and S. BAEZ: Hepato-renal factors in circulatory homeostasis. XI. A vaso-exitor principle in the blood of hypertensive dogs. Fed. Proc. 6, 232 (1947).
—, and L. THOMAS: The relationship between the vascular manifestations of shock produced by endotoxin, trauma and hemorrhage. J. exp. Med. 106, 385 (1957).

Sachverzeichnis